经时济世
继往开来
贺教育部
重大攻关项目
成果出版

季羡林
时年九十有八

教育部哲学社會科学研究重大課題攻關項目

“十三五”国家重点出版物出版规划项目

人工耳蜗术后儿童康复教育的原理与方法

THEORY AND METHOD OF THE REHABILITATION AND EDUCATION FOR COCHLEAR IMPLANTED CHILDREN

黄昭鸣 等著

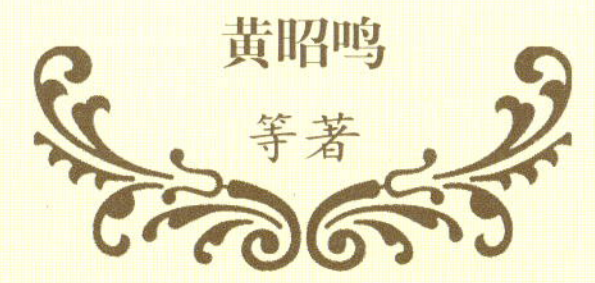

中国财经出版传媒集团
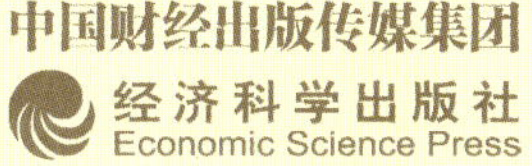
经济科学出版社
Economic Science Press

图书在版编目（CIP）数据

人工耳蜗术后儿童康复教育的原理与方法/黄昭鸣等著.
—北京：经济科学出版社，2016.12
教育部哲学社会科学研究重大课题攻关项目
ISBN 978-7-5141-4483-3

Ⅰ.①人… Ⅱ.①黄… Ⅲ.①儿童-人工耳-耳蜗-植入术-教育康复-研究 Ⅳ.①R764.909

中国版本图书馆CIP数据核字（2016）第059313号

责任编辑：刘 莎
责任校对：徐领柱
责任印制：邱 天

人工耳蜗术后儿童康复教育的原理与方法
黄昭鸣 等著
经济科学出版社出版、发行 新华书店经销
社址：北京市海淀区阜成路甲28号 邮编：100142
总编部电话：010-88191217 发行部电话：010-88191522
网址：www.esp.com.cn
电子邮件：esp@esp.com.cn
天猫网店：经济科学出版社旗舰店
网址：http://jjkxcbs.tmall.com
北京季蜂印刷有限公司印装
787×1092 16开 47.5印张 920000字
2016年12月第1版 2016年12月第1次印刷
ISBN 978-7-5141-4483-3 定价：118.00元

课题组主要成员

（按姓氏笔画顺序）

主要成员 万　勤　卢红云　卢海丹　刘巧云
孙喜斌　杜晓新　张　蕾　金育萍
金　野　赵　航　黄昭鸣

编审委员会成员

总　序

哲学社会科学是人们认识世界、改造世界的重要工具，是推动历史发展和社会进步的重要力量，其发展水平反映了一个民族的思维能力、精神品格、文明素质，体现了一个国家的综合国力和国际竞争力。一个国家的发展水平，既取决于自然科学发展水平，也取决于哲学社会科学发展水平。

党和国家高度重视哲学社会科学。党的十八大提出要建设哲学社会科学创新体系，推进马克思主义中国化时代化大众化，坚持不懈用中国特色社会主义理论体系武装全党、教育人民。2016 年 5 月 17 日，习近平总书记亲自主持召开哲学社会科学工作座谈会并发表重要讲话。讲话从坚持和发展中国特色社会主义事业全局的高度，深刻阐释了哲学社会科学的战略地位，全面分析了哲学社会科学面临的新形势，明确了加快构建中国特色哲学社会科学的新目标，对哲学社会科学工作者提出了新期待，体现了我们党对哲学社会科学发展规律的认识达到了一个新高度，是一篇新形势下繁荣发展我国哲学社会科学事业的纲领性文献，为哲学社会科学事业提供了强大精神动力，指明了前进方向。

高校是我国哲学社会科学事业的主力军。贯彻落实习近平总书记哲学社会科学座谈会重要讲话精神，加快构建中国特色哲学社会科学，高校应需发挥重要作用：要坚持和巩固马克思主义的指导地位，用中国化的马克思主义指导哲学社会科学；要实施以育人育才为中心的哲学社会科学整体发展战略，构筑学生、学术、学科一体的综合发展体系；要以人为本，从人抓起，积极实施人才工程，构建种类齐全、梯队衔接的高校哲学社会科学人才体系；要深化科研管理体制改革，发挥高校人才、智力和学科优势，提升学术原创能力，激发创新创造活力，建设中国特色新型高校智库；要加强组织领导、做好统筹规划、营造良好学术生态，形成统筹推进高校哲学社会科学发展新格局。

哲学社会科学研究重大课题攻关项目计划是教育部贯彻落实党中央决策部署的一项重大举措，是实施“高校哲学社会科学繁荣计划”的重要内容。重大攻关项目采取招投标的组织方式，按照“公平竞争，择优立项，严格管理，铸造精品”的要求进行，每年评审立项约40个项目。项目研究实行首席专家负责制，鼓励跨学科、跨学校、跨地区的联合研究，协同创新。重大攻关项目以解决国家现代化建设过程中重大理论和实际问题为主攻方向，以提升为党和政府咨询决策服务能力和推动哲学社会科学发展为战略目标，集合优秀研究团队和顶尖人才联合攻关。自2003年以来，项目开展取得了丰硕成果，形成了特色品牌。一大批标志性成果纷纷涌现，一大批科研名家脱颖而出，高校哲学社会科学整体实力和社会影响力快速提升。国务院副总理刘延东同志做出重要批示，指出重大攻关项目有效调动各方面的积极性，产生了一批重要成果，影响广泛，成效显著；要总结经验，再接再厉，紧密服务国家需求，更好地优化资源，突出重点，多出精品，多出人才，为经济社会发展做出新的贡献。

作为教育部社科研究项目中的拳头产品，我们始终秉持以管理创新服务学术创新的理念，坚持科学管理、民主管理、依法管理，切实增强服务意识，不断创新管理模式，健全管理制度，加强对重大攻关项目的选题遴选、评审立项、组织开题、中期检查到最终成果鉴定的全过程管理，逐渐探索并形成一套成熟有效、符合学术研究规律的管理办法，努力将重大攻关项目打造成学术精品工程。我们将项目最终成果汇编成“教育部哲学社会科学研究重大课题攻关项目成果文库”统一组织出版。经济科学出版社倾全社之力，精心组织编辑力量，努力铸造出版精品。国学大师季羡林先生为本文库题词：“经时济世　继往开来——贺教育部重大攻关项目成果出版”；欧阳中石先生题写了“教育部哲学社会科学研究重大课题攻关项目”的书名，充分体现了他们对繁荣发展高校哲学社会科学的深切勉励和由衷期望。

伟大的时代呼唤伟大的理论，伟大的理论推动伟大的实践。高校哲学社会科学将不忘初心，继续前进。深入贯彻落实习近平总书记系列重要讲话精神，坚持道路自信、理论自信、制度自信、文化自信，立足中国、借鉴国外，挖掘历史、把握当代，关怀人类、面向未来，立时代之潮头、发思想之先声，为加快构建中国特色哲学社会科学，实现中华民族伟大复兴的中国梦作出新的更大贡献！

教育部社会科学司

前言

随着社会的进步与经济的发展，国家对残疾人事业及其康复工作日益重视。2005年6月1日，温家宝总理视察了中国聋儿康复研究中心，提出了“人最重要的是学说话”的要求；2006年儿童节前夕，温总理在给中国聋儿康复研究中心孩子们的复信中说“我希望更多的孩子，经过精心的治疗与教育得到康复，走进普通小学”；2006年6月1日，胡锦涛总书记视察了中国儿童福利院，并向全国特殊教育工作者提出了“探索规律，创新方法”的要求。2005年国务院提出了“到2015年人人享有康复服务”的目标；2006年中国残疾人联合会在《中国残疾人事业“十一五”发展纲要与配套实施方案（2006～2010年)》中，提出了我国残疾人工作的任务指标和主要措施，并将康复列为首位的重要任务。

听力残疾是残疾人口总数中比例较大的一种残疾类型，根据第二次全国残疾人抽样调查数据推算，我国现有听力残疾2 004万人，占残疾人口总数的24.16%，300万重度耳聋患者中有80万是儿童，而且每年新增加3万多人。对于重度和极重度听力残疾儿童，采取佩戴助听器的方法难以取得有效的听力补偿，而采用人工耳蜗植入的方法，可实现听力重建，并能达到最佳言语语言康复效果。人工耳蜗植入是听障医学的重大突破，是人类医学史上的一场革命。至今，全世界约有六万多名儿童接受了人工耳蜗植入，回归到有声世界。随着我国社会与经济的日益进步与发展，越来越多的听力残疾儿童将通过人工耳蜗植入的方法回归主流社会。据统计，截至2007年年底，我国已经通过人工耳蜗植入手术，成功使5 000余人聆听有声世界。人工耳蜗是否能发挥其最佳效果取决于三个方面：一是人工耳蜗装置；二是手术过程；三是术后的康复教育。目前，人工耳蜗装置已日趋完善，植入手术已为常规手术，而术后康复教育的理论与模式已被公认为是其中有待深入探索与研究的关键环节。因此，自人工耳蜗问世以来，其术后康复教育的机理及方法就成为康复听力学、言语疾病学、应用语言学、特殊教育学等多学科共同探索研究的一个热点课题。由于我国人工耳蜗技术的研究与应用起步较晚，许多理论与实践问题尚未深入研究，尤其缺乏对在汉语环境下术后儿童康复教育理论体系和方法的系统研究，严重地制约了这一现代康复技术的应用和推广。因此，通过国家课题立项对“人工耳蜗术后汉语言康复教育的机理和方法”进行研究，将对促进我国聋儿康复事业的发展具有重要的理论与实践意义。

正是基于上述背景以及重大的现实社会意义，2004年，以华东师范大学言语听觉康复科学研究院黄昭鸣教授为首席专家的教育部哲学社会科学研究重大课题攻关项目《人工耳蜗术后汉语言康复教育的机理和方法研究》对人工耳蜗术后儿童的康复教育进行了系统的研究，探索出了一套符合汉语特点的、系统的、科学的人工耳蜗术后儿童康复教育理论体系及方法。根据欧美等国的经验，结合中国特点，我们提出了人工耳蜗术后“医教结合”的康复教育模式。我们认为：人工耳蜗术后“医教结合”的康复教育模式符合国际康复教育的发展趋势，而我们要探索与研究的是：如何根据中国国情以及汉语语言特点，构建具有中国特色的人工耳蜗术后“医教结合”的康复教育模式。主要包括：进一步深入探索该模式的理论基础，研究如何实现该模式的具体操作过程，使之成为切实行之有效的康复教育的手段和工具，推动人工耳蜗术在中国的发展，造福于广大听力障碍儿童。

本书充分反映了几年来项目研究的成果，全书共分为六篇，围绕“医教结合”的康复教育模式，论述了人工耳蜗术后儿童康复教育的理论框架与具体操作内容，同时采用了大量的教案或个案进行说明，集体教育与个别化康复密切联系，理论与实践紧密结合，内容丰富翔实，既是研究成果的全面展示，也是“医教结合”思想的具体体现。

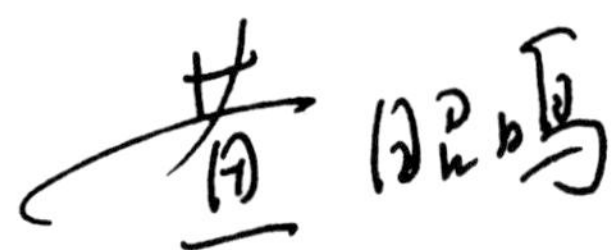

摘　要

本书围绕“医教结合”的康复教育模式，论述了人工耳蜗术后儿童康复教育的理论框架与具体操作内容，同时采用了大量的教案或个案进行说明。本书将理论与实践紧密结合，既全面展示了研究成果，也是“医教结合”指导思想的具体体现。全书共分为六篇：

第1篇“人工耳蜗术后儿童康复教育的理论与模式”，主要从理论层面上对人工耳蜗术后儿童康复教育中的HSL理论与1+X+Y模式以及两者之间的关系进行论述，其内容涉及聋儿康复教育中理论如何与实践相结合等重大问题。

第2篇“人工耳蜗术后儿童的听觉康复”，着重介绍听觉功能的评估与康复训练。听觉康复是聋儿康复教育中最重要的组成部分之一，是聋儿康复教育的基础。聋儿的第一障碍是听觉障碍，其言语障碍和语言障碍都是由于听觉障碍引起的。因此，要解决聋儿康复问题，首先必须进行听觉康复。人工耳蜗术后儿童的听觉康复主要包括听觉察知的康复训练、听觉分辨的康复训练、听觉识别的康复训练，以及听觉理解的康复训练四个组成部分。

第3篇“人工耳蜗术后儿童的言语矫治”，着重介绍言语功能的评估与康复训练。言语矫治是聋儿学说话的核心。言语矫治强调整体生理功能的恢复，它通过发音训练，使人工耳蜗术后儿童呼吸、发声、共鸣系统协调统一，使他们能够自然舒适地发音与准确地构音，从而促进其语音清晰度的提高，为人工耳蜗术后儿童学说话奠定基础。人工耳蜗术后儿童的言语矫治主要包括呼吸障碍的康复训练、发声障碍的康复训练、共鸣障碍的康复训练、构音障碍的康复训练，以及语音障碍的康复训练五个组成部分。

第4篇“人工耳蜗术后儿童的语言康复与语文教学”，着重介绍语言能力的评估与康复训练，以及语文教学目标、内容、原则和方法。

第5篇“人工耳蜗术后儿童的认知训练”，着重介绍认知能力的评估与康复训练。智力是聋儿学习的能力，是聋儿抽象思维的能力，也是聋儿适应环境的能力。智力发展是聋儿全面发展的重要组成部分。

第6篇“人工耳蜗术后儿童的家庭康复训练”，着重介绍家庭康复的理念、原则、目标和内容。聋儿康复离不开家长的参与，离不开家庭康复训练。

Abstract

This book focuses on the "combined with medicine and education" rehabilitation and education model, discusses the theoretical framework and specific operational content of cochlear implant children, while using a large number of lesson plans or cases to illustrate. This book integrates the theory and practice, not only display the research results, but also embody the guiding ideology of "combined with medicine and education". The book is divided into six chapters:

The first chapter "theory and model of children's rehabilitation after cochlear implant surgery", mainly from the theoretical level of cochlear implant surgery for children after the HSL theory and 1 + X + Y mode and the relationship between the two discussed, Which covers the rehabilitation of deaf children in the theory of how to combine practice and other major issues.

The second chapter "hearing rehabilitation after cochlear implant surgery", focuses on the assessment of hearing function and rehabilitation training. Hearing rehabilitation is one of the most important components of rehabilitation education for deaf children, which is the basis of rehabilitation education for deaf children. The first obstacle in hearing-impaired children is hearing impairment, which is caused by hearing impairments and speech disorders. Therefore, to solve the rehabilitation of deaf children, first of all must be hearing rehabilitation. The hearing rehabilitation of children after cochlear implantation mainly includes four parts: rehabilitation training of auditory awareness, rehabilitation of hearing discrimination, rehabilitation training of hearing recognition, and rehabilitation training of hearing comprehension.

The third part of "speech therapy after cochlear implant surgery cochlear implant surgery", focuses on speech function assessment and rehabilitation training. Speech therapy is the core of deaf children's speaking. Speech therapy emphasizes the recovery of the whole physiological function. Through pronunciation training, it makes the children respiration, phonation and resonance system, so that they can naturally and comfortably pronounce and accurately articulate, thus enhancing their speech intelligibility. For children with cochlear implant to lay the foundation for to learn. The speech therapy of children after cochlear implant mainly includes rehabilitation training of respiration disorder, phonation disorder, resonance disorder, and articulation disorder.

The fourth chapter "language rehabilitation and language teaching of children after cochlear implant surgery", emphasizing the assessment of language skills and rehabilitation training, as well as language teaching objectives, content, principles and methods.

The fifth chapter "cognitive training of children after cochlear implant surgery", focuses on the assessment of cognitive ability and rehabilitation training. Intelligence is the ability to learn for deaf children, and the ability to abstract thinking, but also the ability to adapt to the environment. Intellectual development is an important part of the comprehensive development of deaf children.

The sixth chapter "home rehabilitation of children after cochlear implant surgery", focusing on the concept of family rehabilitation, principles, objectives and content. Deaf children can not rehabilitate without parents taking time to participate in rehabilitation, and family training.

目录

Contents

第1篇

人工耳蜗术后儿童康复教育的理论与模式

第2篇

人工耳蜗术后儿童的听觉康复

第3篇

人工耳蜗术后儿童的言语矫治

第5篇

人工耳蜗术后儿童的认知训练

第6篇

人工耳蜗术后儿童的家庭康复训练

Contents

Part 1

Theory and Model of the Rehabilitation and Education for Cochlear Implanted Children

Part 2

Hearing Rehabilitation for Cochlear Implanted Children

Part 3

Speech Therapy for Cochlear Implanted Children

Part 4
Language Rehabilitation and Chinese Language Teaching for Cochlear Implanted Children

Part 5

Cognitive Training for Cochlear Implanted Children

Part 5

Family-based Rehabilitation for Cochlear Implanted Children

第 1 篇

人工耳蜗术后儿童康复教育的理论与模式

黄昭鸣　博士
华东师范大学言语听觉康复科学研究院

本篇主要从理论层面上对人工耳蜗术后儿童康复教育中的HSL理论与1+X+Y模式以及两者之间的关系进行论述，其内容涉及聋儿康复教育中理论如何与实践相结合等重大问题。本篇共分为三章：第1章是人工耳蜗术后儿童康复教育中的HSL理论，第2章是人工耳蜗术后儿童康复教育中的1+X+Y模式，第3 章是人工耳蜗术后儿童1+X+Y模式的实施原则。因此，本篇内容可视为全书的总纲。

第 1 章

人工耳蜗术后儿童康复教育中的 HSL 理论

几年来，在对国外大量有关文献进行分析，以及对国内耳蜗术后儿童康复教育现状进行调查实践的基础上，通过“人工耳蜗术后汉语语言康复教育的机理和方法”项目的研究，黄昭鸣教授提出了人工耳蜗术后儿童康复教育的 HSL 理论，其中，H 代表听觉康复，S 代表言语矫治，L 代表语言教育。以下分别对 HSL 理论的内容及基本结构、该理论的实质与内涵以及该理论中三大板块之间的辩证关系进行论述。

1.1 HSL 理论的基本结构

HSL 理论充分反映并结合了现代言语病理学、听力学以及教育心理学研究的最新成果，其主要内容可表述为：人工耳蜗术后儿童康复教育理论体系由听觉康复（H）、言语矫治（S）和语言教育（L）三大板块构成。听觉康复以听力重建为基础，通过循序渐进的科学训练，促进聋儿听觉功能的恢复与发展，其重点在于解决聋儿“听得明白”的问题。言语矫治是听觉康复和语言教育的中间环节，它通过科学系统的训练，促进聋儿言语功能的发展，其重点是解决聋儿“说得清楚”的问题。语言教育是在前两者的基础上，通过语言学习和有针对性的认知训练，促进聋儿整体语言能力和认知水平的发展。听觉康复和言语矫治是个别化的；语言教育是集体化的，这三部分相互联系，相互制约，构成了一个有序、完整的耳蜗术后儿童康复教育系统。HSL理论包括听觉康复、言语矫治和语言教育三大板块，在三大板块内又包含许多具体的内容。如图1－1所示。

1.1.1 听觉康复（H）

听觉康复是耳蜗术后儿童康复教育的第一阶段。随着科技的进步，医学诊断与干预的手段有了前所未有的进展。通过医学诊断，已能明确绝大部分造成听力障碍的病因。医学干预已从听力补偿（助听器）发展到听力重建（人工耳蜗植入）。因此，医学诊断与干预为聋儿康复提供了重要的基础。听觉康复就是在这一基础上训练聋儿各项听觉功能，为言语矫治与语言教育作铺垫。保证听觉康复效果的关键是早诊断、早训练。如图1－1所示：听觉功能的康复从下向上分为四个阶段，即听觉察知、听觉分辨、听觉识别、听觉理解。这四个阶段既是听觉康复的内容，也是听觉康复的目标。听觉康复的主要形式是个别化康复；听觉康复的主要手段是充分利用现代化听觉康复设备，在对聋儿的听觉功能进行定量评估的基础上制订个别化康复计划，进行系统的、科学的康复训练。

1.1.2 言语矫治（S）

言语矫治是HSL的中间环节，起着承上启下的重要作用。听觉障碍儿童在听力重建后，仍会存在不同程度的言语功能性障碍，需要对他们进行言语矫治。言语矫治强调整体生理功能的恢复，它通过发音训练，使聋儿呼吸、发声、共鸣系统协调统一，使他们能够自然舒适地发音与准确地构音，从而促进聋儿语音清晰度的提高，为他们学说话奠定基础。言语矫治主要由三大部分所组成，即言语治疗、构音训练和语音训练。（1）言语治疗分为言语的基本训练和言语功能异常的矫治，其中，言语基本训练的主要内容有呼吸放松训练、发声放松训练、共鸣放松训练、口部运动；而言语功能异常的矫治的主要内容有呼吸障碍的矫治、发声障碍的矫治、共鸣障碍的矫治、构音障碍的矫治、语音障碍的矫治。言语治疗的方法有重读治疗、促进治疗、口部运动治疗等。（2）构音训练强调音位对比，其主要内容有音位感知、音位习得、音位对比和音位强化。（3）语音训练强调音位轮替，其主要内容有语音巩固、语音重复、语音切换和语音轮替。

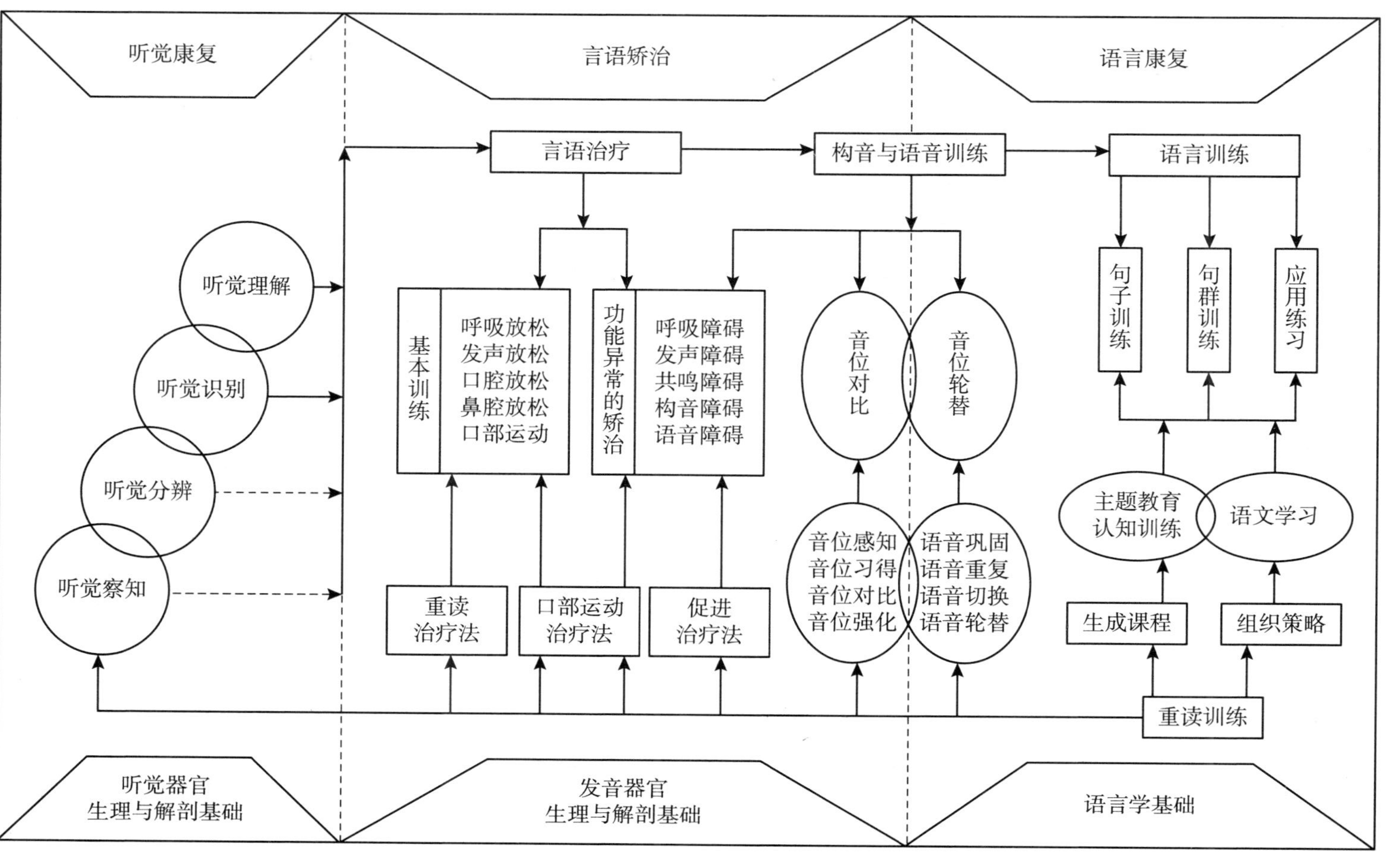

图1-1 人工耳蜗术后儿童康复教育的HSL理论与1+X+Y模式

构音训练和语音训练是言语治疗与语言教育的中介。它以建立舒适、清晰、流利的发音为目标，在训练时要求构音器官的运动在时间上必须同步，在位置上必须十分精确。其主要训练内容为：音位对比及音位轮替。言语矫治的主要形式是个别化的康复训练。言语矫治的主要手段是：利用现代化的视听结合技术，对听障儿童进行定量评估、实时反馈，按计划对他们进行言语矫治与训练，使他们逐步形成正常的听觉言语反射链。

1.1.3 语言教育（L）

语言教育是康复教育的主要内容，也是听觉与言语康复成果得以巩固与发展的重要手段。聋儿语言教育的主要内容包括句子训练、句群训练以及应用练习三个方面，其主要形式有主题教育、认知训练以及语文学习。其中，主题教育包括我的家庭、我的学校等 18 个主题，而生成课程是一种灵活机动的听觉、言语、语言训练形式。语文学习包括低年级、中年级、高年级语文教学，而组织策略的训练是语文学习的有效方法。

聋儿的语言教育既有与健听儿童共性的一面，也有其特殊性的一面。从共性来看，听障儿童与正常儿童应有共同的教育及教学目标。但是，对于聋儿来说，共性的教育目标需要通过相应的阶段目标与特殊的途径才能逐步达到。听障儿童语言教育的重点是：强化口语，学词学句，学段学篇，说写并举、读写并举。教学内容应尽量结合儿童生活的实际与经验；教学安排应小步递进、稳步发展。教学手段应立足现代先进技术，传承优秀传统经验，切实提高聋儿的语言能力与认知水平，促进其社会性发展。

1.2 HSL 理论的实质与内涵

“医教结合”是国际上聋儿康复中的主导理念。在聋儿康复的过程中，我们必须清楚认识医学康复与教育康复的关系以及其实施过程的特点。

1.2.1 医学康复与教育康复内在的相互关系

使聋儿尽快有效地康复，是“医教结合”的最终目标。要达到这一目标，必须克服来自各方面的阻力。其中，从聋儿自身的角度来看，存在三大阻力：一是由于听神经系统的损害，导致大脑皮层听觉中枢发育迟缓，产生听觉障碍；二是由于听说系统不能建立正常的反射链，导致言语呼吸、发声、共鸣、构音与语音功能的退化，产生发音障碍；三是由于前两个原因，导致大脑皮层语言中枢发育迟缓，造成语言学习困难、认知发展滞后。

HSL 理论就是针对上述三大阻力而提出的。该理论涉及听障儿童的康复内容与康复手段。康复内容就是听觉康复、言语矫治和语言教育。康复手段又可分为医学康复与教育康复两个方面。在这里，医学康复针对的主要内容是听觉康复和言语矫治，教育康复针对的主要内容是语言教育。在此，我们借用物理学中的杠杆原理来说明医学康复与教育康复在聋儿康复中的相互联系。

在物理学中，杠杆是一种省力的工具，古希腊著名物理学家阿基米德曾经说过："给我一个支点，我就能撬起整个地球。"具体来说，杠杆能省多大的力，取决于动力臂和阻力臂的比值，即取决于支点的位置，支点距离产生阻力的物体越近，就越能省力。

如图 1 -2 所示，我们把聋儿康复作为撬动对象（阻力），把聋儿的听力补偿或听力重建作为杠杆，以教育康复作为动力。那么，什么才是此杠杆系统的最佳支点呢？这涉及两个问题，一是以什么做支撑物，二是支点的位置。对于第一个问题，我们认为，支点就是医学康复，它包括听觉康复与言语矫治；对于第二个问题，杠杆原理已经告诉我们：在相同的条件下，支点越接近阻力点，撬动就越省力。如果将杠杆下方的横轴看成时间轴，那就是说，聋儿在听力补偿或听力重建后，应尽早地进行医学康复。

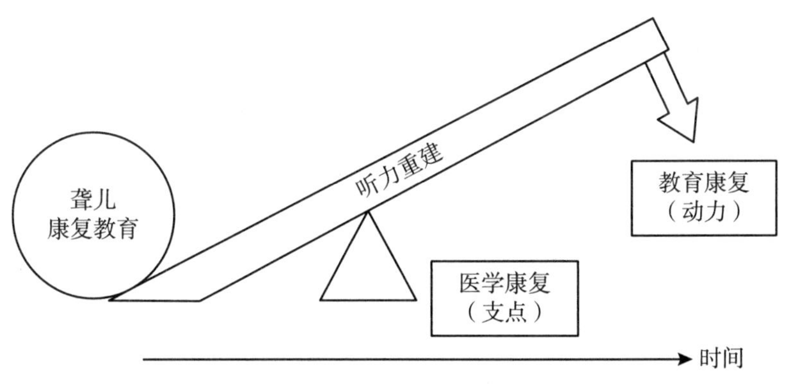

图 1 -2　医学康复与教育康复的关系

我们再用类比的方法，分析一下聋儿康复目标（阻力）、杠杆、支点及动力的实质及其相互关系。不难看出，听觉康复是针对第一个阻力的；言语矫治则用来减轻或消除第二个阻力。两者构成了医学康复的主体，其目的在于为后续的语言教育创造条件，即克服第三个阻力。而教育康复是上述杠杆系统的动力，其实质就是将经过听力补偿或听力重建的聋儿作为特殊的教育对象，运用特殊与普通的教育教学手段，促进聋儿语言能力以及其他能力的发展，使他们尽早地回归主流社会。

上述杠杆原理给出了三条重要提示：第一，聋儿康复教育中，要充分意识到听觉康复、言语矫治（医学康复）的基础性与重要性，否则，教育康复就会事倍功半，其效果自然得不到充分体现；第二，聋儿在听力补偿或听力重建的基础上，应尽早地进行听觉康复和言语矫治；第三，在聋儿康复教育工作中，应该摆正医学康复与教育康复的位置，充分认识两者的依存关系，坚定地走“医教结合”的康复之路。

1.2.2　医学康复与教育康复实施的比例关系

聋儿康复期大体可分为康复初期、康复中期和康复后期三个阶段。在不同的阶段，由于康复的目标与手段各有重点与特点，医学康复与教育康复所占的时间比重是不同的。

在聋儿康复教育过程中，医学康复与教育康复实施时间的比例是随着聋儿年龄以及康复进程的变化而变化的。对某一聋儿来说，如图 1－3 所示：在康复初期［一般为 0～6（18）个月，又称康复“关键期”］，医学康复所占的比重达 70%～80%，教育康复所占的比重为 20%～30%。随着康复进程的发展，教育康复所占的比重逐渐增大，医学康复所占的比重逐渐减少。由此可见，“医教结合”理念在实施上具有动态化的特点。

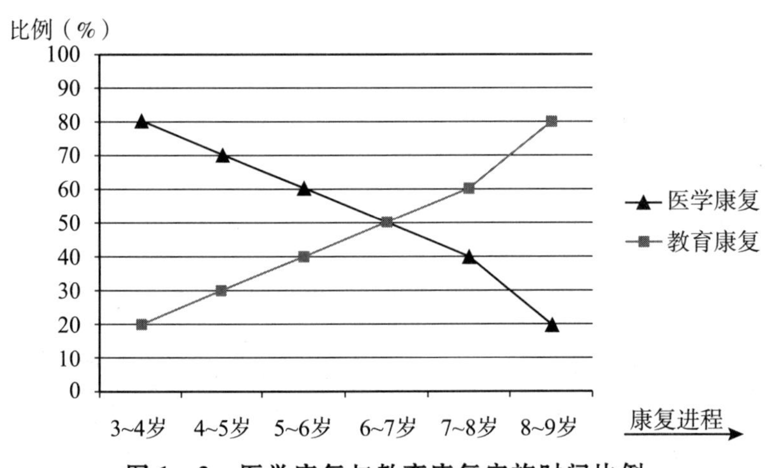

图 1－3　医学康复与教育康复实施时间比例

1.3 HSL 理论三大板块之间的辩证关系

听觉康复、言语矫治及语言教育三大板块构成了一个完整的系统。根据系统论的观点，系统的定义是：由若干要素以一定结构形式联结构成的具有某种功能的有机整体。系统论认为所有系统具有以下共同的基本特征：整体性、联系性、有序性与动态性。HSL 理论三大板块之间也具有这四个特点。

1.3.1 整体性

系统论观点认为，系统不是各部分的简单组合，而是具有统一性：组成系统的各部分或各层次之间能够充分协调和连接，以提高系统的有序性和有效性。HSLC 四大板块之间既相互促进又相互制约，前者是后者发展的基础和动力，后者是前者的扩充与发展。它们相辅相成，环环相扣，构成一个不可分割的整体。聋儿通过听力重建后，进行听觉、言语和语言的定量评估；然后，根据评估的结果决定接受康复门诊治疗还是进行机构康复教育。在治疗的过程中，还要根据评估的结果不断调整门诊治疗和康复教育的方法，使聋儿得到最大限度的康复。而无论门诊治疗还是康复教育，都包含了 HSL 的内容。这样的运作方式充分体现了“整体大于部分之和”这一系统论整体性的核心特征。

1.3.2 联系性

系统论观点认为，系统中相互关联的部分或部件形成“部件集”，“集”中各部分的特性和行为相互制约和相互影响。这种联系性规定了系统的性质和形态。一种事物离开了它和周围条件的相互联系和相互作用，就成为不可理解和毫无意义的东西。在 HSL 大系统中，听觉康复、言语矫治与语言教育作为三个子系统，是相互联系、不可分割的。例如，聋儿接受听觉康复的过程，同时也是进行听觉反馈、模仿发音的过程，因此听觉康复与言语矫治应该结合进行，并且相互促进。而言语矫治子系统，在结构上，它是联结听觉康复与语言教育的中介物；在功能上，它起到承前启后的作用。又如，对于人工耳蜗植入，如果只关注人工耳蜗手术的作用，而忽视术前与术后的康复训练，那就等于割裂各子系统的必要联系，就无法发挥系统的整体效应。同样，在聋儿康复中，如果只关注语言教育或其他教育康复，而忽视医学康复，那么这种康复就成了无源之水、无本之木。

1.3.3 有序性

系统论观点认为，由于系统的结构、功能和层次的动态演变有某种方向性，因而系统具有有序性的特点。一般系统论的一个重要成果，是把生物和生命现象的有序性和目的性同系统的结构稳定性联系起来，也就是说，有序能使系统趋于稳定，有目的才能使系统走向期望的稳定系统结构。凡是系统都是有序的，即系统内部各要素之间是有组织的，它们遵循一定的顺序和规则，而不是杂乱无章的，这样才能保证系统结构的相对稳定性。对于 HSL 系统结构的有序性，可从横向与纵向两个维度来构建与描述。从上述三大板块构成的系统来看，横向结构为：听觉康复——言语矫治——语言教育，其实质反映的是聋儿康复过程的时间顺序。纵向结构为：理论基础——康复内容——康复手段，其实质反映的是聋儿康复的逻辑结构。将横向与纵向两个维度组织起来，就构成了 HSL 理论的基本结构。

1.3.4 动态性

系统论观点认为，一个系统和包围该系统的环境之间通常都有物质、能量和信息的交换，外界环境的变化会引起系统特性的改变，相应地引起系统内各部分相互关系和功能的变化。为了保持和恢复系统原有特性，系统必须具有对环境的适应能力。社会经济和文化条件决定了 HSL 系统发展变化的动力、原因和规律。HSL 系统发展变化的动因就是社会经济和文化的发展、科技的日益进步以及整个社会希望听障儿童回归主流的强烈愿望；其发展变化的方向与趋势就是人们对“医教结合”理念的理解更为全面与统一，社会经济的发展能使更多的聋儿享受高科技成果。HSL 系统能够根据外界环境的变化做出调整，不断适应聋儿康复新的形势和变化的需求。

多年来，构建“言之有理，操之有物，行之有效”的人工耳蜗术后儿童康复教育体系一直是我们追求的目标。“言之有理”就是要构建一个科学的、系统的人工耳蜗术后儿童康复教育的理论体系，该体系要符合康复医学、特殊教育的基本原理，吸收相关学科理论与实践的最新研究成果，顺应当前国际特殊教育发展的总趋势；“操之有物”就是要创设一个能充分体现上述理论实质与内涵的实际操作模式，包括具体的步骤、内容、方法与手段；“行之有效”就是要在实践中不断检验与完善该体系，使其在康复过程中切实发挥“缩短康复进程、提高康复效果、促进全面发展”的重大作用。综上所述，我们认为：（1）HSL 理论符合“医教结合”、“个别化教育”等特殊教育的基本原则；（2）HSL 理论吸收了相关学科理论与实践的最新研究成果，顺应当前国际人工耳蜗术后儿童康复教育理论研究的总趋势；（3）HSL 理论为构建科学的、系统的、可操作的具有中国特色的人工耳蜗术后儿童康复教育模式奠定了理论基础，具有重大的理论与现实意义。

第 2 章

人工耳蜗术后儿童康复教育中的 1 + X + Y 模式

HSL 理论是我们在聋儿康复教育领域的理论创新，其实质与内涵体现了聋儿康复教育发展的客观规律。但是，如何以 HSL 理论为依据，具体指导人工耳蜗术后儿童的康复教育实践呢？实践是检验真理的唯一标准。几年来，我们在上海、北京、广州、浙江、江苏、福建、山东、河南等地进行了大量的实践。在回顾与总结所取得的经验与成果的基础上，我们提出了以 HSL 理论为基础的 1 + X + Y 人工耳蜗术后儿童康复教育的操作模式（以下简称“1 + X + Y”模式）。其中，1 表示集体康复教育，X 表示个别化康复，Y 表示家庭康复。以下分为三节，分别对 1 + X + Y 模式的提出背景、特点、结构及模式中各要素的辩证关系进行论述。

2.1 1 + X + Y 康复教育模式概述

2.1.1 提出背景

改革开放以来，随着科学技术的发展和人民生活水平的日益提高，越来越多的听力障碍儿童通过植入电子耳蜗的方式得到了听力重建，为其语言发展与回归主流社会打下了良好的基础。然而，听力重建只是聋儿康复教育系统中的前期工程，而其后续的听觉康复、言语矫治与语言教育的质量直接影响到聋儿康复教育最终目标的实现。从现状来看，我国的聋儿康复率与世界先进水平仍有巨大的差距。究其原因，我们认为主要有两方面：一是理念层面上的，二是操作层面上的，观念又必定会决定或影响具体的操作。下面就这三个方面进行阐述。

1. 双语双文化模式

近年来，在聋儿康复教育的改革进程中，出现了倡导“双语双文化”的思潮。其主要观点是：双语是指聋人手语和主流语，在中国就是中国手语和汉语。这种方法把聋人使用的手语当作课堂教学的第一语言，而把主流语（口语和书面语）当作第二语言，主张通过第一语言来学习第二语言，认为学习主流语就像学习外语一样。也有人认为，手语是聋人特别是走进社会的聋人最主要的交流工具。对于上述提法，人们自然产生了许多疑问。首先，聋人通过康复教育之后融入的是聋人社会还是主流社会？如果聋人最终融入主流社会，那么手语还是最主要的交流工具吗？其次，用手语这种相对简单的语言去辅助学习复杂的汉语（口语和书面语），其过程是如何实现的？从语言习得的相关研究结论来看，第一语言的掌握程度对第二语言的学习既有促进作用，也有干扰作用。那么，当聋人形成使用手语的定势后，是否会对学习主流语言产生较大的干扰作用呢？

其实，“双语双文化”的观点是世界聋教育史上手口之争的延续，是主张手语教学者的另一种说法。将“双语双文化”说成是当前世界聋教育发展的主流，显然是错误甚至是荒谬的。我们认为：“双语双文化”的理论基石是“聋人文化”观，而“聋人文化”观是一柄“双刃剑”。从两点论来看，它有积极的一面，也有消极的一面。但从重点论来看，目前大力宣传“聋人文化”以及提倡“双语双文化”，将对我国聋儿康复教育事业的健康发展带来诸多负面影响，具体表现在：一是使广大聋儿被边缘化；二是使聋儿与健听儿童的差距增大；三是有使听障人与健听人之间的所谓“差异”制度化、规范化与世代化的危险。

2. 普特渗透模式

在聋儿康复教育过程中，倡导普通学前和学龄康复教育模式，将特殊儿童作为普通的、一般的教育对象，运用普通教育手段对其实施知识教育和能力培养。他们认为，教育的过程就是康复的过程。其主要观点是：强调教育是平等的，要以人为本，抓素质教育。正常儿童需要的，特殊儿童同样需要。这种模式片面强调听障儿童与健听儿童共性的一面，而忽视听障儿童特殊性的一面。该模式存在的主要问题是：第一，忽视了听障儿童听觉、言语和语言康复的特殊性。例如，如何制订听力重建前后的康复训练计划？如何评估康复训练的效果？如何根据评估结果修订或制订下一步的康复训练方案？第二，虽然在普通学前和学龄康复教育模式下，也取得了一些有效的经验与技术，但这种经验与技术多为个人的长期积累，难以系统化与程序化，缺乏传承性与可重复性。第三，忽略了听觉康复与言语矫治等关键因素。例如，由于听障儿童听觉神经通路得不到有效刺激，不能建立正常的听觉言语反射链，从而造成呼吸方式异常，构音器官不协调、发音含糊不清等现象。因此，听力重建后，首先应该进行的是听觉康复与言语矫治，只有在此基础上进行科学系统的语言教育，才能使听障儿童达到全面康复的目标。

3. 医教结合模式

那么，什么是正确的观点与做法呢？2005 年 5 月 27 日，温家宝总理在中国聋儿康复研究中心视察工作时说："我希望更多的孩子，经过精心的治疗与教育得到康复，走进普通小学"。温总理还说："人最重要的事就是学说话"。温总理的话是针对聋儿说的，对我国聋儿康复教育事业的发展具有重要的指导意义。因此，目前我们的工作重点就是要坚决落实"聋儿学说话"。具体可分两个步骤：一是创设系统的、科学的聋儿康复教育的理论体系；二是在此理论体系的指导下，构建可行的、有效的操作模式。经过几年的理论探索与一线实践，我们创设了 HSL 理论体系。同时，我们又在感性经验的基础上，去粗取精，去伪存真，由此及彼，由表及里，构建了 HSL 理论的 1 + X + Y 操作模式。具体地说，聋儿康复教育的操作途径分为集体康复教育（1）、个别化康复（X）和家庭康复（Y）三部分。其中，集体康复教育主要体现了 HSL 理论中的"L"；个别化康复主要体现了 HSL 理论中的"H"和"S"，家庭康复（Y）则主要体现了"H"、"S"、"L"的有机整合。

2.1.2 基本特点

"医教结合"原则是聋儿康复教育实施的一项基本原则。"医教结合"中的"医"是指听觉言语康复。它是以听觉言语功能恢复为主要目的，主要手段是：听觉康复和言语矫治；"医教结合"的"教"是指语言康复。听觉康复、言语矫治与语言康复，这三者正是聋儿康复教育的主要内容，而且越早进行效果越好，可以为他们形成语言，接受全面素质教育提供真正意义上的保障。1 + X + Y 模式是全新的聋儿康复教育模式。它的特点可以概括为“一个灵魂，一个中心，两个基本点”。

1. 医教有机结合

医教有机结合是 1 + X + Y 模式的灵魂。医教结合理念是聋儿康复教育的立身之本，离开医教结合理念，聋儿康复教育的方法就会成为无源之水、无本之木。无论在集体康复教育、个别化康复还是在家庭康复中，处处体现了医教结合的精神。1 + X + Y 聋儿康复教育模式自始至终都渗透着医教结合的理念。“医”与“教”的结合应该是深度融合，而不仅仅是形式上的组合。“医”与“教”应该贯穿于聋儿康复教育的过程中，两者有机结合、相辅相成。康复医学是有效实施教育的前提和基础，教育教学是体现医学康复成果、促进学生康复进程及全面发展的重要手段。

2. 强化口语表达

强化口语表达是 1 + X + Y 模式的中心。重视口语表达，是聋儿康复教育和聋校语文教学改革的方向。只有重视口语表达，才能使聋儿告别无声世界，真正地回归主流社会。1 + X + Y 聋儿康复教育模式又称“新概念学说话”，学说话就是重视聋儿的口语表达，其目标是：让聋儿“听得明白，讲得清楚”。1 + X + Y 聋儿康复教育模式中的所有活动都是围绕着口语表达这个中心展开的。

3. 注重沟通交流

注重沟通交流是 1 + X + Y 模式的基本点之一。众所周知，只有在沟通交流之中，聋儿才能发展沟通的意识，其语言能力才能得以发展。1 + X + Y 聋儿康复教育模式非常强调聋儿的沟通能力。在实践过程中，我们创造了各种交往的情境，让聋儿主动地与治疗师、教师、家长、同伴进行沟通。

4. 突出实际应用

突出实际应用是 1 + X + Y 模式的基本点之二。聋儿的康复不是以聋儿学会背诵几首诗歌、讲述几个故事为衡量指标的。实际应用语言的能力是聋儿听觉功能、言语技能和语言能力的最终体现。1 + X + Y 聋儿康复教育模式在实施过程中，十分重视聋儿学习语言的过程中举一反三能力的培养，强调语言学习的灵活性，突出其实际应用能力。

2.2 1+X+Y 康复教育模式的基本结构

1+X+Y 模式由三部分组成（如图 2-1 所示），即集体康复教育（1）、个别化康复（X）和家庭康复（Y）。其中，集体康复教育指向的主要内容是 HSL 三大板块理论中的语言教育；个别化康复指向的是听觉康复和言语矫治；而家庭康复的内容则是与集体康复教育与个别化康复的内容相衔接的。下面我们来分析这个模式的基本结构。

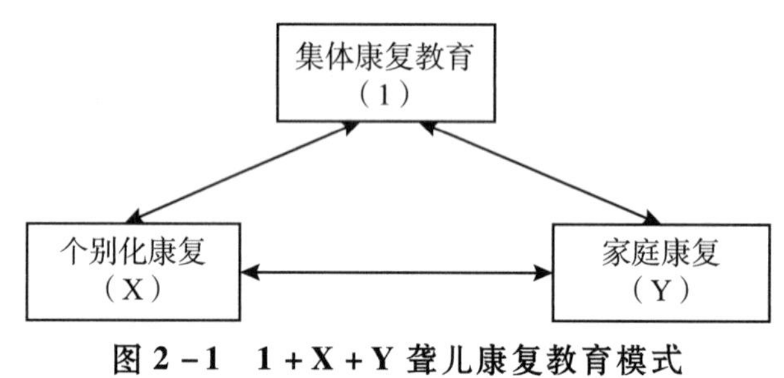

图 2-1 1+X+Y 聋儿康复教育模式

2.2.1 集体康复教育（1）

此处谈到的集体康复教育是指：在康复机构中，由教师在课堂或区角之中，对聋儿进行有目的、有组织、有计划康复的过程。它主要有主题教育、康复活动、生成课程三种形式。

主题教育是集体康复教育的基本形式。它的教学内容由若干个教学单元组成，每一单元有一个教学主题，各单元的内容由简至繁，由易到难，循序渐进地实施。通过主题教育活动，可以强化聋儿的口语、扩大词汇和句子量、提高语言的应用能力。

康复活动是集体康复教育的重要形式。康复活动包括区角活动、生活活动、运动活动。它是一种有组织、有计划的游戏教学活动。区角包括语言角、认知角、操作角与音乐角。区角活动是主题教育的拓展与补充，其中也渗透了听觉康复与言语矫治的内容。通过各“区角”活动，聋儿能在玩中学，做中学，乐中学。在聋儿语言发展的同时，其语言能力、认知能力、动手能力、音乐能力、交往能力、听觉感知能力、言语产生能力等也得到了全面发展。生活及运动活动主要是对聋儿的起居饮食进行训练，帮助聋儿养成良好的行为习惯。同时，在实际生活中培养聋儿的社会交往能力。

生成课程是集体康复教育的辅助形式。生成课程的目标是：创设一种能够让聋儿自主、自由学习的课程，寻求一种能适应聋儿康复的最佳方式，把现行的以视觉、听觉为主的学习拓展为以探究、体验为主的自主式学习，并且要强调生成的指向性，特别是有意识地指向听觉功能、言语技能，以及认知能力的生成。

2.2.2 个别化康复（X）

个别化康复是指在康复机构中，由治疗师利用现代化的听觉康复、言语矫治和认知训练设备，对聋儿的听觉功能、言语技能和认知能力进行系统评估，并结合其在集体康复教育、家庭康复中的有关问题，制订相应的听觉康复、言语矫治和认知训练的计划，对其进行个别化的、有针对性的康复训练的过程。其中，听觉康复包括听觉察知、听觉分辨、听觉识别、听觉理解四个方面。言语矫治包括呼吸、发声、共鸣、构音和语音五个方面。认知能力评估包括对学前和学龄两个年龄段聋儿的评估。学龄前评估包括图形推理、数字推理、异类鉴别、情境认知、记忆策略五部分。学龄期评估和训练包括动作系列、空间次序、逻辑类比、人物辨认、图形推理等五部分。认知训练时，要针对以上评估内容展开。个别化康复立足于聋儿听觉、言语、认知的发展情况，量身定做一些康复训练的内容。这是具有个性化的一种康复方法。

2.2.3 家庭康复（Y）

家庭康复（Y）作为1+X+Y模式的有机组成部分，指在教师和治疗师的指导下家长实施康复教育的过程。家庭康复的内容与机构康复的内容是一致的，它们都涉及听觉康复、言语矫治、语言教育三大方面。同步式家长培训模式是家庭与机构互动的有效形式。该培训模式，在理念上将机构康复与家庭康复紧密结合；在目标上重视聋儿家长康复的知识、态度、技能同步提高；在操作上将集中培训、个别培训及网络培训三者进行了有机整合。家庭康复是机构康复的拓展与补充，在聋儿康复教育中必将发挥越来越重要的作用。

2.2.4 1+X+Y模式的一日活动安排

1. 1+X+Y模式在每日活动中的体现

1+X+Y模式在每日实施的过程中要确保康复教育的效果，必须正确处理集体康复教育与个别化康复、机构康复与家庭康复及集体康复教育中诸要素之间的关系。在1+X+Y康复教育模式实施过程中，我们在这方面进行了有效的探索：通过精心设计，将集体康复教育、个别化康复、家庭康复的内容完整地安排在一日活动中，从而保证了1+X+Y模式的有效实施。例如（见表2-1），为了处理集体康复教育与个别化康复以及集体康复教育中诸要素之间的关系，在聋儿一日的康复教育中，我们在不同的时段安排了主题教育、区角活动以及个别化康复训练等不同的康复内容；为了处理机构康复与家庭康复之间的关系，我们在每天的早晨和傍晚，利用家长接送孩子的时间，与家长一起针对聋儿的一日表现进行交流；总之，我们对所有聋儿每天要接受的康复教育活动进行统筹管理，使康复机构中的资源得以充分地利用，使聋儿在康复机构一天的8个小时中，能享有6个小时的有效康复。

表2-1　　一日活动安排

时间	活动类型	活动内容	学生编号
8：00~8：30	家园交流（Y） 集体康复教育（1）	家园交流、晨间活动	①~⑥
8：30~9：00		基本训练、运动活动	
9：00~9：30		晨间对话、点心	
9：30~10：00		主题教育	
10：00~10：20		休息、盥洗、课间活动	
10：20~11：20	个别化康复（X） 集体康复教育（1）	个别化康复	①、②
		语言角、认知角	③、④
		操作角、音乐角	⑤、⑥
11：20~12：00		午餐、餐后散步	①~⑥
12：00~14：00		午休	
14：00~14：30		起床、活动、点心	
14：30~15：30	个别化康复（X） 集体康复教育（1）	个别化康复	③、④
		语言角、认知角	⑤、⑥
		操作角、音乐角	①、②
15：30~16：30		个别化康复	⑤、⑥
		语言角、认知角	①、②
		操作角、音乐角	③、④
16：30~17：00	家园交流（Y）		①~⑥

2. 1+X+Y 模式的一日活动效果评估

对聋儿康复教育效果的评估是聋儿康复教育流程的重要组成部分。我们对聋儿的评估具有多元化和动态性的特点。评估的多元化是指，既有对聋儿康复教育结果的评估，也有对聋儿康复教育过程的评估；既有主观评估，也有客观评估；评估的动态性是指：在聋儿康复教育的全过程中均伴随着评估。以每日活动评估为例，教师与治疗师要针对聋儿每日的康复教育情况进行评估。评估后，要填写每日教学记录表，并将评估的结果反馈给家长，而家长再将家庭康复教育的情况及时反馈给教师与治疗师。在 1+X+Y 模式下，“康复——评估——康复”是一个必须遵循的流程。它循环往复，螺旋上升，保证了康复教育的顺利进行。

2.3 1+X+Y 康复教育模式中的辩证关系

1+X+Y 模式是一个复杂的系统，它包含着各种关系。综合起来，在众多关系中，处理好集体康复教育与个别化康复的关系、机构康复与家庭康复的关系，以及将 1+X+Y 模式中诸要素有机地整合，是十分关键的。

2.3.1 集体康复教育与个别化康复的关系

1. 相互区别、相互独立

在 1+X+Y 模式中，集体康复教育与个别化康复既相互区别、相互独立，又不可分割、有机统一。两者相互区别、相互独立主要体现在四个方面：第一，实施场所不同。集体康复教育主要是在康复机构中的班级和区角中进行的，而个别化康复主要是在康复机构（或者独立）的听觉康复门诊与言语矫治门诊进行的。第二，各自的特点不同。集体康复教育中的主题教育具有系统性、全面性的特点，区角活动具有可操作性、生活性、趣味性的特点。而个别化康复具有定量评估诊断、实时反馈治疗、视听结合训练的特点。第三，参与人员不同。集体康复教育主要是由教师来实施的，而个别化康复主要是由治疗师来实施的。第四，实现形式不同。集体康复教育主要是通过主题教育、康复活动和生成课程来实现的，而个别化康复主要是通过有针对性的、个别化的康复训练来实现的。由此可见：集体康复教育、个别化康复对聋儿听觉、言语和语言康复发挥着不同的作用，它们是不能相互替代的。

2. 不可分割、有机统一

集体康复教育与个别化康复不可分割与有机统一主要体现在以下两个方面：第一，目标上的一致性。它们的共同目标就是让聋儿学说话，促进聋儿的全面发展。在此基础上，通过0~6（18）个月科学、系统、有效的康复之后，使其在专业的康复保障体系指导下，进入正常幼儿园或小学进行学习。第二，内容上的衔接性。它们的内容是互相补充、相互衔接的。集体康复教育为个别化康复的阶段目标与内容提供了依据，个别化康复为集体康复教育的顺利实施提供了基础。

2.3.2 机构康复与家庭康复的关系

1. 机构康复的主导作用

机构康复在聋儿康复中起主导作用，这是因为机构康复具有两个特点：第一，机构康复具有系统性。宋代大儒朱熹云："循序而渐进，未得乎前，则不敢求乎后，未通乎此，则不敢志乎彼。"这句话说明了系统性的重要性。机构康复在人才资源、设备资源、康复教育训练方面，做到了稳打稳扎，步步为营，体现了朱熹所讲的"得乎前，求乎后，能乎此，志乎彼"；第二，机构康复具有科学性。聋儿康复教育是一门科学，是有规律可循的。这就要求康复教育工作者吸收各种语言教育理论中的精华，熟悉听觉言语的生理机制和语言发展规律，根据其规律来教学。例如，在普通学前班教学中，在教儿童声母时，学习的顺序是/b、p、m、f/。对于口语发展良好的健听儿童来说，这种学习声母的顺序是无可厚非的。但是，这种顺序对于"学说话"的聋儿来说就不合适了。我们的研究发现：儿童声母习得的第一个阶段是/m、b、d、h/。发音时，舌尖部位靠前的声母早于发音部位靠后的声母，塞音早于摩擦音，鼻音早于非鼻音，如果按照儿童声母的习得顺序来教学，就会收到事半功倍的康复效果。

2. 家庭康复的拓展作用

在机构康复和家庭康复这对矛盾中，机构康复处于矛盾的主要方面，属于主要矛盾；家庭康复处于矛盾的次要方面，属于次要矛盾。但是，次要矛盾解决不好，也将影响到主要矛盾的解决，即聋儿家庭康复开展不好，也将影响聋儿机构康复的进程。家庭康复具有拓展性的特点，具体表现为：第一，从家庭康复环境来看，家庭环境具有自发性、灵活性，自然性等特点，这些都是机构康复不可替代的；第二，从家庭康复参与人员来看，家长是聋儿康复教育中的重要角色，家长与聋儿的交流是治疗师和老师替代不了的。第三，从家庭康复与机构康复的衔接来看，聋儿在康复机构中的康复内容可以在家庭康复中得以强化和巩固。

2.3.3 1+X+Y模式诸要素的有机整合

1. 1+X+Y模式中的要素分析

如上所述，1+X+Y模式是一个系统，它包含着诸多要素。从康复教育的构成上看，该模式包括集体康复教育、个别化康复、家庭康复三个要素；从康复教育的内容上看，该模式分为听觉康复、言语矫治和语言教育三个要素；从集体康复教育的形式上看，该模式分为主题教育、康复活动、生成课程三个要素；从参与人员来看，该模式需要医生、治疗师、教师、家长和社会工作者的共同参与。这些要素在1+X+Y模式中的地位和作用不是等同的，但必须有机地整合在一起。

2. 1+X+Y模式中的要素整合

1+X+Y模式包含着诸多要素，为了说明各要素之间的关系，我们拟用图2-2来形象地表示。

从图2-2中可以看到：花的根部象征着聋儿的身心发展规律，它是聋儿康复教育的前提与基础。花的茎部象征着聋儿的听觉功能与言语技能，它们是聋儿学习语言、发展语言能力的先决条件。也就是说：在聋儿得到听力补偿或重建后，必须对其进行听觉功能与言语技能的训练，也就是说，听觉功能与言语技能的训练为聋儿语言能力的发展提供了必要的支持。花的叶子象征着在聋儿康复教育过程中来自各方面的直接支持，即聋儿的全面康复需要家长、医生、治疗师、教师的共同努力、全面配合，才能最终达到康复目标。花蕊与花瓣象征着聋儿康复教育的目标或成果。其中，花蕊象征着聋儿的语言能力，发展聋儿的语言能力是康复教育的主要目标；花瓣象征着聋儿在语言发展的基础上，其他能力全面发展，主要包括认知、交往、生活、运动、音乐、操作六项能力。太阳与阳光象征着全社会的支持，即聋儿康复教育事业的发展是与全社会观念更新、社会发展、科技进步紧密相连的。我们坚信：在我国政府及全社会的支持下，在科学、先进的康复理论的指导下，在医学与教育工作者的共同努力下，聋儿康复教育之花定能如愿绽放，越放越鲜艳。

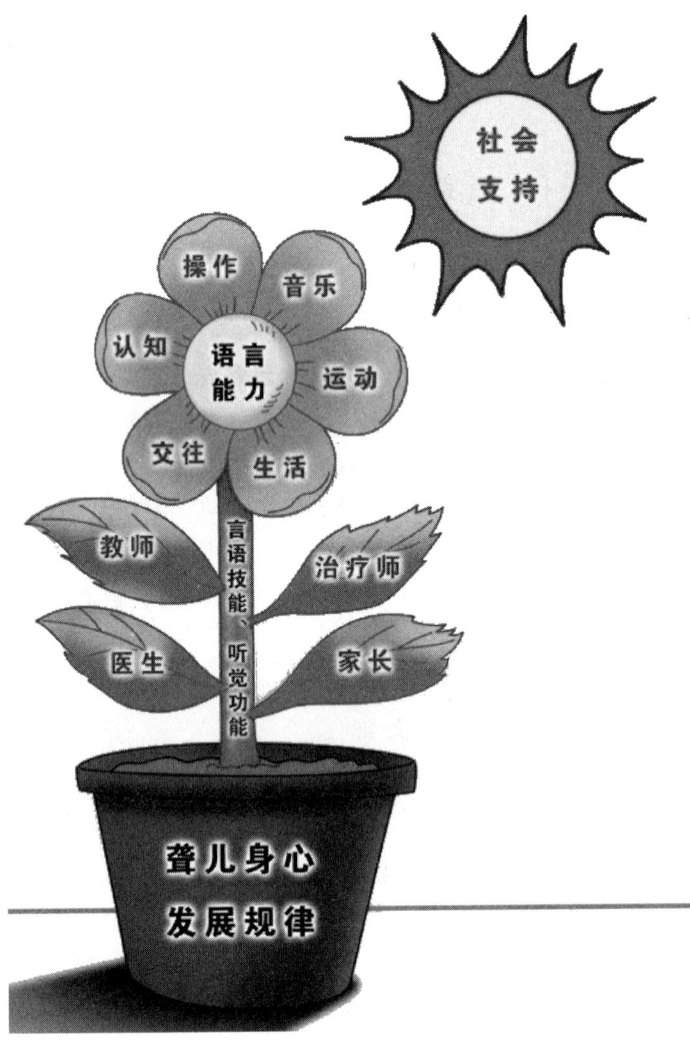

图 2-2　康复之花

第3章

人工耳蜗术后儿童1+X+Y模式的实施原则

1+X+Y模式是在HSL理论指导下，通过长期的实践而构建的，它也必然要在实践中接受检验。从宏观上看，聋儿康复教育是社会大系统中的一个子系统。因此，1+X+Y模式的实施离不开社会大背景。社会系统中的各种要素，如观念、科技发展、社会进步等都会对聋儿康复教育的过程与结果产生影响。在1+X+Y模式的实施过程中，除了要处理好其内部各要素之间的关系之外，还要处理好内部与外部、子系统与大系统之间的关系。其中，医学康复与教育康复、聋儿康复教育与全面发展、聋儿康复教育与现代技术手段之间的关系是诸多关系中的关键，它们直接关系到1+X+Y模式实施的可行性与有效性。因此，我们把正确认识与处理好上述三对关系作为1+X+Y模式实施中的三条基本原则，其中，医学康复与教育康复相结合原则是从理念层面提出的，聋儿康复教育与全面发展相结合是从目标层面提出的，聋儿康复教育与现代技术手段相结合是从方法层面提出的。

3.1 医学康复与教育康复相结合

聋儿康复中的医学康复是：通过植入人工耳蜗配或者戴助听器，对聋儿的听力进行重建或补偿，然后通过听觉康复、言语矫治促进聋儿整体听觉言语功能的恢复与发展，使他们能自然、舒适地发音，并尽可能准确地构音，为学说话奠定基础。聋儿康复中的教育康复是：遵循聋儿身心发展的规律，结合每个聋儿的自身特点，在语言教育的同时促进聋儿的全面发展。我们认为："医教结合"是聋儿康复教育的基本理念，人才培养是落实"医教结合"的根本保障，团队合作是实现"医教结合"的必由之路。

3.1.1 "医教结合"是聋儿康复教育的基本理念

长期以来，在我国的聋儿康复教育领域中存在着"重教轻医"的观念。许多聋儿康复教育工作者认为，医学康复是医生的事，而教育康复是聋儿康复机构与聋校教师的事。因此，"医教结合"实质上成了"医教分离"。然而，随着时代的发展，医学康复的内涵更为明确，而外延不断扩展。目前，聋儿康复中的医学康复已不仅仅局限在对聋儿进行听力补偿或重建上，听力补偿或重建前期与后期的听觉康复与言语矫治等均属于医学康复的范畴。这就是说，医学康复的任务应该由医生与聋儿康复教育工作者（治疗师、康复教师）共同承担完成。具体地说，医生主要负责聋儿的听力补偿或重建，康复教育工作者主要负责聋儿的听觉康复与言语矫治。自然，康复教育工作者除了承担聋儿教育康复的任务之外，还要承担聋儿医学康复（如听觉康复、言语矫治等）的任务。因此，对于一个合格的康复教育工作者来说，第一，必须牢固树立"医教结合"的康复理念；第二，必须了解掌握有关"医教结合"的技术；第三，由于"医教结合"的实施是以团队合作的形式来完成的，所以还必须具有团队合作的意识与能力。

3.1.2 人才培养是落实"医教结合"的根本保障

如上所述，对于一个合格的康复教育工作者来说，在树立"医教结合"理念的基础上，还必须了解掌握有关的"医教结合"的技术。专业人才的培养是落实"医教结合"的根本保障。

从政府与行政层面上看，1993 年，中国聋儿康复研究中心与南京师范大学联合创办了教育学专业（聋儿早期康复方向）大专班，为我国培养了第一批从事聋儿听力语言康复专业的人才。1998 年，中国聋儿康复研究中心与山西医科大学联合创办了公共卫生专业（听力语言障碍预防方向）大专班，第一次把诊断听力学、康复听力学、教育听力学、耳科学纳入教学计划，培养了聋儿康复的专业人才。2000 年，北京首都医科大学创办了"听力学"大学本科专业，纳入高等学校招生规划，面向社会培养听力学大学本科专业人才。2000 年，吉林大学与中国聋儿康复研究中心联合开办应用语言学专业（聋儿听力语言康复方向）硕士研究生班，为我国培养了第一批从事聋儿听力语言康复专业的硕士研究生4名。2001年，中国聋儿康复研究中心与北京联合大学联合开办了听力语言康复技术专业。2003年，华东师范大学与中国聋儿康复研究中心联合开办了特殊教育专业（言语听觉科学方向）硕士研究生班。2004年，为顺应社会发展的需要，在黄昭鸣、杜晓新等教授的倡议和申报下，经国家教育部批准，华东师范大学学前与特殊教育学院成立"言语听觉科学"大学本科专业，纳入高等学校招生规划，面向社会培养言语病理与听力学大学本科专业人才。

上述专业的设立与人才培养，为"医教结合"的落实提供了一定的基础。然而，随着社会的发展，康复对象的扩展，提高康复质量与人才缺口的矛盾日益突出。依据全国第二次残疾人抽样调查的结果分析：

1. 听力残疾现患率2.11%，以此推算全国听力残疾者约2 743万人

目前我国听力学专业人员总计7 775人，康复服务需求比为1∶2 830。2000年美国已获得临床能力的证书（CCC－A）的专业人员为3.87万人，其康复服务需求比为1∶150。按先进国家水平康复服务需求比推算，要实现2015年"人人享有康复服务"目标，我国尚缺听力学家约17万人。

2. 言语残疾现患率：0.53%，以此推算全国言语残疾者约689万人

目前我国言语矫治专业人员总计不足300人，康复服务需求比为1∶68 900。2000年美国已获得临床能力的证书（CCC－SLP）的专业人员为7.6万人，其康复服务需求比为1∶605。按先进国家水平康复服务需求比推算，要实现2015年"人人享有康复服务"目标，我国尚缺言语病理学家约14.2万人。目前聋儿康复教师为5 221人，康复服务需求比为1∶30。按《2001年中国0～6岁残疾儿童抽样调查报告》结果以及全国聋儿康复实施方案规定师生比推算（1∶6），要实现2015年"人人享有康复服务"目标，仅学前康复教师尚缺约2.1万人。

由此可见，加快人才培养步伐，仍是落实"医教结合"理念的一个关键。目前，有关政府部门正在加紧制订与落实人才培养的规划与方案。其中，中国聋儿康复研究中心已与华东师范大学签约，计划在10年内完成对全国各聋儿康复机构约3 000人"专升本"的培养规划，此举将促进本行业专业人才的培养。

此外，从聋儿康复教育基层机构来看，应该将人才培养作为工作的重点来抓。第一，要有尊重人才与培养人才的意识；第二，要千方百计地为康复教育工作者提供学习的机会；第三，要重点培养既有医学康复知识与技能，又有先进康复教育理念与技能的人才。我们坚信：人才的培养是落实"医教结合"的根本保

障；“医教结合”的有效落实，一定会将我国的聋儿康复教育事业推上一个新台阶。

3.1.3 学科融合与团队合作是实现“医教结合”的必由之路

“医教结合”的内容与性质决定了其实施的特点。首先，“医教结合”的实施涉及各个学科。如临床医学、康复听力学、言语病理学、特殊教育学等；其次，“医教结合”的实施需要各学科专业人员的共同参与（见图 3 - 1）。

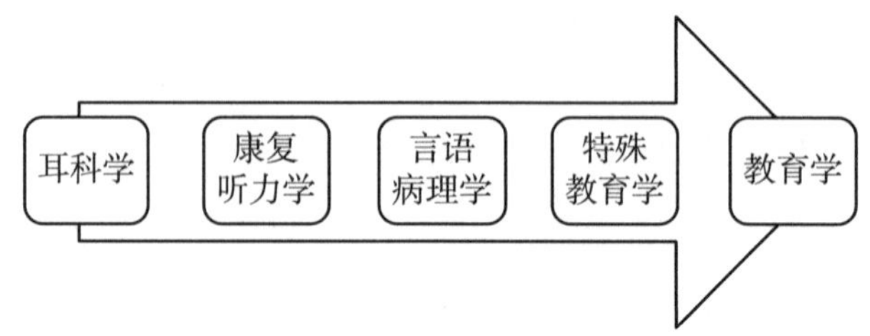

图 3 - 1 聋儿康复教育中的团队合作

近年来，随着社会的发展与科学技术的不断进步，各学科之间的互相交融已成一种必然的趋势。例如：从聋儿康复教育的整个过程来看，第一，临床医生要运用医学、听力学等学科知识对聋儿进行听力筛查、以期早期发现、早期诊断、早期治疗。第二，听力学家要运用听力学等学科知识来进一步判断聋儿听力损失的性质和程度，为其选择合理的治疗方案，即选择听力补偿还是听力重建；第三，在听力补偿或重建的基础上，言语治疗师要运用言语病理学等学科知识对聋儿进行听觉康复与言语矫治；第四，有关教师要运用特殊教育学、语言学、心理学等学科知识对聋儿进行语言康复教育，促进聋儿的认知发展和社会性发展。同此可见，聋儿康复的过程充分体现了多学科的融合的特点，各学科之间是相互联系、相互交叉、相互促进的。

在聋儿康复教育的过程中，多学科的交融必定带来各专业人员的合作。那么，如何最大限度地发挥团队合作的作用？这也是切实落实“医教结合”的关键。我们认为：第一，团队中的专业人员要有合作精神，即大家要清醒地意识到，我们的目标是一致的，我们各自所采用的手段具有阶段性、重合性及连续性的特点；第二，团队中的专业人员要相互学习，即医疗人员要了解后续康复教育的目标与手段，康复教育人员要了解聋儿经医学康复后的现有水平，以及后续医学康复的目标与措施；第三，要建立一个能保障团队有效合作的机制，即组成相对固定的专家小组。例如，各地区可根据实际情况，在校级、区级与省市级建立专家小组，逐步形成一个专家咨询网络。

综上所述，学科的融合以及专业人员的团队合作是实现“医教结合”的必由之路。

3.2 康复教育与全面发展相结合

20 世纪 90 年代，国际 21 世纪教育委员会向联合国教科文组织提交了一份题为《教育——财富蕴藏其中》的报告。这份报告对 21 世纪的教育问题反复重申了一个基本原则：教育应当促进每个人的全面发展，即身心、智力、敏感性、审美意识、个人责任感、精神价值等方面。面对未来社会的发展，报告认为，教育必须围绕四种基本能力来重新设计、重新组织。这四种基本能力被称为教育的四大支柱，即学会求知（learning to know）、学会做事（learning to do）、学会共同生活（learning to live together）、学会生存（learning to be）。这份报告还涉及教育对象、教育目标与教育内容等问题。尤其重要的是：报告中所提及的教育对象既包括普通儿童，也包括特殊儿童。因此，该报告的内容同样适合有听力障碍的儿童。当然，听障儿童与普通儿既有共性的一面，也有其特殊性的一面。其共性表现为：聋儿的成长符合儿童成长的一般规律，聋儿的发展同样经历着与健听儿童相同的、有顺序的、阶段性的、连续的过程；其特殊性表现为：在聋儿成长与发展的过程中，由于不同程度的听力障碍，可能会影响其某一或某些阶段发展的水平与速度。鉴于对上述报告核心内容的认识，我们认为：在 1 + X + Y 模式的实施过程中，要注重对聋儿以下几个方面素质的培养。

3.2.1 培养聋儿学会学习

学习能力是 21 世纪的人所必须具有的素质。我们从学习的兴趣、学习的方法两个方面来培养聋儿的学习能力。为了吸引聋儿对学习的兴趣，我们在两个方面进行了探索：第一，在教学的形式上，运用多媒体软件，视听结合、图文并茂，这使得整个康复过程变得趣味盎然；第二，在对聋儿的评价上，坚持以积极的正面评价为主，多给聋儿支持鼓励，使他们获得一种成就感，进而对学习充满兴趣。为了使聋儿学会正确的学习方法，我们在教学的过程中运用启发的方法，培养聋儿举一反三的能力，锻炼其思维的灵活性。

3.2.2 培养聋儿学会关心

社会心理学认为：关心是个体亲社会行为的重要组成部分，而儿童的亲社会行为在儿童社会性发展中起重要作用。因此，在 1 + X + Y 操作模式的实践过程中，我们非常重视聋儿关心意识与能力的培养。这里的关心，主要指对他人的关心，具体包括关心同伴、关心老师、关心父母、关心环境等。首先，要让聋儿认识到人与人之间是相互依存的，要学会发现他人、理解他人，关心他人。例如，在各种活动中，应该设置有利于聋儿交往的情景。在交往中，聋儿既能得到他人的帮助，也会主动地去帮助他人。又如，在操作活动中，让聋儿亲自动手作卡片，送给同学、老师和父母，表达自己对他们的关心。再如，在"认识动物"的主题活动中，要让聋儿认识到：动物是人类的朋友，我们要爱护动物。在"美丽的大自然"的主题活动中，要让聋儿认识到：地球是我们的家园，我们要关心家园，关爱地球，爱护大自然。

3.2.3 培养聋儿学会合作

马克思认为：社会性是人的本质属性。荀子曰："人生不能无群。"这都说明了人不是孤立存在的个体，而是构成社会大系统有组织的元素。同样，从聋儿自身角度来说，其康复过程离不开与家长、治疗师、教师，以及同伴的相互合作。聋儿与他人的合作程度关系到其康复教育的效果。因此，在 1 + X + Y 操作模式的实践过程中，必须注重对聋儿合作能力的培养。我们认为：第一，要为聋儿创设有利于合作学习与活动的情境；第二，要设计适当的学习与活动的任务，使聋儿意识到合作的意义，培养其合作的意识；第三，通过适当的学习与活动，使聋儿学会基本的合作技能。例如：怎样表达自己的意愿、怎样对待他人的意见、怎样综合各种意见、怎样共同完成学习任务、怎样与他人分享快乐；等等。

3.2.4 培养聋儿学会生存

生存能力的培养，对于聋儿来说更为重要。生存能力是一种综合的能力，我们认为：生存能力中的生活自理能力、良好的个性品质。以及健康的体魄，对提高聋儿的生存质量尤为重要。在 1 + X + Y 模式的实施过程中，我们通过设立生活角，培养聋儿的生活自理能力。通过各种学习与交往活动，培养聋儿的乐于学习、主动交往、不怕困难等良好的个性品质。通过各类户外的生活活动，如做早操、玩游戏等，训练聋儿的平衡力、耐受力、灵活性、敏捷性、手眼协调以及感觉统合能力，促进其身体素质的发展。

3.3 康复教育与现代科学技术相结合

科技的日益进步给全社会带来巨大的变革，同样也为聋儿康复教育带来了新的契机。现代科学技术对聋儿康复教育过程的各个阶段均产生了重要的影响：人工耳蜗的问世，实现了从听力补偿到听力重建的质的飞跃；定量评估技术改变了以往单纯依靠经验评估的状况，基本实现了质与量的评估相结合的目标；实时反馈技术为提高听觉康复与言语矫治水平提供了技术保障；视听结合技术为提高聋儿学习兴趣、缩短康复时间、提高康复效果提供了有效的途径。因此，聋儿康复教育与现代科学技术相结合是聋儿康复与国际接轨的内在需要，也是社会发展的必然趋势。

3.3.1 人工耳蜗技术与聋儿康复教育

人工耳蜗植入是听障医学的重大突破，是人类医学史的一场革命。至今，全球已有超过 6 万名重度和极重度失聪人士回归到有声世界。根据《2001 年中国 0～6 岁残疾儿童抽样调查报告》，我国现有听力残疾儿童中的重度和极重度者占 30%左右。对他们来说，采取配或戴助听器的方法难以取得有效的听力补偿，而采用人工耳蜗植入的方法，可望实现听力重建，并能达到最佳语言康复效果。随着我国社会经济的日益进步与发展，越来越多的听力残疾儿童将通过人工耳蜗植入的方法来回归主流社会。据统计，截至 2007 年年底，我国已经通过人工耳蜗植入手术，成功使 4 000 余人聆听有声世界。然而，由于我国人工耳蜗技术的研究与应用起步较晚，许多理论与实践问题尚待深入研究。目前，首要的研究任务是，一是探索汉语言环境下术后儿童康复教育的理论体系，为创建术后儿童康复教育具体方法奠定理论基础；二是根据科学的理论框架，创建康复教育的系统方法；三是研制与开发用于术后儿童康复教育的设备及相应软件，将科学的康复教育理念、方法与现代技术合理有机地结合起来，切实提高聋儿康复教育的效果。

3.3.2 定量评估技术与聋儿康复教育

实现定量评估，是使聋儿康复教育逐步走向科学化的重要一步。全面与准确的定量评估为听觉康复、言语矫治与语言教育提供了科学的依据。要实现这一目标，有两项关键的任务，一是要制订能反映聋儿听觉、言语、语言、认知以及个性品质发展水平的参考标准或常模；二是在此基础上，研发各种定量评估的软件与仪器，从而进一步实现实时的定量评估。对于第一项任务，以黄昭鸣教授为首的课题组已制订出包括听觉功能、言语技能、认知水平发展的参考标准或常模，如“言语功能评估参考标准”，此标准包括呼吸、发声、构音、共鸣和语音五个方面。又如，儿童五项认知能力常模，它包括图形推理、数字推理、异类鉴别、情境认知与记忆策略五个方面。对于第二项任务，从 1998 ~ 2002 年我们已研发出各种软件与仪器：（1）“启聪博士听觉评估导航仪”和“便携式听力筛查仪”，它可对聋儿的听觉功能进行定量评估；（2）“启音博士实时言语测量仪”，它可以对聋儿的言语技能进行定量评估；（3）“启慧博士认知能力测试与训练仪”，它可以对聋儿认知发展水平进行定量评估，并且能实时地反馈评估结果。

3.3.3 实时反馈技术与聋儿康复教育

评估的目的是为了更有针对性地进行康复训练。定量评估只有与实时反馈技术相结合，才能极大地提高康复训练的效果。这里的实时反馈主要指：利用现代化设备对聋儿的康复训练过程与结果进行动态监控，以便对训练效果进行及时的评价，为调整或拟订下一步的训练方案提供依据。例如，在言语矫治中，我们引进黄昭鸣教授 1996 年在美国发明的、目前在国际上得到广泛使用的“启音博士实时言语测量仪”，通过计算机记录聋儿的语音，并将其语音特性在屏幕上即刻用图像和动画反映出来。聋儿既能听到自己的声音，又能观察到自己语音的物理形态与特征[74]-[78]（黄昭鸣，1997，1988，1989，1999，2001）。这样，在言语矫治师的指导下，聋儿就能有目标、按步骤、循序渐进地完成训练任务。引进黄昭鸣教授发明的、广泛使用“启音博士发声诱导仪”，以活泼可爱的形式供聋儿进行音调、响度、起音、最长声时、清浊音以及声母和韵母音位发音的练习。引进黄昭鸣教授发明的、广泛使用“启音博士言语重读干预仪”，将聋儿自己过去的声音或者别人的声音录制成样板，进行重读匹配训练、变调训练以及韵律训练。

3.3.4 视听结合技术与聋儿康复教育

实践证明：视听结合技术是提高聋儿语言教育水平的一个有效手段。视听结合技术具有交互性强、图文并茂、声像并举、动静结合的特点，可极大地调动聋儿的学习积极性，提高学习效果。例如，在聋儿的语言教育中，我们将各单元的主要教学内容编制成教学软件，通过视听结合的动态画面，达到人机互动、师生互动、生生互动，激发聋儿学习兴趣的目的。另外，各教学软件还辅以大量的相关教具、学具和玩具，拓宽聋儿的知识面，有利其表象的积累与正确概念的形成。

综上所述，聋儿康复教育与现代化技术相结合是加速我国聋儿康复教育事业发展的必由之路。同时，我们也清醒地意识到，许多新的康复教育技术成果是优秀康复教育经验与现代化技术相结合的产物。长期以来，我国的聋儿教育工作者在理论研究与实践中已获得了许多成果，积累了丰富的经验。我们在创设 HSL 理论与构建 1 + X + Y 模式的过程中，十分注重从理论上，对聋儿康复教育经验进行总结与梳理，并将其中优秀康复教育经验与现代化技术相结合。例如：在刘巧云博士提出的聋儿听觉发展与训练四个阶段（听觉察知、听觉分辨、听觉识别、听觉理解）理论的基础上，我们结合国际上相关研究的最新成果，将聋儿听觉康复训练与现代技术结合起来，在 2002 年成功地研发了“启聪博士听觉康复训练仪”。又如，在“启聪博士听觉评估导航仪”中，我们融入了孙喜斌教授发明的用于评估聋儿听觉言语能力的词表。再如，我们根据季佩玉、周红省等聋儿康复教育专家多年的实践经验，在 2003 年进一步研发和完善了“新概念学说话语言康复训练仪”课程体系，成功地制订了教学软件的框架、选择了教学软件的具体内容等。实践表明：这些软件充分体现了“医教有机结合、注重口与交流、强化口语表达、突出实际应用”的康复理念，初步取得了“立足康复、兼顾全面”的效果，基本实现了“言之有理，操之有物”的目标。

第2篇

人工耳蜗术后儿童的听觉康复

刘巧云　博士

华东师范大学言语听觉康复科学研究院

结合康复听力学、言语疾病学、特殊教育学研究的最新进展，黄昭鸣教授提出了HSL理论，即“聋儿康复教育由听觉康复(H)、言语矫治(S)、语言康复(L)三大板块构成”。听觉康复以听力重建为基础，通过循序渐进的科学训练，促进听觉功能的恢复与发展，其重点在于解决“听得明白”的问题。言语矫治是听觉康复和语言教育的中间环节，其重点是促进言语功能的发展，解决“讲得清楚”的问题。语言康复是在前两者的基础上，通过语言学习和认知训练，促进语言能力和认知水平的发展。这三部分相互联系，相互制约，构成了一个有序、完整的聋儿康复教育系统。

听觉康复是聋儿康复教育中最重要的组成部分之一，是聋儿康复教育的基础。聋儿的第一障碍是听觉障碍，其言语障碍和语言障碍都是由于听觉障碍引起的。因此，要解决聋儿康复问题，首先必须进行听觉康复。在HSL理论中，H(Hearing)部分为听觉康复，属于康复听力学的范畴，它是聋儿康复教育的起点。听觉康复包括两个重要组成部分：一是医学康复，以提高听力为目的，包括人工耳蜗植入或助听器验配；二是教育康复，以提高听觉功能为目的，包括听觉功能评估和听觉功能康复训练。

随着人工耳蜗技术和助听器的进步，聋儿听力显著提高。这为听觉功能的提高提供了极为有利的前提条件。言语听觉康复的专业工作者应在听觉评估的基础上，充分利用聋儿的重建听力或残余听力，协调地使用各种方法和手段对其进行听觉训练，提高患者的听觉功能。

第4章

听觉康复概述

听觉康复包括听觉功能的评估和听觉功能的康复训练两大部分。听觉功能是指通过后天学习获得的感知声音的能力，尤其是感知言语声的能力。听觉功能的发展主要经过听觉察知、听觉分辨、听觉识别和听觉理解水平四个连续的过程。遵循听觉功能发展的顺序进行听觉训练才会起到最佳效果。对于人工耳蜗术后的儿童，应该在听觉功能评估的基础上，根据评估结果，制定相应的个别化训练方案，对其进行有针对性的听觉功能康复训练。最终达到不仅“听得清楚”，还能“听得明白”。

4.1 听觉功能评估

听觉功能的发展主要经过听觉察知、听觉分辨、听觉识别和听觉理解四个连续的过程。多数听觉障碍患者需要经过特别设定的听觉功能康复训练才能达到听觉理解阶段。在制定听觉功能康复训练方案前，首先必须明确患者听觉功能发展的现有水平。这需要通过听觉功能评估来实现。听觉功能评估为确定听觉功能康复训练的起点、监控听觉功能康复训练的进程、预期听觉功能康复训练的效果、提高听觉功能康复训练的质量提供了保障。

4.1.1 听觉功能评估的内涵

听觉功能是指人们通过后天学习获得的感知声音的能力，尤其是感知言语声的能力。听觉功能的发展主要经过听觉察知、听觉分辨、听觉识别和听觉理解四个连续的过程。多数听觉障碍患者需要经过特别设定的听觉功能康复训练才能达到听觉理解阶段。在制定听觉功能康复训练方案前，首先必须明确患者听觉功能发展的现有水平。这需要通过听觉功能评估来实现。听觉功能评估为确定听觉功能康复训练的起点、监控听觉功能康复训练的进程、预期听觉功能康复训练的效果、提高听觉功能康复训练的质量提供了保障。

1. 听觉功能评估的定义

听觉功能评估是指对患者的听觉察知、听觉分辨、听觉识别和听觉理解功能进行的评估。其目的在于考察患者听力重建效果，从而为制定合理的听觉功能康复训练方案提供参考。

2. 听觉功能评估的框架

听觉功能评估以听觉言语功能发展的四个阶段为主体框架来实施（如图 4-1 所示）。其中，听觉察知能力评估主要是考察患者判断声音有和没有的能力，听觉分辨能力评估主要是考察患者判断声音相同和不同的能力，听觉识别能力评估主要是考察患者把握声音主要特性的能力，听觉理解能力评估主要是考察患者将音和义结合的能力。从听觉察知到听觉理解，评估的难度是逐渐加大的。

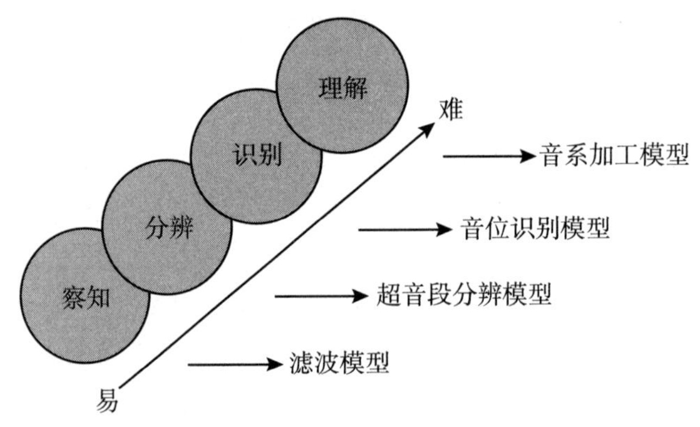

图 4-1　听觉言语功能发展的四个阶段

(1) 听觉察知能力评估（滤波模型）

听觉察知能力评估的目的在于考察患者有意识地判断声音有和没有的能力。该阶段是听力和听觉的连接点。当患者能够对有声和无声作出准确反应时，说明他已具备基本的听觉察知能力。听觉察知能力主要经过三个阶段：无意注意、有意注意和有意后注意。由于有意后注意较难评估，一般主要考察前两个阶段，主要评估框架如图 4－2 所示。

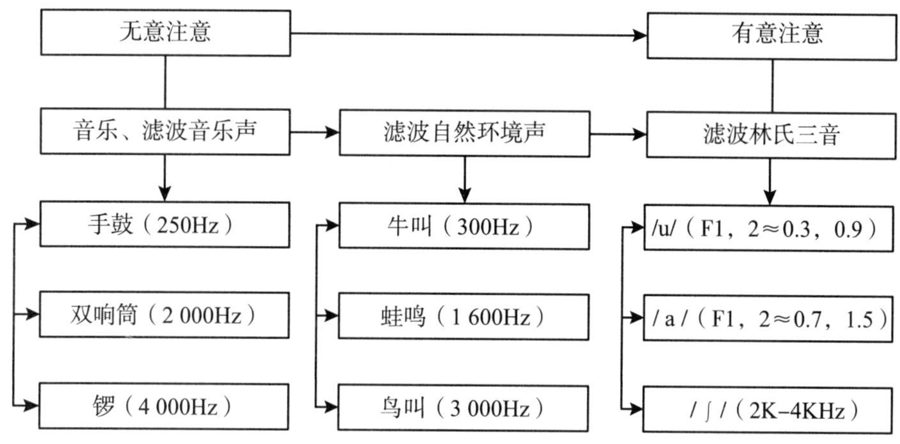

图 4－2　听觉察知能力评估框架

无意注意是指事先没有目的、也不需要任何意志努力的注意。它是聆听意识形成的前期阶段。该阶段的目标是让患者无意识地形成对声音的关注。该阶段主要是在患者无法主动配合的情况下，由治疗师在患者不经意的状态下给声，并观察此时患者的反应。简单的方法：使用主频段不同的打击乐器来进行，这样既能够引起儿童的注意，又方便携带便于操作。低频可以采用手鼓声，中频可以采用双响筒，高频可选用锣。专业的方法：选择滤波音乐声、滤波自然环境声，即经过滤波处理的滤波复合音。它既具有原音乐声的特点，主频又非常明确，还能够吸引儿童注意。滤波音乐声可通过“启聪博士听觉康复训练仪”给出，如图 4－3 所示，声音包括主频是低频的大提琴、单簧管、长号，中频的小提琴、圆号、长笛，高频的短号、双簧管，滤波自然环境声可通过“便携式听力筛查仪”给出，声音包括主频是低频的钟声、中频的蛙鸣、高频的鸟叫。此外，滤波复合音也可用于考察患者有意注意的能力。关于滤波复合音的详细介绍，请参考《听觉康复的原理与方法》（刘巧云、黄昭鸣，2008）。

有意注意是指有预定目的、需要一定意志努力的注意。该阶段的目标是让患者有意识地形成对声音的关注。在患者理解听到声音举手或放积木的情况下治疗师给声。材料主要有两类，一是滤波复合音；二是滤波林氏三音，包括/u/、/a/、/□/三个音。

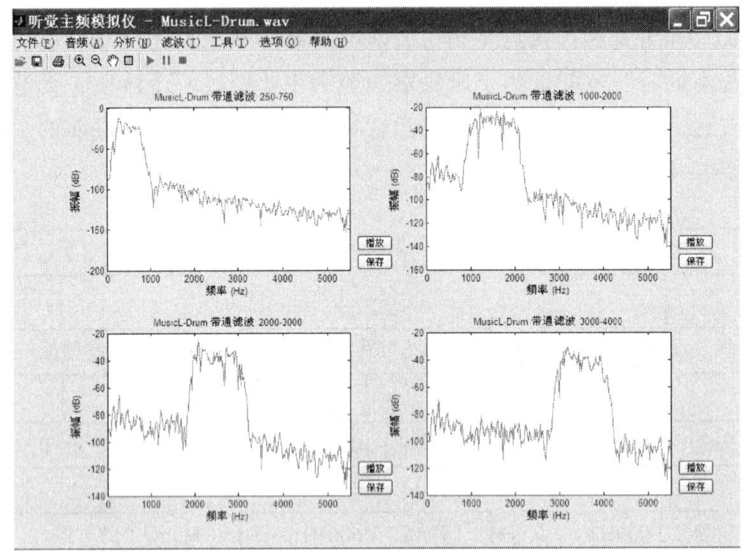

图 4-3　滤波音乐声（主频是低频的鼓声）

（2）听觉分辨能力评估（超音段分辨模型）

听觉分辨能力评估的目的在于考察患者分辨声音相同与不同的能力。该阶段是大脑真正认识声音的开始，必须注意：这里所指的声音不是真正的言语声，而是经过人工耳蜗产生或者助听器放大处理过的合成言语声或者准合成言语声。这个阶段主要包括无意义音节的分辨和有意义音节的分辨两部分，评估框架如图 4-4 所示。

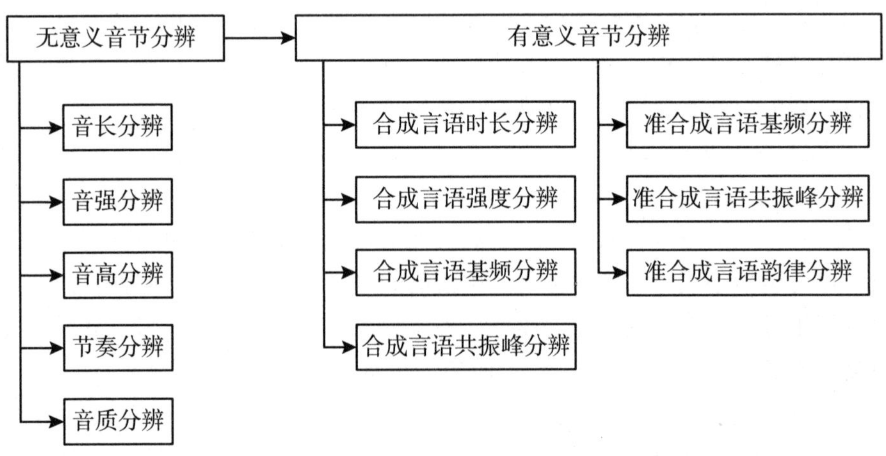

图 4-4　听觉分辨能力评估框架

第一，无意义音节分辨。

在分辨声音时，首先应分辨差异较大的无意义音节（音乐声）。音乐声是通过音乐合成器产生的，它是周期信号频率和强度检测的基础，应该作为听觉分辨的唤醒点。

音长（时长）特性包括两个含义，即长短和断续，长短分辨的训练主要用于言语声的开始与结束，断续分辨的训练主要用于言语声的停顿，这是合理断句的基础。音强（强度）分辨即大小的分辨可以为奠定语调的初步感知服务，还可以为韵母和声母的分辨服务。音高（频率）是言语基频分辨的重要组成部分，是声调、语调和韵律分辨的基础。在这三个特性中，时间是最容易分辨的线索；其次是强度分辨；最难的是对频率的分辨，尤其是对高频音的分辨。在评估中，时长的差异为 1 ~ 2 秒，强度的差异在 15 分贝，频率的差异为 1 ~ 5 个音阶。节奏（快慢）是时长、强度、频率的组合，对语调的感知具有重要作用。评估时可用 80 ~ 120 拍/分进行。音质（频谱）是韵母分辨的重要组成部分，对韵母共振峰感知特别重要。

第二，有意义音节分辨。

然后，分辨差异较小的有意义音节（合成言语声）。人工耳蜗言语处理策略直接影响人工耳蜗植入者对接收到的言语信号的感知效果。在大部分情况下，耳聋是由于耳蜗毛细胞缺失或退行性变化引起的。毛细胞大量或全部缺失，使周围听觉系统和中枢听觉系统之间的联系中断。耳蜗植入装置的作用就是越过毛细胞直接刺激残存的听神经。人工耳蜗言语处理方案的设计和应用取得了重大的进展，尤其是连续间隔采样方案（continuous interleaved sampling，CIS）和共振峰提取方案（Spectral PEAK，SPEAK）的应用使言语识别能力有了很大的提高。所有的人工耳蜗装置制造商现在其言语处理器中均提供 CIS 或类似 CIS 的处理方案，有的还同时提供 SPEAK 和 CIS 两种处理方案。合成言语声是根据言语分辨模型通过言语合成器产生的，它是人工耳蜗编码技术的基础，应该作为听觉分辨的起点。言语合成器的框架如图 4 - 5 所示，关于言语合成器的详细介绍，请参考《听觉康复的原理与方法》（刘巧云、黄昭鸣，2008）。

在时长分辨方面，时间差异越大，难度越低。因此，可先安排三音节/单音节，再安排双音节/单音节，最后安排三音节/双音节。强度分辨对重音的分辨非常重要，在这里只需要分辨声音的强弱即可，强度差可相差 15dB。音调分辨主要包括不同语调（高兴和不高兴）的分辨和声调分辨。节奏分辨主要包括不同停顿方式的分辨。

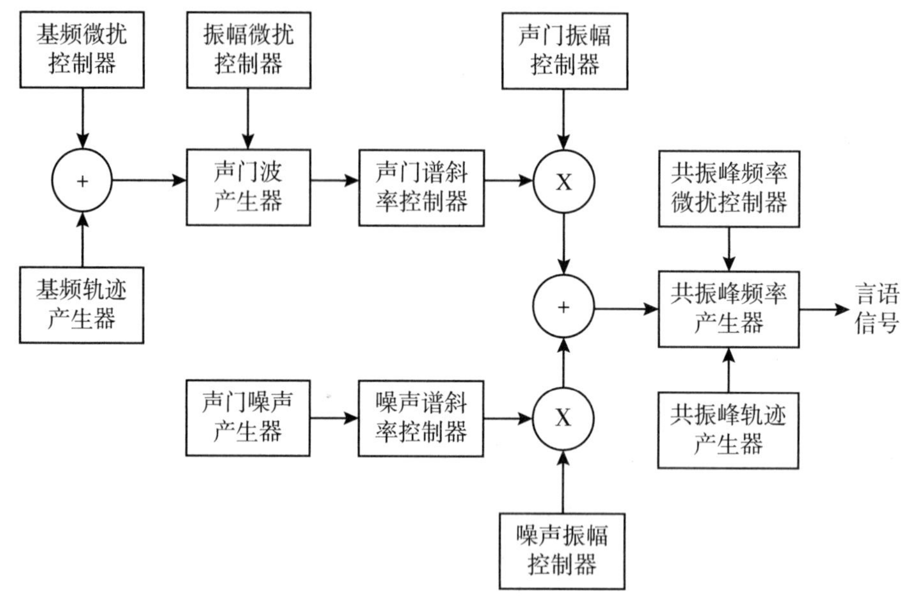

图 4-5 言语合成器框架

第三，有意义音节分辨。

最后，再分辨差异最小的有意义音节（准合成言语声）。聋儿语音训练的关键在于听觉语音反射链的形成。听觉语音反射链的形成是语音训练的主要组成部分，其核心目标是分辨语音的相同与不同，让大脑学会比较语音的异同，包括语音声的长短、断续、大小、频率、快慢、语音质量等因素的分辨训练等。对于人工耳蜗儿童，应特别强调超音段条件下的听觉语音声的分辨训练及模拟。

（3）听觉识别能力评估（音位识别模型）

听觉识别能力评估的目的在于考察患者把握音段音位多种特性的能力，从而将声音识别出来。听觉识别评估主要包括语音均衡式识别和最小音位对比识别两个部分，如图 4-6 所示。语音均衡是指词表中语音出现的概率与日常生活中出现的概率相一致。语音均衡评估主要使用孙喜斌研发的“聋儿听觉言语评估词表”中的韵母识别和声母识别进行。最小音位对比识别是根据汉语语音中仅有一个维度差异的原则编制的音位对比听觉识别材料。两者都分别包括韵母识别和声母识别两部分。研究表明：元音（汉语中的韵母）的声学能量比辅音（汉语中的声母）的高 6 分贝左右，且元音的发音时间比多数辅音长，因而，韵母比声母更容易识别。时间短、振幅低、噪声大的特点使得辅音较难识别。因此，评估时先评估韵母识别，再评估声母识别。

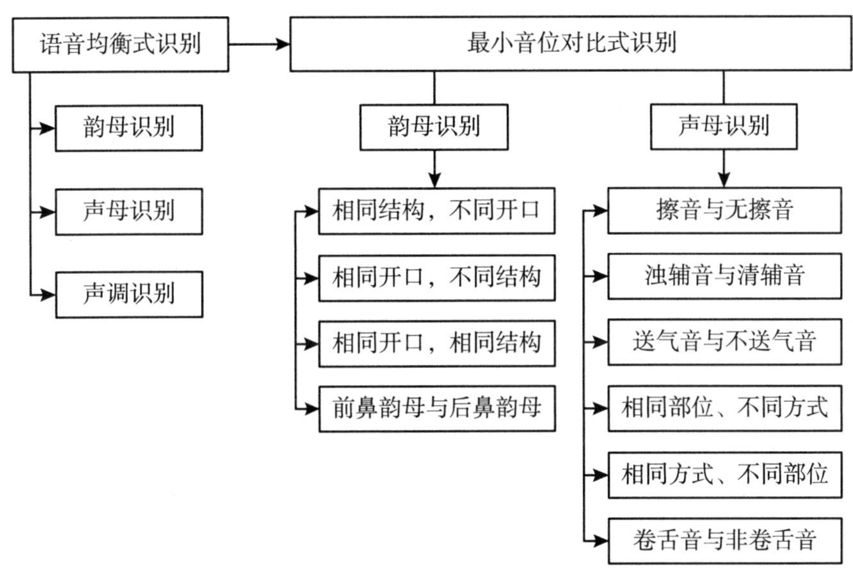

图 4-6 听觉识别功能评估框架

在最小音位对比中由于韵母和声母数目很多，又可根据构音特征和声学特征进行分组评估。

在韵母方面，汉语系统中一般从韵母第一个音的开口特点（开口呼、齐齿呼、合口呼、撮口呼）和韵母内部的结构特点（单韵母、复韵母、鼻韵母）两个维度进行分类，如表 4-1 所示。因此，韵母识别的分组安排可以结合这两个维度划分为 4 组进行：即同一结构、不同开口，不同结构、相同开口，相同结构、相同开口，前鼻音与后鼻音。

表 4-1　　普通话韵母构音

		开口呼	齐齿呼	合口呼	撮口呼
单韵母	单韵母	-i a，o，e er	i	u	ü
复韵母	前响	ai，ei ao，ou			
	后响		ia ie	ua uo	üe
	中响		iao iou（iu）	uai uei（ui）	

续表

		开口呼	齐齿呼	合口呼	撮口呼
鼻韵母	前鼻音	an en	in ian	uan uen	ün üan
	后鼻音	ang eng ong	ing iong iang	uang ueng	

第1组：同一结构、不同开口韵母识别。这是指分别将单韵母、复韵母和鼻韵母中的开口呼、齐齿呼、合口呼和撮口呼四者中的两者放在一组声母和声调相同的单音节词中，让患者识别。如评估/a/与/i/的识别，我们可让患者识别两个有意义的单音节词“拔（bá）”和“鼻（bí）”。选择的词应尽量接近生活。

第2组：不同结构、相同开口韵母识别。这是指表4－1中同列、不同行音的比较。由于前鼻音和后鼻音的听辨比较困难，对很多健听人来说也是一个难点，因此在本组识别中将前鼻音和后鼻音比较排除在外，单独作为一组进行评估。

第3组：相同结构、相同开口韵母识别。这是指将表4－1中同一个小方格内的音位进行相互比较，如识别ia/ie、ua/uo等。

第4组：前鼻音与后鼻音韵母识别。前鼻音与后鼻音是汉语言的特点之一，也是听觉识别的难点之一，应作为韵母识别评估中最后的选择材料。由于这一内容对于很多健听成人都很难，所以在根据评估结果制定方案时，如果经过一周训练患者仍无法完成，则可先跳过这一内容。

韵母识别之后，可进行声母的识别。汉语语音可按照发音部位和发音方式两个维度将声母分类，如表4－2所示。声母识别可分为6组：擦音与无擦音，浊辅音与清辅音，送气与不送气音，相同方式、不同部位，不同方式、相同部位，卷舌音与非卷舌音。

表4－2　　普通话声母构音

发音方式			发音部位						
			唇音		舌尖音			舌面音	舌根音
			双唇音	唇齿音	舌尖前音	舌尖中音	舌尖后音		
鼻音	清音								
	浊音		m			n			(ng)

续表

发音方式			发音部位						
			唇音		舌尖音			舌面音	舌根音
			双唇音	唇齿音	舌尖前音	舌尖中音	舌尖后音		
塞音	清音	不送气	b			d			g
		送气	p			t			k
	浊音								
塞擦音	清音	不送气			z		zh	j	
		送气			c		ch	q	
	浊音								
擦音	清音			f	s		sh	x	h
	浊音						r		
边音	清音								
	浊音					l			

第 1 组：擦音与无擦音识别。该组内容是声母是有擦音与没有擦音声母之间的比较。在汉语中，主要有 h 和 s 两个音。

第 2 组：浊辅音与清辅音识别。该组内容是同一发音部位的浊音和非浊音的比较。这是由于发浊音时声带振动，带有元音的特征，因而比较容易识别。汉语拼音方案中共有四个浊音：m、n、l、r。将它们分别与同一发音部位的清音相比较。

第 3 组：送气音与不送气音识别。它主要包括塞音和塞擦音内部送气与不送气的比较。

第 4 组：相同方式、不同部位声母识别。该组识别的内容是表 4 - 2 中同行（鼻音、塞音、塞擦音和擦音）不同列（唇音、舌尖音、舌面音和舌根音）的两个音位进行比较，如可识别 b/d、d/g，但不识别 z/zh、c/ch、s/sh。这三对语音的识别又称为平舌音和翘舌音的识别，对比的两组之间发音部位非常接近，即使对健听人群也有较大的难度，因此我们把它单独作为一组，作为最难的内容，放在最后进行训练。

第 5 组：不同方式、相同部位声母识别。该组识别的主要内容是唇音、舌尖音、舌面音和舌根音中，鼻音、塞音、塞擦音、擦音和边音的比较，如识别 d/s、z/s、zh/sh 等。

第 6 组：卷舌音与非卷舌音的识别。卷舌音与非卷舌音是汉语中的特有现象，也是汉语中较难识别的内容，如 z/zh 的识别。

(4) 听觉理解能力评估（音系加工模型）

听觉理解能力评估是考察患者将音和义结合的能力，以明确患者是否真正懂得声音的意义。听觉理解能力评估主要包括单条件、双条件和三条件词语三方面内容，如图 4－7 所示。

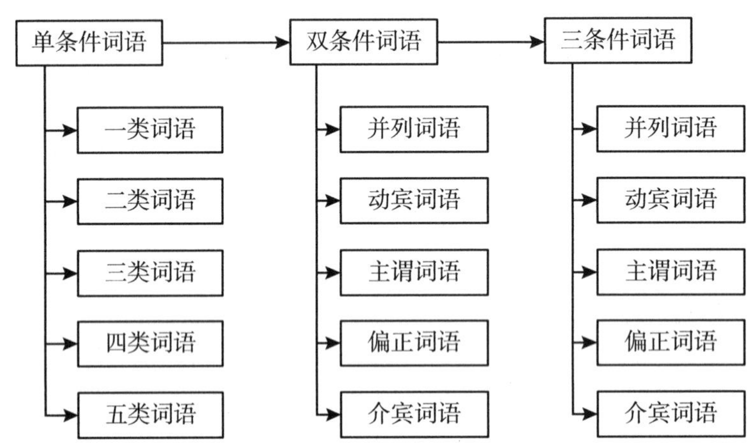

图 4－7　听觉理解评估框架

单条件词语是指只要把握其中一个词的含义即能理解的词语。例如，眼睛、鼻子、耳朵、嘴巴四个词语中，目标词为眼睛，患者只需要掌握眼睛一个词语即可。根据儿童词语习得的顺序从易到难，可分为五类词语，主要为双音节词语。评估材料出现时共有四个词语，其中一个为目标词，三个为干扰项。评估者（听觉干预系统）说目标词一次，让患者迅速找出与目标音相对应的词。

双条件词语是指必须同时掌握两个条件的词语。例如，在理解“绿色的公交车”时，必须既要理解“绿色”又要理解“公交车”。当“绿色的公交车”与“红色的公交车”、“绿色的摩托车”和“红色的摩托车”放在一起时，如果患者不理解绿色，那么他就有可能选择“红色的公交车”；如果患者不理解公交车，那么他就可能选择“绿色的摩托车”；如果他两个都不知道，他就有可能选择“红色的摩托车”。只有在两个条件都掌握的情况下，才能做出准确的选择。双条件词语根据短语结构的不同，可分为并列词语、动宾词语、主谓词语、偏正词语和介宾词语五类。

三条件词语与双条件词语原理一样，但难度更大，需要同时掌握三个条件才能准确地做出判断。三条件词语理解的形式、结构与双条件词语相同。测试时有一个目标项，三个干扰项。三个干扰项与目标项之间有两个条件是一致的，因此难度较大。

3. 听觉功能评估的适用对象

在适用对象的年龄方面，本书中评估内容以闭合式的评估为主，需要患者的认知发展到一定水平，且能主动配合，因而主要适用于3岁及3岁以上的患者。

在适用对象的类型方面，主要适用于听觉障碍患者。这既包括人工耳蜗的患者，也包括佩戴助听器患者。对人工耳蜗患者，既可用于人工耳蜗植入前评估，作为术前评估效果的参考资料，也可用于人工耳蜗术后康复训练中的评估，以考察患者听觉功能康复训练效果。此外，由于听觉功能发展正常与否会直接影响到儿童言语、语言甚至认知能力的发展，当患者言语或语言出现障碍时，首先应考虑其听觉功能的发展是否正常。因而，听觉功能评估的对象不只限于听觉障碍者，它还适用于所有具有构音障碍、语言障碍、认知障碍等相关障碍的患者。

4.1.2 听觉功能评估的原则

听觉功能评估是一项系统工程，其结果是否准确、可靠将直接影响听觉功能康复训练方案的制定，影响患者本人及家长康复的信心，因而需特别小心谨慎。

1. 准确性原则

听觉功能评估关系到人工耳蜗、助听器使用效果的评定，影响着听觉干预方案的制定，因此结果应准确可靠。在操作过程中，应根据相应的操作规则，认真检查，仔细、准确地记录评估结果，为后面的工作做准备。评估时尤其应考虑患者的年龄、认知水平和补偿效果等。为得到准确的评估结果，有时可能需要进行两次甚至多次评估才能完成。

2. 全面性原则

听觉功能在日常生活中处处使用，听觉功能评估所得结果能反应听觉功能的主要特征，但不是全面特征。在做出评估结果时，应要求医生、听力师、家长、教师、同伴、本人等报告患者在日常生活中运用听觉功能的状况，从而做出更为全面的判断。

3. 动态性原则

听觉功能评估并非评估一次就可以，而是一个动态的过程，如图 4-8 所示。听觉功能康复训练以评估为起点，在训练中或训练一个阶段后，应再次进行评估，从而监控训练方案的有效性，调整听觉功能康复训练方案。

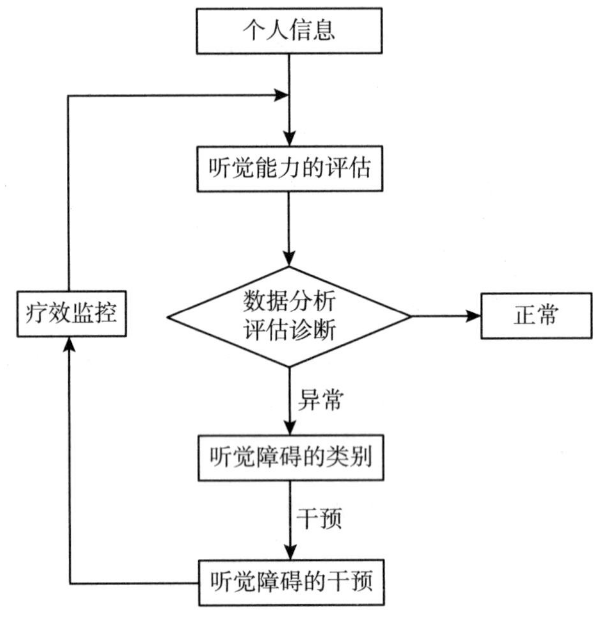

图 4-8　听觉功能动态评估

4.1.3　听觉功能评估的注意事项

1. 评估者与患者的位置

在进行听觉功能评估时，康复师和家长应坐在患者助听或重建效果较好的一侧，位于患者侧后方 45 度，35 ~50 厘米的距离。评估时，既要防止患者通过气流判断声音，也要避免患者利用视觉提示。对处于“看话”水平的患者而言，在评估时可让患者看口型，但应特别说明。

2. 音量和语速

在评估时，除强度的分辨外，言语声主要使用 70dBSPL，与日常生活中使用的平均言语声基本一致。语速也应与日常生活保持一致。

3. 及时鼓励

在对儿童进行评估时，由于听觉功能评估内容比较枯燥，因而要求患者配合程度较高。若患者注意力不集中，则易影响评估结果。在评估时应及时鼓励患者，尽可能维持患者的积极情绪。若患者实在无法连续完成，中间可适当穿插休息。

4.2 听觉功能康复训练

实践中我们发现，听觉是一条重要的信息输入渠道，听觉对人的发展非常重要，但由于它是内部的心理活动，往往被人们所忽视。即使是由听觉障碍所造成的言语障碍，人们也往往更多地重视言语问题的解决。这一方面是由于人们混淆了听力与听觉的概念，认为听得到就能听得懂，听觉就没有问题，实际上，听觉康复是一个系统工程；另一方面，是由于汉语言听觉技能和言语感知的研究相当困难，使得听觉康复一直未能与言语矫治很好地结合。言语听觉康复的专业工作者应在听觉评估的基础上，充分利用患者的重建听力或残余听力，综合使用各种训练方法和手段，改善患者的听觉功能。

4.2.1 听觉功能康复训练的内涵

听觉功能康复训练主要以听觉功能发展的四个阶段为主体框架进行，从听觉察知逐渐发展到听觉理解。听觉察知能力训练主要考察和提高患者判断声音有和没有的功能，听觉分辨能力训练主要考察和提高患者判断声音相同和不同的功能，听觉识别能力训练主要考察和提高患者把握声音主要特性的功能，听觉理解能力训练主要考察和提高患者将音和义结合的功能。从听觉察知到听觉理解的难度逐渐加深。

1. 听觉功能康复训练的定义

听觉功能康复训练是指对患者的听觉察知、听觉分辨、听觉识别和听觉理解功能进行训练。其目的在于提高患者听力重建效果或利用残余听力的水平。其主要对象是听力障碍患者，也包括由智力发育迟缓、脑性瘫痪、自闭症、语言发育迟缓等原因所导致的听觉障碍或听处理障碍。听觉障碍的临床表现一般体现在以下四个方面：

（1）听觉察知障碍

听不到声音或听到的声音失真，不愿意聆听声音，很难主动地将注意力集中在声音信号上。多数患者对于高频声不敏感。

（2）听觉分辨障碍

听觉分辨障碍的程度根据助听效果不同而有所差异，助听效果在看话范围的只能分辨较大差异的夸张的超音段音位特征（语调），较适范围的能分辨日常生活中常见语音的超音段音位的差异，如语调、长短、快慢等。

（3）听觉识别障碍

听觉识别障碍的程度同样与助听效果有密切关系。在言语声方面，助听效果在看话范围的只能识别较大差异的声音。助听效果在较适范围的患者语音均衡式韵母识别和声母识别的最大识别率能达到70%左右。助听效果在适合范围的能识别最小音位对比中的大部分韵母和部分声母。

（4）听觉理解障碍

听觉障碍患者听觉理解障碍体现尤为明显，他们不能理解会话或上课时的指令和要求，会话或上课的内容、进度、效率等都受到极大影响。

2. 听觉功能康复训练的框架

在实际康复过程中，根据内容和方法的差异我们将每个阶段分成初、中、高三个分阶段，如图4－9所示。其中初级和中级是比较基础和必备的能力，高级阶段则是需要提升和扩展的能力，涉及的内容比较多，需要对患者的整体要求比较高。高级阶段的内容可以在初级和中级阶段逐渐渗透，但重点强化必须在初级阶段和中级阶段之后。例如，听觉察知高级阶段可以在察知初级和中级阶段渗透，但重点的强化需要在听觉理解中级阶段内容掌握之后进行。这是对整体框架而言。

听觉察知	①初级	②中级	⑨高级			
听觉分辨		③初级	④中级	⑩高级		
听觉识别			⑤初级	⑥中级	⑪高级	
听觉理解				⑦初级	⑧中级	⑫高级

图4－9　听觉康复的框架

听觉功能康复训练的框架确定之后，必须明确听觉康复的操作流程，这样才能使得实际工作有章可循，如图4－10所示。

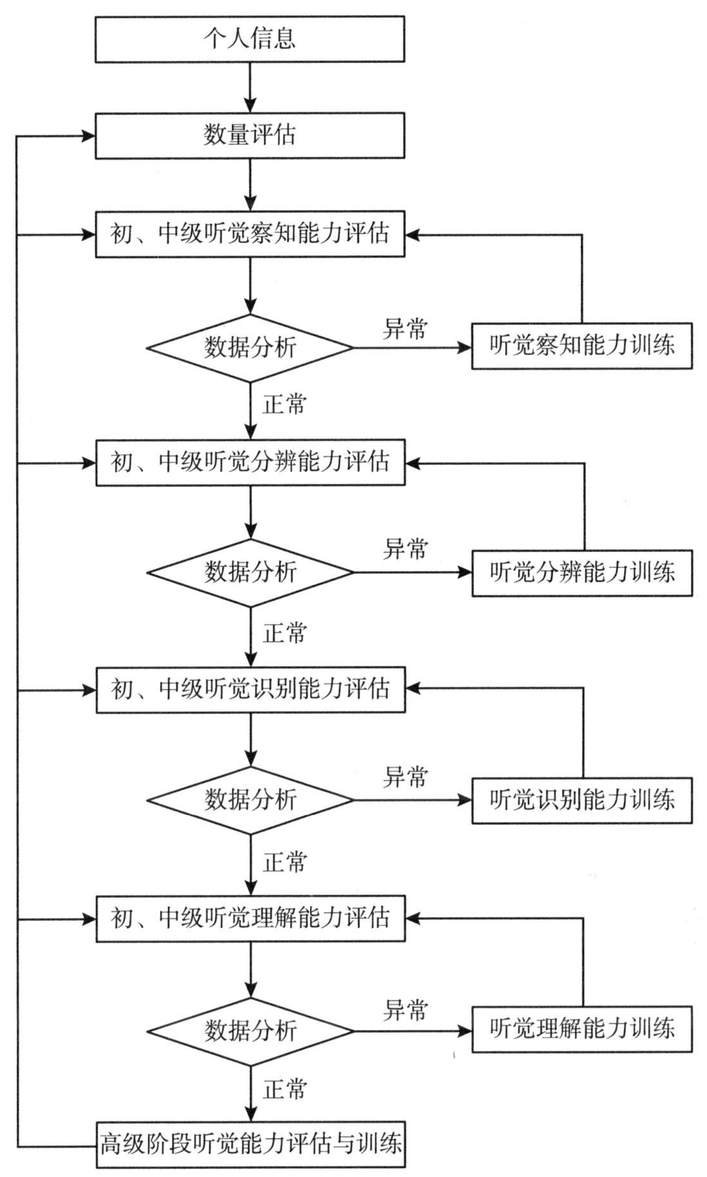

图 4-10　听觉康复的操作流程

(1) 个人信息

一般来说，在听觉康复过程中，首先应收集的个体信息，主要包括性别、年龄、听力、智力等基本情况，尽可能多地了解患者的疾病史、康复史，学生的性格特征，学生在家庭中的表现，父母的教养方式等，从而为制定干预方案，预测干预效果服务。

（2）测量评估

在制定听觉功能训练方案前，还必须明确患者听觉功能发展的现有水平。这需要通过听觉功能评估来实现。听觉功能评估为确定听觉功能训练的起点、监控听觉功能训练的进程、预期听觉功能训练的效果、提高听觉功能训练的质量提供了保障。听觉功能评估即对的听觉察知、听觉分辨、听觉识别和听觉理解功能进行评估。然而，由于从察知到理解难度逐渐加深，前一阶段的主要内容没有掌握之前，后一阶段很难习得，因此，评估时应从察知阶段开始，如果某一阶段未通过最低标准，则其后续阶段不需进行评估，训练重点应继续放在该阶段，接下去的首要任务是修订干预计划，继续进行该阶段的强化训练，训练结束后，再进行评估。

（3）分析诊断

通过对进行数量评估和听觉功能评估后，可以判断其听力的补偿水平、听觉功能处于哪个发展阶段，从而诊断其听觉的问题所在。

（4）训练与监控

在评估和诊断明确的基础上，根据学生的个体情况，制定合理的训练方案，训练应从易到难，从低级到高级，包括短期和长期的训练目标等。在训练过程中，应实时监控训练的效果，并根据评估的结果修改或重新拟订训练方案。整个听觉康复过程遵循评估→监控→训练→评估→监控→训练的科学程序（A+T+M程序），在尽可能短的时间内使患者的听觉功能得到康复。

3. 听觉功能康复训练的内容

（1）听觉察知能力训练

听觉察知能力训练目的在于考察和提高患者有意识地判断声音有无的能力。该阶段是听力和听觉的连接点。当患者能够对有声和无声做出准确反应时，说明他已具备基本的听觉察知功能。这主要经过三个阶段：无意注意（初级）、有意注意（中级）和有意后注意（高级）。

第一，无意注意是指事先没有目的，也不需要任何意志努力的注意。

无意注意是聆听意识形成的前期阶段，是听觉察知初级阶段的训练目标。该阶段希望通过新颖的刺激，让儿童被动地无意识地形成对声音的关注。评估内容详见“听觉察知能力评估”。训练内容方面，以非言语声（音乐声、环境声）和言语声为主。其中，画或儿童的操作相结合，更能激发儿童的兴趣。应注意的是，同一首曲子时间不宜过长，2～5分钟即可。环境声是儿童日常生活中周围最常见的声音，例如动物类“猫、狗”的叫声等拟声词，日常生活中开门、拍手等声音，交通工具类的声音，体育馆中的声音等，且可以将意义上相关的声音联在一起。言语声是指儿童日常生活中最常听到的问候语、儿歌和经典的小故事等。

第二，有意注意是指有预定目的，需要一定意志努力的注意。

有意注意是听觉察知中级阶段训练目标。该阶段要求儿童有意识地形成对声音的关注，能对声音形成主动的反应，例如患者听到声音时举手或放积木。听觉训练材料以频率为线索展开，主要包含低频、中频、中高频、高频的声音等，各频段都可有三类材料：音乐声，环境声和言语声。音乐声此时不再选择比较长的乐曲，而是使用比较短的乐音，一般为 2 ~ 5 秒。在环境声方面，使用主频区较为明确的声音。在言语声方面，主要使用儿童最常见的词语（动物、食物、人称等）和代表不同频率的林氏五音。

第三，有意后注意是指既能服从于当前活动目的与任务，又能节省意志的努力。

该阶段的主要训练目标是让患者自发地对声音做出反应，使聆听达到自动化阶段。有意后注意是听觉察知高级阶段训练的训练目标，主要内容包括听觉注意的稳定性、听觉注意的选择、注意的分配和转移等几个方面。注意的稳定性是指儿童连续对声音保持注意的时间，它是有意注意的高级阶段，也是能达到有意后注意的前提。注意的稳定性训练可以用判断正误的方式来进行，例如，圆形和三角形随机排列在一张纸上，指着圆形说圆形或三角形，让儿童判断“对”或“错”，最后计算儿童连续正确的时间和个数。注意的选择性是指儿童从背景噪声（言语声和非言语声）中选择目标音的能力。注意的分配是指儿童在两个词语甚至多个词语之间转换的能力，例如，“苹果”和“香蕉”两个词语，儿童能够根据治疗师的指令快速选择其中的一个词语。

（2）听觉分辨能力训练

听觉分辨能力训练的目的在于提高患者分辨声音异同的能力。该阶段是大脑真正认识声音的开始。分辨主要从声音的时长、强度、频率三个特性考虑。时长特性中的长短分辨可帮助确定声音的开始与结束，断续的分辨可以为感知连续语音中不同的词和词组服务，是合理断句的基础；强度大小的分辨可以为语调的初步感知服务，还可以为韵母和声母的分辨服务；频率是语音分辨的重要组成部分，任何语音的分辨都离不开对频率的分辨。

在训练内容方面，初级阶段的训练内容主要为差异较大的音节，时长差异在两倍以上，强度的差异超过 10 ~ 15 分贝，音调（基频）的差异在 60Hz 以上，主要内容包括乐器声、环境声和言语声。此时乐器主要选择管弦乐器，环境声主要选择拟声词，言语声主要选择时间、强度、频率均比较可控的 6 个单元音。

中级阶段的主要内容为中等差异的音节。此时差异仍然是从时长、强度和频率方面来考虑，但此时主要融在有意义的语音中，相比而言较小。例如，在时长方面，三音节/单音节的分辨虽然也是三倍的差异，但在初级阶段是3s/1s，而中级阶段则是1s/0.3s，差异相比而言小很多。在顺序安排上，应先安排分辨三音节/单音节，再安排双音节/单音节，最后安排三音节/双音节。强度分辨对重音的分辨非常重要，该阶段需要安排分辨声音的强弱，强度差为15～20dB。音调分辨主要包括不同语调（开心和不开心）的分辨和声调分辨。中级阶段的还包括中等差异的精细合成语音分辨。通过现代化技术手段合成中等差异的时长（如a（500ms）/a（550ms））、强度和频率，提高儿童分辨较小差异的敏感性，考察患者分辨的阈限。

高级阶段的听觉分辨可以采用语音自反馈技术来完成。即通过调整幅度幂、声门谱斜率等相关参数，合成及模拟正常起音的发音来进行识别；通过调整基频、基频标准差等相关参数，合成及模拟正常音调的发音来进行识别。

（3）听觉识别能力训练

听觉识别能力训练的目的在于提高患者把握音段音位的多种特性的能力，从而将声音识别出来。该阶段在前阶段儿童能判断两者差异的基础上，进一步要求儿童将这些差异整合起来，成为某个或某一系列特定语音的表征。

在训练内容方面，初级阶段的第一部分为差异较大的三音节词（西红柿/自行车），双音节词（苹果/香蕉）和单音节词，此时两个词语的第一个声母应该是不同的；第二部分的主要内容较多，也是听觉训练任务中最重的一块。主要包括语音均衡式听觉识别训练（声母、韵母）。语音均衡是指语音出现的概率与日常生活中出现的概率相一致。评估使用孙喜斌教授研发的聋儿听觉言语评估词表中韵母识别和声母识别进行[12]。

中级阶段的主要内容为最小音位对比式识别训练、数字识别训练、短句识别训练和音位对比式短句识别等。最小音位对比识别评估使用“最小音位对比识别词表（孙喜斌－刘巧云）”，它是根据汉语语音中仅有一个维度差异的原则编制的音位对比材料，主要包括韵母识别和声母识别两个部分。其中韵母部分包括相同开口、不同结构，相同结构、不同开口，相同开口、相同结构，前鼻音与后鼻音四个组成部分；声母部分包括擦音与无擦音，清辅音与浊辅音，送气音与不送气音，相同部位、不同方式，相同方式、不同部位，卷舌音与非卷舌音六个组成部分。在训练时，语音均衡式词表和最小音位对比式词表均可选择4倍于评估材料的内容进行。数字识别即将数字作为识别材料进行听觉识别训练。由于数字在日常生活中常听、常用，因此，可作为重要的识别训练材料。短句识别训练是将常见短句作为材料进行的训练，由于短句是日常交流的基本单位，能否识别短句是进行沟通交流的前提和基础。因此，常见短句也是识别训练的重要内容。音位对比式短句识别是将最小音位对比的词语镶嵌在不同的句子中，例如，宝宝摸肚

(dù) 玩耍/宝宝摸兔 (tù) 玩耍等。

高级阶段的听觉识别可以采用语音自反馈技术来完成。即通过调整声口腔第一、第二共振峰的峰值、带宽和扰动等相关参数，合成及模拟正常共鸣的发音来进行识别；通过调整下颌角、浊音起始时间等相关参数，合成及模拟正常构音的发音来进行识别。

(4) 听觉理解能力训练

听觉理解功能训练是通过训练提高患者将音和义结合的能力，使患者能真正懂得声音的意义。该阶段要求儿童在分析并整合声音特性的基础上，能将声音特性与语言、认知等结合起来，理解意义甚至能做出联想和反馈。

听觉理解初级阶段的主要训练内容为单条件词语，即只要把握其中一个词的含义即能做出选择。例如，眼睛、鼻子、耳朵、嘴巴四个词语中，目标词为眼睛，患者只需要掌握眼睛一个词语即可。该阶段主要帮助儿童形成声音的概念，积累词汇量，此时与语言训练紧密结合。词语按照难度级别和抽象程度进行分级(共分为5级)，参见“单元主题（启蒙篇、基础篇和提高篇)”。每级词语都包含名词、动词、形容词、介词等。

听觉理解中级阶段的主要训练内容为双条件和三条件词语。双条件词语是指必须同时掌握两个条件的词语。例如，在理解“绿色的公交车”时，必须既要理解“绿色”又要理解“公交车”。当“绿色的公交车”与“红色的公交车”、“绿色的摩托车”和“红色的摩托车”放在一起时，如果患者不理解绿色，那么他就有可能选择“红色的公交车”，如果患者不理解公交车，那么他就可能选择“红色的摩托车”。如果他两个都不知道他就有可能选择“红色的摩托车”。只有在两个条件都掌握的情况下，才能做出准确的选择。双条件词语根据短语结构的不同，可分为并列词语、动宾词语、主谓词语、偏正词语和介宾词语五类。三条件词语与双条件词语原理一样，但难度更大，需要同时掌握三个条件才能准确地做出判断。三条件短语理解的形式与双条件短语相同，但可构成的词语较多。

高级阶段的听觉理解要求儿童不仅能理解能选择语音表面层次的意思，更是要理解语音深层的含义，主要包括短句理解、段落理解和篇章理解。猜谜语、寓言故事等都可用作训练理解言外之意能力的材料。

4.2.2 听觉功能康复训练的原则

听觉功能康复训练的原则是在训练过程中必须掌握的指导理念、指导思想。方案虽然是根据儿童的实际情况制定的，但往往会根据环境的变化，儿童应对方式的变化而进行局部调整。那么，怎样的调整是科学的、合理的？一般情况下，只要不违背以下原则的调整是可行的。

1. 方案针对性

训练计划的制定在遵循科学、系统原则的基础上，应充分了解聋儿现有的听觉情况，针对聋儿的特点制定合理的方案。

2. 内容系统性

对聋儿制定的计划应符合科学、系统性原则，按照汉语语音的声学特征和聋儿的重建效果或听力补偿安排学习内容的先后，容易的先学，难的后学。前面的学习内容及其训练能力应为后面的学习的内容和能力做准备。

3. 过程渐进性

在制定每日的训练计划时，容量应尽可能少，切不可为追求康复的速度而将训练容量加大，这不利于聋儿的消化和巩固。在聋儿已经掌握了新学内容的基础上，再增加新的更难的内容。这符合聋儿学习语言的特点。在聋儿早期学习语言的过程中，总是反复操练一句话，直到自己完全掌握。

4. 方法多样性

由于康复训练内容少，因而需要采用多样的方法强化巩固同一内容，否则就会过于单调，无法调动聋儿的兴趣。

5. 活动交互性

在听觉康复训练过程中，特别是在让聋儿注意听声音、放物品时，可在一段时间内让聋儿充当老师，调动聋儿参与游戏的积极性。往往家长会觉得此时聋儿就学习不到应有的技能，相反，当聋儿考大人的时候，也正是他自己的注意力最集中、最专注的时候。

6. 家园一致性

由于听觉康复的主体涉及到治疗师、教师、家长等，听觉康复的内容各方面应保持一致。如果不一致，则会分散聋儿的精力，无法达到强化巩固的效果。

7. 听觉先行性

在儿童尚未形成聆听习惯前，应帮助聋儿发现声音的价值。这决不是简单地不间断地跟她说，一味地将声音输入他的耳朵，而是必须让他们意识到声音真正发挥的作用。例如，当要求儿童穿外套时，不应该指着外套说："穿上外套"，而应该直接看着他的眼睛说"穿上外套"。前者即使不听，也能理解要求。只有在不得不听且按照指令做得情况下，聋儿才能真正懂得聆听的价值，学习运用聆听来应对周围环境的要求。因此，在发出所有命令时，应首先给出言语指令。若儿童无法听懂，可重复一遍。若儿童仍无法理解，则添加视觉等辅助手段。聋儿如能学会聆听，则能通过听觉可以获得大量的信息，从而更好地适应学校和社会。

8. 分散与集中结合性

训练时间的安排有两种，即集中训练和分散训练。集中训练是指长时间不间断地进行训练，每次训练中间不安排休息时间，分散训练指相隔一定时间间隔进行的训练，每次训练之间安排适当的休息时间。一般说来，分散训练比集中训练的效果要好些。听觉康复训练是一项比较枯燥的活动。长时间进行听觉康复训练较容易引起听觉疲劳。

9. 早干预原则

听觉功能评估中的及时性原则是指在进行听觉功能训练时，应尽早进行。一旦发现有听觉障碍的情况，就应马上进行听觉评估，及时确定听觉功能，制定康复方案，这样才可以在最短的时间内进行听力重建或补偿，及时参加听觉言语康复训练。这对于语前聋的更显得尤为重要，3 岁是儿童言语形成和发展的关键时期，如果不能在这个时间之前进行听力重建或补偿，聋儿就无法通过模拟听到的声音来学会言语。特别是听力损失程度不重的患者，人们一般认为不用进行评估，将说话声音放大就可以了，然而事实正好相反，这些患者同样应该进行听觉评估，制定听觉康复的方案，他们的康复效果往往是十分显著的，大部分人的重建或补偿听力和矫治后的言语能力都可以接近一般人的水平。

第5章

听觉察知能力的评估与训练

听觉察知是听力和听觉的连接点。听觉察知能力的评估和训练主要考察和提高患者判断声音有和没有的功能，根据内容和方法的差异我们又将其分成初、中、高三个分阶段。

5.1 儿童听觉察知能力评估

听觉察知能力是指人们感觉到声音的存在并做出准确反应的能力，是最基本的听觉功能发展水平。听觉察知能力的评估主要是判断患者听力重建或补偿后，判断声音有无的能力。

5.1.1 评估原理

听觉察知的评估方法不是单一的，要根据患者的反应能力进行选择。如果患者无主动配合能力，则可使用主频明确的乐器进行评估；如果患者可主动配合，则可选择“便携式听力筛查仪”进行定量评估。患者的听觉应答方式可以是视觉强化测听（VRA）中的听声转头寻找刺激物，也可以是游戏测听（PA）中的完成简单的小游戏，或者是听到声音做出一些简单的动作。进行听觉察知能力的评估，需要在一个安静的房间里进行，本底噪声≤45dB（A），以便获得真实可靠的评估结果。

5.1.2 评估目的

评估目的主要有三个：(1) 评估个体听觉察知能力的发展水平；(2) 获得个体在不同频率能察知到的最小声音；(3) 通过听觉功能康复训练前后评估成绩的比较，考察训练方案的有效性。

5.1.3 评估工具

1. 测试工具

(1) 鼓、双响筒、锣。

(2) 精密声级计。

(3) 便携式听力筛查仪。

(4) 滤波林氏三音。

(5) 引导儿童的各种玩具，如适合男孩的小车、变形金刚，还有测试中用的玩具，如积木等。

在听觉察知能力评估时，可使用便携式听力筛查仪。该设备操作简便，将测听中的“减 10 加 5”的原则设置在按钮中，且声音种类多样，适合临床使用。

2. 记录表

《儿童听觉察知能力评估》记录表 1 份，见附录 1.1a。

《儿童听觉察知能力评估》结果分析表 1 份，见附录 1.1b。

5.1.4 评估流程

在每次进行听觉察知能力评估之前，要进行一定的准备工作，每周定期使用声级计对便携式听力筛查仪的扬声器进行简单校准。治疗师可通过自己的耳朵对声音强度首先做出粗略判断，如怀疑声音强度不准确，则需要使用声级计进行校准。精密的校准也要在安静的环境下进行，室内本底噪声≤45dB (A)，精密声级计调至线性、滤波或 C 计权，测试便携式听力筛查仪 70dB 的标准音。若声级计显示结果在 70 ± 3dB 之间，则无须调整；若超过 3dB，则将便携式听力筛查仪置于校准界面，调整其数值，直到其标准音与声级计显示一致时结束校准，并将数据储存。

此外，对儿童进行评估的房间要保证安静。

1. 与家长交流

治疗师首先要与儿童家长进行简单交流，并观察患者的反应，初步估测其听觉察知能力水平，对即将进行的听觉察知能力评估做到心中有数。若儿童不能主动配合，则选择第 2 步继续，若儿童可主动配合则选择第 3 步继续。

2. 对于不能主动配合的儿童

对于不能主动配合的儿童，可一边让家长与儿童玩，一边在儿童不经意时给乐器声（70dB SPL，用声级计来监控刺激声音的强度和频率），观察儿童的反应。儿童可能产生的行为变化一般有：转头、停止哭闹、停止吮吸、睁眼、眼睛的运动、四肢的运动，等等。

3. 对于能主动配合的儿童

根据儿童的实际情况和现有的材料，选择滤波复合音或滤波林氏三音。如果选择滤波复合音，则可使用便携式听力筛查仪，让儿童将积木放在耳边，听到声音则把积木放下。如果选择滤波林氏三音，则可使用图 5－1 的方法，拉着儿童的手告诉儿童：“如果老师说话了，则指这（左边）张图；如果老师没说话，则指这（右边）张图。”如果患者学会，则正式开始测试，每个音给声 3 次，并记录结果。

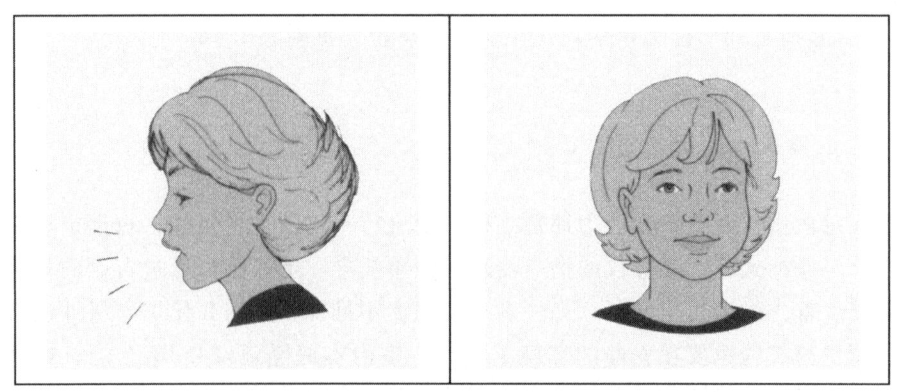

图 5－1　听觉察知能力评估

4. 正式测试

如果被试学会了反应方式，则正式开始测试，依照中频、高频、低频的顺序进行测试。

5.1.5 结果分析

如果给声时观察到相应的反应，则计为“1”；如果没有，则计为“0”。共测三次。然后将反应结果填入《儿童听觉察知能力评估》记录表中相应的测试结果一栏中。

若某频段的测试结果有两次或三次为错误，则应强化该频段的训练，并结合数量评估结果综合考虑。若数量评估结果不在香蕉图或SS线内，则首先应调整放大装置的效果。

5.2 儿童听觉察知能力训练

听觉察知能力训练的核心目标是感知声音的有无，有意识地聆听声音。此阶段是从无声到有声的质的飞跃，并为调机作准备。听觉技能的发展都是从听觉察知开始，逐步过渡到听觉理解的。因此，在听觉技能发展的初级、中级、高级阶段，听觉察知能力训练所占的比例逐渐减少。

5.2.1 听觉察知能力训练的目标与内容

听觉察知能力的发展有一个由易到难，由无意识到自动自发的循序渐进的过程。听觉察知能力训练分成三个阶段：无意注意（初级）、有意注意（中级）和有意后注意（高级）。各个阶段互相关联、互相渗透，每个阶段有各自的特点。三个阶段的目标及主要内容如表5-1所示。

听觉察知阶段是听觉技能的起始阶段，是从对声音毫无感觉到注意聆听声音。对于重度和极重度聋儿童而言，这是一个从无到有的质的飞跃。察知各种各样的声音，应从无意识察知逐步过渡到对语音的察知。在训练聋儿对频率感知时，首先应测查他们的助听听阈。这从重建效果或补偿好的频段入手，逐渐提高

表 5-1　　听觉察知的训练目标及内容（滤波模型）

训练目标	训练内容	主要特性	举例说明
初级阶段 无意注意（被动）	音乐声	低频	长号、大提琴、单簧管
		中频	长笛、小提琴、圆号
		高频	短号、双簧管
		全频	
	环境声	低频	牛、老虎
		中频	青蛙、猫
		高频	鸟、蜜蜂
		全频	
	言语声	儿歌（经典）	
		小故事	
		童谣	《布娃娃》、《小毛驴》、《泥娃娃》
中级阶段 有意注意（主动） （滤波处理）	音乐声	滤波复合音乐声：	
		低频（250～750Hz）	长号、大提琴、单簧管
		中频（1 000～2 000Hz）	长笛、小提琴、圆号
		高频（3 000～4 000Hz）	短号、双簧管
		助听效果模拟音乐声：	
		250～1 000Hz	
		250～2 000Hz	
		250～3 000Hz	
		250～4 000Hz	
	环境声	交通工具声：	
		低频	火车、摩托车
		中频	自行车、小汽车、飞机、卡车
		高频	警车、救护车
		动物声：	
		低频	老虎、牛、猪、蚊子
		中频	猫、狗、羊、大象、鸭、青蛙、母鸡、鹅
		高频	猴子、蜜蜂、老鼠、海豚

续表

训练目标	训练内容	主要特性	举例说明
中级阶段 有意注意（主动） （滤波处理）	言语声	低频（m、u）	m：m－m－m 牛叫了、m－m 妈妈、m 猫 u：u－u－u 开火车、u－u 姑姑、u 哭
		中频（a）	a：a－a－a 牙疼了、a－a 爸爸、a－啊
		高频（s、sh）	s：s－s－s 孙悟空、s－s 丝瓜、s 伞 sh：sh－sh－sh 蛇来了、sh－sh 叔叔、sh 手
高级阶段 有意注意	注意稳定性： 注意选择：背景噪声中的选择；言语声干扰的选择 注意分配与转移：两个词语；三个词语；四个词语；五个词语		

难度。一般来说，对人工耳蜗儿童相对而言，高频的重建效果比低频的好，而配戴助听器的儿童对低频声音的感知能力好于中频声音，对中频声音的感知能力好于高频声音。因此，前者的训练可先从高频的音入手。由于这一阶段的听觉察知能力训练对于聋儿意义尤为重大，尽可能地采用游戏的方式进行，例如听到声音举手、放玩具或指表示有声和无声的图片等。

1. 无意注意阶段

无意注意是指事先没有目的，也不需要任何意志努力的注意。无意注意的听觉察知能力是聆听意识形成的前期阶段，该阶段的目标是让患者无意识地形成对声音的关注。该阶段主要内容包括非言语声（音乐声、环境声）和言语声。无意注意阶段虽然不对患者有特别的要求，但在安排内容的先后上，治疗师应是有意识地引导。

从声音特性角度进行分析，在强度方面应从大到小，最初给声时声音强度应大于等于 70dBSPL 小于等于 90dBSPL，保证患者能够听到，然后逐渐变小。在频率方面应从频率组合到频率分解，最初应选用周期性强的音乐声（或滤波音乐声），逐渐听基频低、中和高的音乐；然后挑选频段明显的自然环境声（或滤波自然环境声），逐渐听各主频区明显的声音，即聆听低频段（250～750Hz）、中频段（1 000～2 000Hz）和高频段（3 000～4 000Hz）的自然环境声；最后精选言语声（或言语音乐声），包括低频、中频和高频的言语声，让患者对声音形成总体印象。

在长短方面应从长到短，最初给予患者的刺激声都应在 5 秒以上，但也不宜过长，以免引起患者的听觉疲劳。然后再逐渐给 5 秒以下的声音，最短的声音也最好有 2 秒，让患者能够有充分的时间聆听声音。在快慢方面应从慢到快，即在开始给声时可以给稍微舒缓一点的节奏，以免刺激过强对患者的心理造成负面影响。应在患者对声音有一定兴趣时，再逐渐加快速度。

从整体要求上分析，材料特性具有新异性、强度反差性、变化性等。新异性：主要指的是要听觉刺激的节奏感比较强，而且需要具有丰富的听觉材料，经常性地更换一些材料，防止患者听觉疲劳，提高患者对声音的兴趣。强度反差性，无意注意基本服从于强度原则，强度反差性大容易引起无意注意。变化性，变化的声音容易引起患者的无意注意，这与材料的新异性有一定的关系，声音不断地起伏变化比声音一层不变更能引起无意的听觉注意。此外，无意注意的产生还与患者的状态有关，包括患者的生理状态、需要、情感、过去的经验等，在选择材料时，应根据患者的状态适当调整。当聋儿刚配戴助听器或人工耳蜗刚开机时，可用视听结合的可视音乐进行诱导，如图 5－2 所示。

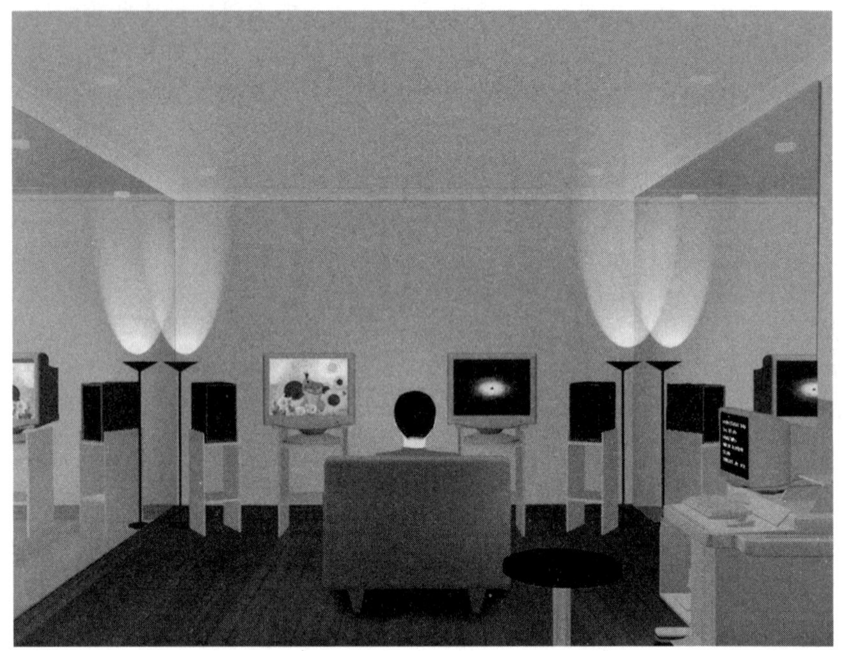

图 5－2　无意识听觉察知能力训练示意

此外，还可用会发声的汽车玩具与聋儿一起玩，首先让聋儿无意识地注意到，汽车一开动就会发出声音，通过这种方法引导聋儿关注新进入大脑的声音信号，让聋儿开始形成对声音的主动关注。下面是在无意听注意技能训练中的一个游戏举例：

游戏名称：跳动的硬币

游戏目的：使孩子注意声音，并对声音产生兴趣。

游戏准备：1. 一元、伍角的硬币各一枚。
2. 鼓和鼓槌。

参考玩法：1. 出示鼓，同时说“鼓”。
2. 出示一元的硬币，放在鼓面上。并敲鼓，使鼓面上的硬币跳起来，同时模拟鼓声说“咚——咚——咚”。
3. 出示伍角的硬币，示意孩子把它放在鼓面上，并敲鼓使硬币跳起来，在熟悉鼓声后模拟鼓声说“咚——咚——咚”。
4. 敲击鼓面，硬币跳动，则举手说“有”。
5. 不敲或假装敲击鼓面，硬币不跳动，则两手一摊，说“没有”。

注意事项：1. 选取鼓面稍大一点儿的鼓，减少硬币跳落地上的次数（如果没有鼓，也可用倒扣的脸盆来代替）。
2. 由大到小地变换鼓声的强度。
3. 参考玩法中第四、五点可先请大人扮演孩子做示范，孩子在旁边看，然后再请孩子来完成，熟练后则要求孩子只听不看作出反应。

扩展建议：1. 还可以把正在播放音乐的音箱放倒，用手触摸大人说话时的喉咙和脸颊，引导孩子观看上面振动的豆子。
2. 如果想增加游戏的趣味性，可以用小玩具青蛙、兔子等替换硬币。
3. 如果孩子兴趣浓厚，可多次重复，并加入语言“××敲鼓”、“青蛙跳”、“兔子跳”。

2. 有意注意阶段

有意注意是指有预定目的，需要一定意志努力的注意。有意注意听觉察知能力训练的主要目标在于让患者对声音有意识地做出对声音的反应，一是在治疗师或家长提醒下的注意，二是患者自己用扩展了的外部语言，时刻提醒自己注意要完成一定任务，例如，患者不断自己要“好好听，听到了给妈妈”。三是患者用自己压缩了的内部语言，用内部的言语指令来调节和控制自己的行为。例如有的患者虽然身体不适，不愿意听，但仍然不断地在心里告诉自己“我要听，否则妈妈会不高兴的”。

该阶段训练内容是比较明确的，主要包括两点：（1）听频率分解的声音，考察患者各主要频段的听阈，在给声时应从大到小。在考察频率时，林氏五音

/u、a、i、s、sh/是较简便的，见图 5-2，但比较粗糙，可以使用滤波林氏三音（/u/、/a/、/□/）/或滤波复合音（钟声、蛙鸣、鸟叫）；（2）听不同长短的声音，考察患者捕捉短时声音的能力，在给声时应从长到短，通常先使用三音节词，再使用双音节词，最后使用单音节词。

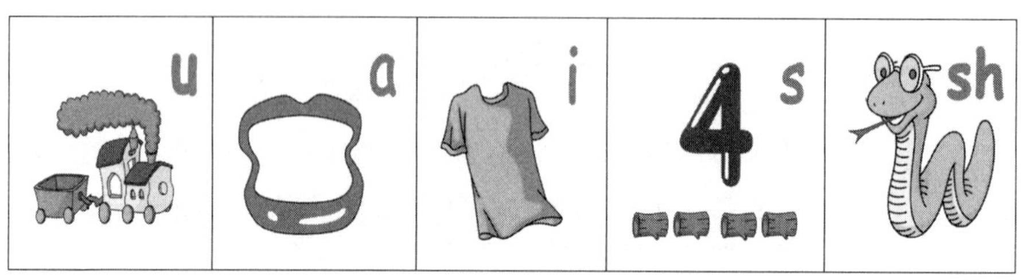

图 5-3　林氏五音图示

在有意识听觉察知能力训练阶段可在患者视野之外用代表各频率声音的玩具给声，让聋儿听到声音举手，或将小木块放进盒子里等。给声时应注意强度不可过高，否则会导致聋儿忽略小的声音。在整个过程中应适当改变强度，偶尔将声音放得很小，注意观察聋儿是否能察知小声。除对强度和频率的感知外，还应训练聋儿对短时声音信号捕捉的能力以及聋儿对声音信号的快速反应能力。当聋儿听声放物基本正确时，应变换给声速度，调动聋儿参与的兴趣。下面是一个在有意听注意技能训练中的一个游戏举例：

游戏名称：听声放积木

游戏目的：1. 感知不同声音的有无，做出相应反应。
2. 培养聆听较小声音的习惯。

游戏准备：1. 鼓、双响筒、锣、便携式听力筛查仪等。
2. 各种颜色的小积木若干个，小桶一个。

参考玩法：1. 大人准备敲鼓，示意孩子拿一个积木放在耳边，无声音不动，听到鼓声就快快地把积木放入小桶里，并重新拿一个积木放在耳边继续。
2. 分别用双响筒、锣、T 便携式听力筛查仪等替换鼓。让孩子聆听有无声音，做出相应反应，并要孩子听到较小的声音也要把积木放入小桶里。

注意事项：1. 对于年龄小、会意慢的孩子，可先请一大人扮演孩子作示范。等孩子在旁边看明白了，再让孩子听声音按要求完成游戏动作。
2. 防止孩子偷看，若孩子按要求完成了游戏动作要及时给予表扬或奖励。
3. 对于贪玩好动的初训孩子，不要在他面前放很多积木，以免分散注意力，而应每次给他一个积木放在耳边准备。

扩展建议：1. 本游戏可用大小长短不同的声音进行，先用较大的，孩子熟悉的声音，再用较小的，孩子不太熟悉的声音。

2. 为了增加游戏的趣味性，也可变换形式，如听声定步、听声穿珠子、听声以型放形等。

3. 有意后注意阶段

有意后注意是指既能服从于当前活动目的与任务，又能节省意志的努力。该阶段的主要训练目标是让患者自发地对声音做出反应，使聆听达到自动化阶段。

例如，在宴会上，服务员应该在人群旁站着（即专注地听和看），当某位客人喊："服务员，请帮我拿个杯子"，他会立刻跑去拿杯子，自然而然。但我们的听力障碍儿童往往习惯了让他听的时候才听，不让他听的时候他就不听的情况。这是听觉注意尚未达到有意后注意阶段的表现。这一方面说明听力损失对儿童的听觉注意造成了很大影响，另一方面说明我们在培养孩子的听觉注意方面仍有待于进一步提高，人工耳蜗的患者还是有可能达到这一阶段的。达到有意后听注意的患者能做到一边跟他人交流，一边骑车。要达到这一阶段，患者必须对声音的意义有充分的认识，非常喜欢声音，并自然而然地沉浸在这种活动中。例如，在训练中，主要使用多任务工作进行，例如在训练时，明确地让患者涂颜色，同时用录音播放几句简单的话，但对患者不做任何说明及提示，让患者听完之后回忆所听到的内容，考察患者回忆的情况。

有意后听觉察知能力训练时一般采用双任务进行训练。例如，让聋儿进行涂色，并在环境中播放音乐，其中随机穿插几句话，在患者画画结束时，让聋儿回忆听到过什么内容。重度和极重度的无语言能力的聋儿建立察知技能较为困难，他们无法理解新进入的声音意味着什么。例如，我们希望他能听到鼓声放积木，但他未必能理解，可能以为看到敲鼓这样一个动作就放一块积木。例如，乔乔，3 岁半，耳蜗开机两周后到上海市小小虎幼稚园进行康复训练。由爷爷奶奶陪同，并承担家庭康复工作。来园一周后，聋儿对声音信号无反应，爷爷奶奶十分焦虑。来园两周后，聋儿逐渐适应康复中心的生活，我们决定尝试对他进行强化训练，在个别化康复的一小时内，由两名康复教师合作进行，一人当治疗师，一人扮演聋儿角色，练习听到声音放物品。15 分钟后，聋儿似乎有点明白了，但仍然在迟疑，又过了半小时，聋儿终于明白了听声放物，并能准确判断声音的有无。一小时后，在 1 米外敲鼓，乔乔能准确地做出反应。聋儿还自己敲鼓，让爷爷奶奶放物品。爷爷奶奶故意做错，他就会着急地表示不对。这是聋儿第一次表现出对声音的正确反应，为分辨和识别声音提供了前提和基础。下面是一个在有意后听注意技能训练中的一个游戏举例：

游戏名称：给苹果涂色

游戏目的：1. 培养自发捕捉声音信息的能力。
2. 形成有意后注意察知，使聆听达到自动化阶段。

游戏准备：1. 录音语料及播放设备。
2. 油画棒一盒，三张纸上分别画：绿色较小的苹果轮廓、黄色中等的苹果轮廓和红色较大的苹果轮廓。

参考玩法：告诉孩子苹果长大的顺序，让孩子逐一给苹果涂色。
1. 在孩子给绿色较小的苹果轮廓涂颜色时，向他发出指令。如："×、×、×，叫我!"或"请给我黄色的油画棒"等，看他是否听到并作出回答或反应。
2. 在孩子给黄色中等的苹果轮廓涂色时，第三者在他后面说"我们下午去公园玩"或"你们要喝水吗"，治疗师指第三者问孩子："他刚才说什么?"看他是否听到复述出来。
3. 在孩子给红色较大的苹果轮廓涂色时，播放插录了几句话的轻音乐，播放完毕后请孩子复述听到了哪几句话。
4. 每次孩子回答上来就马上在他涂的苹果旁边画一个"笑脸"作为奖励。最后数数他得到了几个"笑脸"。

注意事项：1. 此项游戏在听觉察知高级阶段进行，要求孩子具备一定的语言会话能力，所给语料是孩子能听懂表达的。
2. 如果孩子为了得到"笑脸"，在涂颜色中出现等待语音的现象，则不能达到游戏目的，可中断游戏隔日再玩。
3. 初玩游戏的孩子不知道自发捕捉语音信息时，可请大人示范，让孩子看懂别人是如何得到"笑脸"的。

5.2.2 现代化技术在听觉察知能力训练中的应用

目前，在各大医院、康复机构、特殊学校中应用得最为广泛的听觉评估与康复训练专用仪器设备为"启聪博士听觉评估仪"和"启聪博士听觉康复训练仪"。另外，"启聪博士听觉评估仪"和"启聪博士听觉康复训练仪"符合"教育部培智学校教学、康复训练仪器配备标准"的要求，也符合"上海市医疗器械产品生产"的要求（见图5-4）。

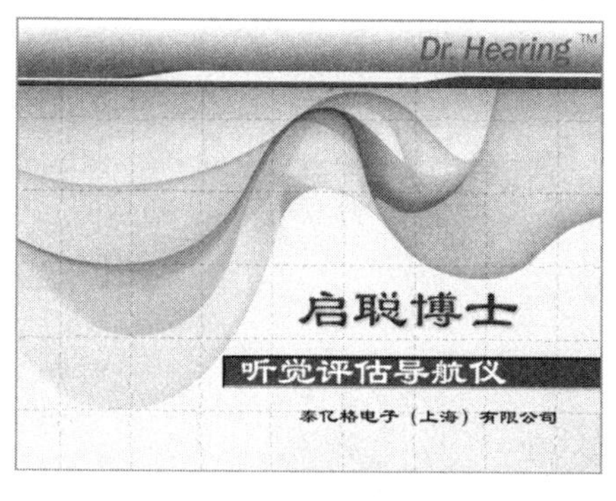

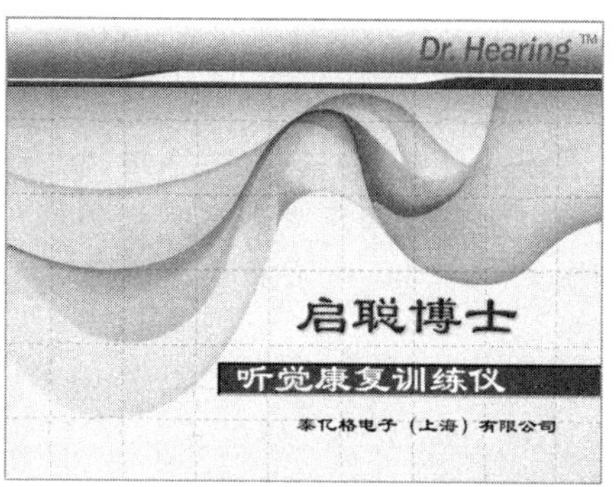

图 5-4　“启聪博士听觉评估仪”和“启聪博士听觉康复训练仪”

在“听觉康复训练仪”系统中，有三个功能模块：基本技能、参考方案和卡通游戏。听觉察知阶段中“基本技能”部分可用于训练无意识的听觉察知能力，“参考方案”部分可用于训练有意识的听觉察知能力。

1. 无意注意阶段

“听觉康复训练仪”系统中的听觉察知基本技能主要用于训练无意识的听觉察知能力，为有意识听觉察知能力训练做好铺垫。该阶段内容丰富，包括音乐声、环境声和言语声等，如图 5-5 所示，刺激新颖，强度大，易引起听觉障碍患者的无意注意。在治疗师设计训练方案时，可根据需要选择内容，在前面的单选框中点击一下，然后再按继续即可。如果患者喜欢音乐，那么就给他选择音乐声。如果患者低频声音的察知不理想，就多给一些主频在低频区的声音。

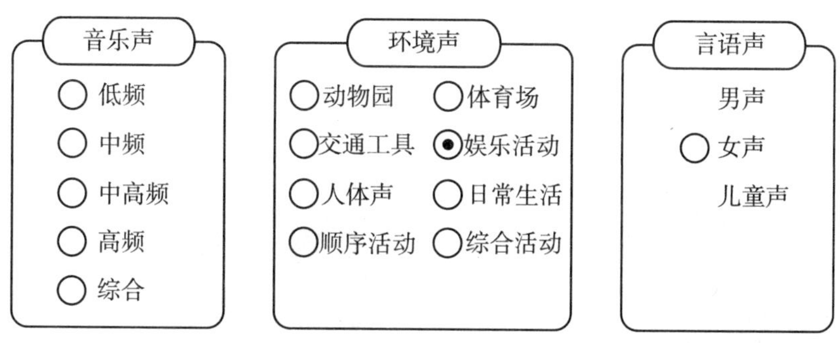

图 5-5　听觉察知—基本技能—内容选择

（1）音乐声

图 5-6 是“听觉康复训练仪”系统中听觉察知阶段基本技能—音乐声刺激部分。图 5-6（a）是点击前，在界面上有一个红色的音乐盒，在点击之前音乐盒是关闭的，点击时，音乐盒立即打开，里面两个小人儿开始跳舞。有声音时，

右下角中举手的儿童自动闪烁。没有声音时，端坐的儿童自动闪烁。这样给患者形成潜意识的心理暗示：有声时应该举手，没有声音不举手。这与游戏测听过程中要求儿童做出的行为表现相同。表示有声或无声的儿童闪烁完毕后，如果是有声，则会使用视听结合的动画的形式，再次强化听觉察知。播放结束后，回到图 5－6（a）所示的状态。

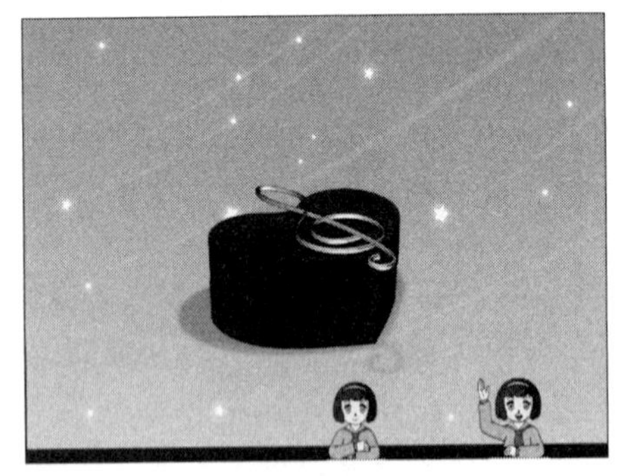

（a）点击前

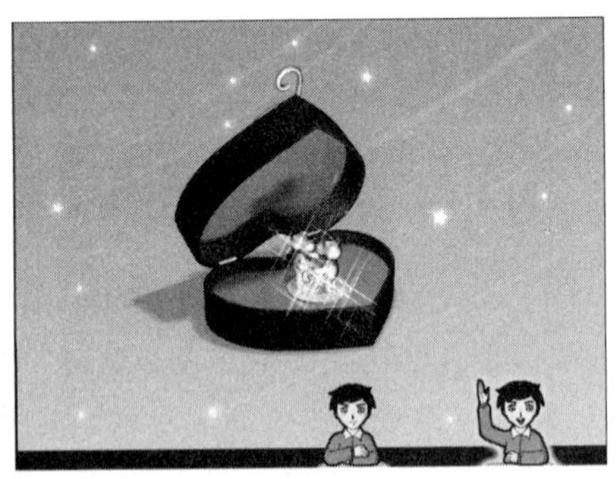

（b）点击时

图 5－6　基本技能—音乐声

（2）环境声

图 5－7 是“听觉康复训练仪”系统中听觉察知阶段基本技能—环境声部分举例。这部分内容丰富，包括了八组材料，其分组方式如图 5－5 所示。操作时，点击界面的右下角按钮，系统播放图片所代表的声音，如图 5－7（a）慢跑所示，点击完按钮，系统即播放“哒哒哒哒”的慢跑声，慢跑声播放结束后，系统会播放“慢跑”两个字的语音。动物园及娱乐活动等材料的操作方式与体育场中“慢跑”相同。

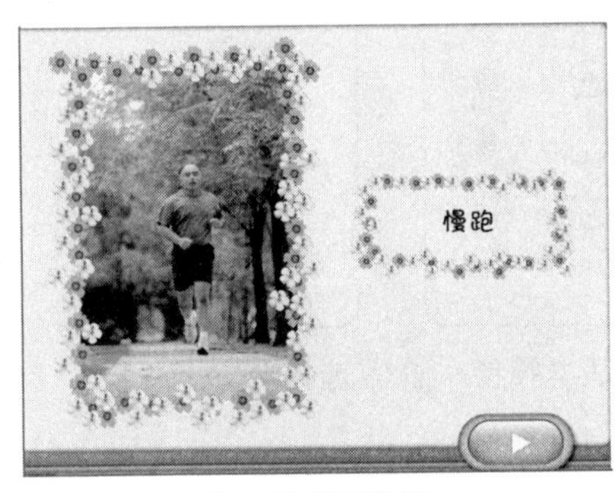

（a）体育场举例

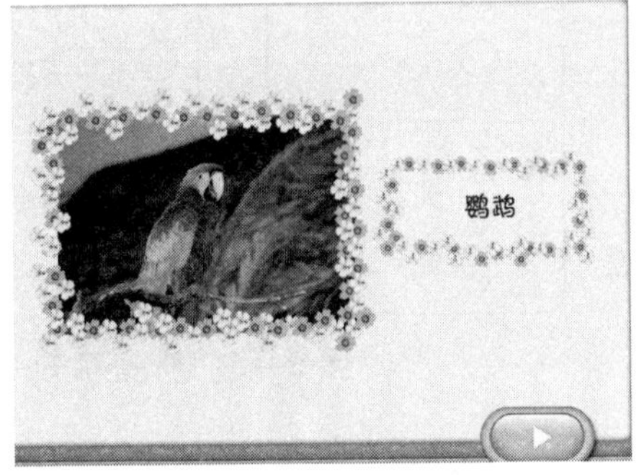

（b）动物园举例

图 5－7　基本技能—环境声

(3) 言语声

图 5 - 8 是"听觉康复训练仪"系统中听觉察知阶段基本技能—言语声刺激部分内容举例。这里设计了一个游戏"奇怪的梦"。小朋友"当当"在睡觉，他正在做很多奇怪的梦。小熊偷偷地看到了，它看到什么了？点击粉红色的梦境就知道了！你会先听到声音，声音结束后，还可看到很奇怪的场景和声音同步出现。例如图 5 - 8（b）所示，梦见小老鼠们正在偷吃水果，一边吃，一边说："快吃呀，快吃呀，小猫今天不在家。"

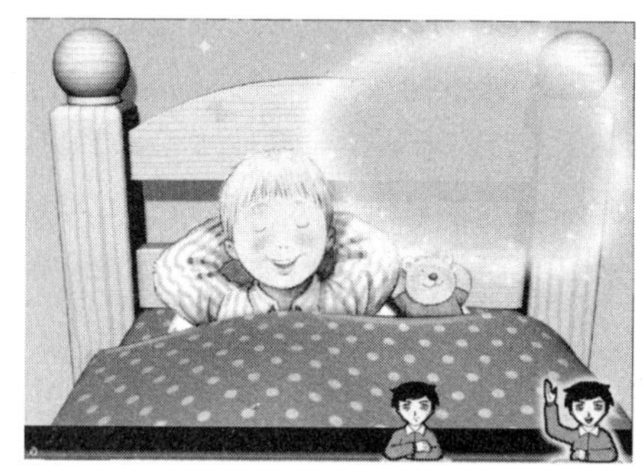

（a）点击时

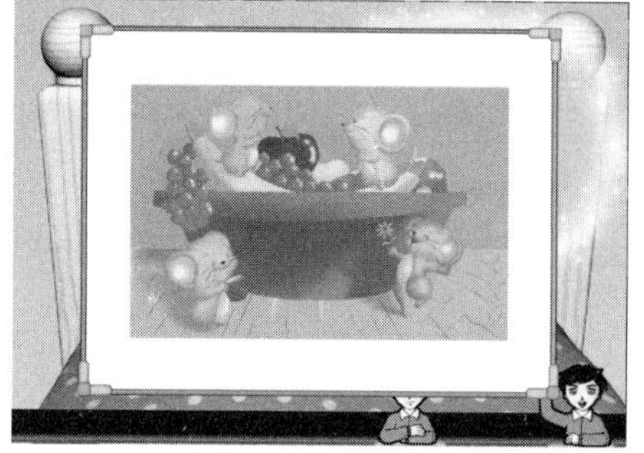

（b）点击后

图 5 - 8　基本技能—言语声

图 5 - 9 是"听觉康复训练仪"中听觉察知阶段卡通游戏中的部分内容。卡通游戏形式活泼，在训练时，一方面，它可让患者在游戏中无意识地学习聆听声音，另一方面，当患者疲劳时，也可运用此类游戏进行放松。此类游戏操作简单，但又不失趣味性。在森林探险中，刚进入界面时看到的是一片丛林，突然传来了一声动物的叫声"喵呜～"。是什么动物在叫？患者点击触摸屏，用手套拨

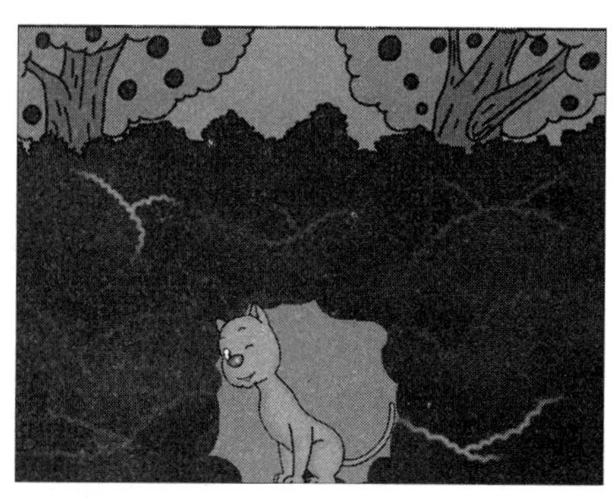

（a）森林探险

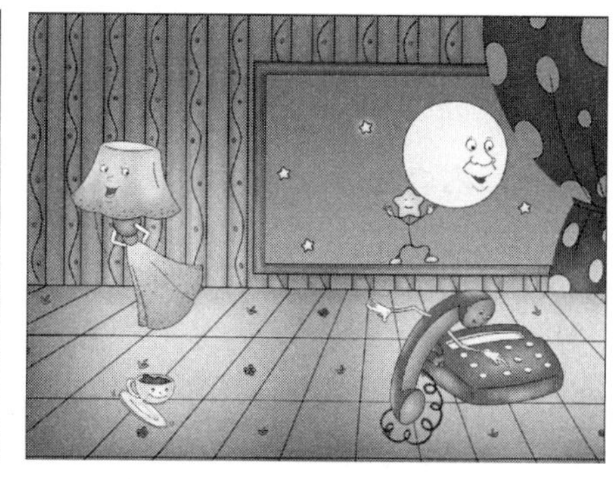

（b）美丽星空

图 5 - 9　卡通游戏

开丛林。一只小猫眯着眼睛出来了（见图5－9（a））。在美丽星空（见图5－9（b））中，界面上有三个会唱歌的动物或物品，分别代表着低、中、高频。只要把话筒从它们面前滑过，它们就会开始唱歌，如果将话筒再次从它们面前滑过，它们就会停止唱歌。三者可以同时唱，也可以分别唱，从而形成合成的以及分解的音乐。

2. 有意注意阶段

在“听觉康复训练仪”系统听觉察知参考方案主要用于训练有意识的听觉察知能力，充分调动儿童主动利用听觉的意识。该阶段以经过滤波处理的环境声、音乐声和言语声为主，考察患者捕捉各频率声音和不同长短声音的技能。

在训练类型上，参考方案主要包括学习和测验两大类（见图5－10）。一般来说，先通过学习熟悉内容，然后，再通过测验考察对内容的掌握情况。学习和测验的差别在于学习时系统自动演示选择过程，而测验时，需要自行选择。

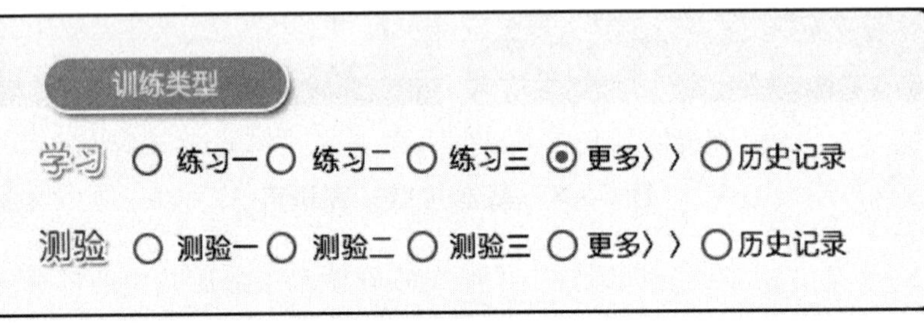

图5－10　参考方案—训练类型

（1）学习类

下面以三音节词的听觉察知能力训练为例，重点介绍除了运用已经设定好的三个练习之外，如何选择更多的练习内容。首先选择“更多”按钮，则进入图5－11所示界面。该界面包括六个内容：内容选取方式、训练组数选择、语音选择（声母、韵母和声调）、通过率设定。

第一，内容选取方式

在内容选取方式中，有随机和自定义两种方式。随机是指由系统自动挑选符合限定的条件的内容。自定义是指手动选择每一个词语。

第二，训练组数选择

训练组数选择是指本次练习中包含几组内容，在这里最高设置的组数为20组。有声和无声各多少组也可以自己定义。备选数量是指符合限定条件的内容在该系统资源中的数量。本例中选择的是以b开头的三音节词，共有6个选项。该数值随着内容选择的不同而发生变化。

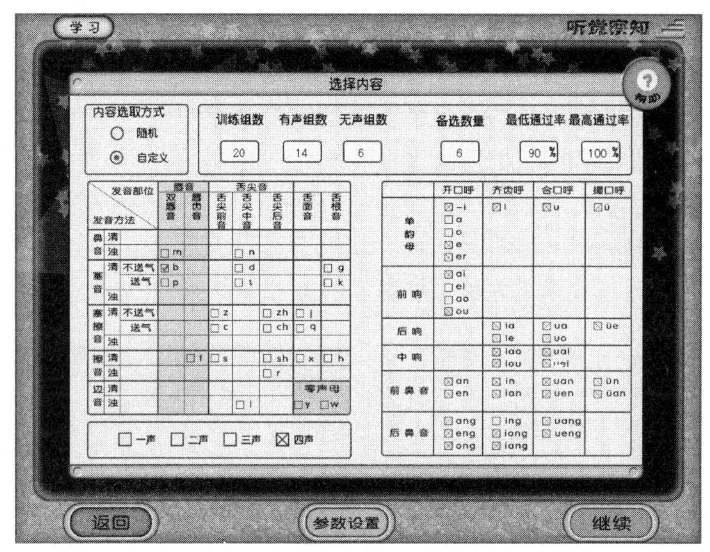

图 5-11　参考方案—三音节词选择

第三，语音选择

语音选择包括声母、韵母和声调三个部分。当选择一个声母时，不能与之相拼的韵母以及系统中没有该声韵组合的韵母则变灰，无法进行选择。例如本例中选择了以/b/开头的三音节词，系统资源库中仅有/a、o、ei、ao、ing/与之进行声韵组合的词语。声调的变化规律一样，本例中没有以/b/开头、声调是四声的三音节词。选择好内容后，点击继续进行的下一个界面，见图 5-12。

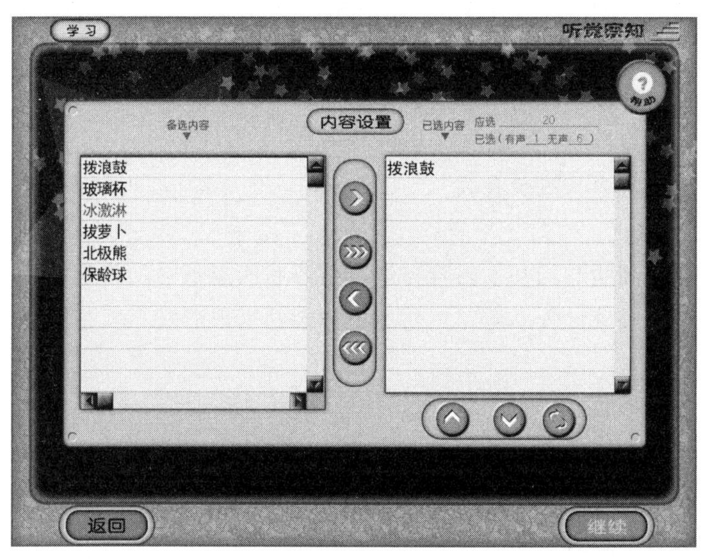

图 5-12　参考方案—三音节词（内容确定）

在该界面中，用鼠标单击被选框中的一个词语，点击向右箭头“〉”进入已选内容。也可通过多选箭头“〉〉〉”由系统按设定要求一次性选择完成。对于不符合要求但已经进入已选栏的内容可以通过向左的箭头“〉”将其剔除。对于已选内容，还可通过下面一栏的箭头进行顺序上的微调。向上的箭头表示将顺序提前，向下的箭头表示将顺序退后，最后一个是打乱顺序随机排列，但无声并未出现在列表中，而是由系统随机插入的。在内容选择满足之前设定的训练组数时，即可点击继续进入正式学习界面，见图5－13。

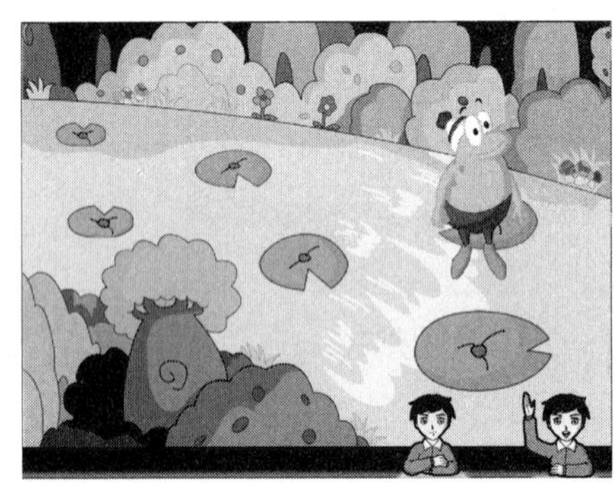

（a）点击前　　　　（b）点击时

图5－13　参考方案

图5－13（a）是一只会说话的青蛙在荷叶间跳。点击青蛙，青蛙停住开始发声，青蛙头上有音符出现，表示正在进行中。播放过程完毕后，会出现一个用于选择有声和无声的小叉子见图5－13（b）。当训练类型是学习时，点击界面的任何一处，小叉子都会自动移向正确的答案。有声时，播放的声音还会与图片一起再次播放两遍，以强化对声音的感知。

第四，通过率设定

通过率设定主要与测验有关。

（2）测验类

训练类型为测验时的基本内容与学习主要有四点不同。一是小叉子的控制形式不同，二是通过率设置不同，三是历史记录的呈现形式不同，四是可选择的范围不同。

第一，控制形式

在小叉子的控制方面，在学习中是点击界面任何地方都会往正确的答案走，而在测验中则需要患者自己移动鼠标到正确的答案上。

第二，通过率设置

在通过率设置方面，测验中通过率设置与“最近发展区”原则密切相关，它是指治疗师设定期望患者能达到的正确率，最低通过率是指患者最低不应低于该值，低于该值说明该任务对患者难度过高；最高通过率是指患者最高不应高于该值，高于该值说明难度过低。如果在测验中得分低于最低通过率，则康复处方中会出现“降低难度”的建议。如果测验中得分高于最高通过率，则会出现“提高难度”的建议。如果得分在两者之间，则结果会出现“强化训练”的建议。

第三，历史记录

在历史记录方面，学习部分（见图 5－14（a））仅有学习次数、学习日期、开始时间和结束时间以及学习性质。学习次数是指第几次学习同类性质的内容。学习日期即学习时的日期，开始时间是指具体从什么时间开始，结束时间是指本次练习是什么时候结束。性质中，如果是第一次学习本次内容，则列表中会出现新学字样，如果是复习的某一次练习的内容，则列表中会出现复习＋复习对象编号，例如图 5－14（a）所示，第八次学习即是对第 7 次学习的复习，因此性质中呈现复习 7。还有一种情况是对测验的内容进行学习，此时性质显示的是学测，再加上测验的序号。

测验部分的历史记录具有正确率、设定标准和动态监控图的功能。正确率是指患者正确地做出判断的正确率，设定标准是指设定的最低通过率和最高通过率。动态监控图可以反映患者的进步情况。在操作上，先选择要比较哪几次测验，然后点击动态监控图即出现图 5－14（b）所示的内容。图中简单显示了正确率和测验的次数、测验日期。也可点击其中一点查看本次测验的具体情况。

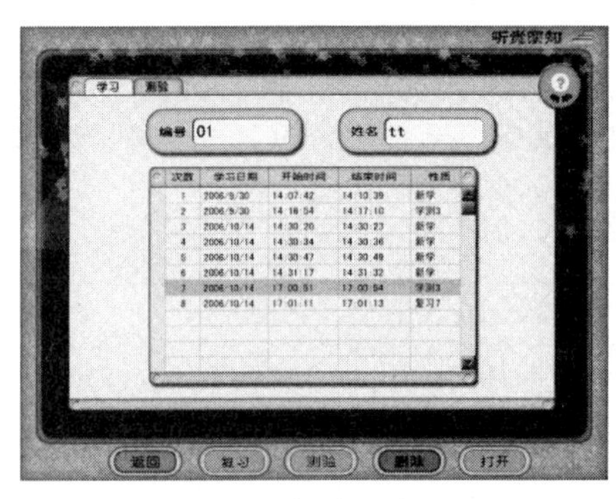

（a）学习部分历史记录

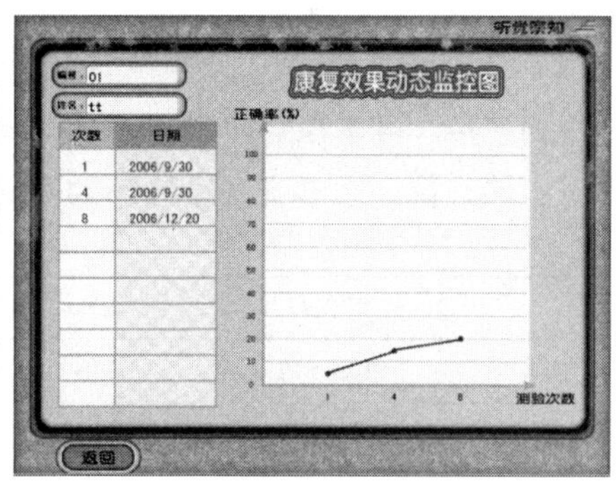

（b）康复效果动态监控

图 5－14　历史记录和动态监控

第四，选择范围

此外，在可选择范围方面学习的内容是可以通过“更多”按钮进行选择的，一次练习的学习组数在 2～20 组进行（含无声）。而测验的内容是不可以进行选择的，而且每一次新建的测试一般都是 20 项。这主要是考虑到测验是考察患者掌握的情况，如果是由患者或治疗师进行选择，则有可能会根据偏好来进行选择，从而不能真正考察患者掌握的情况。如果需要对自行选择内容进行训练，则可通过学习内容的历史记录进入。如图 5－14（a）所示，选择所需的训练记录，使之变为粉红色，然后点击最下面一栏中的测验，考察患者的掌握情况。

5.3 个案举例

案例 1

1. 基本情况

患儿××，男，3 岁零 4 个月，3 岁时被诊断为双耳重度听力损失，后选配双耳大功率助听器，2 个月后来我门诊进行评估。之前从未在机构进行过康复，言语清晰度较差。

2. 听觉评估

（1）评估结果

听到鼓声、敲木鱼、串铃声有较明显的反应，会举手，重复性较好。使用便携式听力筛查仪，对啭音各个频率的测试结果为：

	500Hz	1kHz	2kHz	3kHz	4kHz
左耳	80dBSPL	45dBSPL	50dBSPL	50dBSPL	55dBSPL
右耳	85dBSPL	50dBSPL	50dBSPL	55dBSPL	55dBSPL

能判断声音的开始与结束，不能理解相同/不同。

测试过程中还发现儿童看话依赖严重，发音强度较小。

（2）结果分析

该儿童听觉察知技能良好，已经达到了有意注意的察知水平。但由于该儿童的裸耳听力本身低频部分较好，因此考虑助听器的低频补偿设置不足，不能与高频部分的补偿效果相匹配。

3. 听觉康复方案

近期目标

调试设备，为下一步的听觉技能训练奠定基础。建议儿童返回相应机构，调试双侧助听器的低频部分增益。

案 例 2

1. 基本情况

患儿×××，男，20个月，出生即被诊断为双耳极重度听力损失，18个月时进行右侧人工耳蜗植入，开机后1个月即来我门诊进行评估，只能发出/mamama/之类的无意义音。

2. 听觉评估

（1）评估结果

使用便携式听力筛查仪，对啭音、窄带噪音和复合率波音的各个频率最大值没有明显的听觉反应，只对大的鼓声，有眼睛转动的反应，不会转头寻找声源。但其母亲喊其小名的时候，会转头找母亲抱抱。

（2）结果分析

该儿童听觉技能较低，耳蜗刚刚开机不久，还没有完全达到无意注意的听觉察知阶段。

3. 听觉康复方案

（1）一周训练目标

听觉察知技能初级目标：多种声音长时刺激，无意识地形成对各种（小声、各个频率）声音的关注。通过多种方法引导儿童关注新进入大脑的声音信号，让儿童开始形成对声音的主动关注。

（2）训练方案

训练材料选择和谐的音乐声和丰富的环境声。按照声音由大到小，由长到短，由慢到快，由频率组合到频率单一的原则对儿童进行听觉刺激。这个过程对患者并没有什么具体的反应要求。

起初，确定声音的强度是儿童足够能听到的，一般取其估计助听听阈或重建听阈上20～30dB为宜，约为70dBSPL到90dBSPL，然后可逐渐降低强度，培养儿童对较小声音的无意注意能力。最初的给声时间不少于5秒，然后可依次减少给声时间，但不得少于2秒。频率选择依次为综合频率的声音（如交响乐或操场上的声音），低频的声音（250～750Hz，如鼓或牛叫）、中频段（1 000～2 000Hz，如二胡或蛙鸣）和高频段（3 000～4 000Hz，如小号或鸟叫）的声音。

（3）可选择的训练资源

①听觉康复训练仪，如果图5－15和图5－16所示。

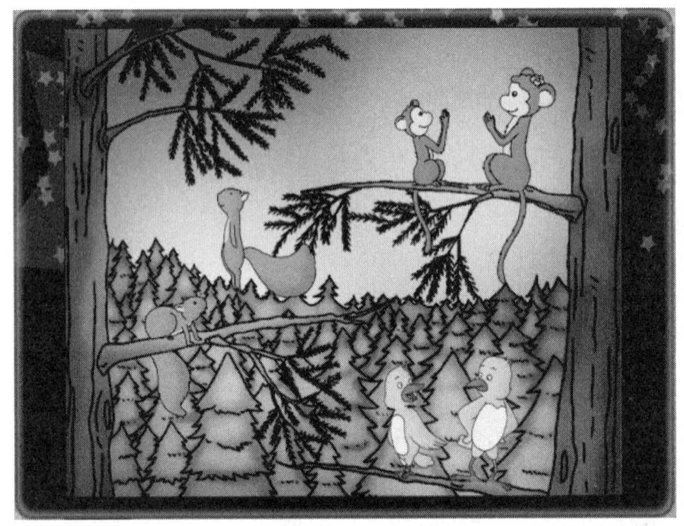

图5－15　点击不同物体，出现不同频率，综合刺激

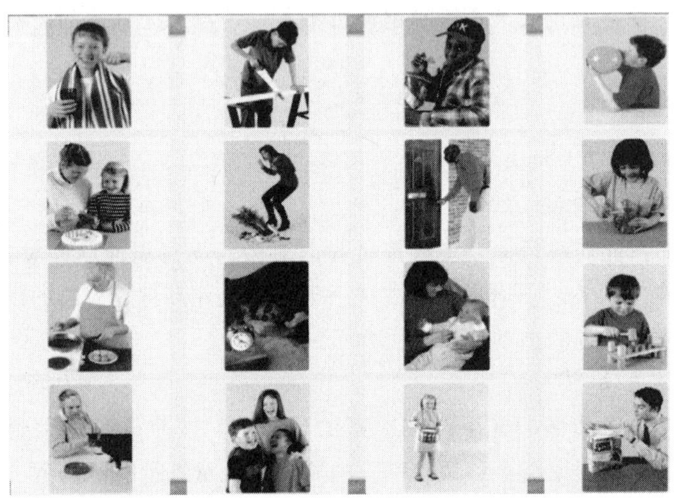

图5－16　各个频率的生活环境声音刺激

②儿童感兴趣的发声玩具。如鼓代表低频，木鱼代表中频，串铃或镲代表高频。

（4）注意事项

①一次训练时间不能过长，避免产生疲劳效应，最好每天进行 2～3 次，每次不超过 15 分钟的声音刺激。

②用来训练的声音材料要多种多样，具有新异性、强度反差性、变化性。在训练过程中，一种声音的呈现时间不能超过 15 分钟，以免造成儿童的兴趣度下降，要多多变换声音的类型和视觉呈现形式。

③注意观察儿童在训练中的反应，3～4 次训练后，如表现出对某种声音十分感兴趣，可以尝试诱导其练习听声放物或听声举手的能力。

案　例　3

1. 基本情况

患儿×××，男，30 个月，出生即被诊断为双耳极重度听力损失，23 个月时进行双侧人工耳蜗植入，开机后 6 个月后来我门诊进行评估。

2. 听觉评估

（1）评估结果

对大的鼓声、敲木鱼、串铃声有较明显的反应，会转头寻找声源，重复性较好。使用 GSVLH－PC2B2 型听觉评估仪，对啭音、窄带噪音各个频率均在 80dBSPL～90dBSPL 左右有转头的反应，使用滤波复合音，低频（蛙鸣）、中频（钟声）、高频（鸟叫）分别在 80dBSPL、85dBSPL、85dBSPL 有笑、动眼睛等重复性较强的反应。但不会做出相应的听觉反应动作。不能判断声音的开始与结束，无法进行听觉分辨以上的评估。其母亲反映，耳蜗开机后，在家中经常给儿童听音乐，并且开得很大声音。

（2）结果分析

该儿童基本具备了对大部分声音无意注意的听觉察知技能，但还未发展到有意注意听觉察知阶段。

3. 听觉康复方案

（1）一周训练目标

非言语声到言语声的刺激，培养患者对声音有意识地做出反应，特别是捕捉小声音的能力，从而为患者的调机做好充分准备，也为发展更高阶段的技能奠定基础。

（2）训练方案

训练材料选择不同频率段的非言语声（音乐声或环境声）和不同音节长度的言语声音。选择的非言语声应是患者感兴趣的，言语声应是患者日常生活中常见的词语。给各个频率的非言语声的强度应由大到小，言语声由三音节到双音节，最后到单音节，时长由长到短。

这个过程要求患者对听到的声音，做出“有”的反应，反应的方式可以是多样的，需要根据患者各种能力来决定。可以是：

①听到声音将小木块放进盒子里等。

②有声音就拍拍手、拍拍桌子、抱抱妈妈。

③有声音就举手，一切患者可以接受和容易掌握的方式都可以。

④还可使用音乐盒打开，右下角的小朋友举手代表有声音，手放下，表示没有声音，可以让儿童指出相应的图片，作为反应方式。

患者学习反应方式是一个比较难的建立条件化的过程，这个过程可以基本分为三个阶段第一个阶段，是治疗师或家长不断提醒患者注意听声音，听到了要作出某个动作，这时治疗师和家长可能要多次模仿给患者看，让患者明白自己要做什么。第二个阶段，是患者自己用扩展了的外部语言，时刻提醒自己注意要完成一定任务，例如，患者不断自己要“好好听，听到了放进去”。第三个阶段，是患者用自己压缩了的内部语言，用内部的言语指令来调节和控制自己的行为。这是条件化建立成功的最终标志。

（3）可选择的训练资源

①听觉康复训练仪。

②儿童感兴趣的发声玩具。

③积木等反应玩具。

④便携式听力筛查仪。

（4）注意事项

①建立条件化的时候，不要改变刺激声的性质，以免影响患者建立条件化的进度。当条件化建立稳定时，再改变声音的强度和时长，进行训练。

②训练之初，要及时给予正向鼓励，以提高儿童的自信和兴趣。

③训练过程中，当儿童对普通响度声音的反应稳定时，逐渐将声音放小，培养聋儿察知小声的能力。

④训练后期，还应调整给声速度和间隔，培养儿童快速反应的能力。

⑤一种反应方式稳固后，还可以尝试多种反应方式的建立，这样也可以不断

提高儿童的训练兴趣。

⑥除了培养儿童听声反应的能力，还要不断提醒儿童，没有声音的时候，要学会等待聆听。

⑦每次训练的时间不可过长，每天 1 ~ 2 次，每次不超过 30 分钟。

案　例　4

1. 基本情况

患儿 × × ×，男，3 岁 2 个月，2 岁时被诊断为双耳重度听力损失，后选配双耳大功率助听器，半年后来我门诊进行评估。家长感觉听觉能力进步迅速，可叫“爸爸”、“妈妈”和“婆婆”等基本称谓。

2. 听觉评估

（1）评估结果

对大的鼓声、敲木鱼、串铃声有较明显的反应，会举手，重复性较好。使用便携式听力筛查仪进行助听听阈测试，结果显示双耳助听器补偿效果均属于最适水平。但测试过程中，儿童注意力集中时间较短，需要不断提醒儿童去听测试音，才可以完成测试。

（2）结果分析

该儿童听觉技能发展已经完成有意听觉注意阶段，还未达到有意后注意的听觉察知阶段。

3. 听觉康复方案

（1）一周训练目标

听觉察知技能高级目标：多任务工作同时进行，培养儿童自发地对声音做出反应的能力，提高对声音的兴趣。

（2）训练方案

采用双任务的方式，在儿童做一件事的同时，选择综合频率的音乐声、环境声和言语声对儿童进行听觉刺激。要求儿童在完成手上任务的同时，还要对听到的声音作出一定的反应。

例如，可以让儿童一边写字，一边听音乐；或者一边看故事书，一边听收音机里的自然环境声；或者一边画画，一边与家长交流；可以让儿童一边给图片上色，一边听音乐。

（3）可选择的训练资源

①听觉康复训练仪。

②儿童感兴趣的游戏玩具。

（4）注意事项

①这个阶段的听觉康复训练方法多样，形式灵活，治疗师最好在日常生活中以最自然的方式进行，不让儿童感觉到强烈的训练环境。

②治疗师要将这样的训练形式传给家长，以便家长在日常生活中练习儿童有意后注意的能力。

③选择的第二项任务不能过于复杂，既不能过于吸引儿童的注意力，也不能完全没有吸引力，而且不能具有危险性。

第6章

听觉分辨能力的评估与训练

听觉分辨阶段是大脑真正认识声音的开始。分辨主要从声音的时长、强度、频率三个特性考虑。时长特性中的长短分辨可帮助确定声音的开始与结束，断续的分辨可以为感知连续语音中不同的词和词组服务，是合理断句的基础；强度大小的分辨可以为语调的初步感知服务，还可以为韵母和声母的分辨服务；频率是语音分辨的重要组成部分，任何语音的分辨都离不开对频率的分辨。

6.1 儿童听觉分辨能力评估

听觉分辨能力评估的目的在于考察患者分辨声音相同与不同的能力。它主要是指超音段分辨能力，即分辨声音的时长、强度、频率这三种特性的能力。

6.1.1 评估原理

儿童要能正确感受到声音的含义，首先必须具备区分（分辨）声音的能力。这是大脑真正认识声音的开始。

1. 无意义音节的分辨

在分辨声音时，首先应分辨基本声学特性，可使用无意义音节进行分辨。对听力障碍患者时长是最易分辨的线索，包括分辨长短、断续（连续和间断）；其次是分辨强度；最难的是对频率的分辨，尤其是对高频的分辨。快慢是时长、强度、频率的综合，其难度较低。

2. 有意义音节的分辨

基本声学特性的分辨掌握后，应逐渐过渡到有意义音节的分辨，即超音段音位的分辨。其主要内容包括时长、强度和频率。

时长分辨方面，时间差异越大，分辨难度越低。因此，可先安排三音节/单音节，再安排双音节/单音节，最后安排三音节/双音节。

强度分辨方面，重音的分辨非常重要，在这里只需要分辨声音的强弱即可，强度可相差约 15dB。

音调分辨方面，主要包括不同语调（高兴和不高兴）的分辨和声调分辨。

6.1.2 评估目的

评估目的主要有三个：(1) 评估个体听觉分辨能力是否正常；(2) 明确听觉分辨的问题所在，为听觉康复计划的制定提供依据；(3) 通过听觉功能训练前后听觉分辨测验成绩的比较，考察训练方案的有效性。

6.1.3 评估材料

1. 测试工具

26 张测试图片。

在儿童超音段分辨能力评估时可使用“听觉康复训练仪”。该设备操作简便，适合临床使用。若无此设备，可使用测试图片进行简单评估。本书提供的附图（见附录1）仅为实际尺寸的1/10。《儿童超音段分辨能力评估》测试图片由上海昭鸣医疗仪器有限公司提供。

2. 记录表

《儿童超音段分辨能力评估》记录表 1 份，参见附录 1.2a。
《儿童超音段分辨能力评估》结果分析表 1 份，参见附录 1.2b。

6.1.4 测验流程

将测试材料架立于被试前，准备好记录表、笔和秒表。

1. 指导语

（1）“小朋友，老师会说两个词，老师说一样的，你就指左边；老师说不一样的，你就指右边，好吗?”对于 3～4 岁以上的被试，也可以告诉他：“如果两个声音一样，则指这个（左图表示相同的两个圆圈，如图 6－1（a）所示）；如果两个声音不同，则指这个（右图，一个是圆、一个是正方形的图形，如图 6－1（b）所示）。”

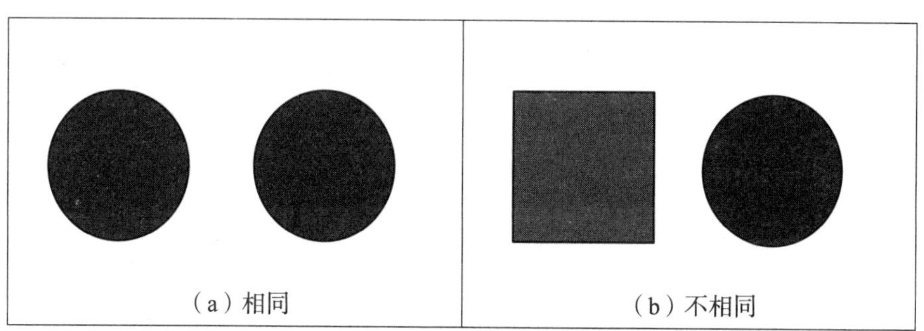

图 6－1　表示相同和不同的图片

（2）如被试不配合，可用跟读（模仿发音）的形式。在不看口形的情况下正确跟读，也说明被试能准确地分辨这两个音。

2. 学习回应方式

例 1：“i———”（3 秒）/“i—”（1 秒）

（1）先发两个长长的“i———”（每个音 3 秒，两个音之间间隔 1.5 秒），要求被试跟读，同时拉着被试的手，慢慢地沿着左边两个表示长长的图片（见附录 1），并告诉被试，两个音都是长长的，一样的，指左边的图片。

（2）停顿2秒之后，主试再说一个长“i———”（3秒）和一个短“i—”（1秒），要求被试跟读，并指右边的图片，告诉儿童，一个长，一个短，不一样，指右边的图片。

（3）然后，主试随机说其中的一个音，要求被试指出“一样还是不一样”，并记录在《儿童超音段分辨能力测验》记录表中。如正确，则记“1”；如错误，则记“0”。被试反应完成后，主试再随机说其中的一个，等待被试回应并记录。如此共做3次。若记录结果为“101”，则表示除第二次外，其余两次都正确。该项得分为67%。

如果被试未学会，则使用例2：“u———”（3秒）/“u—”（1秒）继续学习。方法同例1。

3. 正式测试

如果被试学会，则正式开始测试。为避免疲劳效应，在测试中可安排短暂休息。整个测试可分两次完成（具体时间间隔由主试视情况而定），前提是被试的精神状态饱满，注意力集中。

4. 操作说明

由于声学特性不同，因此在使用中用作反馈的图片也不同，具体如下：

（1）无意义音节分辨（见6.2《儿童超音段分辨能力评估》记录表及附录1）

第1～3题为长短分辨，使用线条表示，声音越长，线条越长。

第4～5题为断续分辨，使用珠子等表示，珠子连续，代表声音连续，珠子间断，表示声音间断。

第6～8题为强弱分辨，声音的强弱用产生的声波大小来表示，声波多而且大，表示声音大，声波少而且小，表示声音小；或者用气球的大小来表示，气球大，表示声音大，气球小，表示声音小。

第9～11题为音调分辨，音调的高低用音符的高低来表示，音符越高，表示音调越高，音符越低，表示音调越低。

（2）有意义音节分辨（见6.2《儿童超音段分辨能力评估》记录表及附录1）

第12～14题为长短分辨，左边放两张相同的图片（都是第一个词），右边放两张不同的图片（两个不同的词）。

第15～16题为断续分辨，一只猫表示“猫”的声音发一次，持续3秒，两只猫表示“猫”的声音发两次，两次共3秒。

第17题为强弱分辨，采用大猫表示声音大，用小猫表示声音小。

第18～20题为情绪分辨，采用开心脸谱代表开心时说话的语气，不开心的脸谱表示不开心时说话的语气。

第 21 ~26 题为声调分辨，其中包含了汉语普通话中常见的四个声调。采用同样的呈现方式，即左边是两幅相同的图片（两个相同的词），右边是两幅不同的图片（两个不同的词）。

6.1.5 结果分析

测试完成后，将结果汇总到《儿童超音段分辨能力评估》（见附录 1 听觉功能评估标准中的《儿童超音段分辨能力评估》表）记录表中，分别计算每一大组的总分。计算方法如下：

$$听觉分辨得分(\%)=\frac{3x-n}{3x}\times 100\%$$

（X 为测试题数；n 为错误次数，即 0 的个数）

6.2 儿童听觉分辨能力训练

听觉分辨能力的核心目标是分辨声音的相同与不同，让大脑学会比较声音的异同。此阶段是大脑真正认识声音的开始。在听觉技能发展的初级、中级、高级阶段，听觉分辨能力训练所占的比例先增大后减小。

6.2.1 听觉分辨能力训练的目标

该过程主要分为三个阶段，较大差异的分辨、中等差异的分辨和较小差异的分辨。三个阶段的目标及主要内容如表 6 - 1 所示。

1. 较大差异听觉分辨能力训练目标及主要内容

较大差异的听觉分辨训练是指对差异较大的无意义简单音节的分辨。该阶段的主要目标是当两个音的时长、强度、频率（音高/基频）、音质、方向或快慢差异较大时，患者能意识到这两个音是不一样的。

表 6-1　**听觉分辨阶段的主要训练内容（超音段分辨模型）**

训练目标	训练内容	主要特性	举例说明
初级阶段 较大差异 （无意义音节）	音质	①滤波复合音 音乐声：低/高、低/中、中/高 环境声：低/高、低/中、中/高 ②频段 音乐声：低/高、低/中、中/高 环境声：低/高、低/中、中/高	 长号/短号 动物声：牛/鸟 长号/短号 交通工具声：火车/救护车
	时长	①长短（差异在 1～3 倍左右） ②断续（差异在 1～3 倍左右） 音乐声：3s/1s、2s/1s、3s/2s 单韵母：3s/1s、2s/1s、3s/2s	 a ——————— 与 a – a ——————— 与 a —— a —— a ——
	强度	①强/弱（差异在 15～30dBSPL） 音乐声：50dB/70dB、55dB/70dB 环境声：动物声、交通工具声 单韵母：50dB/70dB、55dB/70dB	 乐器 老虎声与老鼠声 a（50dB）与 a（70dB）
	频率	①音高 音乐声：乐器（五个音阶） ②基频 单韵母：男/儿童、男/女、女/儿童	 c^1/a^1、c^1/f^1、c^1/d^1 a（130Hz）/a（330Hz） a（130Hz）/a（230Hz） a（230Hz）/a（330Hz）

续表

训练目标	训练内容	主要特性	举例说明
初级阶段 较大差异 （无意义音节）	节奏	①音乐声 ②单韵母 2/4 拍与 3/4 拍 2/4 拍与 4/4 拍 3/4 拍与 4/4 拍	/c^1 c^1 c^1 c^1/与/c^1 c^1 c^1 c^1/ /aa aa/与/a a a a/
	方向	①左/右 ②前/后	苹果（左）/苹果（右）
中级阶段 中等差异 （有意义音节）	时长	①三音节/单音节 ②双音节/单音节 ③三音节/双音节	西红柿/瓜 辣椒/瓜 西红柿/辣椒
	强度	①三音节/三音节（强度差异在 10dBSPL） ②双音节/双音节（强度差异在 10dBSPL） ③单音节/单音节（强度差异在 10dBSPL） ④重音：重音（前）/重音（后）	长颈鹿（60dB）/长颈鹿（70dB） 大象（60dB）/大象（70dB） 猫（60dB）/猫（70dB） 我（70dB）爱 猫（60dB）/我（60dB）爱猫（70dB）
	频率	①男声（基频差异在 50Hz）——基频偏移 ②女声（基频差异在 50Hz）——基频偏移 ③童声（基频差异在 50Hz）——基频偏移 ④语调（开心/不开心）	猫（100Hz）与猫（150Hz） 猫（200Hz）与猫（250Hz） 猫（300Hz）与猫（350Hz） 你真棒！/不可以！
	节奏	单音节：2/4 拍与 3/4 拍 单音节：2/4 拍与 4/4 拍 单音节：3/4 拍与 4/4 拍	/猫猫 猫猫/与/猫猫 猫猫 猫/ /猫猫 猫猫/与/ 猫 猫 猫 猫/ /猫猫 猫猫 猫/与/猫 猫 猫 猫/

续表

训练目标	训练内容	主要特性	举例说明
中级阶段 中等差异 （有意义音节）	方向	①左右移动	蜜蜂、发电机、脚步、虫子 汽泡、机器人、录音机、电脑
	合成 言语	①时长：差异 1、0.8、0.6 s ②强度：差异 9、6、3dBSPL ③基频偏移：差异 50、40、30Hz ④基频变化：模板（平、上、下调等）四声调	a（1s，70dB）/ a（0.8s，70dB） a（1s，70dB）/ a（1s，64dB） a（1s，110Hz）/ a（1s，140Hz）
高级阶段 较小差异	时长	①长短（差异值在 50～100ms）	a（500ms）与 a（550ms）
	强度	①强/弱（差异值在 3～6dBSPL） 音乐声： 环境声： 言语声：	a（75dB）与 a（72dB）
	基频	①不同声调（四声调）	八/爸
	节奏	①重读：不同行板模板	a（行板 1）与 a（行板 2）
	准合 成言 语声	①时长：（差异在 20%～40%） ②强度：（差异 9、6、3dBSPL） ③基频变化（F0 curve）：	

主要目标：同时抓住声音的多种特性的能力

设计原理：助听器、人工耳蜗的电子学特点，言语信号数字处理特点，汉语言特点

主要内容：时域：时间编码（时长，节奏）；

频域：频率编码（基频偏移 AveF0、基频变化 F0 curve）

主要变化：声音的长短、断续、大小、频率、快慢

时长特性中长短的分辨可帮助确定声音的开始与结束，时长特性中断续的分辨可以为感知连续语音中不同的词和词组服务，这种技能是合理断句的基础。大小的分辨可以为奠定初步的语调的感知服务，还可以为韵母和声母的分辨服务。频率是语音分辨的重要组成部分，任何语音的分辨都离不开对频率的分辨。在这三个特性中，时间是最容易分辨的线索；其次是强度分辨；最难的是对频率的分辨。

在训练内容方面，主要选择可操控的音乐声，如圆号声（低频）、钢琴声（中频）、小提琴声（中高频），环境声和言语声；在时长方面，可使用乐器和单元音进行考察，在初级目标中差异值应达到3倍左右，即长音给3秒，短音给1秒。一般来说，可使用长时间按琴键或短时间按琴键的方式进行；在强度方面，也可使用乐器和单元音或环境声进行考察，在初级目标中差异的值应达到30～15dBSPL左右，然后再逐渐缩小差距。一般来说，可采用轻敲乐器和重敲乐器或轻声说话和大声说话进行，环境声中可选择大声叫的老虎和小声叫的老鼠声进行；在频率方面，主要使用乐器进行考察，在初级目标中能分辨5个音阶的差异即可。一般来讲，分辨高低可采用敲击不同的琴键进行，也可按先后敲击差异为5个音阶左右的琴键。如图6－2所示，可在差异为5个音阶的两个键盘上贴上贴纸，告诉患者你所要弹的即是这两个键，请他先看着你弹两遍，然后让他转过头或闭上眼睛听，听完后由患者弹。

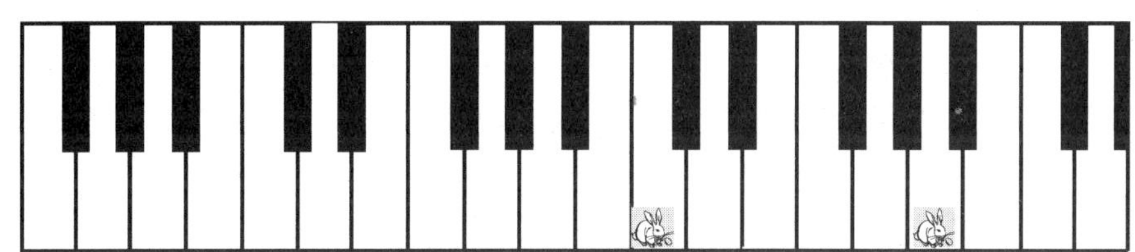

图6－2　频率分辨示意

此外，分辨声源的方向对听清声音信号也有很重要的意义。由于定向需要双耳的作用，因此，对于单耳植入人工耳蜗的患者来讲，一般不做听觉定向训练。

音质是分辨低、中、高不同的滤波复合音或频段，如音乐声和交通工具声（低/高、低/中、中/高）。

快慢是患者比较容易分辨的内容，主要体现在节奏上。节奏是一种以一定速度的快慢的节拍，主要是运用速度上的快慢和音调上的高低把它们组合到一起。常见的节奏型有2/4拍、4/4拍、3/4拍。一般来讲分辨快慢主要是采用踩鼓点的方式进行，即听到重音就跨一步。由于这里综合了时长、强度和频率特性，因此比较容易分辨，一般可放在时长之前进行训练或与时长穿插进行训练。

2. 中等差异听觉分辨能力训练目标及主要内容

中等差异的听觉分辨训练是指对中等差异的有意义音节进行分辨。主要是通过超音段音位的差异分辨有意义音节。超音段音位的分辨主要包含三个主要线索：一是强度，二是时长，三是频率（即基频）。

在时长方面，首先安排分辨三音节词和单音节词，然后安排双音节/单音节，最后安排三音节/双音节。这是因为三音节时长是单音节词的3倍，双音节时长是单音节词的两倍，而三音节词与双音节时间差异则比较小。

在强度方面，主要是分辨差10dBSPL左右的声音。例如大声地说“猫”（70dBSPL）和小声地说“猫”（60dBSPL），让患者分辨大小。

在频率方面，主要分辨基频偏移（AveF0）方面的差异，例如，分辨F0 = 100Hz和F0 = 150Hz的男声。

3. 较小差异听觉分辨能力训练目标及主要内容

较小差异的听觉分辨训练是指对较小差异的准合成语音（音素层面）进行分辨。这是更高一层的分辨，其前提是如果能分辨更小层次的差异，那么在分辨中等差异时的速度会更快，正确率会更高。准合成语音的分辨主要同样包括三个内容：大小、长短、高低。

在时长方面，主要分辨差50～100ms的声音。例如，分辨500ms与600ms的a音。

在强度方面，主要分辨差3～6dBSPL的声音。例如，分辨60dBSPL与57dBSPL的a音。

在频率方面，主要包括语调和声调两个方面。患者最初易分辨的是开心和不开心时的语调，例如，同样是下雨了，开心地说和不开心地说两者在基频上存在很大差异。声调是汉语言的特征之一，主要的变化也在于基频方面的变化（F0 curve）。

总的来说，听觉分辨阶段从分辨较大差异的无意义音节开始，过渡到中等差异的有意义音节，最后达到较小差异的合成语音（音素）的分辨。

6.2.2 听觉分辨能力训练的操作

听觉分辨主要是让聋儿指出两个声音是相同还是不同，是听觉技能发展过程中的关键阶段。不能判断声音的异同，就无法真正认识声音。该阶段在对声音进行初步分析（声谱分析）的基础上进行比较（特征提取，特征比较），是大脑真正认识声音的开始。如何表示相同和不同对低龄聋儿来说非常困难。因此，要设计合理的方法，既能调动聋儿的兴趣，又能使聋儿区分两种不同的声音。

1. 较大差异听觉分辨能力训练方法（无意义音节的分辨）

在分辨声音的长短时，可使用图 6－3。如让聋儿感知/a/的长短，可先教聋儿尝试发/a/。发长音时，手指沿着长长的绳子描线，并告诉聋儿，/a ------/长长的；发短音时，手指沿着短绳子描线，并告诉他/a ---/短短的。也可直接在一张白纸上，发长音时就画一条长长的线，发短音时画一根短短的线。理解这种方式之后，再发一个长长的音，请聋儿指出是“长长的”还是“短短的”。还可让聋儿画你发的音，若你发长音，则要求他画长线，而如果你发短音，则要求他画短线。对能理解“长”和“短”含义的聋儿，可要求他们直接指点表示长和短的图片。

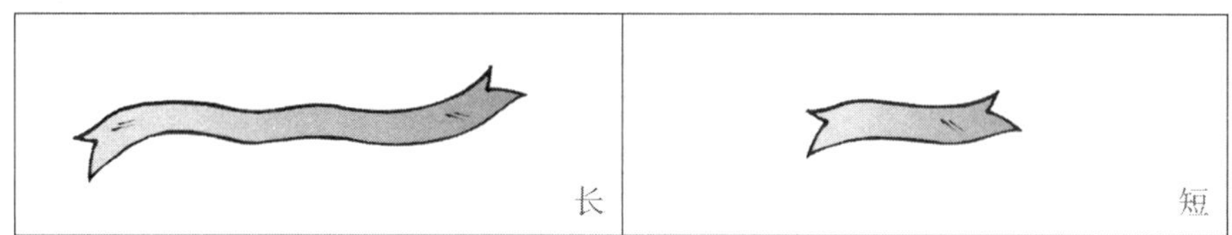

图 6－3　长短分辨示意

断续声分辨的训练方法与长短基本一致。给连续声时，画（或指）表示连续的长线，而给间断声时，则画（或指）间断的线，可参考图 6－4 断续分辨示意图进行。大小声分辨参见图 6－5，频率高低可参见图 6－6。操作方法与长短组基本相同。

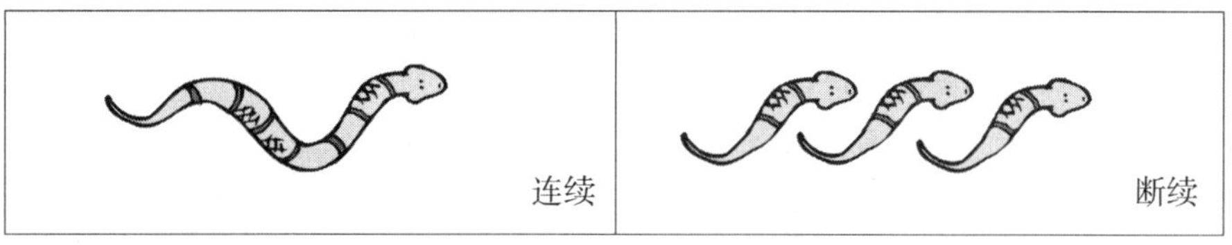

图 6－4　断续分辨示意

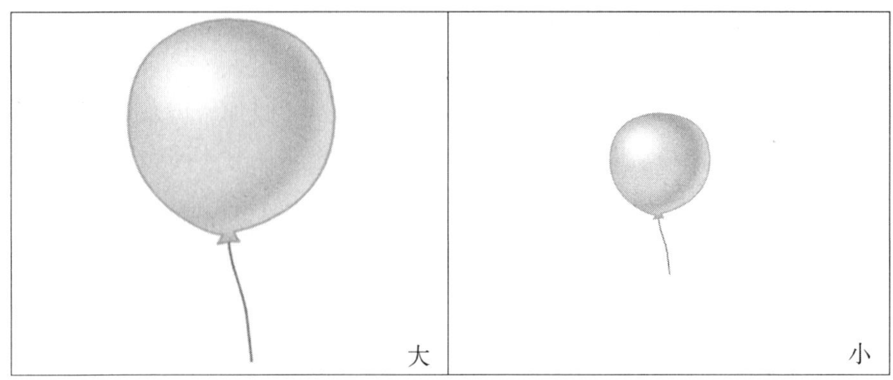

图 6-5　大小分辨示意

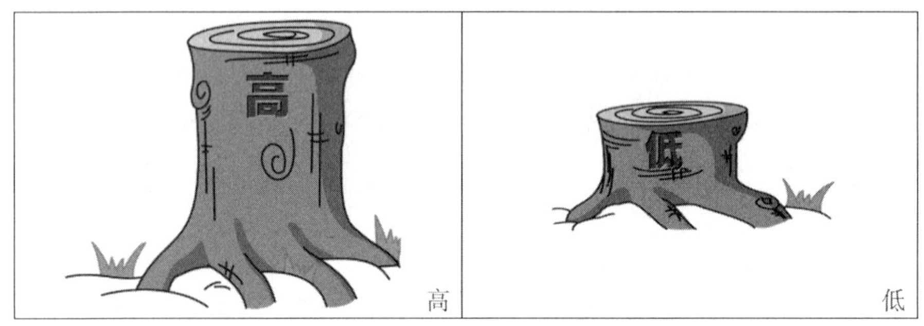

图 6-6　高低分辨示意

下面是在较大差异听觉分辨能力训练中的一个游戏举例：

游戏名称：画雨点

游戏目的：1. 感知在时长的声音。

2. 分辨并正确表示出声音的连贯、断续。

游戏准备：1. 口哨一个、水彩笔和纸。

参考玩法：1. 用水彩笔在纸上画一个孩子打雨伞，告诉孩子要添雨点儿。

2. 出示口哨，吹长长的音就画长长的雨点儿，吹短的就画短的雨点儿，吹断续的音就连续画几滴雨点儿。

注意事项：1. 避免有规律的口哨声。

2. 控制声音的差别由大到小，断续的声音由少到多。

扩展建议：1. 为了丰富孩子对声音内容的分辨，可以换成其他声音，如：口琴声、钢琴声、唱歌和说话声（啦—啦、啦、啦）。

2. 如果孩子好动，也可以让孩子听到长长的声音就原地走一圈，听到断续的声音就原地跳一圈。

2. 中等差异听觉分辨能力训练方法（有意义音节的分辨）

中等差异的分辨主要是指超音段音位的分辨。例如分辨“拔萝卜”和“鼻”两个词语。判断低龄聋儿能否分辨声音比较困难，对于2～4岁的聋儿可以使用建立条件反射的方法进行。如分辨“拔萝卜”和“鼻”时，我们可以先指着“拔萝卜”的卡片或文字连说三遍，再指着“鼻”的卡片或文字连说三遍，以此建立条件反射，最后问“‘鼻’在哪里?”聋儿指出相应的图片（见图6-7）。

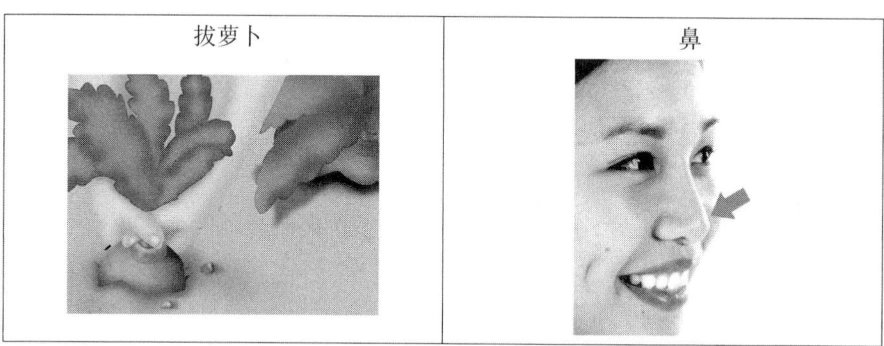

图6-7　低龄儿童的听觉分辨

对于4岁以上的聋儿，则可以告诉他：如果两个声音相同，则指表示相同的两个圆圈；如果两个声音不同，则指一个是圆、一个是正方形的图形。有时聋儿可能会跟读，如果能在不看口形的情况下正确跟读，说明聋儿能准确地分辨这两个音。

下面是在中等差异听觉分辨能力训练中的一个游戏举例：

游戏名称：手指娃娃变变变

游戏目的：1. 感知不同语调的声音。

2. 分辨并正确表示出不同的语调。

游戏准备：1. 不同语调的录音及播放设备。

2. 透明胶，白纸，红、黄、蓝三种颜色的水彩笔。

参考玩法：1. 用白纸做成孩子手指大小的圆锥三个，分别画上高兴，悲伤和生气的表情，并把他们放在桌子上。

2. 告诉孩子听到高兴的语调，就把高兴手指娃娃戴在大拇指上。如：“你真棒！宝宝乖。”

3. 告诉孩子听到悲伤的语调，就把平静手指娃娃戴在大拇指上如：“你是男孩”、“妈妈上班”。

4. 告诉孩子听到生气的语调，就把生气手指娃娃戴在大拇指上如："打人不好"、"不可以"。

5. 把三个手指娃娃戴在手指上，并用透明胶带固定好，播放不同的语调录音，孩子根据不同的语调伸出对应的手指娃娃。

注意事项：1. 如果孩子同时分辨三种语调，有困难可以先分辨高兴和生气的语调。

2. 手指娃娃应套在孩子伸缩自如的手指上。

扩展建议：1. 如果不想坐手指娃娃也可以直接用水彩笔在手指上画表情。

2. 如果孩子分辨得好还可以加入疑问的表情和语调。

3. 较小差异听觉分辨能力训练方法

较小差异的分辨在操作形式上基本与较大差异及中等差异的操作形式类似，只是材料上有特别的设计和处理。

下面是在较小差异听觉分辨能力训练中的一个游戏举例：

游戏名称：挂环

游戏目的：1. 感知不同强度的声音。

2. 分辨并正确表示出声音的轻重。

游戏准备：1. 听觉康复训练仪。

2. 漂亮的圆环若干个。

3. 在墙上钉上不同高度的挂钩。

参考玩法：1. 播放轻声，把圆环挂在低处的挂钩上，播放响声把圆环挂在高处的环上。

2. 把圆环交给孩子，请他听到声音往墙上挂环。

注意事项：1. 墙上的挂钩高度要让孩子的手能够得着。

2. 当孩子挂对圆环的时候及时进行鼓励。

3. 播放的声音差异在 3 ~ 6dBSPL。

扩展建议：1. 当孩子能较好地完成上面游戏时，可以缩小轻响差异以提高孩子分辨声音高低的灵敏度。

2. 为了增加游戏的趣味性，还可以让孩子摸身体部位，如听到轻声跺跺脚，听到响声双手拉耳朵。

听觉分辨能力的训练对所有年龄段的听力障碍人群都是必需的，这是人工耳蜗或助听器真正发挥作用的必要保证。由于设备信号处理的不精确性，聋儿所得到的电信号刺激往往不及真耳分析声音精细，因此这一阶段往往需要花费很多时间精力才能通过。要避免聋儿产生心理挫折感不愿意练习。

听觉分辨能力非常重要，是听觉技能发展中不可跨越的阶段，应引起家长和康复师的高度重视。切不可为了追求康复的速度而快速越过这一阶段，否则会使聋儿好像很会说，清晰度也还可以，但实际上没有学会听，导致在小学低年级时吃老本，而到高年级时因为听不清而影响学习。

6.2.3 现代化技术在听觉分辨能力训练中的运用

听觉分辨阶段基本技能和卡通游戏部分可用于训练较大差异的听觉分辨能力，参考方案 1 用于训练中等差异的听觉分辨能力。参考方案 2 用于训练较小差异的听觉分辨能力。

1. 现代化技术在较大差异听觉分辨能力训练中的运用

图 6－8 是较大差异听觉分辨能力训练列表，主要包括五个重要组成部分：时长分辨（长短、断续）、强度分辨、快慢分辨、方向分辨。

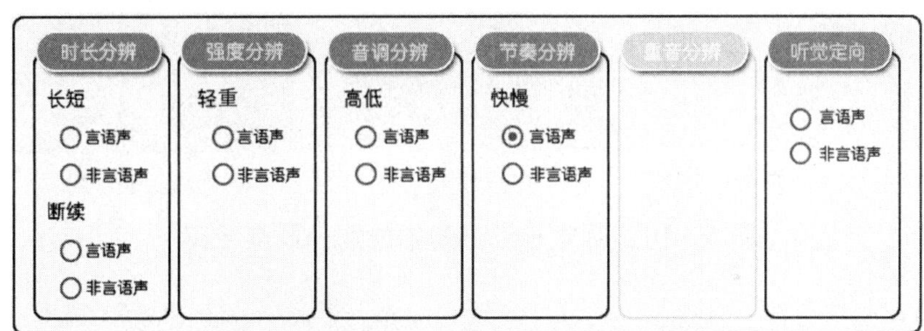

图 6－8　听觉察知学习和测验的历史记录

在训练内容方面，每一训练目标都包括两种：非言语声和言语声。非言语声是指音乐声。例如，在长短部分包括单簧管、钢琴、喇叭、弦乐器、合唱队等合成声。言语声包括 6 个单韵母 a、o、e、i、u、ü，并控制各种条件而发出的声音。例如，在言语声的长短分辨中，控制言语声的差异在 3 秒与 1 秒的分辨。

（1）时长分辨

在长短分辨方面，使用游戏“小老鼠吃糖果”进行（见图 6－9）。一辆装满糖果的火车在奔驰，两只小老鼠紧跟着，希望能吃到糖果（见图 6－9（a））。点击糖果，火车会发出声音。当火车发短音时，糖果飞向有短尺标记的老鼠（见图 6－9（b）），小老鼠高兴地捧起糖果吃掉了（见图 6－9（c））。当火车发长音时，则糖果飞向有长尺标记的老鼠。在长短音的比较中共有五组乐器音（单簧管、钢琴、喇叭、弦乐器、合唱队），六组言语声（a、o、e、i、u、ü）。

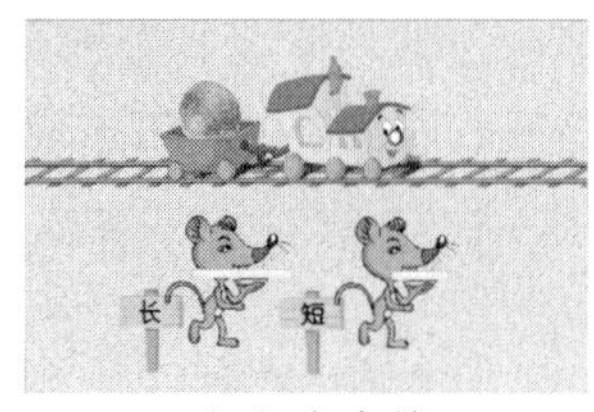

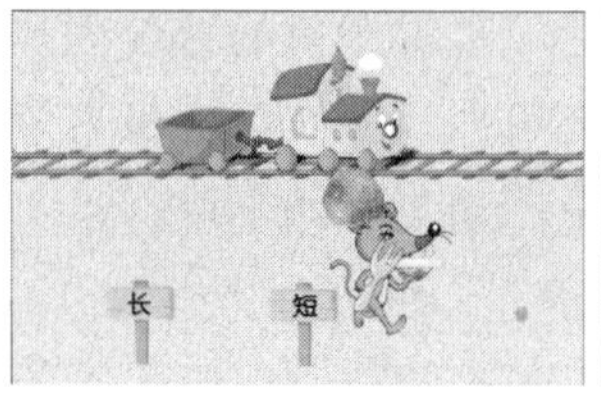

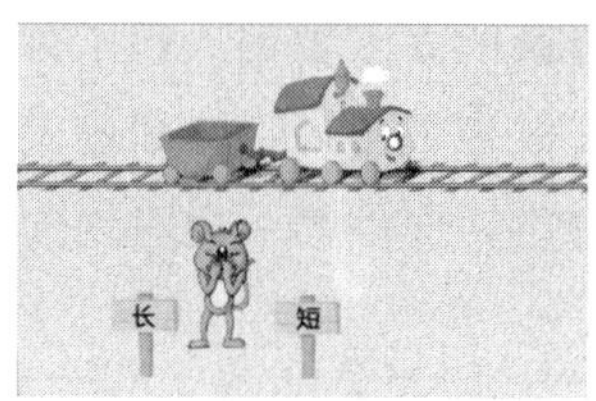

（a）点击前　　（b）点击时　　（c）成功后

图 6－9　听觉分辨—基本技能—长短分辨

在断续分辨方面，使用游戏“小鸡快跑”进行（见图 6－10）。一只狐狸要吃小鸡，鸡妈妈着急地在对岸教小鸡怎么过河（见图 6－10（a））。如果鸡妈妈吹的声音是断续的，选择断续的桥，则小鸡平安地走到对岸（见图 6－10（b））。如果选择错误，则小鸡掉进河里（见图 6－10（c））。在断续音的分辨中，共有五组乐器音（与长短分辨相同）和 6 组言语声（单元音）。

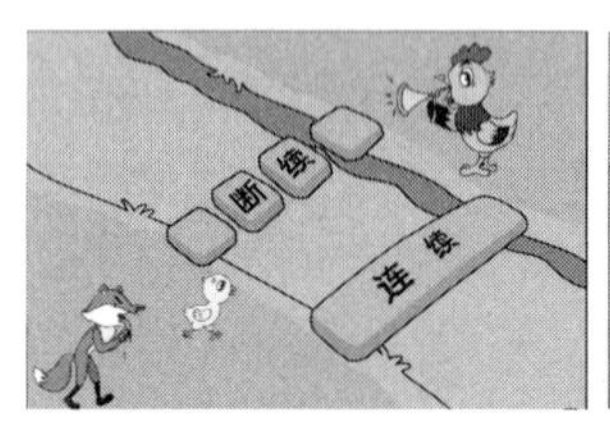

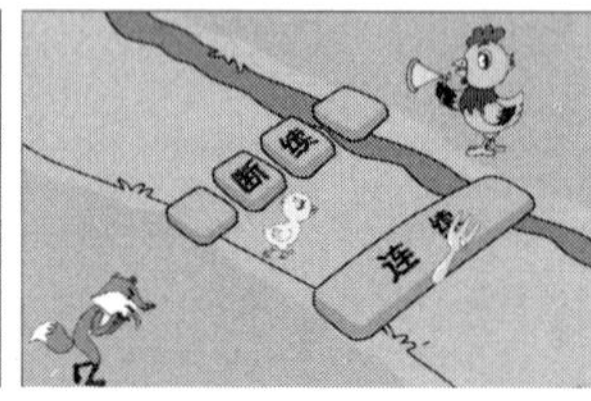

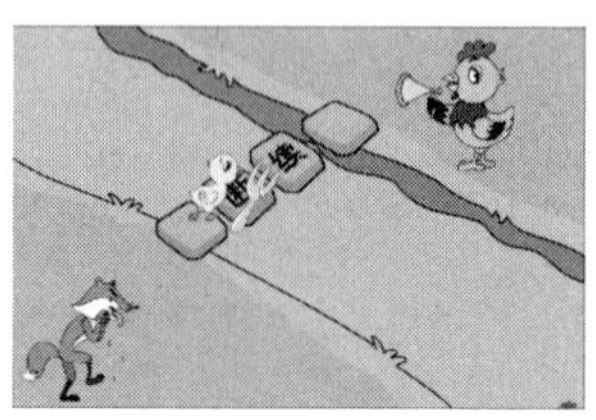

（a）点击前　　（b）成功后　　（c）失败后

图 6－10　听觉分辨—基本技能—断续分辨

（2）强度分辨

在强度分辨方面，使用“小鸟玩气球”进行（见图 6－11）。一只大鸟和一只小鸟分别站在两棵树上，树中间的草地上有一只气球不断跳动（见图 6－11（a））。用鼠标点击气球，如果气球发出轻音，则叉子飞向小鸟（见图 6－11（b））。小鸟则从树枝上飞下来用嘴巴把气球刺破（见图 6－11（c））。当气球发出响音时，则叉子飞向大鸟。在轻响音的比较中共有四组乐器音（单簧管、喇叭、弦乐器、合唱队），四组言语声（a、o、u、ü）。

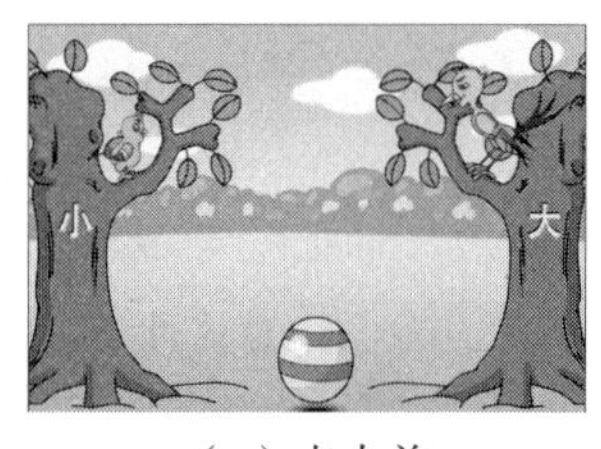

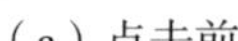
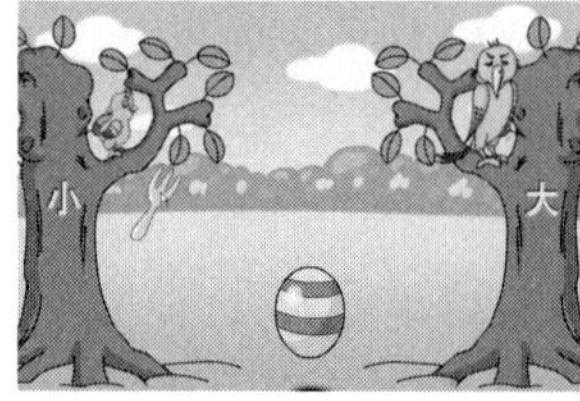

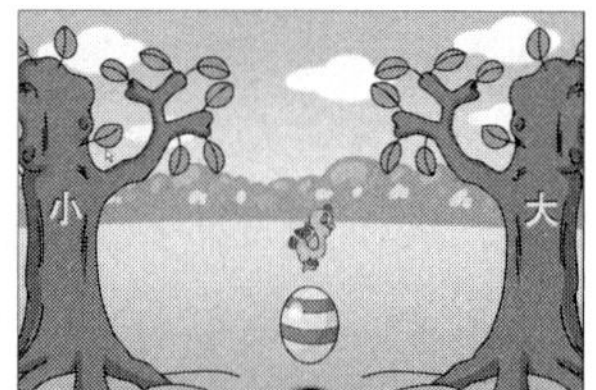

（a）点击前　　（b）点击时　　（c）成功后

图 6－11　听觉分辨—基本技能—大小分辨

（3）音调分辨

在音调分辨方面，使用“青蛙跳高”进行（见图6－12）。一只青蛙站在一个高树桩和一个矮树桩中间的树桩上（见图6－12（a））。用鼠标点击青蛙，如果发出的是低音，则叉子飞向低树桩（见图6－12（b））。青蛙跳到低树桩上（见图6－12（c））。当发出的是高音时，叉子飞向高树桩。在高低音的比较中共有四组乐器音（单簧管、喇叭、弦乐器、合唱队），四组言语声（i、o、a、ü）。

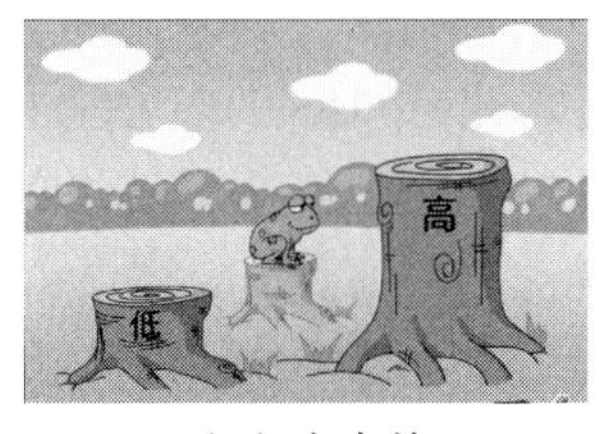

（a）点击前

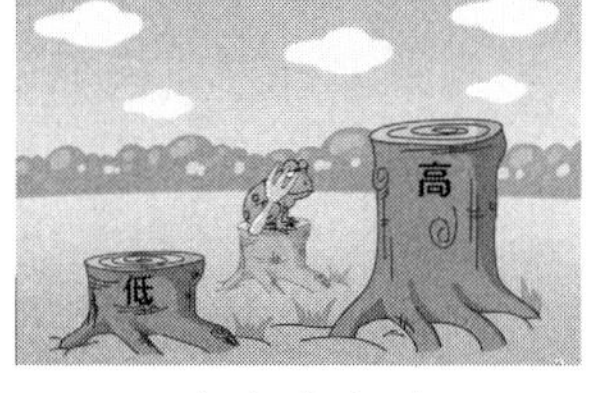

（b）点击时

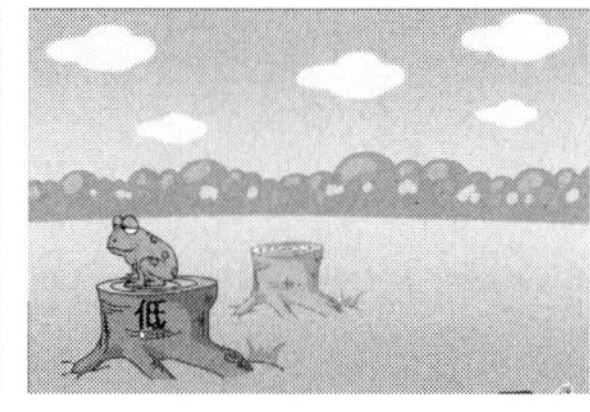

（c）成功后

图6－12　听觉分辨—基本技能—高低分辨

（4）快慢分辨

在快慢分辨方面，使用“龟兔赛跑”进行（见图6－13）。兔子和乌龟分别代表快和慢，一起站在起跑线后（见图6－13（a））。如果牛教练吹得慢，则叉子飞向乌龟（见图6－13（b）），乌龟跑（见图6－13（c））。如果牛教练吹得快，则叉子飞向兔子，兔子跑。在快慢音的比较中共有四组乐器音（单簧管、喇叭、钢琴、合唱队），四组言语声（a、o、u、e）。

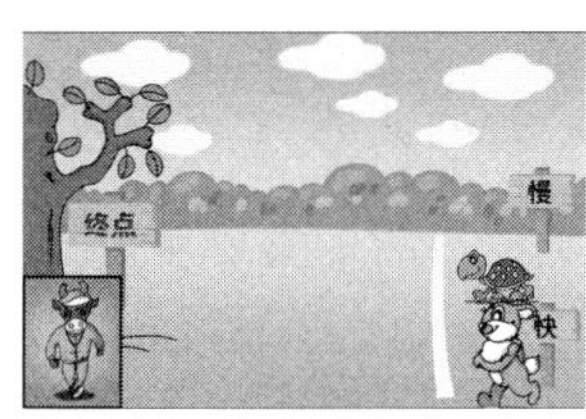

（a）点击前

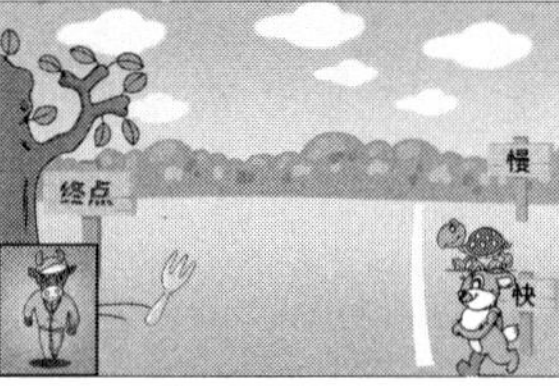

（b）点击时

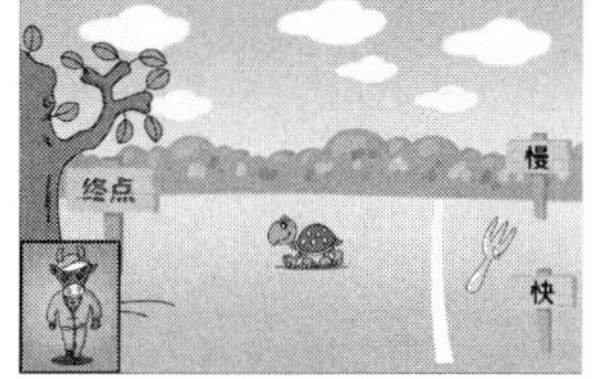

（c）成功后

图6－13　听觉分辨—基本技能—快慢分辨

（5）方向分辨

在快慢分辨方面，使用“猜猜声音在哪里?”进行（见图6－14）。画面的左右各放一个音箱（见图6－14（a））。如果声音来自右边，则叉子飞向右边的音箱（见图6－14（b）），然后左边音箱消失。反之，则右边的音箱消失（见图6－14（c））。在方向的分辨中共有20组非言语声和20组言语声。

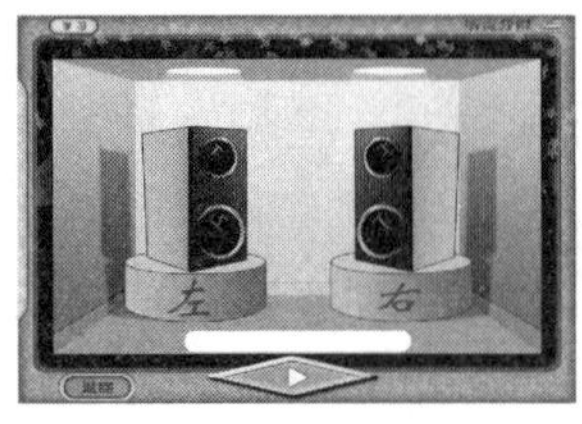

（a）点击前

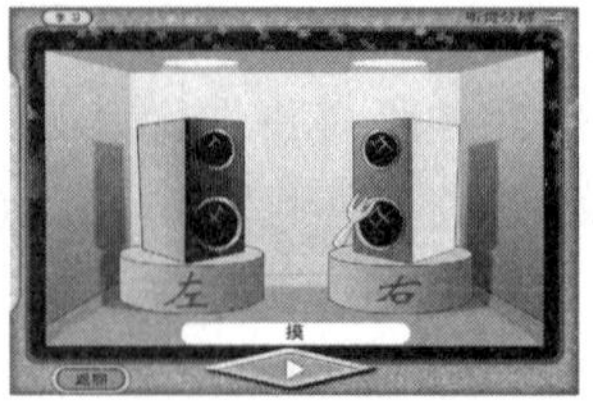

（b）点击时

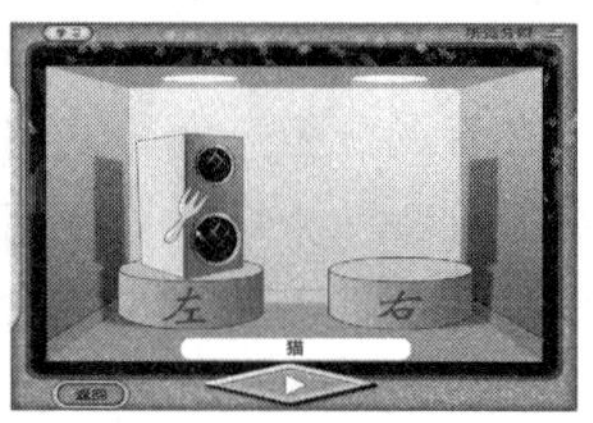

（c）成功后

图 6－14　听觉分辨—基本技能—方向分辨

在卡通游戏中的左右分辨也是帮助分辨方向的（见图 6－15）。点击左上角的烧瓶，则左边的音箱会发出“咕咕”声（见图 6－15（a））。此外，还可以从左往右拖动“烧瓶”，声音也逐渐从左边移动到右边的音箱（见图 6－15（b））。此外，声音的种类也是可以选择的（见图 6－15（c））。

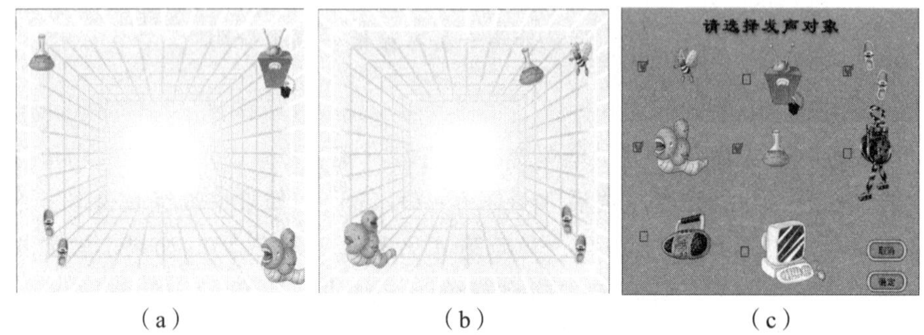

（a）　　（b）　　（c）

图 6－15　听觉分辨—卡通游戏—左右分辨

2. 现代化技术在中等差异听觉分辨能力训练中的运用

图 6－16 是中等差异听觉分辨能力训练列表，主要包括四个重要组成部分：时长、强度、音调以及重音分辨。

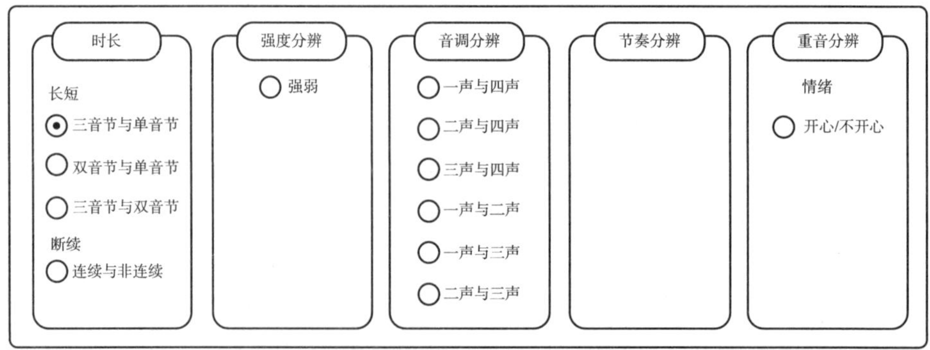

图 6－16　听觉分辨学习和测验的历史记录

（1）时长分辨

①长短分辨

图6－17是听觉康复系统中听觉分辨阶段参考方案—长短分辨部分举例。这部分包括了三组材料，分别为三音节与单音节、双音节与单音节以及三音节与双音节。操作时，点击界面的下方的按钮，系统播放声音，如图6－17（a）简约Ⅰ所示，点击完按钮，系统即播放"婴儿床、鹰"及"婴儿床、婴儿床"的读音，播放结束后，系统会播放由"婴儿床、鹰"的语音。图6－17（b）是简约Ⅱ材料的操作方式与简约Ⅰ相同。

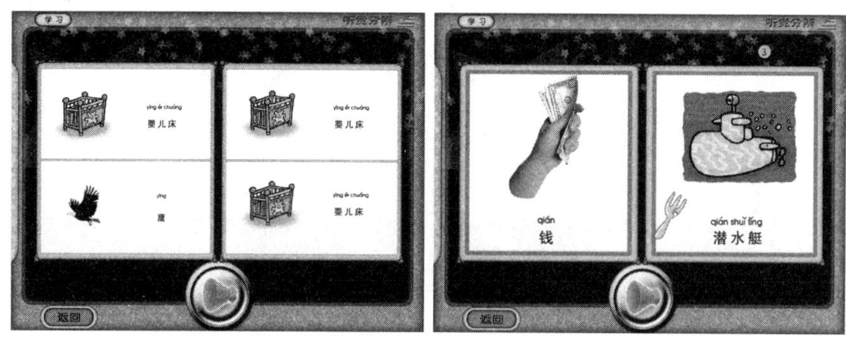

（a）简约Ⅰ　　（b）简约Ⅱ

图6－17　听觉分辨—参考方案—长短分辨

②断续分辨

图6－18是听觉干预系统中听觉分辨阶段参考方案—长短分辨部分举例。操作时，点击界面下方的按钮，系统播放声音，如图6－18（a）简约Ⅰ所示，点击完按钮，系统即播放"猫猫猫、猫猫猫"及"猫猫猫、猫"的读音，播放结束后，系统会播放由"猫猫猫、猫猫猫"的语音。图6－18（b）是简约Ⅱ材料的操作方式与简约Ⅰ相同。

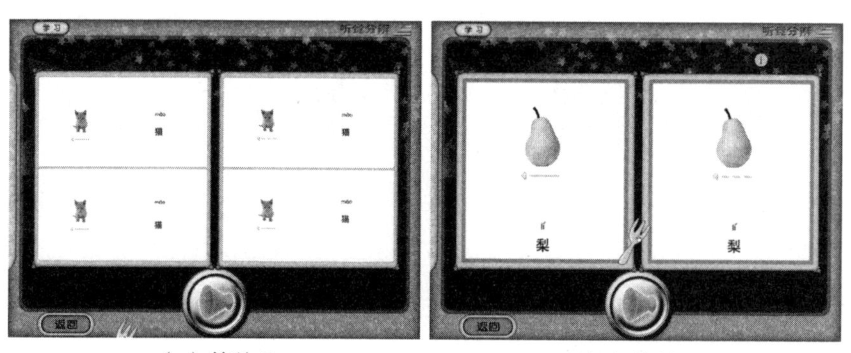

（a）简约Ⅰ　　（b）简约Ⅱ

图6－18　听觉分辨—参考方案—断续分辨

(2) 强度分辨

图 6－19 是听觉干预系统中听觉分辨阶段参考方案—强度分辨部分举例。操作时，点击界面下方的按钮，系统播放声音，如图 6－19（a）简约 I 所示，点击完按钮，系统即播放“梨（大）、梨（大）”及“梨（大）、梨（小）”的读音，播放结束后，系统会播放由“梨（大）、梨（大）”的语音。图 6－19（b）是简约Ⅱ材料的操作方式与简约 I 相同。

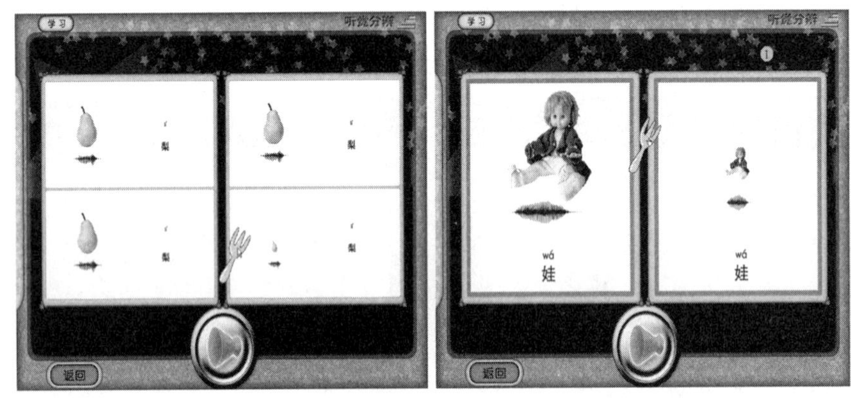

（a）简约 I　　　　（b）简约Ⅱ

图 6－19　听觉分辨—参考方案—强度分辨

(3) 音调分辨

①声调分辨

图 6－20 是听觉干预系统中听觉分辨阶段参考方案—声调分辨部分举例。操作时，点击界面下方的按钮，系统播放声音，如图 6－20（a）简约 I 所示，点击完按钮，系统即播放“爸、爸”及“爸、拔”的语音，播放结束后，系统会播放由“爸、爸”的语音。图 6－20（b）是简约 Ⅱ 材料的操作方式与简约 I 相同。

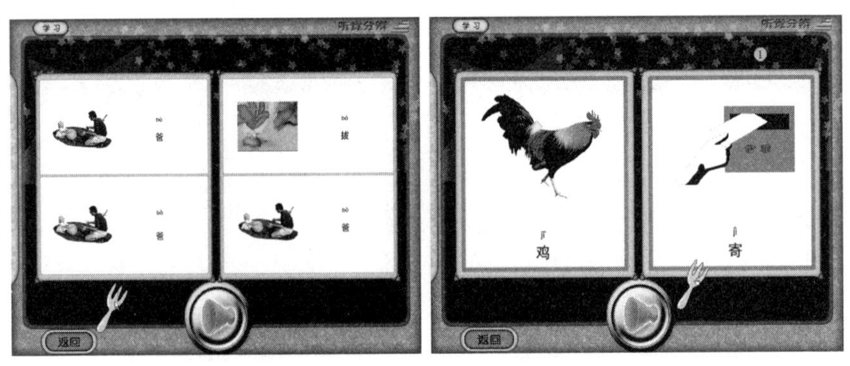

（a）简约 I　　　　（b）简约Ⅱ

图 6－20　听觉分辨—参考方案—断续分辨

②语调分辨

图 6－21 是听觉干预系统中听觉分辨阶段参考方案—声调分辨部分举例。操作时，点击界面下方的按钮，系统播放声音，如图 6－21（a）简约Ⅰ所示，点击完按钮，系统即播放"不可以（不开心）、你真棒（开心）"及"你真棒（开心）、你真棒（开心）"的读音，播放结束后，系统会播放"不可以（不开心）、你真棒（开心）"的语音。图 6－21（b）是简约Ⅱ材料的操作方式与简约Ⅰ相同。

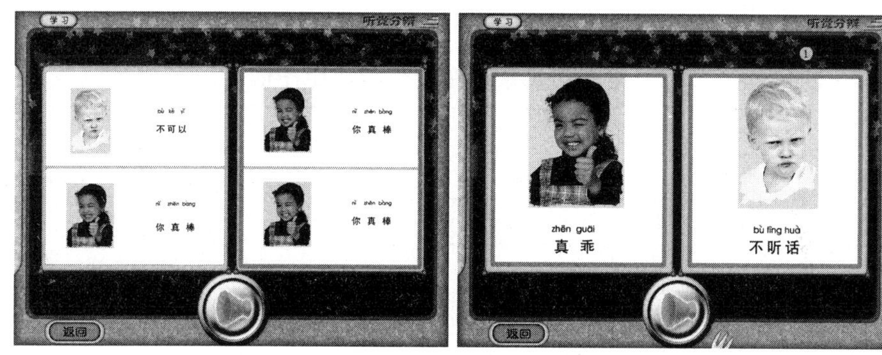

（a）简约Ⅰ　　（b）简约Ⅱ

图 6－21　听觉分辨—参考方案—断续分辨

6.3　个案举例

案例 1

1. 基本情况

患儿××，女，3 岁 4 个月，2 岁半时被诊断为双耳重度听力损失，后选配双耳大功率助听器，半年后来我门诊进行评估。之前曾进行机构康复 6 个月，感觉听觉言语能力有一定进步，但声母多构音不清，家长反映其对各种声音的区别分辨不清。

2. 听觉功能评估

（1）评估结果

对大的鼓声、敲木鱼、串铃声有较明显的反应，会举手，重复性较好。使用GSVLH－PC2B2型听觉评估仪进行助听听阈测试，结果显示双耳助听器补偿效果均属于最适水平，可以判断声音的开始与结束，理解相同/不同的概念，但不能区分无意义音节声音的大小、快慢和高低，可以区分声音的长短。听觉分辨能力评估结果见表6－2。

表6－2　　听觉分辨儿童超音段分辨功能评估

无意义音节						有意义音节					
时长		强度		音调		时长		强度		音调	
序号	得分	序号	得分	序号	得分	序号	得分	序号	得分	序号	得分
1	111	6	110	9	010	12	101	17	010	18	000
2	110	7	101	10	000	13	111	小计	0.33	19	000
3	111	8	010	11	000	14	110			20	000
4	101	小计	1.67	小计	0.33	15	100			21	110
5	010					16	001			22	011
小计	3.67					小计	3			23	100
										24	010
										25	000
										26	000
										小计	2
听觉分辨总分（%）：无意义音节 51.5 %；有意义音节 35.5 %；总分 42.3 %。											

（2）结果分析

该儿童听觉技能发展察知阶段已经基本完成，还不能对无意义音节的所有特性进行正确分辨。

3. 听觉康复方案

（1）一周训练目标

听觉分辨能力初级目标：使用无意义音节进行，分辨较大差异的声音，掌握和分辨声音的三个基本特性：时长、强度、频率。

(2) 训练方案

训练按由易到难的顺序，依次为长短、断续、大小、快慢和高低的分辨。使用的材料可以是好操控的乐器或治疗师自己发出的无意义的单元音（a、i、u等）。儿童的反应方式可以是模仿发音，也可以是指出相应的代表图片。

时长分辨方面，可吹的口风琴比钢琴键能更好地控制时长。这个阶段，两个音的时长差异应当较大，例如长音给3秒，短音给1秒。由于这个儿童的时长分辨能力已经较好，因此这个训练过程可以较短，根据儿童的情况，可以尽快进入下一个阶段。可用电子琴的节拍控制快慢声音。

强度方面，给出两个强度有差异的声音，其差异值开始应达到30~15dBSPL左右，然后再逐渐缩小差距。如果是发声乐器，可以轻轻地敲乐器和重重地敲乐器。如果是治疗师发声，则可以轻声说和大声说来制造强度差异，如a（50dB）/a（70dB）。

频率方面，主要使用乐器进行考察，最开始的频率差异为5个音级，可以在电子琴键标示出来，告诉患者你所要弹的即是这两个键，请他先看着你弹两遍，然后让他转过头或闭上眼睛听，听完后由患者弹。或者用“蹲下”这个动作代表“低低的”，“举手”这个动作代表“高高的”。另外，治疗师还可以发出a（130Hz）/a（230Hz）来进行训练。

(3) 可选择的训练资源

①《启聪博士》。

②儿童感兴趣的各个频率的发声乐器。

(4) 注意事项

①在分辨训练之前，首先尝试让儿童理解相同和不同的概念，这个过程要根据儿童的认知发展水平进行，如果儿童可以完成，则可以选择声音以外的材料，如颜色、形状、数量差异的物品，只要儿童能够准确说出相同和不同就可以了。有些儿童很难学会这样的概念，这个时候可以直接进行听觉分辨能力的训练，只要让儿童模仿发音，或者告诉治疗师，是长长的，还是大大的，还是小小的，就可以了，不需要说出两个音是否相同；

②在分辨声音的大小时，可先指着代表“大”的图片，然后大声发音，告诉患者，这是大大的，同样告诉患者小小的声音的概念。然后发出声音，让患者进行分辨训练。快慢、长短、高低的分辨训练方式与分辨大小时的过程基本一样；

③训练之初，要及时给予正向鼓励，以提高儿童的自信和兴趣；

④如儿童的无意义音节分辨得分大于75%，可根据儿童的听觉发展情况，进入下一个阶段的训练。

案　例　2

1. 基本情况

患儿×××，女，3岁10个月，2岁时被诊断为双耳中重度听力损失，后选配双耳大功率助听器，1年后来我门诊进行评估。之前曾进行机构康复8个月，感觉听觉言语能力有一定进步，家长反映其对于四个声调容易混淆。

2. 听觉功能评估

（1）评估结果

对大的鼓声、敲木鱼、串铃声有较明显的反应，会举手，重复性较好。使用GSVLH－PC2B2型听觉评估仪进行助听听阈测试，结果显示双耳助听器补偿效果均属于最适水平，可以判断声音的开始与结束，理解相同/不同的概念，可以区分声音的长短、大小、快慢和高低。对有意义音节的音调分辨，尤其是声调的分辨能力较差。听觉分辨能力评估结果见表6－3。

表6－3　　听觉分辨儿童超音段分辨功能评估

无意义音节						有意义音节					
时长		强度		音调		时长		强度		音调	
序号	得分	序号	得分	序号	得分	序号	得分	序号	得分	序号	得分
1	111	6	111	9	111	12	111	17	111	18	111
2	111	7	111	10	110	13	111	小计	1	19	111
3	111	8	111	11	110	14	111			20	110
4	111	小计	3	小计	2.34	15	111			21	110
5	011					16	111			22	011
小计	4.67					小计	5			23	100
										24	010
										25	000
										26	000
										小计	4.67
听觉分辨总分（%）：无意义音节＿91＿%；有意义音节＿42.7＿%；总分＿80＿%。											

（2）结果分析

该儿童听觉技能发展察知阶段已经基本完成，有意义音节的听觉分辨能力较差，尤其是音调的分辨。

3. 听觉康复方案

（1）一周训练目标

听觉分辨能力中级目标：通过超音段音位的差异分辨有意义音节的音调差异。

（2）训练方案

主要包括语调和声调两部分。患者最初易分辨的是开心和不开心时的语调，例如，同样是下雨了，开心地说和不开心地说两者在基频上存在很大差异。要求患者判断这是开心的还是不开心的语气，用来训练的句子，可以由治疗师自由选择，比如“你真棒！/不可以！”

声调方面可以选择患者熟悉的词，配以卡片，声母和韵母相同，只有声调不同，进行分辨，依次为（见表6－4）：

表6－4　声调练习举例

对比项目	训练内容1	训练内容2	训练内容3	训练内容4
一声/四声	jī/jì 鸡/寄	bā/bà 八/爸	mī/mì 咪/蜜	hǖ/hü 呼/护
二声/四声	jí/jì 急/寄	bá/bà 拔/爸	mí/mì 迷/蜜	hú/hù 壶/护
三声/四声	jǐ/jì 几/寄	bǎ/bà 把/爸	mǐ/mì 米/蜜	hǔ/hù 虎/护
一声/二声	jī/jí 鸡/急	bā/bá 八/拔	mī/mí 咪/迷	hū/hú 呼/壶
一声/三声	jī/jǐ 鸡/几	bā/bǎ 八/把	mī/mǐ 咪/米	hū/hǔ 呼/虎
二声/三声	jí/jǐ 急/几	bá/bǎ 拔/把	mí/mǐ 迷/米	hú/hǔ 壶/虎

儿童的反应方式可以是模仿发音，也可以是指出相应的代表图片。同样，年龄稍大一点的孩子，可以通过指下图进行反应，如果两个声音不同，则指一个是圆、一个是正方形的图形。

（3）可选择的训练资源

①《启聪博士》。

(4) 注意事项

①在分辨训练时，可先将每个声音都发一遍，并且拉着儿童的手，指着相应的图片，然后再随即发音，儿童指认；

②分辨训练一次时间不宜过长，每天1~2次，每次不超过30分钟；

③训练过程要不断变换呈现形式，以提升儿童的兴趣，如可以是用卡片和设备交替的方式，在发觉儿童出现倦怠现象的时候，还可以用听觉干预系统中的听觉分辨游戏，调节情绪，给予正向奖励；

④如儿童的有意义音节声调的听觉分辨得分大于75%，然后可根据儿童的听觉发展情况，进入下一个阶段的训练。

第 7 章

听觉识别能力的评估与训练

听觉识别阶段是儿童在前阶段能判断两者差异的基础上，将这些差异整合起来，成为某个或某一系列特定语音的表征。听觉识别能力评估与训练的目的在于考察和提高患者把握音段音位的多种特性的能力，从而将声音识别出来。听觉识别能力评估主要包括语音均衡式识别和音位对比式识别两个部分。两者都包括韵母识别和声母识别两部分。听觉识别能力训练则在评估的基础上进行针对性的听觉识别能力训练。

7.1 儿童语音均衡式识别能力评估

7.1.1 评估原理

言语是人类社会最重要的交际工具，能否听清言语决定着一个人是否能使用听觉和口语进行交流。儿童语音识别能力评估是根据语音均衡原理编制的一套听觉言语测听词表。多年的临床实践表明，该词表充分考虑到儿童的心理特点和听觉发展规律，是一套科学而实用的词表。该词表配有色彩丰富、贴近生活、通俗易懂的图片，为儿童听觉言语测听的顺利进行提供了保障。在听觉言语识别中，主要测试两部分内容，即声母识别和韵母识别。

1. 声母识别

声母是组成音节的重要成分，本测试选用了汉语中的21个声母，严格地考虑了语音平衡。声母一般不能单独存在，它总是与韵母结合在一起作为识别材料。

2. 韵母识别

韵母是语音中能量较为集中的部分，每个音节都离不开韵母，一个韵母也可以独立成为音节。通过韵母识别可以评估被试基本的听觉识别能力。

7.1.2 评估目的

评估目的主要有三个：(1) 评估个体语音识别能力是否正常；(2) 明确语音识别的问题所在，为听觉康复计划的制订提供依据；(3) 通过听觉功能训练前后语音识别得分的比较，考察训练方案的有效性。

评估主要的适用对象为：听觉障碍患者、言语障碍患者、嗓音障碍患者、语言障碍患者、认知障碍患者。

7.1.3 评估材料

1. 评估工具

声母识别部分：25组75张测试图片。

韵母识别部分：25组75张测试图片。

在进行儿童语音均衡式识别能力评估时可使用。若无此设备，可使用测试图片进行简单评估。本书提供的附图（见附录1.3）仅为实际尺寸的1/10。

2. 记录表

《儿童语音均衡式识别能力评估》记录与结果分析表1份（包括声母、韵母测试），参见附录1.3a。

7.1.4 测验流程

1. 指导语

"小朋友，找一找老师说的是哪个词?"

2. 学习回应方式

例题："鼻—白—拔"

主试人员和被试者并排而坐，三张测试图片依次出示，在出示图片的同时发音，图片摆放在被试者面前，然后提醒被试注意听，随机发音一次，让被试进行选择。

练习2~3次，如果被试学会，则正式开始。正式测试的具体步骤和练习相同，为避免疲劳效应，在测试中可安排短暂休息。前提是被试的精神状态饱满，注意力集中。

7.1.5 结果分析

测试词出现的方式有两种，一种是按词表给词，一种是随机给词。按词表给词是指第一组给词表1的词，其余24组也给词表1的词。此时，计分方式为0、1计分，正确计"1"，错误计"0"。若随机给词，即每一组都随机给一个，此时计分方式则需计入归一化系数。具体计算方法如下：

将结果汇总到测验记录表中（见附录1.3a），韵母和声母识别测试的计算方法（举例如表7-1和表7-2）如下：

(1) 测试结果x：　　选择正确计"1"，错误记"0"。

(2) 测试得分k·x：　　为原始得分乘以测试词的归一化系数k。

(3) 最后得分：　　根据计算公式来定。

$$\text{韵母（声母）识别能力得分} = \frac{\text{实际得分}}{\text{测试词应得满分}} = \frac{k1 \cdot x1 + k2 \cdot x2 + \cdots + k25 \cdot x25}{k1 + k2 + \cdots + k25} \times 100\%$$

注意：(1) k1，k2，…，k25为测试词对应的归一化系数；

(2) x1，x2，…，x25为测试词对应得分，正确记为"1"，错误记为"0"。

表 7-1　　声母部分举例

编号	测试内容			序号（正→误）	测试结果 x	k	测试得分 k·x	归一化系数 k		
	词表 1	词表 2	词表 3					1	2	3
1	白/bái/	柴/chái/	埋/mái/	2	1	1	1	1	1	1
2	塔/tǎ/	打/dǎ/	马/mǎ/	3→2	0	1	0	1	1	1
3	猫/māo/	刀/dāo/	包/bāo/	1	1	0.15	0.15	0.15	1	1

表 7-2　　韵母部分举例

编号	测试内容			序号（正→误）	测试结果 x	k	测试得分 k·x	归一化系数 k		
	词表 1	词表 2	词表 3					1	2	3
1	鼻/bí/	白/bái/	拔/bá/	1→3	0	0.15	0	0.15	1	1
2	风/fēng/	方/fāng/	飞/fēi/	3	1	0.35	0.35	1	1	0.35
3	摸/mō/	妈/mā/	猫/māo/	2	1	1	1	0.15	1	1

7.2　儿童音位对比式识别能力评估

人耳不仅能接收环境中的各种声音，更重要的是能感知言语信息。声母和韵母是言语信息的重要组成部分，能否听清（识别）声母和韵母对患者是否能理解有声语言至关重要。

7.2.1　评估原理

《儿童音位对比识别能力评估》是根据汉语言声母和韵母的声学特征及构音特点编制而成的。本评估将所有仅存在单维度差异的声母音位对作为声母识别材料。因为声母不能独立形成音节，需与韵母和声调组合，所以每一对声母音位对配有相同的韵母和声调。例如，/b/与/p/为两个声母（单维度差异的声母音位对），在发音方式上两者同为塞音，在发音部位上两者同为双唇音。两者最显著的差异为/b/为不送气音，/p/为送气音。在实际测试过程中，可使用“bá（拔）/pá（爬）”来考察“b/p”声母音位对的识别能力。汉语共 21 个声母，仅有单维度差异的声母音位对共有 23 项 87 对。

同样，本评估将所有仅存在单维度差异的韵母音位对作为韵母识别材料。每一对韵母配以相同的声母和声调。例如，/a/与/i/两个韵母，在结构上两者同为单韵母，但在发音特点上/a/为开口呼，/i/为齐齿呼。在实际测试过程中，可使用“bá（拔）/bí（鼻）”考察“a/i”音位对的识别能力。汉语共36个韵母，仅有单纬度差异的韵母音位对共有29项92对。

7.2.2 评估目的

评估目的主要有三个：(1) 评估个体音位对比识别能力是否正常；(2) 明确音位对比识别的问题所在，为听觉康复计划的制定提供依据；(3) 通过听觉功能训练前后音位对比识别成绩的比较，考察训练方案的有效性。

7.2.3 评估材料

1. 测试工具

韵母部分：92张测试图片。

声母部分：87张测试图片。

在《儿童音位对比式识别能力评估》时可使用。若无此设备，可使用测试图片进行简单评估。本书提供的附图（见附录1.4）仅为实际尺寸的1/10。

2. 记录表

《儿童音位对比式识别能力评估》记录表1份（包括声母、韵母测试），参见附录1.4a。

《儿童音位对比式识别能力评估》结果分析表1份（包括声母、韵母测试），参见附录1.4b。

7.2.4 测验流程

将测试材料架立于被试前，准备好记录表、笔和秒表。

1. 指导语

“小朋友，先跟我一起说图片的名字，然后我说哪一个，你就指哪一个，好吗?”

2. 学习回应方式

(1) 韵母部分

例1：马/米

拉着小朋友的手，先指“马”的图片，让儿童一起跟读一遍“马”，再指“米”的图片，让儿童一起跟读一遍“米”。然后，主试随机说其中的一个音节，时间为1秒，要求被试指出，并记录在《儿童音位对比式识别能力评估》记录表中。如正确则记“1”，如错误则记“0”。

被试反应完成后，主试再随机说其中的一个，等待被试回应并记录。如此共做3次。若记录结果为101，则表示除第二次外，其余两次都正确，该语音对得分为67%。

如果被试未学会，则使用例2：“妈/衣”继续学习。方法同例1。

(2) 声母部分

例1：“猫/狗”

拉着小朋友的手，先指“猫”的图片，让儿童一起跟读一遍“猫”，再指“狗”的图片，让儿童一起跟读一遍“狗”。然后，主试随机说其中的一个音节，例如“狗”(1秒)，要求被试指出，并记录在《儿童音位对比式识别能力评估》记录表中。如正确，则记“1”；如错误，则记“0”。

被试反应完成后，主试再随机说其中的一个，等待被试回应并记录。如此共做3次。若记录结果为011，则表示除第一次外，其余两次都正确。该语音对得分为67%。

如果被试未学会，则使用例2，“骂/爸”，继续学习。方法同例1。

3. 正式测试

如果被试学会，则正式开始。为避免疲劳效应，建议每完成25对测试项目后让被试休息5分钟（具体时间间隔由主试视情况而定）。

7.2.5 结果分析

测试完成后，将结果汇总到《儿童音位对比式识别能力评估》记录表中，分别计算每一大组的总分。计算方法如下：

$$\text{音位对比识别得分（\%）} = \frac{3x - n}{3x} \times 100\%$$

（x为测试题数；n为错误次数，即0的个数）

计算结果可与附录1.4中儿童音位对比识别能力参考标准相比较，从而得出该患者是否需要进行听觉干预。

对于需要进行听觉干预的患者，可将其错误次数为2次和3次的音位对提取出来，选择4～5对以该音位对为核心的拓展材料进行训练。如表7－3所示，某患者需要进行最小音位对比识别的训练，其b/p音位对比测试结果为“010”，治疗师可选择拓展材料中的词语对患者进行训练，并对训练效果进行监控。通过效果监控发现，经过1个记忆周期15天（艾宾浩斯长时记忆规律）的训练，该患者“拔/爬”通过，不需要继续进行听觉识别训练。而“包/抛”和“布/瀑”仍需要巩固，可转入新一轮训练周期进行训练。对于训练中经过一个周期的训练仍然连续三天中含有两次错误以上，可转入新一轮周期进行训练，并在其他教学及其他活动中有意增加复现次数，延长训练周期（2～4周）达到强化目的。如果训练后仍然出现同样的结果，可暂时放在一边，间隔一个周期后再次进行。

表7－3　　最小音位对比识别拓展训练、效果监控及建议

序号	开始日期	项目	拓展材料	效果监控（天数）					训练建议
				1	2	4	7	15	
例1	2007/3/3	b/p	拔/爬	001	110	111	111	111	通过
例2	2007/3/3	b/p	包/抛	110	111	111	011	111	巩固
例3	2007/3/3	b/p	鼻/皮	001	100	000	101	010	强化
例4	2007/3/3	b/p	布/瀑	001	011	101	110	111	巩固
1									
2									
…									
9									
10									

注：①训练建议：1）通过：若连续3次得分都为“111”，可认为该项效果满意，可进行正常训练；2）巩固：若有3次以上得分含有“110（011等只有1次为0）”应进行巩固；3）强化：若3次或3次以上得分为“001（100、010等含两个或000）”。

②效果监控周期：每个周期五次，依据艾宾浩斯遗忘曲线约15天（即训练当天、第二天、第四天、第七天和第十五天）。

③上述效果监控数据均伴随教学过程完成。

7.2.6 儿童音位识别能力测试参考标准

个体在计算出正确率后与参考标准中同龄人的平均正确率进行比较，就可以知道自己在同龄人中的相对位置。“儿童音位识别能力测试参考标准”的样本全部来自上海。我们采用分层抽样的方法，按照3岁、4岁、5岁三个年龄段从上海三所幼儿园的健听儿童中随机选取90名被试，其中每个年龄段30名被试，男女各半。音位对比识别参考标准具体数值见附录1.4。

7.3 儿童听觉识别能力训练

听觉识别技能的核心目标是把握声音的多种特性，从而将声音识别出来。此阶段是听觉独立发挥作用的顶点。在听觉技能发展的初级、中级、高级阶段，听觉分辨技能训练所占的比例先增大后减小。

7.3.1 分解式听觉识别能力训练的目标

听觉识别能力训练的过程主要分为较大差异识别、中等差异识别和较小差异识别三个阶段。三个阶段的目标及主要内容如表7－4所示。在听觉识别阶段，训练内容以音节为主。

表7－4 听觉识别阶段的主要训练内容（音位识别模型）

训练目标	训练内容	主要特性	举例说明
初级阶段 较大差异	数字识别	声韵母均不相同	1/5
	短句		弟弟骑木马/于海看书
	三音节		西红柿/自行车
	双音节		蚂蚁/大象
	单音节		鸟/球
	韵母 （语音均衡）	声母和声调相同	皮/排/爬
	声母 （语音均衡）	韵母和声调相同	爸/骂/差

续表

训练目标	训练内容	主要特性	举例说明
中级阶段 较小差异	韵母 （最小音位）	①相同结构，不同开口 ②相同开口，不同结构 ③相同开口，相同结构 ④前鼻音与后鼻音 四个水平：容易、稍难、较难、很难	bá（拔）/bí（鼻） bá（拔）/bái（白） guā（瓜）/guō（锅） lín（林）/líng（铃）
	声母 （最小音位）	①擦音与无擦音 ②清辅音与浊辅音 ③送气音与不送气音 ④相同部位，不同方式 ⑤相同方式，不同部位 ⑥卷舌音与非卷舌音 四个水平：容易、稍难、较难、很难	hé（河）/é（鹅） mǔ（母）/bǔ（补） pǔ（圃）/bǔ（补） bǔ（补）/gǔ（鼓） bǔ（补）/fǔ（斧） zì（字）/zhì（痣）
高级阶段 听觉语音	语音理解 语音表达		

主要目标：同时抓住声音的多种特性的能力

设计原理：助听器、人工耳蜗的电子学特点，言语信号数字处理特点，汉语言特点

主要内容：时域：时间编码（时长，节奏）

频域：频率编码（频率分解，频率合成）

主要变化：声音的长短、声调、韵母、声母

1. 较大差异听觉识别技能训练目标及主要内容

第一，较大差异听觉识别的目标是能识别韵母和声母都不同的词语，这是较初级的听觉识别。可通过所有音节都不相同的短句、三音节词、双音节词、单音节词（含数字识别）进行，如弟弟骑木马/于海看书、西红柿/自行车、蚂蚁/大象、鸟/球等进行（见图 7－1）。

第二，较大差异听觉识别目标又是指能识别语音平衡式的声母和韵母、声调等。语音平衡是指语音出现的概率与日常生活中出现的概率相一致。例如，听觉技能训练，根据汉语语音出现的频率进行。包括韵母识别、声母识别、双音节词声调识别等（见图 7－2）。

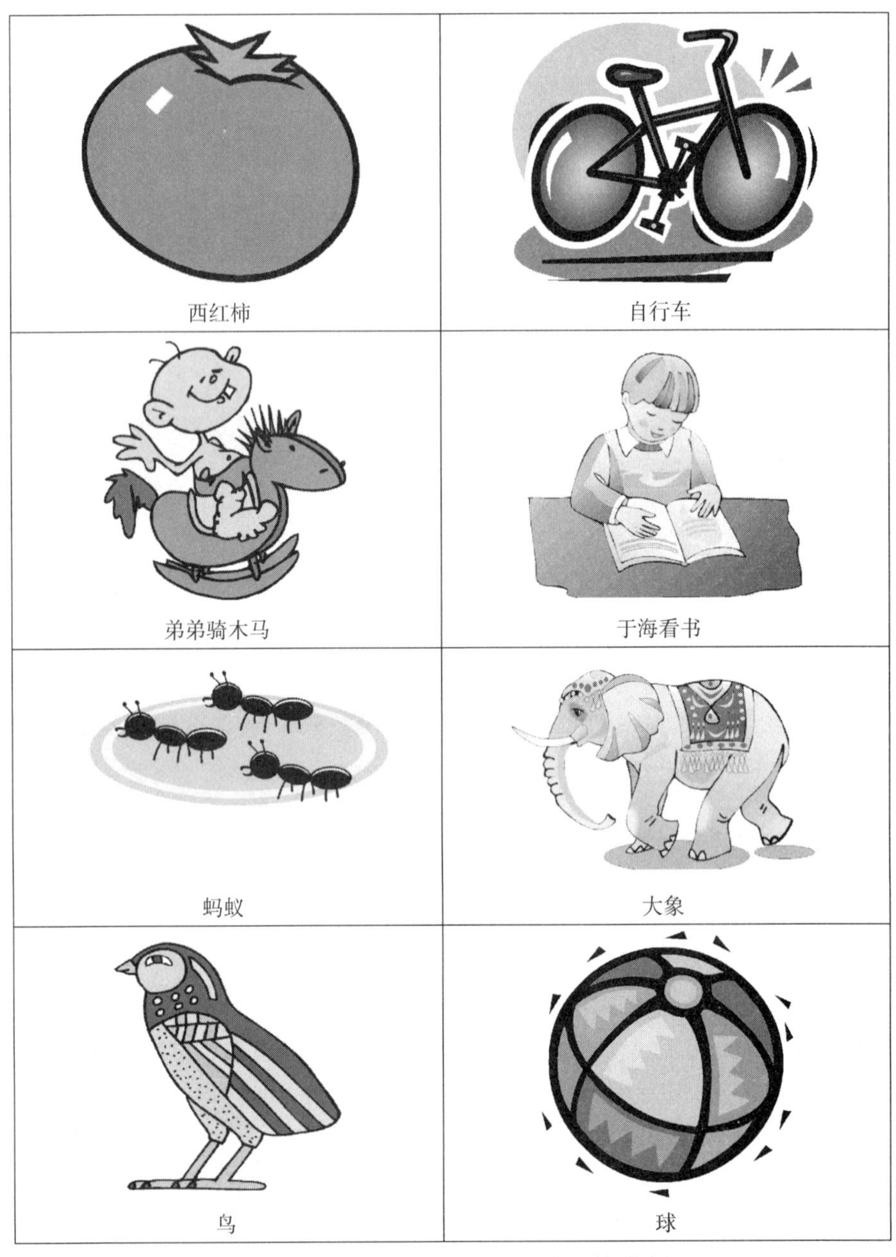

图 7-1　较大差异听觉识别训练举例

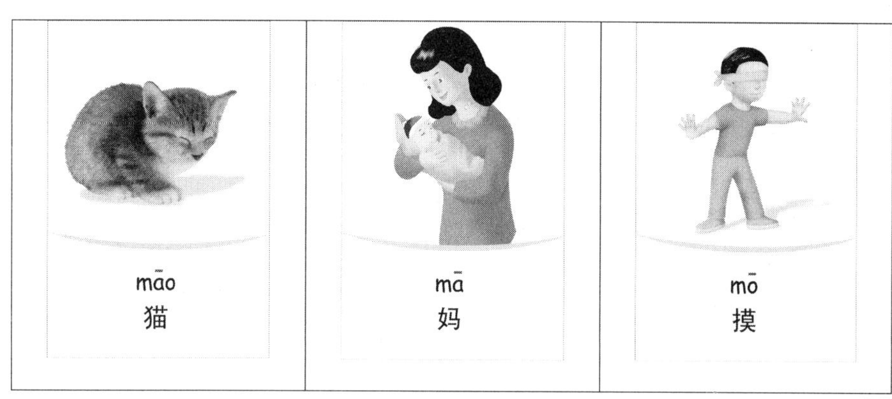

韵母识别

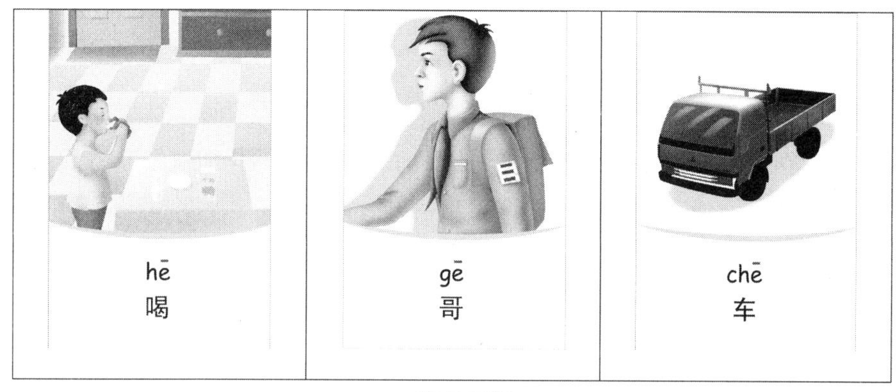

声母识别

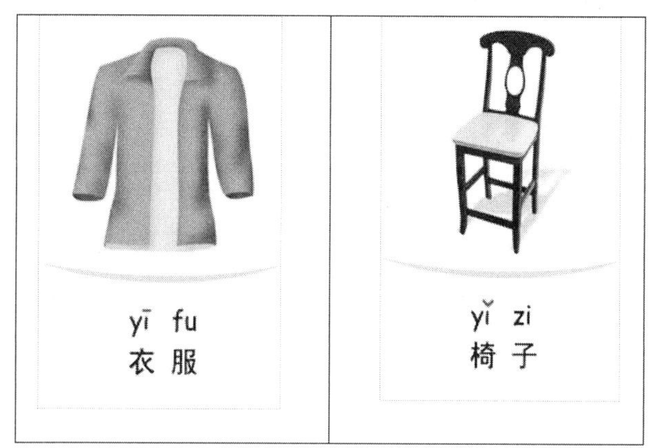

双音节词声调识别

图 7-2　较大差异听觉识别训练举例（语音均衡）

较大差异听觉识别技能训练内容（语音均衡）参照中国聋儿康复研究中心孙喜斌教授研发的聋儿听觉言语评估词表中声母和韵母识别中声母和韵母出现的概

率。例如，在聋儿听觉言语康复评估词表韵母识别中，选用鼻/白/拔三组音进行考察。那么在训练时，我们可针对性地选择词语，例如，皮/牌/爬（见图 7－3），踢/胎/塌等进行训练。

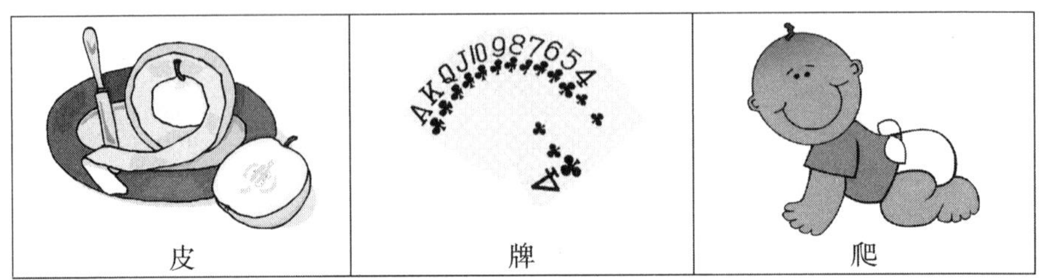

图 7－3　较大差异听觉识别训练举例（语音均衡）

2. 较小差异听觉识别技能训练目标及主要内容

较小差异的听觉识别能力是指能识别最小音位对比的技能。最小音位对比是根据汉语语音中仅有一个纬度差异的原则编制的音位对比式听觉识别材料。主要包括韵母识别和声母识别两个部分。由于韵母和声母数目很多，又可根据声学特征划分成更细的层次进行训练。

在韵母方面，如表 7－4 所示，汉语系统中一般从韵母第一个音的开头特点（开口呼、齐齿呼、合口呼、撮口呼）和韵母内部的结构特点（单韵母、复韵母、鼻韵母）两个维度进行分类，因此韵母识别训练的分组安排可以结合这两个维度，划分为 4 组进行：

第 1 组：相同结构、不同开口韵母识别训练。这是指分别将单韵母、复韵母和鼻韵母中的开口呼、齐齿呼、合口呼和撮口呼四者中的两者放在一组声母和声调相同的单音节词中，让患者识别。如图 7－4 所示，评估/a/与/i/的识别，我们可让患者识别两个有意义的单音节词“拔（bá）”和“鼻（bí）”。选择的词应尽量接近生活。

在每一组内部，根据汉语声学特征，可以划分出更多更细的层次。元音的主要声学特征体现在共振峰上，F_1 和 F_2 是两个主要的识别线索。F_1 处于低频范围，而 F_2 则处于中频范围，如图 7－5 所示。一般来说，聋儿感知低频好于高频。因此，在识别中首先选择低频差异较显著的音位，如 a/i、a/u、a/ü 等的比较；其次选择 i/u、u/ü、e(o)/i 等的比较；最后，将 F_1 和 F_2 值相近的音进行比较，如 i/ü、e/o 等音位。

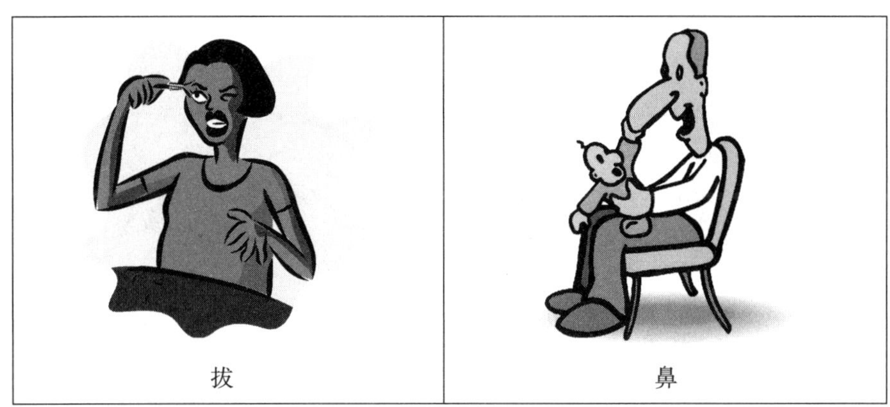

图 7-4 相同结构、不同开口韵母识别训练举例

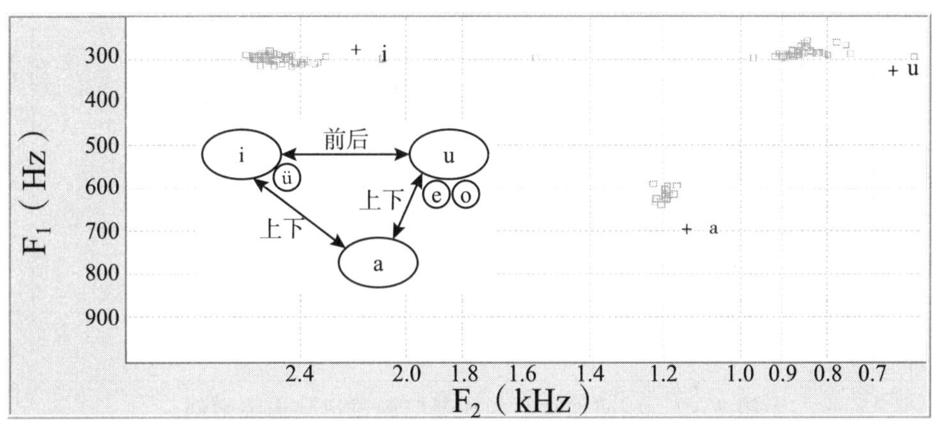

图 7-5 汉语中 3 个核心元音的主要声学特征

第 2 组：相同开口、不同结构韵母识别训练。分别将开口呼、齐齿呼、合口呼和撮口呼中的单韵母、复韵母中的前响、后响和中响，以及鼻韵母中的前鼻音两两放在一起进行比较。尤其是在开口呼韵母中，首元音相同的韵母比首元音不同的韵母识别更难，如 a/ai 的识别比 e/ai 难（见图 7-6）。此外，由于前鼻音和后鼻音的听辨比较困难，对我们很多健听人来说也是一个难点，因此，在本组识别中将前鼻音和后鼻音比较排除在外，单独作为最难的一组进行训练。

第 3 组：相同结构、相同开口韵母识别训练。主要将韵母分类表格中同一个小方格内的音位进行相互比较，例如，识别 ia/ie 等（见图 7-7）。

第 4 组：前鼻音与后鼻音韵母识别训练。前鼻音与后鼻音是汉语言的特点之一，也是听觉识别的难点之一，应作为韵母识别评估中最后的选择材料。由于这一内容对于很多健听成人都很难，所以在根据评估结果制订方案时，如果经过一周训练患者仍无法完成，则可先跳过这一内容。

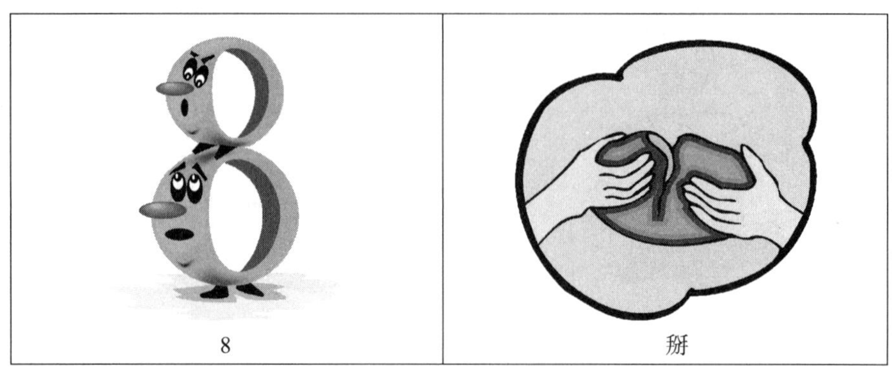

图 7-6 相同开口、不同结构韵母识别训练举例

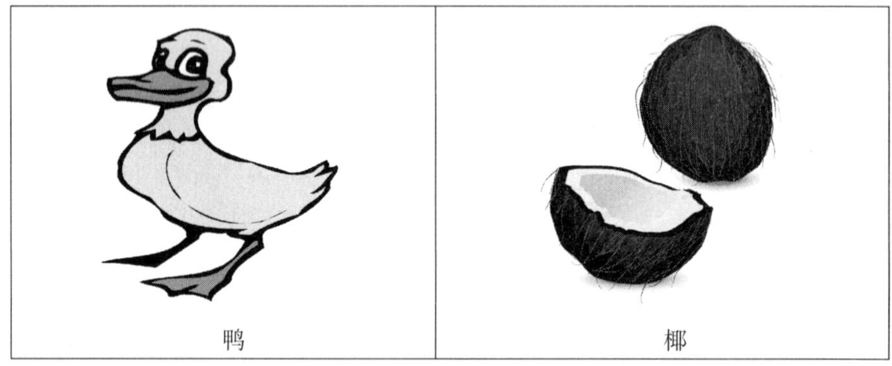

图 7-7 相同结构、相同开口韵母识别训练举例

在韵母识别之后，可进行声母的识别。汉语语音可按照发音部位和发音方式两个维度对声母进行分类，如表 7-4 所示。声母听辨的分组安排可以结合发音部位和发音方式两个维度，划分为以下 6 组进行：

第 1 组：擦音与无擦音识别。该组内容为声母是有擦音与没有擦音声母之间的比较。在汉语中，主要有 h 和 s 两个音。

第 2 组——清辅音与浊辅音识别（见图 7-8）。该组听辨的内容是同一发音部位的浊音和非浊音的比较。这是由于发浊音时声带振动，带有元音的特征，因而比较容易识别。汉语拼音方案中共有四个浊音：m、n、l、r。

第 3 组——送气与不送气音识别（见图 7-9）。由于送气和不送气音的识别主要是依据时间线索（VOT），因此比较容易。它主要包括塞音和塞擦音内部送气与不送气的比较。

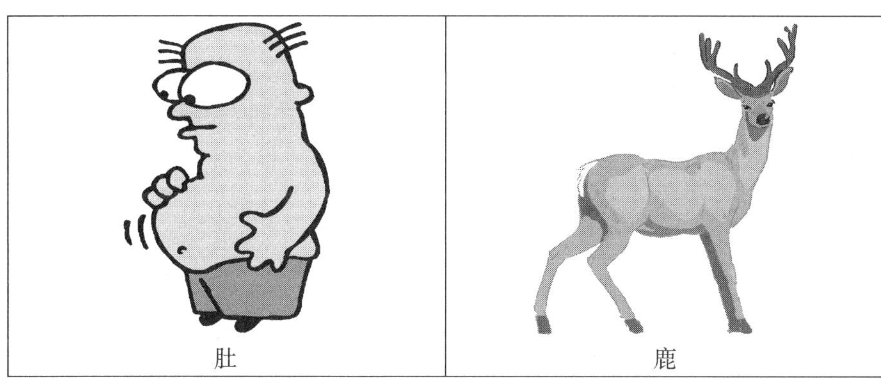

图 7-8　浊辅音与清辅音识别训练举例

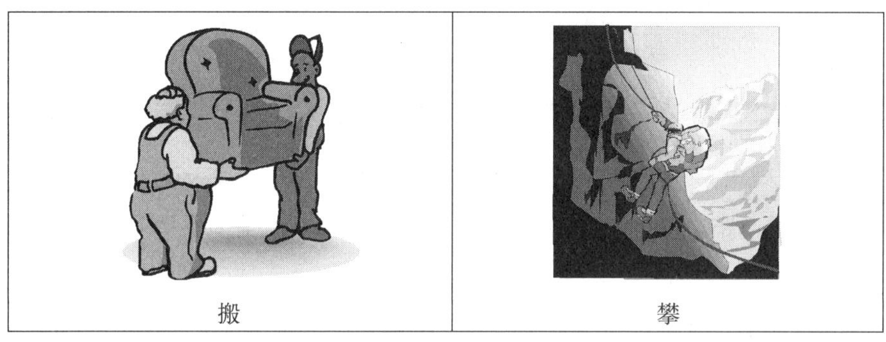

图 7-9　送气与不送气音识别训练举例

第 4 组——不同方式、相同部位声母识别（见图 7-10）。该组听辨的内容是唇音、舌尖音、舌面音和舌根音内部，鼻音、塞音、塞擦音、擦音和边音的比较，例如识别 d/s、z/s、zh/sh 等。

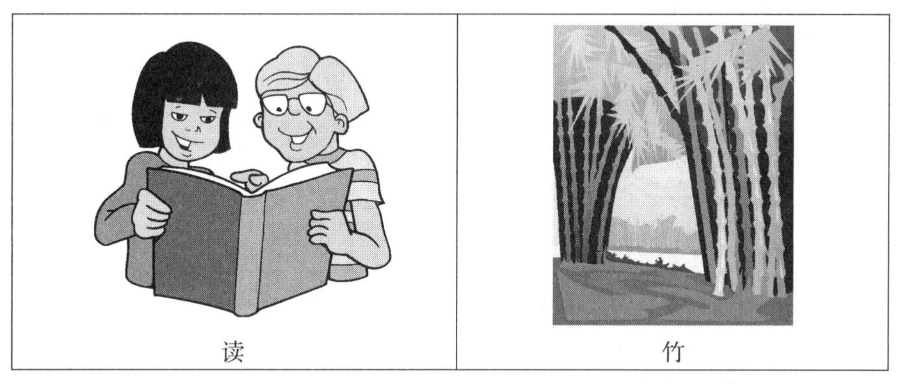

图 7-10　不同方式、相同部位声母识别训练举例

第 5 组——相同方式、不同部位声母识别（见图 7-11）。该组听辨的内容是鼻音、塞音、塞擦音和擦音中唇音、舌尖音、舌面音和舌根音四者中的两个音位进行的比较，如可识别 b/d、d/g，但不识别 z/zh、c/ch、s/sh。因为这三对语音的识别又称为平舌音和翘舌音的识别，对比的两组之间发音部位非常接近，即使对健听人群也有较大的难度，因此，我们把它单独作为一组，作为最难的内容，放在最后进行训练。

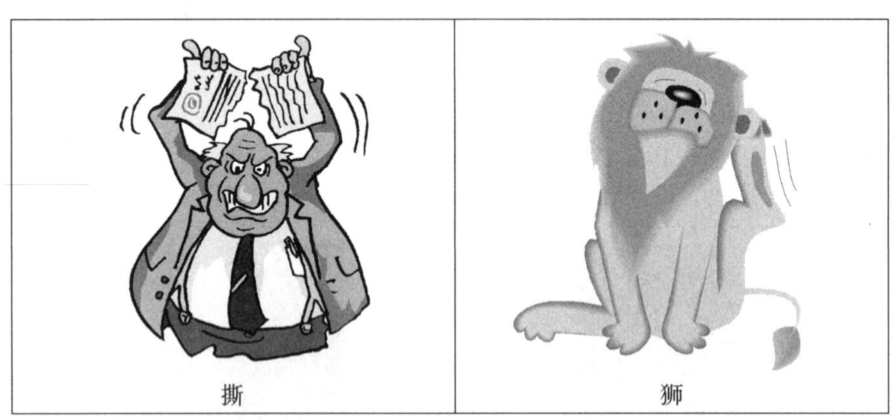

图 7-11　相同方式、不同部位声母识别训练举例

第 6 组——卷舌音与非卷舌音的识别（见图 7-12）。平舌音与翘舌音是汉语中的特有现象，也是汉语中最难识别的内容，对聋儿来说尤为困难，例如 z/zh 的识别。

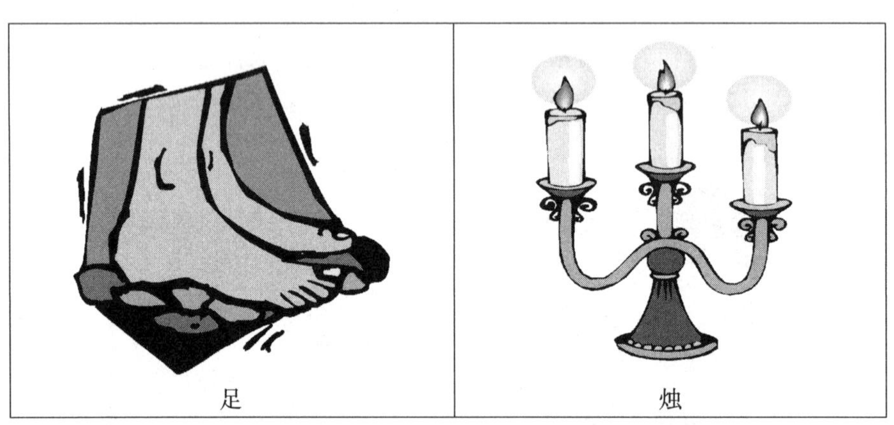

图 7-12　卷舌音与非卷舌音识别训练举例

3. 听觉语音识别阶段

一般采用语音自反馈技术来完成。即通过调整声口腔第一、第二共振峰的峰值、带宽和扰动等相关参数，合成及模拟正常共鸣的发音来进行识别；通过调整下颌角、浊音起始时间等相关参数，合成及模拟正常构音的发音来进行识别。

总的来说，听觉识别阶段是听觉技能训练中极为重要的一个阶段，这一阶段从识别差异较大的短句和词语开始，过渡到语音平衡式的音节识别，然后达到较小差异的最小音位对比的识别，最后达到听觉语音识别。

7.3.2 听觉识别技能训练的操作

听觉识别是听觉技能的关键阶段。它在听觉分辨的分析、比较的基础上，将各种语音特征进行综合，识别为一个具体、完整而独立的音，它为理解语音提供了重要的保证。

听觉识别的操作方式有多种，常见的是听话识图法、听说复述法等，一般以三幅图片为一组进行训练。听话识图是指听到一个音之后，将相应的图片找出来。在操作过程中，先将表示每张图片的音说一遍，然后要求聋儿指出目标词。这样做的目的，是为了防止聋儿将图片的含义理解为其他的音，从而使用排除法将干扰词排除。

听说复述法即发出一个音让聋儿重复，若能正确重复，则说明聋儿能正确识别。如果复述错误，需要考虑以下几点：不能正确重复是不是由于聋儿发音能力较差而发成了其他音？如果是，则需要进一步验证，看聋儿是否能分辨他所发出的音与我们说的目标音是不同的？也可结合听话识图法进行，让聋儿指出与目标音相对应的图片。三个阶段的方法基本一致，只是内容方面存在差异。

1. 较大差异阶段

较大差异听觉识别主要选择差异比较大的短句、三音节词、双音节词图片进行。下面是在较大差异听觉识别技能训练中的一个游戏举例：

游戏名称：吞动物的怪兽

游戏目的：1. 培养同时抓住声音的多种特征的能力，识别目标音。
2. 正确识别声韵母均不相同的双音节词。

游戏准备：1. 双音节词识别卡：A 组 = 蜜蜂/鸭子；B 组 = 奶牛/蜘蛛。
2. 用卡片做一个怪物。

参考玩法：1. 出示 A 组图卡，边出示边读出图卡的名称。
2. 把怪兽放在桌子上，示意孩子认真听，当听到读“蜜蜂”时，就把蜜蜂的图卡放到怪兽嘴巴里；听到读“鸭子”，就把鸭子的图卡放到怪兽嘴巴里。

3. 出示 B 组词卡，继续玩游戏。

注意事项：1. 本游戏中的图片较小，注意勿让儿童吞食。

2. 孩子能够边复述目标词边去用图片喂怪兽最好，如果不说，但每次都喂对了，也说明能够正确识别该双音节词。

扩展建议：1. 当儿童能正确识别以上两组词后，可以再找三音节词，继续玩游戏。

2. 为了增加游戏的趣味性，可以和儿童轮流做游戏。

中等差异听觉识别（语音均衡）技能训练可参照聋儿听力语言康复词表进行，一般来说，每组韵母和声母识别的训练可选择 4 组词语围绕这一目标进行训练。例如图 7－13 是对 i/ai/a 语音进行识别训练所选择的材料。

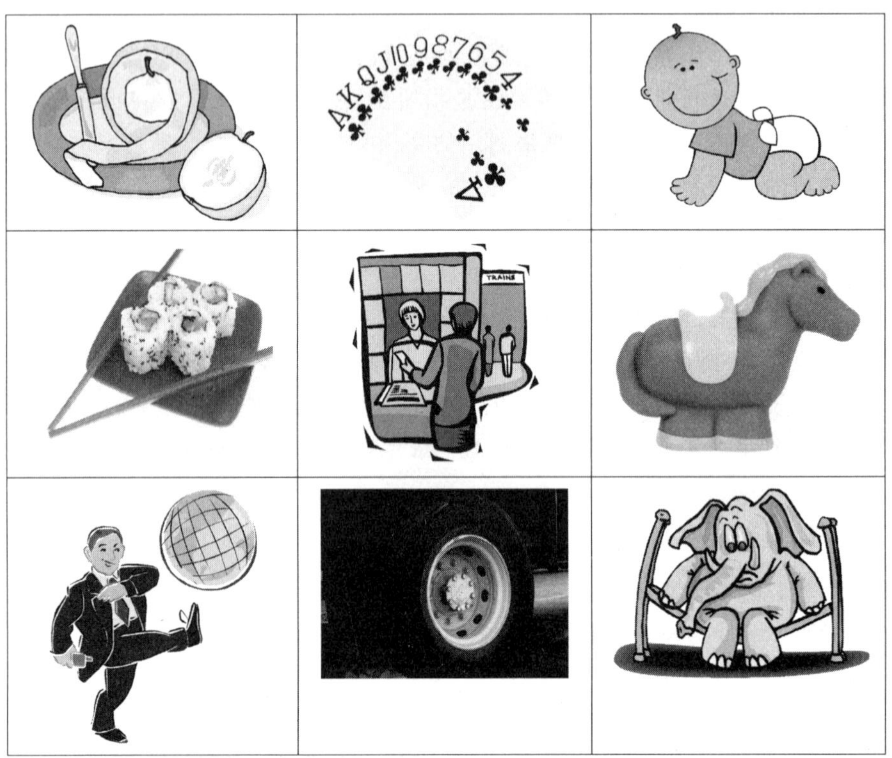

图 7－13　较大差异听觉识别图片（语音均衡）

下面是在较大差异听觉识别（语音均衡）技能训练中的一个游戏举例：

游戏名称：摘苹果

游戏目的：1. 培养同时抓住声音的多种特征的能力，识别目标音。

2. 正确识别韵母 i/ai/a。

游戏准备：1. 韵母识别卡：A 组 = 鼻/白/拔；B 组 = 皮/牌/爬；C 组 = 提/

抬/塔。

2. 用卡纸做一颗苹果树、九个红苹果，把苹果树贴在墙上，并在树冠上贴上双面胶；用回形针把三组磁卡固定在苹果上。

3. 水果篮一个。

参考玩法：1. 出示贴有 A 组磁卡的苹果，指着苹果树说："苹果树结果了"，一边往树上贴苹果一边读苹果上的词："鼻""白""拔"。

2. 把水果篮递给孩子，示意孩子认真听，当听到读"鼻"，就把贴有鼻子图卡的苹果摘下来，放入篮子里；听到读"拔"，就把贴有拔萝卜图卡的苹果摘下来，放入篮子里。

3. 如果孩子表现好，就摘下剩下的那个苹果给孩子吃，反之，则不给。

4. 出示贴有 B 组和 C 组词卡的苹果，继续玩游戏。

注意事项：1. 苹果树和红苹果最好塑封好，以备反复使用，苹果树应固定在孩子的手够得着的高度。

2. 孩子能够边复述目标音边去摘相对应的苹果最好，如果不说，但每次摘得苹果都对了，也说明能够正确识别该韵母。

扩展建议：1. 当孩子能正确识别以上三组词后，可以把回形针取下来，把其他声母韵母等识别训练卡固定在苹果上，继续玩游戏。

2. 为了增加游戏的趣味性，还可以变换游戏形式，如：把红苹果换成鱼或者胡萝卜，让孩子在钓鱼或喂兔子的游戏中完成听觉识别技能训练。

2. 较小差异听觉识别技能训练方法

最小音位对比的差异训练的内容可参见分解式听觉识别技能训练较小差异听觉识别技能训练。方法与中等差异的方法一样。图 7 - 14 是在较小差异听觉识别技能训练中的一个游戏举例：

值得注意的是，最小语音对对于听清差异较小的语音特别有意义。例如，叶××，女，11 岁，小学四年级水平，学习成绩良好。两年前，她植入人工耳蜗。虽能通过看话与人进行比较复杂的对话，但听觉识别技能依然存在很大的问题，其中之一是/n/、/l/无法区分。我们给她制订干预方案，让她听/n/和/l/时，使用"女"和"铝"一词。开始时，她表现出极端烦躁，说听不清。我们鼓励她坚持下去，同时利用她能看话的技能，先在她的前方，让她看清口型识别，当识别正确率能够达到 75% 时，再在她身后说这两个词语让她识别。每天门诊时，

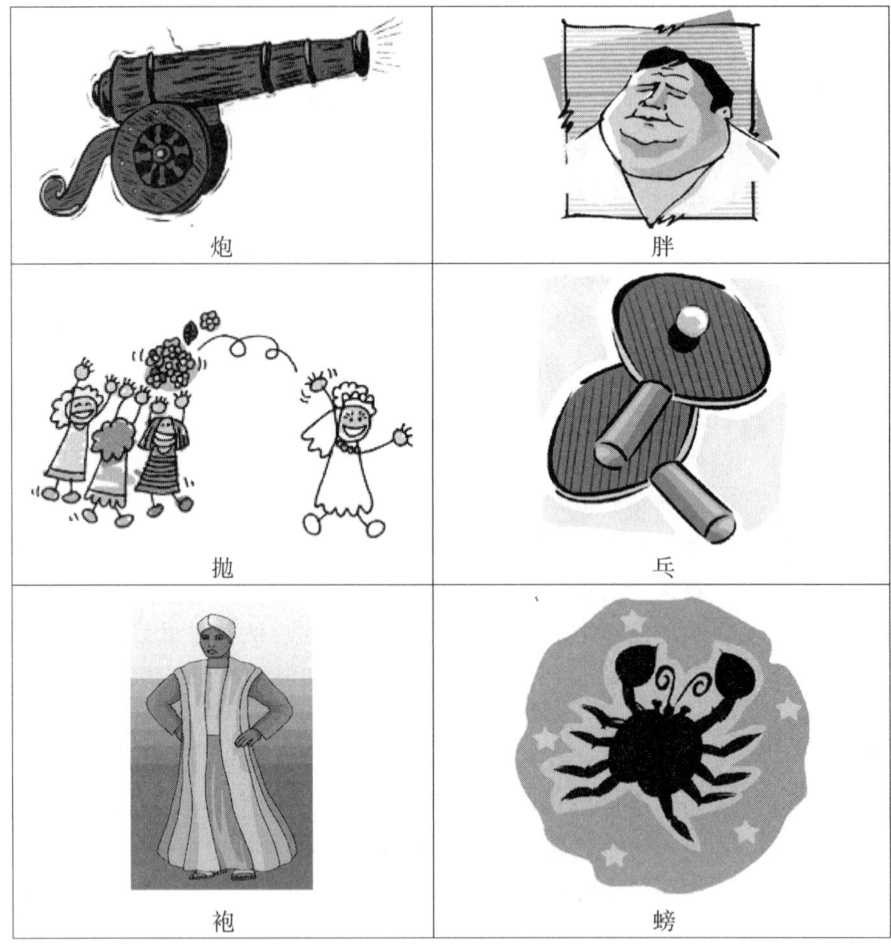

图 7－14　较小差异听觉识别图片

治疗师做 5 分钟，回家时布置作业对这两个字听 15 分钟。由于长时间听会出现听觉疲劳，因此，这 15 分钟划分为 3 个时段，每个时段 5 分钟。3 天后，她对这两个字的识别达到 75%，再练习听辨其他以/n/、/l/开头的词语时，除“男”和“蓝”外，正确率很快就能突破 75%。因此，在进行听觉识别的训练时，首先应抓住一对有代表性意义的词进行强化训练，然后，在基本掌握的基础上再合理拓展。

游戏名称：望远镜

游戏目的：1. 培养同时抓住声音的多种特征的能力，识别目标音。

2. 正确识别韵母 ao/ang。

游戏准备：1. 韵母识别卡：A 组 = 炮/胖；B 组 = 袍/螃；C 组 = 抛/乓。

2. 用卷纸筒制成一个望远镜，并可在表面进行一些装饰。

3. 盘子一个。

参考玩法：1. 出示 A 组图卡，一边读一边将图卡放在盘子里。

2. 用卷纸桶望远镜观察图卡，示意孩子认真听。当听到读“炮”，就把炮的图卡挑选出来。

3. 出示贴有 B 组和 C 组词卡的苹果，继续玩游戏。

注意事项：1. 图卡最好塑封好，以备反复使用。

2. 孩子能够边复述目标音边去拿图卡最好。如果不说，但每次图卡都拿对了，也说明能够正确识别该韵母。

扩展建议：1. 当儿童能正确识别以上三组词后，可以找其他最小音位对识别图卡，继续玩游戏。

2. 为了增加游戏的趣味性，可以和儿童轮流玩游戏。

7.3.3 现代化技术在听觉识别技能训练中的运用

听觉康复训练系统中，听觉识别阶段基本技能和卡通游戏部分可用于训练较大差异的听觉识别技能，参考方案 1、参考方案 2 可用于训练较大差异的听觉识别（语音均衡）技能训练，参考方案 3 可用于训练较小差异的听觉识别技能训练。

1. 现代化技术在较大差异听觉识别技能训练中的运用

在较大差异识别方面，使用“找妈妈”游戏进行（见图 7 - 15）。画面首先出现各种图片并播放对应的声音（见图 7 - 15（a））。好心大鸟出现，它想帮助小动物找到自己的妈妈（见图 7 - 15（b））。四个木房子中的动物妈妈依次发出声音，大鸟便将它叼着的口袋放在相应的房子中，动物宝宝便找到了自己的妈妈（见图 7 - 15（c））。

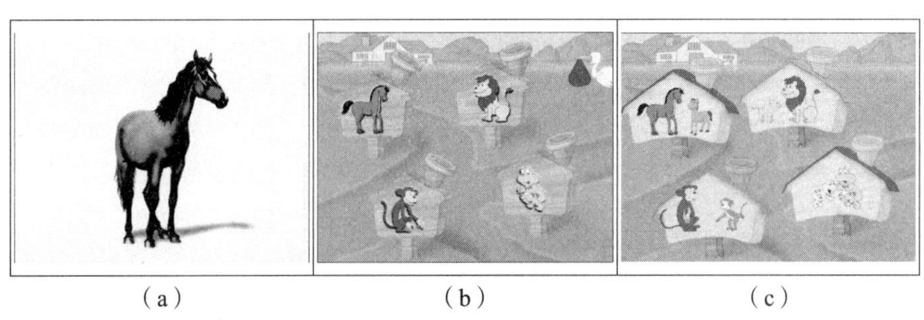

（a）　　（b）　　（c）

图 7 - 15　听觉识别—卡通游戏—找妈妈

2. 现代化技术在较大差异听觉识别技能训练中的运用（语音均衡）

在中等差异识别方面，可以使用听觉干预系统中听觉识别阶段参考方案3进行。图7-16是丁丁考察记形式的举例。画面首先出现丁丁走在路上（见图7-16（a））。鼠标点击丁丁后，丁丁走到画面的右下角。在望远镜中开始出现图片，同时系统播放相应的语音。每一个图片分别呈现完毕后，变成一种颜色的圆圈飞入画面下放的灰色框中的圆圈内。三张图片全部呈现完毕后，望远镜左侧镜片中出现目标字，同时系统播放声音。从粉、红、黄三个圆圈中选出与目标字匹配的圆圈拖到望远镜右侧。图片张开，系统再次播放声音（见图7-16（c））。

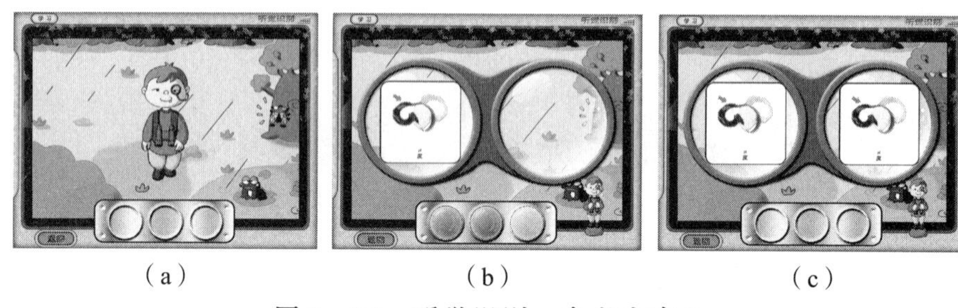

（a）　　（b）　　（c）

图7-16　听觉识别—参考方案3

3. 现代化技术在较小差异听觉识别技能训练中的运用

图7-17是较小差异听觉识别技能训练列表，主要包括三个重要组成部分：声调（声母、韵母相同）识别、韵母（声母、声调相同）识别、声母（韵母、声调相同）识别。

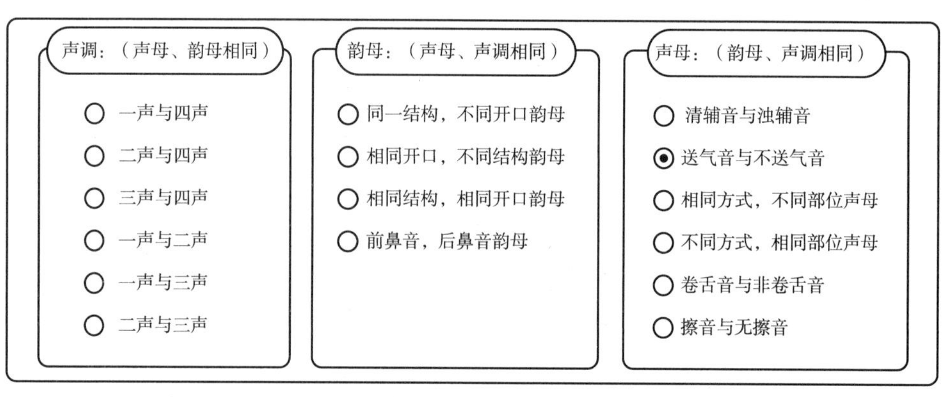

图7-17　听觉识别参考方案2学习和测验的历史记录

图 7－18 是听觉干预系统中听觉识别阶段参考方案 2—声母识别部分举例。天使在画面中飞动，点击天使，从天使的口袋中飞出两个礼物盒分别落入两个房子中（见图 7－18（a））。两个依次晃动，点击晃动的房子后，从门中飞出图片并播放相应的语音（见图 7－18（b））。最后两张图片同时出现，系统播放四遍语音（每个语音随机读两次，见图 7－18（c））。

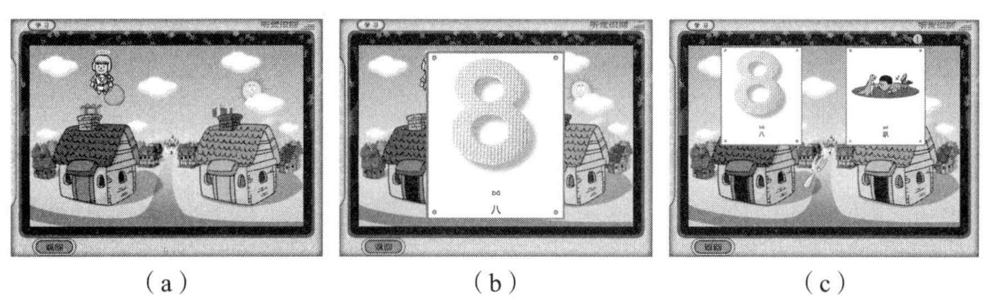

（a）（b）（c）

图 7－18　听觉识别—参考方案 2—声母识别

7.4　个案举例

案　例　1

1. 基本情况

患儿×××，男，3 岁 3 个月，2 岁时被诊断为双侧重度听力损失，后选配双耳大功率助听器，3 岁时来我门诊进行听觉言语康复。之前曾断断续续地在两个机构进行康复，但都不超过 3 个月的时间。家长反映，儿童听觉功能不好，言语清晰度差。

2. 听觉功能评估

（1）评估结果

GSVLH－PC2B2 型听觉评估仪进行助听听阈测试，结果显示双耳助听器补偿效果均属于最适水平，测试过程中，儿童可以做到听声举手，反应准确。可以判断声音的开始与结束，可以区分各种声音的大小、长短、快慢和高低，超音段音位分辨能力测试无意义音节得分 92%，有意义音节部分得分 83%。语音平衡模式听觉识别测试情况较差，韵母部分得分39.7%，声母前5项只有1项测试正确，后无法配合继续完成测试。

（2）结果分析

该儿童听觉技能发展处于听觉识别阶段，对较大差异言语声的识别能力较差。

3. 听觉康复方案

（1）一周训练目标

听觉识别技能初级目标：培养和提高较大差异言语声音的识别能力，识别韵母和声母都不同的词语。

（2）训练方案

这个阶段主要通过所有音节都不相同的短句、三音节词、双音节词、单音节词（含数字识别）进行，每个训练的项目都要配以简单的卡片，或者通过听觉干预系统完成。

训练开始，要将每一个项目指着对应的图片，念一遍给儿童听，然后进行训练，训练的时候要提醒儿童注意听。直接从两个备选项中指出听到的项目。如正确率大于75%，则可以进入下个阶段的训练（见表7－5、图7－19）。

表7－5　较大差异的听觉识别练习举例

1		2		3	
弟弟骑木马	男孩吃面包	于海看书	小猫钓鱼	床上有被子	女孩喝汽水
4		5		6	
西红柿	自行车	照相机	巧克力	哈密瓜	唐老鸭
7		8		9	
电脑	香蕉	苹果	电话	桌子	鸭梨
10		11		12	
狗	树	糖	水	鸟	球

（3）可选择的训练资源

①《启聪博士》。

②《启慧博士》。

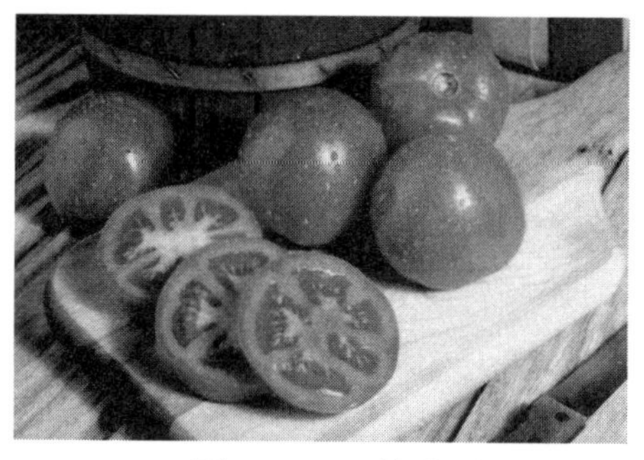
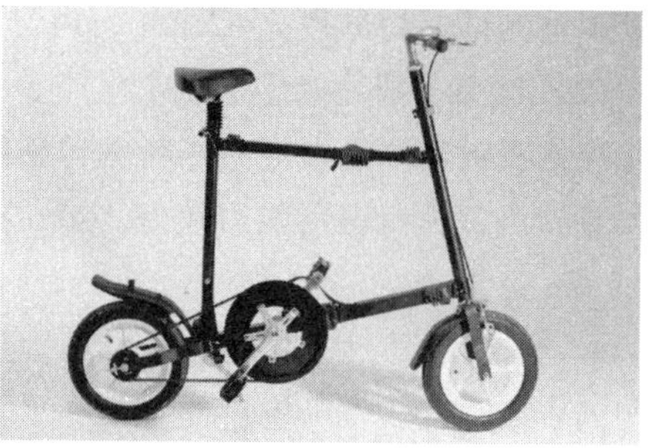

图 7 -19　较大差异的听觉识别训练—西红柿/自行车

（4）注意事项

①这个阶段的训练是为儿童建立听觉识别能力的基础，选用的训练材料不是固定的，治疗师可以根据患者的实际情况，选择便于寻找实物或图片的词语进行；

②较大差异的识别训练一次时间不宜过长，每天 1 ~2 次，每次不超过 30 分钟；

③较大差异的识别训练最好以游戏的形式呈现，以提升儿童的兴趣。在发觉儿童出现倦怠现象的时候，还可以使用相关设备中的游戏或奖励，调节情绪；

④约 2 ~3 次个人训练，治疗师根据儿童的接受程度和能力提高情况，可以进入下一个阶段的听觉训练。

案　例　2

1. 基本情况

患儿××，女，3 岁 8 个月，2 岁半时被诊断为双侧重度听力损失，后选配双耳大功率助听器，3 岁时来我门诊进行听觉言语康复。之前曾进行机构康复半年，但儿童经常生病，因此，家长反映儿童听觉言语能力进步不明显。

2. 听觉功能评估

（1）评估结果

GSVLH - PC2B2 型听觉评估仪进行助听听阈测试，结果显示双耳助听器补偿效果均属于最适水平，测试过程中，儿童可以做到听声举手，反应准确。超音段音位分辨能力测试无意义音节得分 94%，有意义音节部分得分 90%。日常生活中常见的较大差异的短语、三音节和双音节词语都可以识别正确。语音平衡模式听觉识别测试，韵母得分 67.5%，声母部分得分 51.8%。

（2）结果分析

该儿童听觉技能发展处于听觉识别阶段，对较大差异的言语声识别较好，对较大差异语音平衡识别能力较差。

3. 听觉康复方案

（1）一周训练目标

听觉识别技能中级目标：培养同时抓住声音多种特性的能力，语音平衡模式韵母识别训练。

（2）训练方案

这个阶段主要通过有相似语音的韵母和声母完成。根据《儿童语音识别能力测试》的结果，找出错误的项目中涉及的韵母（声母）音位，配以声母（韵母）和声调，三个一组进行训练，将每一个项目指着对应的图片，念一遍给儿童听，然后进行训练，训练的时候要提醒儿童注意听。直接从三个备选项中指出听到的项目。如正确率大于 75%，则可以进入下个阶段的训练（见表 7－6、图 7－20）。

表 7－6　较大差异语音平衡的听觉识别练习举例（韵母）

1（i/ai/a）			2（i/ai/a）			3（i/ai/a）		
皮	牌	爬	米	买	马	梨	赖	辣

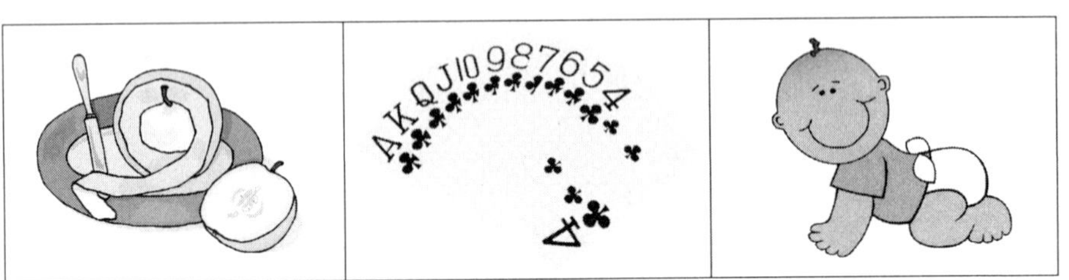

图 7－20　较大差异语音平衡的听觉识别训练—皮/牌/爬

（3）可选择的训练资源

①《启聪博士》。

②训练需要的日常生活用具。

（4）注意事项

①较大差异语音平衡的识别训练，首先进行韵母，其次进行声母；

②较大差异语音平衡的识别训练一次时间不宜过长，每天 1～2 次，每次不超过 30 分钟。

表 7－7 是《儿童语音识别能力评估》记录表。

表 7－7　　《儿童语音识别能力评估》记录

韵母部分

编号	测试内容			序号（正→误）	测试结果 x	k	测试得分 k · x	归一化系数 k		
	词表 1	词表 2	词表 3					1	2	3
1	鼻/bí/	白/bái/	拔/bá/	1	0	0. 15	0	0. 15	1	1
2	风/fēng/	方/fāng/	飞/fēi/	2	1	1	1	1	1	0. 35
3	摸/mō/	妈/mā/	猫/māo/	3	1	0. 15	0. 15	0. 15	1	1
4	肚/dù/	弟/dì/	豆/dòu/	2	1	0. 44	0. 44	1	0. 44	1
5	听/tīng/	脱/tuō/	踢/tī/	3	0	1	0	1	1	1
6	奶/nǎi/	女/nǚ/	鸟/niǎo/	2	0	0. 36	0	1	0. 36	1
7	锣/luó/	楼/lóu/	林/lín/	1	1	1	1	1	1	0. 25
8	蓝/lán/	铃/líng/	梨/lí/	1	1	1	1	1	1	1
9	瓜/guā/	高/gāo/	锅/guō/	2	1	1	1	1	1	0. 15
10	鸭/yā/	衣/yī/	烟/yān/	3	0	1	0	1	0. 08	1
11	黑/hēi/	花/huā/	喝/hē/	3	1	1	1	0. 36	1	1
12	车/chē/	吃/chī/	窗/chuāng/	2	1	0. 44	0. 44	1	0. 44	1
13	鞋/xié/	洗/xǐ/	熊/xióng/	2	1	1	1	1	1	1
14	山/shān/	水/shuǐ/	鼠/shǔ/	1	1	1	1	1	1	1
15	裙/qún/	墙/qiáng/	球/qiú/	1	0	0. 25	0	0. 25	1	1
16	虾/xiā/	靴/xuē/	星/xīng/	2	0	1	0	1	1	0. 36
17	鹿/lù/	链/liàn/	辣/là/	1	0	1	0	1	1	1
18	走/zǒu/	早/zǎo/	嘴/zuǐ/	1	1	1	1	1	1	0. 36
19	牙/yá/	鱼/yú/	圆/yuán/	1	1	1	1	1	0. 15	1
20	壶/hú/	河/hé/	红/hóng/	2	1	1	1	0. 44	1	1
21	灯/dēng/	刀/dāo/	蹲/dūn/	2	1	1	1	1	1	0. 25
22	本/běn/	笔/bǐ/	表/biǎo/	1	1	1	1	1	1	1
23	象/xiàng/	线/xiàn/	笑/xiào/	3	0	1	0	1	1	1
24	鸡/jī/	家/jiā/	镜/jìng/	2	0	1	0	1	1	1
25	菜/cài/	刺/cì/	错/cuò/	1	1	1	1	1	1	1
					总分		67. 5%			

案 例 3

1. 基本情况

患儿×××，男，4岁8个月，1岁时被诊断为双侧极重度听力损失，后在3岁时进行右侧人工耳蜗植入，开机后3个月来我门诊进行听觉言语康复。之前未曾进行机构康复，家长反映人工耳蜗植入后，儿童的听觉反应进步明显。

2. 听觉功能评估

（1）评估结果

可以理解相同和不同，超音段音位分辨能力测试无意义音节得分97%，有意义音节部分得分96%。语音平衡模式听觉识别测试，韵母得分97.5%，声母部分得分81.8%。最小音位对识别测试韵母得分89%，声母得分78.2%。

（2）结果分析

该儿童听觉技能发展处于听觉识别阶段，对中等差异语音识别能力较好，对较小差异的声母音位对识别能力较差。

3. 听觉康复方案

（1）一周训练目标

听觉识别技能高级目标：培养和提高识别仅有一个纬度差异的音位的能力，相同部位、不同方式的声母音位对识别训练。

（2）训练方案

根据汉语声母分类表，相同部位不同方式的声母音位对共6大项，39组，找出未通过的音位对，配以相同的韵母和声调，每个音位对需要找出至少4组训练词语，进行听觉识别训练。要求儿童指出听到的声音，所有音位对组合达到75%识别正确，算该组音位对识别训练通过（见表7-8）。

表7-8　　较小差异的听觉识别练习举例（声母）

1（b/p）				2（d/c）				3（g/h）			
八/趴	鼻/皮	班/攀	冰/乒	刀/操	嘟/粗	队/脆	当/仓	菇/呼	怪/坏	告/号	赶/喊
4（p/f）				5（c/s）				6（r/l）			
趴/发	谱/斧	胖/放	配/费	粗/苏	刺/四	菜/赛	脆/碎	饶/牢	然/蓝	热/乐	弱/落

(3) 可选择的训练资源

《启聪博士》(见图7－21)。

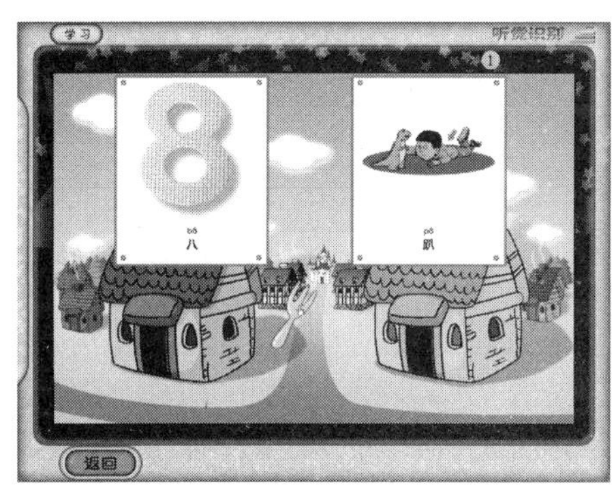

难度2
(b八/p趴)

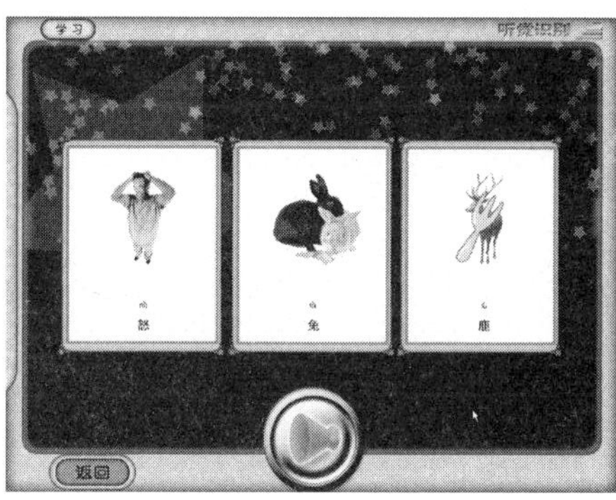

难度3
(n怒/t兔/l鹿)

图7－21　较小差异的听觉识别训练

(4) 注意事项

①开始时，儿童可能表现出极端烦躁，说听不清。此时除鼓励她坚持下去外，还要利用她能看话的技能，先在她的前方，让她看清口型识别，当识别正确率能够达到75%时，再在她身后说这两个词语让儿童识别；

②每天训练时间不能超过15分钟，回家时布置作业对这两个字听15分钟；

③首先应抓住一对有代表性意义的词进行强化训练，其次，在基本掌握的基础上再合理拓展。

表7－9是《儿童音位识别能力评估》结果分析表。

表7－9　　《儿童音位识别能力评估》结果分析

擦音与无擦音		清辅音与浊辅音		送气音与不送气音		相同方式不同部位		相同部位不同方式		卷舌音与非卷舌音	
序号	得分	序号	得分	序号	得分	序号	得分	序号	得分	序号	得分
1	111	3	111	30	110	38	111	56	110	85	100
2	111	4	110	31	111	39	111	57	101	86	000
小计	100%	5	101	32	111	40	111	58	111	87	000
(2)	0	6	111	33	111	41	111	59	100	小计	0.33
		7	111	34	111	42	110	60	100	(3)	11%

续表

擦音与无擦音		清辅音与浊辅音		送气音与不送气音		相同方式不同部位		相同部位不同方式		卷舌音与非卷舌音	
序号	得分	序号	得分	序号	得分	序号	得分	序号	得分	序号	得分
		8	110	35	110	43	110	61	101	声母音位对比总得分78.2%	
		9	111	36	101	44	001	62	110		
		10	111	37	111	45	110	63	010		
		11	110	小计	7	46	110	64	010		
		12	010	(8)	87.5%	47	010	65	101		
		13	111			48	110	66	011		
		14	111			49	111	67	111		
		15	110			50	111	68	010		
		16	001			51	110	69	001		
		17	010			52	101	70	011		
		18	110			53	110	71	100		
		19	111			54	010	72	001		
		20	111			55	110	73	001		
		21	110			小计	13	74	110		
		22	010			(18)	72.2%	75	110		
		23	101					76	100		
		24	110					77	101		
		25	111					78	010		
		26	110					79	111		
		27	001					80	110		
		28	110					81	101		
		29	111					82	101		
		小计	20					83	010		
		(27)	74%					84	000		
								小计	25.67		
								(39)	65.8%		

第8章

听觉理解能力的评估与训练

听觉理解是指能实现音义的结合，形成声音的概念，这是听觉发展的最高阶段。该阶段需要其他感官及认知能力的参与和支持。有了理解能力后，患者便能快速发展互动的口语沟通能力，并借由听觉获取新的信息。听觉理解功能的评估与训练就是考察和提高患者将音和义结合的能力，使患者能真正懂得声音的意义。

8.1 儿童听觉理解能力评估

8.1.1 评估原理

儿童听觉理解能力评估是根据儿童对汉语言理解的不同水平进行的。它包括单条件词语、双条件词语和三条件词语三个分项测试词表。单条件词语主要为儿童常见的双音节词语，大部分为名词，如水果类、动物类、常见物品类、人物称谓类名词，还有个别形容词和动词。一类至五类词语难度依次递增，每一类8道题，共40道题。双条件词语即儿童常见的并列词组、动宾词组、主谓词组、偏正词组和介宾词组五类词组，每一类8道题，共40道题。三条件词语是复合结构的词组，与双条件词语相对应，每一类8道题，共40道题。

本测验分成三个测试词表，每个词表40道题，共120道题。

8.1.2 评估目的

评估目的主要有三个：(1) 诊断个体听觉理解能力是否正常；(2) 明确听觉理解的问题所在，为听觉康复计划的制订提供依据；(3) 通过听觉功能训练前后的测验成绩比较，考察训练方案的有效性。

8.1.3 评估材料

1. 评估工具

120 张测试图片。

在进行儿童听觉理解能力评估时可使用“听觉康复训练仪”。若无此设备，可使用测试图片进行简单评估。本书提供的附图（见附录 1.5d）仅为实际尺寸的 1/10。

2. 记录表

《儿童听觉理解能力评估》记录表 1 份，见附录 1.5a。
《儿童听觉理解能力评估》结果分析表 1 份，见附录 1.5b。

8.1.4 评估流程

将测试材料架立于被试前，准备好记录表和笔。

1. 指导语

“小朋友，仔细听，我说哪一个图片的名字，你就指哪一个，好吗?”

2. 学习回应方式

例 1：苹果/香蕉/橘子/西瓜

告诉小朋友：“仔细听，我说哪一个图片的名字，你就指哪一个，好吗?” 然后，主试说其中的目标词语“香蕉”（1 秒），要求被试指出，并记录在《儿童听觉理解能力评估》中。如正确，则记“1”；如错误，则记“0”。每题只做 1 次。

被试反应完成后，如果被试未学会，则使用例 2："红色的苹果/黄色的苹果/红色的梨/黄色的梨"，继续学习。方法同例 1。

3. 正式测试

如果被试学会，则正式开始。为避免疲劳效应，建议每完成一大项，即 40 题测试项目后让被试休息 5 分钟（具体时间间隔由主试视情况而定）。

8.1.5 结果分析

测试完成后，将结果汇总到《儿童听觉理解能力评估》中，分别计算每一大组的总分。最后将各组得分相加为词语理解总得分。

将患者各项得分与同龄儿童的参考标准（见表 8－1）进行比较，可以判断患者相应的听觉理解能力的水平，从而制定有针对性的干预措施。在实际操作中，一般使用百分等级表，如附录 1.5c 所示。

表 8－1　　3～5 岁健听儿童听觉理解参考标准

听觉理解能力 / 年龄	单条件 均值 ± 标准差	双条件 均值 ± 标准差	三条件 均值 ± 标准差	总分 均值 ± 标准差
3 岁	87.50 ± 6.57	70.72 ± 13.81	58.58 ± 14.92	72.27 ± 10.13
4 岁	94.50 ± 3.11	87.33 ± 8.61	81.97 ± 11.11	87.94 ± 6.78
5 岁	96.08 ± 4.34	88.75 ± 7.45	86.42 ± 8.70	90.42 ± 5.87

如果要具体分析患者的错误走向，还可以计算每一大项中每一类别的得分，并与同龄儿童相应的参考标准（见表 8－2～表 8－4）进行比较。及时发现患者的错误走向，并制订详细的干预方案，有利于患者听觉理解能力的提高。在实际操作中，一般使用百分等级表，如附录 1.5c 所示。

表 8－2　　3～5 岁健听儿童单条件听觉理解分项参考标准（%）

听觉理解能力 / 年龄	一类词语 均数 ± 标准差	二类词语 均数 ± 标准差	三类词语 均数 ± 标准差	四类词语 均数 ± 标准差	五类词语 均数 ± 标准差
3 岁	96.67 ± 6.51	90.42 ± 10.73	89.17 ± 11.24	88.75 ± 12.86	72.50 ± 10.01
4 岁	98.33 ± 4.32	97.92 ± 5.76	97.17 ± 3.17	96.25 ± 8.78	80.83 ± 9.70
5 岁	100.00 ± 0.00	99.17 ± 3.17	98.73 ± 6.89	98.33 ± 4.32	85.42 ± 11.41

表8－3　　3～5岁健听儿童双条件听觉理解分项参考标准（%）

听觉理解能力 / 年龄	并列词语 均数±标准差	动宾词语 均数±标准差	主谓词语 均数±标准差	偏正词语 均数±标准差	介宾词语 均数±标准差
3岁	76.25±21.36	66.67±17.47	73.33±20.69	74.11±19.08	63.67±22.39
4岁	87.92±11.60	87.50±14.68	85.41±14.71	93.33±10.24	82.50±13.77
5岁	87.98±15.22	91.25±11.90	87.92±10.11	93.44±9.09	85.00±10.59

表8－4　　3～5岁健听儿童三条件听觉理解分项参考标准（%）

听觉理解能力 / 年龄	并列词语 均数±标准差	动宾词语 均数±标准差	主谓词语 均数±标准差	偏正词语 均数±标准差	介宾词语 均数±标准差
3岁	51.25±24.20	58.33±18.67	67.50±14.90	63.75±25.71	52.08±23.92
4岁	77.26±19.37	75.83±16.72	82.92±12.49	89.58±16.11	84.17±16.72
5岁	85.00±16.54	80.83±14.21	92.08±9.56	89.75±11.99	85.42±14.34

8.2　儿童听觉理解能力训练

听觉理解能力训练的核心目标是实现音和义的联结，使患者能真正懂得声音的意义。此阶段是听觉技能发展的最高阶段，是听与其他认知能力的整合。在听觉技能的发展过程中，听觉理解能力训练所占的比例逐渐增大。

8.2.1　听觉理解能力训练的目标与内容

听觉理解是听觉技能发展的最高阶段，是通过听觉与其他感知能力的有机整合而形成的。它是聋儿康复最重要的目标之一。由于该阶段需要认知能力的参与，因此，需要结合聋儿的认知水平进行听觉理解阶段的训练。听觉理解能力训练的过程主要分为三个阶段，基本概念理解（初级）、关键条件理解（中级）和言外之意理解（高级）。三个阶段的目标及主要内容如表8－5所示。

表 8－5　　听觉理解的训练目标及内容（音系加工模型）

训练目标	训练内容		举例说明
初级阶段 基本概念	常见名词	自己名字 常见称谓 五官名称	妈妈、阿姨、爷爷、奶奶 眼睛、耳朵、鼻子、嘴巴
	常见动词		跑、跳、爬、抱
	形容词		
	属性概念	颜色 形状	黄色、黄色、蓝色、绿色 长方形、正方形、圆形、三角形
	数量概念	数概念 量概念	2（两个气球） 很多、少
	空间概念		在桌子上面、在桌子下面、在桌子旁边
	时间概念		白天、晚上
中级阶段 关键条件	双条件	并列结构	眼睛和鼻子、眼睛和嘴巴、耳朵和嘴巴、耳朵和鼻子
		偏正结构	红色的公交车、绿色的公交车、红色的摩托车、绿色的摩托车
		动宾结构	开门、关灯、开灯、关门
		主谓结构	小猫睡觉、小狗睡觉、小猫吃饭、小狗吃饭
	三条件	并列结构	眼睛、鼻子和耳朵；眼睛、鼻子和嘴巴；眼睛、手指和嘴巴；头发、鼻子和嘴巴
		偏正结构	一个黄色的香蕉；一个黄色的苹果；一个绿色的苹果；两个黄色的苹果
		动宾结构	拍大大的气球；踢小小的皮球；踢大大的皮球；拍大大的皮球
		主谓结构	黄色的小猫睡觉；白色的小狗睡觉；白色的小猫睡觉；白色的小猫吃饭
高级阶段 听觉语言	语言理解 语言表达		

1. **基本概念阶段**

基本概念阶段的主要目标是能理解单条件的词语以及掌握最基本的概念。单条件词语（或单词）的主要内容就是常见名词和动词。常见名词包括自己的姓名、称谓、五官名称等，常见动词包括抱、跑、跳、爬等；最基本的概念包括常见属性概念（形容词）、数量概念、空间概念、时间概念等，同时还必须能按一定的顺序记忆。常见属性概念包括对/不对、好/坏、长/短、颜色的概念等，常见数量概念包括数字和简单的量词等，常见空间概念包括上、下、左、右等，常见时间概念包括白天/晚上、上午/下午等。下面是一个基本概念阶段听觉理解能力训练的游戏举例：

游戏名称：摇骰子

游戏目的：培养将听觉信号与其他认知能力进行整合的能力，学习颜色类的词汇。

游戏准备：1. 能够拼合成正方体形状的硬纸片一块，正方体的六面涂成红、绿、黄、蓝、紫、白六种颜色，同时准备与每一种颜色相同的图片一张。

2. 碟子、小碗各一。

参考玩法：1. 把图片放在一个碟子上，叫儿童别碰玩具。

2. 用小碗摇动骰子说“摇啊摇”。

3. 停止摇动后，看下小碗里骰子上面的图片时说出图片的颜色，让儿童到处寻找与骰子上顶部颜色相配的图片。

注意事项：1. 骰子和备选图片最好塑封好，以便长期使用。

2. 正方体的四个面可以做成透明的口袋，这样可反复插放不同的颜色，扩展儿童的词汇。

扩展建议：可以玩提问题的游戏。第一个游戏者摇动骰子选出图片后，向其他游戏者对骰子上的图片进行描述，其他游戏者向一个游戏者提问，要求他回答是或否，猜出图片内容者获胜。

2. 关键条件阶段

关键条件阶段的主要目标是能理解两三个条件的词语。词组（或短语）是从词语到句子的过渡，掌握简单的双条件词语和三条件词语是从听觉到语言的过渡。在听觉理解能力训练中，双条件和三条件词语主要包括并列结构、动宾结构、主谓结构、偏正结构和介宾结构。

双条件词语是指必须同时掌握两个条件的词组。例如，在理解“绿色的公交车”时，既要理解“绿色”又要理解“公交车”，在康复过程中可采用如图 8－1 的形式进行。在该例中，将绿色的公交车、红色的公交车、绿色的摩托车、红色的摩托车放在一起时，如果患者不理解绿色，那么他就有可能选择红色的公交车，如果患者不理解公交车，那么他就可能选择绿色的摩托车。只有在两个条件都掌握的情况下，聋儿才能做出准确的选择。

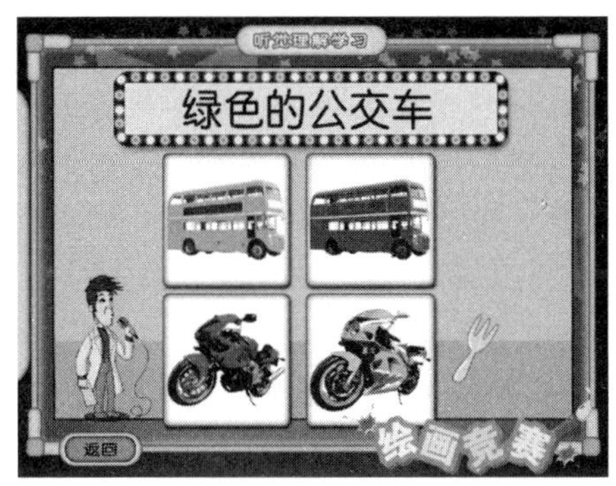

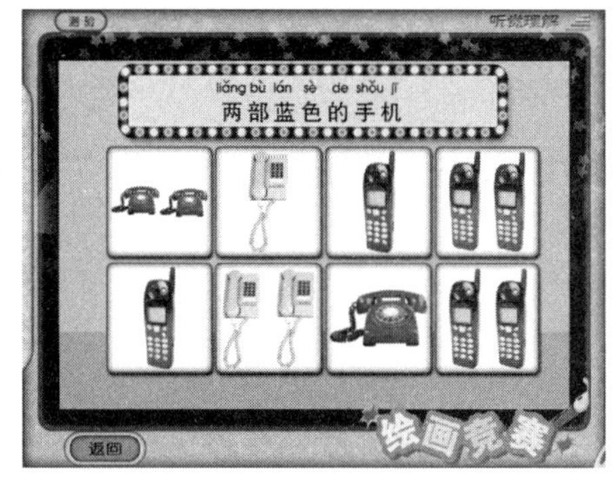

图 8－1　听觉理解能力——双条件举例

三条件词语是指必须同时掌握三个条件的词组。三条件词语训练与双条件一样，但难度更大，需要同时掌握三个条件才能准确地做出判断。由于三条件可构成的词组较多，如果完全列举，可形成八个选项（见图 8－2）。有时为避免选项过多而造成不必要的干扰，在康复过程中也可采用如图 8－3 的形式进行。在该例中，让患者选择“妹妹在屋外看书”。可将表示“妹妹”、“在屋外”和“看书”的三幅图片连线，也可以拿出来按顺序排成一排。

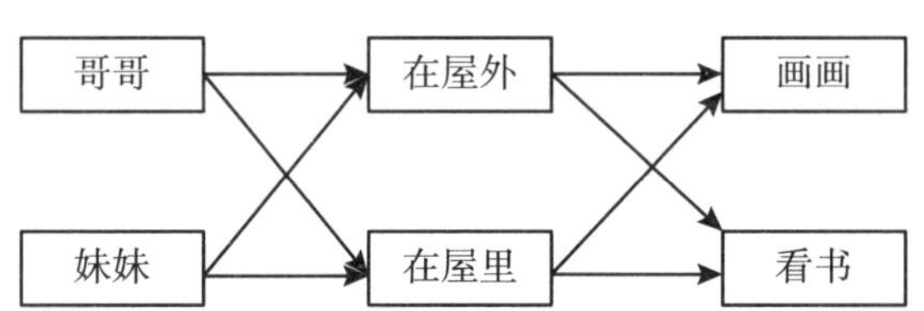

图 8－2　听觉理解能力——三条件理解举例

反映聋儿是否理解词组的一般方式是观察聋儿能否迅速地将语音和表示语音意义的图片联系起来，也可以就词组的某个部分进行提问，考察聋儿是否真正理解。如对于词组“一件黄色的毛衣”，可提问：“有几件毛衣?”“毛衣是什么颜色的?”“这是裤子吗?”如果聋儿均能做出正确的回答，则表示聋儿对该词组有了较为深刻的理解。此外，对已经发生过的事情，例如聋儿就曾经在动物园里发生的事情进行口头提问，如果聋儿能够迅速而准确地做出回答，或能准确到位地执行 2～3 步的指令，也表明聋儿的听觉理解达到一定水平。下面是一个关键条件阶段听觉理解能力训练的游戏举例：

游戏名称：拼动物

游戏目的：1. 培养将听觉信号与其他认知能力进行整合的能力，理解关键条件。

2. 听辨双条件词语：红色的公交车/摩托车和绿色的公交车/摩

托车。

游戏准备：1. 用卡纸剪出两条大小相同的鱼，并在同一位置把鱼分成首尾两部分。

2. 鱼头部分分别贴上“红色”和“绿色”的图片，在两条鱼尾部分分别贴上不上色的“公交车”和“摩托车”的图片。

参考玩法：1. 出示贴上图片的鱼头，让孩子听说：“红色”和“绿色”。

2. 出示贴上图片的鱼尾，让孩子听说“公交车”和“摩托车”。

3. 把鱼头和鱼尾都摆在桌子上，让孩子听词组“红色的摩托车/公交车”或“绿色的公交车/摩托车”，并且边复述词组边把鱼头和鱼尾拼在一起，组成一条完整的鱼。

注意事项：1. 为了达到游戏目的，两个鱼头和两条鱼尾的咬合齿都可以相互匹配，而且颜色也一致，孩子只有听清楚双条件了，才能找到唯一的正确答案。

2. 如果因干扰项太少，孩子可以通过猜测拼出鱼来，则应再增加一对鱼头和鱼尾上面贴上“蓝色”和“小汽车”。

扩展建议：1. 可以通过添加鱼头和鱼尾来提高游戏的难度和趣味性，如贴上“黑色”、“自行车”等。

2. 还可以把鱼分成鱼头、鱼身和鱼尾三部分，进行三条件词组的听觉理解训练。

3. 听觉语言阶段

听觉语言阶段的主要目标是不仅能理解所选择语音表面的意思，更是要能理解语音深层的含义，并能通过语言来正确表达。猜谜语、寓言故事等都可用作训练理解言外之意的材料。

这个阶段比较灵活，下面是一个言外之意的听觉理解能力训练的游戏举例：

游戏名称：猜谜语

游戏目的：1. 培养将听觉信号与其他认知能力进行整合的能力，理解言外之意。

2. 通过听觉理解谜面，想出谜底。

游戏准备：1. 做两个正方体，中间各插一根棍子，使得长方形能像算珠一样转动。

2. 把《滑之梯》的谜面写成四个句条：一座桥/地上架/爬着上/滑着下。分别贴在一个正方体没插棍子的四个面上。

3. 把谜底的四个备选图卡：桥/跷跷板/滑滑梯/木马，贴在另一个正方体没插棍子的四个面上。

参考玩法：1. 把贴有谜面的正方体放在报架上面，示意孩子慢慢转动正方体，当第一个句条面对孩子时，则朗读给孩子听，接着转动，朗读第二句，直到朗读完第四句，向孩子提问：“这四句话说的是什么玩具呢?”

2. 把贴有备选图卡的正方体放在报架上面，让孩子边想边转动正方体，并从备选图卡中找出谜底来。

注意事项：1. 谜面句条和备选图卡最好塑封好，正方体的四个面做成透明的口袋，可反复插放不同的句条和图卡，以备长期使用。

2. 选择不同难易的谜语和游戏的控制要根据孩子的听觉语言水平来酌情处理，最好是能“跳一跳，够得着”。此阶段的孩子有的能识字，谜底的备选答案则可用汉字代替。

3. 如果孩子光顾着找正方体玩，不认真听和想，则不让他转只让他听。

扩展建议：1. 如果孩子猜谜语有困难，可以降低难度，让孩子根据动物特征猜动物名称，如在第一个正方体的四个面上分别贴上：什么动物鼻子长又长/什么动物身上开梅花/什么动物脖子长又长/什么动物身上长满刺，在第二个正方体的四个面上分别贴上动物图卡：大象/梅花鹿/长颈鹿/刺猬，让孩子听问句找对应的动物。

2. 也可以逐渐提高游戏难度，如：在第一个正方体的四个面上分别贴一个谜语，谜面的语句变长变复杂；又如：撤销谜底备选答案，让孩子仔细听谜面，根据语意自己想出谜底。

8.2.2 现代化技术在听觉理解能力中的应用

目前，在各大医院、康复机构、特殊学校中应用的最为广泛的听觉康复训练专用仪器设备为美国泰亿格电子有限公司生产的“启聪博士听觉康复训练仪”。另外，“启聪博士听觉康复训练仪”符合“教育部培智学校教学、康复训练仪器配备标准”的要求。“听觉康复训练仪”系统中，有三个功能模块：基本技能、参考方案和卡通游戏。“参考方案”中的单条件词语模块，“基本技能”和“卡通游戏”模块可用于训练基本概念的听觉理解能力；“参考方案”中的双条件、三条件词语模块可用于训练关键条件的听觉理解能力。

1. 基本概念理解阶段

(1) 单条件词语模块(参考方案)

该模块分为学习和测验两部分。学习或测验前可进行参数设置,选择"简约型"显示或"绘画竞赛"显示,以呈现不同的界面形式。选择"简约型"会呈现一个界面(图 8-3(a)),而"绘画竞赛"会呈现两个界面(图 8-3(b)~图 8-3(d))。学习时系统朗读目标音,儿童选择图片,最后系统会指出正确的答案,同时播音:"这是正确的答案!"测验时系统朗读目标音,儿童选择图片,最后系统会提示"对了"或"错了",但不会给出正确答案。

(2) 基本技能模块

基本技能模块如图 8-4 所示,它包括两个重要组成部分:听觉记忆与排序以及听觉概念理解。

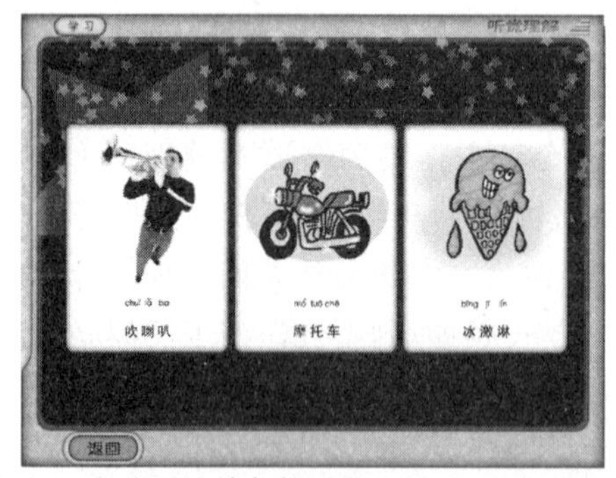

(a)三音节词的单条件听觉理解(3个备选项)

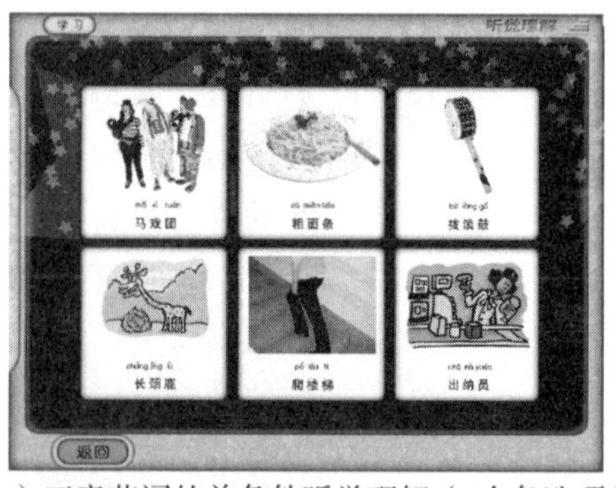

(b)三音节词的单条件听觉理解(6个备选项)

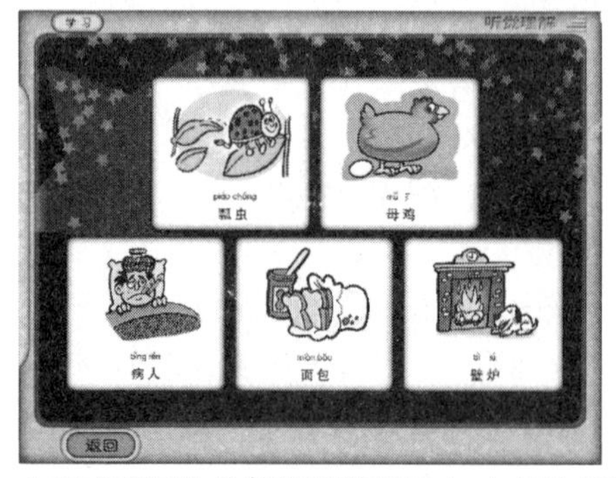

(c)双音节词的单条件听觉理解(5个备选项)

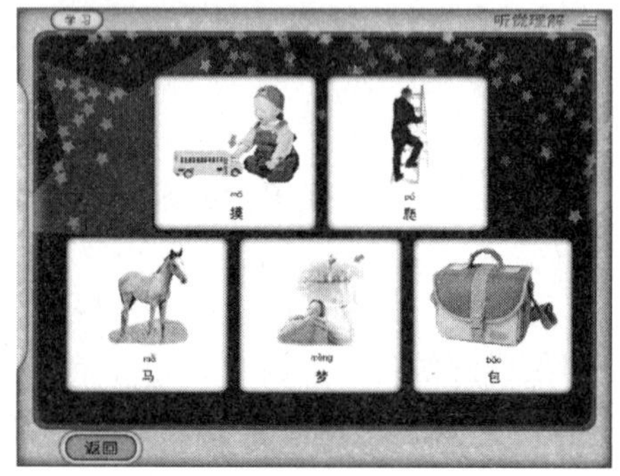

(d)单音节词的单条件听觉理解(5个备选项)

图 8-3 单条件听觉理解

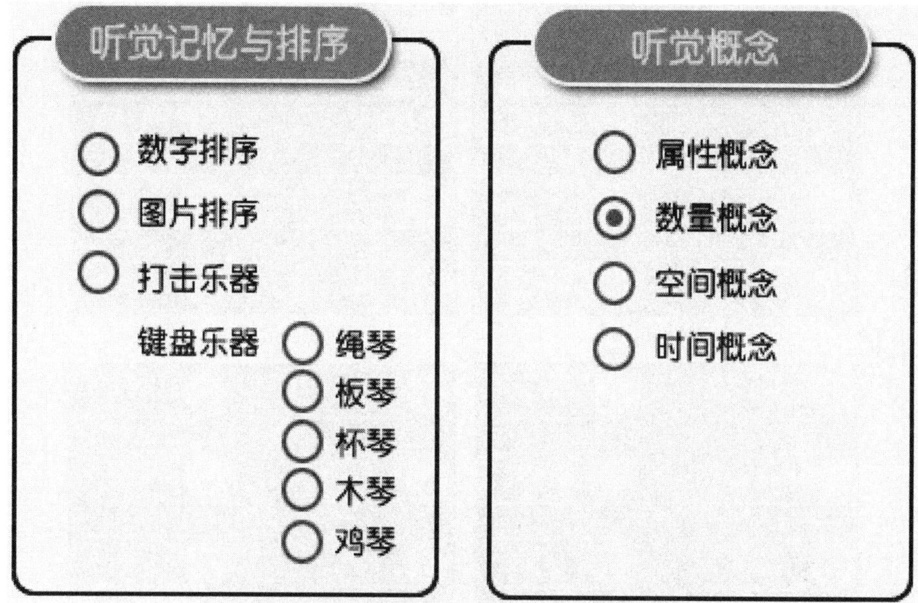

图 8－4　基本技能——内容选择

图 8－5（a）是听觉记忆与排序中数字排序部分的举例。系统依次播放数字的语音，当前播放的数字变成灰色闪动，最后要求语音的播放顺序将数字拖到相应空白位置。图 8－5（b）是听觉记忆与排序中图片排序部分举例，其操作方式与数字排序部分相同。图 8－5（c）是听觉记忆与排序中键盘乐器中鸡琴部分举例。系统提示敲击面前的鸡琴，鸡琴会发出不同的声音。

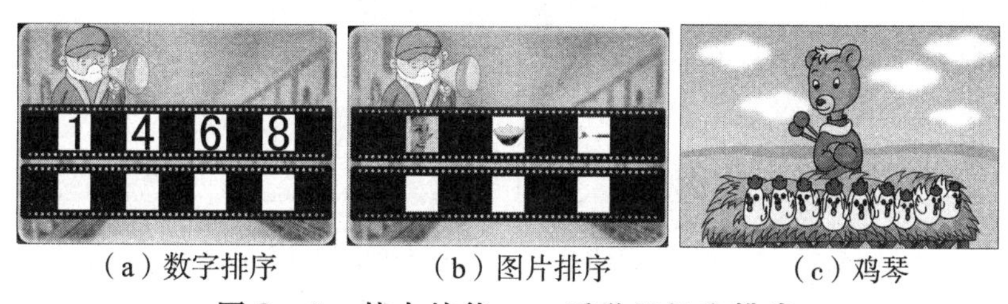

（a）数字排序　（b）图片排序　（c）鸡琴

图 8－5　基本技能——听觉记忆和排序

图 8－6 是听觉概念的内容。该部分内容丰富，包括常见属性概念、数量概念、空间概念、时间概念。点击不同的模块，可以进行不同主题的训练，如图 8－7 中的属性概念的认识（形状）和空间概念的认识（上下）。

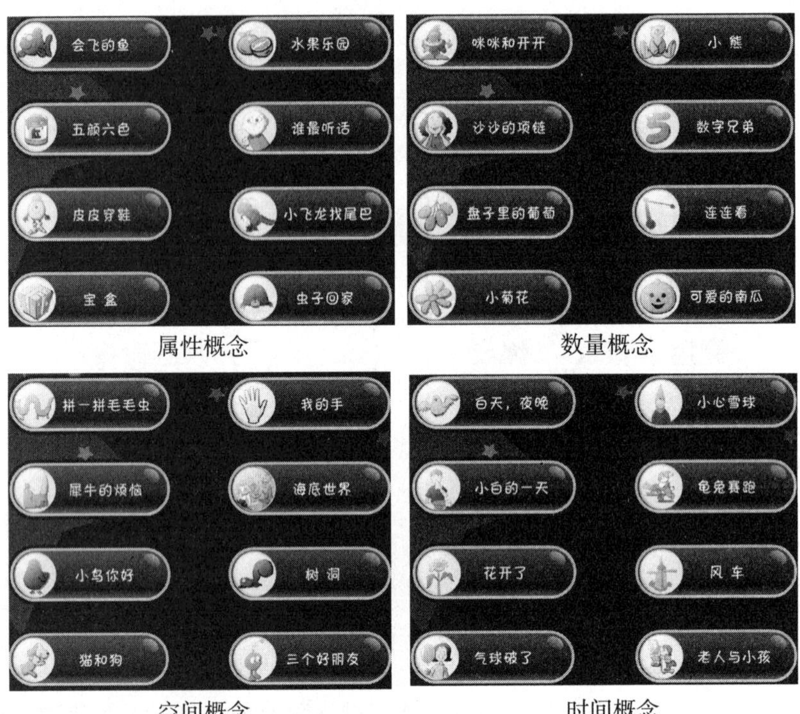

图 8-6 基本技能——听觉概念

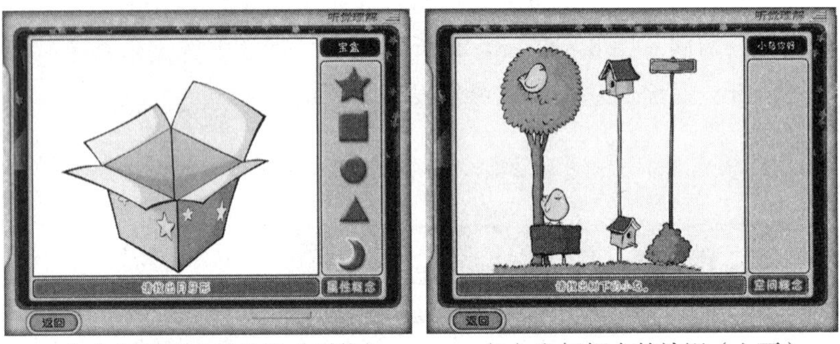

（a）属性概念的认识（形状）　　（b）空间概念的认识（上下）

图 8-7 基本技能——听觉概念

（3）卡通游戏模块

图 8-8 是卡通游戏模块举例。图（a）是认识数字的游戏举例，系统提示点击和大熊手中气球数量一致的数字。点击成功后，小孩子抓住气球跳到缆车上。图（b）是认识玩具的游戏举例，系统提示按照画面右上角出现的目标玩具选择不同的零件。选择正确后，一个包装好的完整玩具便做成了。选择错误后，所选中的零件变成一堆垃圾掉进图片下面的桶中。图（c）是认识水果的游戏举例，

系统提示按照盲孩子的要求帮助找出需要的水果。点击相应的水果，便有一个机械手将水果抓到丹丹推的车上。

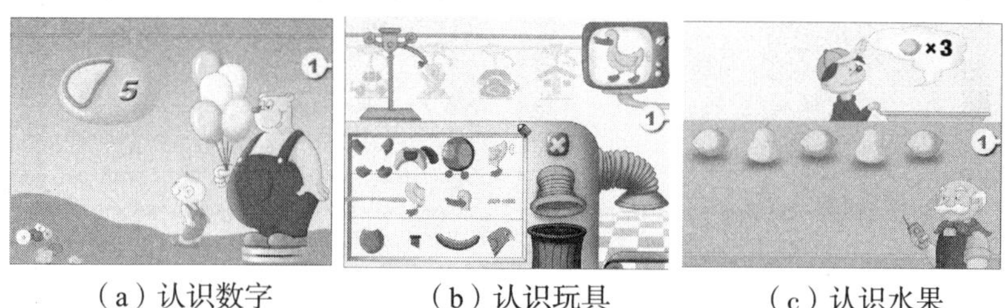

（a）认识数字　　（b）认识玩具　　（c）认识水果

图 8－8　卡通游戏

2. 关键条件理解阶段

（1）双条件词语模块（参考方案）

图 8－9 部分举例。图（a）是双条件偏正词组绘画竞赛形式的举例。系统播放语音，四只小老鼠画图，画好后将图片展开，选择与语音对应的图片。图（b）是简约形式的举例，需要在四幅图中找出与语音对应的图片。

（2）三条件词语模块（参考方案）

类似于双条件词语模块。

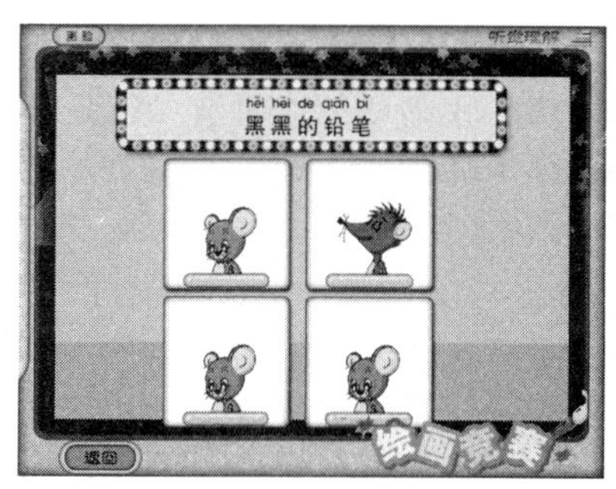

（a）偏正词组——绘画竞赛

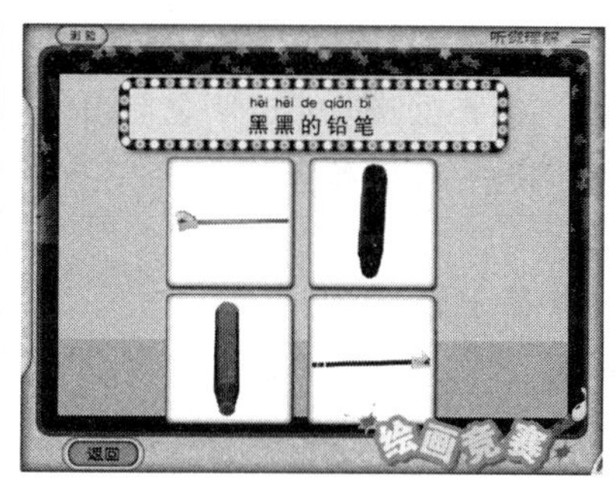

（b）偏正词组——简约

图 8－9　参考方案

3. 听觉语言阶段

听觉语言阶段的听觉理解能力训练通过讲故事的游戏形式进行。图 8－10 是游戏大象来救命的举例。文字在讲故事的过程中由黑变蓝，目标属性大、小变为红色。

听觉理解
在她周围有很多大树，还有很多大动物。
返回

听觉理解
大部分小动物都害怕大动物。
返回

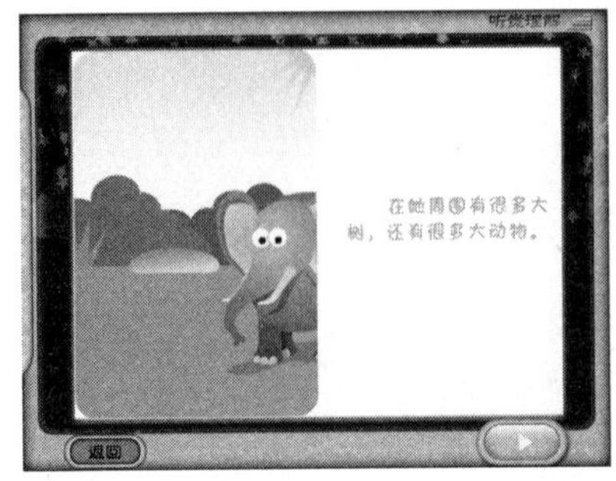

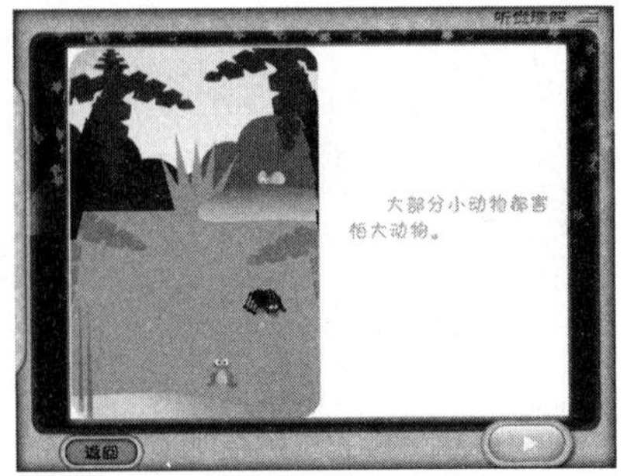

图 8-10 卡通游戏——大象来救命（大、小）

8.3 个案举例

案例 1

1. 基本情况

患儿×××，女，4 岁 10 个月，2 岁时被诊断为双侧重度听力损失，后验配双侧大功率助听器，3 岁半时，来我门诊进行听觉言语康复，之前曾在多家机构进行康复，家长反映儿童的听觉能力较好，大人说的话都能听清，就是有的时候喜欢重复问题，说话鼻音过重。

2. 听觉功能评估

（1）评估结果

助听器补偿效果最适。不能理解相同和不同，超音段音位分辨能力测试无意义音节得分 95.8%，有意义音节部分得分 92.7%。语音平衡模式听觉识别测试，韵母得分 87.3%，声母部分得分 81.6%。最小音位对识别测试韵母得分 83.7%，声母得分 79.4%。听觉理解单条件词语得分 55%，双条件词语得分 35%。能够指认自己的身体部位，但积木板上的“牙齿”和“嘴”容易混淆，不会指“妈妈的鼻子”或“老师的＊＊”，一般会指成自己的五官。色板上的颜色可以准确指认出来，但实物颜色指认较差。

表 8-6 是《儿童听觉理解能力评估》结果分析表。

表 8-6　　　　《儿童听觉理解能力评估》结果分析

单条件词语										双条件词语									
一类		二类		三类		四类		五类		一类		二类		三类		四类		五类	
序号	得分	序号	得分	序号	得分	序号	得分	序号	得分	序号	得分	序号	得分	序号	得分	序号	得分	序号	得分
1	1	9	0	17	1	25	0	33	0	41	0	49	1	57	1	65	0	73	1
2	0	10	1	18	1	26	0	34	0	42	1	50	1	58	0	66	1	74	0
3	1	11	1	19	1	27	1	35	0	43	1	51	0	59	0	67	0	75	0
4	1	12	0	20	0	28	1	36	1	44	1	52	0	60	1	68	0	76	0
5	0	13	1	21	1	29	1	37	0	45	1	53	1	61	0	69	1	77	0
6	1	14	1	22	1	30	1	38	0	46	0	54	0	62	0	70	0	78	0
7	0	15	0	23	1	31	0	39	0	47	0	55	1	63	1	71	1	79	0
8	1	16	1	24	0	32	1	40	0	48	1	56	0	64	0	72	0	80	0
小计	5	小计	5	小计	6	小计	5	小计	1	小计	5	小计	3	小计	3	小计	3	小计	1
单条件词语理解总得分：55%										双条件词语理解总得分：35%									

（2）结果分析

该儿童听觉技能发展处于听觉理解阶段，对五官、颜色的迁移能力较差，对“类”的概念理解较差。

3. 听觉康复方案

（1）一周训练目标

听觉理解能力初级目标：掌握最基本的概念，主要是五官、颜色等的掌握和巩固，以及类的概念。

（2）训练方案

主要内容包括身体部位、称谓的理解和认识。身体部位方面，可以使用积木板，治疗师先拉着患者的手，每个说一遍，然后抽出患者最熟悉和了解的 4～5 个作为备选项，随即说出一个，要求患者指认。对于认知能力较差的儿童，最好以指认自己的身体部位开始训练，掌握后，可以迁移到治疗师或者家长的身体部位，然后再使用积木板进行训练。身体部位的内容包括：耳朵、鼻子、眼睛、嘴巴、牙齿、头发、眉毛、舌头、手、脚、肚子、脖子等。

颜色方面，主要是红、绿、蓝、黄、紫、黑、白几种颜色，首先使用标准的色板或积木熟悉颜色，然后迅速扩充至身边的物体、衣服等物品，让儿童说出其颜色，可同时带入相同/不同的概念理解。

类的概念方面可融入日常生活中进行，治疗师需要告知家长这样的意识，在教小朋友认识某些物品时，5～6个同一类的物品，需要有一个分类。例如，小朋友对水果比较熟悉，很多水果都可以叫出来名字，但是却不知道什么是水果，因此要求治疗师和家长一起，让儿童理解水果、蔬菜、动物、食物等类的概念。

(3) 可选择的训练资源

①《启聪博士》(见图8－11)。

②《启慧博士》。

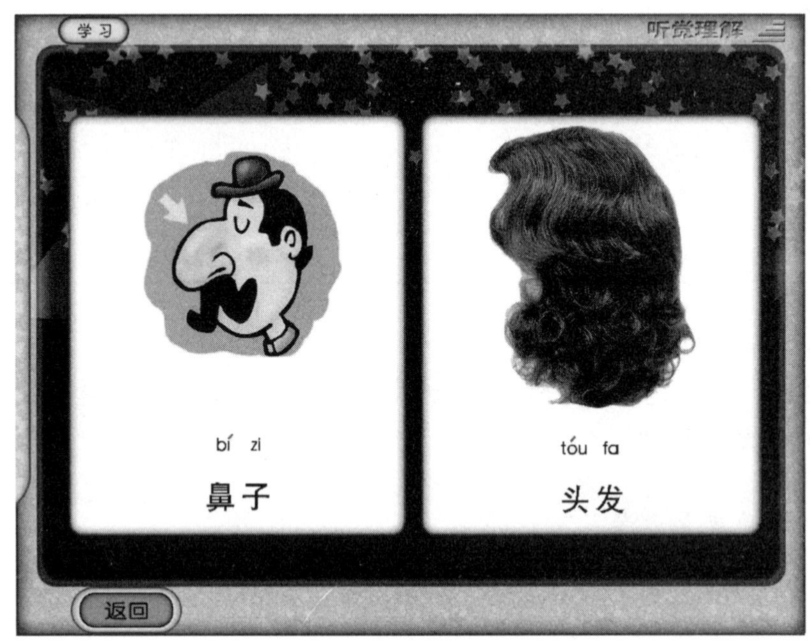

图8－11　单条件词语理解训练——身体部位

(4) 注意事项

①听觉理解需要与其他感知能力的有机整合而形成的。因此，治疗师需要结合聋儿的认知水平进行听觉理解阶段的训练，随时调整训练的内容和强度，不让儿童觉得枯燥和压力大；

②这方面的训练需要在愉快、轻松的环境下进行。门诊康复的听觉理解训练每天时间不能超过20分钟；

③除了使用训练的特定材料外，治疗是可以多选择类似图 8 – 12 的小游戏，将需要进行训练的基本概念融入游戏中，不断巩固，治疗师还可以自编小游戏进行训练。

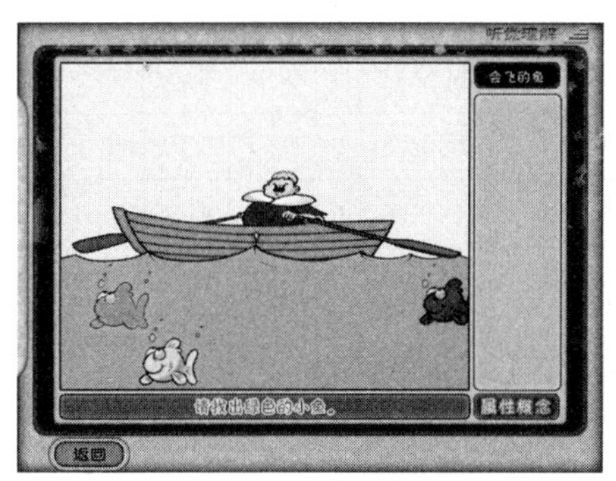

认识颜色——会飞的小鱼

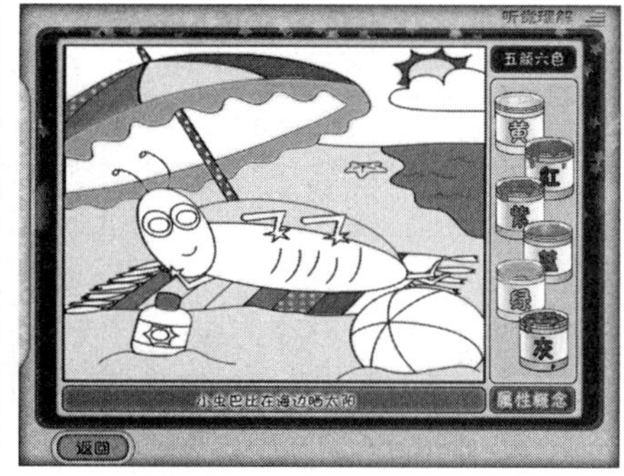

涂颜色游戏——小虫巴比

图 8 – 12　听觉理解基本技能的属性小游戏

案　例　2

1. 基本情况

患儿 × × ×，女，5 岁 10 个月，2 岁时被诊断为双侧极重度听力损失，后进行右侧人工耳蜗植入，半年前来我门诊进行听觉言语康复，之前曾在多家机构进行康复，家长反映儿童的听觉能力较好，大人说的话都能听清，但有的较复杂的句子，需要多次重复。

2. 听觉功能评估

(1) 评估结果

听觉分辨能力较好，语音平衡模式听觉识别测试，韵母得分 92.3%，声母部分得分 85.6%。最小音位对识别测试韵母得分 89.5%，声母得分 83.6%。听觉理解单条件词语得分 85%，双条件词语得分 55%，三条件词语得分 37.5%。身体部位、颜色、数量、形状的听觉理解能力较好，听觉记忆排序是用积木板，只能在大声、慢速的情况下完成两块积木板的排序。

表 8 – 7 是《儿童听觉理解能力评估》结果分析表。

表 8-7 《儿童听觉理解能力评估》结果分析

单条件词语										双条件词语										三条件词语									
一类		二类		三类		四类		五类		一类		二类		三类		四类		五类		一类		二类		三类		四类		五类	
序号	得分	序号	得分	序号	得分	序号	得分	序号	得分	序号	得分	序号	得分	序号	得分	序号	得分	序号	得分	序号	得分	序号	得分	序号	得分	序号	得分	序号	得分
1	1	9	1	17	1	25	1	33	0	41	1	49	0	57	0	65	1	73	1	81	0	89	1	97	1	105	0	113	1
2	1	10	1	18	1	26	0	34	1	42	1	50	0	58	1	66	1	74	0	82	0	90	0	98	0	106	1	114	0
3	1	11	1	19	1	27	1	35	1	43	1	51	1	59	0	67	1	75	1	83	1	91	0	99	0	107	0	115	0
4	1	12	1	20	0	28	1	36	1	44	1	52	1	60	1	68	0	76	0	84	1	92	0	100	1	108	0	116	0
5	1	13	1	21	1	29	1	37	1	45	0	53	1	61	0	69	0	77	0	85	1	93	1	101	0	109	1	117	0
6	1	14	1	22	1	30	1	38	1	46	0	54	1	62	1	70	1	78	0	86	0	94	1	102	0	110	0	118	0
7	1	15	1	23	0	31	1	39	1	47	1	55	0	63	1	71	0	79	0	87	1	95	0	103	1	111	1	119	0
8	1	16	1	24	1	32	0	40	0	48	1	56	1	64	1	72	0	80	0	88	1	96	0	104	0	112	0	120	0
小计	8	小计	8	小计	6	小计	6	小计	6	小计	6	小计	5	小计	5	小计	4	小计	2	小计	5	小计	3	小计	3	小计	3	小计	1
单条件理解得分：85%										双条件理解得分：55%										三条件理解得分：37.5%									

（2）结果分析

该儿童听觉技能发展处于听觉理解阶段，对基本概念的理解能力较好，双条件听觉理解能力较差，听觉记忆能力只有两个。

3. 听觉康复方案

（1）一周训练目标

听觉理解能力中级目标：能理解两三个条件的短语和句子。

（2）训练方案

双条件听觉理解，主要包括偏正、动宾、主谓短语。治疗师首先将两个条件依次发音，提醒儿童注意听，然后再 4 个备选项中间随机发音，让儿童指认，观察儿童容易遗漏的是哪个条件，然后提示儿童注意，多次巩固，直到两个条件都能正确把握。然后可以进入三条件听觉理解的训练阶段，方法同上。

另外，听觉记忆排序也可以同时进行，选择 3～4 个儿童熟悉的名词或者数字，从大声、慢速两个排序开始，提高儿童的听觉记忆能力。

（3）可选择的训练资源

①《启聪博士》（见图 8-13、图 8-14）。

②《启慧博士》。

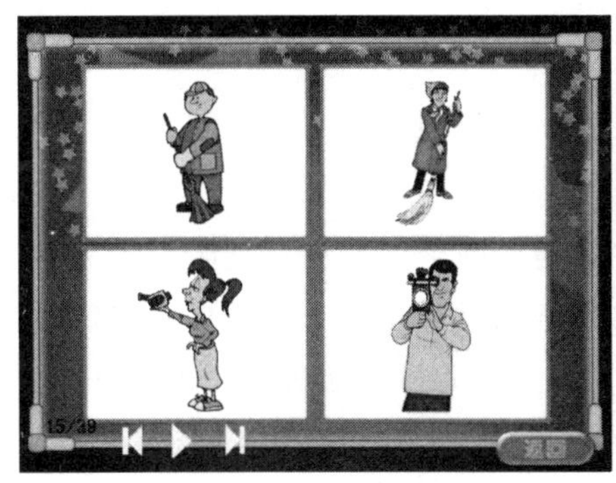

双条件—主谓短语
（叔叔扫地—阿姨扫地—阿姨照相—叔叔照相）

三条件—并列短语
（水果、蔬菜和饮料—水果、蔬菜和点心—水果、荤菜和饮料—主食、蔬菜和饮料）

图 8 –13　双条件、三条件听觉理解训练

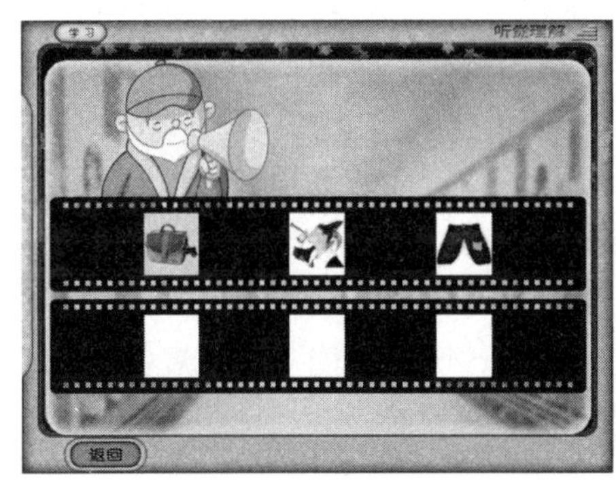

图片排序

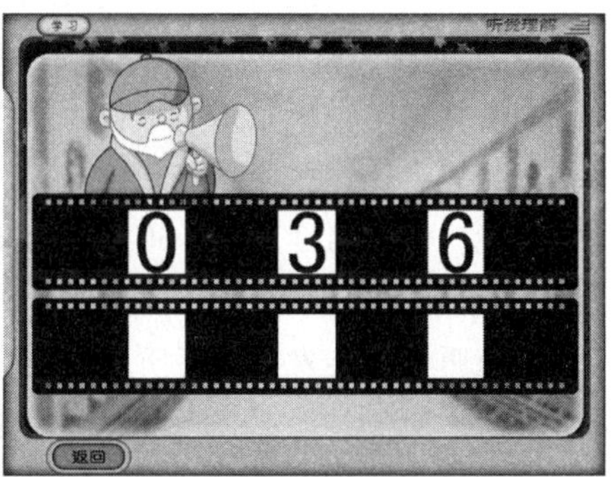

数字排序

图 8 –14　听觉记忆排序训练

（4）注意事项

①训练过程中，如果发现儿童兴趣度下降，可以就短语的某个部分进行提问，如对于短语“一件黄色的毛衣”，我们可提问：“有几件毛衣？”“毛衣是什么颜色的？”“这是裤子吗？”这样可以增强儿童的成就感；

②这方面的训练需要在愉快、轻松的环境下进行。门诊康复的听觉理解训练每天时间不能超过 20 分钟；

③除了使用训练的特定材料外，治疗师还可以自编小游戏进行训练。

案 例 3

1. 基本情况

患儿×××，女，6岁2个月，3岁时被诊断为双侧极重度听力损失，后进行左侧人工耳蜗植入，半年前来我门诊进行听觉言语康复，之前曾在多家机构进行康复，家长反映儿童的听觉能力较好，大人说的话都能听清，语速不能过快，特别提出在家里不喜欢主动说话，提问题需要直接提出。

2. 听觉功能评估

（1）评估结果

听觉分辨、识别能力较好，听觉理解单条件词语得分95%，双条件词语得分87%，三条件词语得分83.5%。身体部位、颜色、数量、形状的听觉理解能力较好，听觉记忆排序是用积木板，能在大声（小声）、慢速的情况下完成5块积木板的排序，快速排序只能完成3个。使用看图对话的卡片，可以回答大部分简单的问题，但题目变化时，理解能力降低。

（2）结果分析

该儿童听觉技能发展处于听觉理解高级阶段，听觉技能基本发展完全，只有语速提升时，听觉技能明显下降，特别是听觉记忆方面。

3. 听觉康复方案

（1）一周训练目标

听觉理解能力高级目标：加强对较快语速言语声的理解能力，加强对多种提问形式的理解能力。

（2）训练方案

主要是用听觉记忆排序的训练方法，在训练过程中，治疗师主动将说话的语速加快，并且不断提示儿童“老师快快地说，你仔细听”，逐渐提高儿童对快速言语的理解能力。

另外，在日常生活中，针对同一事物，采用多种提问的方法，让儿童回答，一般从5个W的角度进行提问，即“什么?”“谁”“哪里?”“谁的?”“什么时候?”

（3）可选择的训练资源

①《启聪博士》（见图8－15）。

②《启慧博士》。

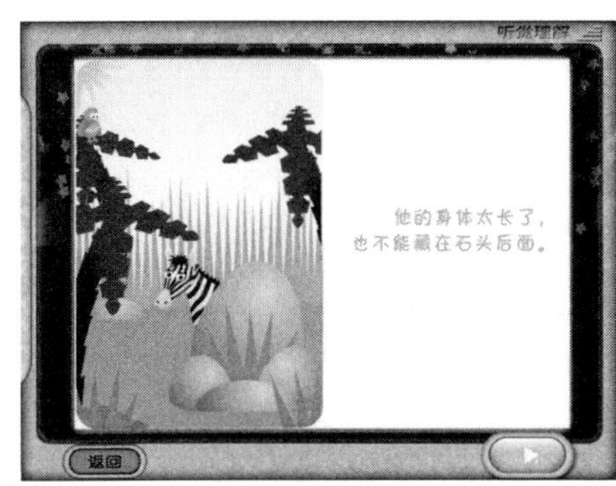

听觉理解
他的身体太长了，
也不能藏在石头后面。
返回
该藏到哪里呢？

听觉理解
在她周围有很多大
树，还有很多大动物。
返回
大象来救命

图 8－15　听觉理解高级训练

（4）注意事项

①这个阶段的训练，已经结合了多种能力，力求提高儿童的综合能力，因此可选择的资源十分广泛，可以是生活中任意一个场景。要求治疗师和老师抓住时机，而不是浪费门诊时间进行；

②加快语速时，必须是一个慢慢的过程，避免因为儿童跟不上速度，而产生厌烦的情绪，并且要及时鼓励，给其足够的自信；

③训练过程中，还要多多鼓励儿童发问，提高其主动交流的意识。

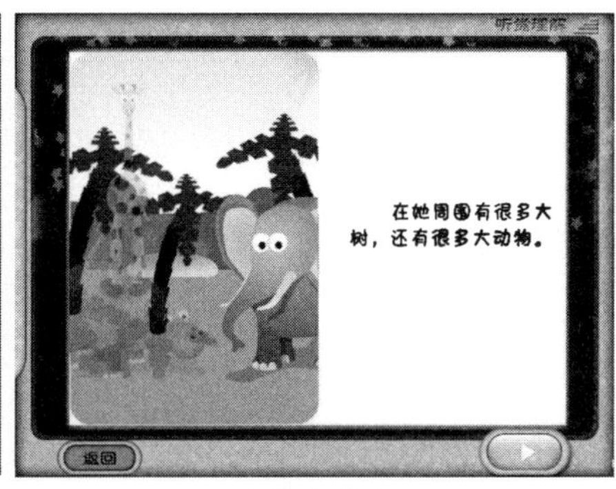

第3篇

人工耳蜗术后儿童的言语矫治

黄昭鸣 博士

华东师范大学言语听觉康复科学研究院

言语矫治是HSL的中间环节，起着承上启下的重要作用。人工耳蜗术后儿童由于长期的听力损失（即使进行了听力重建），导致听觉皮层、言语感觉、言语运动中枢以及皮质延髓束的损伤，引起言语听觉反馈机制的缺乏，破坏了言语正常发育所需要的内部和外部的反馈，进而影响到他们呼吸、发声以及构音系统之间不能很好地协调。而且，由于人工耳蜗术后儿童没有良好的听觉反馈机制，在言语的停顿后难以继续其后面的发音动作，直接影响到在言语感知运动系统和语言系统之间的对应关系的建立，因而造成他们的言语模式不完全，存在不同程度的言语功能性障碍，需要对他们进行言语矫治。

人工耳蜗术后儿童的言语矫治主要包括呼吸障碍的康复训练、发声障碍的康复训练、共鸣障碍的康复训练、构音障碍的康复训练，以及语音障碍的康复训练五个组成部分。正确的评估与矫治，是提高患者言语流畅性和清晰度的基础和前提，是进行言语沟通交流的重要保障。本篇将从以上五个功能模块对人工耳蜗术后儿童的言语功能评估与矫治作较为详细的介绍。

言语矫治强调整体生理功能的恢复，它通过发音训练，使人工耳蜗术后儿童呼吸、发声、共鸣系统协调统一，使他们能够自然舒适地发音与准确地构音，从而促进其语音清晰度的提高，为人工耳蜗术后儿童学说话奠定基础。人工耳蜗术后儿童言语矫治也是采取个别化康复的形式进行。

第 9 章

言语矫治概述

言语的产生是在中枢神经系统复杂而精确地控制下，对周围发音器官发出一系列指令来完成的。充分了解发音的原理，可以有效地使用不同的方法来对言语疾病、嗓音疾病、语言疾病，以及听觉言语障碍患者进行全面的临床检测、诊断和治疗。在学习言语病理学之前，必须明确两个概念：言语（Speech）和语言（Language）。言语和语言是人类交流思想的工具。在人们的日常生活中，言语和语言两个词往往被混用，这虽然不会影响意思的理解，但从言语病理学的角度来说，两者是有区别的。

言语是有声语言（口语）形成的机械过程。为使口语表达声音响亮，发音清晰，需要有与言语产生有关的神经和肌肉参与活动。当这些神经或者肌肉发生病变时，就会出现说话费力或发音不清的现象。代表性的言语障碍为构音障碍（dysarthria）和口吃（stutter）。语言是指人类社会中约定俗成的符号系统，人们通过应用这些符号达到交流的目的。语言能力包括对符号的接受（理解）和运用（表达）的能力，其接受和表达的方式包括书写、阅读以及姿势语言和哑语等。代表性的语言障碍为失语症（aphasia）和语言发育迟缓（delayed language development）。"言语"和"语言"的区分，主要是为了使言语治疗人员能够正确地理解各种言语语言障碍，并进行有效的康复治疗。

9.1 言语产生的机理

按照功能定位，可将大脑皮层划分成 47 个区，称为波得曼区（Brodmann areas），该分区法已得到普遍应用，如图 9－1 所示。例如，布罗卡言语区（44 区与 45 区，Broca area）、第一视觉中枢（17 区，primary visual area）、第二视觉中枢（18 区与 19 区，visual association area）、第一听觉中枢（41 区，primary auditory area）、第二听觉中枢（42 区及 22 区，auditory association area）。说话和唱歌时，人脑的高级指令中心（包括大脑皮层的言语区），首先确定形成言语的指令特征序列，这些发出的指令被传送到位于大脑额叶中央前回的运动皮质中，运动皮质再发出一系列指令到位于脑干内的运动神经核和脊髓，然后传送到呼吸、发声和构音系统的肌肉。

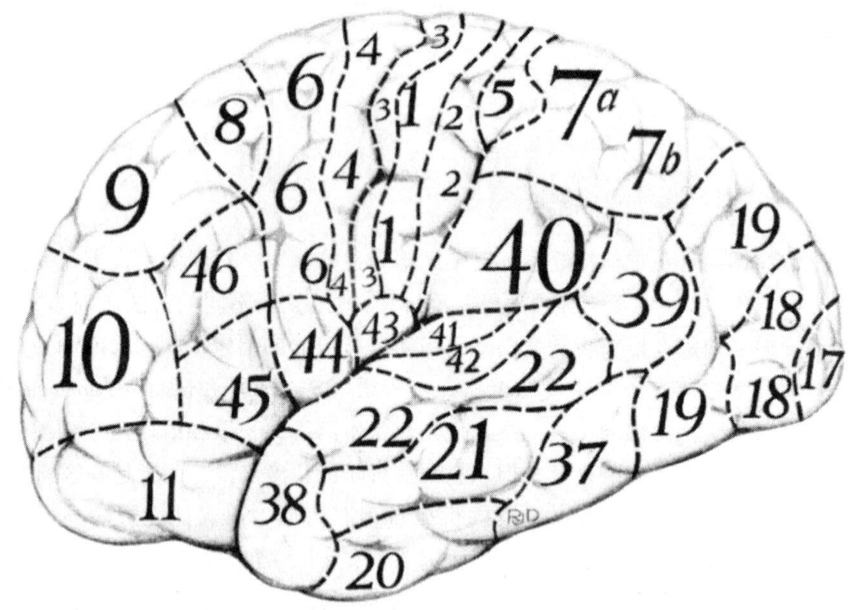

图 9－1　大脑的功能定位（波得曼区）

形成语言的关键是语言中枢。语言中枢位于大脑半球的一侧，习惯用右手者，语言中枢位于大脑左半球；习惯用左手者，其语言中枢位于大脑右半球。按照分工不同，语言中枢可分为四类：运动性语言中枢（言语中枢）、听性语言中枢（感觉中枢）、视运动性语言中枢（书写中枢）和视感觉性语言中枢（阅读中枢）。

语言是人类出生以后，各个语言器官经过长期的综合协调而形成的。语言包括接受过程、大脑综合分析过程和表达过程。外界各种事物的信号或刺激经过眼、耳等器官反映到大脑的语言中枢；经语言中枢的综合分析后，经由神经系统，将分析的结果传递到语言表达器官。

9.1.1 言语产生和感知的过程

言语是人们运用语法规则，将语言材料通过口头形式表达出来的过程。言语活动是人类普遍的交际形式，也是最重要的交流方式。言语的形成是一个非常复杂的过程，需要各言语器官的运动协调一致，若其中任何一个环节出现问题，言语都是难以准确形成的。图 9－2 显示了人类言语产生（speech production）和感知（speech perception）的过程。

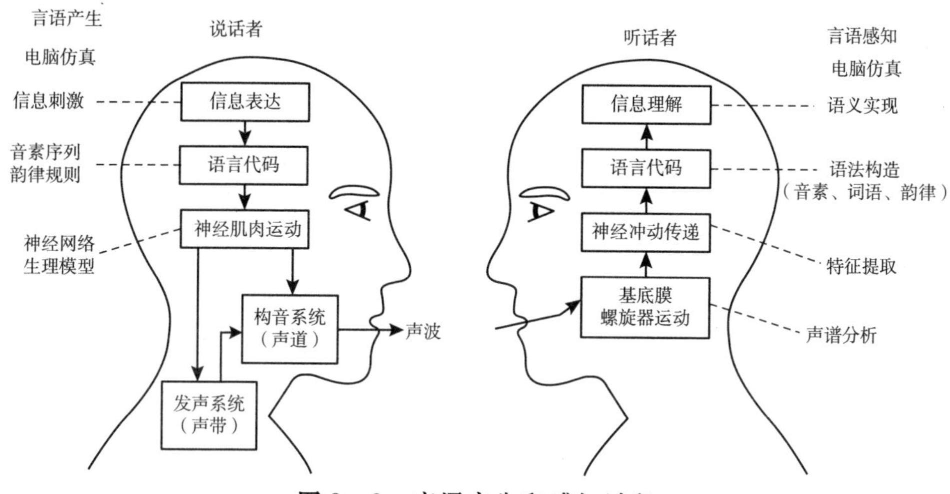

图 9－2 言语产生和感知过程

当言语信号以声波的形式传递给听话者时，言语的感知过程就开始了。首先，声音信号在听话者内耳基底膜的螺旋器上进行声学信号处理，这为输入言语信号提供了初步的声谱分析。神经传递过程将基底膜输出的声音信号转变成听觉神经的电信号，这相当于一个特征的提取过程。听觉神经冲动传递到大脑高级听觉中枢后，将以一种十分抽象的方式转变成一种语言代码（在电脑的仿真程序中，这相当于句子构造 syntax），进而最终获得言语的理解（在电脑的仿真程序中，这相当于语义实现 semantics）。

当说话者向听话者传递某一信息时，首先将该信息在大脑中进行加工处理，这时言语产生的过程就开始了（在电脑仿真程序中，这相当于建立表达信息含义的刺激）。下一步是将该信息转变成语言代码（在电脑仿真程序中，这相当于把信息源转变成一套对应于组成词语的音素序列，并以韵律方式标定其响度、音调、音长和语调）。选定了语言代码（语音特征）后，说话者的大脑中枢就发出一系列神经肌肉的运动指令（神经冲动传递、肌肉运动表现）促使声带发生振动，进而声道形状发生变化。这些指令必须能够同时控制发声系统和构音系统中各器官的运动（构音过程表现），其中包括控制声带、嘴唇、下颌、舌部和软腭的运动，这样就产生了一系列有序的言语声，最后由说话者说出。言语声最终是以声波的形式输出（声学表现）。

每一种言语声都能用抽象复杂的语音特征表现出来，即语音能力。语音能力可以从不同的角度来进行分析和考察。首先，从生理学和心理学的角度分析，语音是语言符号的标记，是语言中唯一具有物质性的部分。语音的构成（不包括机器合成），是指通过人类相关发音器官的运动来影响喉腔、咽腔、口腔或鼻腔内空气的流动，从而产生声波并形成语音的过程。所谓的发音器官，如肺、声带、舌等，在解剖和生理学中，它们原本分属于呼吸器官和消化器官，但是因为语言在人类现代文明社会生活中的作用越来越重要，所以我们从功能的角度把这些器官归为一类。随着语言的重要作用被思维科学、通讯科学、社会学、人类学等现代学科重新认识，发音器官这一系统的机制和功能也得到科学性的研究。

语音能力还可以从输入和输出的角度加以考察，也就是语言的收发能力。语言输入是由表层向深层过渡（语言代码—信息理解），其第一个程序就是语音解码（phonetic decode）；而语言输出则是由深层向表层过渡（信息表达—语言代码），其最后一个程序则是语音编码（phonetic code）。可见，语音能力恰好分属于听觉功能和言语技能的最表层。输入和输出，看起来只是一组逆向的过程。但是，从语言获得和语言发展的角度来看，语音输入的能力跟语音输出的能力一般是不平衡的。在时间上，语音“输入”能力的获得大大早于“输出”能力的获得，并且“输入”的容量也远远大于“输出”的容量。

在日常生活和工作中，人们运用言语进行交往和传递信息，而产生和运用言语的过程常常是无意识的，人们意识不到有哪些言语器官参与了此过程，以及它们是如何运动的。实际上，言语处理的过程是相当复杂的。为了便于理解，可将言语的产生（说话者）和感知（听话者）过程较简单地分为三个水平，如图 9 - 3 所示。

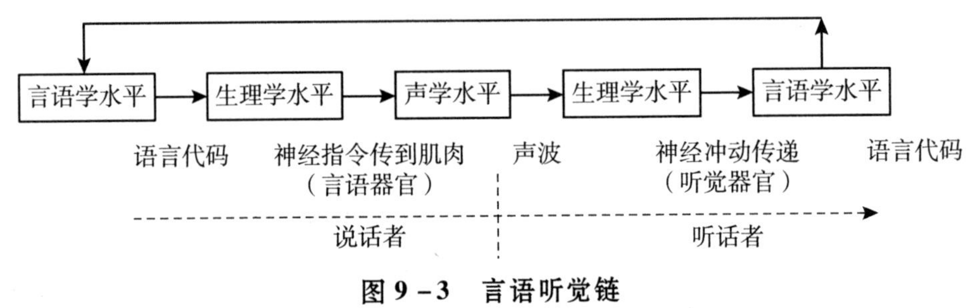

图 9 - 3　言语听觉链

1. 言语学水平（speech level）

言语学水平阶段是在大脑内完成的。不论是汉语、英语，还是其他语种，都是以所规定的符号为基础，用语言学概念将所要说的内容组合起来，例如小单位由一个个的音排列成单词，大单位依语法结构排列成词组、句子和文章等。

2. 生理学水平（physiological level）

决定了要说的内容后，就要运用呼吸器官、发声器官和构音器官。通过这些器官的协调运动，说出单词、词组、句子和文章。例如说出“苹果”这个词时，要通过大脑和神经支配下的言语肌肉（呼吸肌群、发声肌群和构音肌群）的协调运动来实现；在说出这个词后，其声音通过对方的外耳、中耳、内耳、听神经传到听觉中枢；同时也通过同样途径传到说话者的听觉中枢。由此，说话者可以调节和控制自己说话的音调和音量。

3. 声学水平（acoustic level）

由说话者通过言语肌肉的协调运动产生的单词或语句，是以声音的形式传递的。这种形式包括三方面的因素：声音的大小（强度）、声音的高低（音调）、音色和音长。

在言语处理过程中，每一水平都很复杂，而且要表达的意图、内容的组合、发音器官（呼吸器官、发声器官和构音器官）的协调运动等随着年龄的变化而变化，所以，言语功能与大脑的发育有关。如果存在先天性因素所致的大脑发育不全，便会不同程度地影响言语学水平的处理过程。在后天性因素中，如脑梗死或脑外伤等损伤了大脑的语言中枢，也会影响言语学水平和生理学水平，进而影响声学水平。如在言语发育完成之前发生听力障碍，对言语障碍的影响还会由生理学水平影响到言语学水平和声学水平。其实，言语牵涉解剖、生理和心理三方面的问题。大脑受到损害是解剖方面的问题，这些损害影响到言语是生理功能的问题，由此而产生的紊乱，则是心理方面的问题。

语言代码（语音特征）——神经指令传到肌肉（神经冲动传递）——肌肉收缩模式（肌肉运动表现）——声带激励和声道形状（构音过程表现）——言语声波信号（声学表现）的过程也就是语音信息到声学信息的转化过程，如图 9－4 所示。

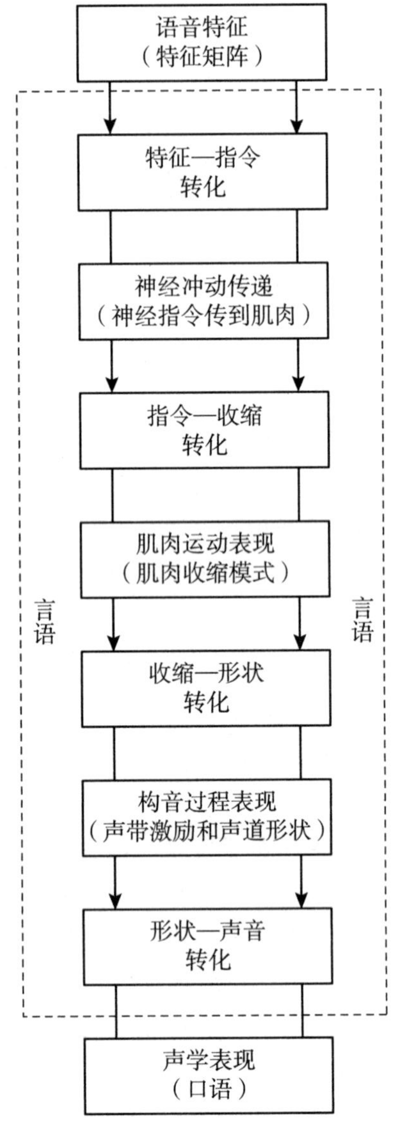

图 9－4　语音信息转化模式

言语产生过程中语音信息的转化是非常重要的。这些特征的实现，是通过神经冲动向组成声道的肌肉传达发音的指令来完成的，声道的形状决定输出的言语声学信号。

9.1.2　言语产生的三大系统

言语的产生是通过三个系统的协调运动来实现的。它们是呼吸系统、发声系统和构音系统，如图9－5所示。贮存在肺、气管与支气管内的气体有规律地随呼气运动排出，形成气流；当气流到达声门处时，被转变成一系列的脉冲信号（声门波）；然后通过声道的共鸣作用，形成具有适当形态的声波，最终由嘴和鼻发出言语信号（声波）。在言语的产生过程中，听觉反馈使说话者能够更好地调节言语输出。

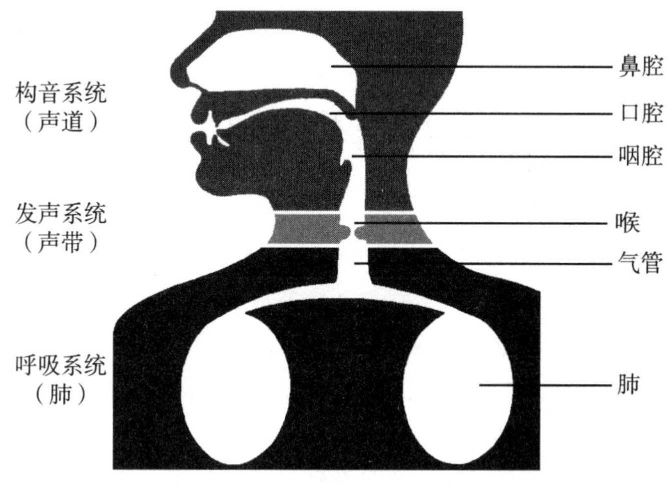

图9－5 言语产生的三个系统

言语产生的决定性条件是声带振动。声带作为振动源，可以用其位置、形状、大小和黏弹性来描述。声带的振动受到喉部发声肌群的运动、声带结构及其附属结构的影响。从声学角度来看，声带有两个主要功能：其一，把直流气流转换成交流气流；其二，把气流的动能转变成声学能量。声道指位于喉与嘴唇之间的通道，是一个共鸣腔。声道的形状主要通过自身的构音器官来进行调节，但也受到声带振动方式的影响，如图9－6所示。

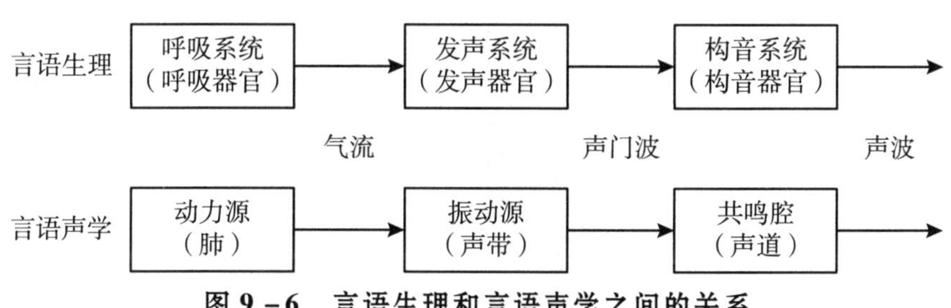

图9－6 言语生理和言语声学之间的关系

近年来，人们对言语科学（speech science）的研究揭示了人类发音能力的各个方面。例如，说某些器官的病变会导致某种构音障碍，这是发音方面的生理机制。另外，人们在接收言语信号时也有听觉的生理反应。当声波在空气中传播时，我们的听觉器官就能接收到特定频段、特定强度的声音。声源的振动以极高的保真度和最低的能量损耗，在外耳道、鼓膜、听小骨、耳蜗之间传播，然后又转换成神经脉冲把声音信号传入大脑。这中间任何一个环节发生问题，都会造成听力下降，导致听力障碍，而失聪（严重听力障碍）的直接行为表现则是“哑”。

9.2 呼吸与言语

呼吸（respiration）是人体重要的生命活动之一。如图9-7所示，吸气时向血管内输入氧，呼气时将血管内的二氧化碳释放到肺泡内。由呼吸肌的收缩和舒张所引起的胸腔的扩大与缩小，称为呼吸运动。平静状态下，吸气时胸腔的前后、左右和上下径均增大，肺容积随之增大，空气被吸入肺内，称为吸气运动。呼气时胸腔各径均缩小，肺内部分气体被驱出，称为呼气运动。言语呼吸是以平静状态下的生理呼吸为基础的。言语是在呼气的过程中产生的。言语呼吸时，要求瞬时吸入较多的气体，呼气则是一个缓慢的过程，呼出的气流能使声带振动，产生嗓音。肺的运动，是言语产生的动力源。

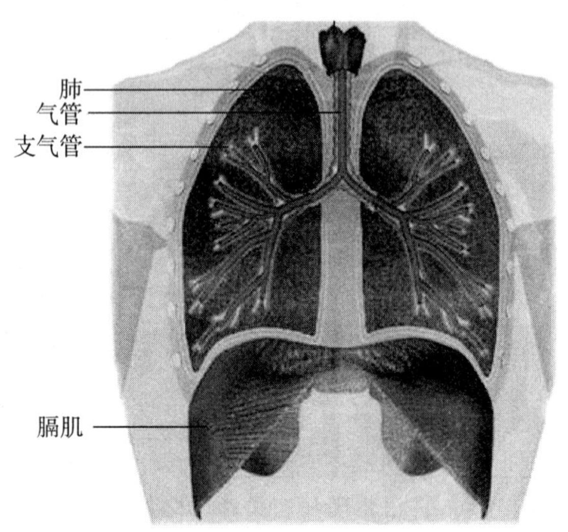

图9-7 呼吸器官示意

呼吸系统的生理和物理模型如图9-8所示。图中，肺组织类似于一个弹簧，其下方是分隔胸、腹腔的膈肌。图9-8（a）是机体处于呼气状态时的模型，此时，膈肌舒张，腹部回缩，胸腔容积减小，肺部被压缩，气体排出。图9-8（b）是机体处于吸气状态时的模型，此时，膈肌收缩，腹部突出，胸腔容积增大，肺组织被牵拉，气体进入体内。

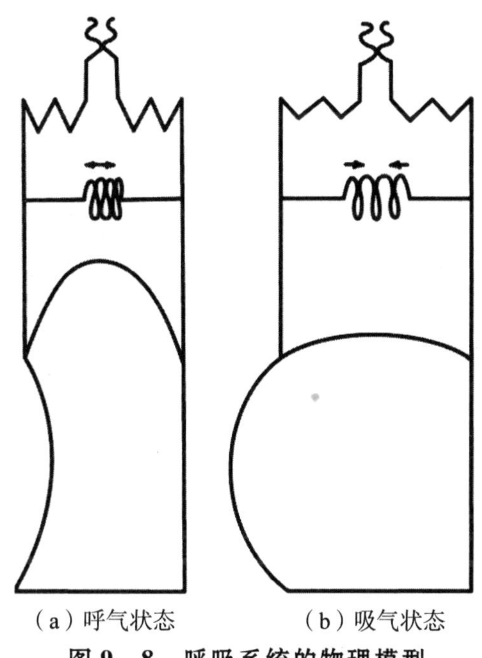

（a）呼气状态　　（b）吸气状态

图9-8　呼吸系统的物理模型

言语过程中的快速吸气运动，源自于胸腔和肺部的突然膨胀，以及膈肌的快速收缩下移。当呼气肌（主要是肋间内肌）收缩和吸气肌（主要是肋间外肌和膈肌）舒张时，胸腔内产生的负压以及肺的弹性回缩力使胸腔和肺部逐渐变小。双肺体积的缩小增加了肺内压力，使得气流被呼出。气流呼出的多少，能直接控制言语声的大小，耳语需要的气流量非常少；相反，大声说话要求呼出的气流量大。

要形成自然的言语声音，要求言语呼吸轻松自如。一般而言，我们不需要接受过多的呼吸训练。关键在于用自然响度说话时，一口气能说出多少个词汇。在达到极限之前，需要进行停顿换气，使言语呼吸有张有弛、轻松自如。

9.3　发声与言语

气流从肺部呼出，途经肺泡、支气管和气管，然后到达喉部。如图9-9所示，两侧声带位于喉部，声带间的区域称为声门，（a）图表示声门开放，（b）图表示声门闭合。图9－9（a）中，声门开放呈倒置的“V”形。这是吸气状态时声带所处的位置，空气经过声门，无任何阻力地到达肺部。发声时，声门闭合呈“I”形，如图9－9（b）所示。闭合状态下，呼出的气流挤开声门，使声带产生振动。声带振动产生一系列气流脉冲波，并转化成一系列声能脉冲信号，从而形成言语的基本声源，这就是发声（phonation），或称为嗓音。声带的运动，是言语产生的振动源。

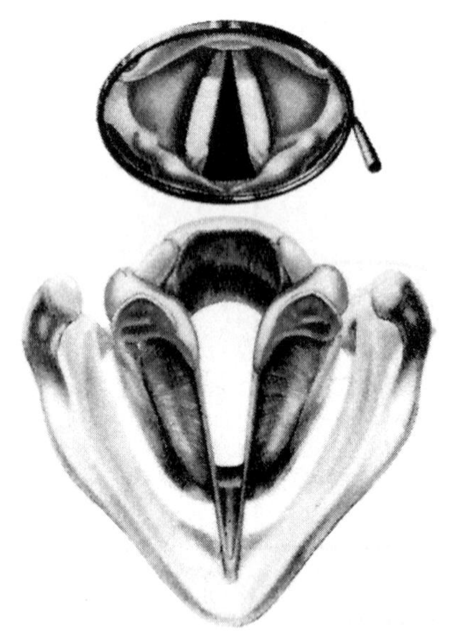

（a）声门开放呈倒置“V”形

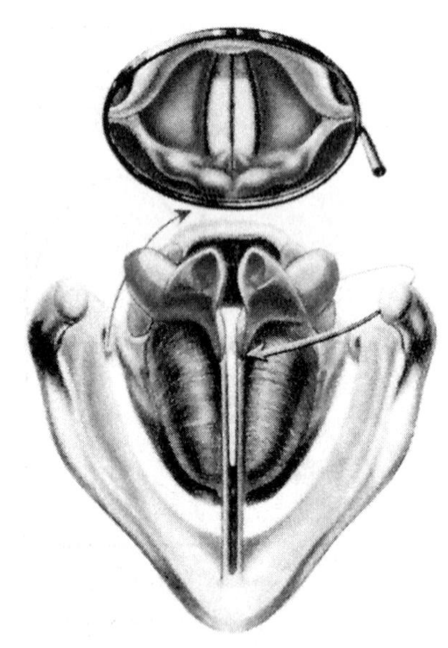

（b）声门闭合呈“I”形

图9－9　声带示意

如图9－10所示，喉主要有三种发声功能：其一，气流形成的声门下压作用于声带，使两侧声带边缘在靠近到一定程度时产生振动，发出浊音；其二，开启声带，发出清音；其三，作为发声系统的重要组成部分，为构音系统提供必需的声学能量。

图9－11是声带（vocal folds）的单自由度模型示意图。图中，声带类似于一个机械振荡器，M代表声带的质量，弹性系数K代表声带张力，黏性阻尼B代表声带关闭时双侧声带之间相互碰撞的边界状态（即阻尼状态）。而没有相互碰撞的声带表面则是无质量的或流体的。当双侧声带在中线相遇时，它们会失去一部分冲量。但是，由于声带固有的特性（惯性），它们仍将向中线移动，其结果是声门关闭一段时间。当声门关闭时，会立刻出现一个作用于声带的力冲开声门。于是，声带产生了自激振荡。

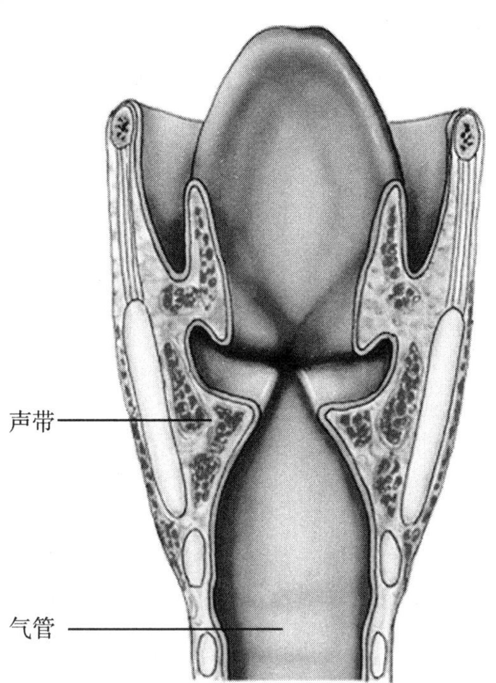

图 9-10　喉部器官示意

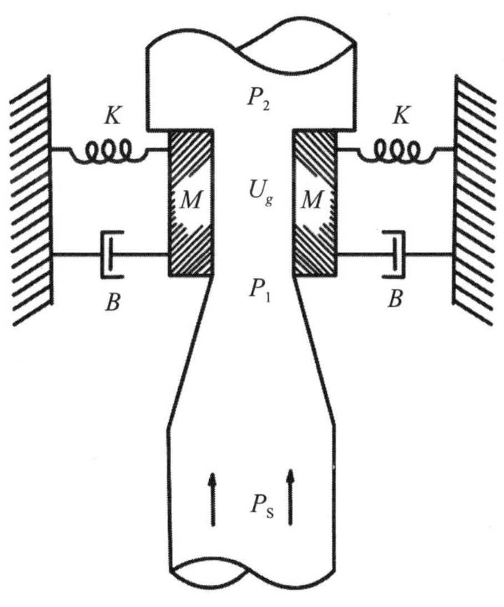

图 9-11　发声系统的物理模型

图 9－11 中，*Ps* 表示声门下压（subglottal air pressure），*P*1 和 *P*2 分别表示声门输入和输出的压力，*Ug* 表示气流通过声门时的速度。呼气时，气流开始经过声门，声带向中线靠拢，使声门间的气道变得窄小，阻止声门间的气流通过，从而使声门下压增加。声门下压的增加使声带黏膜间的气流速度加快，结果使声带之间产生负压，两侧声带互相吸引，使声门关闭（贝努利效应）。

声门闭合的时间须与气流呼出的时间协调一致，不能过快也不能过慢，这样才可能产生自然和谐的嗓音。如果声门闭合不全，那么产生的嗓音会让人听起来气息音过重；而声门闭合过紧，则会导致嗓音过于刺耳。

9.4 构音与言语

言语产生在喉部，形成于声道。声道是指由咽腔、口腔、鼻腔以及它们的附属器官所组成的共鸣腔。当声能脉冲信号通过咽腔、口腔、鼻腔时，会产生不同的共鸣（resonance）。

构音（articulation）就是指这些构音器官之间建构和发出言语声的协调过程。构音系统是由下颌、舌、唇、软腭、悬雍垂以及咽腔等器官组成的，其中最主要的是下颌、唇、舌和软腭，它们之间灵活及协调的运动是产生清晰和有意义言语声音的必要条件，只有构音系统各个器官的运动在时间上同步，在位置上精确，才能保证准确构音的形成。因此，下颌、唇、舌和软腭等构音器官的运动是影响构音的最主要因素。

图 9－12 为呼吸器官、喉和构音器官（唇、下颌、舌部和软腭）的简单示意图。声道中的咽腔与喉相连，鼻腔与口腔相通。口腔是最主要的构音器官。舌在口腔内的前后、上下运动改变了声道的形状，从而发出不同的元音。舌的不同部位与齿列、齿龈、硬腭、软腭形成不同程度的阻塞与狭窄，构成不同的辅音。声道的运动，是言语产生的共鸣腔。

图 9－13 是一张 X 光片，它显示了在正中矢状面（纵切面）上人类言语器官的形状。用虚线画出来的部分是声道（vocal tract）的一部分，它起始于声门，止于嘴唇。男性声道全长约 17cm。在声道切面上，由舌、嘴唇、下颌和腭部所围成区域的面积可从 0cm^2（完全闭合）变为 20cm^2。鼻道（nasal tract）始于腭部，止于鼻孔。当软腭（口腔后部活塞样装置）下降的时候，鼻腔与口腔共同产生鼻音。

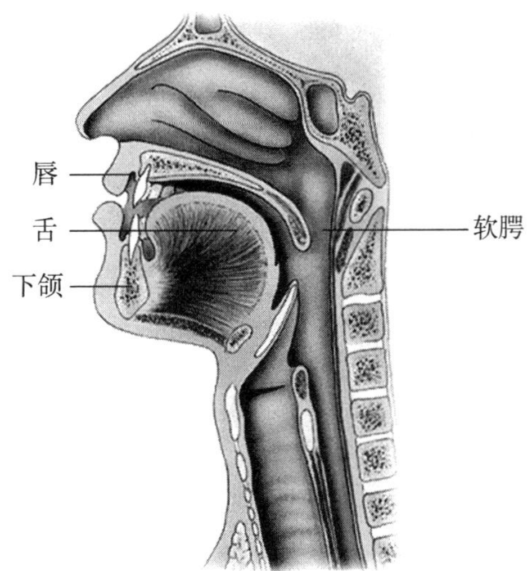

图 9 - 12 言语器官示意

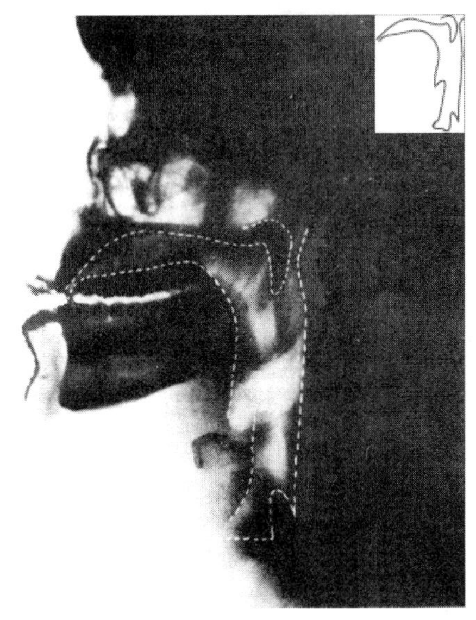

图 9 - 13 声道示意

口腔共鸣发生在口腔。良好的口腔共鸣，应该是从位于口腔内、舌的中央部位的表面发出的。舌位对言语音质的影响较大：舌位过前易导致前位聚焦（即娃娃调）；舌位过后，易导致后位聚焦；而舌位过低，将产生喉位聚焦。在汉语系统中，只有三个鼻音/m、n、(ng)/需要鼻腔共鸣，鼻腔共鸣发生在鼻腔。口腔和鼻腔由硬腭（口腔顶部前端）和软腭（口腔顶部后端）隔开。非鼻音要求软腭悬雍垂向上运动，以关闭鼻咽通道。鼻音则要求软腭悬雍垂下垂，鼻咽部迅速开放；声波经过软腭悬雍垂，到达鼻腔部位。有些人的鼻腔共鸣过多，而有些人则过少。自然的言语声要求口腔音与鼻腔音之间达成协调。

构音系统的物理模型如图 9-14 所示。肺部的运动是言语产生的动力源。肌肉的作用力将肺内的气体泵出（如图 9-14 所示，就像是气缸内的一个活塞向上推移），并经由支气管和气管排至体外。当声带紧张的时候，气流就会使声带产生振动，产生浊音。当声带处于放松状态时，为了发出一个声音，气流也必须经过声道中一个狭窄的部分，从而形成湍流，产生擦音；或者是在声道内完全闭合部分的后方形成一个压力，当闭合部分开放后，压力突然消失，形成塞音。

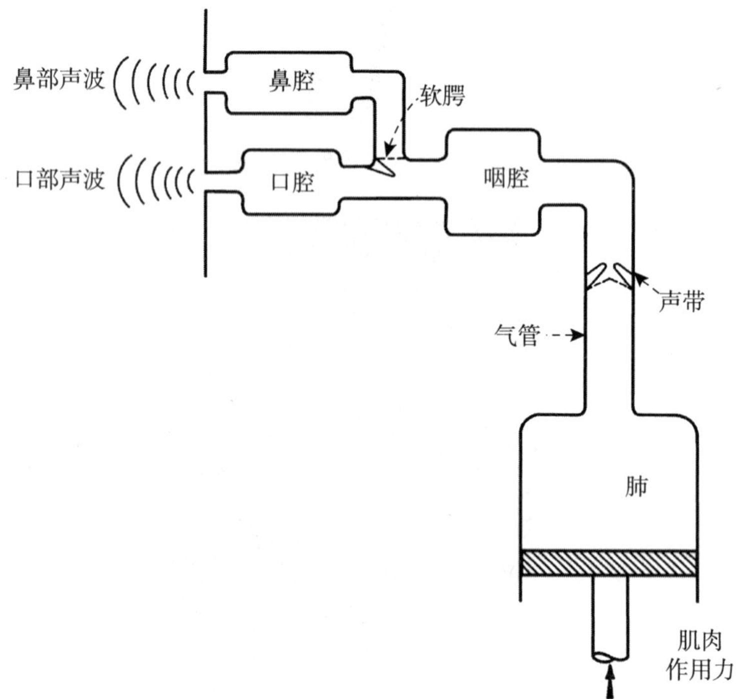

图 9-14 构音系统的物理模型

9.5 言语矫治中的 RPRAP 理论

在言语矫治领域中，黄昭鸣博士构建了 RPRAP 理论，即：言语障碍评估与矫治过程由呼吸（R）、发声（P）、共鸣（R）、构音（A）和语音（P）五个板块构成，如图 9-15 所示。RPRAP 理论为言语矫治的过程系统地提供了包括定量评估（A）、实时治疗（T）和疗效监控（M）的操作模式。

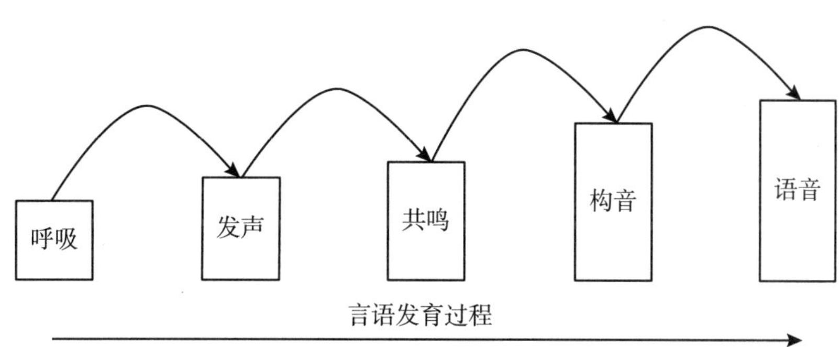

图 9－15 言语矫治中的 RPRAP 理论

A＋T＋M 操作模式具有可操作性、实用性、科学性，它的主要内容涉及言语功能的评估。它为言语矫治的整个过程提供的一套包括定量评估、数据分析、诊断决策与疗效监控以及治疗的流程，具有可操作性、实用性、科学性。它是根据言语产生和言语病理机理，利用现代化的实时言语测量手段，对言语功能进行了主观和客观评估，结合言语矫治的多年临床研究和实践构建而成的。

经过大量研究发现，言语功能的正常与否是通过呼吸、发声（嗓音）、共鸣、构音和语音五个模块的功能正常与否来决定。每个系统都有反映各自生理功能的参数，通过计算机多媒体技术和语音信号处理技术，可以对每项功能的参数进行定量化测量，使言语矫治工作更加科学客观、有效。

图 9－16 所示的是系统的框架。该系统有五个功能模块：

1. 个人信息

有关信息的输入，这是指通过言语输入设备将患者的相关信息导入计算机的相应处理模块。收集患者的一般信息，包括年龄、性别、是否接受言语训练及训练的时间、有无其他疾病史、主要言语症状等。

2. 言语功能的定量评估

对每个功能模块中的相应参数进行定量评估。针对患者所表现出的言语症状，进行相应参数的定量测量，获得较客观的数据。

3. 数据分析与诊断、决策与监控

将测得的言语参数与对应的参考标准值进行对比，即与同年龄、同性别正常人相应参数的参考标准值进行比较，以确定该参数是否落在正常值的范围内，以及偏离正常值多少。

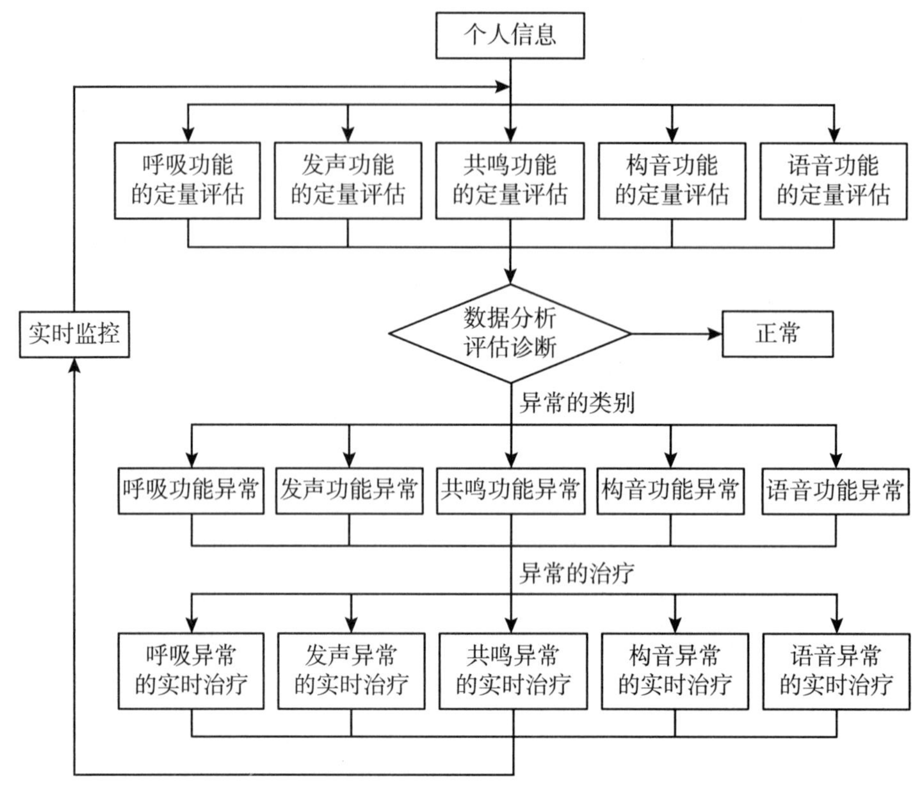

图 9-16　言语矫治专家决策系统

4. 言语功能异常的类别

测得的言语参数经过分析，发现偏离正常范围，同时结合言语症状的表现，可以判断言语障碍的性质以及严重程度。例如，通过最长声时以及其他与言语呼吸有关参数的测量，可以判断言语呼吸疾病的类别，并且通过最长声时等参数偏离正常值范围的程度，能够评估出言语呼吸疾病的严重程度。其他类别的言语功能异常也是通过这种方式来判断的。

5. 言语功能异常的实时治疗

根据言语异常的类型，提出可供选择的言语矫治方案。在上述诊断明确的基础上，制订相应的治疗计划，整个言语矫治过程遵循评估→治疗→评估→治疗→评估的科学程序，在尽可能短的时间内使患者的言语异常症状得到缓解或消失。在言语矫治过程中采用相应的参数作为监控指标，即用测得的参数与参考标准值之间的距离变化来判断疗效，通常以距离缩小作为治疗有效的标志。

言语测量和矫治密切相关。在言语矫治之前，首先应对患者言语障碍的症状及体征做一些客观的评估测定，以便矫治后进行疗效的比较和判断。而且在整个言语矫治的过程中，言语治疗师还必须不断地通过言语评估来调整言语矫治的方法，以寻找患者的最佳发音，一旦发现，这个最佳发音便成为患者在言语矫治中需要模仿的声音。通常，患者只要将最佳发音作为目标声音，不断地进行实时反馈和匹配训练，言语矫治一般都能够取得效果。言语测量和矫治是一个循环反复的过程，需要进行多次的阶段性评估，以监控言语矫治的效果。综上所述，该系统将言语功能的定量诊断评估、实时反馈矫治以及康复全程监控三大功能融为一体，这对实现言语矫治的一体化以及提高言语矫治的效果具有重要的理论价值与实践意义。

第 10 章

呼吸障碍的康复训练

言语的产生需要呼吸系统、发声系统和构音系统的协调运动。呼吸系统是言语产生的动力源，包括肺、气管、支气管、肋骨、膈肌以及胸腹部的呼吸肌群。气管和支气管是气体进入肺的最初通道。口腔、鼻腔和咽腔是气流的通道，喉则起了保护下呼吸道和调节进出肺部气流的作用。呼出的气流使声带振动产生一种基本的喉音（即嗓音），通过声道加工产生特定形式的言语声。如果没有气流呼出，将无法产生言语声。

呼吸系统是言语的动力来源，在言语过程中，需要瞬间吸入大量的气体并维持平稳的呼气，用较小的气流来维持足够的声门下压，这种呼吸调节过程要求呼气运动与吸气运动之间相互协同和拮抗，即为呼吸支持。因此，呼吸支持成为各种发音的基础。

平静腹式呼吸是最为放松的一种呼吸方式，主要表现为腹部的主动突起和被动回缩运动（膈肌运动所致）。而言语呼吸不仅在吸气时需要吸气肌群主动收缩，而且在呼气时也需要腹部肌群稳健地收缩，以维持充足的声门下压，继而支持发声活动，但在呼气时，吸气肌群呈舒张状；因此，与平静呼吸相比，言语呼吸需要瞬间吸入更多的气体，来提供更多的呼吸支持，以维持足够的声门下压，从而获得言语的自然音调、响度以及丰富的语调变化。因此，呼吸功能是决定正确发音的关键因素。

人工耳蜗术后儿童呼吸障碍的症状主要表现为说话气短、吃力、异常停顿、声音粗糙、病理性硬起音或气息音等。因此，一定要及时进行治疗，治疗越早，效果也就越好。人工耳蜗术后儿童呼吸障碍的康复训练包括呼吸功能的评估和呼吸障碍的训练两部分。

10.1 呼吸功能的评估

在进行呼吸障碍矫治之前，首先需要进行呼吸功能的定量评估，以此来判断言语呼吸功能存在何种类型的异常及其严重程度。继而根据言语呼吸功能异常的类型和程度，制订相应的矫治方案。

10.1.1 评估原理

言语是在呼气的过程中产生的，言语呼吸是言语产生的基础。言语呼吸时，要求瞬时吸入较多的气体，呼气则是一个缓慢的过程，呼出的气流能使声带振动，产生嗓音（即发声）。所以，肺的运动，是言语产生的动力源。

当患者出现硬起音、异常停顿等现象时，在排除相关器质性疾病发生的情况下，应考虑其在呼吸方面是否存在异常。因此，我们设计出《呼吸功能评估》，以此来帮助言语治疗师全面地评估患者的呼吸功能。在此，我们将呼吸功能评估分成患者主观自测和言语治疗师客观评估两个部分。

1. 主观部分

患者主观自测部分包括八个问题，要求患者如实作答，但如果患者年龄太小或不能理解问题时，可以不进行此部分的测试。

2. 客观部分

言语治疗师客观评估部分包括三个分项，它们分别是：s/z 比测量、最长声时（MPT）测量和最大数数能力（MCA）测量。其中，s/z 比是指一个人在深吸气后，分别持续发/s/音和/z/音（英语发音），并求得两者最长发声时间的比值，其主要用于评估发声效率，可以鉴别是发声系统的问题，还是构音系统的问题，反映呼吸能力是否异常；最长声时（MPT）是指一个人在深吸气后，持续发单韵母/ɑ/的最长时间，其主要用于评估言语呼吸能力及反映呼吸方式是否异常，而最大数数能力（MCA）是指一个人在深吸气后，一口气连续说 1 或 5 的最长时间，其主要反映呼吸协调性是否异常。

10.1.2 评估目的

评估目的主要有四个：（1）评估个体呼吸功能是否正常及其异常程度；（2）明确呼吸功能的问题所在，为言语矫治计划的制订提供依据；（3）监控言语矫治全过程，通过比较言语矫治前后呼吸功能评估结果，考察言语矫治方案的有效性；（4）提示言语障碍的预后。

10.1.3 测试工具

1. 测试工具

在使用《呼吸功能评估》时可使用“实时言语测量仪”（启音博士，Dr. Speech™，美国泰亿格电子有限公司生产）。该设备操作简便，适合临床使用。若无此设备，可使用秒表进行简单筛查。

“实时言语测量仪”可用于诊断发声障碍或监控治疗效果。通过使用该仪器，能够对患者的言语进行分析，从而诊断患者的言语障碍。在经过一段时间的治疗后，我们可以再次使用该仪器来分析患者的言语，以明确前段时间的治疗方案的有效性，这样，有利于言语治疗师及时调整治疗方案，帮助患者早日康复。

2. 记录表

《呼吸功能评估》记录表 1 份，见附录 2.1。

衡量呼吸功能的客观指标包括最长声时、s/z 比、最大数数能力等最具有生理学和病理学意义的参数，它们能较好地反映言语呼吸的质量。通过对这些参数的客观测量，可以较迅速地判断言语呼吸障碍的类型和严重程度、监控呼吸康复过程中的效果，以及估计呼吸障碍的预后，对言语矫治方案的制订、矫治过程中方案的调整都起着非常重要的作用。

10.1.4 测试流程

1. 主观部分

根据患者情况的不同，可以选择让患者自行回答问题，或由言语治疗师帮助患者理解和回答问题。如患者确实无法进行该部分评估时，可以考虑放弃。

2. 客观部分

（1）诱导阶段。言语治疗师在准备好设备后，向患者解释并示范将要进行的测试内容，以及需要患者如何配合。对于年龄小的患者，应适当加入肢体语言来帮助其更好地理解言语治疗师的意图，并让患者建立起一种条件反射，要求其一看到言语治疗师给出某个手势，就会完成某一特定指令。

例如，最长声时（MPT）的测量（见图 10－1）如下：

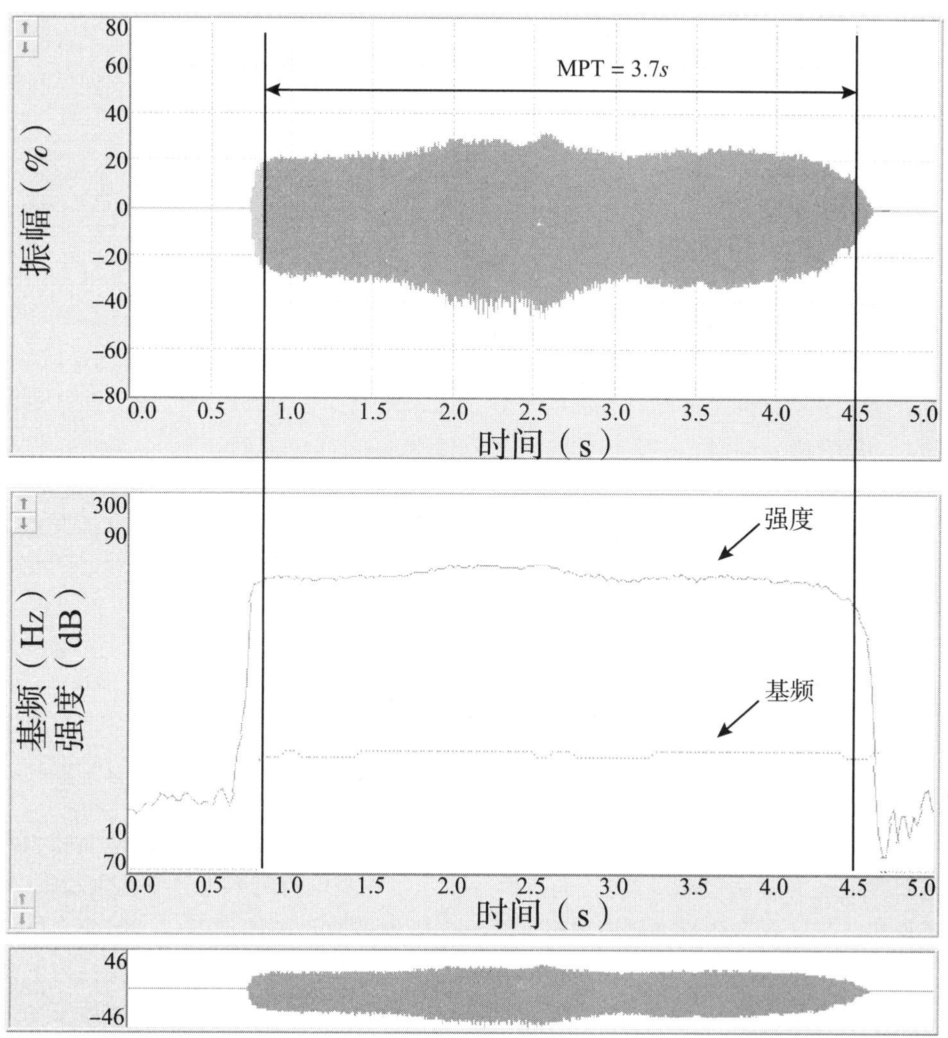

图 10－1　测量最长声时的声波、强度和基频曲线（基频正常）

（实时言语测量仪，Real Analysis™，Dr. Speech™，美国泰亿格电子有限公司授权使用）

言语治疗师："小朋友，跟老师来做一个游戏。你看老师，先深吸气，然后平平地、长长地发/a/，这样，电脑上的红色部分就会越来越长，而且前后是一样宽的。"与此同时，言语治疗师先将一个大拇指指向自己的嘴巴表示吸气，接着，两手呈握拳状靠拢，并竖起两个大拇指，然后，伴随着/a/音的发出，两手逐渐向相反方向运动，其间距离不断拉大。随后，要求患者看到言语治疗师给出上述手势后，就深吸气，然后平平地、长长地发/a/音。（注：本书中的小朋友是患者的代称，实际测量时，患者可以是大人，也可以是小孩）。

（2）正式测试。言语治疗师提示患者正式开始测试，并再次提醒其看到手势后应该作何反应，然后，正式进入测试，每一测试分项要求记录到两个有效数据。在正式测试过程中，有时仍需要言语治疗师不断提醒患者如何正确完成测试的各步骤。如果测试过程中，患者出现的错误较多，则有必要再次向其解释测试程序。

10.1.5 结果分析

测试完成后，将计算机记录的声音文件进行剪切处理，然后将结果汇总到《呼吸功能评估》记录表（见附录2.1言语功能评估中的《呼吸功能评估》记录表）中，分别记录每一测试分项的最终结果，取值方法为取每项测试两个有效数据中的较大值。例如，记录到的第一次最长声时（MPT）是6.5s，而第二次的最长声时（MPT）是5s，那么，该患者此次评估的最长声时（MPT）为6.5s。

将各项测试的最终结果分别与相应的参考标准相比较，并判断患者是否存在相应的异常及其异常程度，并为患者的阶段康复设立适当的目标。

10.2 呼吸障碍的矫治

平静腹式呼吸是最为放松的一种呼吸方式，主要表现为腹部的主动突起和被动回缩运动（膈肌运动所致）。而言语呼吸不仅在吸气时需要吸气肌群主动收缩，而且在呼气时也需要腹部肌群稳健地收缩，以维持充足的声门下压，继而支持发声活动，但在呼气时，吸气肌群呈舒张状；因此，与平静呼吸相比，言语呼吸需要瞬间吸入更多的气体，来提供更多的呼吸支持，以维持足够的声门下压，从而获得言语的自然音调、响度以及丰富的语调变化。因此，呼吸功能是决定正确发音的关键因素。

人工耳蜗术后儿童容易出现呼吸方式的异常和呼吸功能的异常，表现为说话气短、吃力、异常停顿、声音粗糙、病理性硬起音或气息音等。

呼吸障碍的矫治包括两部分内容：呼吸放松训练和呼吸异常的矫治。呼吸放松训练是呼吸障碍矫治中的“热身运动”，不仅适用于有呼吸障碍的患者，也适用于头颈肌群强直的亚健康人群。呼吸异常的矫治是指在呼吸放松训练的基础上，针对不同类型的言语呼吸障碍给出相应的治疗方案。下面将分别进行详细的介绍。

10.2.1 呼吸放松训练

呼吸放松训练主要是指肩部放松训练。它的主要目的是促进呼吸系统整体功能的提高，激发呼吸肌群进行有效运动，促使所有用于运动和摆姿势的肌群之间达到协调与平衡。肩部放松训练由五小节组成，具体步骤如下：

准备动作：直立位，双脚左右分开，其间距约30cm，双手自然下垂。

1. 双肩交替运动

先将身体重心移向右脚，右手臂伸向右上方，好像触摸天花板，伴随一声长叹，右手臂恢复原位；然后重心移向左脚，左手臂同右手臂动作。左、右交替重复10次（见图10－2）。

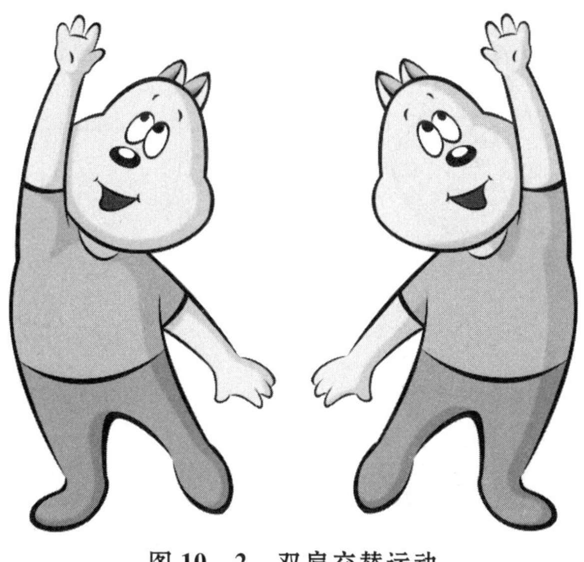

图10－2　双肩交替运动

2. 单臂划圈运动

先右臂划圈，运动方向依次为前、上、后和下；后左臂划圈，运动方向为前、上、后和下。左右交替重复5次（见图10－3）。

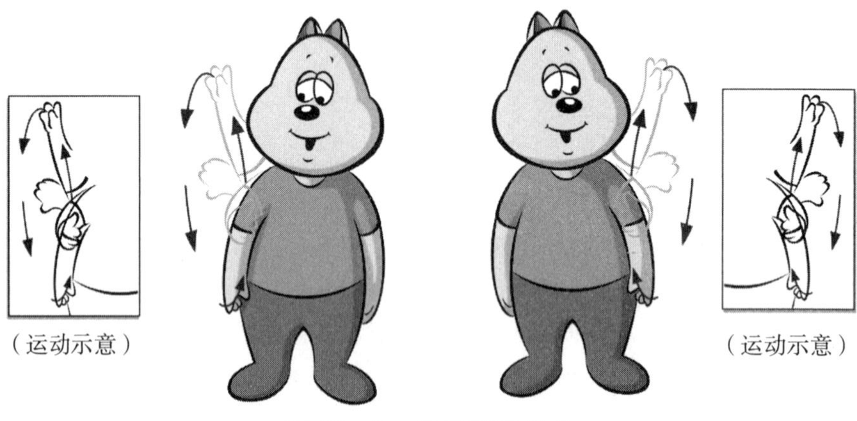

图10－3　单臂划圈运动

3. 双臂划圈运动

先双臂划圈，运动方向依次为前、上、后和下，重复5次；后双臂划圈，运动方向依次为为后、上、前和下，重复5次（见图10－4）。

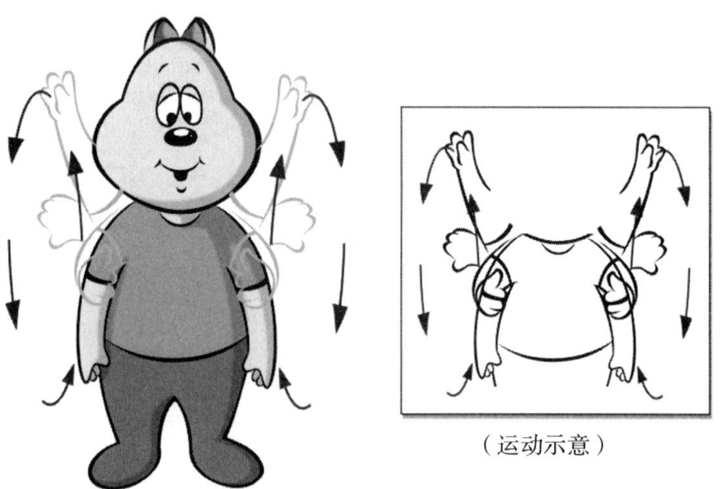

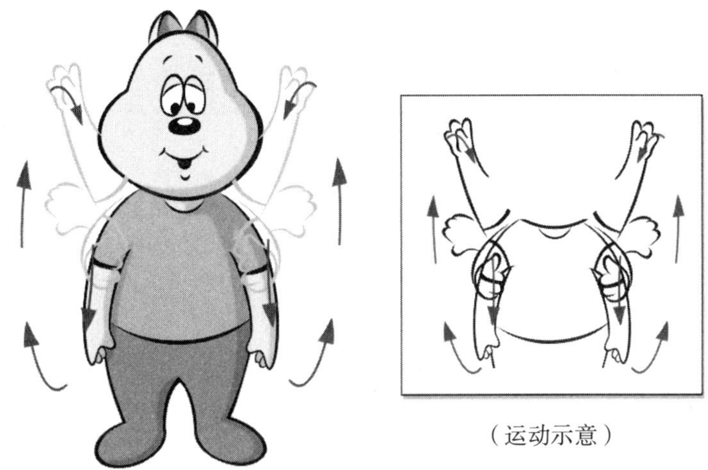

图 10－4　双臂划圈运动

4. *双肩耸立运动*

耸立双肩，维持 5～10 秒钟，然后迅速放松，重复 10 次（见图 10－5）。

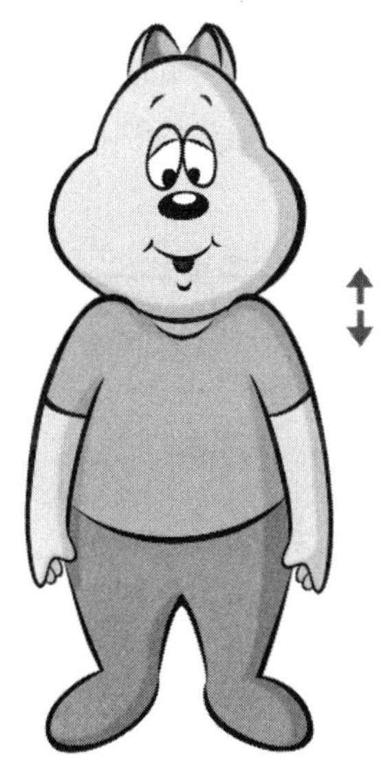

图 10－5　双肩耸立运动

5. *双臂晃动运动*

双臂自然下垂，轻松晃动双臂（见图 10－6）。

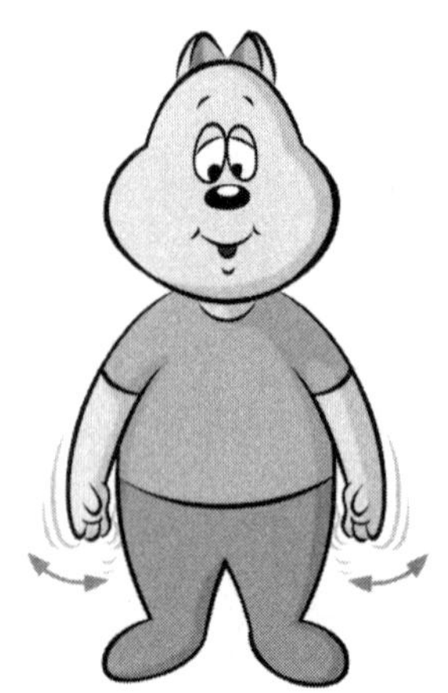

图 10-6 双肩晃动运动

10.2.2 呼吸异常的矫治

呼吸异常的矫治是根据定量测量的结果，分别对患者的呼吸方式异常、呼吸功能减弱、吸气和呼气的协调性异常、起音方式异常等给予对症治疗。它包括生理呼吸训练、生理呼吸到言语呼吸的过渡和言语呼吸训练三部分。其中言语呼吸训练又包括增加肺活量训练、逐字增加句长训练和停顿训练。呼吸异常矫治的流程如图 10-7 所示。

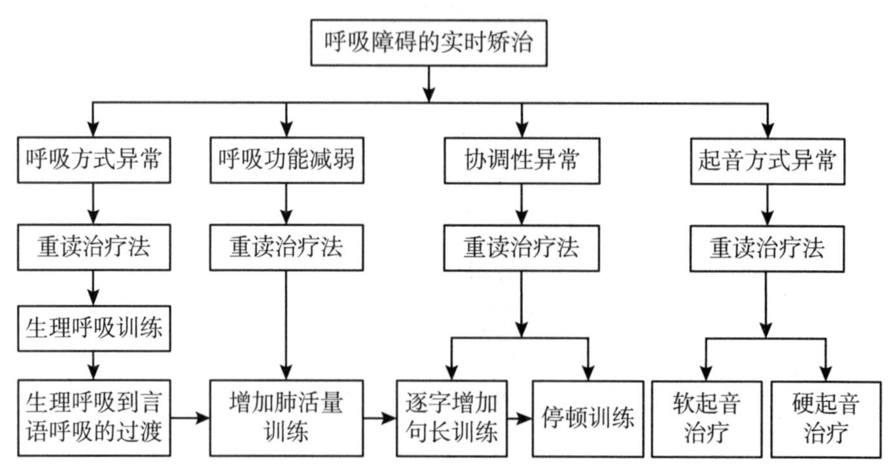

图 10-7 呼吸异常实时矫治的流程

如果患者是呼吸方式异常，则首先采用重读治疗法，然后进行正确的生理呼吸训练（即将胸式呼吸转变为腹式呼吸）、生理呼吸到言语呼吸的过渡、增加肺活量训练、逐字增加句长训练，以及停顿换气训练。整个过程遵循一般的呼吸矫治步骤。

如果患者是呼吸功能减弱，这需要在重读治疗的基础上，进行言语呼吸训练，目的是使患者在自然状态下吸入更多的气体，并增加其对发声的控制能力。

如果发现患者是起音方式异常，那么在重读治疗的基础上，应对其进行促进治疗。例如，软起音的问题则采用硬起音的方式治疗；硬起音的问题则采用软起音的方式进行治疗。在患者的起音有了较大的改善之后，其言语呼吸能力也能有较大提高。

如果发现患者呼吸和发声的协调性异常，则可按以下的步骤进行训练：首先采用重读治疗法进行训练，然后在此基础上依次进行逐字增加句长训练和停顿训练。

1. 生理呼吸训练

生理呼吸训练的主要目的是将错误的胸式呼吸转变为腹式呼吸。它是通过不同的体位来让患者体验呼吸“暂停”的过程，帮助患者建立正确的生理腹式呼吸方式，使患者能够充分利用呼出气流进行有效的发音活动。从生理角度看，呼吸是一个连续的过程，吸气和呼气之间是没有暂停的，但在呼气的过程，患者还是能够感觉到呼出气流由强逐渐变弱，并伴随呼气结束的一个“暂停”过程，从而产生一种轻松感。在训练中，应让患者体会到这种感觉。生理呼吸时，吸气是主动过程，呼气则是依靠弹性回缩作用的被动过程，吸气与呼气时间的比值为2:3。生理呼吸训练既可以从呼气开始，也可以从吸气开始，以患者感觉自然舒适为宜。

生理呼吸训练要在一种舒适的状态下进行。让患者仰卧在一张诊疗台上，在其颈部和膝部的下方各垫一个小枕头，以增加其舒适感。对于年长并患有关节炎的患者，也可以让其坐在靠背是直立的椅上进行训练。治疗时，言语治疗师可以通过亲切随意的谈话来取得患者的信赖，帮助患者完全放松。柔和的背景音乐也有助于营造一种轻松的氛围。

如图 10 - 8 所示，生理呼吸训练共分四节七个步骤：第一节为仰位训练，包括四个步骤，即闭目静心、腹部感觉、胸腹同感、口腹同感；第二节为侧位训练；第三节为坐位训练；第四节为站位训练。

在训练过程中，言语治疗师应仔细观察患者，并记下腹式呼吸开始的时间。如果有一项无法完成，则需返回至前项重新做起。例如，患者意识到自己是胸式呼吸，则必须从头开始。如果患者未能获得正确的生理呼吸，言语治疗师可将患者的手放在自己的腹部，或将自己的手轻轻放在患者的腹部，掌心朝外，试着帮

<table>
<tr><td>第一步　闭目静心
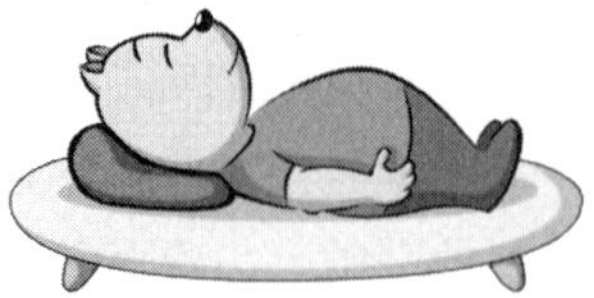
仰躺在诊疗台或床上，双手臂自然地平放于身体两侧，全身放松，闭眼，保持该姿势数分钟。</td><td>第二步　腹部感觉
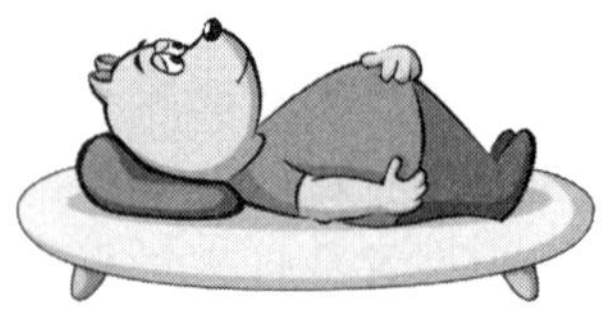
观察呼吸情况，将一只手放在腹部，感觉这只手是如何随着呼吸而上下起伏的，保持该姿势数分钟。</td></tr>
<tr><td>第三步　胸腹同感
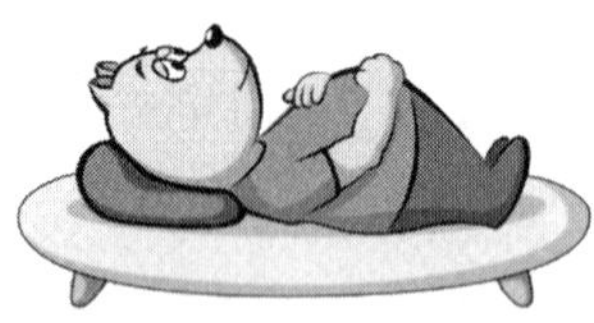
将一只手放在腹部，另一只手放在胸部。只有放在腹部的手随着呼吸上下运动。如果双手都在上下运动，应重新进行第一步的训练。</td><td>第四步　口腹同感
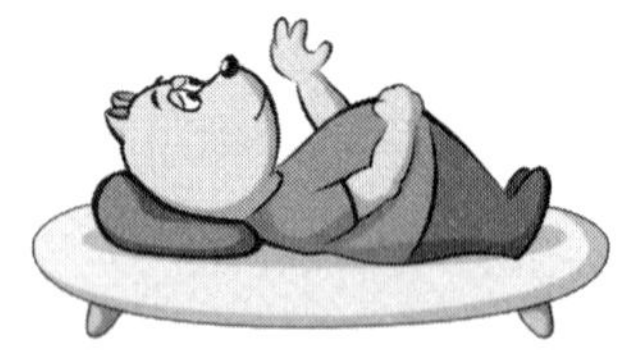
收紧双唇发/p/音，放在口前的手能感觉气流喷出，同时应能听见一种如同噪声的气流声。此时，腹肌应该主动参与呼吸运动。</td></tr>
<tr><td>第五步　侧位训练
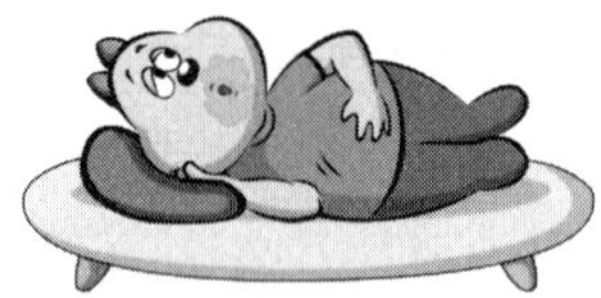
取侧卧位，一只手放在腹部，感觉呼吸时是否只有膈肌或腹肌在运动。如果没有，应重新进行第二步训练。

第六步　坐位训练
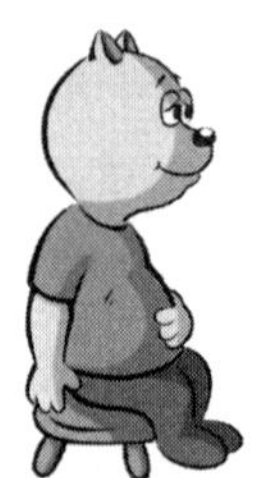
挺直腰板坐在小凳上，一手放于腹部，感觉呼吸时的腹部运动。</td><td>第七步　站位训练
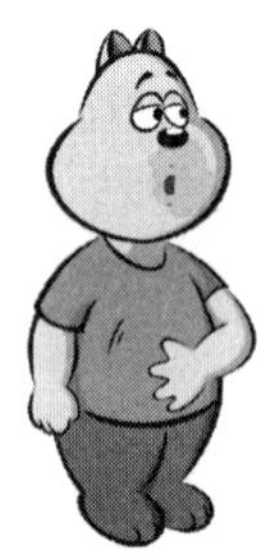
取站立位，双脚左右稍许分开，前后分开10厘米，深呼吸，感觉到腹壁向前运动。通过腹肌运动将空气挤出肺部，试着想象在吹一朵“蒲公英”。在吸气与呼气之间没有停顿，这一点很重要。照镜子观察身体运动：吸气时身体应稍许向前运动，呼气时身体应稍许向后运动。</td></tr>
</table>

图 10-8　生理腹式呼吸训练示意

助患者建立一种正确的呼吸节律。言语治疗师的呼吸节律应适应于患者的呼吸节律，而不是让患者来适应言语治疗师的节律。如果患者呼吸节律过快或过慢，言语治疗师可以通过其手部运动来对患者的腹部施加压力，以此来调节患者的呼吸节律。如此反复训练，直到患者建立自然舒适的腹式呼吸运动为止。

当腹式呼吸建立起来之后，言语治疗师可以更进一步地判断患者的呼气和吸气是否协调，并指导患者进行科学的呼吸运动训练。只要能成功地完成这项转换工作，对言语呼吸疾病的矫治就将达到事半功倍的效果。

2. 生理呼吸到言语呼吸的过渡

在言语呼吸的过程中，当胸腔体积因为吸气肌群的收缩而逐渐增大时，空气就进入体内了（称为吸气）；当胸腔体积因为呼气肌群收缩和吸气肌群舒张而逐渐减小时，空气就排出了体外（称为呼气）。

（1）吸气与呼气发声的有机结合训练

从言语产生的过程来看，不能将吸气和呼气看成是两个截然不同的过程，吸气和呼气实际上是一个持续的运动，吸气与呼气之间没有停顿。

①“嗯哼”法。

首先，向前走一步，同时慢慢地吸一口气。当腿准备迈出第二步时，开始加入“嗯哼”的发声。然后进入下一个循环，走一步吸一口气，发一次声，直到发声比较自然为止。

其次，向前走两步，同时慢慢地吸一口气。当腿准备迈出第三步时，开始加入“嗯哼”的发声，该发声延续到第四步。然后进入下一个循环，走两步吸一口气，发两次声，直到发声比较自然为止。

最后，向前走三步，同时慢慢地吸一口气。当腿准备迈出第四步时，开始加入“嗯哼”的发声，该发声延续到第六步。然后进入下一个循环，走三步吸一口气，发三次声，直到发声比较自然为止。

②数数法。

向前走五步，同时慢慢地吸一口气。当腿准备迈出第六步时，开始数12345，走一步数一个数。然后进入下一步循环，走五步吸一口气，然后在接下来的五步中从1数到5。坚持练习，直到一口气能数数自如为止。

（2）拟声训练

在进行充分的呼吸训练之后，便可进行拟声训练。在发声时，注意保持气息和响度的均匀，持续时间尽可能地长。言语治疗师可以根据患者发声的能力及发声兴趣，正确选择以下拟声练习的内容。

①做开火车的游戏，同时发出/u ---/的声音。

②做骑马的游戏，同时发出“dɑ　dɑ　dɑ　dɑ”的声音。

③模拟乌鸦飞，边飞边发出“wɑ　wɑ　wɑ　wɑ”的声音。

④模拟小鸭的叫声“ga ga ga ga”的声音。

⑤模拟小鸡的叫声“ji ji ji ji”的声音。

⑥模拟小猫的叫声“miao miao miao miao”的声音。

⑦模拟小狗的叫声“wang wang wang wang”的声音。

⑧模拟秒针走动的声音“dida dida dida dida”的声音。

3. 言语呼吸训练

在言语呼吸的过程中，吸气短而深，而呼气则长而缓。言语过程中不仅需要足够的呼吸支持力量，而且还能够根据言语句式的长短，灵活地调节呼出气流量以及气流速率，以形成良好的言语呼吸控制能力，如此才有可能产生自然、舒适的言语声。

（1）增加肺活量的训练

增加肺活量训练的目的是使患者能够在说话时，呼气既有力又缓慢均匀。首先指导患者用鼻腔吸气，尽量地吸，再慢慢地呼出，如此反复多次。在训练中，应注意呼气时间尽可能延长。此项训练通常可以采用游戏的方式进行。

①用力呼气训练。

a. 吹蜡烛

言语治疗师把蜡烛固定在桌上并点燃，患者站在与蜡烛相隔一定距离的地方，迅速地吸一口气，再用力吹蜡烛，力争一口气把蜡烛吹灭。

b. 吹乒乓球

做一条长为1米左右的纸槽，放在桌上。槽内放一个乒乓球，纸槽两端的桌边各站一名患者，让两个患者迅速地吸一口气，用力吹槽内的乒乓球，将乒乓球吹向对方。

c. 斗纸蛙

桌子两端各放一只纸折的小青蛙，两只青蛙头对着头。请两个患者分别站在桌子的两端，用力吹“青蛙”的尾部，使自己的“青蛙”冲向对方的“青蛙”，力争把对方的“青蛙”撞翻。

②呼气控制训练。

a. 吹蜡烛

言语治疗师把几根蜡烛固定在桌上，一字形排开并点燃。患者站在桌子的旁边，与桌上的蜡烛保持一段距离，快速吸气，用力而缓慢地吹气，使蜡烛的火苗不断闪动但不灭。

b. 吹肥皂泡

让患者缓慢而均匀地吹气，吹出一个个大小不等的肥皂泡。

c. 吹哨子

让患者吹响哨子，哨子的声音可由小到大、由短到长。

以上只是列举了几种训练的方法，言语治疗师还可以根据不同的训练目的进行灵活设计。在进行每个游戏的过程中，治疗师要明确训练目标，并能符合每个患者的实际情况。不断鼓励患者，力争赢得游戏的胜利，从而达到学会控制气流量和气流速率的目的。

③唱音训练。

为了使患者能发出自然的声音，还需要对其进行唱音练习，以增加其在言语时控制气流的能力，以及一口气发几个音的能力。下面是几种练习唱音的方法：

a. 长音训练（最长声时训练）

基本方法是先深吸气，然后持续发/i ---/等音。本训练的目的是为说话建立充足的气流储备。训练时要求患者采用腹式呼吸的方式。使用一个秒表或手表，记录发下列每个音的持续时间，将此发声时间作为测量的基线水平，然后进行延长发声训练，使之超过原有的基线水平。根据汉语声韵母的构音音位，长音训练设计如下：

ɑ ---　　da ---　　ɑ ---

i ---　　bi ---　　i ---

u ---　　gu ---　　u ---

b. 短音训练（起音训练）

训练的目的是锻炼患者一口气连续发几个短音的能力。在训练过程中，言语治疗师要注意观察并记录患者一口气发以下每个音的个数和持续时间，然后在此基础上延长发声时间。注意：声音响度要均匀有力，且逐步增加短音个数。根据汉语声韵母的构音音位，短音训练设计如下：

ɑ　ɑ　ɑ　ɑ　ɑ ---

dɑ　dɑ　dɑ　dɑ　dɑ ---　　tɑ　tɑ　tɑ　tɑ　tɑ ---

i　i　i　i　i ---

bi　bi　bi　bi　bi ---　　pi　pi　pi　pi　pi ---

u　u　u　u　u ---

gu　gu　gu　gu　gu ---　　ku　ku　ku　ku　ku ---

c. 长音与短音结合训练

训练的目的是促进患者相关呼吸肌群与发声肌群之间的功能协调。根据汉语声韵母的构音音位，长音与短音结合的训练设计如下：

先长后短							
a ---	a ---	a	a				
da ---	da ---	da	da	ta ---	ta ---	ta	ta
i ---	i ---	i	i				
bi ---	bi ---	bi	bi	pi ---	pi ---	pi	pi
u ---	u ---	u	u				
gu ---	gu ---	gu	gu	ku ---	ku ---	ku	ku
先短后长							
a	a	a ---	a ---				
da	da	da ---	da ---	ta	ta	ta ---	ta ---
I	i	i ---	i ---				
bi	bi	bi ---	bi ---	pi	pi	pi ---	pi ---
u	u	u ---	u ---				
gu	gu	gu ---	gu ---	ku	ku	ku ---	ku ---

d. 听觉分辨在言语呼吸训练中的应用

在进行言语呼吸训练时，应该结合听觉分辨进行，在呼吸训练中通过听觉的反馈将患者言语听觉链建立起来。例如，在长音和短音结合训练中，先让患者分辨出长音还是短音，然后再让其进行同样长短的发音。在最长声时的训练过程中，可以让患者先判断治疗师声音的时长，然后再让其发同样长的音，逐步增加发音时间的长度。这样就将听觉分辨能力的训练和言语呼吸能力的训练结合起来了。

（2）逐字增加句长训练

通常来说，在言语的过程中，我们的呼吸量总是与自己所想表达内容的长度是协调一致的，也就是说句式越长，呼出气流量越大；句式越短，呼出气流量也就越小。但是，由于患者产生言语的三大系统还处于协调和发展之中，其说话时常常出现呼气力量不足的现象。因此应根据患者的实际言语能力，通过逐字增加句长训练来使他们的呼吸变得轻松自然，说话自如。

要获得自然舒适的言语呼吸，最佳方式之一就是模仿目标语句。训练时，由言语治疗师大声朗读一句话，然后由患者模仿朗读一遍。在模仿的过程中，呼吸只是一个无意识的过程，尽可能在一次呼气时用一种轻松自然的方式进行朗读。这时，就会发现语句的长短和吸入的气体之间保持着精确的一致。这种训练是循序渐进的，应从两个字开始，举例说明如下：

苹果

红苹果

吃红苹果

我吃红苹果

我爱吃红苹果

我最爱吃红苹果

在语句的长短和吸入的气体量之间保持精确的一致后，为了让患者尽快朗读句子而无法顾及自己的呼吸，就需要逐渐缩短言语治疗师朗读与患者模仿之间的时间间隔。患者一旦得到朗读提示，必须快速地说出这个句子，而且每次呼吸必须自然放松。

当患者能够一口气轻松地说出五字句或六字句之后，其就不再需要任何提示，可以用一种自然的语速朗读一些自己喜欢的材料了。此项训练效果明显。在训练之前，患者一口气持续说话时间仅为35秒；而在训练之后，患者可以毫不费劲地一口气说出更多的词和句。

(3) 停顿换气训练

要正确说话，必须有正确的停顿。巧妙的停顿可以让思想的表达更加明晰，还有助于突出所要强调的部分，更重要的是它可以为言语活动提供持久的呼吸支持。说话一字一拍，或者读破词句的结构，都会影响别人对所要表达内容的理解。让患者掌握正确的停顿和换气方法，有助于他们言语技能的提高，也有助于听者的理解。停顿换气训练遵循由易到难的训练原则，训练先从按词语停顿换气做起，逐步提高到按句子成分停顿换气，再到按短文标点符号停顿换气。朗读文章时，标点符号（如句号、逗号等）不仅是逻辑语法的停顿，而且还是言语呼吸的控制停顿。停顿换气训练举例如下：

森林里有许多小动物，(p) 天黑了，(p) 他们都回家睡觉了，(p) 可小猪还想出去玩。(p) 小猪去找小兔，(p) 他对小兔说：(p) “小兔，(p) 我们出去玩吧！”(p) 小兔说：(p) “天黑了，(p) 我要睡觉了，(p) 等天亮了再玩吧。”(p) 小猪又去找小蝴蝶，(p) 他对小蝴蝶说：(p) “小蝴蝶，(p) 我们出去玩吧！”(p) 小蝴蝶说：(p) “天黑了，(p) 我要睡觉了，(p) 等天亮了再玩吧。”(p) 小猪想：(p) 天黑了，(p) 大家都睡觉了，(p) 我也应该回家睡觉了。(p) 第二天，(p) 天一亮，(p) 小猪就起来了，(p) 他大声喊：(p) “小兔，(p) 小蝴蝶，(p) 天亮了，(p) 我们一起出去玩吧！”(p) 小兔，(p) 小蝴蝶说：(p) “好！(p) 我们一起出去玩吧！(p)” 他们在森林里一起玩得真高兴。(p = 停顿)

通过以上的朗读训练，患者可以体会如何毫不费劲地换气，并使言语呼吸自然而轻松。

以上详细介绍了言语呼吸训练的一般性步骤，但由于言语呼吸异常的病因及病理机制的不同，所以言语呼吸疾病临床表现也是不同的。我们应该在科学评估的基础上，确定呼吸训练的起点以及内容，这可以使言语矫治工作更加符合辩证施治的科学原则，同时使得治疗工作快速而有效。

10.3 现代技术在呼吸障碍康复训练中的应用

随着电子计算机技术的飞速发展，将计算机言语信号数字处理技术运用到言语测量与言语矫治中已成为现实。由此实现了言语功能的定量评估，从而提高了言语疾病诊断的有效性和可信度；同时实现了言语矫治的实时反馈监控，以明确言语矫治的效果。这使得整个言语矫治过程更加科学，定量评估的操作性和可重复性也大大提高了。

10.3.1 呼吸功能的客观测量

在对言语呼吸障碍的患者进行治疗之前，首先应获取一些呼吸功能参数的基线数据。这样做，一方面可以明确该患者存在的问题及其严重程度（如果偏离正常值较多，提示疾病较严重；如果偏离正常值不多，提示疾病较轻微）；另一方面为矫治目标的合理设定提供参照。目前较常用的呼吸功能参数有：最长声时（MPT）、最大数数能力（MCA）等，这些参数均具有呼吸生理和病理学意义，能够较客观地反映言语呼吸功能。其数据可以通过“实时言语测量仪”的测量来获得。

1. 最长声时测量

最长声时的测量要求患者深吸气后，持续发/ɑ ---/音；并要求发声尽可能舒适、自然，气息、强度均匀一致，同时发声基频必须在正常的基频范围之内。图10－9是通过“实时言语测量仪”测得的声波。计算最长声时，如图选中的那段：左侧光标位于深色柱开始端（深色：浊音并在正常的频率范围之内），不包括浅色柱部分（浅色：清音或在正常的频率范围之外），右侧位于声波结束端。选中部分的强度和基频均匀一致（见箭头），符合最长声时的测量规则。

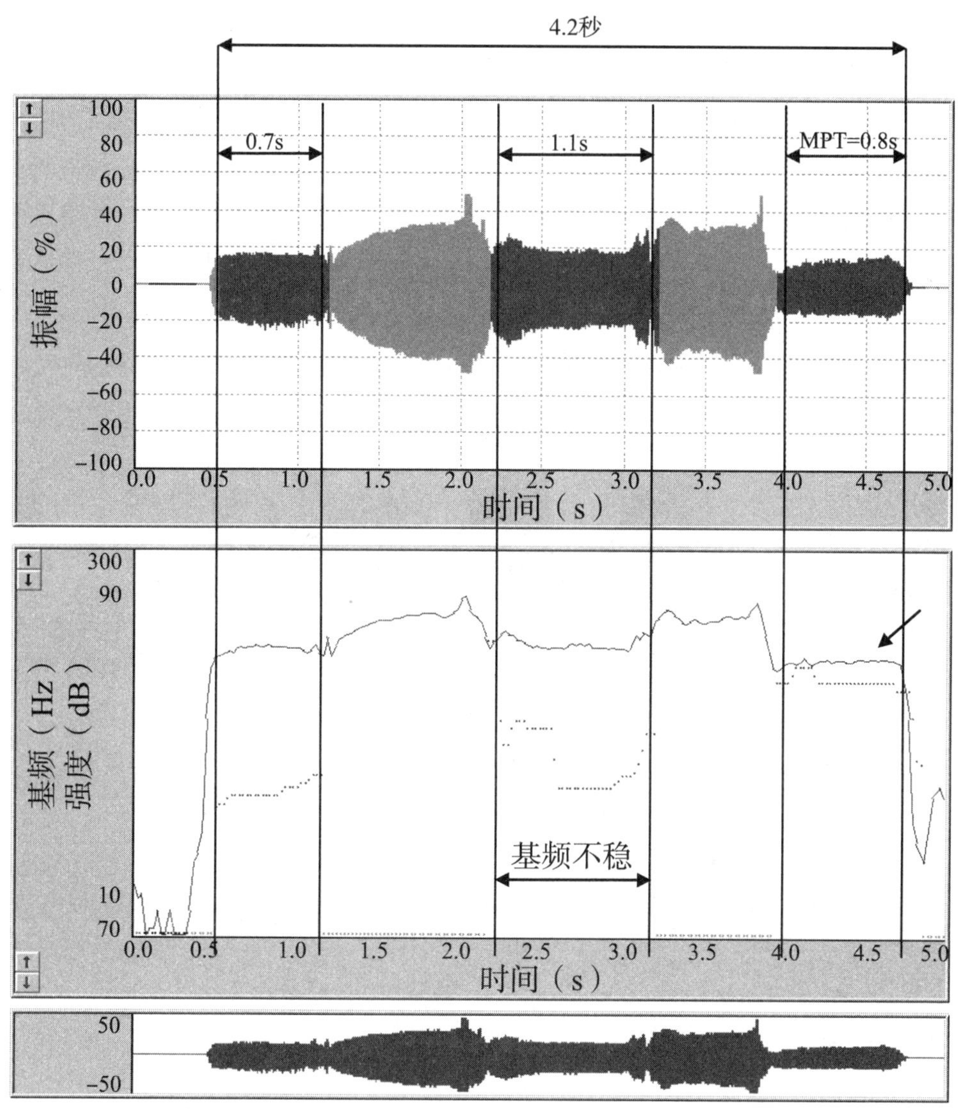

图 10－9　测量最长声时的声波、强度和基频曲线（基频异常）

（实时言语测量仪）

如果测量最长声时的声波出现如图 10－9 所示的情况，中间出现了两段绿柱，表明该段声波的基频未达到最长声时测量时对基频的要求。因此，取其中一段强度和基频均匀一致，且相对长的声波红柱进行起止端定位，获得该次测量的最长声时数据 0.8 秒。

由此看出，通过“实时言语测量仪”得出的最长声时（0.8 秒）比采用秒表测量（4.2 秒）更为可靠，因为它能够更好地监控测量是否符合要求（即要求发声基频在正常的基频范围之内）。大部分患者的最长声时的测量声波，类似于图 10－9 的情况。

2. 最大数数能力测量

最大数数能力测量获得的数据是声波两根光标之间的红柱部分，中间不能出现绿柱部分。它能够有效地反映一口气说出的词语量，是衡量言语呼吸质量的另一项重要指标。最大数数能力测量要求一口气连续数数。要求数数时的速度适中均匀，且声音的强度和基频保持有规律的变化（见箭头）。这样，可以有效地避免在测试过程中可能出现的偷换气现象，如图 10－10 所示。

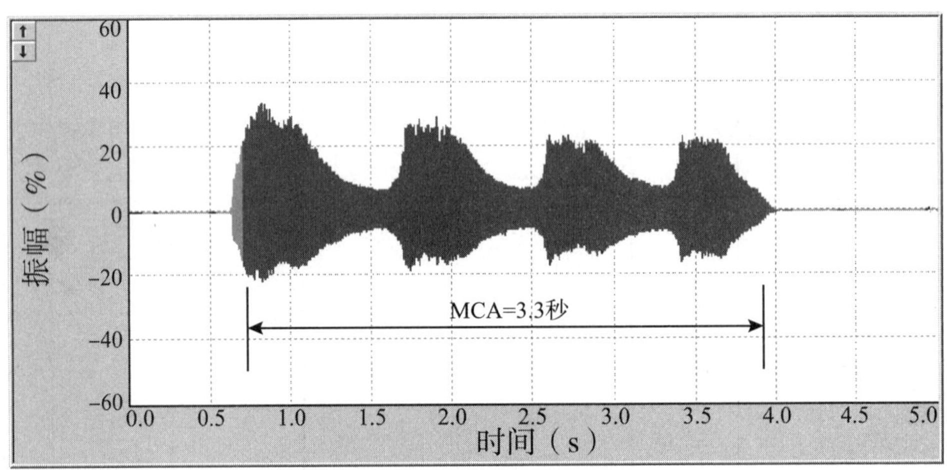

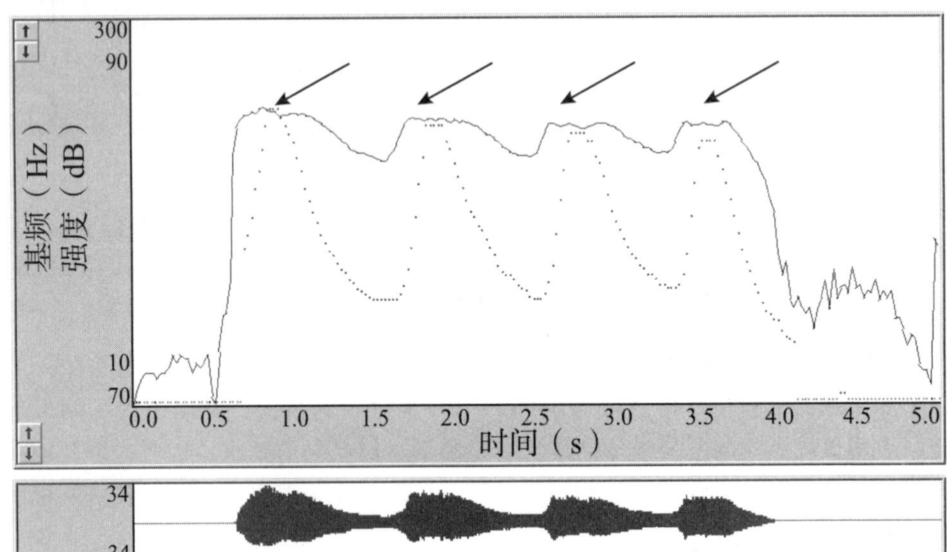

图 10－10　最大数数能力测量（在正确的基频范围之内）

（实时言语测量仪）

10.3.2 呼吸障碍的视听反馈矫治

针对言语呼吸障碍进行的功能性矫治过程，总体上遵循“评估→决策→治疗→评估→决策→治疗”这样一种循环往复、螺旋式上升的治疗原则，最终使患者的言语呼吸能力恢复到正常水平。“发声诱导仪”（启音博士）是视听反馈矫治的主要设备。

下面以一个6岁男孩为例，介绍如何将现代化技术应用于言语呼吸障碍的矫治。首先，对该男孩的呼吸能力、呼吸系统与发声系统之间的协调性进行评估和诊断，明确其存在的问题及其严重程度。运用“实时言语测量仪”对患者进行最长声时和起音的测量，测得其最长声时为4秒，起音斜率较大。通过对患者的观察和对测量结果的分析可知该患者的呼吸方式正确，但是呼吸能力较弱，呼吸与发声之间缺乏协调性（硬起音）。

其次，确定矫治目标和方法。该患者的矫治目标是增强其呼吸能力，尤其是言语呼吸能力。由于治疗的对象是儿童，为了激发患者参与治疗的积极性，言语治疗师考虑将矫治内容以游戏的形式呈现给患者，即采用实时的视听反馈游戏与呼吸训练相结合的治疗方法。这样不但可使抽象、枯燥的发声训练变为有趣的声控动画游戏，提高了患者参与矫治的兴趣，而且可以让患者看到自己在矫治过程中的发声反馈，有利于患者在言语治疗师的帮助下认识并随时调整自己的发声。

最后，确定矫治内容，选择与内容相适应的游戏训练。在患者完成生理腹式呼吸训练之后，需要从生理呼吸过渡到言语呼吸。言语治疗师应该从三个方面来对患者进行言语呼吸障碍的矫治：

（1）声音感知和发声过渡训练；

（2）最长声时训练；

（3）进行起音训练。

下面分别给予举例。

1. 声音感知和发声过渡训练

如图10－11所示，言语治疗师选用“木桶狗”游戏进行声音感知训练。不发声时，小狗在湖面上停止不动（(a)图）；发声时，湖面顿时活跃起来，小狗踩动滚筒，水花四溅，海豚也好奇地探出了水面（(b)图）。

言语治疗师可将拟声训练与声音游戏相结合。如图10－12所示，当患者模仿马跑发出/dɑ dɑ dɑ/的声音时，小熊敲起了小鼓（(a)图），小猴从这棵树跳

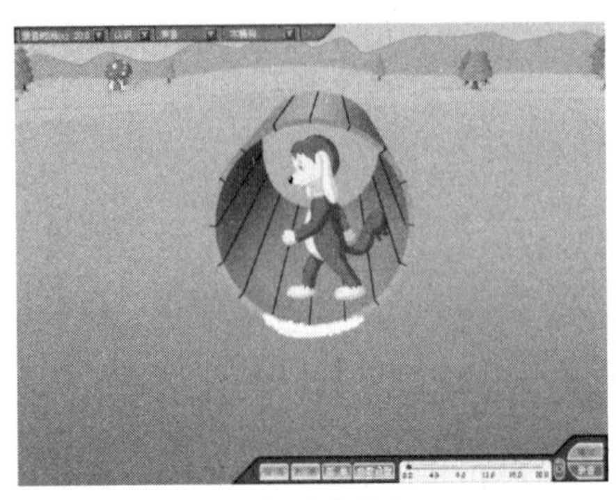
(a) 无声状态

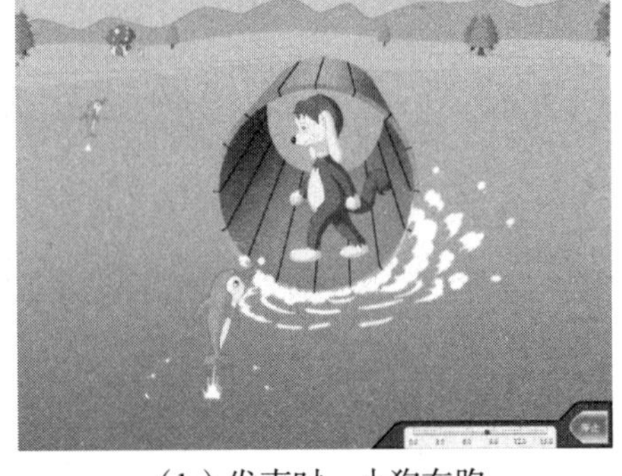
(b) 发声时，小狗在跑

图 10－11　木桶狗游戏（声音感知和发声过渡训练）
（发声诱导仪）

到那棵树（(b) 图），红苹果在跑（(c) 图）。同样，言语治疗师也可以将唱音练习与声音游戏相结合。当患者发短音/ɑ/时，跷跷板动一下就停止不动；发长音/ɑ ---/时，跷跷板动的时间就等于发声时间（(d) 图）。

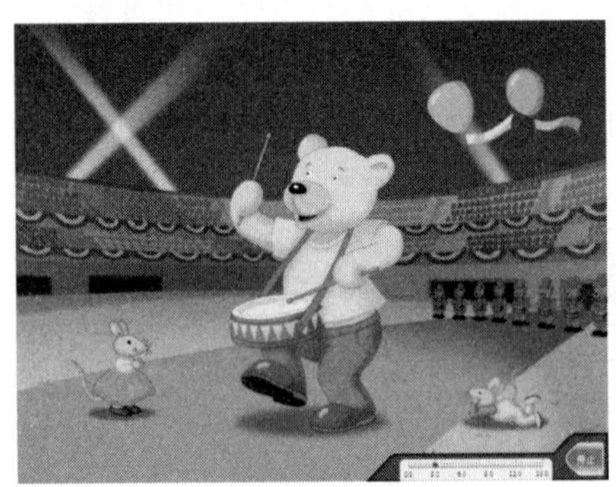
(a) 发声时，小熊打鼓

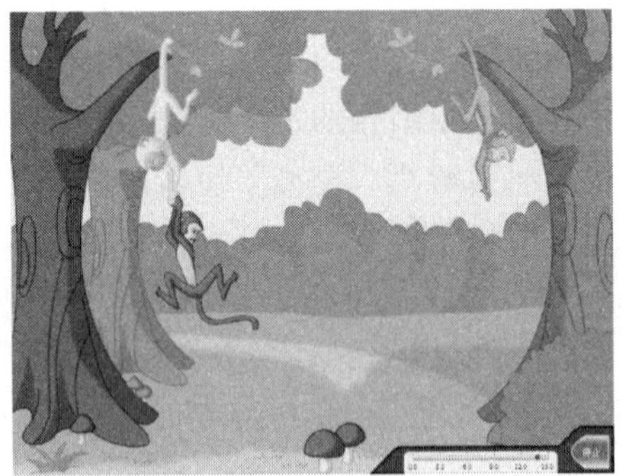
(b) 发声时，小猴在跳

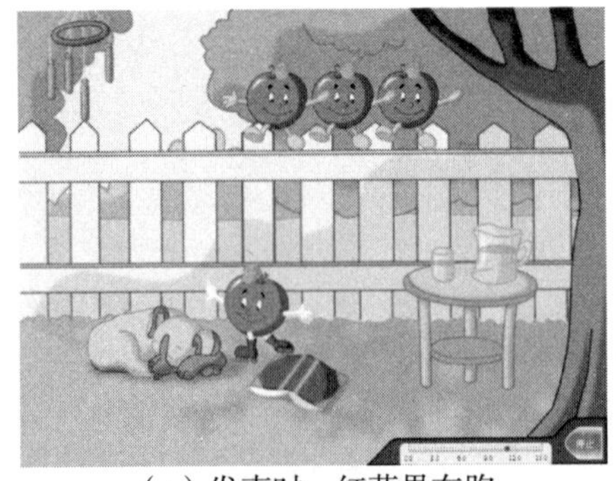
(c) 发声时，红苹果在跑

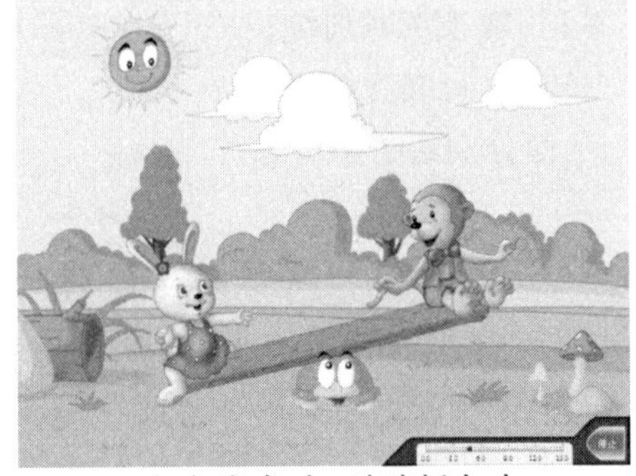
(d) 发声时，跷跷板在动

图 10－12　各种声音感知游戏（拟声训练）
（发声诱导仪）

2. 最长声时训练

最长声时的测量发现此6岁男孩的最长声时仅为4秒，根据中国人最长声时的训练目标（见附表2.1），他的治疗目标应该设为7秒。因此需要进行最长声时训练，这是帮助患者提高言语呼吸能力以及呼吸和发声系统协调性的有效方法。

由于患者现有的最长声时和治疗目标之间的差距较大，言语治疗师需要根据患者的呼吸能力设置几个阶段性目标，循序渐进地治疗。例如，第一阶段目标定为5秒，第二阶段目标定为6秒，最终目标是7秒。在确定了治疗的总目标以及阶段性目标后，言语治疗师即可利用现有的方法和材料对患者进行治疗。其中关于最长声时练习的游戏有五个，分别为“小火车”、“草莓”、“买蛋糕”、“小蜜蜂”和“苹果屋”。

在进行第一阶段的训练之前，先要让儿童了解游戏规则，学会将自己的声音与动画过程联系起来。如图10－13所示的“小火车”游戏中，儿童的训练任务是小火车送小象回家。只有连续发声时，小火车才会不断地往前开。进入游戏的起始状态后，言语治疗师向儿童解释游戏的意思：“小象要回动物园，但是它迷路了，好心的小火车要送它回家。只要小朋友不停地发/ɑ/音，火车就开动了”（(a)图）。当小朋友在言语治疗师的指导下连续发声时，火车头喷出白烟，一路摇摇晃晃地载着小象往前开（(b)图）。在这个过程中，儿童认识到小火车就是自己的声音长短，要让小火车往前开，就要持续地发声。而小火车要开多久才能到达动物园，即儿童需要持续发声的时间，则取决于言语治疗师预先设定的目标值。

言语治疗师根据训练的实际需要在游戏开始之前设定游戏时间。当6岁患者刚开始玩游戏时，可以将难度降低，将发声时间定在现有的4秒水平。只要儿童一口气持续发声的时间达到4秒时，小火车就能将小象送到动物园。为了让患者体验游戏的成功，也为了对成功的发声表示赞赏，游戏成功后立即响起清脆欢快的音乐（(c)图）；而当游戏失败时，则会出现小象哭泣的画面，以鼓励患者再为小象发一次声（(d)图）。

在患者熟悉游戏规则以后，言语治疗师就可以开始实施第一阶段的训练方案。在游戏开始之前，言语治疗师将游戏的目标（即发声时间）调整为5秒。为了调动患者训练的积极性，言语治疗师可以交替进行多个游戏。例如把“小蜜蜂”游戏穿插在“小火车”游戏中。如在图10－14所示的“小蜜蜂”游戏中，患者的发声转化为小蜜蜂的飞行（(a)图和(b)图）。如果患者发声时间持续到5秒，小蜜蜂就能成功到达采蜜的花园（(c)图）；如果发声时间少于5秒，小蜜蜂则从半空中掉下来（(d)图）。

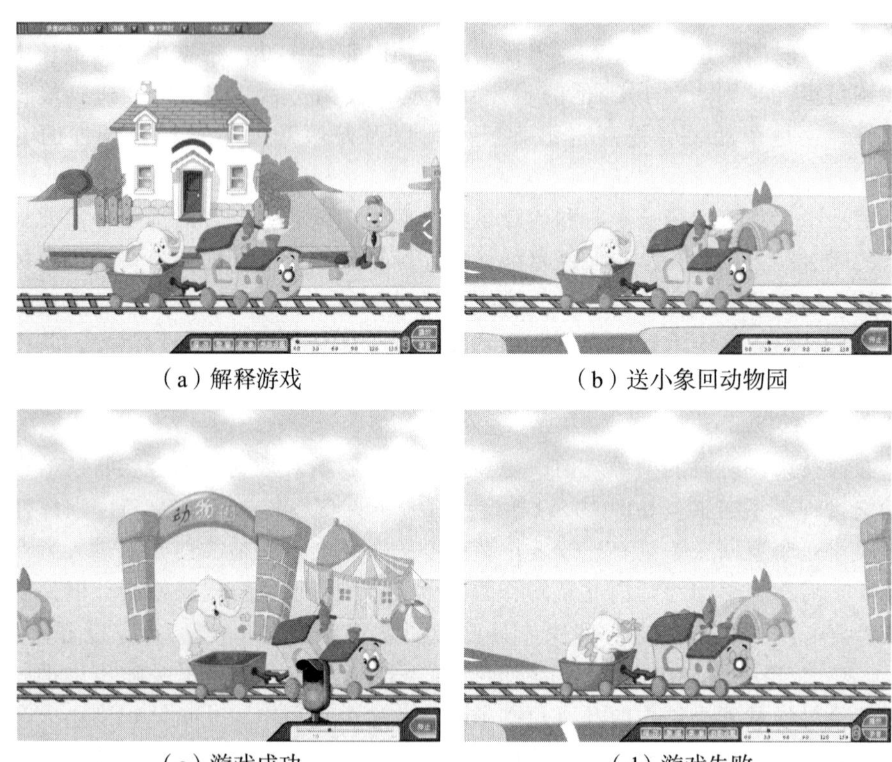

（a）解释游戏　（b）送小象回动物园

（c）游戏成功　（d）游戏失败

图 10－13　小火车游戏（最长声时训练：4 秒）

（发声诱导仪）

为明确前一段时间的治疗效果并制订下一个阶段的治疗方案，在经过一段时间的治疗之后，言语治疗师需要对患者进行阶段性评估。如果患者能连续三次较为轻松地通过目标时间为 5 秒的游戏，那么言语治疗就可以进入第二阶段的治疗，即 6 秒阶段。在这一阶段中，言语治疗师应首先采用图 10－15 所示的“买蛋糕”游戏。游戏开始之前，言语治疗师将目标定为 6 秒。游戏中，儿童的发声转化为小猫的走动（(a) 图）。游戏开始了，小猫去买蛋糕，它从左向右走向食品车，其中所走的路程便是患者最长发声的时间。只有当儿童持续发声的时间达到 6 秒时，小猫才能够顺利买到蛋糕，这时计算机界面会给出一个游戏奖励界面（如 (b) 图）。如果儿童在这一阶段的训练中连续失败三次（c 图），那么为了避免儿童因游戏失败而想放弃练习，言语治疗师应该选用新的游戏，并酌情降低训练难度。

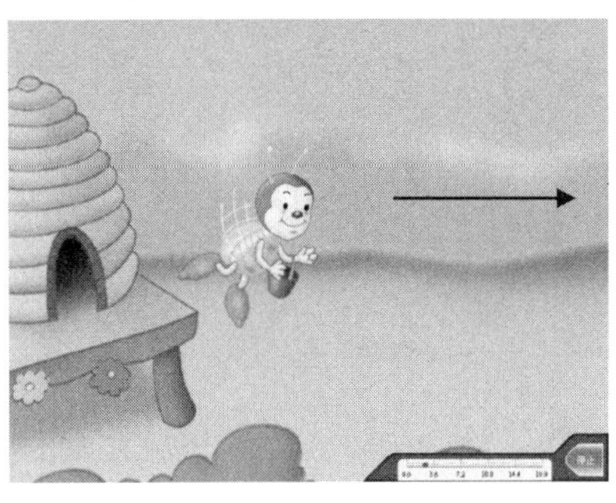

（a）小蜜蜂准备飞行

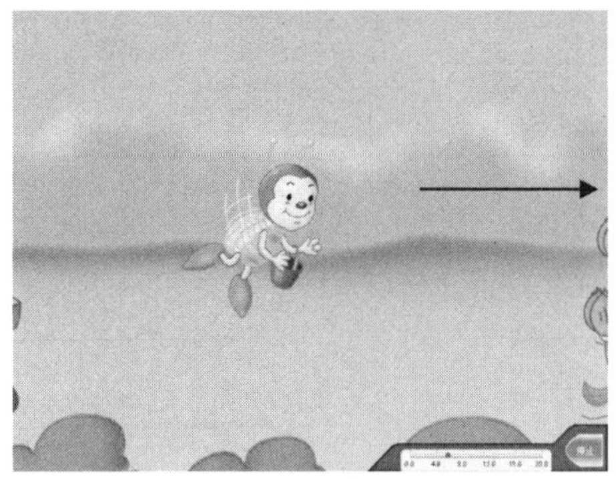

（b）小蜜蜂在飞行过程中

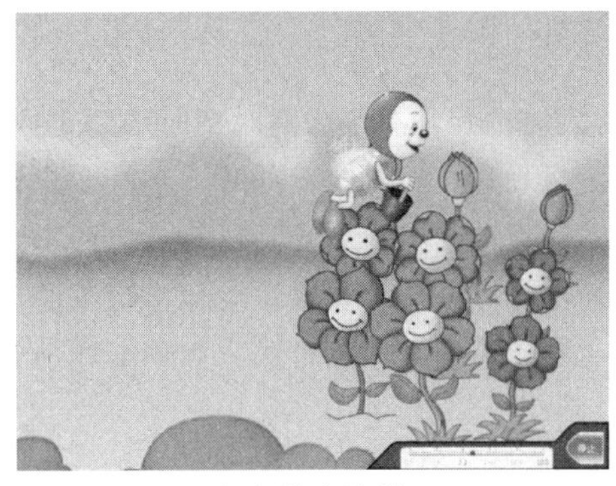

（c）游戏胜利

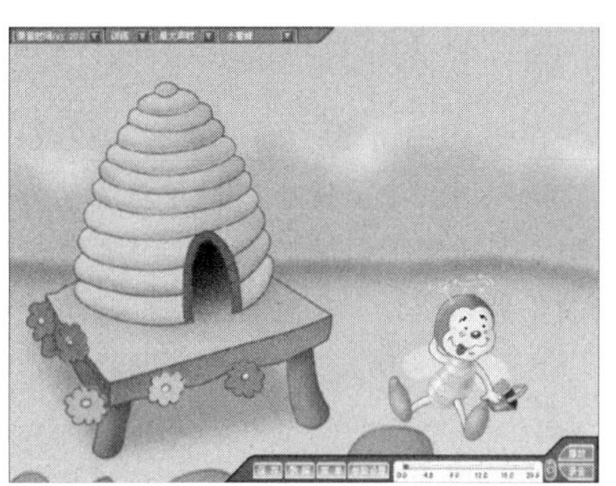

（d）游戏失败

图 10－14　小蜜蜂游戏（最长声时训练：5 秒）

（发声诱导仪）

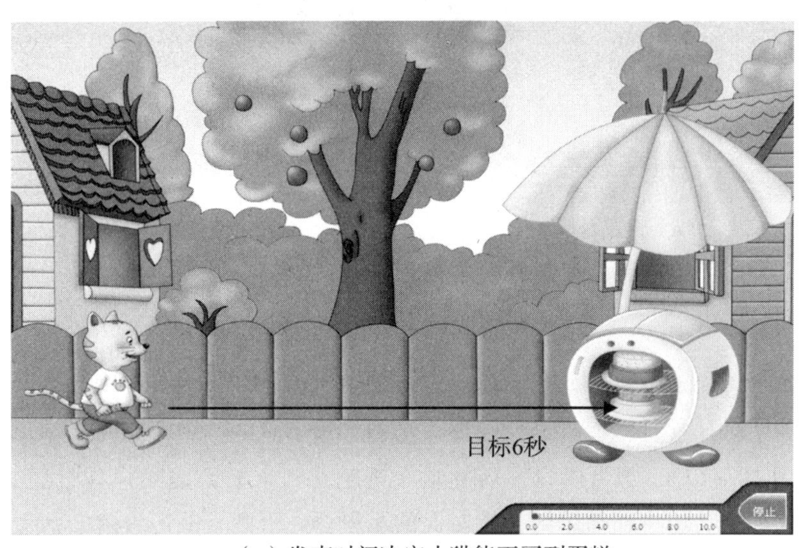

（a）发声时间决定小猫能否买到蛋糕

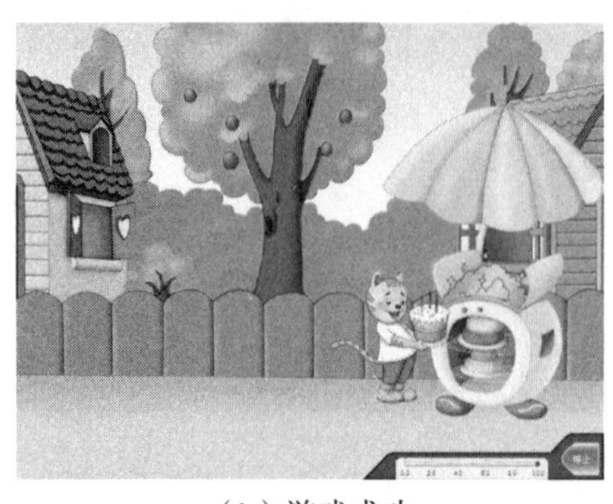
(b) 游戏成功

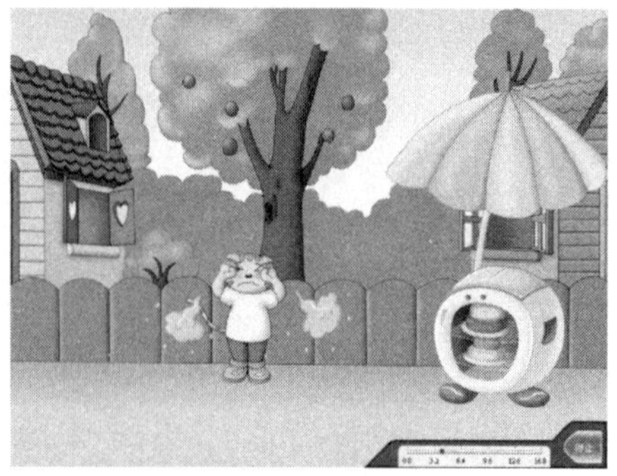
(c) 游戏失败

图 10－15　买蛋糕游戏（最长声时训练：6 秒）

（发声诱导仪）

在图 10－16 所示的“草莓”游戏中，言语治疗师将最长声时暂时降到 5 秒，儿童的发声变成了让小汽车开动的动力了。当儿童发声持续 5 秒时，小汽车轻松地把草莓送到了饥饿的恐龙宝宝那里。这样，恐龙宝宝的笑容又帮儿童找回了游戏的乐趣和动力。这时言语治疗师可以把练习目标上调为 6 秒，继续本阶段的训练（见图 10－16）。同时，言语治疗师可以结合其他的训练方法，如逐渐增加句长等。

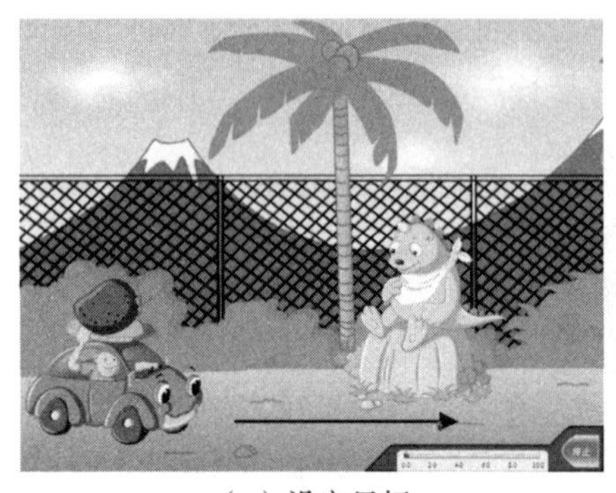
(a) 设定目标

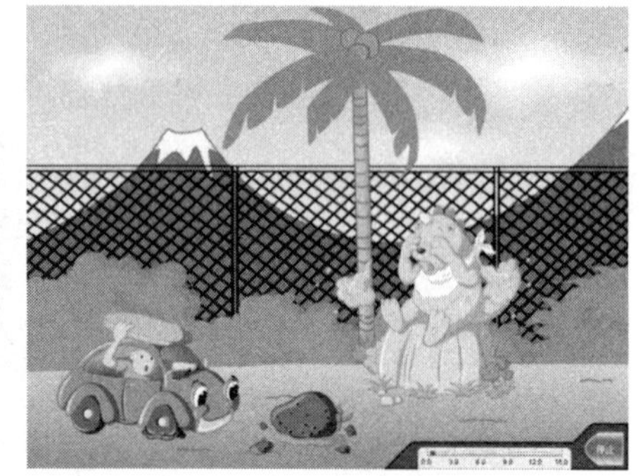
(b) 游戏失败

图 10－16　草莓游戏（最长声时训练：5 秒，5～6 秒）

（发声诱导仪）

如果患者在本阶段的评估中可以连续三次通过 6 秒，则可以进入治疗的最后阶段，即 7 秒。这时，言语治疗师可运用新的游戏——“苹果屋”。在这个游戏中（见图 10－17），患者的发声转化成了毛毛虫过天桥。当发声持续到 7 秒时，毛毛虫就能成功地将葡萄运到天桥对面的小屋里。否则，毛毛虫就会从天桥上掉下来。如果患者能顺利通过这个阶段的评估，则患者的呼吸能力已经达到同年龄和同性别儿童的正常水平，整个治疗圆满结束。

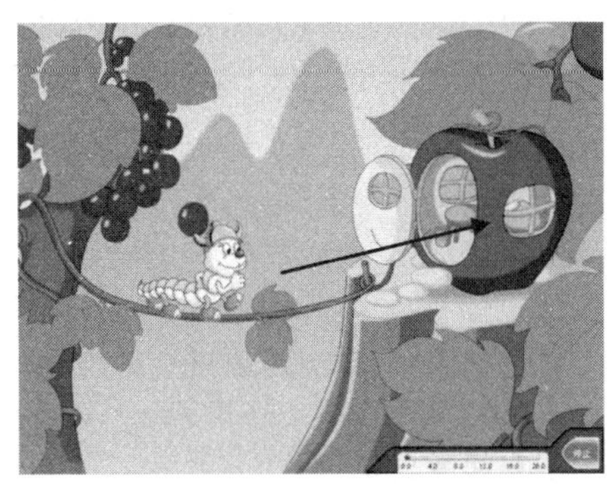

（a）设定目标

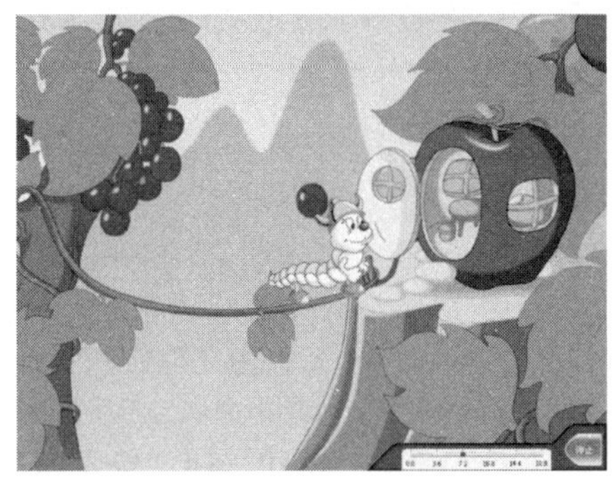

（b）完成目标

图 10－17　苹果屋游戏（最长声时训练：7 秒）

（发声诱导仪）

3. **起音训练**

如果患者的起音斜率过大，同时结合听觉感知评估的结果，表明他发声时有硬起音的现象，则需要进行起音训练。为此，首先让患者建立起音的概念，然后体会不同的起音方式（软起音和硬起音）和起音速率（即：在正常起音时，单位时间内起音的次数），再分别进行减少硬起音、提高起音速率、呼吸与起音相结合的游戏训练等。

（1）建立起音的概念

起音是声带从不振动到完全振动的过程。建立起音概念的首要任务，就是让患者意识到声带由不振动到振动的过程。可以利用图 10－18 所示的“雨伞”游戏来帮助患者体会起音。

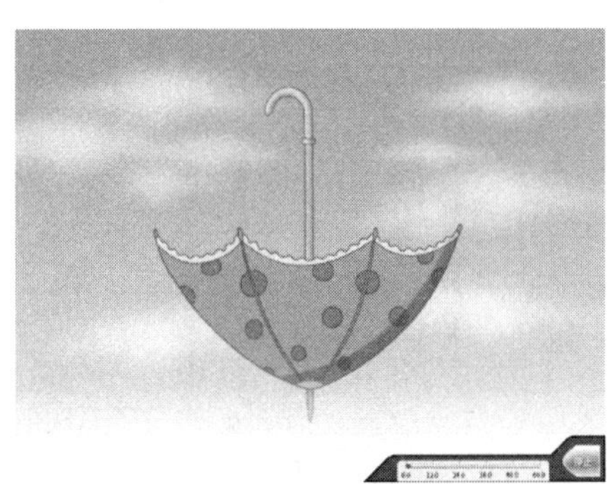

（a）起音之前，伞中没有小动物

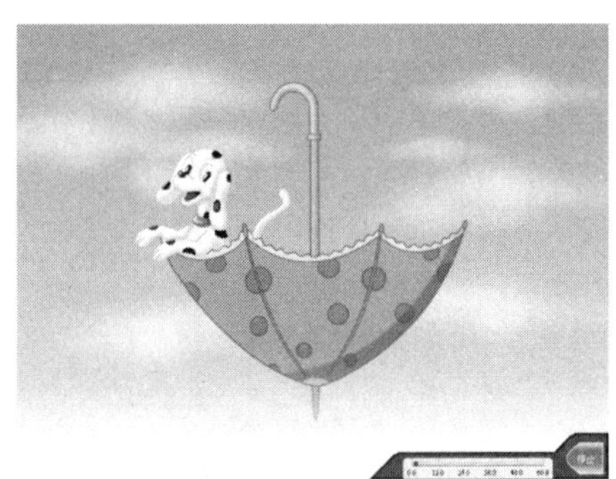

（b）第一次起音时，伞中出现一只斑点狗

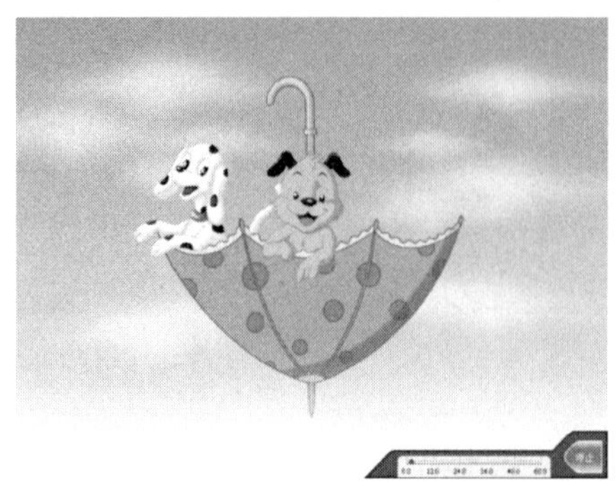

（c）第二次起音时，伞中出现一只小黄狗

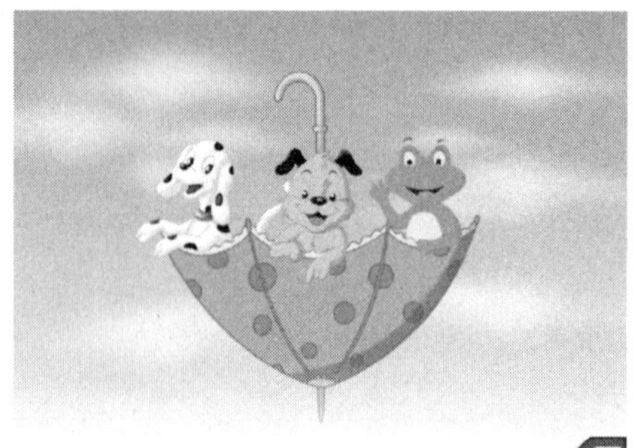

（d）第三次起音时，伞中出现一只青蛙

图 10－18　雨伞游戏（建立起音的概念）

（发声诱导仪）

在起音之前，伞中没有小动物（(a) 图）。当患者第一次发/ɑ/时，伞中出现了第一只小动物——斑点狗（(b) 图）。当第二次发/ɑ/时，伞中出现第二只小动物——小黄狗（(c) 图）。当第三次发/ɑ/时，伞中出现第三只小动物——青蛙（(d) 图）。以后每一次起音，伞中就会出现一只新的小动物。每一只小动物出现的过程都代表着声带从不振动到振动的一个完整过程。

（2）体会不同的起音方式

在患者建立了起音概念之后，就要让他进一步体会正常起音和硬起音的不同。只有当患者意识到其自身的起音方式是错误的时候，他才会改正这种不正确的起音方式。图 10－19 所示的“兔子飞”游戏向我们展示了在生动有趣的动画场景中识别硬起音的过程。用正常的起音方式发/ɑ/时，一只兔子飞了上去（(a) 图）；当用硬起音的方式发/ɑ/时，没有小兔子飞上去（(b) 图）。

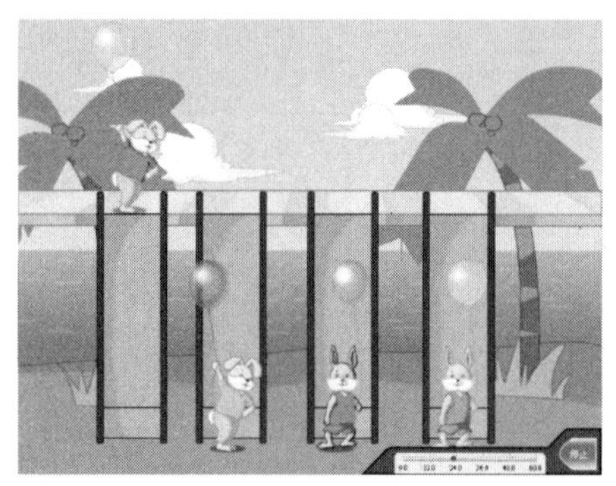

（a）正常起音使兔子飞上了天

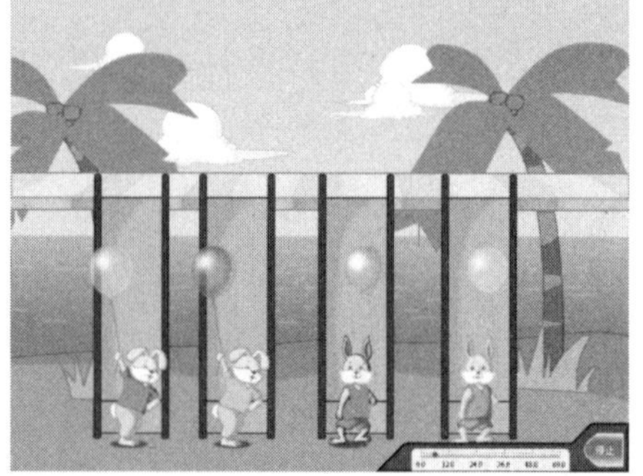

（b）硬起音不能使兔子飞上天

图 10－19　兔子飞游戏（体会不同的起音方式）

（发声诱导仪）

在图 10－20 所示的“池塘”游戏中，硬起音不能使金鱼跳出水面（(a)图），正常的起音会使金鱼跳出水面（(b) 图）。通过这种显而易见的方式，可以让患者，尤其是幼儿患者体会和识别哪一次起音是硬起音、哪一次起音是正常起音。

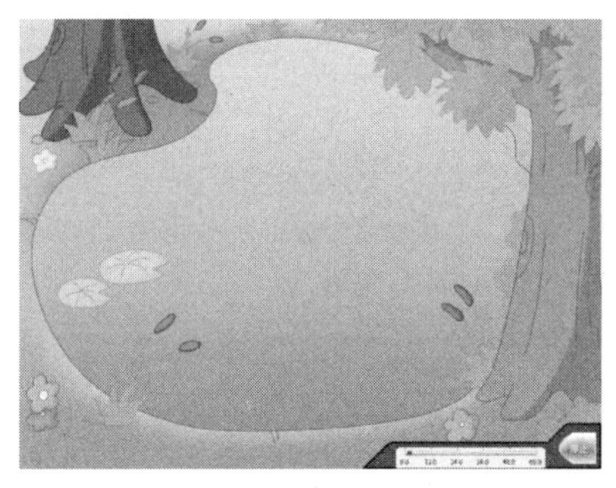

(a) 硬起音不能使金鱼跳出水面

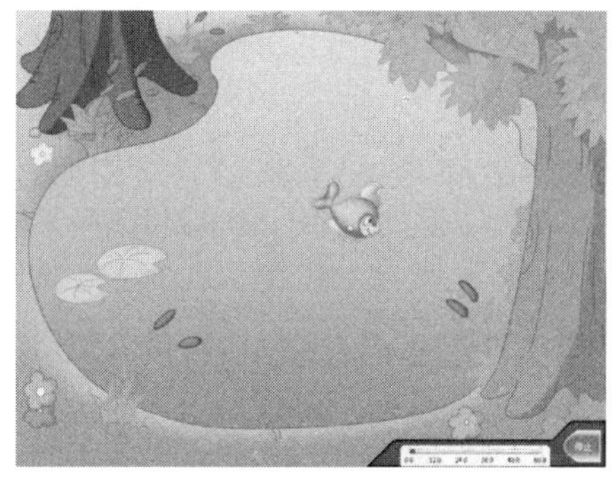

(b) 正常起音会使金鱼跳出水面

图 10－20　体会不同起音方式的池塘游戏

(发声诱导仪)

(3) 体会起音速率

在患者能体会并能分辨出正常起音和硬起音后，就需要让患者通过游戏感知起音速率。起音速率定义为：在正常起音时，单位时间内起音的次数。它反映了患者起音的熟练程度，并影响到患者一口气起音的次数。有的患者两次起音之间的时间间隔很长，一口气连续发出的音节就很少，这样说出来的话就显得断断续续，听起来让人感到非常吃力。因此，有必要让患者提高起音速率，增加一口气连续发声的能力，而感知起音速率则是提高起音速率的前提条件。图 10－21 所示的“土豆跑”游戏中，每有一次正常起音，土豆就往前跑一步。如果起音速率越快，土豆跑动的速度也就越快（(a) 图）；如果起音速率慢，土豆跑动速度也就越慢（(b) 图）。同样，在图 10－22 所示的“一群兔”游戏中，起音速率越快，单位时间内起音的次数就越多，就有更多的小兔子转过身来（(a) 图）。如果起音速率越慢，单位时间内起音的次数就越少，就有较少的小兔子转过身来（(b) 图）。

(4) 减少硬起音训练

在患者认识了起音、能区分硬起音与正常起音并了解起音速率有快慢之分后，言语治疗师就可以针对患者的起音异常进行矫治。下面从减少硬起音和提高起音速率两方面，介绍如何利用实时视听反馈游戏帮助有硬起音问题的患者建立正确的起音方式，并提高起音速率。

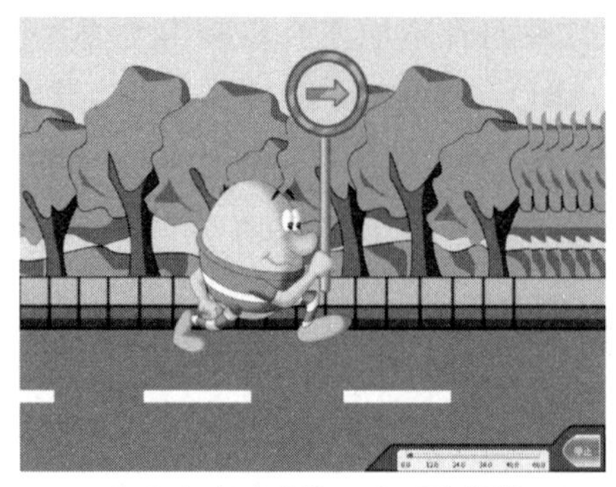

(a) 起音速率快，土豆跑得快

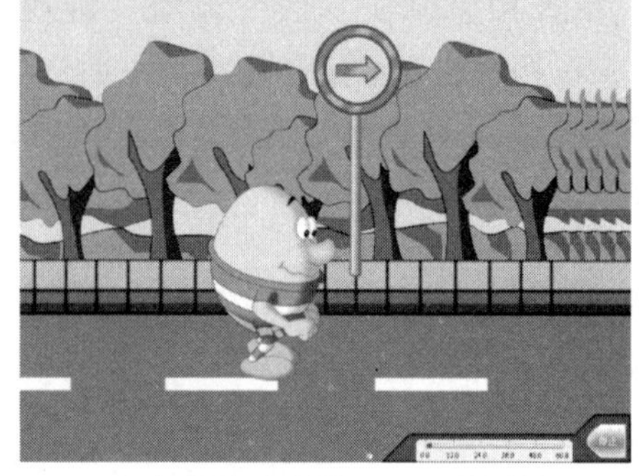

(b) 起音速率慢，土豆跑得慢

图 10－21　土豆跑游戏（体会起音速率）

（发声诱导仪）

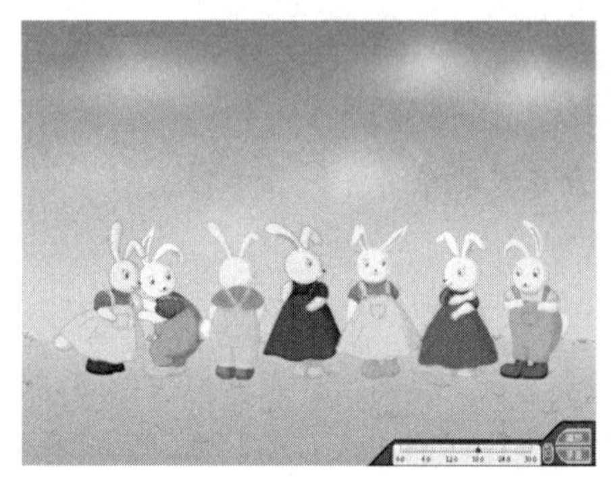

(a) 起音速率慢，单位时间内转身的兔子少

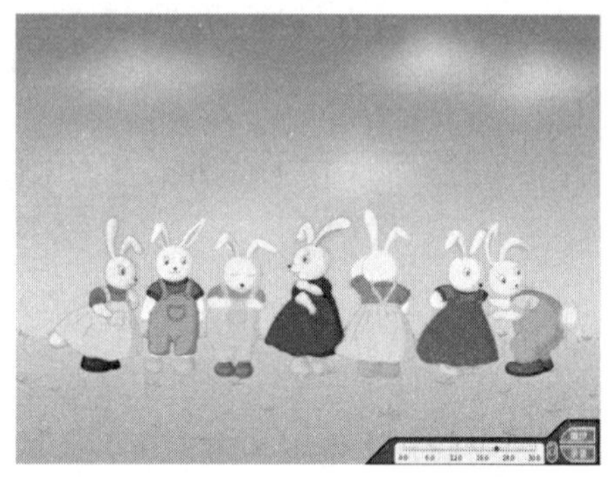

(b) 起音速率快，单位时间内转身的兔子多

图 10－22　一群兔游戏（体会起音速率）

（发声诱导仪）

对于存在硬起音现象的患者，首先要帮助患者减少硬起音，建立正确的起音方式。言语治疗师可以利用实时视听反馈游戏为起音训练提供训练情境、反馈工具和强化奖励，并结合促进治疗法中的“减少硬起音”，达到事半功倍的效果。“减少硬起音”利用矫枉过正的原理帮助患者治疗硬起音，即以软起音的发音原理纠正患者的硬起音。

第一步，发/hɑ/音。在发/h/音期间，声带并没有完全闭合，因此可以防止硬起音发音方式的出现。这时，可以采用起音训练初级阶段的做早操游戏。如图10－23 所示，只要在言语治疗师设定的时间内以非硬起音的方式起音两次就能获得成功。发/h/音时，画面没有变化（(a) 图）。当第一次发/hɑ/音时，小兔子从蘑菇房子中走了出来（(b) 图）；第二次发/ha/音时，小老虎会从树洞里走出来（(c) 图）。为了奖励患者起音正确，计算机会及时给出动画奖励（(d) 图）。而当患者出现硬起音问题时，患者的起音不能带来画面的变化，画面维持在最初状态（(a) 图)。

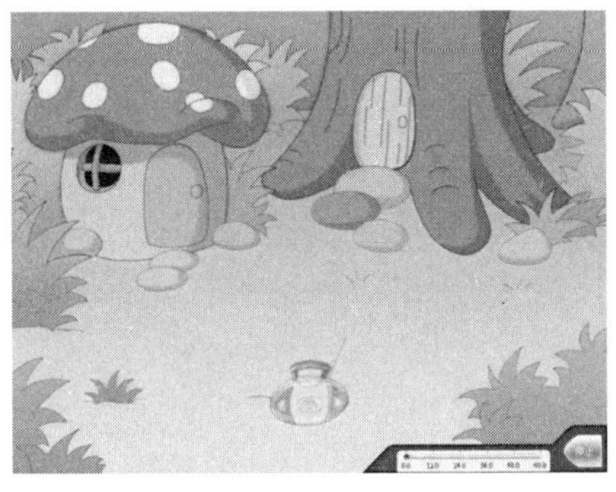

（a）发/h/音时，画面没有变化

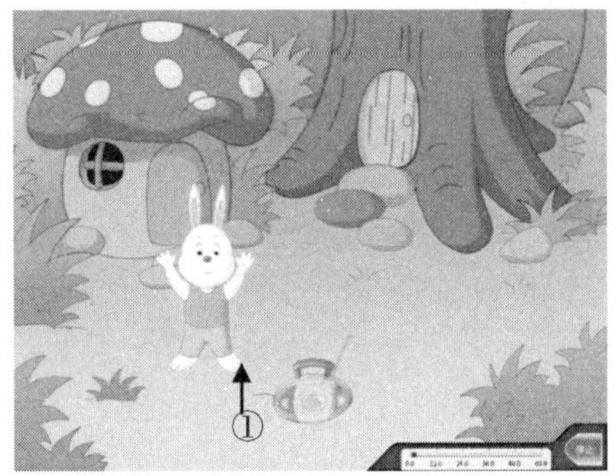

（b）第一次发/ha/音时，小兔子出来了

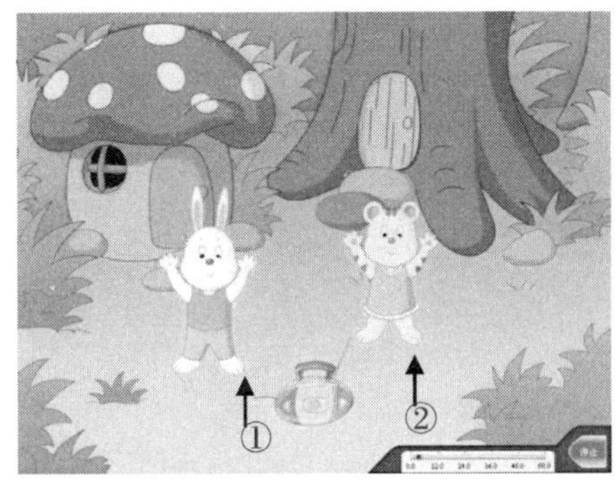

（c）第二次发/ha/音时，小老虎出来了

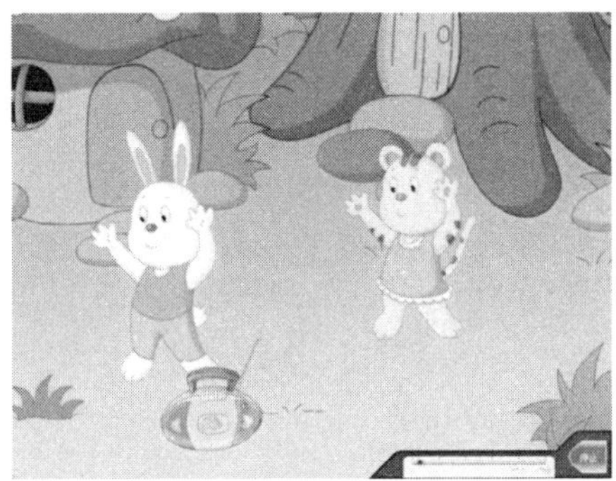

（d）动画奖励：小动物伴着音乐一起做早操

图 10-23　做早操游戏（减少硬起音，起音 2 次）

（发声诱导仪）

第二步，先发/hɑ/音，然后发/ɑ/音，重复数次。这样，便能听感出从/ha/音到/a/音的变化。硬起音患者在发/ɑ/时经常会出现硬起音现象，而在发音之前加入/h/音时，就能防止硬起音的出现。言语治疗师和患者都能及时地看到这种变化。在患者取得初步成绩以后，言语治疗师应该为患者提供多种不同的游戏，让其巩固已有的成绩，减少其获得游戏成功所需的时间。

第三步，先以/h/开头的词语来获得柔和的起音，然后省略/h/音。例如，/hɑi/ /ɑi/。随着患者硬起音现象的减少和游戏成功率的增加，言语治疗师可以选用难度稍高的游戏。例如，在“小歇”游戏中（见图 10-24），正确起音的次数必须达到 3 次才能获得游戏的成功。青蛙要睡午觉了，但是小床在湖中央，青蛙必须跳三下才能到小床上去睡午觉（(a) 图)。当患者说/h/ + “爱”时，青蛙顺利完成第一跳，即从岸上跳到荷叶上（(b) 图)；当患者省略/h/，说“爱”并没有硬起音时，青蛙完成第二跳，即从荷叶跳到了木桥上（(c) 图)；当患者说“我爱你”并没有硬起音时，青蛙完成第三跳，即从木桥跳到了小床上（(d）图)。作为给患者完成任务的奖励，青蛙可以在音乐声中慢慢入睡。

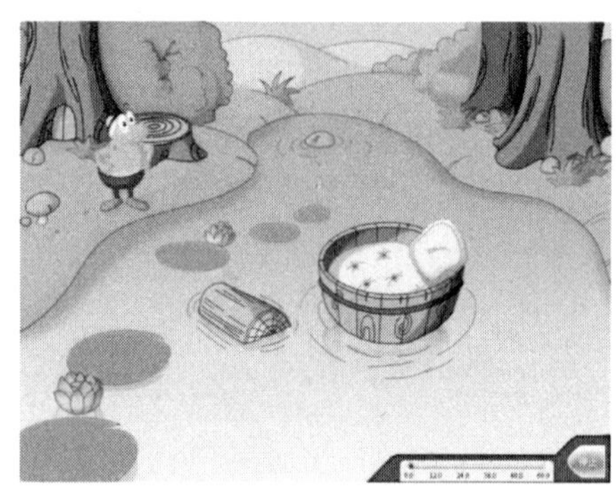
(a）等待起音状态：青蛙等待过河

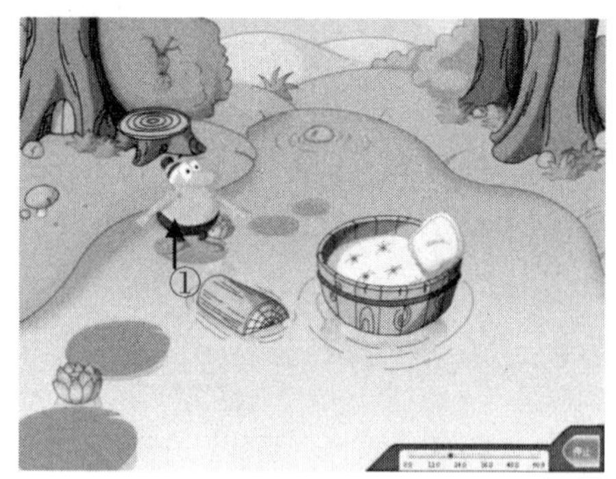

(b）第一次起音成功，青蛙跳到荷叶上

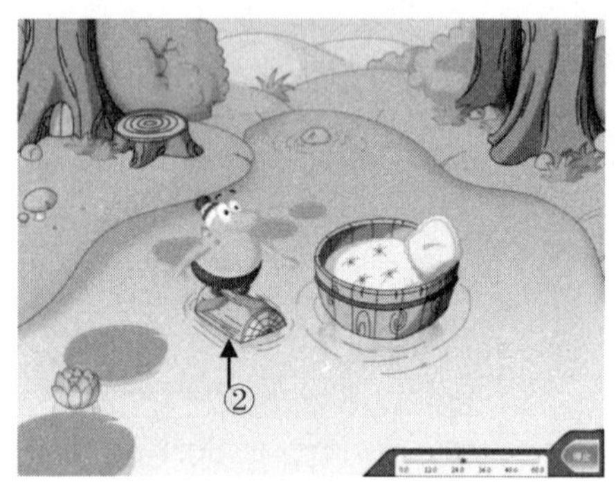

(c）第二次起音成功，青蛙跳到木桥上

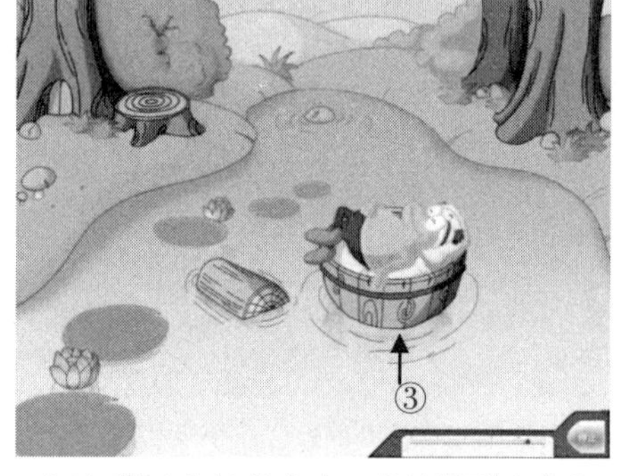

(d）第三次起音成功，青蛙跳到小床上

图 10－24　小歇游戏（减少硬起音，起音 3 次）

（发声诱导仪）

（5）提高起音速率的训练

通过以上训练，患者硬起音问题基本得到缓解，起音的正确率越来越高。此时，言语治疗师可以针对患者起音速率慢，即一口气起音次数少的状况进行训练。在以上两个游戏中，治疗的目的和任务是减少硬起音，建立正确的起音方式，但并不强调患者的起音速率。为了给患者充分的尝试机会，言语治疗师在游戏中一般都设置了较长的时间。随着患者硬起音现象的减少，言语治疗师可以将游戏时间设置得短一点。例如，在起音两次即可成功的“做早操”游戏中，将起音时间设置为 6 秒，如果患者不能在 6 秒内以正确起音的方式起音两次，就不能获得成功。在起音次数为三次的“小歇”游戏中将时间设定为 9 秒。为了能在规定的时间内完成预定的起音次数，患者必须在游戏中用一口气尽可能多地正确起音。

在每一个游戏中，言语治疗师应该先给患者较多的时间来尝试用正确方式起音，并使起音次数达到游戏的要求。待患者能以较高的成功率完成游戏以后，言语治疗师再逐渐减少每个游戏中起音的时间，以提高患者的起音速率。例如，采用成功起音次数为四次的“弹跳”游戏（见图 10－25）。刚开始玩这个游戏时，言语治疗师可以将起音时间设置为 12 秒。当患者第一次以正确起音的方式说“我”时，土豆先生跳到第一个“弹簧”上（(a) 图）；当患者第二次以正确起音的方式说“爱”时，土豆先生跳到第二个“弹簧”上（(b) 图）；当患者第三次以正确起音的方式说“你”时，土豆先生跳到第三个“弹簧”上（(c) 图）；当患者第四次以正确起音的方式说“我爱你”时，土豆先生跳到第四个“弹簧”上；最后，作为奖励，土豆先生跳起了舞（(d) 图）。

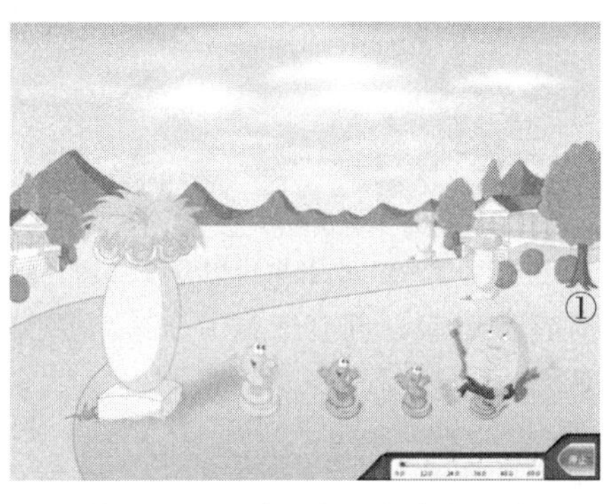

（a）第一次以正确起音的方式发“我”时

（b）第二次以正确起音的方式发“爱”时

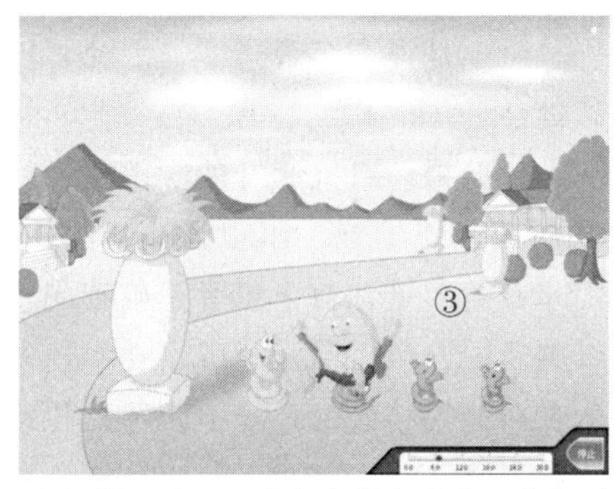

（c）第三次以正确起音的方式发“你”时

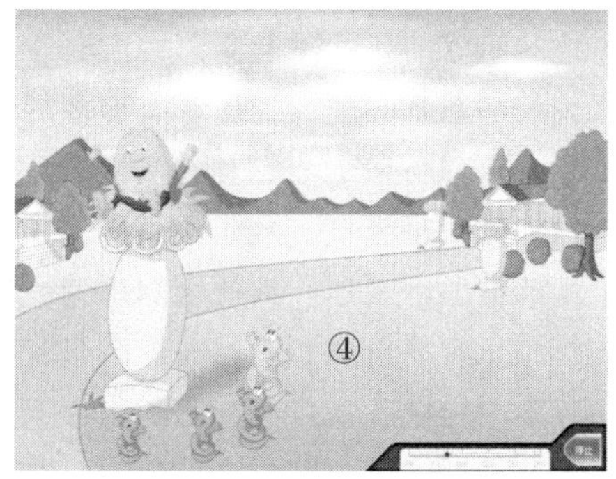

（d）第四次成功起音后的奖励

图 10－25　弹跳游戏（提高起音速率，起音 4 次）

（发声诱导仪）

当起音正确率较高时，应逐渐缩短给患者的起音时间。例如，把“弹跳”游戏的完成时间设置为 10 秒、9 秒……起音训练增加了患者起音的熟练程度，缩短了两次起音之间的时间间隔，最后使患者一口气正确起音的次数不断增加。

在患者能一口气正确起音四次之后，言语治疗师可以使用起音次数为五次的“启动”游戏（见图10－26），并且将起音训练游戏与短音训练结合起来。首先，言语治疗师需要确保患者能够以正确的起音方式发出/a/、/ba/、/pa/、/da/、/ta/，然后才能对其进行训练。当患者能一口气连续五次正确地发这些音时，五个交通信号灯将依次变绿（(a)图），最后小老鼠可以开车穿过马路（(b)图）。

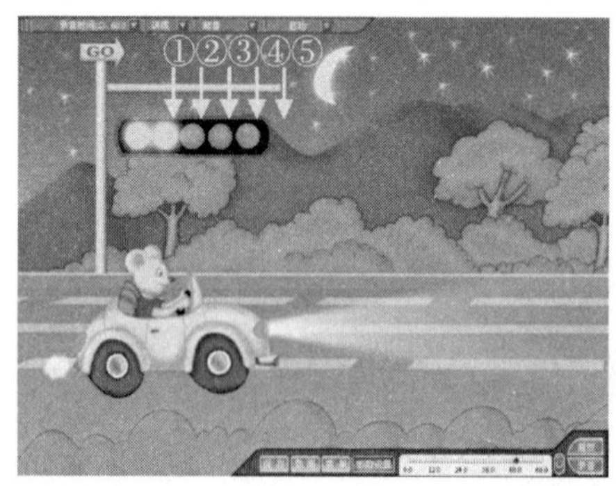

（a）五次起音正确，五个交通灯依次变绿

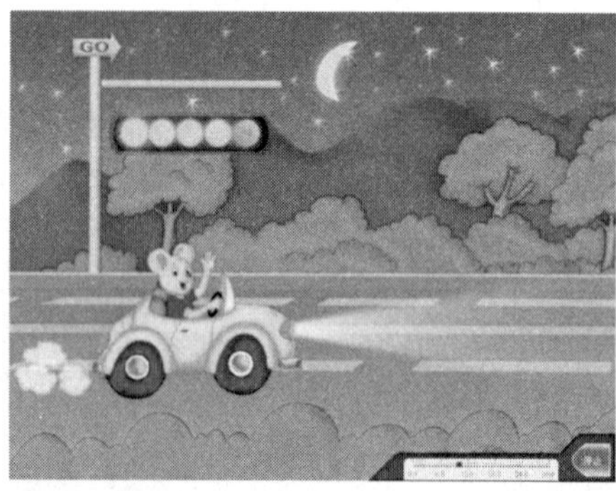

（b）作为奖励，小老鼠可以开车穿过马路

图10－26　启动游戏（提高起音速率，起音5次）

（发声诱导仪）

此时，如果发现患者还存在硬起音现象，言语治疗师应该先采用“减少硬起音”的治疗方法，帮助患者在游戏中建立正确的起音方式，并在游戏中不断巩固。这时治疗的目的是建立正确的起音方式，而不是提高起音速率，因此可以给患者较长的起音时间，让患者有更多的尝试机会。

起音速率与句子停顿有着密切的关系。患者如果一口气起音的次数少，就需要不断地停下来吸气，从而也就会造成读句时停顿不恰当，出现读破句的现象，甚至影响意思的表达。因此增加患者一口气起音的数量，对于患者正确读句、正确表达意思有着重要意义。在提高起音速率游戏中，言语治疗师可以在不同的游戏中逐渐增加患者一口气起音的次数，让患者在愉悦轻松的环境中潜移默化地提高自己言语表达的流利程度。例如，在“企鹅”游戏中（见图10－27），小企鹅从冰山上跳下来，只有当患者在规定时间内成功完成八次起音时，小企鹅才会表演一次完美的跳水。而在“破壳”游戏中（见图10－28），患者需要在规定时间内完成九次成功的起音，才能使三只小鸡都破壳而出。

（6）呼吸和起音相结合的训练

通过对以上病例治疗过程的描述，介绍了如何应用实时视听反馈治疗来帮助患者建立正确的起音方式和提高患者的起音速率，从而增加患者一口气起音的次

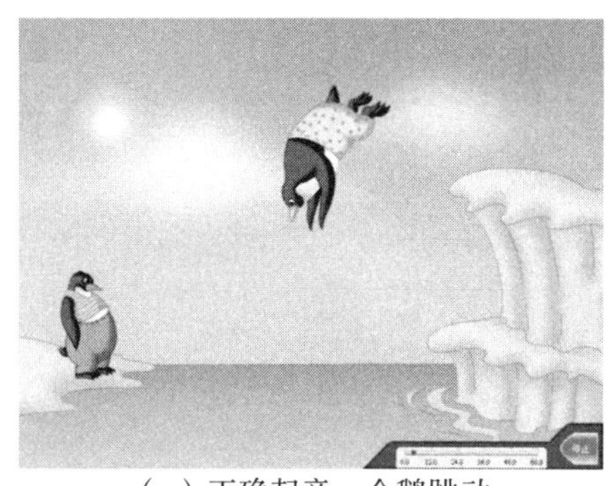

(a) 正确起音，企鹅跳动

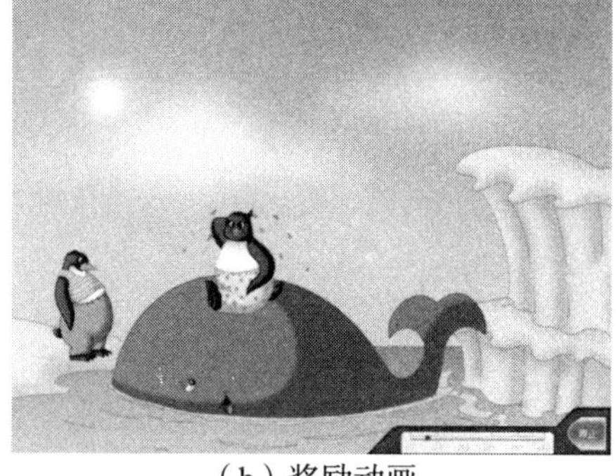

(b) 奖励动画

图 10－27　企鹅游戏（提高起音速率，起音 8 次）

（发声诱导仪）

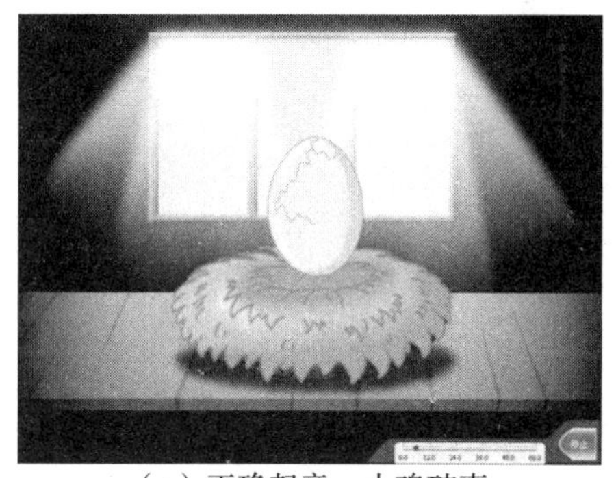

(a) 正确起音，小鸡破壳

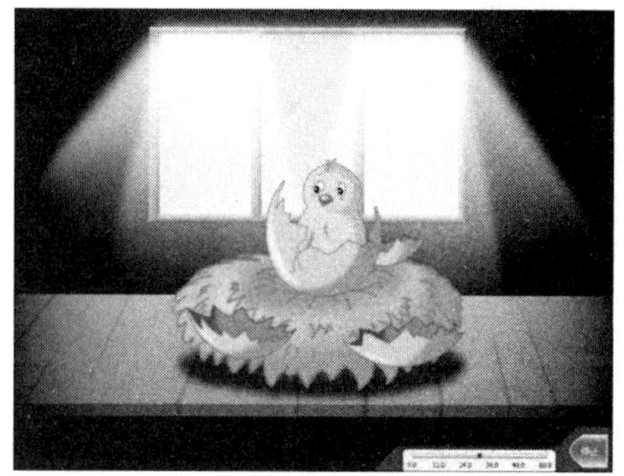

(b) 奖励动画

图 10－28　破壳游戏（提高起音速率，起音 9 次）

（发声诱导仪）

数。除此之外，言语治疗师还可以利用起音游戏的丰富场景和实时反馈来帮助患者做长短音的练习，促进患者相关呼吸肌群与发声肌群功能之间的协调。例如，采用“圣诞节”游戏来练习“先长后短”的发音（见图 10－29）。在这个游戏中，患者依次发/ɑ ---/、/ɑ ---/、/ɑ ---/、/ɑ/、/ɑ/、/ɑ/，需要起音六次才能成功。当患者第一次发长音/ɑ ---/时，从天花板上掉下了圣诞节大礼包（(a) 图）；第二次发长音/ɑ ---/时，大礼包的盖子打开了（(b) 图）；第三次发长音/ɑ ---/时，从大礼包里蹦出了热狗（(c) 图）。第一次发短音/ɑ/时，从大礼包里跳出了冰淇淋（(d) 图）；第二次发短音/ɑ/时，从大礼包里跳出了正方形的黄油（(e) 图）；第三次发短音/ɑ/时，从大礼包里跳出了土豆（(f) 图）。这时，患者就完成了六次正确的起音，获得了游戏的奖励。

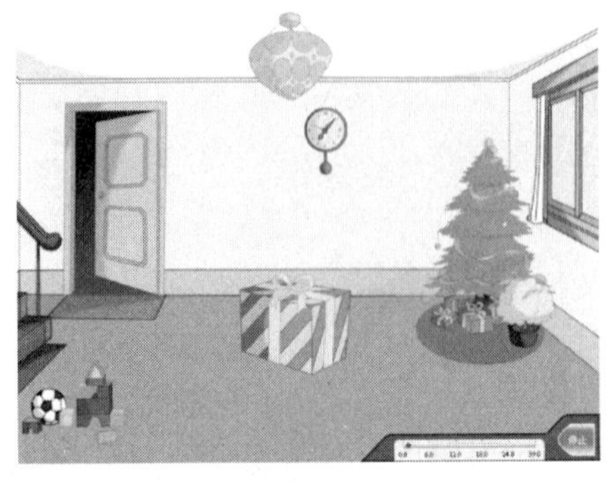

（a）第一次发/α---/时，圣诞大礼包掉下来

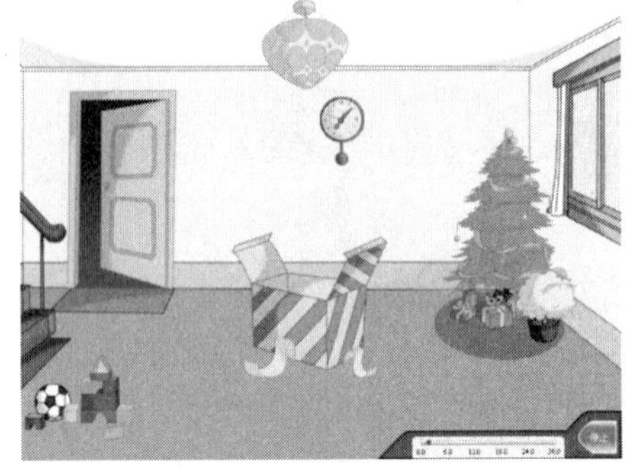

（b）第二次发/α---/时，大礼包的盖子打开

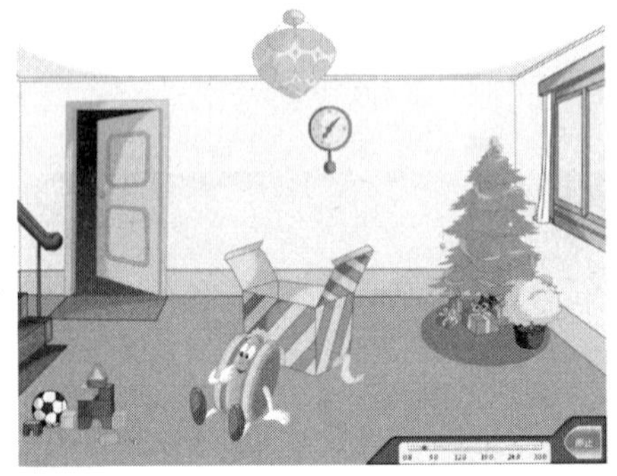

（c）第三次发/α---/时，蹦出热狗

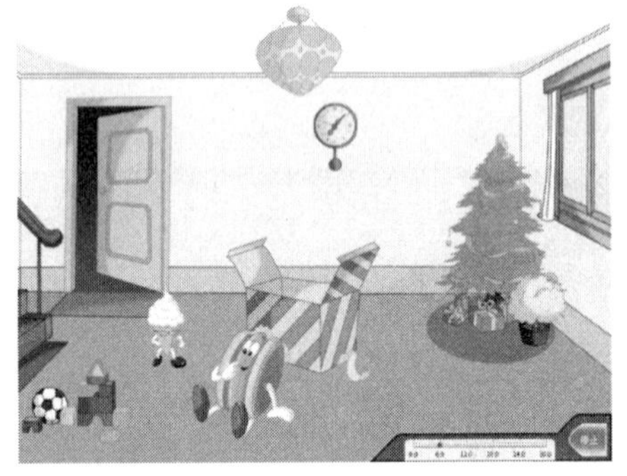

（d）第一次发/α/时，跳出了冰淇淋

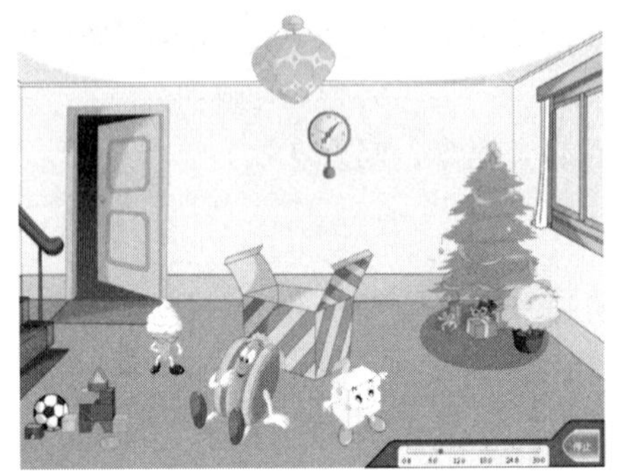

（e）第二次发/α/时，跳出了黄油

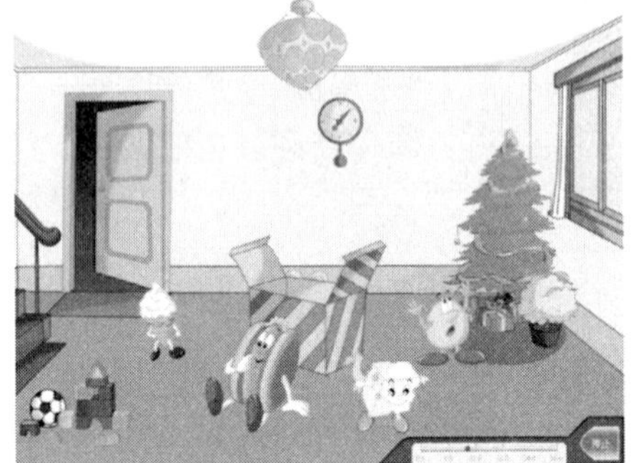

（f）第三次发/α/时，跳出了土豆

图 10-29　圣诞节游戏（呼吸和起音训练相结合）

（发声诱导仪）

接下来，在“晚餐”游戏中练习先短后长的发音（见图 10-30）。患者依次发/ɑ/、/ɑ/、/ɑ/、/ɑ ---/、/ɑ ---/、/ɑ ---/、/ɑ ---/，需要起音 7 次才能成功。在这个过程中，患者每正确起音一次，兔妈妈就在桌上变出一道菜来。

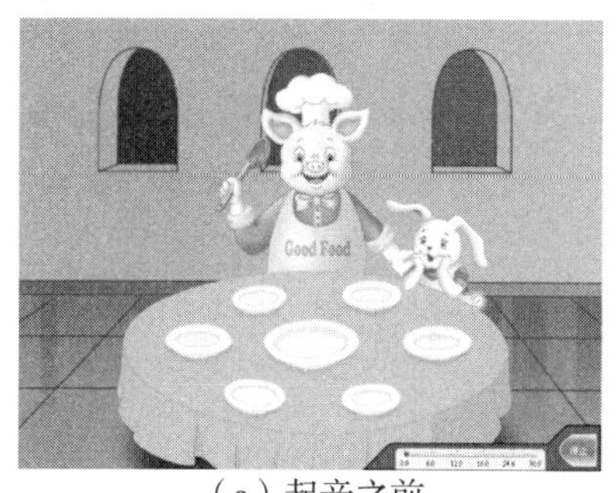

（a）起音之前

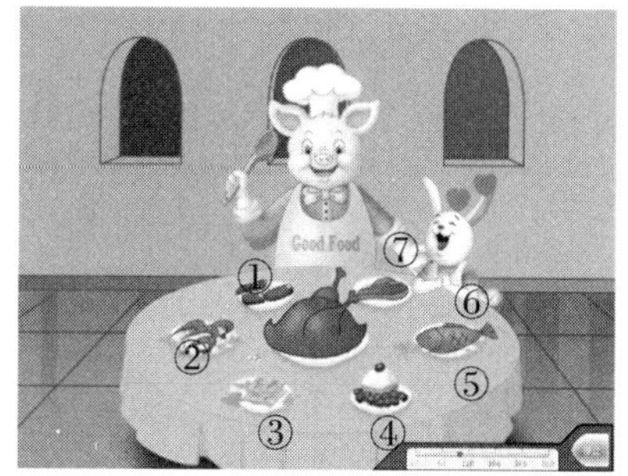

（b）每一次正确起音，出现一道菜

图 10－30　晚餐游戏（呼吸和起音训练相结合）

（发声诱导仪）

10.3.3　呼吸训练过程的疗效监控

言语呼吸的功能性矫治过程就是将定量测量与实时矫治有机结合的过程，通过定量测量，动态地评估实时矫治的效果。根据前面介绍的言语呼吸训练方法，我们大致将该治疗过程分为三个阶段：第一阶段，生理呼吸训练；第二阶段，生理呼吸向言语呼吸的过渡训练；第三阶段，言语呼吸训练（包括增加肺活量的训练、逐字增加句长的训练和停顿换气训练）。前两个阶段侧重于言语呼吸的医学矫治阶段，后一个阶段侧重于言语呼吸的心理教育阶段。这三个阶段可以通过图表来进行疗效监控，具体如图 10－31 和图 10－32 所示。

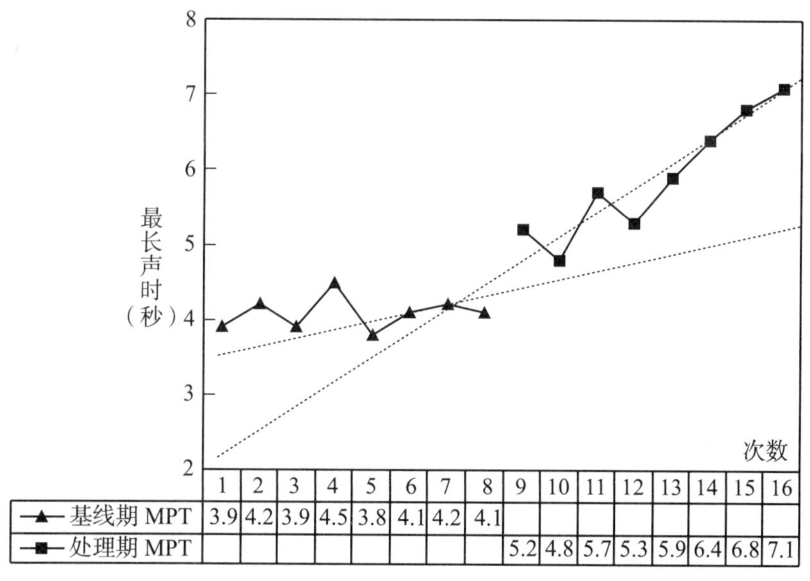

	1	2	3	4	5	6	7	8	9	10	11	12	13	14	15	16
—▲— 基线期 MPT	3.9	4.2	3.9	4.5	3.8	4.1	4.2	4.1								
—■— 处理期 MPT									5.2	4.8	5.7	5.3	5.9	6.4	6.8	7.1

图 10－31　将言语呼吸训练与最长声时测量相结合

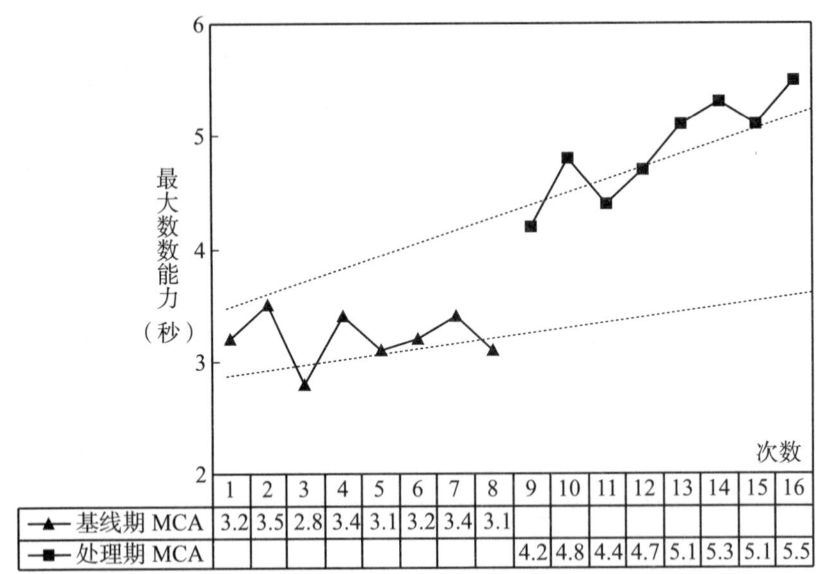

	1	2	3	4	5	6	7	8	9	10	11	12	13	14	15	16
▲ 基线期 MCA	3.2	3.5	2.8	3.4	3.1	3.2	3.4	3.1								
■ 处理期 MCA									4.2	4.8	4.4	4.7	5.1	5.3	5.1	5.5

图 10－32　将言语呼吸训练与最大数数能力测量相结合

在获取基线数据时，一般不做过多的干预。获得若干基线数据之后，再着手进行言语矫治，主要包括呼吸放松训练和言语呼吸训练等。在每次训练开始之前，治疗师都要对患者进行最长声时和最大数数能力的测量，获得最长声时和最大数数能力的数据，以便进行统计分析，从最长声时和最大数数能力数据增加的程度来验证该言语呼吸矫治方法的疗效。

10.4　个案举例

案　例　1

1. 基本情况

患儿×××，男，3 岁 5 个月，确诊极重度先天性聋 1 年余。该患儿于 2 岁 3 个月时双耳佩戴大功率数字助听器，但听力补偿效果一直不佳，所以在 3 岁 2 个月时左耳行人工耳蜗植入术，手术成功，于一个月后开机，听力重建效果良好。该患儿 3 岁 4 个月时，入我门诊进行听觉言语康复训练。目前，在听觉康复部分，该患儿已进入听觉察知训练阶段，而在言语矫治训练过程中发现，该患儿说话声音小、言语清晰度低、句长短。

2. 呼吸功能评估

(1) 评估结果

患儿采用胸式呼吸方式进行呼吸，最长声时（MPT）为1.5秒。（见图10－33）

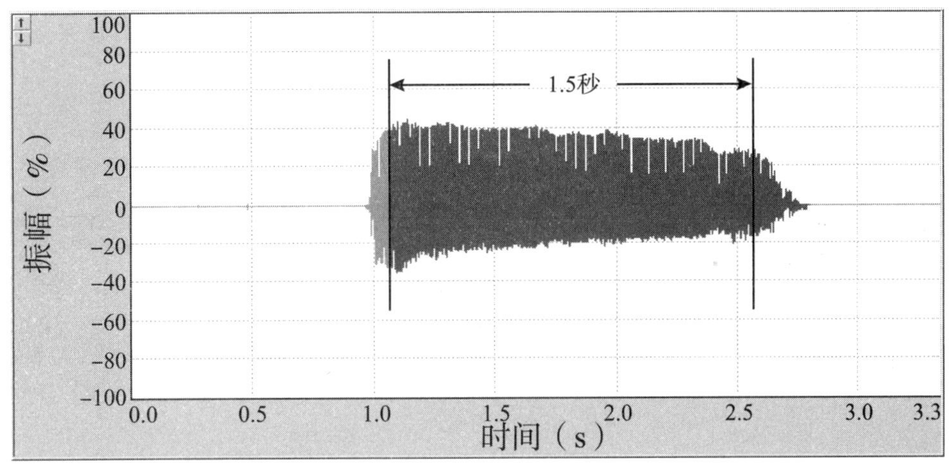

日期	第1次测 MPT_1	第2次测 MPT_2	MPT	达MPT最小值	相对年龄	腹式呼吸吗？
	1.3秒	1.5秒	1.5秒	2秒	小于3岁1个月	否

图10－33　最长声时测量

（实时言语测量仪）

(2) 结果分析

由于患儿进行的是胸式呼吸，致使其言语时的呼吸支持不足，进而导致其言语响度低，言语清晰度不足，句长短。

3. 言语康复方案

(1) 一周训练目标

腹式言语呼吸方式的习得。

(2) 训练方案

①呼吸放松训练；

②生理腹式呼吸训练；

③生理呼吸到言语呼吸的过渡训练：拟声训练等；

④最长声时训练。

（3）可选择的训练资源

①实时言语测量仪；

②发声诱导仪；

③儿童感兴趣的玩具：泡泡、口哨、喇叭、乒乓球等。

（4）注意事项

①一次训练时间不能过长，避免产生疲劳效应，各项训练的频率最好保持在每天2~3次，每次不超过15分钟；

②训练形式应该多样化，以增加患儿的学习兴趣；

③注意观察患儿在训练中的反应，如患儿即将表现出对某一训练不耐烦时，则应该考虑进行其他训练项目，以避免患儿对训练产生厌烦情绪。

案 例 2

1. 基本情况

患儿×××，女，4岁2个月，确诊重度先天性聋3年余。该患儿于2岁5个月时双耳佩戴大功率数字助听器，助听效果达适合水平。此后，一直在家庭中进行听觉言语康复训练，但效果不佳。故在该患儿4岁1个月时，入我门诊进行听觉言语康复训练。目前，在听觉康复部分，该患儿已进入听觉分辨训练阶段，而在言语矫治训练过程中发现，该患儿说话声音小、句长短、言语清晰度低，且喜坐、不爱运动。

2. 呼吸功能评估

（1）评估结果

患儿采用腹式呼吸方式进行呼吸，最长声时（MPT）为2.1秒（见图10-34）。

（2）结果分析

虽然患儿进行的是腹式呼吸，但是由于该患儿平日不爱运动，缺乏锻炼，致使其全身肌力低下，所以其呼吸肌群的肌力也相应低下，进而导致其言语呼吸支持不足，言语响度低、清晰度不足，句长短。

3. 言语康复方案

(1) 一周训练目标

言语呼吸支持力量的锻炼。

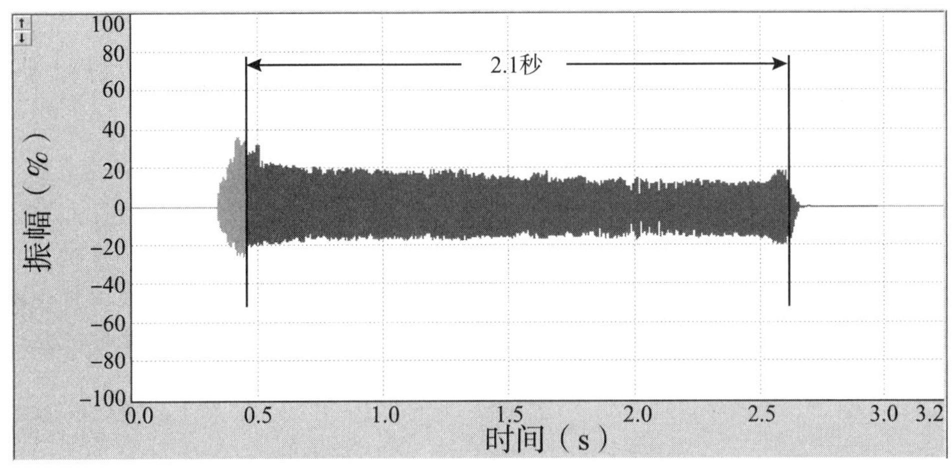

日期	第 1 次测 MPT_1	第 2 次测 MPT_2	MPT	达 MPT 最小值	相对年龄	腹式呼吸吗?
	2.0 秒	2.1 秒	2.1 秒	3 秒	3 岁 1 个月至 3 岁 12 个月	是

图 10－34　最长声时测量

(实时言语测量仪)

(2) 训练方案

①增加肺活量的训练;

②逐字增加句长训练;

③停顿换气训练;

④最长声时训练;

⑤体育锻炼。

(3) 可选择的训练资源

①实时言语测量仪;

②发声诱导仪;

③儿童感兴趣的玩具:泡泡、口哨、喇叭、乒乓球等。

④锻炼设备:如小沙袋等。

(4) 注意事项

①一次训练时间不能过长,避免产生疲劳效应,各项训练的频率最好保持在

每天 2 ~ 3 次，每次不超过 15 分钟；

②训练形式应该多样化，以增加患儿的学习兴趣；

③注意观察患儿在训练中的反应，如患儿即将表现出对某一训练不耐烦时，则应该考虑进行其他训练项目，以避免患儿对训练产生厌烦情绪。

案 例 3

1. 基本情况

患儿×××，男，4 岁 5 个月，确诊重度先天性聋 3 年余。该患儿于 2 岁 2 个月时双耳佩戴大功率数字助听器，助听效果达适合水平。此后，一直在私立康复中心中进行听觉言语康复训练，但效果不佳。故在该患儿 3 岁 11 个月时，入我门诊进行听觉言语康复训练。目前，在听觉康复部分，该患儿已进入听觉分辨训练阶段，而在言语矫治训练过程中发现，该患儿常挤紧喉咙说话，期间的异常停顿出现频繁。

2. 呼吸功能评估

（1）评估结果

①客观测量：起音斜率≥tan 65°（见图 10 – 35）。

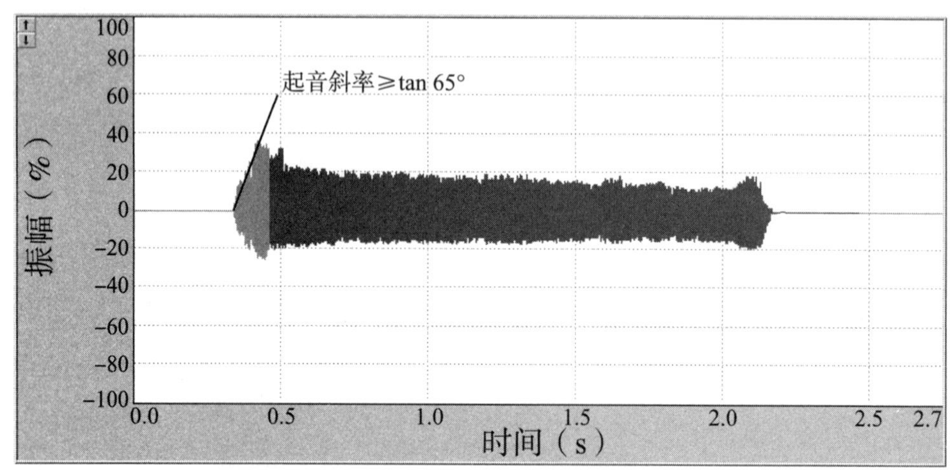

图 10 – 35　起音斜率测量

（实时言语测量仪）

②听觉感知评估：患儿硬起音现象明显。

（2）结果分析

客观测量和主观听觉感知评估均显示患儿存在硬起音的问题，这说明患儿的呼气和发声之间的协调性差，所以言语时，患儿频繁出现异常的停顿。

3. 言语康复方案

（1）一周训练目标

让患儿建立起音的概念，体会不同的起音方式（软起音和硬起音）和起音速率。

（2）训练方案

①建立起音的概念；

②体会不同的起音方式；

③体会起音速率。

（3）可选择的训练资源

①实时言语测量仪；

②发声诱导仪；

③儿童感兴趣的玩具：泡泡、口哨、喇叭、乒乓球等。

（4）注意事项

①一次训练时间不能过长，避免产生疲劳效应，各项训练的频率最好保持在每天 2 ~3 次，每次不超过 15 分钟；

②训练形式应该多样化，以增加患儿的学习兴趣；

③注意观察患儿在训练中的反应，如患儿即将表现出对某一训练不耐烦时，则应该考虑进行其他训练项目，以避免患儿对训练产生厌烦情绪。

第 11 章

发声障碍的康复训练

发声障碍是指响度、音调、音质等方面的异常。响度异常主要包括响度过强、响度过弱和响度单一等，是呼吸气流量、声带阻力、声带振动形态和声门下压等因素共同作用的结果。音调异常主要包括音调过高、音调过低和音调单一等，主要受声带的长度、质量、张力和声门下压等因素的影响。因此，发声功能的康复训练主要包括对响度、音调等发声功能的评估和矫治两大方面。

11.1 发声功能的评估

由于各类发声障碍的病因和临床症状是不同的，因此，在为患者进行言语矫治之前，应先对患者的发声功能进行主观和客观的评估。通过倾听和交谈，可以大致了解患者的发声情况，明确其是否存在不良的发声行为（即嗓音的滥用和误用），然后可以对其进行声学测量、电声门图测量或喉镜检查。

11.1.1 评估原理

言语时，呼出的气流挤开声门，使声带产生振动。声带振动产生一系列气流脉冲波，并转化成一系列声能脉冲信号，从而形成言语的基本声源，这就是发声，或被称为嗓音。声带的运动，是言语产生的振动源。

当患者的嗓音听起来出现气息音过重、嘶哑等现象时，应考虑其在发声方面是否异常。因此，我们设计出《发声功能评估》，以此来帮助言语治疗师全面地评估患者的发声功能。在此，我们将发声功能评估分成主观评估和客观评估两个部分。

1. 主观部分

主观评估部分包括两个分项，分别是患者自测和言语治疗师主观评估。其中，患者自测部分由20个问题组成，要求患者如实作答，但如果患者年龄太小或不能理解问题时，可以不进行此部分的评估。言语治疗师主观评估又包括嗓音质量一般描述和听觉感知评估GRBAS描述两部分，前者要求言语治疗师根据自身感受对患者的嗓音质量的一般情况进行描述；后者要求言语治疗师根据自身对患者嗓音的主观听觉感受，来评估其嗓音音质情况。

2. 客观部分

客观评估部分包括四个分项，它们分别是：言语基频（F_0）、言语强度、音质的声学测量和电声门图测量。其中，言语基频（F_0）是指言语时，声带每秒钟振动的次数，其单位是赫兹（Hz），而言语强度是指言语时，一定面积声带上消耗的功率的大小，其单位是W/cm^2或dB。言语基频（F_0）和言语强度主要反映患者在言语状态下，其言语音调和响度是否存在异常。音质的声学测量和电声门图测量主要反映声带功能是否存在异常。

11.1.2 评估目的

评估目的主要有五个：（1）评估个体发声功能是否正常及其异常程度；（2）明确发声功能的问题所在，为言语矫治计划的制订提供依据；（3）监控言语矫治全过程，通过比较言语矫治前后发声功能评估结果，考察言语矫治方案的有效性；（4）提示嗓音器质性疾病；（5）提示言语障碍的预后。

11.1.3 测试工具

1. 测试工具

在使用《发声功能评估》时可使用“实时言语测量仪”、“喉功能检测仪”、“电声门图仪”和“喉内窥镜诊察仪”。该设备操作简便，适合临床使用。

“实时言语测量仪”。可用于诊断发声障碍和监控治疗效果。通过使用该仪器，能够对患者的言语进行分析，从而诊断患者的言语障碍。在经过一段时间的治疗后，可以再次使用该仪器来分析患者的言语，以明确前段时间治疗方案的有效性，这样，有利于言语治疗师及时调整治疗方案，帮助患者早日康复。

“喉功能检测仪”。可作为临床常规检查手段，常与喉内窥镜检查结合，共同诊断嗓音疾病。该仪器采用国际通用参数，将声学信号和电声门信号数据化，从而对嗓音音质的问题作出嘶哑声、粗糙声或气息声的客观判断，并对声带振动功能和闭合程度进行客观评估。

“电声门图仪”能够无损伤地检测声带振动的规律性、声门的开启与关闭状态以及声带的振动方式。作为临床常规检查设备，它能够敏感地反映出声带下缘和声带闭合阶段的状态，从而弥补内窥镜检查的不足。该仪器特别适用于对喉镜检查不配合的儿童以及对喉镜检查过敏的患者。

“喉内窥镜诊察仪”可从附带有摄像装置的纤维喉镜、动态喉镜或支气管镜中获取图像、声学及电声门图信号。通过计算机的处理，可以清楚地观察到喉部的情况，同时可进行定量分析。这些均有助于疾病的诊断，以及病变范围与深度的判断。通过“喉内窥镜诊察仪”获取的数据包括黏膜波、声门数码面积、开放角度和振动曲线等。该仪器可与“喉功能检测仪”和“电声门图仪”同时使用，进一步提供基频、开放率、接触率、声门噪声和其他病理分析的数据。

2. 记录表

《发声功能评估》记录表一份。

11.1.4 测试流程

1. 主观部分

(1) 患者自测部分。根据患者情况的不同，可以选择让患者自行回答问题，或由言语治疗师帮助患者理解和回答问题。如患者确实无法进行该部分评估时，可以考虑放弃。

(2) 言语治疗师主观评估部分。让患者按要求完成某些指令后，言语治疗师根据自身的主观听觉感受对患者的表现给予评价，并记录结果。

例如，听觉感知评估 GRBAS 描述如下：

言语治疗师：“小朋友，跟老师一样，用大大的声音发/æ/音。”然后，言语治疗师根据自身的主观听觉感受来对患者的嗓音音质进行一个主观判断，并判断异常程度。

2. 客观部分

（1）诱导阶段。言语治疗师在准备好设备后，向患者解释并示范将要进行的测试内容，以及向患者说明如何配合。对于年龄小的患者，应适当加入肢体语言来帮助其更好地理解言语治疗师的意图。

例如，言语基频（F_0）的测量（见图11－1）如下：

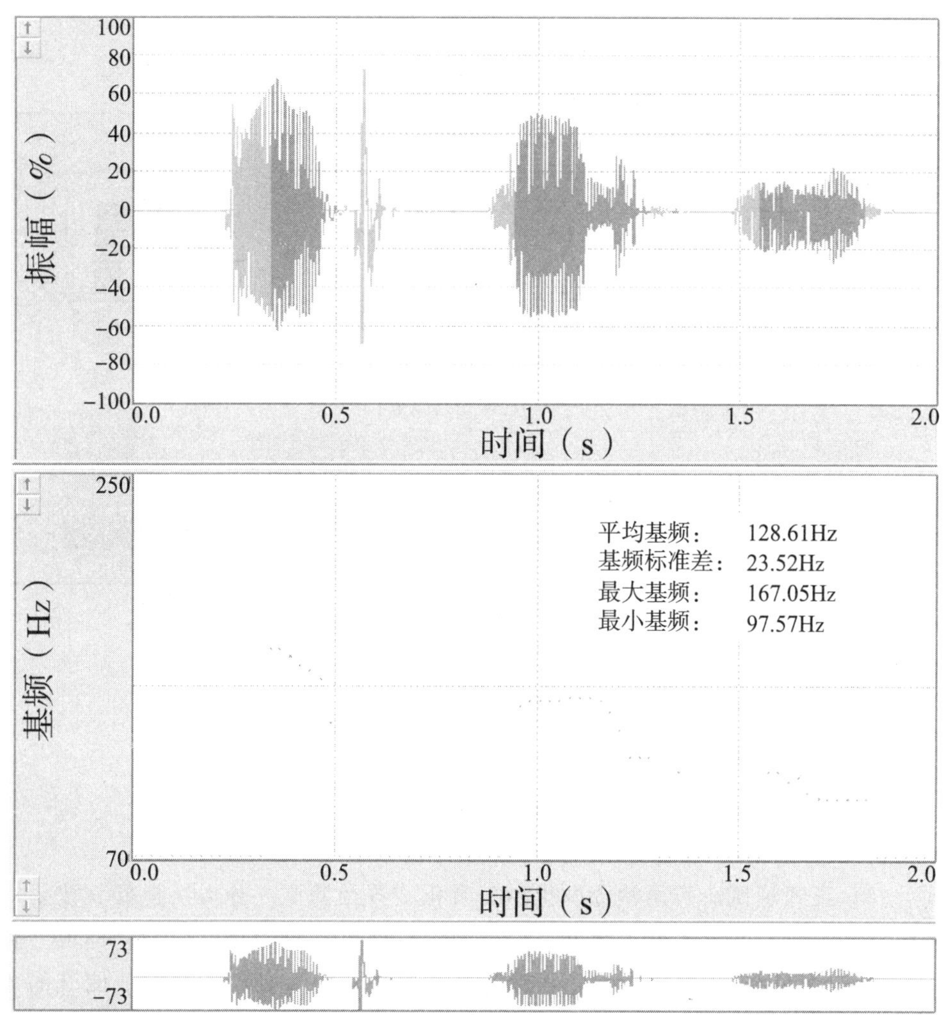

（平均基频128.61dB、基频标准差23.52dB、最大基频167.05dB、最小基频97.57dB）

图11－1　声波和基频的客观测量（会话）

（实时言语测量仪）

言语治疗师："小朋友，老师来问你几个问题，然后你来回答。老师提问结束后，你再回答。"

患者："好的。"

言语治疗师："你叫什么名字啊？"

患者："我叫×××"

言语治疗师："你今年几岁啦？"

患者："我今年×岁。"

例如，嗓音音质的声学测量（见图11－2）如下：

言语治疗师："小朋友，跟老师一起大声地说/æ/。"

患者："/æ/。"

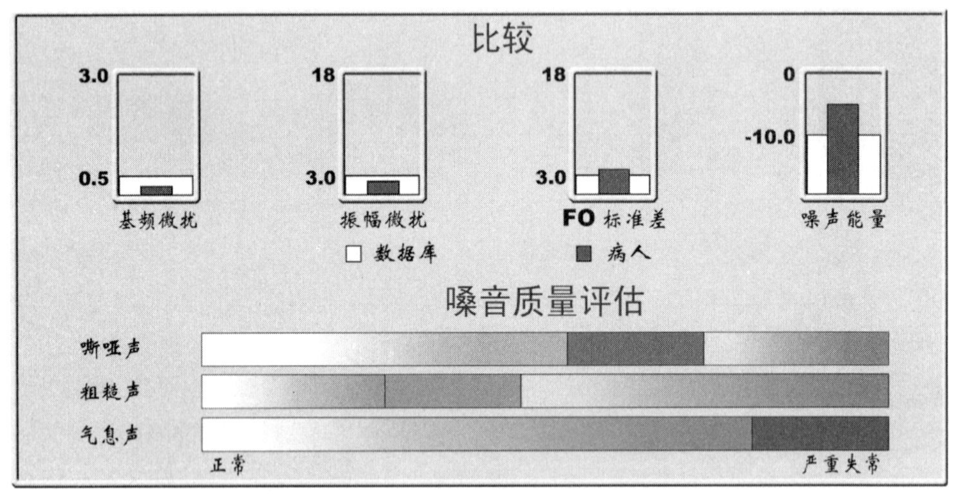

（中度嘶哑声，轻度粗糙声，重度气息声）

图11－2 嗓音音质的声学测量

（喉功能检测仪）

例如，电声门图的测量（见图11－3）如下：

言语治疗师："小朋友，跟老师一起大声地说/æ/。"

患者："/æ/。"

（2）正式测试。言语治疗师提示患者正式开始测试，并再次提醒其按要求完成测试，然后，正式进入测试，每一测试分项要求有一个有效记录即可。在正式测试过程中，有时仍需要言语治疗师不断提醒患者如何正确完成测试的各步骤。如果测试过程中，患者出现的错误较多，则有必要再次向其解释测试程序。

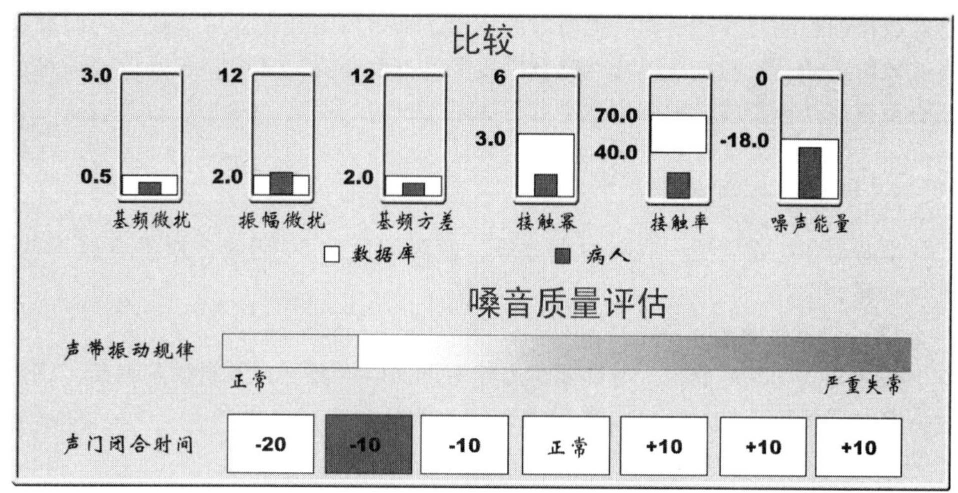

（声带振动规律正常，声门闭合时间中度偏短）

图 11－3　声带功能的电声门图测量

（喉功能检测仪）

11.1.5　结果分析

测试完成后，将计算机记录的声音文件进行剪切处理，然后将结果汇总到《发声功能评估》记录表（见附录二言语功能评估中的《发声功能评估》记录表）中。将各项测试的最终结果分别与相应的参考标准相比较，并判断患者是否存在相应的异常及其异常程度，并为患者的阶段康复设立适当的目标。

11.2　发声障碍的矫治

发声障碍的矫治包括发声器官的放松训练和发声异常的矫治两部分，前者是后者的基础，被称为“热身运动”；后者只有在前者的基础上，才可以获得较好的矫治效果。发声器官的放松训练由颈部放松和声带放松两部分组成，其主要目的是通过让喉部肌群进行紧张与松弛的交替运动，从而使呼吸肌群、发声肌群以及构音肌群之间达到协调与平衡。发声异常的矫治包括响度异常的矫治和音调异常的矫治，其主要目的是对症治疗，分别针对具体的异常情况给出相应的治疗方法和手段。

11.2.1　发声器官的放松训练

发声器官的放松训练主要由颈部放松训练和声带放松训练两部分组成，通过颈部放松训练能使喉外肌群获得有效的运动，通过声带放松训练能使喉内肌群获得有效的运动，它们是获得自然嗓音的重要基础和前提。其中，颈部放松训练由四小节组成，声带放松训练由六小节组成。

1. 颈部放松训练

准备动作：直立位，双脚左右分开，两脚间距约 30 厘米，双手自然下垂。具体步骤如下：

（1）向前运动

头部直立，颈部放松，头部随重力作用迅速向前低下，下颌触及胸部，感觉颈后部肌肉被拉直，然后将头部缓慢上抬，恢复直立位（见图 11－4）。重复此运动 10 次。

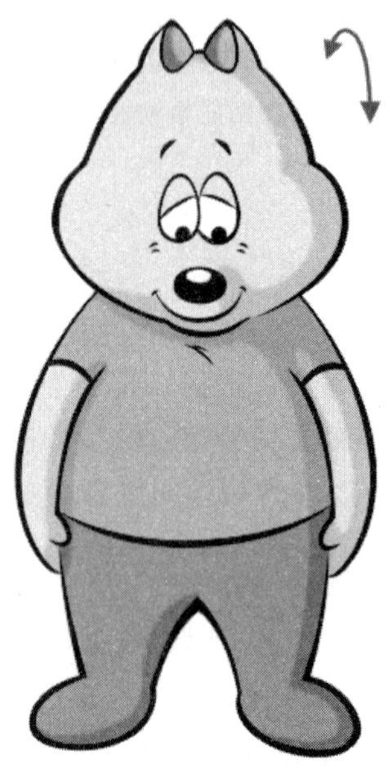

图 11－4　向前运动

（2）向后运动

头部直立，颈部放松，头部随重力作用迅速向后倾，下颌上抬，感觉颈前部肌肉被拉直，然后将头部缓慢抬起，恢复直立位（见图 11－5）。重复此运动 10 次。

（3）向左运动

头部直立，颈部放松，头部随重力作用迅速倒向左侧，感觉颈右侧肌肉被拉直，然后头部缓慢抬起，恢复直立位（见图 11－6）。重复此运动 10 次。

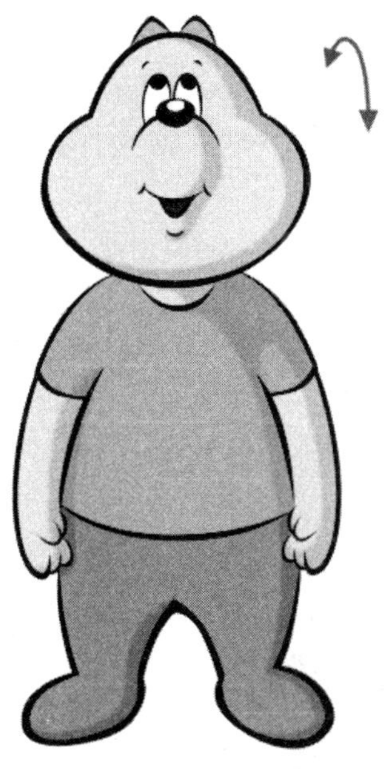

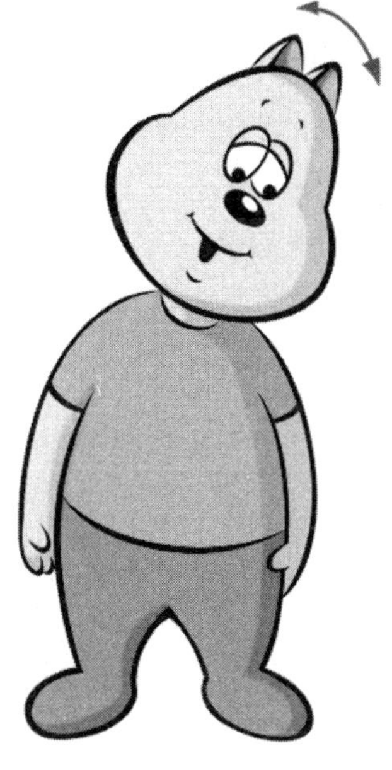

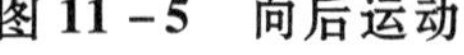

图 11－5　向后运动　　　　图 11－6　颈部向左运动

（4）向右运动

头部直立，颈部放松，头部随重力作用迅速倒向右侧，感觉颈左侧肌肉被拉直，然后头部缓慢抬起，恢复直立位。重复此运动 10 次（见图 11－7）。

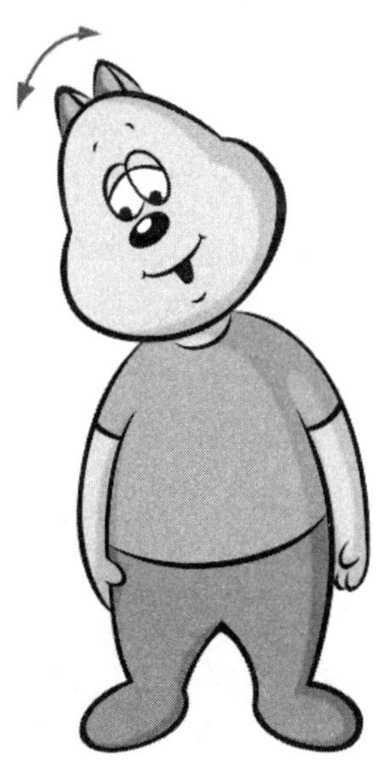

图 11－7　颈部向右运动

2. 声带放松训练

准备动作：直立位，双脚左右分开，两脚间距约30厘米，双手自然下垂。具体步骤如下：

（1）平调向前运动

深吸气后，紧闭双唇，气流由肺部发出，双唇振动并带动声带振动，持续发“嘟”音。向正前方重复此运动10次（见图11－8）。

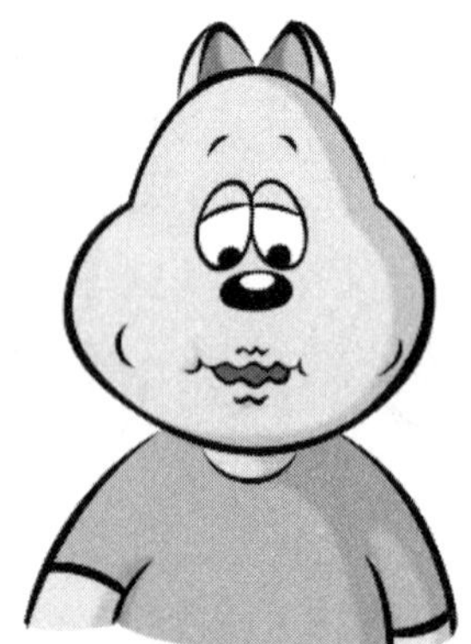

图11－8　平调向前运动

（2）平调旋转运动

深吸气后，紧闭双唇，气流由肺部发出，双唇振动并带动声带振动，持续发“嘟”音。与此同时，头部左右旋转（见图11－9）。重复此运动10次。

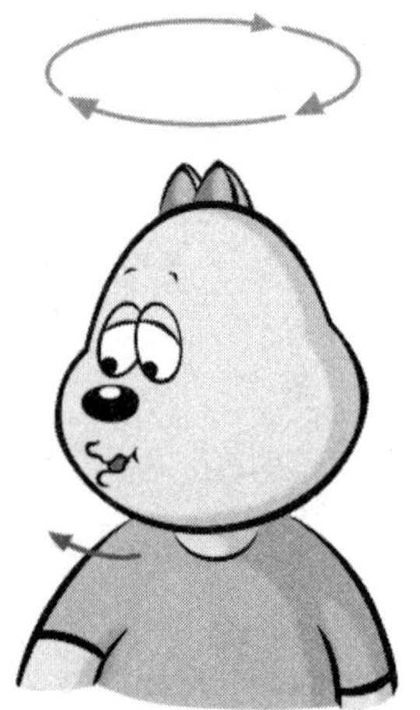

图11－9　平调旋转运动

(3) 升调左右运动

深吸气后，紧闭双唇，气流由肺部发出，双唇振动并带动声带振动，音调向上变化，持续发“嘟”音（见图11－10）。向左上方和右上方各重复10次。

(4) 降调左右运动

深吸气后，紧闭双唇，由肺部发气，双唇振动并带动声带振动，音调向下变化，持续发“嘟”音（见图11－10）。向左下方和右下方各重复10次。

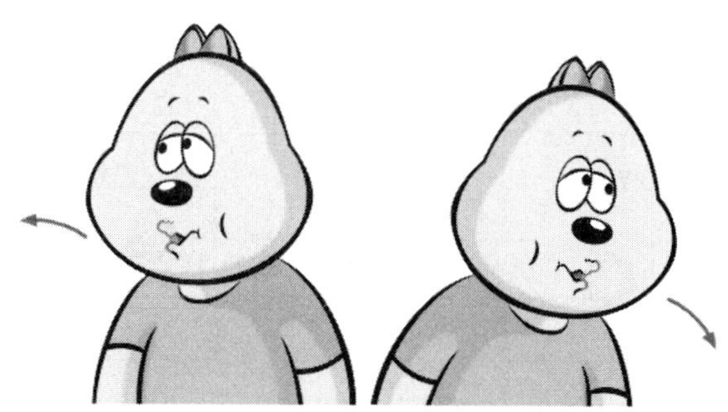

图11－10 升调、降调左右运动

(5) 升调旋转运动

深吸气后，紧闭双唇，由肺部发气，双唇振动并带动声带振动，音调向上旋转，持续发“嘟”音（见图11－11）。向左上方和右上方各重复5次。

(6) 降调旋转运动

深吸气后，紧闭双唇，由肺部发气，双唇振动并带动声带振动，音调向下旋转，持续发“嘟”音（见图11－11）。向左下方和右下方各重复5次。

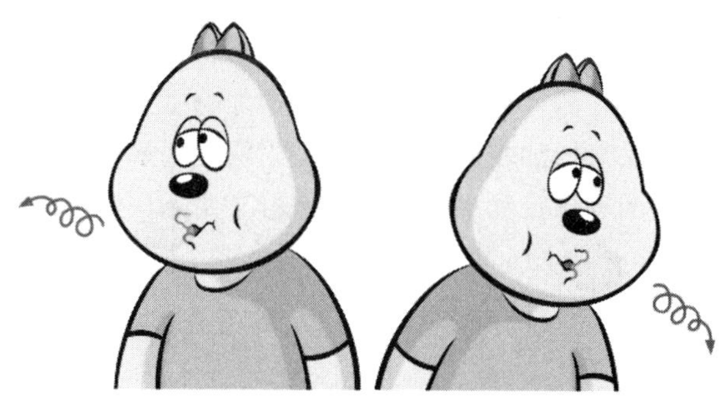

图11－11 升调、降调旋转运动

11.2.2 响度异常的矫治

响度异常分为响度过强、响度过弱以及响度单一三种类型，因此，响度异常的矫治也可从这三方面着手，在诊断明确的基础上，有针对性地进行治疗，具体矫治流程如图 11－12 所示。

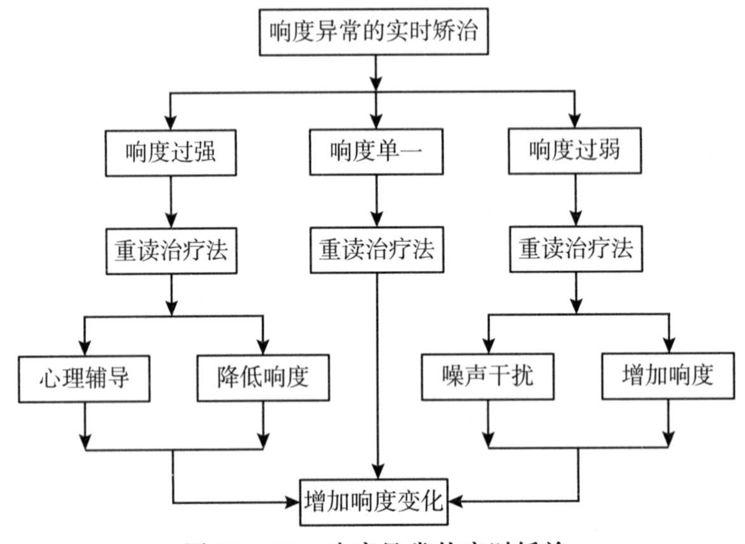

图 11－12　响度异常的实时矫治

在进行具体治疗之前，患者首先必须意识到自身存在的响度问题。部分患者因为习惯了以特定的响度水平说话，自己意识不到这是问题，在这种情形下，想要改变响度是非常困难的。针对这样的患者，听觉反馈和自我监控的持续性训练非常重要，它能够有效地改善响度异常的问题。

如果患者的响度过强，在重读治疗的基础上，可以进行降低响度训练。但如果患者响度过强的问题是由性格原因造成的，则需要对患者进行心理辅导。当响度达到正常交谈的水平之后，还有必要进行增加响度变化的训练；如果聋儿的响度过弱，则可在重读治疗的基础上，采用一些增加响度的方法进行训练。必要时可采用噪声掩蔽的方法来增加其声音的响度。当响度增加至正常水平后，同样需要进行增加响度变化的训练；如果患者的响度过于单一，则需要直接进行增加响度变化的训练。

1. 降低响度的训练

当通过上述言语响度的评估发现患者存在响度过强的问题时，应进行降低响度的训练。

（1）回顾响度等级（耳语声、轻声、交谈声、大声以及叫喊声）。除去叫喊声，试着将其余四种响度水平的声音按不同的排序组合起来。患者以这几种不同的组合方式说“你好吗”，次序如下所示：

轻声—大声—耳语声—交谈声
大声—耳语声—交谈声—轻声
耳语声—轻声—交谈声—大声
交谈声—耳语声—大声—轻声
轻声—交谈声—耳语声—大声

（2）以上述组合方式数数，从1数到10。患者将意识到大声说话比较费力，而用耳语声或轻声说话则显得相对轻松和容易。

（3）由强到弱的训练：

A	A	a	a	a---					
DA	DA	da	da	da---	TA	TA	ta	ta	ta---
I	I	i	i	i---					
BI	BI	bi	bi	bi---	PI	PI	pi	pi	pi---
U	U	u	u	u---					
GU	GU	gu	gu	gu---	KU	KU	ku	ku	ku---

（4）言语响度过强也可能由环境刺激引起，如儿童在人多的场合（通过大叫来引起注意）、游戏场合或球场等地出现大喊大叫等嗓音滥用行为。言语治疗师在训练时必须首先让他们意识到这些行为的危害，同时建议其家长和老师监督他们的嗓音行为。

2. 增加响度的训练

增加响度的训练比降低响度的训练更为常用，这是因为声音响度过低的现象要比声音响度过强的现象更加普遍。当患者意识到需要在某些场合增加响度时，采用以下训练方法是有益的。

（1）考虑是否能够减少周围环境的噪声（如CD播放器或机器发出的声音等），做到这一点有助于他人听清楚患者所说的话。

（2）一种增加响度的简易方法就是增加呼吸深度。较高的响度等级不仅要求发声肌群做出更多的收缩运动，而且还需要吸入更多的气体。训练说“你好吗?”，开始说话前试着吸入不同量的气体。进行此项训练的目的就在于使患者能够根据言语响度的需要，自发地吸入适量的气体。

（3）通过计算一次吸气后连续说出字的总数可以确定达到某响度水平所需的气流量。如果因呼出气流量不足而使得言语声很微弱，那么一次吸气后连续说出字的数量也会减少，例如由一次吸气后连续说15个字降至一次吸气后连续说10个字。换句话说，这种情况会导致较多的停顿。

（4）患者将其说话的音调抬高一个音阶后，其声音就更容易被人听见了。当患者将其说话声音的音调抬高一个音阶之后，第二级水平（轻声）的声音通常听起来类似于第三级水平（交谈声）的声音。对于多数在交谈中存在响度问题的患者来说，提高音调水平不失为一种有效的方法。

（5）采用一些有助于增加声音响度的技巧。具体方法为：要求患者坐在椅子上，并将双手放置于椅子下方。在大声地从 1 数到 10 的同时，尽可能将椅子抬离地面。当然，患者不可能把椅子抬起来，但是通过这种方法可以增加腹内压，从而增加呼气力度，使声带张力增加，继而增加言语响度。

（6）进行由弱到强的发声训练：

a a A A A ---

da da DA DA DA --- ta ta TA TA TA ---

i i I I I ---

bi bi BI BI BI --- pi pi PI PI PI ---

u u U U U ---

gu gu GU GU GU --- ku ku KU KU KU ---

（7）试图将嗓音从喉部“释放”出来，并将其置于口腔的中央部位。因为嗓音正确的聚焦位置是口腔的中央部位，所以，在此聚焦的嗓音可产生更加响亮的效果。

（8）照镜子训练说话，仔细观察此时嘴巴的开合状态。如果患者在说话时，其嘴巴是紧闭的，则要求将其嘴巴张大一些，同时可采用咀嚼法，它能有效地缓解牙关咬紧的情况。检查患者的构音情况，观察患者能否清晰地发出/t/、/d/、/sh/、/ch/、/k/、/g/和/f/音。如果患者存在构音障碍，那么说话的音量一般也不够。这种情况，可以进行适当的构音训练。

经过上述训练，患者就能够理解如何在不同的场合灵活地控制声音的响度，而且是将其控制在能被对方听清楚和听明白的水平，既不会太响也不会太弱。这种适宜的响度是获得自然舒适言语的关键所在。

3. 增加响度变化的训练

（1）针对不同的患者，言语治疗师可以对其进行集体的或个别化的增加响度变化的训练。一种简易的训练方法就是让患者将其双臂置于身体的正前方，两臂之间的距离与肩部等宽。当音量增加时，双臂向身体两侧水平展开；音量降低时，双臂则回收至身体的正前方。

（2）强弱交替：

na na na na NA NA NA NA na na na na NA NA NA NA na na na na

mi mi mi mi MI MI MI MI mi mi mi mi MI MI MI MI mi mi mi mi

11.2.3 音调异常的矫治

音调异常的矫治可以分为三个主要步骤来进行：第一步是进行矫治前的准备工作，如哈欠—叹息法、咀嚼法等；第二步是进行变调训练。变调是指一个音调的结束和另一个新的音调的建立，这是正常说话的先决条件。由于音调过高或过低都会增加喉内肌群和声带的负荷，其结果都会导致嗓音的异常。因此变调的目的就是通过评估找出患者的习惯音调，使其改变并接近于他应用的自然音调；第三步是进行转调训练。转调是指音调的连续变化，它是产生精妙语言的必要条件，也是汉语四个声调的基础。其训练目的在于使患者恢复正常的语调变化，以满足不同的表达需求。

1. 准备工作

（1）哈欠—叹息法

打哈欠时深吸气，叹息时呼气，嘴和喉部立刻就会得到放松。打哈欠（没有声音）和随后的叹气带出喉音，可以让气流慢慢地呼出来。叹息时的音调与自然音调非常接近。对于需要降低音调的患者而言，叹息时所产生的嗓音是非常好的训练参照。使用下面五种声音训练延长叹息：

/hɑ ----- ，hɑ ----- ，hɑ -----/

/hɑ—o -- ，hɑ—o -- ，hɑ—o --/

/hɑ—m -- ，hɑ—m -- ，hɑ -- m --/

哈哈哈哈，哈哈哈哈，哈哈哈哈

蛤蟆蛤蟆，蛤蟆蛤蟆，蛤蟆蛤蟆

（2）咀嚼法

音调异常的患者，不仅说话时不能张大嘴巴，而且平时也总是紧咬着牙关的。这是一种紧张的说话方式。咀嚼法可以帮助患者张大嘴巴，起到使嘴和喉部放松的作用。在咀嚼的同时训练说话，就能形成与自己的自然音调非常接近的音调。这种训练简单且易操作，趣味性强，而且效果明显。

①对着镜子训练咀嚼动作。张开嘴时看到上下牙齿之间的距离至少有两指宽。运动下颌，舌部做上下运动，夸大嘴部运动。

②咀嚼时轻声发以下的音节。

/yɑ - m - ，yɑ - m - ，yɑ - m -/

③在咀嚼的同时训练发以下的音节。

/nɑ - ，nɑ - ，nɑ -/

/da－，na－，na－/

/gu－，gu－，gu－/

/la－，la－，la－/

/hu－，hu－，hu－/

④发以上单音节的时候，可以延长韵母的发音时间。在进行这项训练的时候，其音调应该接近于自然音调。

以上训练对于认识什么是自然的音调以及帮助放松唇部、口腔和喉部都是非常有用的。此外，通过先进的仪器“实时言语测量仪”能够对音调障碍者进行实时的视听矫治。当然，这需要言语治疗师进行非常专业的指导。

音调异常的矫治包括音调过高的矫治、音调过低的矫治和音调单一的矫治。在进行音调矫治之前，要对音调异常进行全面、准确的评估和诊断，然后制订相应的治疗方案。具体流程如图 11－13 所示。

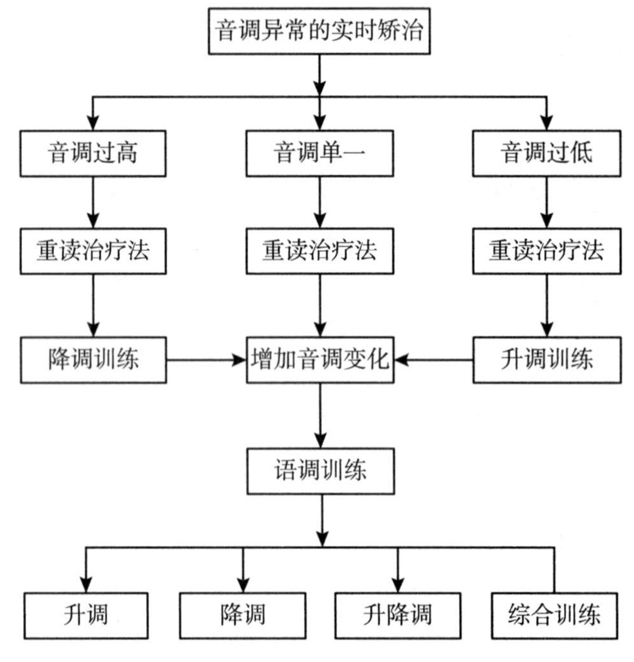

图 11－13　音调异常的实时矫治

如果患者音调过高，在其接受重读治疗之后，可继续进行有针对性的降调训练；如果患者音调太低，说明其声带张力低下，需要进行升高音调的训练。如果患者的音调过于单一，可以进行增加音调变化的转调训练。

音调矫治的目的就是通过各种方法的训练，使得个体的习惯音调接近同性别、同年龄段的自然音调。习惯音调和音调范围存在着个体差异。音调的高低及其范围是由喉的解剖和生理结构所决定的。

但是，我们在说话时可以通过改变声带的紧张度来调节音调。当声带缩短和变厚的时候，音调将下降；而当声带伸展的时候，声带的紧张度将增加，声带的基频也就增加，产生的音调也随之增高。在会话中，使用自然音调发声比较符合发声肌群做功经济的原则，其声音听起来让人感觉自然、舒适，这正是音调训练的目的。

2. 降调训练

通过音调的评估发现患者的音调偏高，则有必要采用以下的训练方法帮助患者降低音调。训练的第一步是使用“嗯哼”音作为参考音调，第二步是使用乐调作为训练的示范音调。

（1）使用“嗯哼”音作为训练示范音

①由于“嗯哼”音接近于患者的自然音调，因此可通过让患者在放松状态下发“嗯哼”音来寻找目标音调。要求患者体会这个音调，并努力在说话时使用。

②录几个患者的“嗯哼”声，治疗师仔细聆听后，观察患者能否发出与“嗯哼”音调相接近的声音。如果患者不能发出，则要求其跟着录音反复练习，直到能够发出音调相似的音为止。只有这样，患者才可以进入下一步骤的训练。

③进行以下的训练，先发“嗯哼”音，紧接着朗读以下词汇：

“嗯哼”　娃娃　娃娃　娃娃
“嗯哼”　猫　猫　猫
“嗯哼”　妈妈　妈妈　妈妈
“嗯哼”　1、2、3、4、5

录下训练时的声音，仔细聆听录音。比较上述词汇的音调是否与“嗯哼”音的音调一样，如果不一致，则要求患者重复此项训练，直至两者的音调一致为止。

（2）使用乐调作为训练示范音调

①如果患者具备一定的音乐知识，那么言语治疗师就可以为患者弹奏对应于目标音调（准自然音调）的琴键。仔细聆听患者的声音，判断其能否模仿这个音调。

②使用这个音调尽量延长发/ɑ-——/音的时间，并录下声音。仔细聆听录音，患者如果可以很好地掌握这个音调的话，就可以进入下一步的训练。否则，必须重新开始上述两个步骤的训练。

③用这个目标音调说话。发一个类似“马”的音，并尽可能延长发音时间。然后逐步降低音调，直到发出音调最低的那个音为止。在训练的时候，录下以下发音：

/mɑ -----/（目标音调）

/mɑ -----/

/mɑ -----/

治疗师仔细聆听录音：是否存在一个让人感觉更加响亮，也更加放松的音？如果回答是肯定的，那么这个音所对应的音调就是自然音调。

④训练说一个词，词的音调比最低音调高两个音阶。这个音调（标注“***”）听起来是否让人感觉最为舒适？一般来说，目标音调总是高于最低音调两到三个音阶。

“马***”

“马”

“马”（最低音调）

⑤持续降调训练，直到患者发声时感觉比较舒适为止。这项训练可能要花费几天甚至几周的时间。

3. 升调训练

如果音调偏低，则声音听起来让人感觉缺乏能量或者共鸣效应欠佳，需要接受升高音调的训练。具体的方法如下：

（1）使用“嗯哼”音作为训练示范音

在测量中发现患者的习惯音调比发“嗯哼”音时所使用的音调更低，那么应该进行以下训练。

①用习惯音调（就是被认为太低的那种音调）大声朗读一个或两个句子，接着突然停下来说“嗯哼”，并进行录音。仔细聆听录音，判断“嗯哼”音的音调是否为录音中较高的音调。尝试着使用“嗯哼”音的音调再朗读一遍上述材料。如果做到了这一点，可以尝试使用更高的音调进行朗读。

②回到患者的习惯音调（那个较低的音调），以此水平的音调开始、逐步提高音调说“1、1、1、1”，并判断患者的音调是否能逐步提高，例如：

“1”

“1***”

“1”

“1”

仔细听第三个音（标注“***”）。这可能就是所要的那个音调。判断患者在念其他词语时音调是否也能达到这个较高的音调水平。

以标注“***”的较高音调（平调方式）来训练说一些词语。同样进行一些阅读训练。在找到这个比较高的、接近自然音调的音调后，在此音调水平上继续进行训练。

(2) 使用乐调作为训练示范音

①弹奏对应于目标音调（准自然音调）的琴键，要求患者尽量使其音调与此音调接近。

②发/ɑ——/音，尽量延长发音时间。使用这个音调（平调方式）进行大声的朗读。聆听录音，判断患者的音调是否能接近目标音调。

③说话时，提高音调要比降低音调更加自然。训练说出以下句子，注意在句末提高音调。

你今天感觉如何？

这个故事有多长？

你现在到哪里去？

使用较高的音调（平调方式）大声地朗读一段文章，或者训练使用较高的音调与熟悉的人进行对话，每天训练数次。通过此项训练，这种较高的音调就会成为自然嗓音的一部分。

4. 增加音调变化的训练，即转调训练

音调的连续变化是语言的重要组成部分，它使得一种语言不同于其他语言。例如，汉语就是一种带声调的语言，音调之间变化很大。同样的词语加上不同的声调后，就能表达不同的含义。缺少音调的变换或者音调变换错误，都会造成信息传达错误。以下是加强音调变化能力的训练。

(1) 词语的升降调训练

①使用“好吗？”“是吗？”和“不行？”等询问语，进行升调训练。

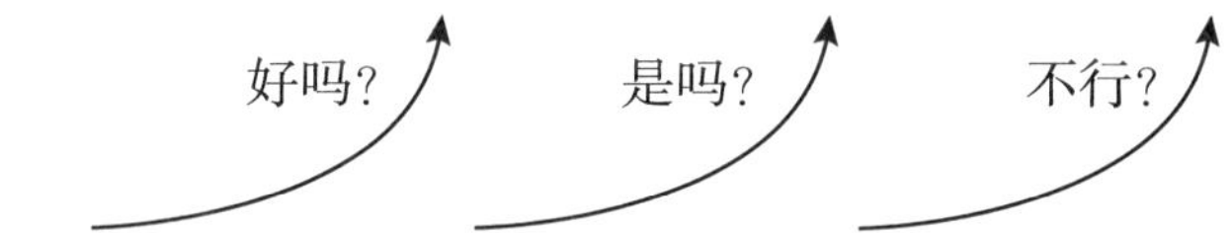

②使用“去吧”、“行了”和“不行”等回答的语气，进行降调训练。

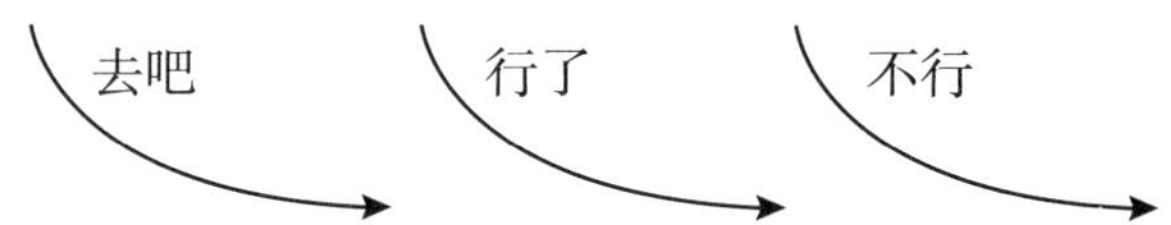

③使用“不是”、“什么时候”和“是的”等用语，进行音调变化的训练，一个上升的音调紧跟着一个降调发声。这种单一音节词的音调弯曲线似乎表达了不确定、讽刺，或者双关的含义。

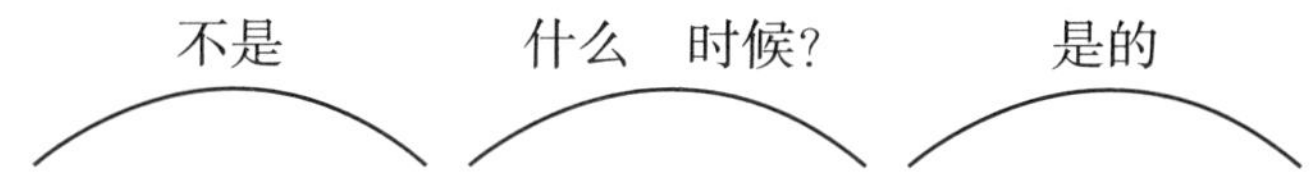

(2) 句子的升降调训练

我们不仅要对词语做转调训练，而且需要对整个句子做转调训练。训练时，要求患者大声地朗读下面的句子，并且运用给定的语调进行变化。进行语调变化时，音调应该接近自然，其余的也应该在自然音调的附近上下波动。

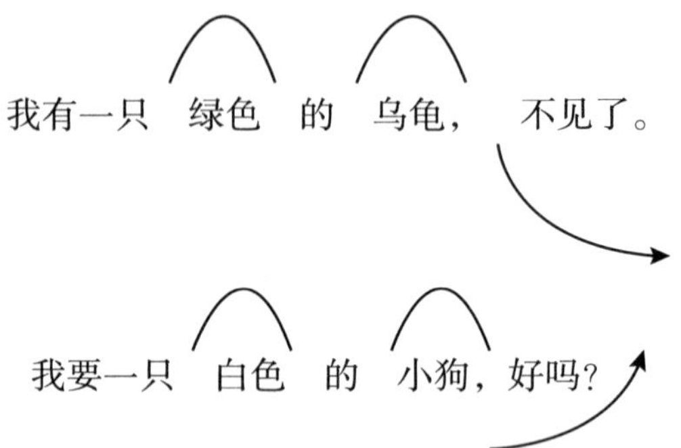

总之，音调及转调训练的目的在于建立新的音调，并获得音调转换的控制能力，这样能够极大地改善患者的音调异常。在朗读一个词语时，其音调的变化，可以赋予这个词语特殊的含义。在某种程度上，这也可以通过改变其响度来实现。在日常生活中，人们总可以根据语境的变化而自如地转变词语的音调，以表达不同的含义。

11.2.4 听觉分辨在发声障碍矫治中的应用

在发声障碍的矫治中，也应该结合听觉分辨进行。在音调、响度的训练中通过听觉的反馈使患者调节自己的音调和响度，建立起良好的言语听觉链。例如，在提高音调的训练中，先让患者分辨出音调的高低以及音调所处的水平，然后再让其对该音调进行模仿，逐步提高言语的音调。在提高响度的过程中，也可以采取同样的方法，逐步增加发音的响度。如此将听觉分辨能力的训练和发声障碍矫治中的音调、响度训练结合起来了。

11.3 现代技术在发声障碍康复训练中的应用

随着计算机技术的飞速发展，将数字信号处理技术与计算机相结合，并运用到言语测量与矫治中已成为现实。它一方面实现了响度和音调的定量评估，提高了对响度和音调异常诊断的有效性和可靠性；同时实现了对响度和音调异常矫治的实时反馈和监控，并以此来验证矫治的效果，使整个矫治过程更加科学，其可操作性与可重复性也得到了大大的提高。

现代技术在发声功能定量评估和实时矫治中的作用，主要体现在四个方面：首先，是应用数字信号处理技术对言语信号进行声学分析，提取言语基频和强度等参数，并将提取出来的参数值与参考标准值进行比较，从而获得发声功能异常的诊断；其次，通过数据分析和决策制订最佳治疗方案；再次，采用视听结合和实时反馈治疗技术，改变言语的滥用和误用，诱导正确发声技能的形成；最后，全程监控治疗进程，建立言语矫治从评估到治疗、从治疗到评估循环往复、螺旋上升的一体化康复服务系统。

目前，常用的“实时言语测量仪”用于言语基频和响度的测量，“喉功能检测仪”、“电声门图仪”、“喉内窥镜诊察仪”用于音质的测量，而“发声诱导仪”不仅可以用于测量，还可以用于治疗。

11.3.1　响度的定量评估与实时治疗

1. 响度的客观测量

对响度的定量评估可采用“实时言语测量仪”（启音博士，Dr. Speech™，美国泰亿格电子有限公司生产）。将患者的声音直接输入“实时言语测量仪”，通过数字信号处理技术对输入的言语信号进行声学分析处理，提取响度参数。通过实时反馈技术，患者和言语治疗师都能实时看到声波的波形（见图 11－14），波形的振幅反映声音的强度（对应于响度）。获得响度的数据报告后，言语治疗师将该数据与参考标准值对照，从而可判断响度是否正常。这种定量评估的方法弥补了仅靠听觉感知而获得的定性评估的不足。

2. 响度的视听反馈治疗

视听结合和实时反馈治疗技术融为一体的发声矫治工具，为响度异常的矫治提供了有效的手段。“发声诱导仪”能够将患者的声音信息以动画的形式表现出来，在游戏过程中完成对响度异常的矫治。在响度训练中运用视听反馈技术，不仅能够使抽象的响度概念具体化、形象化，而且能使复杂的、难以操作的训练简单化。此外，它能同时以视听两条感觉通路为患者提供响度异常的反馈，使患者及时协调发声器官的运动，随时调整响度水平，从而逐步诱导出正确的响度。所以，它对矫治的整个过程起到了实时监控的作用。下面举例说明。

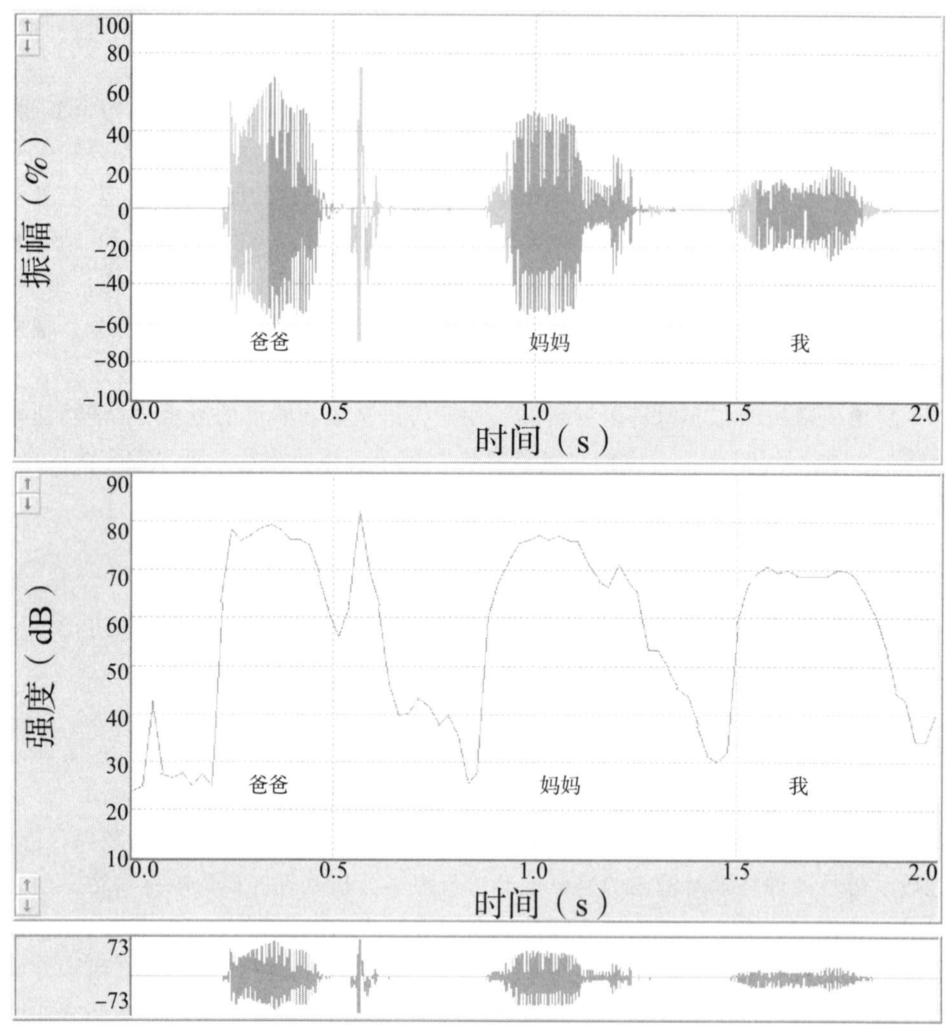

（平均值 56.74dB、标准差 18.11dB、最大值 82.21dB、最小值 24.08dB）

图 11－14　响度的客观测量

（实时言语测量仪）

（1）认识响度

响度是一个抽象概念，不容易被人理解，当要求患者大声或小声说话时，患者常常感到难以理解从而不能完成任务，而言语治疗师也对此束手无策。小年龄或有听力损失的患者对响度的概念更是难以理解。因此在发声诱导仪中，用某种物体的大小来代替声音的大小。如果声音的响度越大，物体体积就越大；响度越小，物体体积也就越小。

例如，用“小熊吹气球”游戏来帮助患者建立响度的概念，如图 11－15 所示。气球代表响度，气球体积的大小与声音响度成正比。未发声时，小熊的气球是瘪的

((a) 图)。当患者发声时，声音响度越大，气球的体积越大((b) 图)；声音的响度越小，气球的体积也越小((c) 图)。言语治疗师也可以反复播放同一个声音，让患者边听声音边看动画，感受气球大小与声音响度之间的关系。只要患者意识到两者的关系，理解响度概念就会相对容易一些。

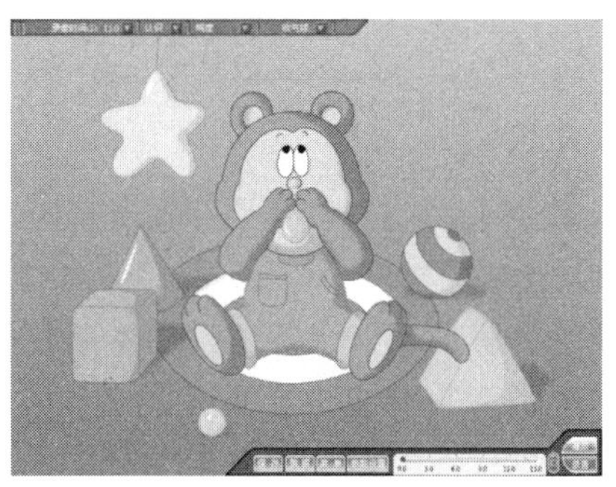

(a) 未发声之前，小熊的气球呈未充气状

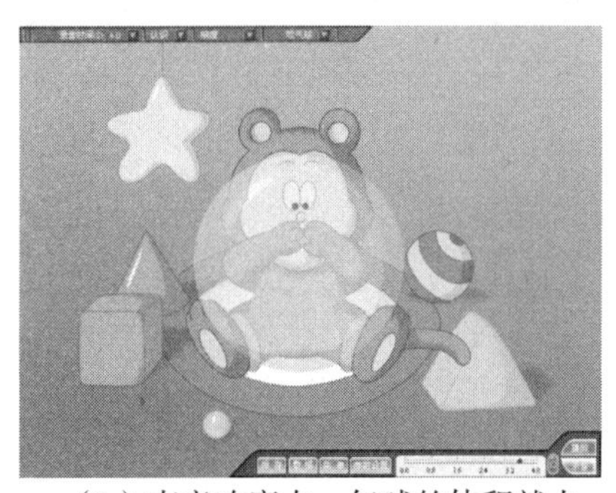

(b) 声音响度大，气球的体积就大

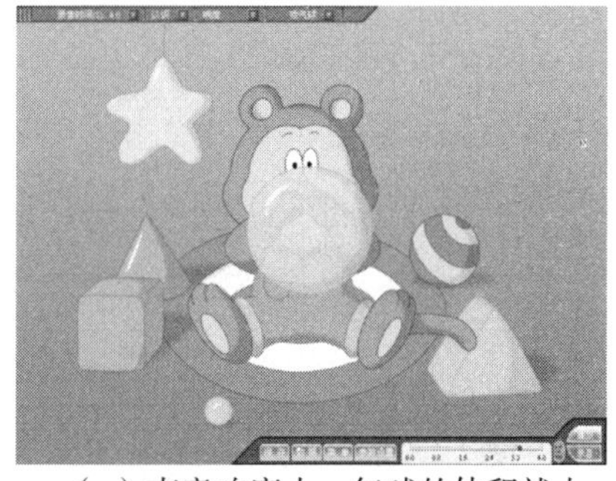

(c) 声音响度小，气球的体积就小

图 11-15　小熊吹气球游戏 (气球体积与声音响度成正比)

(发声诱导仪)

为了让患者更好地理解响度的概念，言语治疗师也可以让患者在多个游戏中反复观察和尝试。例如，可以用“男孩玩蜘蛛”游戏。在此游戏中，蜘蛛的身体和男孩面部表情以及头发的变化代表了声音响度的变化 (见图 11-16)，声音响度越大，蜘蛛的体积越大，身体颜色也越深，男孩的面部表情和头发越夸张((b) 图)；反之，亦然((a) 图)。还可用“大象说话”游戏，在此游戏中，用大象耳朵和鼻子的运动幅度代表声音响度的大小 (见图 11-17)，声音响度小时，大象耳朵张开的幅度也小，鼻子也是向下卷曲的((a) 图)；声音响度大时，大象的耳朵和鼻子的动作幅度也大((b) 图)。还可选择“楼房亮灯”游戏 (见图 11-18)，大楼亮灯的情况与声音响度成正比。声音响度小，大楼内亮灯的楼层就少((a) 图)；声音响度越大，大楼内亮灯的楼层就越多((b) 图)。

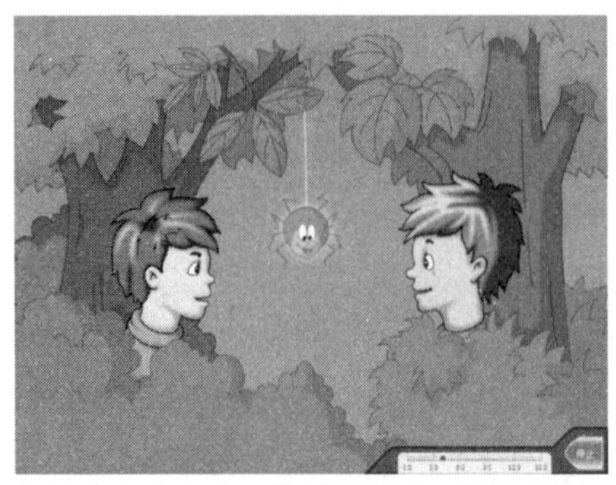

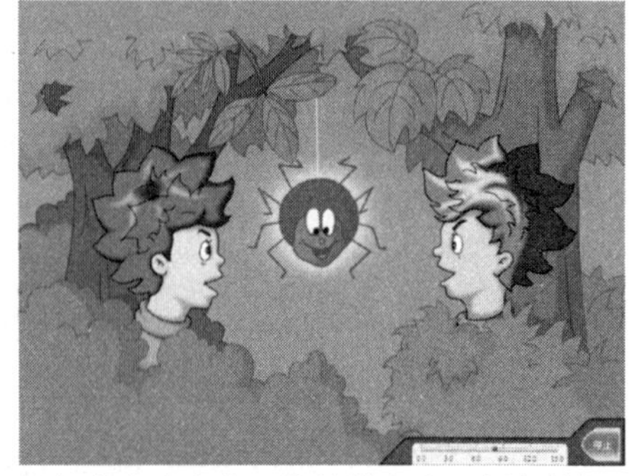

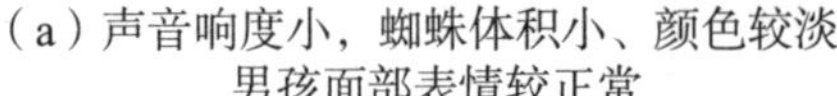

（a）声音响度小，蜘蛛体积小、颜色较淡，男孩面部表情较正常

（b）声音响度大，蜘蛛体积大、颜色较深，男孩面部表情夸张

图 11-16　男孩玩蜘蛛游戏（卡通动物的体形和男孩面部表情的夸张程度代表声音响度的大小）

（发声诱导仪）

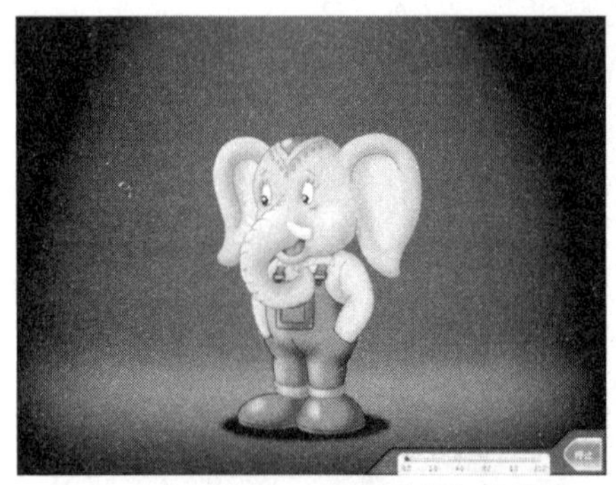

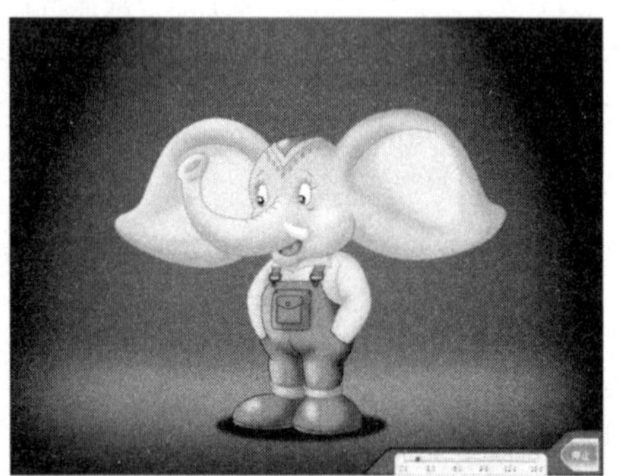

（a）声音响度小，大象耳朵和鼻子的动作幅度小

（b）声音响度大，大象耳朵和鼻子的动作幅度大

图 11-17　大象游戏（大象耳朵和鼻子的运动幅度与声音响度成正比）

（发声诱导仪）

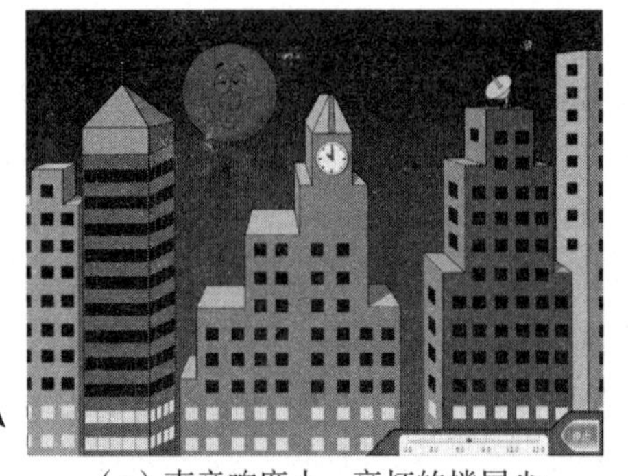

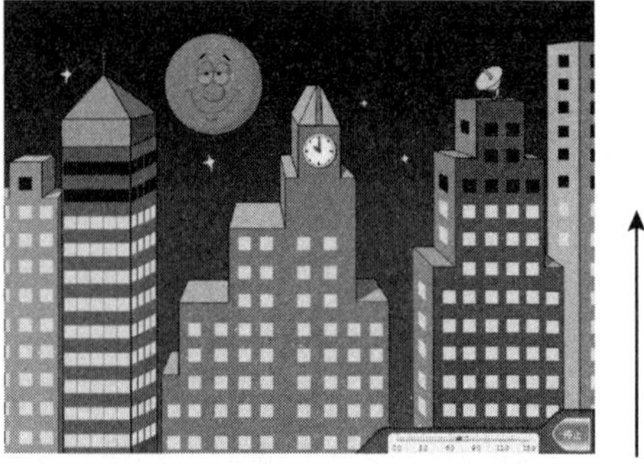

（a）声音响度小，亮灯的楼层少

（b）声音响度大，亮灯的楼层多

图 11-18　楼房亮灯游戏（大楼亮灯情况与声音响度成正比）

（发声诱导仪）

为了强化患者对响度的感知，言语治疗师可以录下患者本人和响度正常孩子的声音，通过反复播放录音，让患者通过观看物体大小的变化来认识自身存在的响度异常问题，为下一步的言语矫治打好基础。例如，听障儿童由于听力存在不同程度的损失，无法正确感知声音的响度，从而导致说话时的响度太强或太弱，但他们的发声系统多数是正常的，即不存在器质性或神经性病变。在对此类患者进行响度异常的矫治之前，首先也需要进行响度感知训练。以一名因感音神经性聋而导致言语响度过响的患儿为例，言语治疗师可以录下同龄的、响度正常儿童的声音，并与该患儿的声音进行对比。指导患儿利用视觉通道纠正自己对响度的错误认识。在如图 11－19 所示的“狮子大喊”游戏中，言语治疗师依次播放患儿和响度正常儿童的声音。播放响度正常儿童的声音时，狮子的嘴巴和鬃毛张开的幅度比播放患者声音时的幅度小。通过视觉补偿，患儿就可以理解自己声音的响度问题。在建立了这样的认识之后，患者就会通过自身的视觉感受来调整其声音响度的大小，从而让患者建立起对响度的概念。在接下来的治疗中，患者就可以进行有目的的发声，使自己在发声时，狮子的嘴巴和鬃毛张开的程度与响度正常儿童发声时的相当。当患儿成功地发出较为接近正常响度的声音时，言语治疗师应该及时给予奖励，鼓励患儿更多地发出此响度水平的声音，并最终养成使用此响度水平发声的习惯。

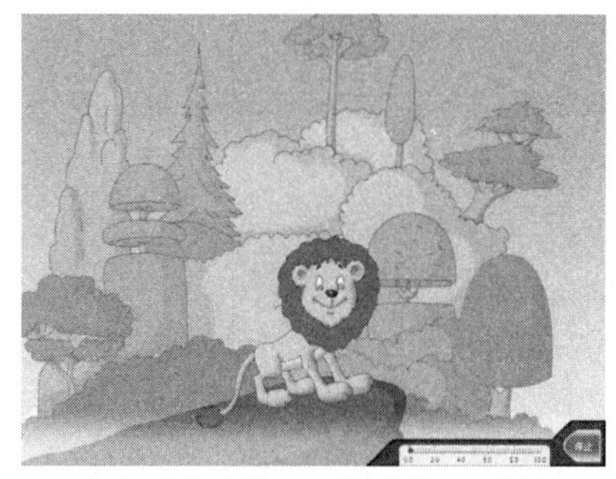
（a）声音响度小，狮子嘴巴和鬃毛张开的幅度小

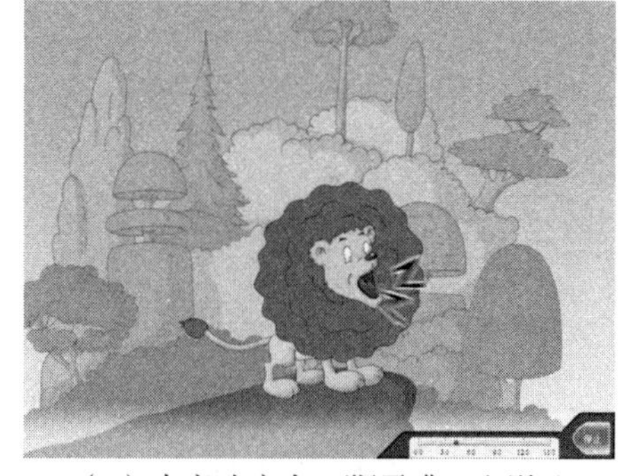
（b）声音响度大，狮子嘴巴和鬃毛张开的幅度大

图 11－19　狮子游戏（狮子的动作幅度与声音响度成正比）

（发声诱导仪）

（2）增加响度的训练

针对言语响度过弱的患者，在其对响度概念有了一定的认识后，就可以利用“发声诱导仪”对其进行增加响度的训练。通过各种有趣的实时视听反馈游戏，以患者现有的响度水平为基点，遵循小步递进的原则（以每次增加 3 分贝为宜），经过多阶段和多步骤的训练来逐步提高患者的响度，最终使患者的响度达到正常的水平。在训练过程中，要根据矫治效果调整训练进程和目标。在增加响度的游

戏中，把增加响度训练与视觉向上诱导相结合。

以一名言语响度过弱的6岁患者为例，他平时说话的平均响度为57dB，而言语交谈时的正常响度水平应该在65～80dB之间，所以至少应让患者的响度提高到65dB。如果训练目标直接设为65dB，那么该患者几乎不可能成功地完成任务，而且还会对训练产生反感情绪。为此，言语治疗师应遵循小步递进原则，将训练目标分为三个阶段。第一阶段目标设置为60dB；第二阶段为63dB；第三阶段为66dB。在训练过程中，为了调动患者训练的积极性，在训练的每一阶段都可选用不同的游戏，同一阶段也可选用不同的游戏。但难度梯度应遵循由易到难的顺序。例如，第一阶段选用了“消防员救宝宝”游戏（见图11－20），本游戏是让消防员爬上梯子去救树上的宝宝。消防员爬梯的高度取决于儿童的响度水平，只有当儿童的声音响度逐步达到预设值60dB时，消防员才可救出儿童。未发声时，消防员是在消防车上（(a)图），开始发声了，消防员就开始向上爬。响度越小，爬行高度越低（(b)图）；响度大，爬行高度越高（(c)图）；响度达到设定值60dB时，救出宝宝，并获得动画奖励（(d)图）。

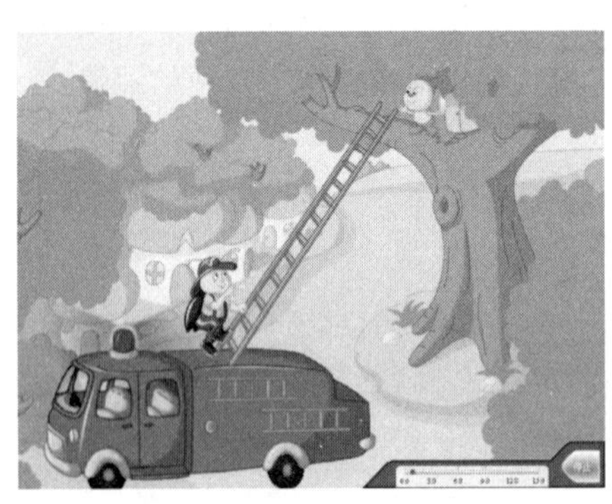
(a) 等待发声状态

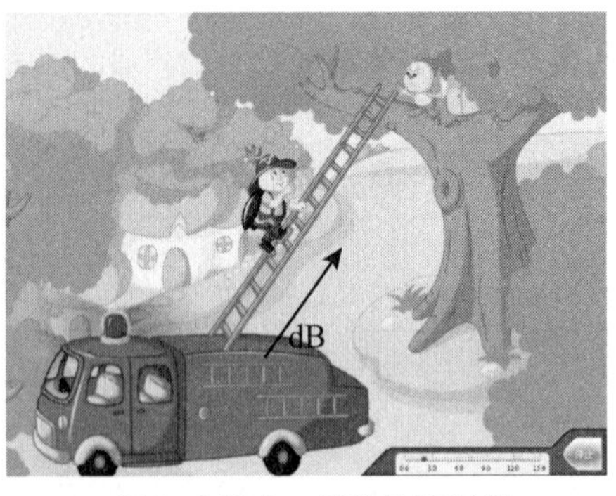

(b) 响度小，消防员爬得低

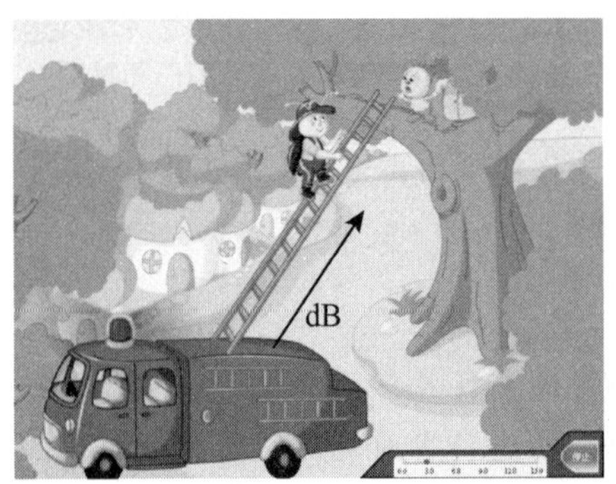

(c) 响度大，消防员爬得高

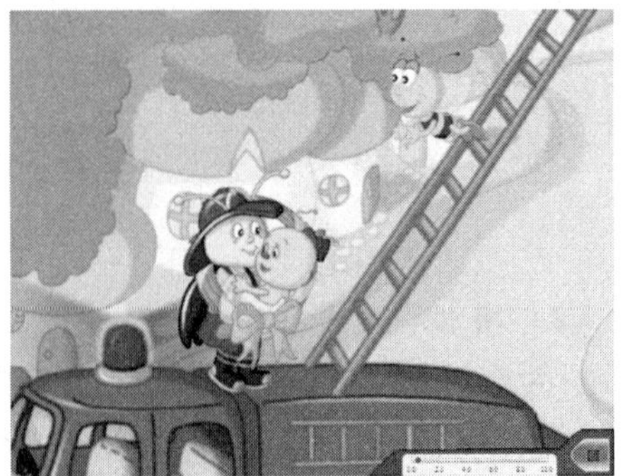
(d) 响度达到预定值后，获得动画奖励

图11－20　消防员救宝宝游戏（增加响度的训练）

（发声诱导仪）

在达到第一阶段的训练目标后，可进行第二阶段的训练。这时可选用另一个游戏，例如“空中超人”游戏（见图11－21）。超人飞行的高度与儿童发声的响度成正比（(a) 图中红色箭头）。当声音响度达到预定目标值时，超人就能飞到苹果所在的高度，并举起苹果（(b) 图）。而在图11－22所示的“小猴吃蛋糕”游戏中，声音的响度与吹蜡烛的风力成正比（(a) 图中红色箭头）。当声音的响度达到预设值时，小猫就能吹灭蜡烛，吃到蛋糕（(b) 图）。

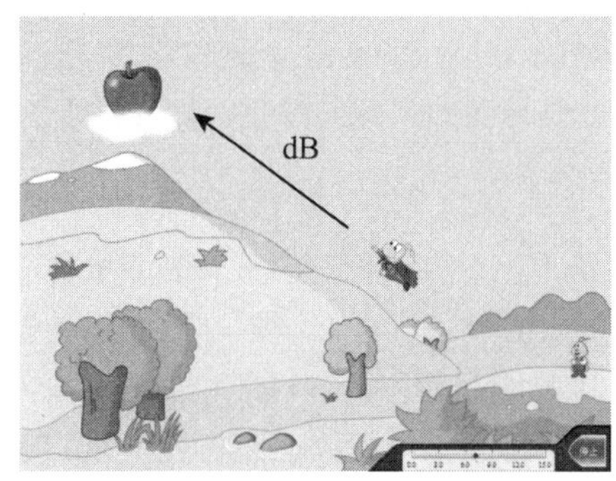

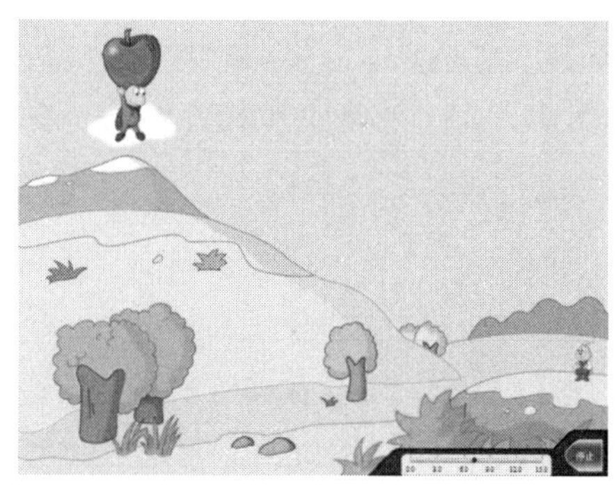

图11－21　空中超人游戏（响度达到预定值后，超人就能举起苹果）

（发声诱导仪）

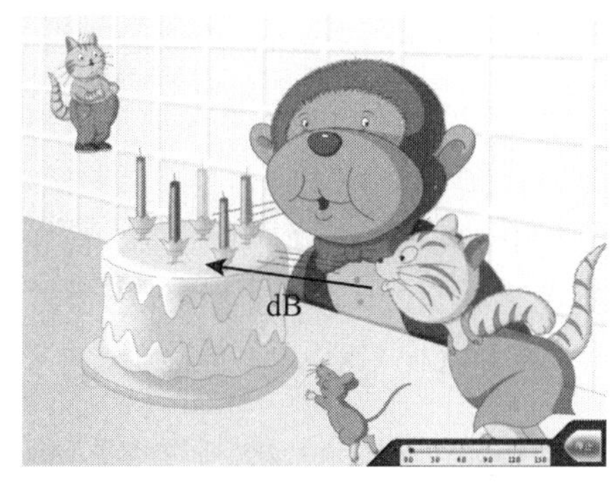

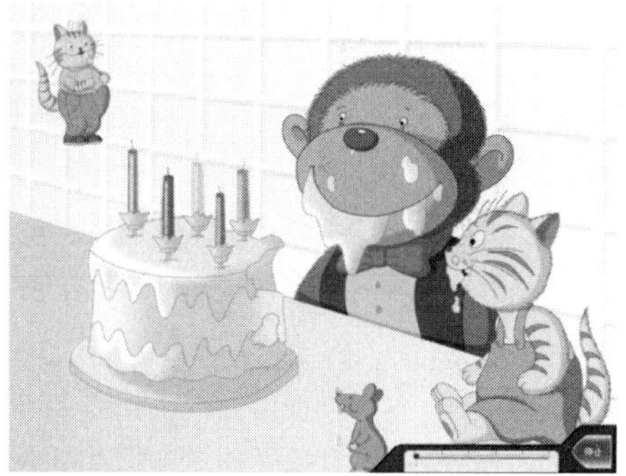

图11－22　小猴吃蛋糕游戏（响度达到预定值后，小猫就能吃到蛋糕）

（发声诱导仪）

到第三阶段时，患者已经能够根据游戏结果来调整自己的声音响度了。此时，言语治疗师就可以让患者自己监控训练效果。如图11－23所示，言语治疗师可以让患者用“小老虎举杠铃”游戏来监控自己增加响度的训练效果。在发/ɑ ɑ A A A—/的过程中，如果患者响度较弱，小老虎只能将杠铃举到与鼻子平齐的高度（(a) 图）；如响度增大并到达预设值水平，小老虎能将杠铃举过头顶（(b) 图）。患者通过动画就可以看到自己声音响度提高的过程（(a) 图和 (b) 图中的黄色箭头），可以增加患者的成就感，提高其训练的积极性和矫治效果。

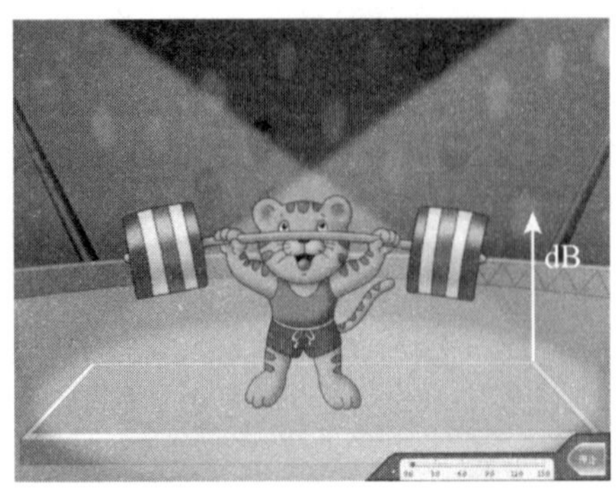

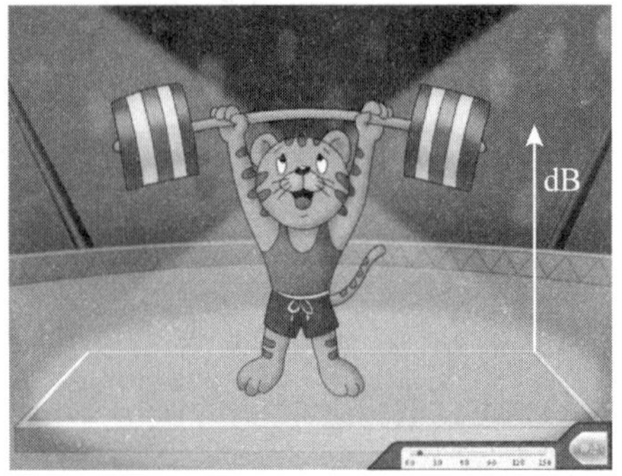

图 11-23　小老虎举杠铃游戏（响度由弱到强的训练与举重游戏相结合）

（发声诱导仪）

注意：(1) 在训练发声之前，作为准备工作，言语治疗师应让患者做声带放松训练。同时结合呼吸训练，让患者在发声之前吸入尽可能多的空气，以维持足够的声门下压。(2) 在训练的开始阶段，言语治疗师应将游戏的目标响度设置在患者现有的水平，以提高患者的成功率，从而提高患者训练的积极性。正式开始训练时，言语治疗师也可以先将游戏的目标响度值设置为 58dB 或 59dB。当患者能够较为轻松地通过这个难度的训练时，言语治疗师可以将目标响度值设置为 60dB。训练进度的快慢视患者的训练效果而定。

(3) 降低响度的训练

与增加响度的训练一样，降低响度的训练也是利用视听结合和实时反馈技术，以动画游戏的形式来进行训练。不过，在降低响度游戏训练中，是把降低响度训练与视觉向下诱导或视觉聚焦诱导相结合。如图 11-24 所示，在“采珍珠”游戏中，潜水员的运动具有视觉向下诱导的功能；而在图 11-25 所示的“神珠”游戏中，国王发出的光具有视觉聚焦诱导的功能（(a) 图和 (b) 图中的红色箭头）。

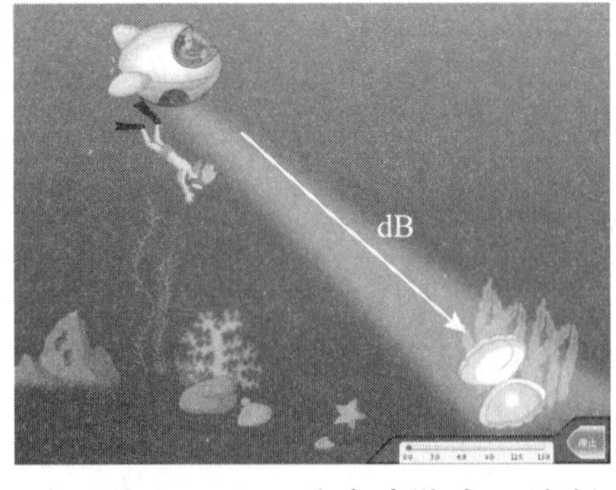

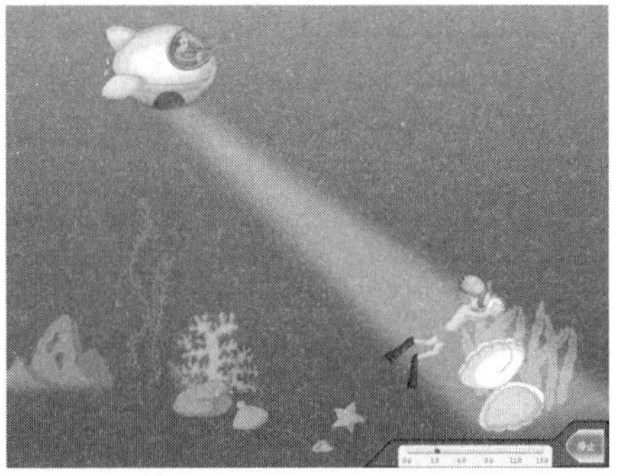

图 11-24　采珍珠游戏（降低响度训练和视觉向下诱导相结合）

（发声诱导仪）

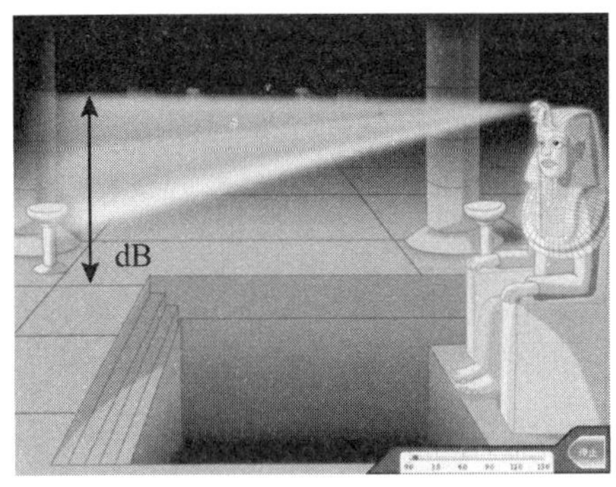

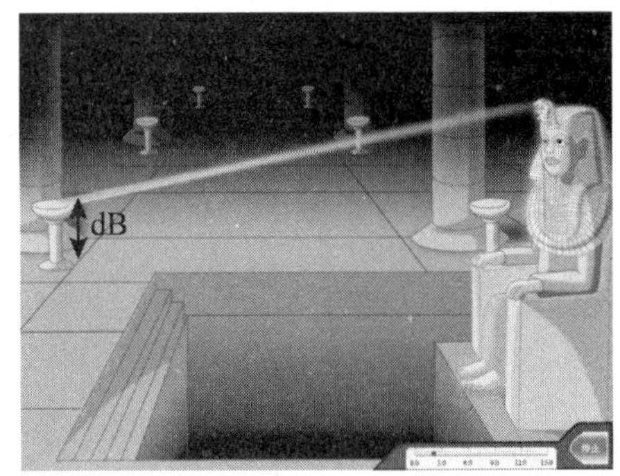

图 11－25　神珠游戏（降低响度训练和视觉聚焦诱导相结合）

（发声诱导仪）

降低响度训练同样遵循小步递进、分阶段、分步骤的原则（以每次降低 3dB 或 6dB 为宜）。言语治疗师要根据患者的现有水平决定训练目标。如果响度每次降低 3dB 超过了患者的能力所及，则可以 1dB 或 2dB 的间隔来降低响度。如果患者平时说话时的最低响度是 90dB（校准对应于声压级水平约 90dB），而言语交谈时的正常声压级水平应该在 65～80dB 之间，则响度须降低 10dB 才达到正常值。

训练时，可使用“摘果子”游戏，如图 11－26 所示，绿藤从高到低的变化趋势代表着响度由高到低的变化过程（图中红色箭头）。随着患者声音响度的降低，小猴子逐渐向下滑行（(a) 图）。响度降得越低，小猴子的位置也就越低（(b) 图），当其声音响度下降到我们预设的目标值后，小猴子就能摘到果子了，这是一种游戏奖励（(c) 图）。

为了增加训练的趣味性，言语治疗师还可以选择“降落伞”游戏（见图 11－27）。随着患者响度的降低，降落伞会向下运动（(a) 图）。如果患者能成功地将其响度降低达到预设目标水平，降落伞就能落在卡车上（(b) 图）。如果患者三次均能成功地通过此项游戏，说明降低响度的训练有效。

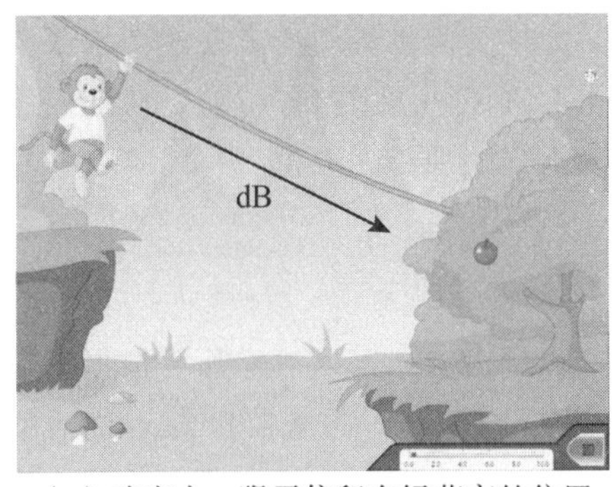

（a）响度大，猴子停留在绿藤高的位置

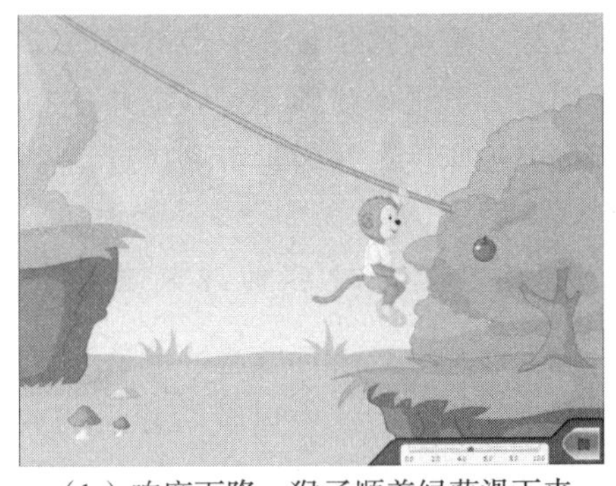

（b）响度下降，猴子顺着绿藤滑下来

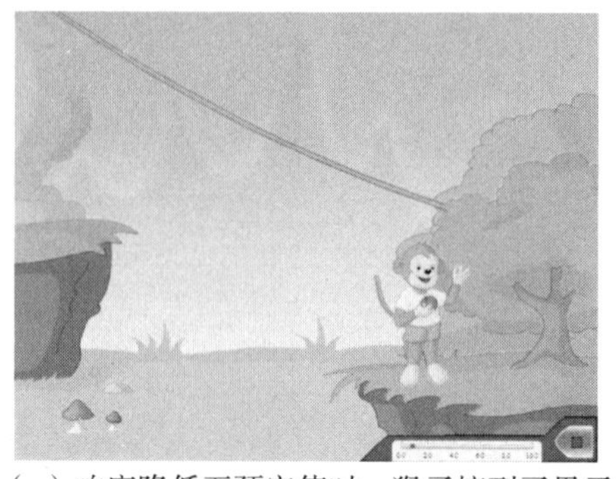

（c）响度降低至预定值时，猴子摘到了果子

图 11－26 摘果子游戏（降低响度训练和视觉向下诱导相结合）

（发声诱导仪）

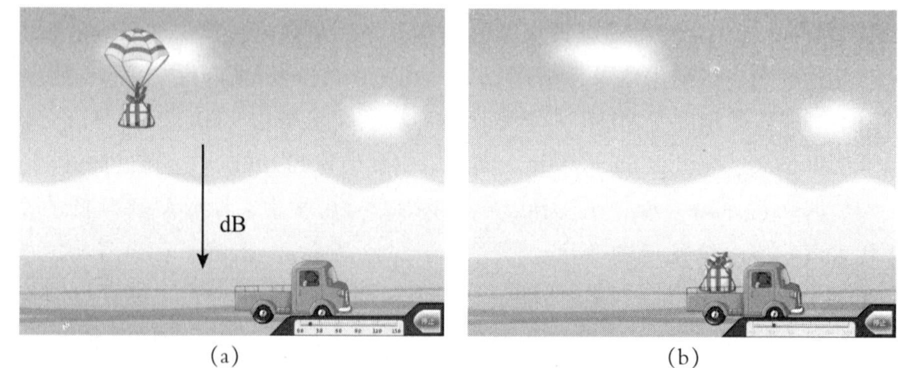

（a） （b）

图 11－27 降落伞游戏（降低响度训练和视觉向下诱导相结合）

（发声诱导仪）

如果患者经过多次尝试都不能成功地通过目标响度值为 80 分贝的游戏，则说明此时的训练目标超出了患者的“最近发展区”。为了增加患者训练的信心和积极性，言语治疗师应及时调整目标响度值，例如，将目标响度值设置为 84 分贝。这样，患者偶尔也能取得游戏的成功。此外，为了巩固患者在这个水平上的声音响度，言语治疗师还可以选择“宇航员”游戏（见图 11－28），从而始终保持训练的趣味性，并为进行更接近正常响度水平的训练做准备。

3. 响度训练过程的疗效监控

响度训练的效果可以通过定量评估技术测量出来。言语治疗师可根据测量结果，对治疗前、治疗中以及治疗后的效果进行比较，由此来监控言语矫治的效果，并及时发现在矫治过程中存在的各种问题，从而调整治疗方案，达到最理想的治疗效果。

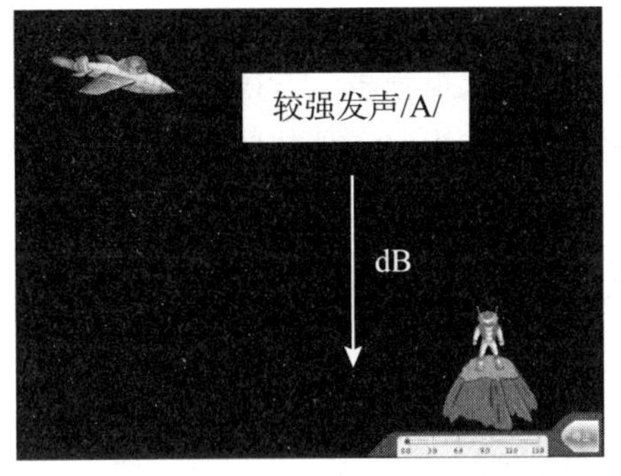

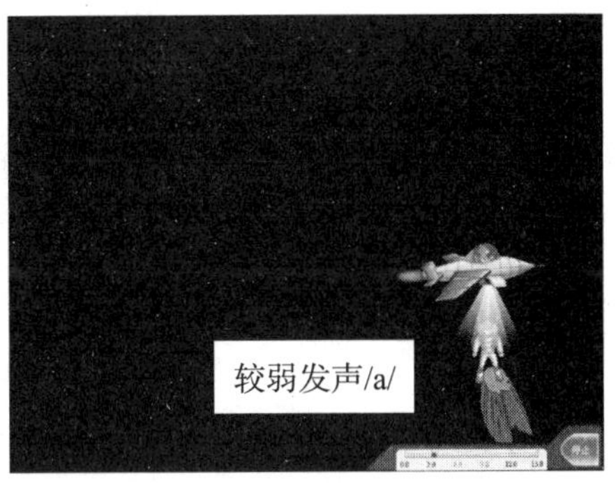

图 11－28　宇航员游戏（降低响度训练和视觉向下诱导相结合）
（发声诱导仪）

如表 11－1 所示：三名患者在训练前所测得的平均响度分别是：60.9dB、61.1dB 和 57.0dB，经过三周的训练后，三名患者响度的平均值和标准差都有不同程度的提高，这说明现行的治疗方案是有效的，可继续使用该方案进行训练。到第七周时，我们再次对其响度进行测量，结果发现三名患者响度的平均值和标准差都有了较为显著的提高，这就说明在整个训练过程中，言语治疗师对患者所采用的方案是合理、有效的。反之，言语治疗师就应该考虑其方案的可行性以及训练过程中可能存在的问题。

表 11－1　　康复过程中响度的变化（会话）

	训练前响度（均值 ± 标准差）	训练三周后响度（均值 ± 标准差）	训练七周后响度（均值 ± 标准差）
患者 A（男，6 岁）	60.9 ±1.1	63.9 ±6.4	68.9 ±9.4
患者 B（男，5 岁）	61.1 ±2.4	62.1 ±2.9	65.4 ±7.3
患者 C（男，7 岁）	57.0 ±2.1	61.8 ±4.2	65.1 ±6.1

11.3.2　音调的定量评估与实时治疗

在进行音调实时矫治之前，首先应对音调异常进行准确的评估，然后再根据评估的结果制订针对性的音调矫治方案。同样，可使用“实时言语测量仪”（启音博士，Dr. Speech™，美国泰亿格电子有限公司生产）等对音调进行客观测量。

1. 音调的客观测量

将患者的声音输入“实时言语测量仪”后，通过数字信号处理技术对输入的声音文件进行声学分析处理，提取基频参数。通过实时反馈技术，患者可看到自己声音的波形（见图 11－29），同时获得基频的数据报告。言语治疗师将该数据与参考标准值对照，从而可判断音调是否正常，给出定量评估的诊断结果。这种定量评估的方法弥补了仅靠听觉感知而获得的定性评估的不足。

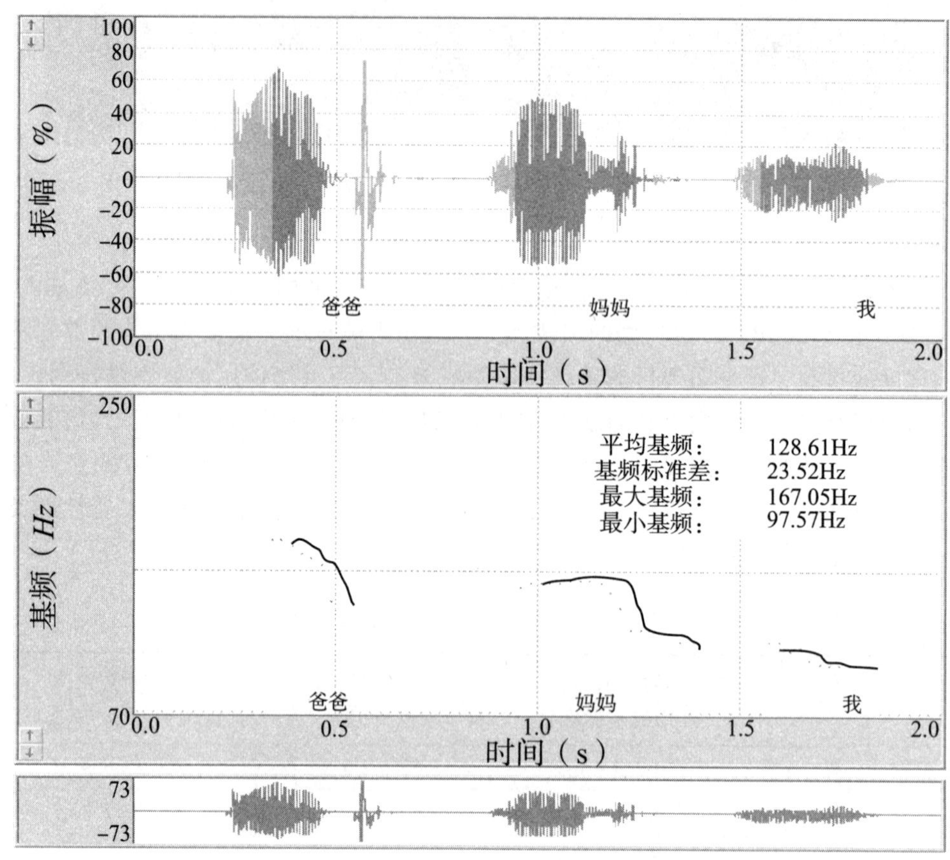

（平均值 128. 61dB、标准差 23. 52dB、最大值 167. 05dB、最小值 97. 57dB）

图 11－29　声波和基频的客观测量（会话）

（实时言语测量仪）

2. 音调的视听反馈治疗

对音调异常的矫治，同样可以使用“发声诱导仪”。通过视听结合和实时反馈技术，将患者发声时的音调情况通过游戏中的动画反馈出来，完成对基频的实时矫治。

（1）认识音调

言语治疗师在为患者进行音调异常的矫治前，应先让患者建立音调概念。在建立音调概念的游戏中，利用患者的听觉和视觉，通过让患者听到、看到自己的音调变化对卡通人物动作的影响，并通过音调变化诱导来认识音调。可用不同的游戏反复让患者体会音调，逐渐建立起音调与卡通人物之间的对应关系和音调概念，进而让患者能在游戏中尝试着改变自己的音调。

图中箭头的变化代表音调的变化。以“小熊飞行”游戏为例（见图11－30），小熊飞行的高度和音调成正比。患者的音调越低，小熊飞得就越低（(a)图）；音调越高，小熊飞得也就越高（(b)图）。也可用“小飞机飞行”游戏（见图11－31），小飞机的升降代表音调的升降。

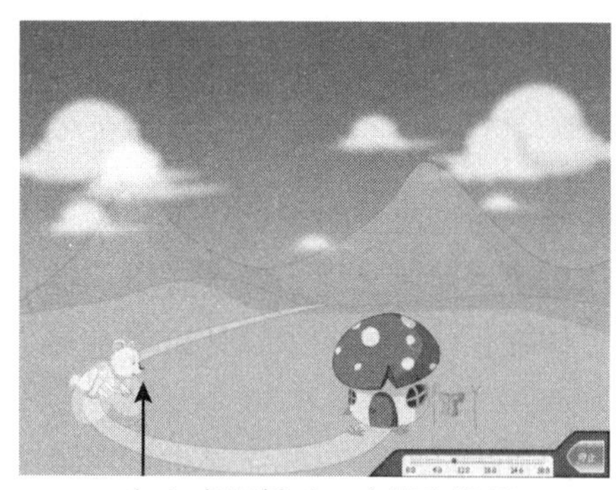

(a) 音调低时，小熊飞得低

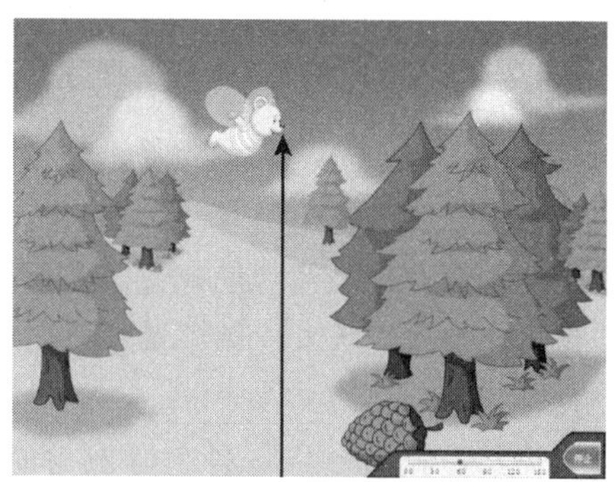

(b) 音调升高，小熊飞得高

图11－30　小熊飞行游戏（小熊飞行的高度和音调成正比）

（发声诱导仪）

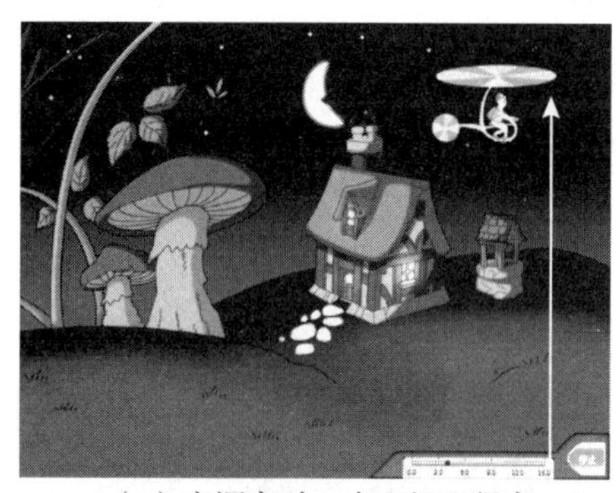

(a) 音调高时，小飞机飞得高

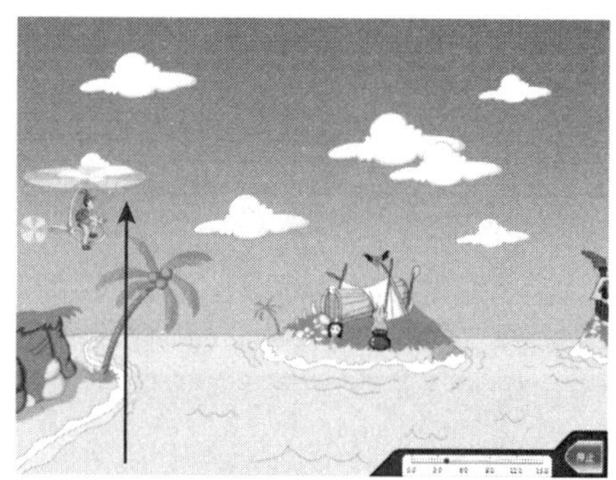

(b) 音调降低时，小飞机飞得低

图11－31　小飞机飞行游戏（小飞机飞行的高度和音调成正比）

（发声诱导仪）

如图11－32所示，左图中这条红色直线和右图中的曲线的作用就是诱导患者按照线条的模式来调整自己音调的高低。左图直线代表平调训练，右图折线代表升降调训练，从而让患者更清楚地认识音调。这种直观的训练方式尤其适用于听力障碍患者，视觉的反馈补偿了听觉的不足。

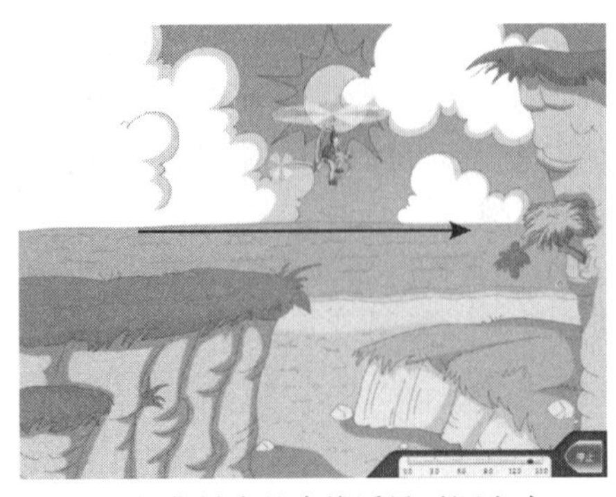

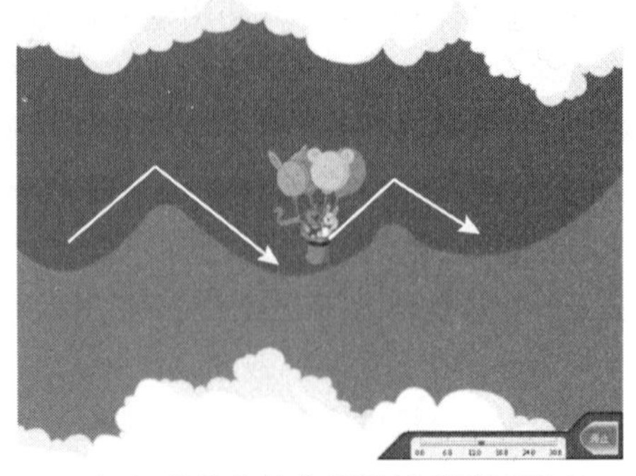

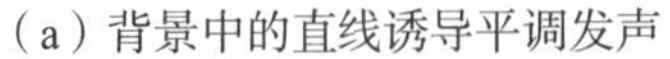

（a）背景中的直线诱导平调发声　（b）背景中的曲线诱导升降调发声

图 11－32　通过画面中鲜明的线条诱导患者调整音调

（发声诱导仪）

很多嗓音言语疾病患者，尤其当他存在听力障碍时，由于体验不到周围人群说话时的音调变化，他就没有音调变化的模仿源；同时，由于听觉言语反馈的缺失，患者无法依靠听觉反馈来调整自己的音调变化。而游戏的设计正好弥补了患者的这种缺陷。

言语治疗师也可以将音调认识与前面讲到的音调训练结合起来。例如，在“老鼠弹琴”游戏（见图 11－33）中，患者在习惯音调（那个较低的音调，即（a）图中黄色箭头）水平数数，并观察其音调是否能逐步提高到自然音调（那个较高的音调，即（b）图中黄色箭头）水平。小老鼠会随着患者音调的变化在琴键上跳动。

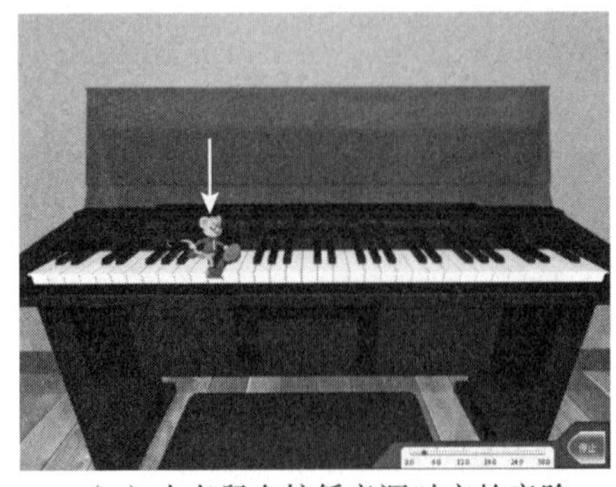

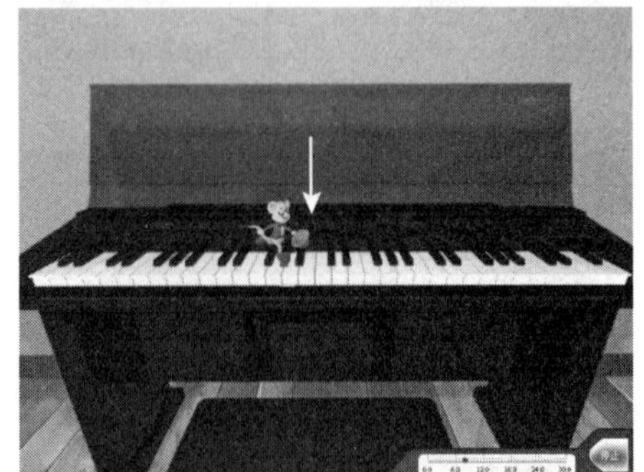

（a）小老鼠在较低音调对应的音阶　（b）小老鼠在较高音调对应的音阶

图 11－33　老鼠弹琴游戏（建立新的音调）

（发声诱导仪）

通过这些训练方式，一方面，增加了患者训练的兴趣；另一方面，患者通过观察卡通人物的动作来调整自己的音调，从而建立起音调的概念。

（2）变调训练

音调矫治的目的，就是通过训练使得个体的习惯音调接近于相同性别和年龄段正常人群的自然音调。在利用“发声诱导仪”中的音调训练游戏时，也要遵循小步递进、分阶段、分步骤原则。首先，要根据患者的音调水平确定训练的起点和目标；其次，根据患者调控音调的能力来设置音调升降的斜率；再次，决定目标实现的步骤；最后，设置音调训练模式。以图 11 – 34 升调训练为例，（a）图所示的是一种较容易的训练模式，起点和斜率都较低，小蜜蜂只要沿着珠子之间的轨道向前飞就可完成任务。相比（a）图，（b）图的起点和斜率都提高了，且起点和降幅都增加了 20Hz，难度较大。如果患者不太容易成功，言语治疗师就要从起点和斜率两个角度重新设置训练模式：斜率不变，将起点增加（（c）图）；或起点不变，将斜率增加（（d）图），并让患者分别尝试这两种模式，哪一种模式更容易完成，就先用哪一种模式。总之，训练模式要适合于患者。在设置难度时，以患者通过多次尝试能够完成游戏，但又不是一次就能轻易通过为宜。

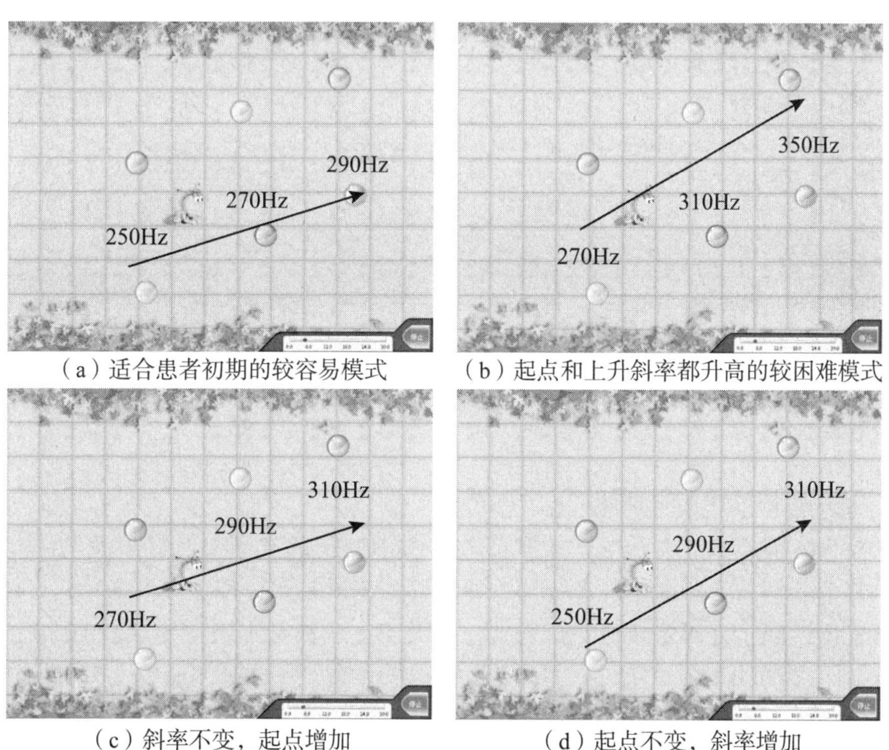

（a）适合患者初期的较容易模式　（b）起点和上升斜率都升高的较困难模式

（c）斜率不变，起点增加　（d）起点不变，斜率增加

图 11 – 34　小蜜蜂采蜜游戏（升调训练）

（发声诱导仪）

音调过高的患者，可以采用升降调模式来进行降调训练。如图 11－35 所示，在“小老鼠划船”游戏中，小老鼠要划着船穿过两边的小岛。小船的划行路线由患者声音的音调决定：音调上升，小船就向上划；音调下降，小船就向下划，且小岛的排列呈现逐渐向下的趋势，因此，为了通过此路程，患者必须逐渐降低音调。与升调训练一样，患者声音音调的模式由言语治疗者根据需要进行调整。调整的主要参数有音调的起始位置和音调的下降斜率。以一名 4 岁女孩的降调训练为例，她的平均基频为 390Hz（正常基频应为 355Hz）。首先，言语治疗师要为其设置训练模式，可以将音调最高点设置为 400Hz，下降幅度为 20Hz（（a）图）。这种设置比较接近于该患者现有的言语基频，这样，她可以比较顺利地通过此项训练。然后，言语治疗师要根据患者的具体情况设置难度较大的模式（（b）图），将音调最高点降为 380Hz，终点音调为 340Hz，下降幅度为 40Hz，再让患者尝试。如果通过，则再设置更高一级的模式，否则，再降低难度，直到适合患者训练为止。

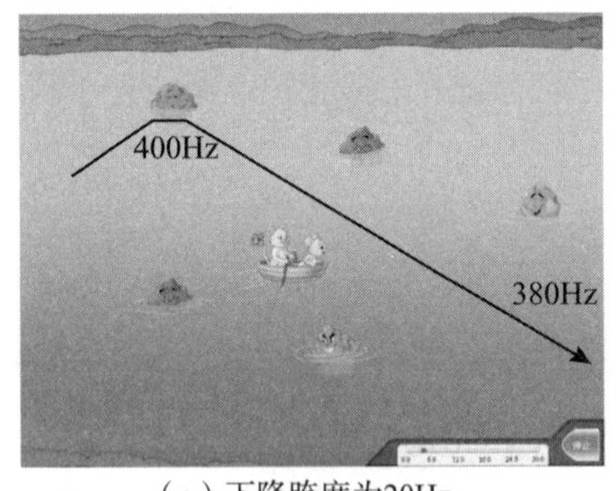

（a）下降跨度为20Hz

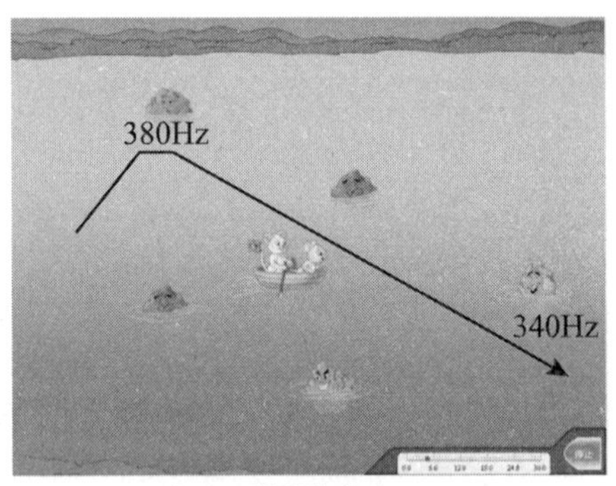

（b）下降跨度为40Hz

图 11－35　小老鼠划船游戏（升降调训练）

（发声诱导仪）

（3）音调控制能力训练

一个人的音调应该在一个正常的音调范围内围绕着基频（F0）进行上下波动，这个音调波动范围体现在统计数据上就是言语基频标准差（F0SD）。言语基频标准差反映了言语基频的变化能力，过大或过小都是不正常的。当 F0SD 大于 35Hz 时，说明基频变化过大，这种言语声听起来让人感觉不自然。当 F0SD 小于 20Hz 时，说明基频变化过小，这种言语声听起来让人感觉单调无趣。这两种情况都会影响到患者真实感情和思想的表达，需要及时地进行治疗。音调控制能力训练的目的，是为了让患者异常的言语基频变化控制在正常的范围之内。在“发声诱导仪”中，音调控制能力的游戏对于提高音调的控制能力效果较好。在这些游戏中，言语治疗师可根据患者的需要设置言语基频变化范围。如果患者的言语基频变化范围在预先设置的范围之内，游戏就能获得成功；如果不在该范围内，游戏则会失败。因而通过控制基频的变化范围来帮助患者提高音调控制能力。

以"小茶壶过桥"游戏为例（见图 11 - 36），首先要根据患者的现有音调水平设置音调上限和音调下限，如果患者的音调超过上限，就会打翻茶杯；如果超过下限，也会打翻茶杯。茶壶只能在上限和下限之间穿过。患者发声，茶壶就运动；不发声，茶壶就静止。茶壶行走的高度取决于患者声音音调的高低，两者之间成正比。如果患者的音调在设置的范围内，那么茶壶就能顺利过桥（(a) 图），同时给予鲜花奖励（(b) 图）。如果音调低于设置下限，则茶壶将把下限的茶杯打翻（(c) 图）；如果音调高于设置上限，则茶壶将把上限的茶杯打翻（(d) 图）。

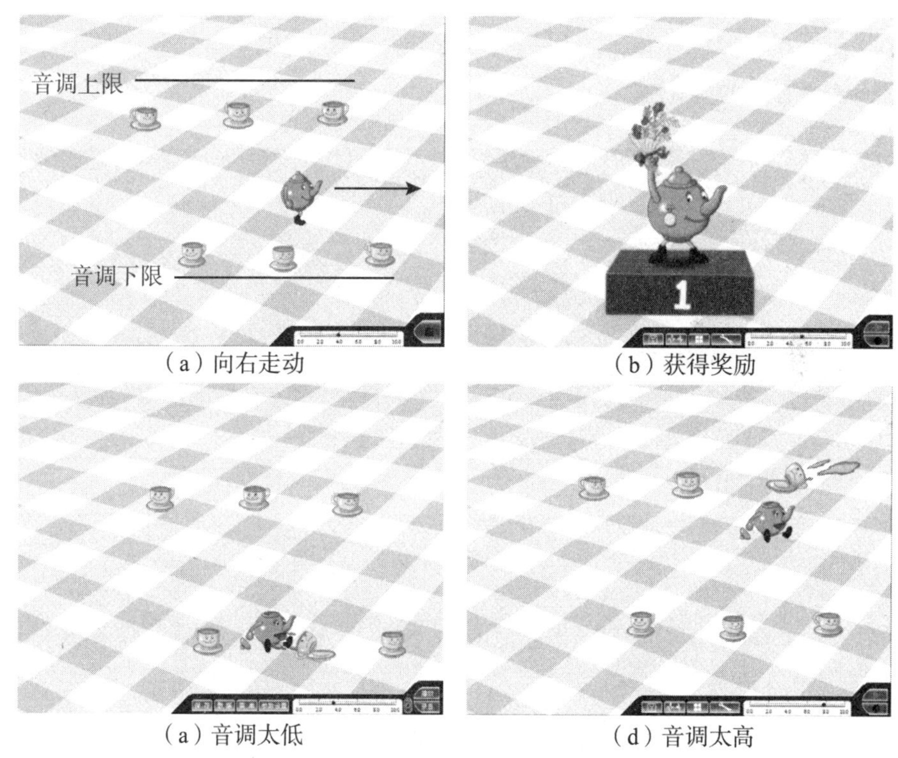

(a) 向右走动　(b) 获得奖励

(a) 音调太低　(d) 音调太高

图 11 - 36　小茶壶过桥游戏（音调控制能力训练）

（发声诱导仪）

由此可见，选择适合于患者音调水平的上限和下限尤其重要。训练初期，可以将范围设置得相对较宽，随着患者音调控制水平的提高，可逐渐缩小范围。以一名基频变化幅度较大的患者（F0SD = 45Hz）的音调控制能力训练为例，该患者受心理因素影响，养成了说话音调变化夸张的习惯，他的言语声听起来让人感觉做作。言语治疗师选择了“海底”游戏（见图 11 - 37）。小金鱼代表患者的音调，排列在两排的章鱼、贝壳和鲨鱼代表音调的上限和下限。如果患者的音调处于上、下限范围之内，小鱼就可以从两条线之间游过（(a) 图），并救出它的同伴（(b) 图）。如果患者的音调低于所设定的下限，小金鱼就会被下面一排的猎手抓住（(c) 图）；如果高于所设定的上限，小金鱼就会被上面一排的猎手抓住（(d) 图）。在治疗初期，言语治疗师给患者设定了范围较广的上、下限，在正常基频变化范围的基础上，将上限升高 50Hz、下限降低 50Hz。在游戏中，这就表现为章鱼、贝壳和鲨鱼排列组成的两条线之间的距离变宽了（(e) 图）。在此范围内，患者通过该区域的成功率就大大增加了。经过一段时间训练后，将音调的上、下限在 50Hz 的基础上分别向正常值靠近 10Hz（(f) 图）。依此类推，当患者通过一定范围的音调区域时，言语治疗师应该将音调变化的范围朝着正常水平的方向调整。当患者通过正常音调范围的游戏时，说明患者已经能够很好地控制自己声音音调的变化了。

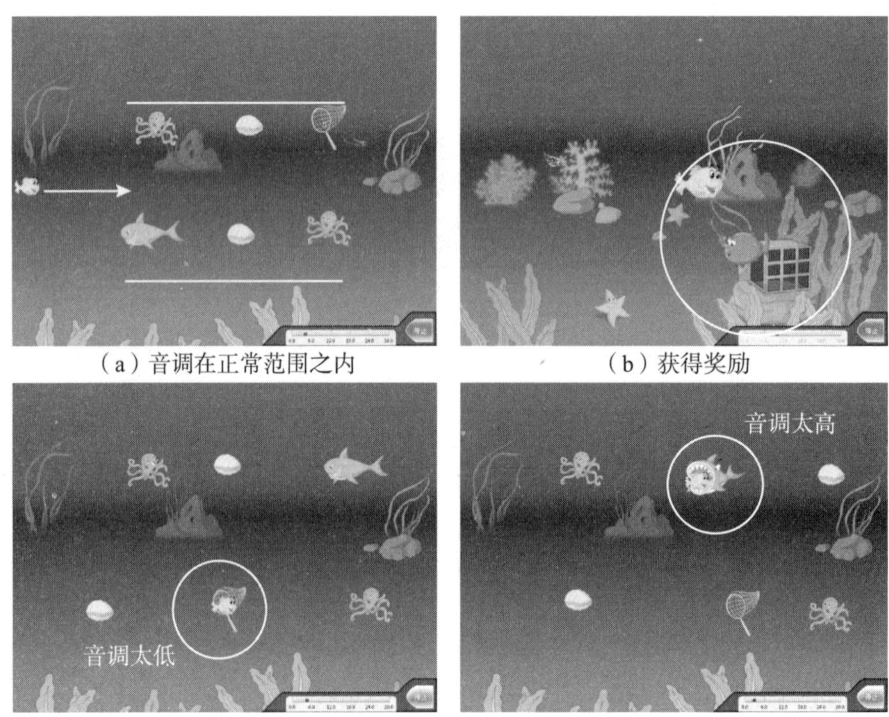

(a) 音调在正常范围之内　(b) 获得奖励

(c) 音调太低　(d) 音调太高

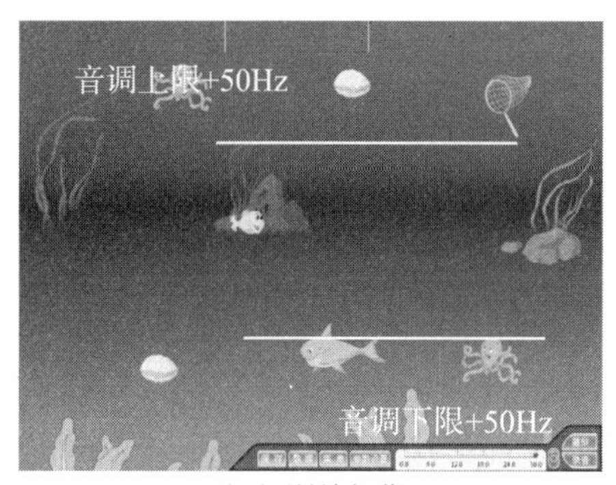

（e）训练初期

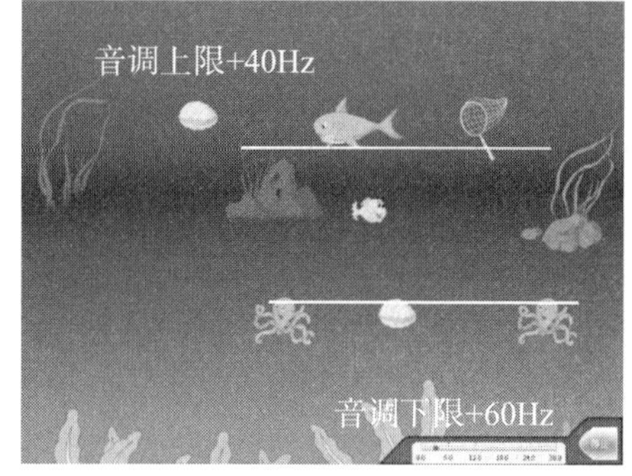

（f）训练一段时间后，调整上、下限

图 11-37　海底游戏（音调控制能力训练）

（发声诱导仪）

对于音调变化范围过小的患者，也可以采用音调控制能力游戏来增加其音调的变化范围。例如，图 11-38 中的两个音调训练模式可以帮助患者进行变调和转调的训练（(a) 图所示的游戏主要用于变调训练，(b) 图所示的游戏主要用于转调训练）。

图 11-38（a）所示的游戏，可以提高患者音调的变化能力。朝右飞行的大飞机代表患者的音调，迎面过来的飞机代表患者要避开的音调，患者音调的高低决定着大飞机飞行的高度，而大飞机的高度又受其他飞机高度的影响，飞机之间不发生相撞则游戏成功。所以在整个训练过程中，患者需要不断地调整音调的高低来避开这些飞机。图 11-38（b）所示的游戏是为了提高患者音调连续变化的能力。小蜜蜂代表患者的音调，珍珠代表患者应该发出的目标音调。音调的高低决定小蜜蜂飞行的高度。小蜜蜂飞行的路线由珍珠排列而成。被小蜜蜂触碰到的珍珠就会变成心形，即说明患者可以达到这个音调水平。尽管这两个游戏的方法不一样，但其目的都是为了让患者通过实时的视觉反馈来调整自己音调的控制能力。

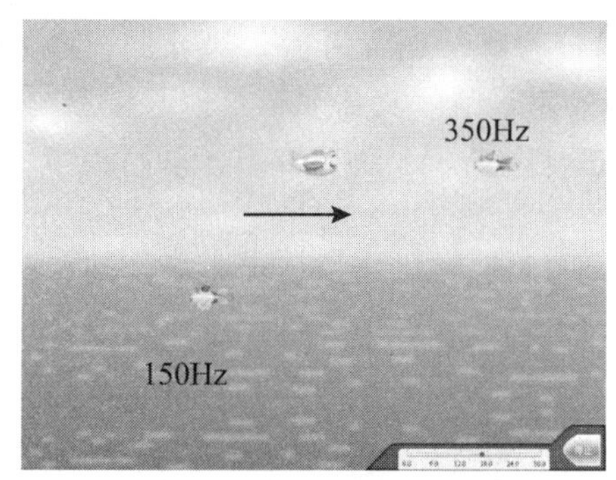

（a）调整音调以避开某个值

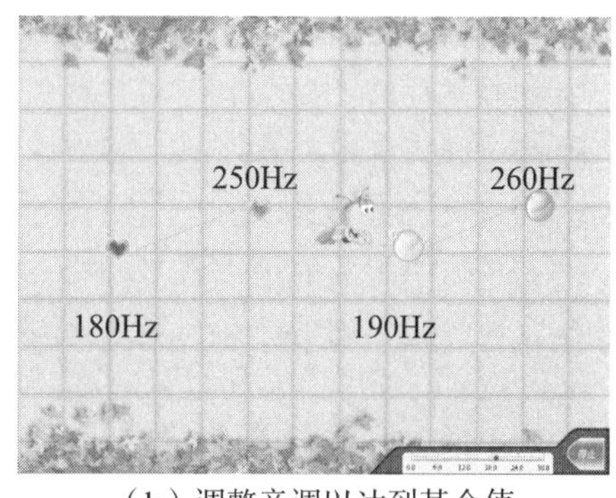

（b）调整音调以达到某个值

图 11-38　音调的不同训练模式

（发声诱导仪）

(4) 音调匹配的训练

音调匹配训练就是通过让患者模仿他人或自己的目标音调来进行发声训练。言语治疗师可以录下患者本人或他人的、具有目标音调的声音，然后反复播放此录音并要求患者模仿，并以此目标音调发声。如图 11－39 所示，上图为目标音调，下图为患者发声的音调。

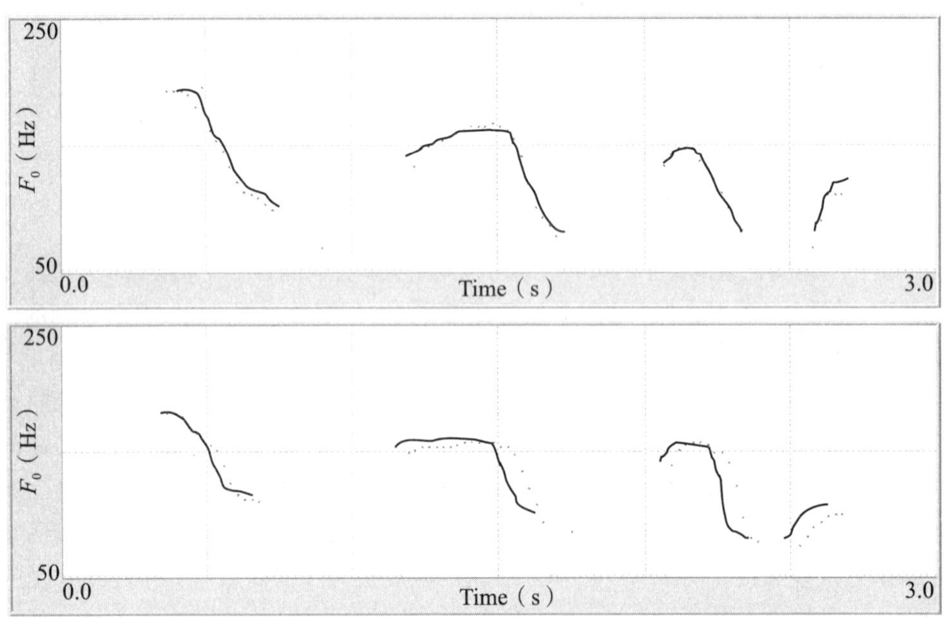

图 11－39　音调匹配的训练（音调的视听反馈治疗）

（言语语言综合训练仪）

3. **音调训练过程的疗效监控**

音调的训练效果可通过实时反馈技术进行评估。言语治疗师可根据评估结果，对患者治疗前、治疗中以及治疗后的效果进行比较从而来监控其矫治效果，及时发现在矫治过程中存在的各种问题，并进一步调整治疗方案，最终达到最理想的治疗效果。

表 11－2 中所示的是一名 12 岁的患者四周音调训练前、训练后的基频和强度的比较。经过四周的音调训练，基频标准差增加了 10.2Hz，强度标准差增加了 2.9dB。基频标准差和强度标准差的增加，表明患者的语调和重读都获得了改善，其发声的紧张程度也得到了缓解，继而也提高了患者整体的发声质量。

表 11-2 四周音调训练前、训练后的平均基频和平均强度的比较

	平均基频（Hz）	基频标准差（Hz）	平均强度（dB）	强度标准差（dB）
音调训练前	367.9	52.2	58.5	5.3
音调训练后	318.5	62.4	53.2	8.2
差异	49.4	10.2	5.3	2.9
显著性差异值	$p<0.05$	$p<0.05$	$p<0.05$	$p<0.05$

图 11-40 所示的是一名 9 岁患者音调训练的疗效监控图。该患者个训时间为每周两次，在交谈时，测量言语基频并进行音调训练。第一个月，对音调异常不采取综合干预措施，以收集基线期的基频值为主；从第二个月开始主要进行降调治疗，采用呼吸训练（纠正胸式呼吸）、放松训练、咀嚼法、哈欠—叹气法、降调法等综合治疗的方法，对患者的高音调问题进行矫治。此时以收集处理期的基频值为主。如图显示，第一、二个月内，治疗前后的平均言语基频有着显著性差异（$p<0.01$），这说明两个月的降调治疗取得了显著的疗效。从发展趋势上看，治疗后的言语基频呈平稳下降趋势。从疗效图中可知，言语治疗师采用的音调训练方案是正确且有效的。

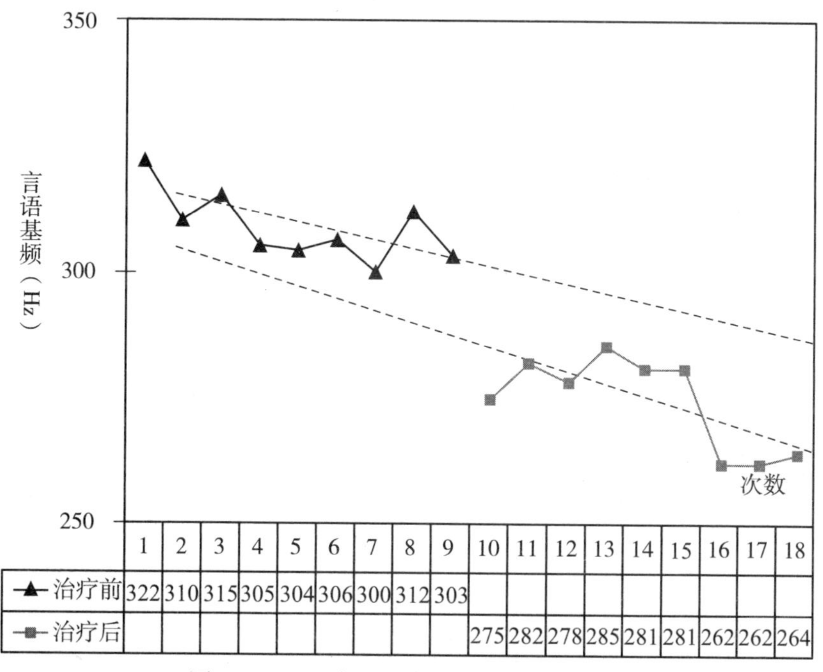

图 11-40 音调训练过程的疗效监控

11.4 个案举例

案 例 1

1. 基本情况

患儿×××，男，5 岁 7 个月，确诊中度先天性聋 4 年余。该患儿于 2 岁 5 个月时双耳佩戴数字助听器，助听效果达适合水平。该患儿一直在家中进行听觉言语训练，其听觉和言语能力发展尚可，但言语音调过高的现象一直无法改善，故在该患儿 5 岁 4 个月时，入我门诊进行音调训练。

2. 发声功能评估

(1) 评估结果

交谈时的言语基频，询问“姓名及年龄”等。

日期	平均言语基频（MSFF）	MSFF 训练目标	平均言语基频偏低、正常、偏高	言语基频标准差 F_0 SD	言语基频范围 F_0 Range	言语基频范围偏小、正常、偏大	实际年龄	相对年龄
	405 Hz	325 Hz	偏高	43 Hz	240 Hz	偏大	5 岁 4 个月	3 岁

阅读时的言语基频，阅读或跟读：“妈妈爱宝宝，宝宝爱妈妈”。

日期	平均言语基频（MSFF）	MSFF 训练目标	言语基频标准差 F_0 SD	言语基频变化（F_0 SD < 20Hz 偏小、正常、F_0 SD > 35Hz 偏大）
	413 Hz	325 Hz	46 Hz	偏大

数数时的言语基频，从一数到五。

日期	平均 言语基频 (MSFF)	达到 MSFF 训练目标	言语基频 标准差 F_0 SD	言语基频变化 偏大、正常、 偏小	清浊音比 V/U	达 V/U 训练目标
	436 Hz	325 Hz	40 Hz	偏大		

(2) 结果分析

该患儿平均言语基频 F_0 明显高于实际年龄水平，言语基频标准差 F_0SD 亦高于正常水平，说明该患儿不仅存在高音调的问题，而且其音调变化过大。

3. 言语康复方案

(1) 一周训练目标

降低音调。

(2) 训练方案

①颈部放松训练；

②声带放松训练；

③哈欠—叹息法；

④咀嚼法；

⑤降调训练。

(3) 可选择的训练资源

①实时言语测量仪；

②电子琴等。

(4) 注意事项

①一次训练时间不能过长，避免产生疲劳效应，各项训练的频率最好保持在每天 2 ~ 3 次，每次不超过 15 分钟；

②训练形式应该多样化，以增加患儿的学习兴趣；

③注意观察患儿在训练中的反应，如患儿即将表现出对某一训练不耐烦时，则应该考虑进行其他训练项目，以避免患儿对训练产生厌恶情绪。

案　例　2

1. 基本情况

患儿×××，女，4 岁 9 个月，确诊重度先天性聋 3 年余。该患儿于 2 岁 6

个月时双耳佩戴数字助听器，助听效果达最适水平。此后，在一家私立康复中心进行听觉言语康复训练，但听觉和言语问题的改善均不明显，故在该患儿4岁1个月时，入我门诊进行听觉言语康复训练。目前，在听觉康复部分，该患儿已进入听觉理解训练阶段，而在言语矫治训练过程中发现，其在言语时，音调缺乏变化，就像机器人在说话，没有感情色彩。

2. 发声功能评估

(1) 评估结果

交谈时的言语基频，询问“姓名及年龄”等。

日期	平均言语基频(MSFF)	MSFF训练目标	平均言语基频偏低、正常、偏高	言语基频标准差 F_0 SD	言语基频范围 F_0 Range	言语基频范围偏小、正常、偏大	实际年龄	相对年龄
	328 Hz	335 Hz	正常	18 Hz	180 Hz	偏小	4岁9个月	7岁

阅读时的言语基频，阅读或跟读：“妈妈爱宝宝，宝宝爱妈妈”。

日期	平均言语基频(MSFF)	MSFF训练目标	言语基频标准差 F_0 SD	言语基频变化(F_0 SD < 20Hz 偏小、正常、F_0 SD > 35Hz 偏大)
	348 Hz	335 Hz	16 Hz	偏小

数数时的言语基频，从一数到五。

日期	平均言语基频(MSFF)	达到MSFF训练目标	言语基频标准差 F_0 SD	言语基频变化偏大、正常、偏小	清浊音比V/U	达V/U训练目标
	356 Hz	335 Hz	17 Hz	偏小		

(2) 结果分析

该患儿平均言语基频 F_0 处于正常水平，但其言语基频标准差 F_0SD 和言语基频范围均低于正常水平，说明该患儿存在音调变化单一的问题。

3. 言语康复方案

（1）一周训练目标

增加音调的变化。

（2）训练方案

①颈部放松训练；

②声带放松训练；

③哈欠—叹息法；

④咀嚼法；

⑤转调训练。

（3）可选择的训练资源

①实时言语测量仪；

②电子琴等。

（4）注意事项

①一次训练时间不能过长，避免产生疲劳效应，各项训练的频率最好保持在每天2~3次，每次不超过15分钟；

②训练形式应该多样化，以增加患儿的学习兴趣；

③注意观察患儿在训练中的反应，如患儿即将表现出对某一训练不耐烦时，则应该考虑进行其他训练项目，以避免患儿对训练产生厌恶情绪。

第 12 章

共鸣障碍的康复训练

言语的音质在很大程度上取决于咽腔的开放程度、口腔的大小和舌的位置。正常言语要求声道共鸣达到最佳状态。就像拍摄清晰的照片需要良好的聚焦一样。因此我们一般采用共鸣聚焦来描述声道共鸣的状态。共鸣障碍的康复训练包括共鸣功能的评估和共鸣障碍的矫治两方面。

12.1 共鸣功能的评估

12.1.1 评估原理

言语产生在喉部，形成于声道。声道是指由咽腔、口腔、鼻腔，以及它们的附属器官所组成的共鸣腔。当声能脉冲信号通过咽腔、口腔、鼻腔时，会产生不同的共鸣。舌在口腔内的前后、上下运动改变了声道的形状，从而发出不同的元音；舌的不同部位与齿列、齿龈、硬腭、软腭形成不同程度的阻塞与狭窄，构成不同的辅音。声道的运动，是言语产生的共鸣源。

当患者出现鼻音过重或过少等现象时，在排除相关器质性疾病发生的情况下，应考虑其在共鸣聚焦方面是否存在异常。因此，我们设计出《共鸣功能评估》，以此来帮助言语治疗师全面地评估患者的共鸣聚焦功能。在此，将共鸣功能评估分成主观评估和客观评估两个部分。

1. 主观部分

主观评估部分包括韵母音位聚焦的听觉感知评估、声母音位聚焦的听觉感知评估、声韵组合聚焦的听觉感知评估和会话时聚焦的听觉感知评估。

2. 客观部分

客观评估部分包括两个分项，它们分别是：韵母音位聚焦的客观评估（共振峰）和鼻腔共鸣评估（鼻流量）。韵母音位聚焦的客观评估主要是指共振峰的测量，而共振峰是指嗓音经过声道时，由于声道的形状和大小不同会对某些频率成分进行加强，而由这些被加强的频率所组成的包络就称为共振峰，其主要作用是反映口腔和咽腔的共鸣聚焦是否异常。

共振峰的测量是评价口腔共鸣功能的一项重要的客观测量方法。线性预测谱是测量共振峰的常用方法。第一共振峰 F_1 反映咽腔的大小和咽腔的共鸣状态，受下颌运动情况的影响。当下颌向下运动时，口腔体积增大，咽腔体积减小，则 F_1 增加；当下颌向上运动的时候，口腔体积减小，咽腔体积增大，则 F_1 减少；第二共振峰 F_2 反映口腔的大小和口腔的共鸣状态，主要揭示舌的前后运动情况。当舌向前运动时，咽腔体积增大，口腔体积减小，F_2 增加；当舌向后运动时，咽腔体积减小，口腔体积增大，F_2 减少。

鼻腔共鸣评估主要是指鼻流量的测量，而鼻流量是鼻腔声压级（n）和输出声压级（口腔声压级（o）和鼻腔声压级（n）之和）的比值，可用下列公式表示：鼻流量 $= n/(n+o) \times 100\%$，其主要作用是反映鼻腔共鸣功能是否异常。

12.1.2 评估目的

评估目的主要有四个：(1) 评估个体共鸣聚焦功能是否正常及其异常程度；(2) 明确共鸣聚焦功能的问题所在，为言语矫治计划的制定提供依据；(3) 监控言语矫治全过程，通过比较言语矫治前后共鸣功能评估结果，考察言语矫治方案的有效性；(4) 提示言语障碍的预后。

12.1.3 测试工具

1. 测试工具

在使用《共鸣功能评估》时可使用“实时言语测量仪”和“鼻流量检测仪”

（启音博士，Dr. Speech™，美国泰亿格电子有限公司生产）。该设备操作简便，适合临床使用。

“实时言语测量仪”可用于诊断发声障碍和监控治疗效果。通过使用该仪器，能够对患者的言语进行分析，从而诊断患者的言语障碍。在经过一段时间的治疗后，可以再次使用该仪器来分析患者的言语，以明确前段时间的治疗方案的有效性，这样，有利于言语治疗师及时调整治疗方案，帮助患者早日康复。

“鼻流量检测仪”可用于对鼻腔功能失常患者的鼻流量测试、定量分析和实时训练，亦可用于腭裂患者修复术后，鼻腔和口腔共鸣的发音训练。该系统通过分析口腔和鼻腔的声波，给出口腔和鼻腔的平均功率谱、线性预测谱和语谱图等。

2. 记录表

《共鸣功能评估》记录表一份。

12.1.4 测试流程

1. 主观部分

让患者按要求完成某些指令后，言语治疗师根据自身的主观听觉感受对患者的表现给予评价，并记录结果。

例如，韵母音位的聚焦评估（韵母音位）如下：

言语治疗师：“小朋友，跟老师一起念/a，i，u/。”然后，言语治疗师根据自身的主观听觉感受来判断患者的聚焦类型、聚焦等级（0：正常；1：轻度；2：中度；3：重度）以及错误走向。

2. 客观部分

（1）诱导阶段。言语治疗师在准备好设备后，向患者解释并示范将要进行的测试内容，以及向患者说明如何配合。对于年龄小的患者，应适当加入肢体语言来帮助其更好地理解言语治疗师的意图。

例如，共振峰测量（见图 12－1）如下：

言语治疗师：“小朋友，跟老师一起说/i/。”

患者：“/i/。”

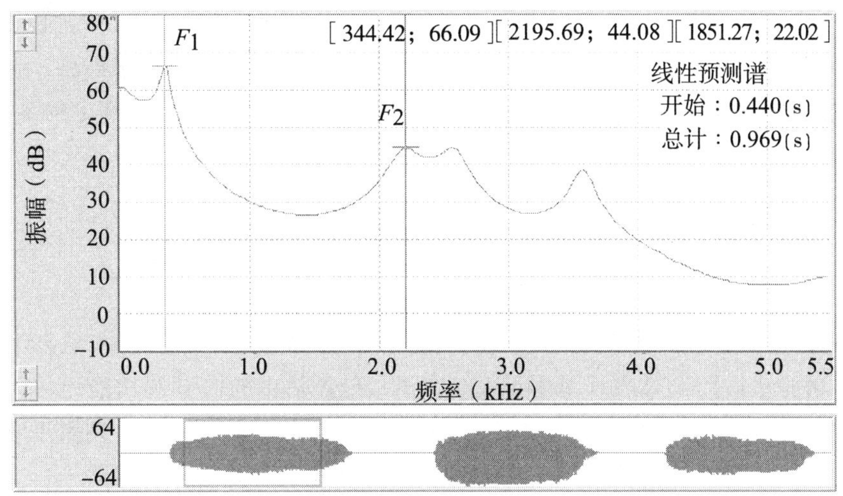

图 12－1　通过线性预测谱进行单韵母/i/共振峰的测量

(F_1 =344Hz，F_2 =2 195Hz)

（实时言语测量仪）

例如，鼻腔共鸣测量（见图 12－2）如下：

言语治疗师："小朋友，我们一起来念几句话，老师念完后，你再念。"

患者："好的。"

言语治疗师："妈妈你忙吗？"

患者："妈妈你忙吗？"

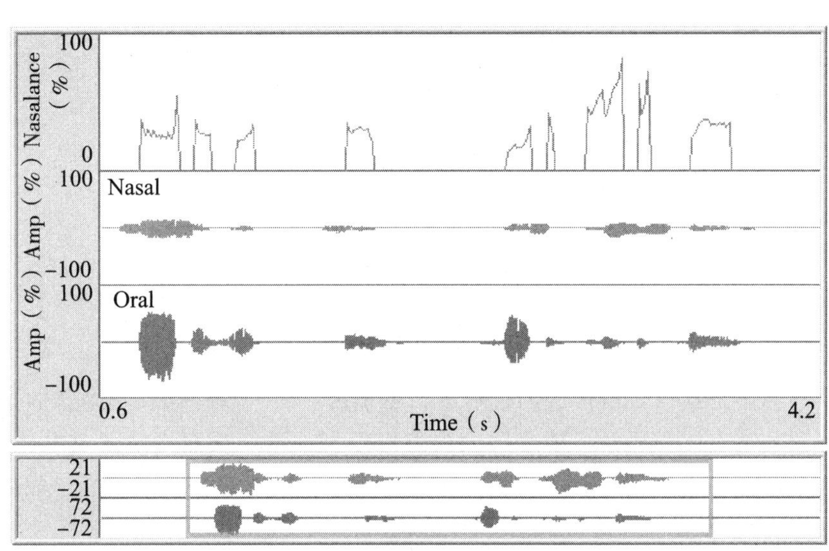

图 12－2　鼻流量的测量（上为鼻流量，中为鼻腔波形，下为口腔波形）

（鼻流量检测仪）

（2）正式测试。言语治疗师提示患者正式开始测试，并再次提醒其按要求完成测试，然后，正式进入测试，每一测试分项要求有一个有效记录即可。在正式测试过程中，有时仍需要言语治疗师不断提醒患者如何正确完成测试的各步骤。如果测试过程中，患者出现的错误较多，则有必要再次向其解释测试程序。

12.1.5 结果分析

测试完成后，将计算机记录的声音文件进行剪切处理，然后将结果汇总到《共鸣功能评估》记录表（见附录 2.3 言语功能评估中的《共鸣功能评估》记录表）中。将各项测试的最终结果分别与相应的参考标准相比较，并判断患者是否存在相应的异常及其异常程度，并为患者的阶段康复设立适当的目标。

12.2 共鸣障碍的矫治

正确的言语聚焦位于水平线 Y 与垂直线 Z 的交点 X 处（舌面中央），它表明言语产生于口腔的中央，即舌面的上方，如图 12 - 3 所示。

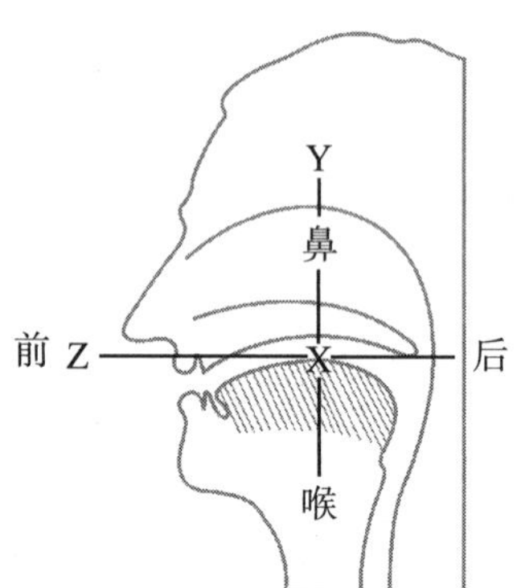

图 12 - 3　言语聚焦示意

共鸣障碍是指在言语形成的过程中，由于舌、唇、软腭等共鸣器官的运动异常，导致共鸣腔体积异常，使言语聚焦点出现了偏差，从而影响了其共鸣效果。如果言语产生于垂直线 Z 上 X 点的上方或下方，说明有垂直聚焦问题；如果言语在水平线 Y 上 X 点的前方或后方，则说明有水平聚焦问题。

图 12 - 4 中，A 为硬腭；B 为肌性软腭组织；C 为咽腔后壁。大部分非鼻音主要是通过口腔共鸣产生，如图 12 - 4（a）所示，此时软腭上抬，使腭咽闭合，

将口腔与鼻腔分隔开来。所有或部分喉音（或称喉源音）向上传递至口腔，由口腔发出声音。因此，大部分非鼻音共鸣主要位于咽喉以及口腔，即 BC 连线的下方。汉语中只存在三个鼻音/m/、/n/和/ng/，如图 12－4（b）所示，此时腭咽部正常开放，软腭松弛垂下，使得气流通过鼻腔。此时，共鸣主要位于咽喉以及鼻腔，即 BC 连线的上方。

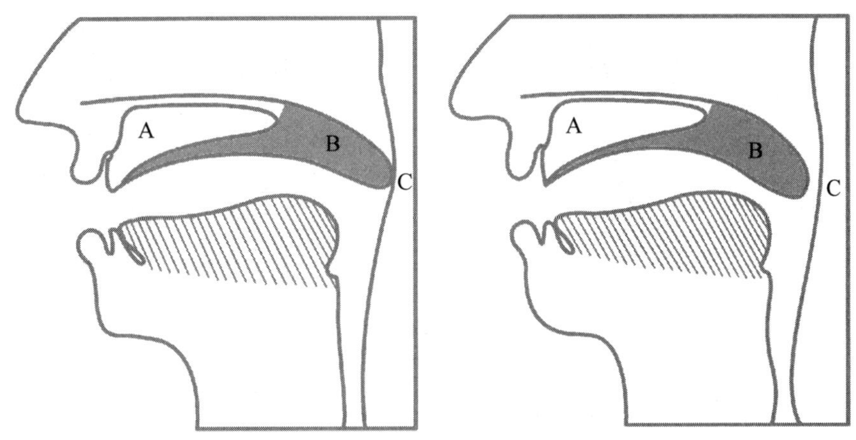

（a）鼻咽通道闭合，嗓音从口腔发出 （b）鼻咽通道开放，嗓音从鼻腔和口腔发出

图 12－4 鼻咽机制示意

舌是最重要的构音器官，它的运动直接影响咽腔和口腔的大小，对改变声道的形状和大小起着重要的作用，所以，它直接影响言语的共鸣效应（或称言语聚焦）。舌在口腔中的前后位置影响水平聚焦，正常言语时舌位既不能太靠前，也能不太靠后，这时声音听起来浑厚有力。如果说话时舌部过度向前伸展，即言语聚焦形成于水平线 Y 上 X 点的前方，言语表现为微弱和单薄，这称为前位聚焦（见图 12－5）；如果说话时舌位过于靠后，即言语聚焦形成于水平线 Y 上 X 点的后方，言语表现为压抑和单调，这称为后位聚焦（见图 12－6）。这两种情况均属于言语的水平共鸣异常效应。舌位的高低影响垂直聚焦。说话时舌位过度靠下，即言语聚焦形成于垂直线 Z 上 X 点的下方，声音听起来像被牢牢地锁在喉部，这称为喉位聚焦。

共鸣障碍分为口腔共鸣障碍和鼻腔共鸣障碍两种类型。

口腔共鸣障碍主要有三大类：前位聚焦、后位聚焦和喉位聚焦。口腔共鸣障碍的病因可从器质性及功能性两方面进行分析。前者为任何导致舌及下颌等器官运动受限的疾病，例如舌系带过短、颌部畸形等，均会使构音器官的运动受限等；后者为听力障碍所导致的舌部功能性运动障碍等，其中以听力障碍导致的舌部功能性运动障碍较为常见。

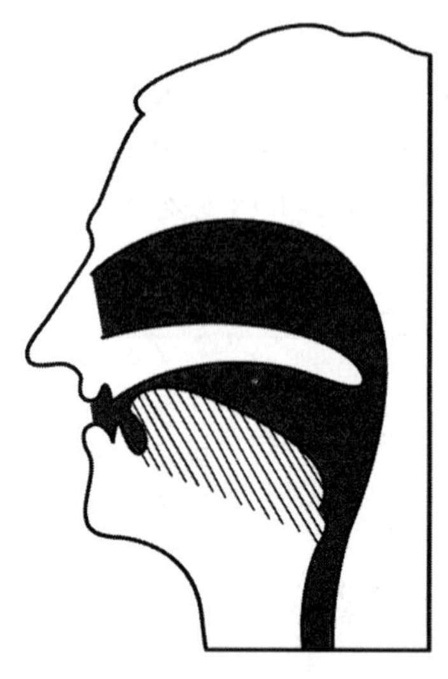

图 12－5　前位聚焦

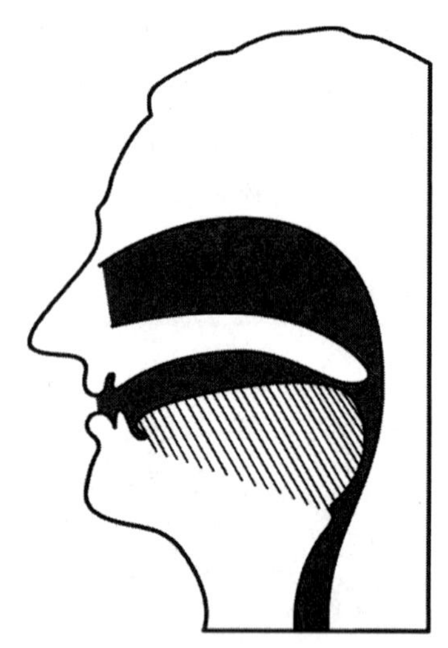

图 12－6　后位聚焦

鼻腔共鸣障碍主要有两大类：鼻音功能亢进和鼻音功能低下。鼻腔共鸣障碍的病因可从器质性及功能性两方面进行分析。鼻音功能亢进主要是由于鼻咽部开放异常所致。可能存在的一些器质性病因有软腭短小、腭裂或者腭肌张力低下等。软腭肌群（腭帆提肌等）收缩与舒张运动紊乱会导致软腭及悬雍垂抬起及下降运动无法有效切换，主要表现为鼻腔共鸣音增加。如果存在这些器质性病因，应该首先接受耳鼻喉或口腔科医师的手术治疗。鼻音功能低下的患者无法将/m、n、ng/的喉音传入鼻腔进行共鸣，而且一些元音甚至辅音的发音也遭到不同程度的扭曲。多数鼻音功能低下由器质性病因引起。图 12－7 显示在咽壁的后上方以及两侧存在一些增生组织，如腺样体增生或扁桃体肥大。即使软腭 B 可以松弛下垂，但在 B 与 C 之间存在的增生组织阻碍了气流传递至鼻腔。对于功能性的鼻音功能低下患者，其软腭肌群可能存在肌亢进现象，通过言语矫治，大多数可以得到缓解。

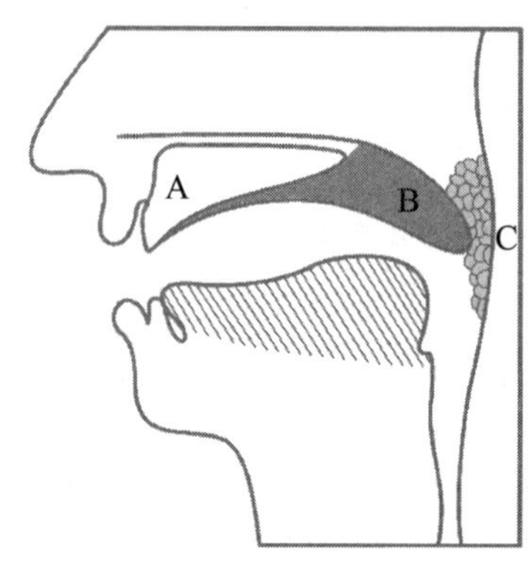

图 12－7　增生性组织导致鼻音功能低下

好的音色源自于正确的共鸣聚焦。如果患者存在聚焦障碍——舌位太前、太后（水平）或太高、太低（垂直），说明整个共鸣器官处于一种较紧张的状态。这样一方面容易导致说话疲劳，另一方面会形成较差的音质，进而影响言语的清晰度。长期的喉部聚焦还容易引起声带的器质性病变。因此，患者需要及时接受评估与矫治，以形成正确的共鸣聚焦，缓解说话时疲劳不适的症状，达到改善音质的效果。

共鸣障碍的矫治包括共鸣放松训练和共鸣异常的矫治两个部分，前者是后者的基础，是后者的热身运动；后者只有在前者的基础上，才可以获得较好的矫治效果。

12.2.1 共鸣放松训练

共鸣放松训练包括口腔放松和鼻腔放松两个部分。共鸣放松训练的主要目的是通过共鸣肌群的紧张与松弛的交替运动，使得共鸣肌群之间达成协调与平衡，为形成正确的口腔和鼻腔共鸣奠定良好的基础。

1. 口腔放松训练

口腔放松训练能够缓解口部肌群的紧张，增加口腔共鸣器官运动的灵活性，使患者对发声更加敏感。口腔放松训练分以下三个步骤：

（1）颌部运动

想象口中有一大块口香糖，张开嘴，尽可能大幅度地做咀嚼运动，大约持续60秒（见图12－8）。

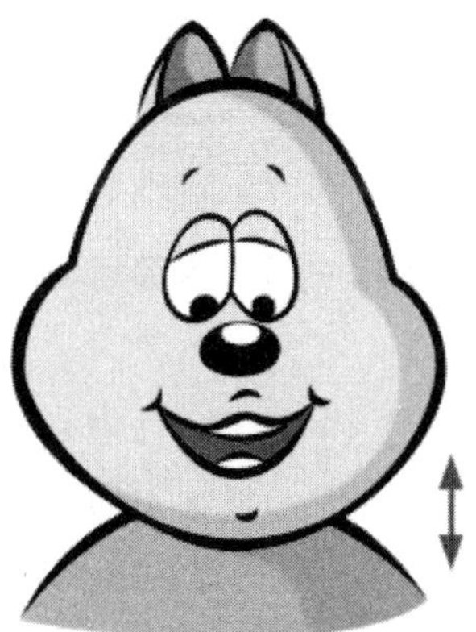

图12－8　颌部运动

（2）唇部运动

闭上双唇，用尽可能大的下颌运动来进行上述的咀嚼运动，大约持续60秒（见图12－9）。

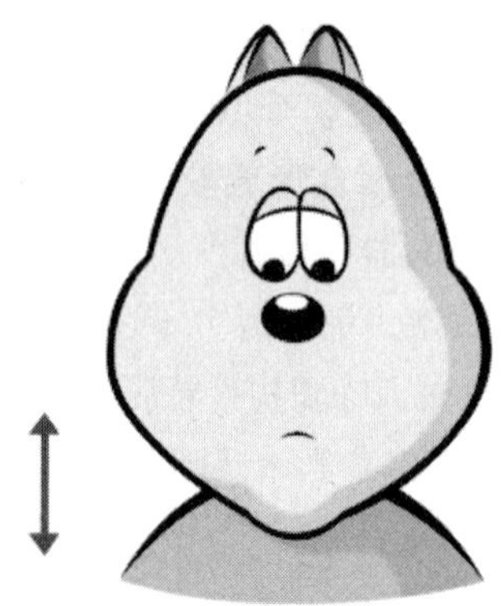

图 12-9　口唇运动

(3) 舌部运动

闭上双唇，用舌尖“洗刷”牙齿外表面，注意舌尖须从上牙外表面向下牙外表面做顺时针旋转运动，约持续 30 秒。然后沿下牙外表面向上牙外表面做逆时针旋转运动，约持续 30 秒（见图 12-10）。

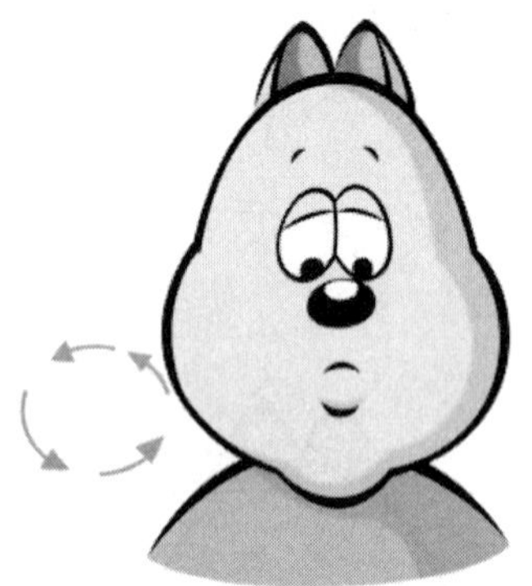

图 12-10　舌部运动

2. 鼻腔放松训练

鼻腔放松训练能够缓解软腭肌群的紧张，增加鼻腔共鸣器官运动的灵活性，使患者对发鼻音更加敏感，为形成更好的鼻腔共鸣做好准备。鼻腔放松训练分以下两个步骤：

(1) 软腭哼鸣训练

通过哼鸣相近位置的鼻音和塞音以及哼鸣在鼻音和塞音之间的高元音来实现软腭的升降运动，见图 12-11。训练软腭的运动如表 12-1 所示，哼鸣部分用红色表示。

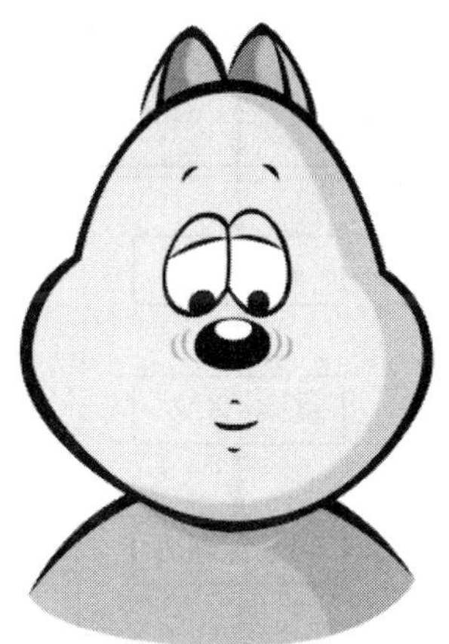

图 12-11　软腭哼鸣

表 12-1　软腭运动

/m --- b/	/n --- d/	/(ng) --- g/
/mi --- b/	/ni --- d/	/(ng)u --- g/
	/nu --- d/	
/m --- p/	/n --- t/	/(ng) --- k/
/mi --- p/	/ni --- t/	/(ng)u --- k/
	/nu --- t/	
/mü --- b/		/(ng)o --- g/
/mü --- p/		/(ng)o --- k/
		/(ng)e --- g/
		/(ng)e --- k/

(2) 软腭重读训练

软腭重读训练可以采用塞音加闭元音（使软腭上抬）与鼻音（使软腭降低）交替发出，应尽可能地产生最佳的鼻腔共鸣，例如/bi - M - BI - M/、/di - N - DI - N/、/du - N - DU - N/、/gu - (NG) - GU - (NG)/等，重读部分用蓝色表示。

12.2.2　口腔共鸣异常的矫治

通过评估可以清楚地分析出患者的聚焦类型，常见的口腔共鸣异常包括前位聚焦障碍、后位聚焦障碍、喉位聚焦障碍。口腔共鸣异常实时矫治的流程如图 12-12 所示。

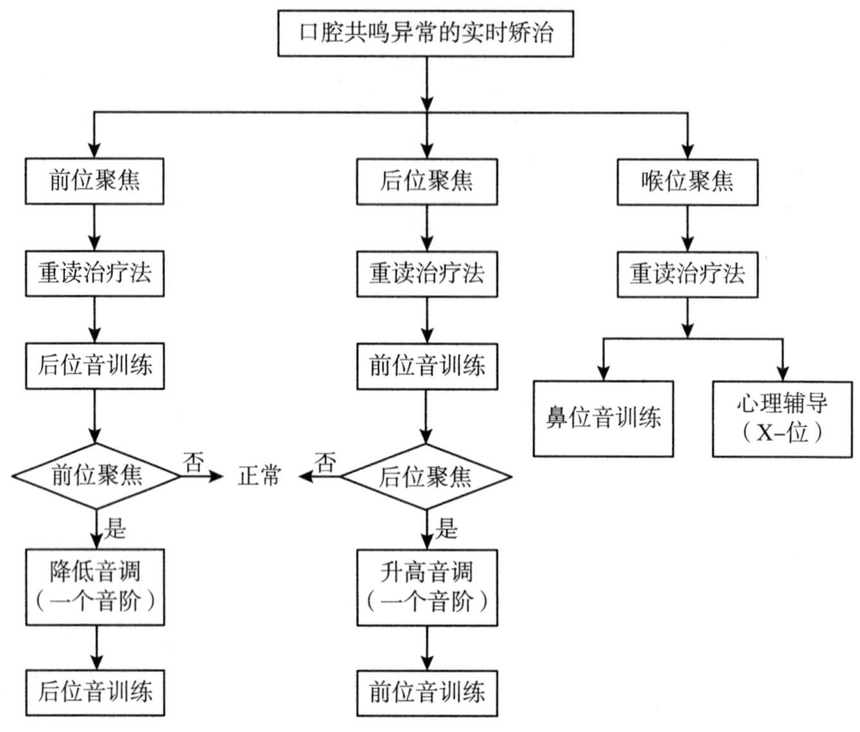

图 12－12　口腔共鸣异常的实时矫治

通过评估可以清楚地分析出患者的聚焦类型（前位、后位、喉位），并制订适宜的治疗方案，具体内容包括：

（1）如果患者存在前位聚焦障碍，那么所采用的矫治方法主要有重读治疗法、后位音训练。如果效果欠佳，则加入降低一个音阶音调的方法，然后再结合后位音的训练。

（2）如果患者存在后位聚焦障碍，那么相应的矫治方法有重读治疗法、前位音训练。如果矫治效果欠佳，则加入升高一个音阶音调的方法，再结合前位音训练，最终获得疗效。

（3）如果患者存在喉位聚焦障碍，那么相应的矫治方法有重读治疗法，同时结合鼻位音训练以及心理辅导（建议患者将嗓音“放置”在口腔中位）。

1. 前位聚焦的矫治

前位聚焦的主要问题在于发音时舌位运动的位置过于靠前。这类聚焦问题可以通过以下步骤来进行矫治。

（1）练习发以/k/或/g/开头的词语，同时符合这样的原则：/声母 k，g + 韵母 u，ou，e 的集合体/。因为发/k/和/g/时，舌尖向下，舌根抬起抵住软腭，这些均为口腔后位音。用一种夸张的方式发出这些声母，有助于矫正发音的前位聚焦问题。

哭　哭　哭　苦　苦　苦
口　口　口
壳　壳　壳
鼓　鼓　鼓　骨　骨　骨
狗　狗　狗
割　割　割

（2）发下面以/k/和/g/开头的词语，并延长其中的元音部分，同时体会嗓音的后位聚焦。

哭　苦　酷　裤　口　壳
鼓　骨　狗　钩　割　课
开口　慷慨　可靠　看看　口渴
广告　哥哥　改革　公公　骨干
开关　苦瓜　客观　跨国　考古
公开　港口　高考　功课　干咳

（3）接着练习朗读有以/k/和/g/开头词语的句子，使嗓音向后位转移，同时录下朗读的情况。

公公的裤子很长。
哥哥的肚子鼓鼓的。
姑姑口很渴。
鼓声重重地划过天空。
哥哥渴了，想喝可口可乐。
高高的鼓楼上挂着火红的灯笼。
快活的海鸥鼓动着翅膀，追赶着海浪。

（4）仔细听录音，如发现言语的前位聚焦有所好转，尝试着用矫治前的言语朗读几个句子，接着再用正确聚焦的言语朗读几个句子，体验其中的差别。

（5）如果按以上步骤训练下来，前位聚焦没有明显好转，则必须将音调降低一个音阶重新开始，这有助于缓解前位聚焦的问题。

2. 后位聚焦的矫治

说话时舌位过于靠后，导致口齿不清，属于后位聚焦。后位聚焦的矫治主要是通过发前位音来训练。具体矫治步骤如下：

（1）用爆破式的耳语声练习发以/p/开头的词语（勿用嗓音或自然言语声）。

婆婆　　爬坡　　胖胖　　枇杷

批评　　匹配　　乒乓　　琵琶

（2）用爆破式的耳语声练习发以/b/开头的词语（勿用嗓音或自然言语声）。

宝宝　　伯伯　　爸爸　　白布　　宝贝

棒冰　　北部　　保镖　　冰雹

（3）先采用耳语声朗读以上词语，这时的言语听起来应该更加靠前，接着换用自然言语声发音。

（4）练习发以/p/或/b/开头的词语，同时符合这样的原则：/声母 p，b + 韵母 i 的集合体/。发/p/和/b/时，要求嘴唇噘起，双颊鼓起，然后突然释放出气体。用这种夸张的方式发这些声母，有助于矫正后位聚焦问题。

劈　　劈　　劈　　皮　　皮　　皮

屁　　屁　　屁　　鼻　　鼻　　鼻

笔　　笔　　笔　　臂　　臂　　臂

（5）发下面以/p/和/b/开头的词语，并延长词语中的元音部分，同时应体会到言语的前位聚焦。

劈　　皮　　屁　　鼻　　笔　　臂

枇杷　　胖胖　　婆婆　　乒乓

宝贝　　爸爸　　宝宝　　冰雹

跑步　　皮包　　皮鞭　　瀑布

奔跑　　爆破　　鞭炮　　补品

（6）练习发以/m/开头的词语，同时符合这样的原则：/声母 m + 韵母 i 的集合体/。然后，延长下面以/m/开头词语中的元音部分。发这些音时，应体会到言语的前位聚焦。

米　　米　　米

蜜　　蜜　　蜜

迷　　迷　　迷

（7）练习发以/s/开头的词语，同时符合这样的原则：/声母 s + 韵母 i 的集合体/。发/s/时，将舌尖置于上前牙的后方，以形成呼出气流的阻力部位。然后，延长下面以/s/开头词语中的元音部分。发这些音时，应体会到言语的前位聚焦。

四　　四　　四

丝　　丝　　丝

死　　死　　死

（8）如果按以上步骤训练之后，后位聚焦仍没有明显好转，则需将音调升高一个音阶。朗读下面的句子，同时录音。

皮衣是爸爸的。

爸爸的脾气比较小。

弟弟没有理解爸爸的意思，错拿了雨衣。

于明听见鸡鸣声。

暴雨之后，场地变成了烂泥地。

(9) 仔细听录音，可以体会到读这些句子时，舌位靠前，而不是缩在口腔后部。

3. 喉位聚焦的矫治

喉位聚焦障碍表现为说话时声音深埋于喉部，好像缩紧喉部在说话，这给喉部造成不必要的负担。要形成良好的垂直聚焦，关键取决于意念。通过意念，可以将言语聚焦于声道某处，从而产生特殊的音色。运用意念可以纠正错误的喉部聚焦。说话前，一定要记住图 4-1 所示的 X 聚焦位置。如果能做到这一点，就能养成言语时口腔中位聚焦的良好习惯。良好的垂直聚焦除运用意念外，还需要好的听力。多数人运用听力能够听出录音播放的言语效果。喉位聚焦矫治的具体步骤如下：

(1) 练习发鼻音/m/和/n/，通过意念将言语置于鼻腔部位。这一步骤只是将言语从喉部“解救”出来所采取的临时性措施。用一种夸张的方式发鼻音。然后练习发以/m/或/n/开头的词语，同时符合这样的原则：/声母 m，n + 韵母 ɑ 的集合体/。

马　马　马　骂　骂　骂　麻　麻　麻

拿　拿　拿　哪　哪　哪　那　那　那

妈妈　妈妈　妈妈

(2) 发以上这些鼻音的同时，将手指放在鼻的两侧，可以体会到鼻软骨与鼻骨的振动。

(3) 为了进一步体验这种鼻部聚焦，试着大声朗读以下词语，同时符合这样的原则：/声母 m，n + 韵母 i，u，o，e 的集合体/。

米　米　米　母　母　母　摸　摸　摸

你　你　你　怒　怒　怒　泥　泥　泥

(4) 步骤 (3) 的发音都属高位聚焦，即从垂直位上来看比矫治目标要高，其目的是缓解喉部聚焦的症状。接下来是要将言语重新调整到正确聚焦位 X 处（即目标聚焦位）。试着用 X 位聚焦的嗓音练习发以下的词语和句子，同时符合这样的原则：/声母 b，p，d，t，g，k + 韵母 ɑ 的集合体/。

爸　爸　爸　大　大　大　嘎　嘎　嘎

爬　爬　爬　他　他　他　卡　卡　卡

(5) 仔细听步骤 (3) 和步骤 (4) 的录音，体会到鼻腔音和口腔音的明显不同。如果未能体会出其中的不同，说明喉位聚焦还未得到矫治，则须反复进行步骤（1）和（3）的训练，然后再进行步骤（4）的训练，直到喉位聚焦得到矫治为止。

4. 听觉分辨在口腔共鸣障碍矫治中的应用

在口腔共鸣障碍的矫治中，也应该结合听觉分辨进行。例如，在进行前后舌位训练时，可以先让患者分辨出舌位靠前还是靠后，然后让其进行模仿匹配，达到正常的舌位，建立良好的口腔共鸣。如果使用设备进行训练，则可在患者分辨出不同合成音（对应不同的 F_1 和 F_2，反映不同的舌位）的基础上，让其对目标音进行模仿匹配。

12.2.3 鼻腔共鸣异常的矫治

鼻腔共鸣异常的矫治包括对鼻音功能亢进和鼻音功能低下的矫治。鼻音功能亢进的患者存在大量的鼻腔共鸣音，但没有足够的口腔共鸣，其软腭与悬雍垂在构音方面的功能可能存在欠缺，导致在说话过程中，软腭与悬雍垂的抬起运动（堵住鼻咽口）受到限制，或抬起、下降这两种运动不能进行灵活切换；鼻音功能低下的患者则相反，他们主要不能发/m、n、ng/这些鼻辅音，同时也一定程度地影响了口腔共鸣音的清晰度。鼻腔共鸣异常实时矫治的流程如图 12－13 所示。

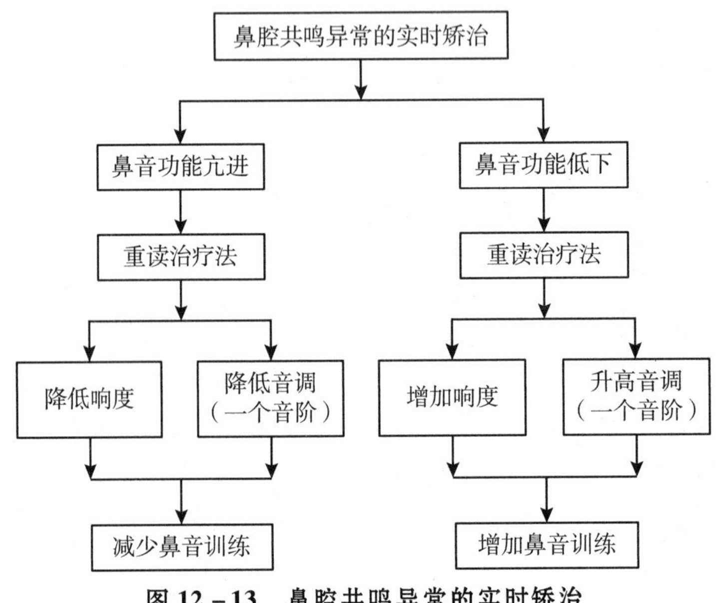

图 12－13　鼻腔共鸣异常的实时矫治

如果患者存在鼻音功能亢进的现象，那么采用的矫治方法有：重读治疗法、降低响度和音调（一个音阶），减少鼻音的训练。其中，重读治疗法是基本训练的方法，在此基础上降低音调和响度，可以减少部分鼻音，最后针对性地加入减少鼻音训练，尽可能使言语鼻音降低到可接受的范围；如果患者存在鼻音功能低下的现象，相应的矫治方法依次为：重读治疗法、增加响度、升高音调（一个音阶），增加鼻音训练。同样，重读治疗法是基本训练的方法，在此基础上增加响度、升高音调（一个音阶），最后，采用针对性地加入增加鼻音训练，使鼻音功能恢复正常。

以下的训练是用来建立口鼻共鸣的平衡，以便形成自然的言语声。尽管我们所举的案例是严重的鼻音障碍，事实上多数患者只是轻度的鼻音亢进或者鼻音低下，他们只需要接受少量的治疗，就能改善其音色。

1. 鼻音功能亢进的矫治

（1）将音调降低一个音阶。如果说话的音调过高，那么将音调降低到一个更加自然的水平，这样通常能使声道发挥更加有效的共鸣作用。

（2）减少声音的响度。一种柔和的嗓音通常听起来鼻音不是很重，也不会激怒听众。

（3）有些患者在说话时口腔的活动度不够，这可能是患者的不良习惯造成的。声道的气流通过张开度有限的口腔时遇到较大阻力，只能转向阻力较小的鼻咽腔，其结果是引起鼻音过高或鼻音发射，针对这类问题，可以加强下颌骨和双唇的运动以增加口腔内气流。

（4）正常情形下，在发非鼻音时，无论捏鼻与否，均不应该出现鼻腔共鸣的现象，而应该是口腔共鸣音。通过发以下的单词音，进行口腔共鸣的训练。

阿姨	姐姐	大爷	知识	西瓜
鸡肉	鲤鱼	花朵	牙齿	嘴巴
跑步	扫地	洒水	浇花	洗衣

①大声朗读上述词语，同时延长每个单词中的元音部分。

②再次进行捏鼻朗读，同时做好录音工作。如果存在鼻音功能亢进的现象，就会发现捏鼻前后两次朗读的效果有明显的差异。

③如果捏鼻前后嗓音无明显变化，说明鼻音化现象有所好转。可以巩固此项训练。

④如果捏鼻时嗓音出现明显变化，或者戛然而止，说明鼻音太重，则应继续下一步的训练。

（5）意识软腭的运动。

①张嘴打个哈欠，用鼻呼气。通过镜子观察悬雍垂的形状及运动等。

②延长发“a ----- h --”音，这时可以观察到发音时软腭及悬雍垂向上抬起。当发到“h --”时，将看到软腭及悬雍垂下垂，开放口鼻通道。

③试着延长发“a ---- ang”（可采用音乐节奏），这时注意到软腭及悬雍垂向下运动。声音能够通过鼻腔产生共鸣。

④张大嘴巴，发五个/a/音。在每次发音之间停顿一至两秒。通过镜子，你可以观察到软腭及悬雍垂在发音时上抬，而在停顿时下垂。

（6）手持镜子间接观察软腭的功能。

①将镜子直接放在鼻孔下方，延长发“a -----”音。如果发的是口腔共鸣音，镜子不会因鼻腔共鸣发音而起雾。

②保持镜子的位置不变，延长发“ma ----- n”音。这时会发现镜子由于鼻腔呼出的气流而起雾。

③手持镜子，发以下的词汇音。如果不存在鼻音功能亢进，则镜子不起雾。

梨花　　邮票　　睡觉

洗菜　　头发　　回家

④手持镜子发以下的鼻音，如果不存在鼻音功能低下，应该发现在发音时镜子起雾的现象。

明亮　　妹妹　　欢唱

昆仑　　摸象　　美眉

（7）如果在上述步骤中发出的六个口腔音没有使镜面起雾，则不再使用镜子。录下这些配对词的发音，看是否能听出差别。

鼻－泥　　波－摸　　糖果－杧果　　水流－水牛　　女客－旅客

表－鸟　　怒－路　　棉衣－涟漪　　年代－连带　　男制服－蓝制服

当说出这些匹配词并能够较快地听出录音中口腔音与鼻腔音之间的区别时，可以试着增加一些口腔共鸣的训练。

本项训练旨在指导患者如何建立正确的口腔共鸣。形成正确的口腔共鸣时，软腭向上运动，关闭了口鼻通道，声音从口腔出来。当形成鼻腔共鸣时，软腭下垂，开放了口鼻通道，声音从鼻腔出来。

（8）对所有的口腔共鸣音进行朗读录音。在播放过程中，如果仍然听出鼻音功能亢进，请重复前面的六个步骤。如果听出声音正常，那么通过朗读并记录以下含非鼻辅音的短文或语句进行巩固训练。

[儿童篇]

佳佳有一个只会说话的布娃娃，大家可爱它了，都要抱“说话娃娃”，结果娃娃不说话了。大家修不好娃娃，佳佳哭了。爸爸走过来，一起修“说话娃娃”，布娃娃又开始说话了。佳佳和娃娃对大家说：“谢谢！”

[成人篇]

我下午去教室自习。

爷爷带孩子去医务所治耳朵。

李菊是一个漂亮而又逗趣的女孩。

他带了几条活鱼和几杯可乐去外地野炊。

小虎摔了一跤，出血了，余护士给他包扎了裂口。

如果上述口腔音不存在鼻音共鸣，那么可以任意选择一些阅读材料进行朗读练习。需要不断地练习，直到建立合适的口鼻共鸣平衡。

2. 鼻音功能低下的矫治

(1) 用稍高一些的音调练习说话。如果将音调抬高一个音阶，可以改进共鸣效应，则应坚持这种训练。录好音之后，仔细地聆听鼻腔的共鸣效应。

(2) 增加声音的响度。增加响度要求更大的空气压力以及更多的呼出气流，仅此一项就能够很好地改进鼻音共鸣。

(3) 听觉训练有助于增加鼻腔共鸣。对于鼻音功能低下的患者而言，/m/听起来像/b/，/n/听起来像/d/，/ng/听起来像/g/。让一个有着正常鼻腔共鸣的人记录以下的刺激词的发音（这些发音对于鼻音功能低下的患者来说经常容易出错）。

妹－背	买－摆	米－笔	骂－爸	马－塔
猫－包	礼貌－礼炮	埋－白	卖给－败给	没礼－赔礼
铃铛－钉铛	毛衣－薄衣	楼－龙	平房－平凡	笔－饼
公鸡－公斤	理喻－领域	海蓝－海浪	潭水－糖水	朋友－盟友

此项词汇听辨训练有助于分清鼻音与非鼻音。先从录音中任意说出其中的一对刺激词进行分辨，然后读出这些匹配刺激词或者单个词音，进行录音，仔细辨听。

(4) 试着做这项哼音训练，延长发/ɑ --/音，发音的同时闭上嘴唇。这样，声音就从鼻腔发出，成为一种/ɑ -- m -----/或哼哼声。

①延长 m 的哼哼发音，将手指放在鼻背两侧，这时能感觉到鼻部的振动。

②现在延长/n/的发音，如/a -- n ----- /。分开双唇，将舌放置在上排牙齿的后方，尽可能延长发音，用手指检查鼻腔的振动情况。这些振动代表了嗓音中的鼻音成分。

③接着延长发/ng/音，如说/rang/，尽可能延长发音。用手指再次感觉鼻腔的振动情况。

通过这些训练，即使不借助手指，也能感觉到何时有鼻音和何时没有。这样就能够非常自如地发出带有鼻音的词汇音。

（5）如果成功地发出了一些鼻音，接着可以朗读以下带有很多鼻音的短文，同时进行录音。朗读的同时试着产生更多的鼻音，如有必要，可以将手指放在鼻部两侧，以检查鼻腔振动的情况。

［儿童篇］

毛毛很聪明，但他不愿站起来发言；同学们看动画片《黑猫警长》，同学们欢呼，毛毛不响。美美姐领同学们到公园玩，玲玲请毛毛共同玩“老鹰捉小鸡”的游戏，毛毛像小鸡一样，唱唱跳跳，感到很兴奋。

［成人篇］

安静的晚上，天空中升起一轮弯弯的月亮，暖风拂面，分外凉爽。明明领着妹妹前往电影院看电影。当他们穿过林间，突然听见一阵呻吟声。他们看见老大娘躺在泥路上，连忙赶上前问：“大娘，您怎么了？”大娘痛苦地应道：“头痛！”明明和妹妹赶紧将大娘送到医院看病。他们没有看成电影，但很高兴，因为他们救了大娘的性命。

如果言语中鼻音成分增加了，接下来可以采用这种改变后的声音进行朗读和交谈。可以读报纸、杂志或者书籍，直到能够将鼻音应用自如。在这一过程中，可以用录音机录音跟踪言语的变化。

自然的言语声在口鼻共鸣之间有一个合适的平衡点。在言语活动中，我们应能够产生这两种共鸣音。为了使说话更加得体，更容易被听懂，我们需要控制这些共鸣发音，以免被混淆。鼻音功能亢进远比鼻音功能低下普遍，但鼻音功能低下同样使听者费解。在多数情形中，这两种言语共鸣障碍通过上述的训练方法是可以得到矫正的。

3. 听觉识别在鼻腔共鸣障碍矫治中的应用

在鼻腔共鸣障碍的矫治中，应该结合听觉识别进行。例如，在进行鼻音功能亢进或鼻音功能低下的训练时，可以先让患者对鼻音和非鼻音按照由易到难的顺序从语音均衡式过渡到最小音位对比式的听觉识别训练，然后让其进行模仿匹配，建立正常的鼻腔共鸣。

12.3 现代技术在共鸣障碍康复训练中的应用

现代技术在共鸣功能定量评估和实时矫治中的作用主要体现在四个方面。首先是指应用数字信号处理技术对言语信号进行声学分析，提取言语共振峰等参数，并将提取的参数值与参考标准值进行比较，从而获得共鸣功能异常与否的诊断；其次，通过数据分析和决策制订最佳治疗方案；再次，采用视听结合和实时反馈治疗技术，诱导正确共鸣技能的形成；最后，通过实时评估诊断和视听反馈治疗相结合全程监控治疗进程，建立言语矫治从评估到治疗、从治疗到评估循环往复、螺旋上升的一体化康复服务系统。下面详细介绍现代技术在共鸣障碍的评估与矫治中的应用流程。

12.3.1 现代技术在口腔共鸣障碍的客观测量与实时矫治中的应用

1. 共振峰的实时测量

共鸣器官的活动改变了声道的大小和形状，使声道的共鸣性质发生变化，使声音频谱中的一些频率得到共振加强，另一些则被削弱减幅，这些被加强的共振频率称为共振峰。共振峰是衡量元音音质的最佳指标，也就是说，不同的元音对应着不同的共振峰频率、不同的声道形状。因此，实时地测量共振峰，是一项重要的评估口腔共鸣功能的客观测量方法，同时可对治疗效果进行实时监控，以便及时地调整治疗方案，如图 12－14 所示。

共振峰频率的测量需要采用“实时言语测量仪”（启音博士，Dr. Speech™，美国泰亿格电子有限公司生产）来进行。令患者采用舒适的方式发音，麦克风距嘴唇的距离为 10cm，采用线性预测谱（LPC 谱）进行实时共振峰的提取。

2. 口腔共鸣障碍的视听反馈治疗

利用现代技术可以对口腔共鸣异常的矫治实现实时视听反馈。它可以实时监

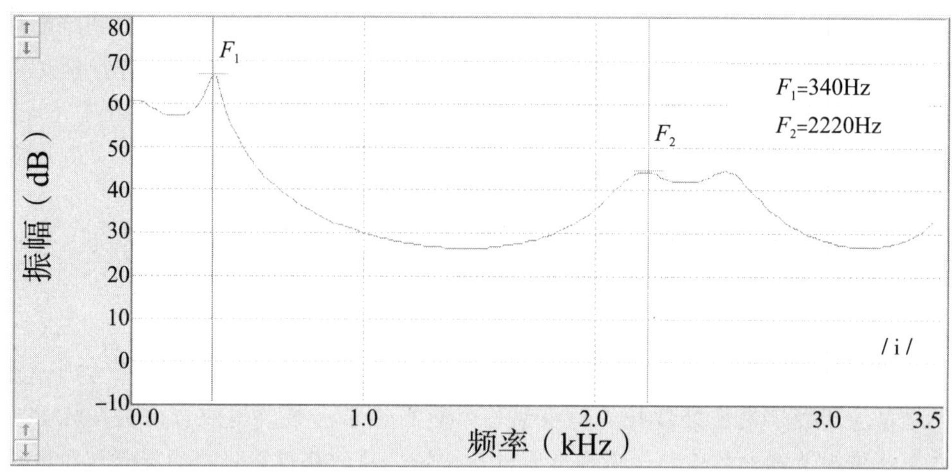

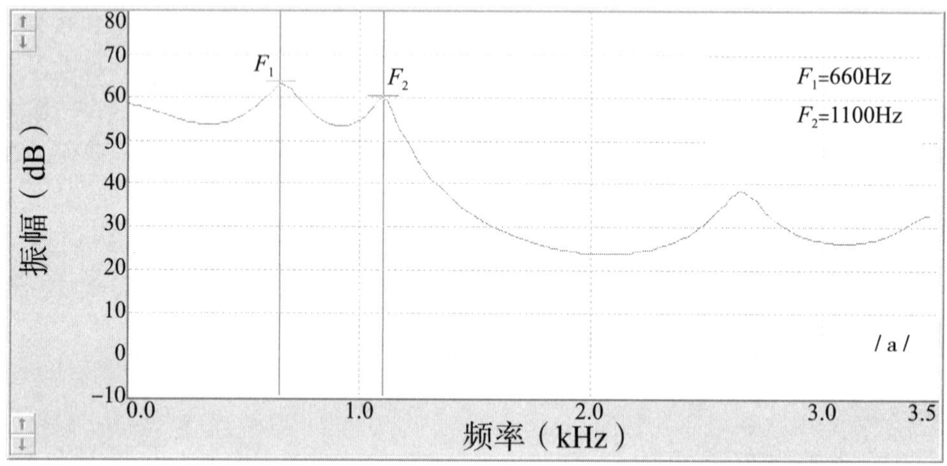

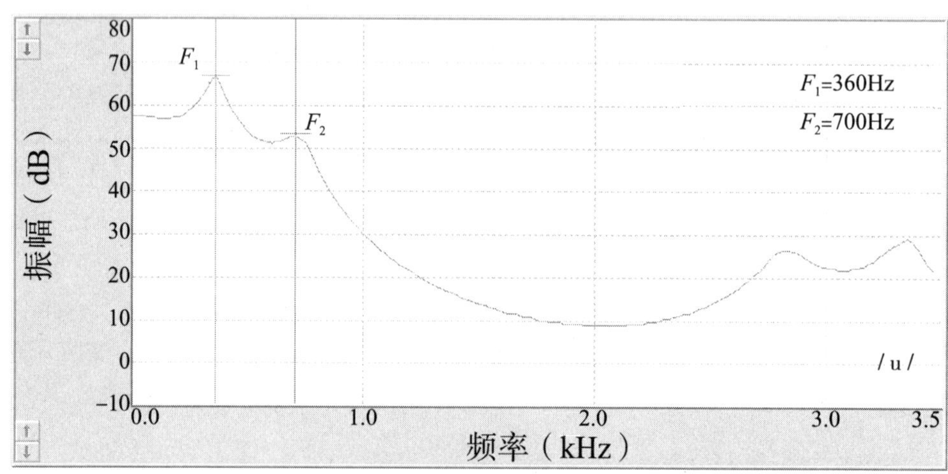

图 12－14　通过 LPC 谱进行口腔共鸣功能的客观测量和实时监控

（实时言语测量仪）

控言语聚焦的走向，能从视听两种感觉通道及时给出错误走向的反馈。这样，患者可以及时调整自己的舌位，改变口腔和咽腔的大小，逐步形成正确的言语聚焦位置。

（1）LPC 谱的实时监控

可以采用“实时言语测量仪”中的线性预测谱进行实时视听反馈训练：当患者发/i/时，LPC 谱显示如图 12－14（上图）所示；当患者发/ɑ/时，LPC 谱显示如图 12－14（中图）所示；当患者发/u/时，LPC 谱显示如图 12－14（下图）所示。由此可见，言语治疗师和患者可以通过共振峰频率（F_1，F_2）实时地、动态地观察和调整舌位的变化。

（2）F_1-F_2 图的动态观察

同样，我们可以采用“实时言语测量仪”中的元音位置显示功能（F_1-F_2 图）进行元音发音位置的实时监控（图中红色小方块代表舌尖的位置，字母的位置代表核心韵母的共振峰参考值）。F_1-F_2 图显示元音的第一和第二共振峰。患者可从计算机屏幕上实时地观察到舌在口腔内的位置，以此判断发音的准确性，如图 12－15 所示。

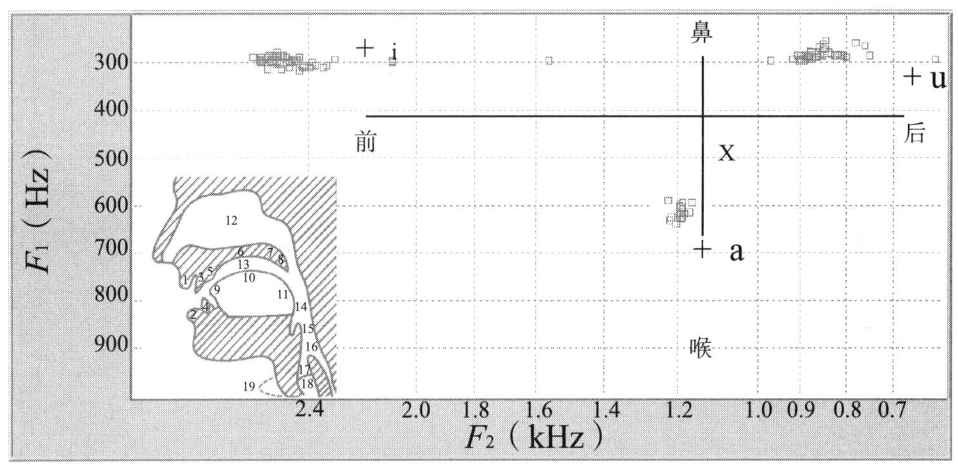

图 12－15　实时元音位置的训练（F_1-F_2 图的视听反馈治疗）

（实时言语测量仪）

通过以上的方式，可以判断发音聚焦部位是过于靠前还是过于靠后，或者听起来感觉像“深埋”在喉腔还是鼻腔中，然后再决定患者需接受何种聚焦治疗措施，如图 12－16 所示。

（3）动态舌位图训练

令患者依次发/i、ɑ、u/三个元音，就可以形成如图 12－17 所示的动态舌位图。从此图中能够实时地监控发音时舌部运动的起点、终点和过程，同时进行舌位训练。

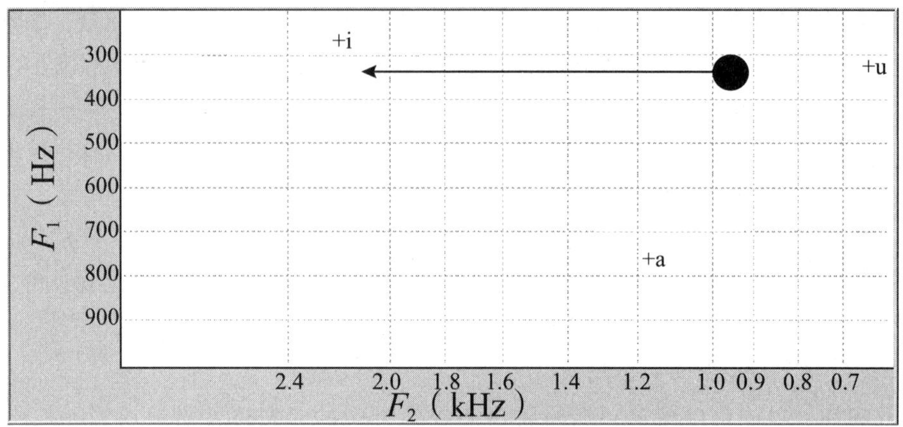

（a）/u/的F_2增加，前位聚焦

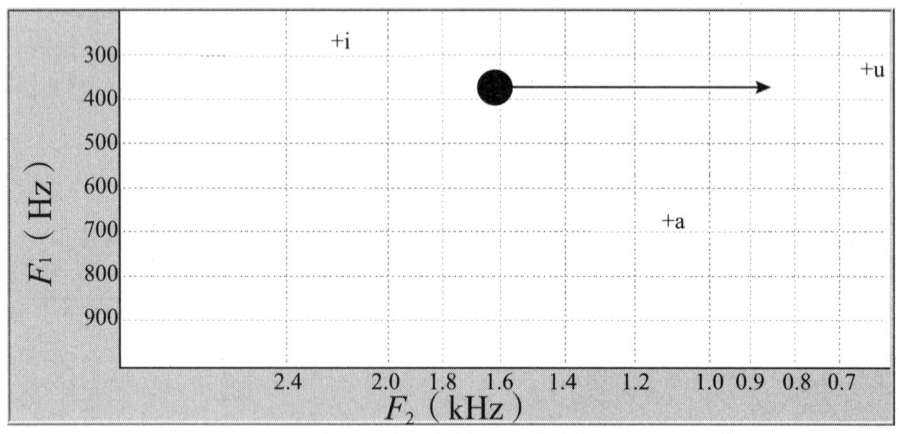

（b）/i/的F_2减小，后位聚焦

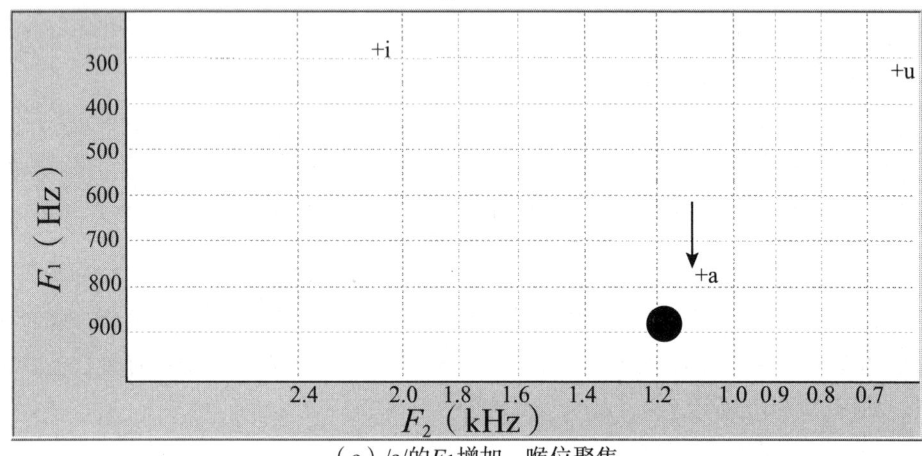

（c）/a/的F_1增加，喉位聚焦

图 12-16　F_1-F_2 图与聚焦位置

（实时言语测量仪）

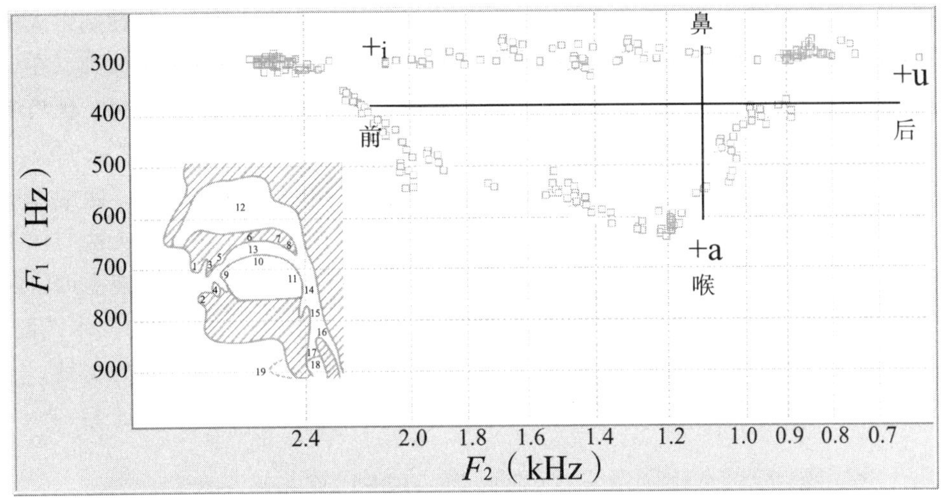

图 12－17　实时的舌位跟踪训练（F_1-F_2 图的视听反馈治疗）

（实时言语测量仪）

（4）元音匹配游戏训练

根据小年龄患者的认知特点和兴趣爱好，将共鸣异常矫治融入实时视觉反馈的卡通游戏之中。例如，通过“白马走钢丝”游戏进行口腔共鸣训练，如图12－18所示。游戏开始之前，言语治疗师设置样本音，让患者不断地进行匹配训练。当患者所发元音与样本的元音匹配时，白马向前行走（(a)图）。否则，白马静止不动。当患者能多次匹配自己较好的发音，白马就能成功地走完钢丝，从滑梯上滑下来（(b)图）。

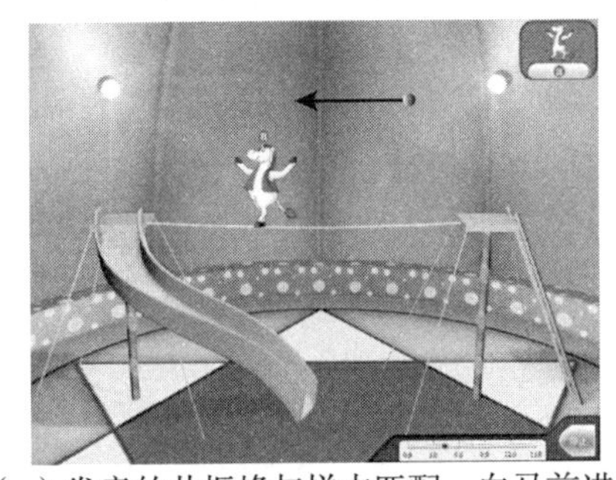

（a）发音的共振峰与样本匹配，白马前进

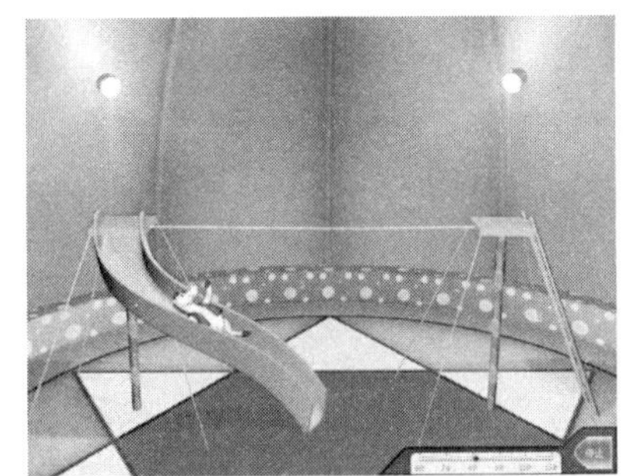

（b）奖励动画：白马滑下滑梯，完成表演

图 12－18　走钢丝游戏（单元音匹配训练）

（发声诱导仪）

言语治疗师在设置匹配样本时，应该注意两点：首先，选择匹配样本时，要选择与患者发音相接近的样本，这样使患者更容易模仿。一般匹配样本常选择患者多次发音中最正确的一次，若患者的共鸣障碍较轻，则可选择同年龄、同性别组人的正确发音作为样本。其次，在设置匹配条件的时候，应该遵循小步递进原则。在训练初期，可以将匹配程度降低，即只要患者发音与样本发音部分匹配即可。然后不断提高匹配要求，直至完全匹配。例如，在“摘葡萄”游戏中（见图 12－19），言语治疗师从患者发出的多个/i/音中选择共鸣最好的一个作为匹配样本，匹配程度为高度。患者先听样本发音，然后再匹配发音。患者可能多次训练后仍无法与样本匹配。此时，患者可能出现厌烦、转移注意的行为。这时，言语治疗师应立即将匹配的程度降为中度，患者发音与样本匹配的成功率就会增高。若发音与样本匹配，游戏中就有一颗葡萄长出来（（a）图），最后，当患者匹配成功时，作为奖励，小蚂蚁会抬着一筐葡萄回家（（b）图）。患者训练的积极性也会提高。

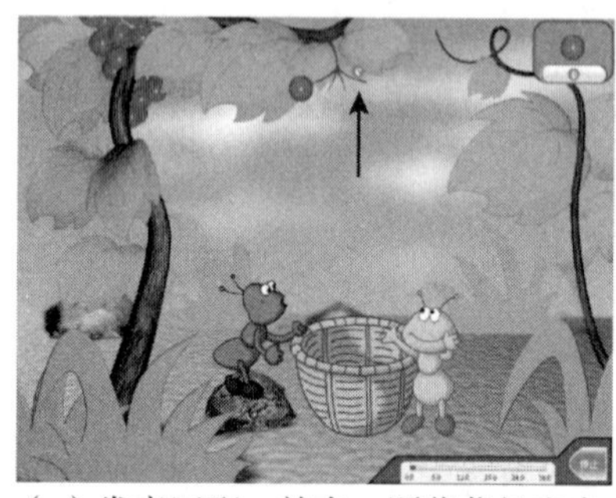

（a）发音匹配，就有一颗葡萄长出来

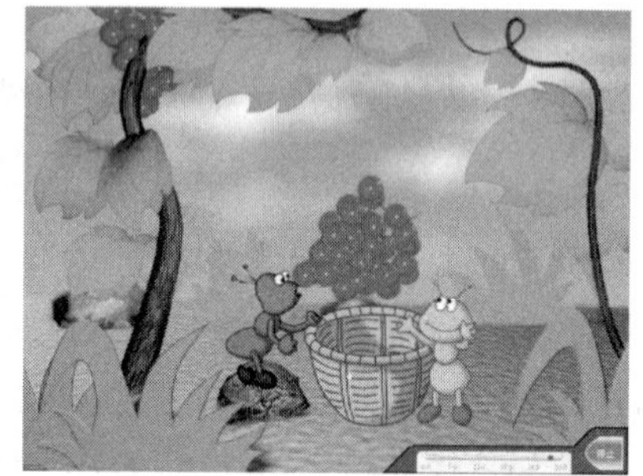

（b）奖励动画：抬葡萄回家

图 12－19　摘葡萄游戏（单元音匹配训练）

（发声诱导仪）

随着患者共鸣能力的提高，言语治疗师可以逐渐提高训练的难度，让患者在同一个游戏中对照两个、三个或四个韵母样本进行匹配发音训练（见图 12－20）。

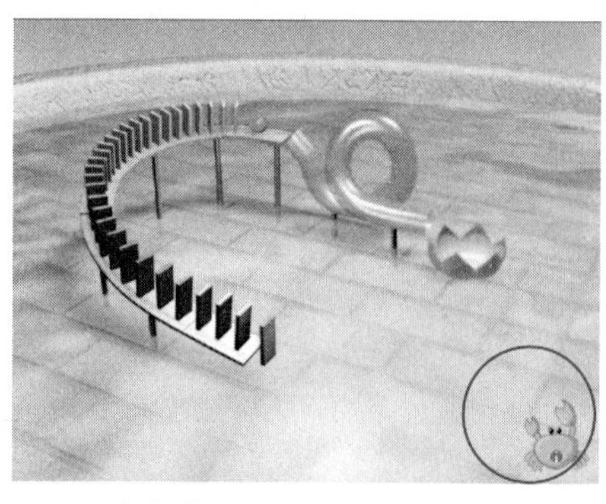

（a）多米诺骨牌游戏：单个发音/ɑ/

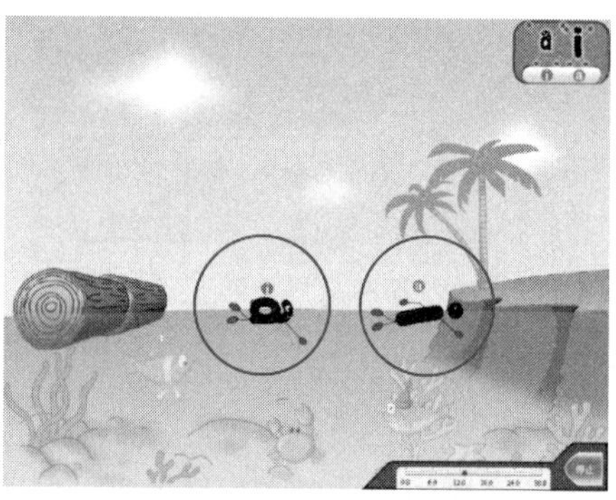

（b）游泳游戏：两个发音对照/ɑ，i/

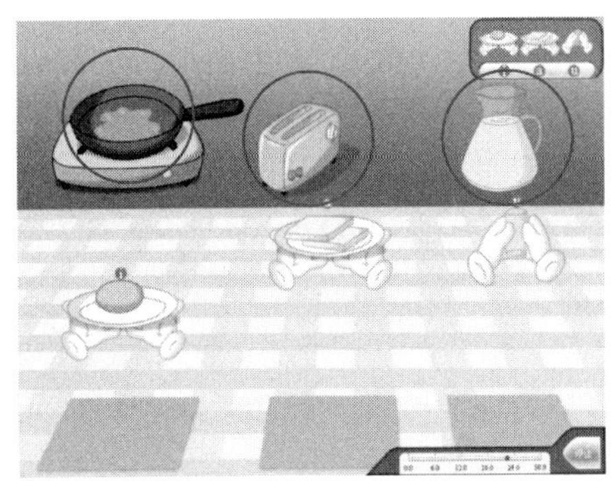

(c) 做早餐游戏：三个发音练习/ɑ, i, u/

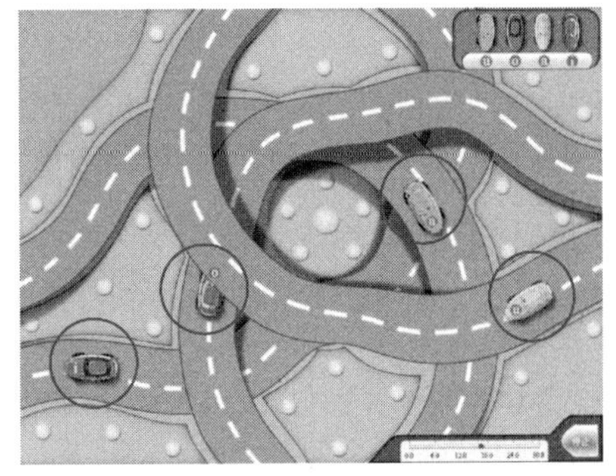

(d) 公路游戏：四个发音练习/ɑ, i, u, o/

图 12-20　发音对比（多个元音匹配训练）

（发声诱导仪）

12.3.2　现代技术在鼻腔共鸣障碍的客观测量与实时矫治中的应用

如前所述，鼻腔共鸣聚焦的定量评估可以使用“鼻流量检测仪”（Dr. Speech™，美国泰亿格电子有限公司生产），它能对通过鼻腔的语音信息进行全面的评估，根据以上口腔共鸣和鼻腔共鸣的主客观评估方法，就可对患者的言语聚焦作一个明确的分析诊断，然后才可根据具体问题给出有针对性的矫治方案。

1. 鼻流量检测在诊断中的应用

在判断鼻音过高或鼻音共鸣异常时，“鼻流量检测仪”（Dr. Speech™，美国泰亿格电子有限公司生产）是非常有效的。一种常用的测量方法是让患者说或朗读标准测试材料（分别含有不同的鼻音成分）。图 12-21 是“妈妈”的语谱图。图 12-22 对应的分别是“妈妈”中/m/的 LPC 谱和语谱图，其中鼻音占主要成分。而图 12-23 对应的分别是“妈妈”中/ɑ/的 LPC 谱和语谱图，其中元音占主要地位。

用鼻流量检测仪来检测不同年龄性别正常人群在朗读上述标准测试材料时的鼻音成分，可以获得不同年龄性别阶段的参考值范围。通过与参考值范围进行比较，可以较客观地判断患者的鼻音过高还是过低，还可为患者的疗效评定提供客观依据。鼻流量检测仪具有录、播、存等功能，可以进行客观分析，能够记录治疗前后鼻流量的变化情况。

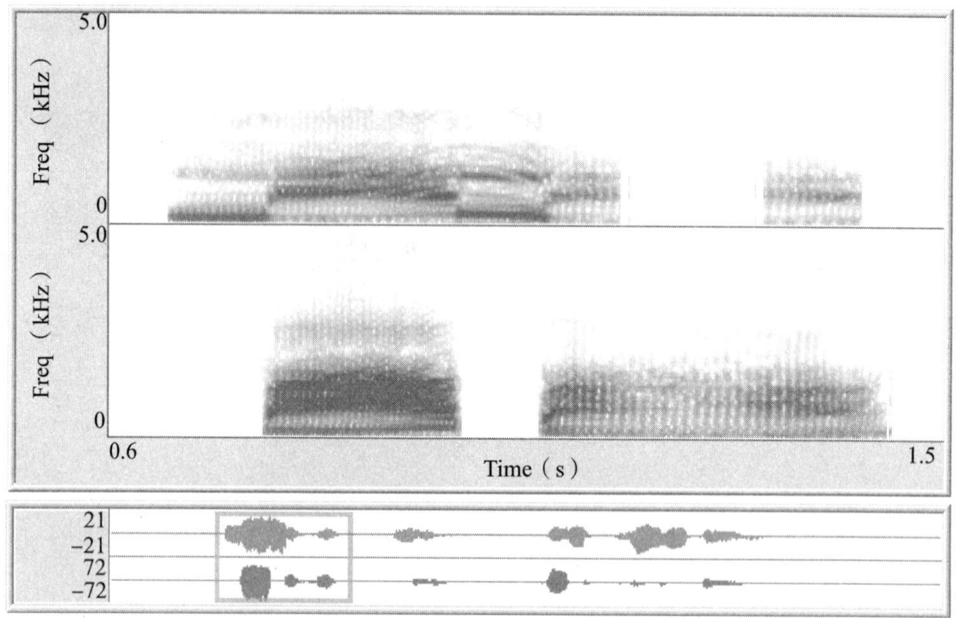

图 12-21 “妈妈”的语谱（上图为鼻腔波形的语谱，下图为口腔波形的语谱）

（鼻流量检测仪）

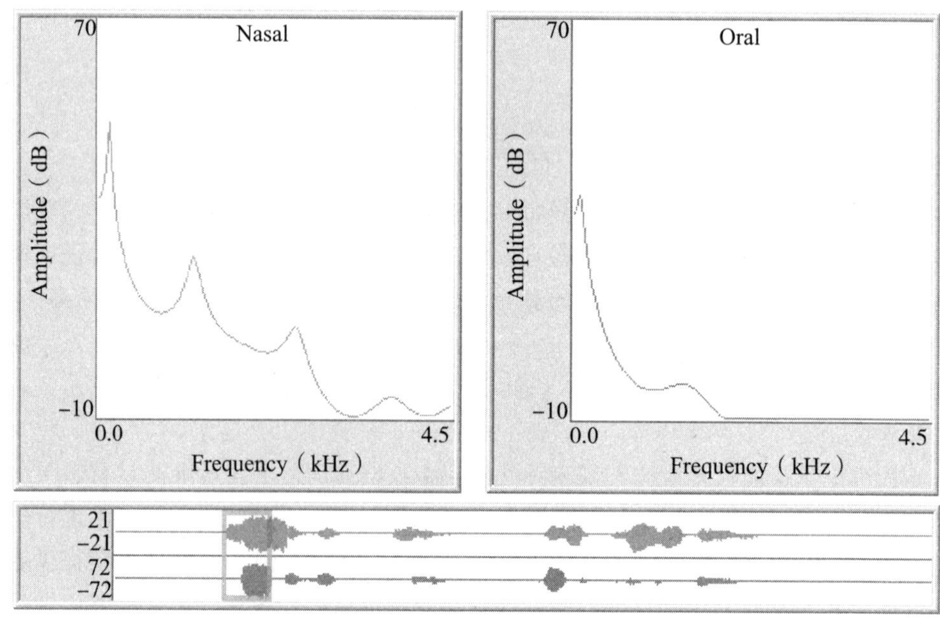

(a) 左图为鼻腔波形的LPC谱，右图为口腔波形的LPC谱

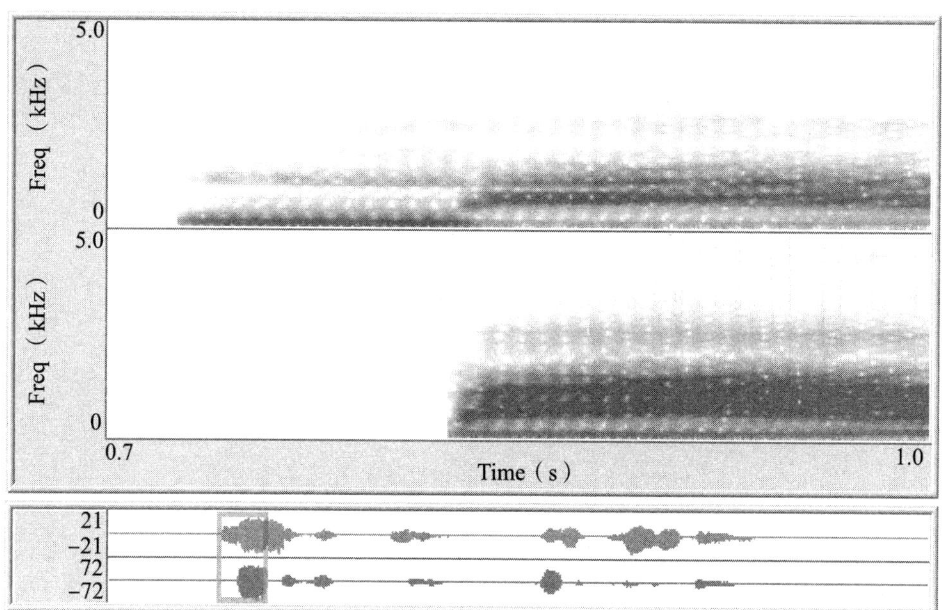

（b）上图为鼻腔波形的语谱图，下图为口腔波形的语谱

图 12-22 "妈妈"中/m/的 LPC 谱和语谱

（鼻流量检测仪）

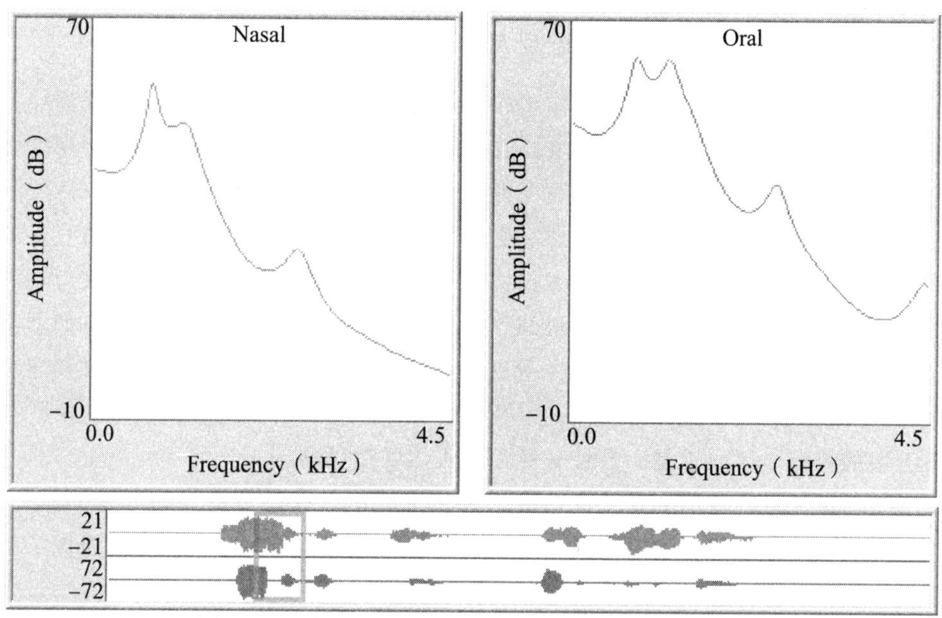

（a）左图为鼻腔波形的LPC谱，右图为口腔波形的LPC谱

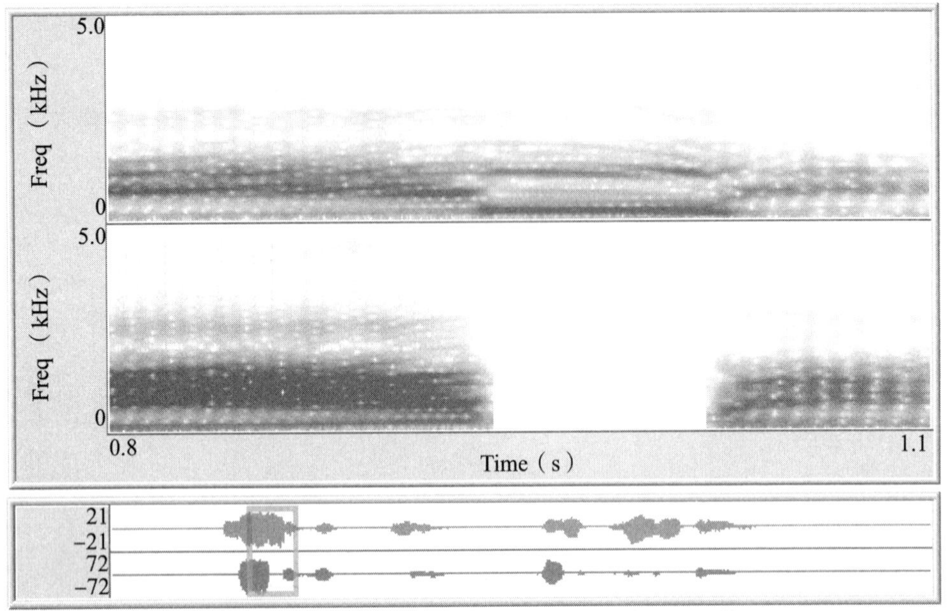

（b）上图为鼻腔波形的语谱，下图为口腔波形的语谱

图 12-23 “妈妈”中/ɑ/的 LPC 谱和语谱

（鼻流量检测仪）

2. 鼻流量检测在治疗中的应用

鼻流量检测仪除了具有诊断作用外，还是一个很好的治疗工具。言语治疗就是让患者的发音从无意识状态转变为有意识状态的过程。很难想象，对自身的发音障碍缺乏认识的患者，声音会真正得到改变。因此，成功的鼻腔共鸣障碍的治疗应该借助机体自身的反馈来实现。机体反馈是指将患者意识控制之下的直接或间接的言语信息，以容易理解的方式快速地反馈给患者，让患者了解自己声音的特点，从而不断巩固治疗中所取得的点滴进步。理想的反馈仪器应该具备如下特点：能被快速识别，容易理解并作适当补充，真实地反映言语信息，实时和连续跟踪，有视觉、听觉或触觉反馈，以及仪器轻便小巧。由于“鼻流量检测仪”具备上述的特点，因而它是一台针对性强的机体反馈仪器。

根据鼻流量的检测要求，反馈应该以视觉的形式提供鼻腔共鸣异常的信息。当听觉反馈不能反映鼻音过高或鼻音发射等引起的微小变化时，视觉反馈做了补偿。这样，患者就能够通过视觉的反馈，进行减少鼻腔共鸣的训练。治疗过程中，“鼻流量检测仪”实时地反馈了鼻腔音的有关信息：鼻流量的增加表明鼻腔声压级的提高，这通常与鼻音过高或鼻音发射有关。鼻流量的减少表明鼻腔声压级降低。“鼻流量检测仪”还能提供听觉反馈，因而可以同时通过视觉和听觉反馈，比较治疗前后的声音，从而达到动态评估鼻音治疗效果的目的。患者可以通过反馈调整自己的发音，使得鼻腔共鸣逐渐达到正常水平。

“鼻流量检测仪”在用于患者康复时，可以结合游戏进行。例如，以蝴蝶飞的高度来表示鼻流率，预先设置一个目标，让患者进行发声训练，使蝴蝶在目标高度以下前进。这种反馈形式能够增加患者的兴趣。“鼻流量检测仪”最重要的特征就是实时反馈，这项技术使得共鸣异常的治疗更加新颖独特。

12.4 个案举例

案例 1

1. 基本情况

患儿×××，女，5岁4个月，确诊重度先天性聋4年余。该患儿于2岁7个月时双耳佩戴数字助听器，助听效果达最适水平。此后，该患儿一直在公立康复中心进行听觉言语训练，但听觉和言语问题的改善均不明显，而且其鼻音过重的现象非常明显，却一直无法改善，故在该患儿5岁1个月时，入我门诊进行听觉言语训练。目前，在听觉康复部分，该患儿已进入听觉理解训练的初级阶段，在言语训练方面，其鼻音过重问题已有好转，但针对此问题的训练仍在进行。

2. 共鸣功能评估

（1）评估结果

①在患儿朗读完以下一段文字后，言语治疗师通过自身听觉感知对其鼻腔共鸣能力进行评估，结果是该患儿在朗读以下一段文字的过程中，鼻音成分很多。

“一大早，六个月大的宝宝起来了，开始左顾右瞧。这时阿姨走过来，抱起他说：‘乖宝宝！’宝宝朝阿姨笑一笑，嘴里咿咿呀呀的，可爱极了。”

②用舒适的方式分别发三个核心韵母（或模仿发音），言语治疗师进行听觉感知评估，判断聚焦类型、聚焦等级（0：正常，1：轻度，2：中度，3：重度）以及错误走向。

	前位	后位	鼻位	喉位	错误走向
/ɑ/			3		/m/
/i/			3		/m/
/u/			3		/m/

③说（或模仿发音）“我和爸爸吃西瓜”。本句子中不含鼻辅音。如果患儿在朗读（或跟读）的过程中出现了大量的鼻音，一般可诊断为鼻音功能亢进。鼻音功能低下（鼻音发音不充分）或鼻音同化（与鼻音相连元音的鼻音化现象）的问题，不能通过朗读（或跟读）这个句子检测出来。

日期	平均鼻流量	鼻流量标准差	达到训练目标	鼻腔共鸣评估（鼻音功能亢进，鼻音功能低下，鼻音同化）
				鼻音功能亢进

（2）结果分析

听觉感知评估和鼻流量测量的结果均显示该患儿存在显著的鼻音功能亢进问题。

3. 言语康复方案

（1）一周训练目标

共鸣器官的放松，为建立正确的口、鼻共鸣奠定良好的基础。

（2）训练方案

①口腔放松训练（下颌、唇和舌的运动）；

②软腭哼鸣训练；

③软腭重读训练；

④建立有效的共鸣。

（3）可选择的训练资源

①实时言语测量仪；

②鼻流量检测仪。

（4）注意事项

①一次训练时间不能过长，避免产生疲劳效应，各项训练的频率最好保持在每天2~3次，每次不超过15分钟；

②训练形式应该多样化，以增加患儿的学习兴趣；

③注意观察患儿在训练中的反应，如患儿即将表现出对某一训练不耐烦时，

则应该考虑进行其他训练项目，以避免患儿对训练产生厌恶情绪。

案 例 2

1. 基本情况

患儿×××，女，6岁2个月，确诊极重度先天性聋5年余。该患儿于3岁3个月时右耳行人工耳蜗植入术，手术成功，于一个月后开机，听力重建效果良好。此后，该患儿一直在公立康复中心进行听觉言语训练，但听觉和言语问题的改善均不明显，故在该患儿5岁9个月时，入我门诊进行听觉言语训练。目前，在听觉康复部分，该患儿已进入听觉理解训练阶段，在言语训练过程中发现，该患儿的言语声给人一种沉闷、压抑的感觉。

2. 共鸣功能评估

（1）评估结果

①用舒适的方式分别发三个核心韵母（或模仿发音），言语治疗师进行听觉感知评估，判断聚焦类型、聚焦等级（0：正常，1：轻度，2：中度，3：重度）以及错误走向。

	前位	后位	鼻位	喉位	错误走向
/ɑ/		2			
/i/		3			/e/
/u/		0			

②让患儿说出下列句子（或模仿发音），然后由言语治疗师进行听觉感知评估，对句首和句中声母（粗体）分别判断其聚焦等级（0：正常，1：轻度，2：中度，3：重度）以及错误走向。句首和句中音节的声母分别为/b、p、d、t、g、k、m、n、h、l/，韵母分别为核心韵母/i、ɑ、u/。

句首声母			句中声母		
	聚焦等级	错误走向		聚焦等级	错误走向
/bi/比赛开始了。	后2		/bi/小朋友在比赛跑步。		
/pi/皮鞋亮亮的。	后2		/pi/阿姨擦皮鞋。		
/dɑ/大象在跑步。	后2		/dɑ/阿姨请大家吃饭。		

续表

句首声母			句中声母		
	聚焦等级	错误走向		聚焦等级	错误走向
/tɑ/他们在看电视。	后 2		/tɑ/楼房塌了。		
/gu/鼓声震耳欲聋。	后 1		/gu/狗吃骨头。		
/ku/枯黄的叶子落在地上。	后 1		/ku/妹妹哭着要娃娃。		
/mi/蜜蜂采蜜。	后 2		/mi/小红在喝蜜糖水。		
/nɑ/那是球。	后 2		/nɑ/哥哥拿书去教室。		
/hu/湖面上有条船。	后 1		/hu/我们去西湖划船。		
/la/喇叭吹响了。	后 1		/lɑ/我要蜡笔。		

③声韵组合中的声母分别是 b、p、d、t、g、k、m、n、h、l，韵母分别是核心韵母 i、ɑ、u。用舒适的方式发音（或模仿发音），言语治疗师进行听觉感知评估，对声母和韵母分别判断其聚焦等级（0：正常，1：轻度，2：中度，3：重度）以及错误走向。

	声母		韵母	
	聚焦等级	错误走向	聚焦等级	错误走向
/bi/				
/pi/				
/dɑ/				
/tɑ/				
/gu/				
/ku/				
/mi/				
/nɑ/				
/hu/				
/lɑ/				

④如果在任意一栏中能找出三个以上相似的症状，则基本可以肯定患儿存在相应的聚焦问题。如果在任意一栏中只能找到一个或两个相似的症状，或者在每一栏都能找到相似的症状，则说明患儿不存在特定的聚焦问题。

前位	标记	后位	标记	喉位	标记	鼻位	标记
婴儿般的		钟声的		气泡音的		铿锵有力的	
亮的		压抑的	√	胸音的		尖锐的	
掐紧的		响亮的		喉音的		粗糙的	
微弱的		深沉的	√	强迫的		头音的	
胆怯的		闷的	√	金色的		高的	
女性化的		暗的		严肃的		共鸣的	
不成熟的		单调的	√	沉重的		鼻音化的	
轻声的		空洞的		嘶哑的		阻塞的	
窄的		开放的		低的		铃声的	
单薄的		洪亮的		强有力的		尖细的	
不安全的		柔和的		男性化的		刺耳的	
苍白无力的		清脆的		挤压的		嘀咕的	

⑤共振峰测量。

	F_1	F_2	A1	A2	A1 - A2	错误走向
/ɑ/	1 020Hz	1 230Hz				
/i/	250Hz	2 600Hz				/e/
/u/	360Hz	705Hz				

(2) 结果分析

听觉感知评估和鼻流量测量的结果均显示该患儿存在显著的后位聚焦问题。

3. 言语康复方案

(1) 一周训练目标

共鸣器官的放松，为建立正确的口、鼻共鸣奠定良好的基础。

(2) 训练方案

①口腔放松训练（下颌、唇和舌的运动）；

②建立有效的共鸣；

③伸舌法/i/；

④打嘟法。

(3) 可选择的训练资源

①实时言语测量仪；

②儿童喜欢的玩具。

（4）注意事项

①一次训练时间不能过长，避免产生疲劳效应，各项训练的频率最好保持在每天 2 ~3 次，每次不超过 15 分钟；

②训练形式应该多样化，以增加患儿的学习兴趣；

③注意观察患儿在训练中的反应，如患儿即将表现出对某一训练不耐烦时，则应该考虑进行其他训练项目，以避免患儿对训练产生厌恶情绪。

第 13 章

构音障碍的康复训练

在呼吸系统、发声系统、共鸣系统精密准确协调作用的基础上，构音器官彼此发生协调运动发出了一个个语音单位，也就是音位，这些单个的语音按照一定规律又组合成若干语音序列，语音序列在语言范畴内被赋予一定的韵律和重读规律，并且按照一定的语法规律排列，最终产生语言表达，进行思想交流。

构音系统是由口腔、鼻腔、咽腔及其附属器官所组成，其中最主要的构音器官是下颌、唇、舌，三者又称口部结构，它们各自的灵活运动以及协调运动是产生清晰、有意义言语（语音）的必要条件。只有当各个构音器官的运动在时间上同步、在位置上精确，才能保证形成准确的构音。

构音障碍是指由于构音器官的运动异常或协调运动障碍而导致在发出有意义言语的过程中出现的构音不清和声韵调异常等现象，从而影响言语的可懂度。构音障碍是影响言语清晰度下降的主要原因。解决患者的构音障碍，首先应对构音功能进行评估，按照评估流程和记录的参数，构音功能评估可以分为主观评估和客观测量两部分；按照功能模块，构音功能评估又包括口部运动功能评估、构音运动功能评估以及构音语音能力的评估三部分。根据评估的结果综合分析，然后进行构音障碍矫治，最终以构音器官的生理运动功能恢复和建立舒适、清晰、流利的语音为目标。

本章主要对构音器官的解剖与生理、汉语普通话构音的语音学基础知识、构音功能的评估以及构音障碍的矫治逐一介绍。

13.1 构音器官的解剖与生理

本章所述的构音器官主要指下颌、唇、舌、软腭。下颌运动对构音的作用非常重要，它直接影响唇和舌的运动以及舌和上腭的关系。下颌运动受限或运动过度将严重影响构音。唇的圆唇和展唇运动会影响双唇音、唇齿音等构音的准确性。软腭的运动功能直接决定鼻音和非鼻音构音的准确性。舌是最重要的构音器官，舌前后位之间的运动转换能力直接影响元音的构音。如果下颌、唇、舌的运动功能异常，则不能形成清晰的构音，会出现替代、歪曲、遗漏等现象。因此，在对构音功能进行定量评估和对构音障碍进行矫治之前，简单了解构音器官的解剖与生理非常必要。下面分别对下颌、唇、舌的解剖生理作简要的介绍。

13.1.1 下颌

下颌（或称下颌骨）是一块质密、坚硬的 U 型骨，它主要由下颌骨体和两个下颌支所组成，并在颞骨两侧通过关节（颞颌关节）与颅骨相联结，参与构音运动。下颌骨体用于容纳下排牙齿，并且作为舌部肌群的附着点，而两个下颌支则是两组下颌肌群的附着点。

下颌提肌共有四块：颞肌，这是一块非常宽的扇形肌，起点位于颞骨，止点附着在下颌前支上；翼外肌，自下颌支向颅骨前基底部的起始处做水平向前运动（这块肌肉也可以使下颌向前突出或使下颌向两侧运动）；翼内肌，该肌肉较厚，起点在上牙齿内侧颅骨前下部位，并产生向下、向后的收缩运动，止于下颌支之间的凹面；咬肌，这是一块扁平肌，就像一块厚厚的肌板覆盖在下颌支的侧表面。

下颌牵肌自下颌骨向后，向下止于舌骨。下颌牵肌共有三块：下颌舌骨肌，构成了口腔的底部，起于下颌骨两侧，止于中缝和舌骨体；颏舌骨肌，位于下颌舌骨肌的上方，自下颌骨的中线内表面向后延伸，止于舌骨的上表面；二腹肌，其前腹起于下颌骨的中线内表面，通过舌骨小角处的腱环延续为二腹肌后腹（它附着于颞骨的乳突）。这些肌群之间协调运动，总的功能是将喉腔向上提起。但是，当舌骨位置固定，或被胸骨舌骨肌向下拉动时，所有的四组肌群则作为下颌牵肌进行收缩运动。图 13－1 是下颌骨、下颌提肌和下颌牵肌的运动图解。

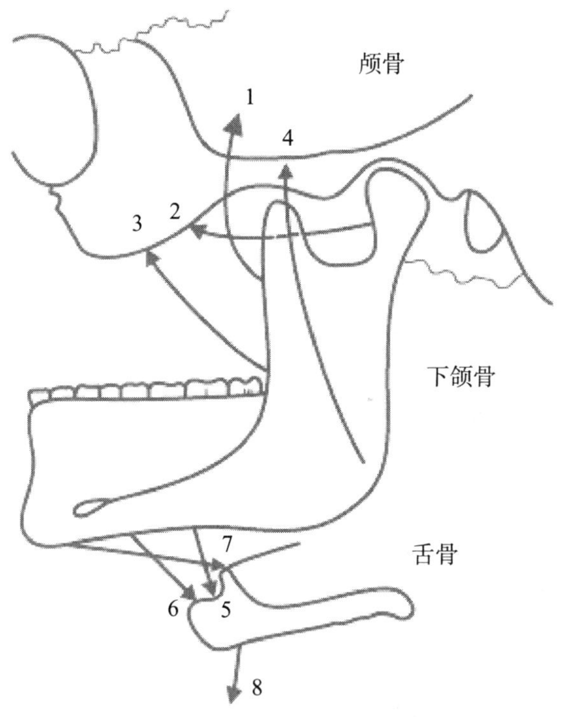

图 13－1　下颌骨、舌骨、颅骨底部以及用于提升和降低下颌骨的最重要肌群的作用方向

（1. 颞肌　2. 翼外肌　3. 翼内肌　4. 咬肌　5. 下颌舌骨肌　6. 颏舌骨肌　7. 二腹肌　8. 胸骨舌骨肌）

下颌的运动可以对口腔入口处的大小和声道前部的大小进行调整，在言语产生的过程中担任重要的角色。因此，在言语产生过程中，下颌运动非常重要，下颌开合的程度直接影响言语的响度和清晰度。在发低元音时，下颌骨的位置一般较低；发高元音时，下颌骨的位置较高。在成熟的言语过程中，下颌骨的运动幅度很小，舌部和唇部的运动幅度和速度大且快。所以，构音障碍的矫治必须包括下颌的运动训练。

许多患者表现出下颌肌群过度紧张。当说话或吞咽时，这类紧张将导致头痛不适。更为普遍的是，患者讲述这种疼痛主要位于咬肌和颞肌所在的部位。缓解这类紧张最好的方法，就是对这些肌肉进行紧张与松弛的交替训练。

13.1.2　唇

嘴唇是关闭口腔的入口。嘴唇的生理功能是作为口腔的瓣膜，防止食物和唾液流出，并且参与面部表情的形成和构音运动。

唇部最重要的一块肌肉是口轮匝肌。它是一块环形肌（为一括约肌），环绕在口腔入口的周围。在收缩期间，它使分开的嘴唇关闭，并使唇部皱缩。拮抗这种闭合运动的有三组唇外肌：唇横肌将唇角向两侧外拉，将唇部抵在牙背上；唇角肌将上唇向上提，将下唇向外下方牵拉；唇直肌使嘴角收缩。最后，平行肌将嘴角向两侧拉开。这些肌肉的功能是使唇部产生运动，改变唇部的形状和大小至理想水平。从发音的角度来说，我们至少可以讨论两种唇部运动：圆唇和非圆唇。当唇为圆形时，声道共鸣腔的频率下降，第二共振峰和第三共振峰则同时下降。这一点对于感知圆唇与非圆唇元音的差别是一个重要的线索。当唇部为非圆形时，第二共振峰与第三共振峰的频率很高。很多人唇部灵活度欠佳，因此训练唇部的灵活性是构音训练中很重要的一部分。唇肌的运动图解见图 13－2。

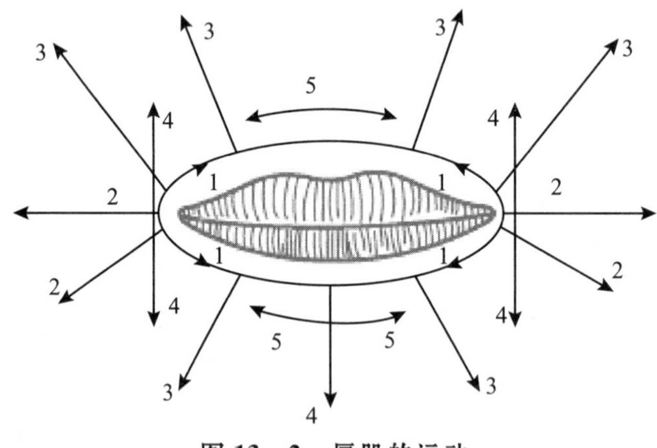

图 13－2　唇肌的运动

（1. 口轮匝肌　2. 唇横肌　3. 唇角肌　4. 唇直肌　5. 平行肌）

13.1.3　舌

舌部是最重要的构音器官，它由大量的肌束构成，舌部能够向口腔的任意方向移动，并且能够最大可能地改变形状和大小，以较快的速度向四周转动。它主要的生理功能是协助咀嚼和吞咽。味觉器官也位于舌体表面。舌部肌群有着丰富的神经支配网，加上八块肌肉组织以及将它们紧密交织在一起的肌纤维，使舌部运动复杂而又迅速，这对言语的产生很有必要。维持舌部一般形状的结构是真皮层，它由纤维联结组织和贯穿所有舌部肌群的弹性组织（纤维中膈组织和舌黏膜的深层联结组织）所组成。

舌体前中部覆盖了一层薄薄的黏膜，它与舌部的肌肉组织紧密相连；而舌面的后方即咽面，则覆盖了一层厚厚的且可以自由移动的黏膜。舌尖通过舌系带与口底部相联结，这个联结限制了舌尖运动的灵活性，取而代之的是整个舌体向前运动。

舌部肌群可分为成对的舌内肌群和成对的舌外肌群。舌内肌群改变舌部的形状和大小，舌外肌群则移动舌部，改变舌部与声道或颅骨的相对位置。舌部肌群对于言语的产生起着重要的作用。舌内肌群位于相互垂直的三个水平面上，在空间上能进行三维运动。舌上纵肌收缩能将舌尖向上抬起，舌下纵肌收缩则将舌尖拉向下方，这两组肌群协同收缩使舌体缩短；舌横肌收缩时使舌体两侧收缩，从而将舌体拉长；舌直肌收缩时，舌体则变薄。图 13－3 为舌内肌与舌外肌功能的图解。

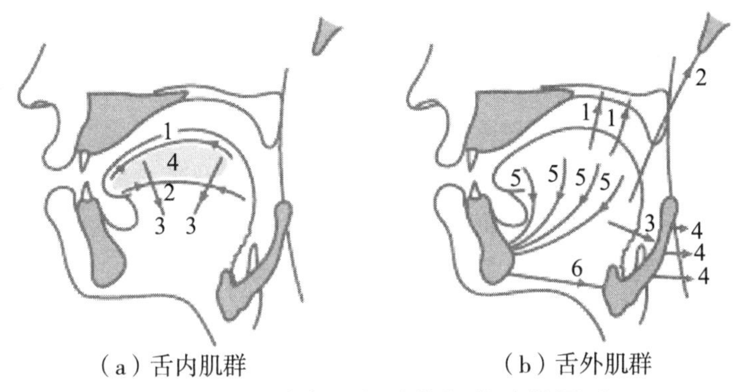

图 13－3　舌内肌与舌外肌的功能图示

（舌内肌群：1. 舌上纵肌　2. 舌下纵肌　3. 舌直肌　4. 舌横肌）

（舌外肌群：1. 腭舌肌　2. 茎突舌肌　3. 舌骨舌肌　4. 咽中缩肌　5. 颏舌肌　6. 颏舌骨肌）

与元音构音有关的最为重要的舌部运动，是舌在前后两个位置间的转换运动。颏舌肌的收缩使舌部向前运动，茎突舌肌的收缩使舌部向后并向上拉向软腭。腭舌肌的收缩，使舌背抬高，成为拱沟状（如果没有得到其他肌群的支持，软腭也将因腭舌肌的收缩而下降）。因此，这些肌群对维持舌的前后交替运动起着十分重要的作用，反过来又为前后元音奠定了生理基础。

发前元音和腭/齿辅音时，舌面向上抬起抵住硬腭，因此保证声道开端呈一相对狭窄的管道。舌面的抬升运动主要通过舌上纵肌的收缩来实现，并使舌尖向上抬起。此时，舌横肌也有轻微的收缩，导致舌部狭窄、拉长。颏舌肌的后束肌纤维则主要将舌体向前拉伸。

当舌骨舌肌、咽中缩肌和咽下缩肌收缩时，舌体向后拉伸，咽腔容积变小。发开元音时，可以见到这种构音方式，它们均有较小的咽腔。

然而，在构音过程中所使用的不同的舌部构型总是多组肌群协调进行着高级的、同步的、复杂的收缩运动，其中一到两块肌肉为主要收缩肌，其他的肌肉合作程度较小。这样，舌部的形状得到调整，并使舌部的结构和位置趋于稳定。如果这些成对的肌群中左侧部分比右侧部分收缩更加有力，舌部便向左运动，反之亦然。

舌部的构音运动必须迅速而又准确，否则言语将变得含混模糊。通过在不同的元音和辅音之间进行稳定地转换，舌部由此得到持续的训练。增进和改善舌部灵活性的一般训练，就是用舌尖和舌面洗刷牙齿的外表面。

13.1.4 软腭

腭部将鼻腔与口腔分隔开，它是由前骨板和后部软的肌肉组成。在言语产生过程中，唯一较为显著的运动是相对简单的软腭运动。软腭位于咽腔和鼻腔之间，有点像一个瓣膜组织。就因为这样，鼻咽腔和咽腔之间的声学耦合得到调整。

软腭包括五块肌肉（见图 13－4），它们的作用分别为上抬、下降、缩短和紧张悬雍垂。在元音产生的过程中，悬雍垂必须上抬，鼻腔的入口关闭，这样元音听起来就不带鼻音。腭帆提肌起于颞骨，沿中线向下，止于软腭。它的功能是使软腭上提。悬雍垂肌，纵向贯穿于软腭之中，提起悬雍垂，并且缩短悬雍垂的末端。当咽腔和鼻腔之间的通道加宽时，悬雍垂肌较为活跃。在唱歌以及发鼻元音时，表现为一块重要的构音组织。腭帆张肌起自于颅骨的底部，中止于软腭，收缩期间其张力增加。它的另一项重要功能是向中耳开放听觉管道（咽鼓管），目的使中耳内气压与外界大气压相平衡。腭舌肌起自舌体两侧，穿过两侧前腭弓，上达软腭，并在软腭处汇合。尽管腭舌肌早期被视作为舌外肌，但它对于软腭的运动也起了很重要的作用。腭咽肌起自软腭，自两侧穿过后腭弓，止于咽腔的黏膜组织。这两块肌肉的主要功能是降低和放松悬雍垂。

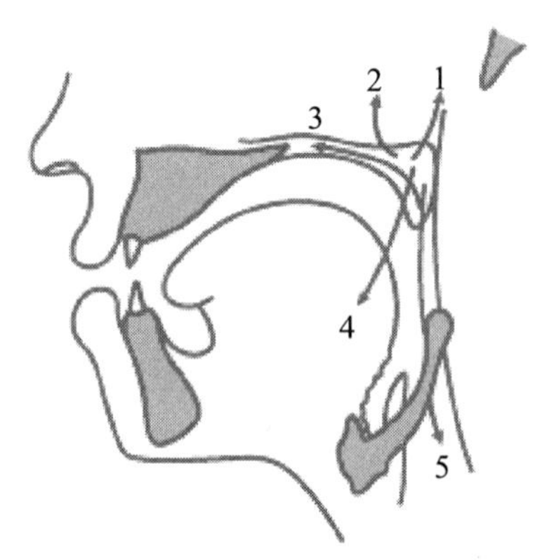

图 13－4　与软腭相连的肌肉的功能

（1. 腭帆提肌　2. 腭帆张肌　3. 悬雍垂肌　4. 腭舌肌　5. 腭咽肌）

在构音时，当舌部和咽壁产生构音运动时，悬雍垂的开放度将作为构音的附带效应发生改变。如果腭咽肌与提升的腭帆肌同时紧张收缩时，咽腔的黏膜、可能还有甲状软骨都将被提起，所有这些都会影响构音。因此，如果不出现张力代偿性错误这类继发性的问题，上述两组肌肉的完全放松是非常重要的。在这些病例中，进行这些肌群放松的康复训练很有必要。这些训练可以是塞音加闭元音（软腭上抬）与鼻音（软腭下降）交替发出。在进行这些训练时，患者必须尽可能地产生最佳的鼻腔共振。

13.2 普通话构音的语音学基础

从生理学角度出发，根据呼出气流的能量转变成声学能量的方式，可以将言语声分成三类：一是元音，即发音时声道畅通（无约束）的言语声。在声学上表现为通过声带振动调制呼出气流的一个准周期过程，它的声学谱为准周期性的谐波频谱，即指一种周期性的声音，包括一个基频分量和泛音分量；二是发音时声道某处有约束的辅音。对于擦音和边音，当呼出的气流通过这一受限处时产生湍流，声学上导致了不规则的声波。这种声音可能只是噪声谱，或可能与浊音相混合，结果导致擦音或边音；三是发音时声道某处阻塞的辅音。发塞音时悬雍垂上抬，鼻咽通道关闭，并在口腔某处闭合。塞音可以是不送气音，也可以是送气音。不送气的塞音在闭合期间有一个停顿期，而送气的塞音在闭合期间存在一种低频能量带。塞音的释放使闭合所建立的空气压力获得缓解，在声学上产生爆破音，同时也表明准随机噪音的形成。鼻音是指发音时口腔某处闭合、悬雍垂位置较低、鼻腔通道畅通的辅音。

在汉语普通话中，音位构成了声母和韵母。普通话构音系统中有 23 个声母，其中 2 个零声母。零声母指的是那些直接以元音开始的音节里的声母。还有 37 个韵母和 4 个声调。每一个声母、韵母或声调的改变，都会带来意义的改变。例如，“bái”（白）发成“pái”（牌）时，意义相差非常大（这里，/b/和/p/是两个不同的音位）。

13.2.1 普通话韵母构音的语音结构

普通话中的 37 个韵母可按两个维度来分类。第一个维度是根据韵母中第一个音发音时的口型特点来分，包括四类——开口呼、齐齿呼、合口呼和撮口呼。

开口呼类韵母发音时，嘴首先张开，包括/a、o、e/本身以及以它们开头的音；齐齿呼类韵母发音时，舌尖与牙齿平齐，包括/i/以及以/i/开头的韵母；合口呼类韵母开始发音时，嘴合上，包括/u/以及以/u/开头的韵母；撮口呼类韵母开始发音时，嘴唇圆起，包括/ü/以及以/ü/开头的韵母。普通话韵母构音要点见表 13－1。

表 13－1　　　　普通话韵母构音表

		开口呼	齐齿呼	合口呼	撮口呼
单韵母 (8 个)	单韵母	－i ɑ o e er	i	u	ü
复韵母 (13 个)	前响韵母	ɑi ei ɑo ou			
	后响韵母		iɑ ie	uɑ uo	üe
	中响韵母		iɑo iou(iu)	uɑi uei(ui)	
鼻韵母 (16 个)	前鼻音韵母	ɑn en	in iɑn	uɑn uen	ün üɑn
	后鼻音韵母	ɑng eng ong	ing iong iɑng	uɑng ueng	

韵母构音分类的第二个维度是内部结构特点，主要是从运动方向上考虑的，包括单韵母、复韵母、鼻韵母三大类。单韵母由一个元音组成，其构音要求快速形成准确的形状。如发/a/时，要求下颌打开，舌随着下颌快速下降。复韵母则有一个运动过程。根据运动的方向，又可分为前响复韵母、后响复韵母和中响复韵母三类。前响复韵母发音时，舌由下往上运动；后响复韵母发音时，舌由上往下运动；中响复韵母发音时，舌先由上往下，再由下往上。一般而言，由于后响复韵母发音时遵循重力原理，舌自然滑落，因而除单元音外，后响复韵母较容易发出。

此外，鼻韵母根据发音时主要作用部位的不同，还可分为前鼻音韵母和后鼻音韵母两类。前鼻音韵母发音时，韵尾鼻音/n/的发音与发声母一样，舌尖抵住上齿龈，然后让气流在鼻腔形成共鸣。由于发音时舌尖起主要作用，因此，称这一类韵母为前鼻音韵母。后鼻音韵母以/ng/结尾，发音时，舌根部分抬起，靠近软腭，气流在鼻腔形成共鸣。由于发音时舌根部分起主要作用，所以一般称为后鼻音韵母。

13.2.2 普通话声母构音的语音结构

普通话中独立的声母共有 21 个。声母主要是由于气流在声道的某个部位受到一定的阻碍所形成的。因此，声母构音主要按照发音部位和发音方式（气流受到阻碍的形式）两个维度进行分类。见表 13 - 2。

表 13 - 2　　普通话声母构音

发音方式＼发音部位			唇音		舌尖音			舌面音	舌根音
			双唇音	唇齿音	舌尖前音	舌尖中音	舌尖后音		
鼻音	清音								
	浊音		m			n			(ng)
塞音	清音	不送气	b			d			g
		送气	p			t			k
	浊音								
塞擦音	清音	不送气			z		zh	j	
		送气			c		ch	q	
	浊音								
擦音	清音			f	s		sh	x	h
	浊音						r		
边音	清音								
	浊音					l			

发音部位指的是发音时主要用力的部位，包括双唇音、唇齿音、舌尖前音、舌尖中音、舌尖后音、舌面音和舌根音。发音方式主要包括鼻音、塞音、塞擦音、擦音和边音五种。此外，还可根据发音时声带是否振动以及释放气流时间的长短进行更为细致的分类。发音时声带振动称为浊音，声带不振动称为清音。释放气流时间长的称为送气音，在短时间内释放气流的称为不送气音。

鼻音指的是发音时气流主要从鼻腔流出，形成鼻腔共鸣。塞音指的是发音时两个部位闭合，将气流阻塞在该处，然后再将气流突然释放出来，从而形成语音。应注意，如舌尖中音/d、t/等虽然只标出了一个部位，但实际上它是舌尖中部与上齿龈两个部位共同形成对气流的阻塞。只是由于上齿龈是被动参与构音才未标注出来。不同部位使用同一种阻塞方式形成的语音是不同的。此外，在塞音发音最后释放气流时，根据时间长短又可分为送气音和不送气音。例如，发/b/时，双唇迅速打开，让气流释放出去；而发/p/时，双唇则较缓慢地打开，让气流在较长一段时间内释放。塞擦音是指发音时两个部位先完全闭合，然后再打开一条缝隙，让气流从中擦过去。擦音是指发音时两个部位形成一条缝隙，让气流从其中擦过去。边音是指发音时气流从舌的两边流出去。

13.3 构音功能的评估

构音功能评估包括主观评估和客观测量两部分。主观评估可分为口部运动功能评估、构音运动功能评估、构音语音能力评估三部分。客观测量可分为构音运动功能客观测量和构音语音能力客观测量。其前者包括下颌距、舌距、舌域图、声道形状实时检测；后者包括口腔轮替运动速率和构音语音测量。

通过以上评估，可以对患者的构音功能进行综合评价，找出构音障碍的原因，确定构音障碍的类型，根据评估结果，制定科学的康复训练方案。构音功能评估的框架见图 13－5。

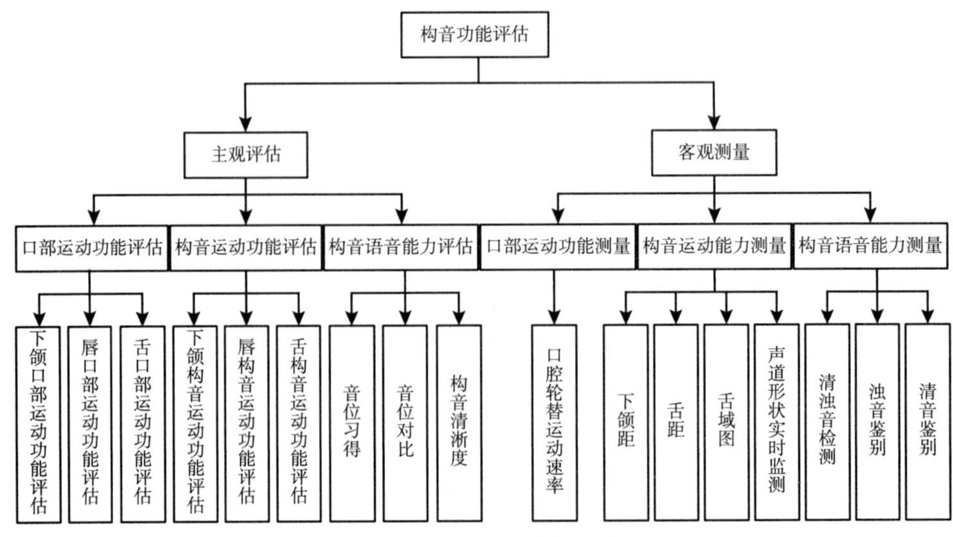

图 13－5　构音功能评估框架

13.3.1 主观评估

根据汉语普通话语音特点和构音运动的机理，对下颌、唇和舌的口部运动功能、构音运动功能进行主观评估，从而判断下颌、唇和舌是否存在口部运动问题、协调性运动障碍。并对所有的声母和部分韵母进行构音语音能力主观评估，并结合客观测量结果，确定构音障碍的类型和严重程度，判断构音器官的运动以及构音的准确度和清晰度是否达到了汉语普通话语音所需要的技能水平。

1. 口部运动功能评估

口部运动功能评估用来评价下颌、唇、舌在自然放松状下、在模仿口部运动状态下的生理运动是否正确，并判断运动异常的类型。

按照下颌、唇及舌运动发育顺序和规律以及运动障碍形成的规律按由重到轻的顺序制定 5 级分级标准。遵循由表及里的原则，根据患者在评定过程中下颌、唇、舌运动能力的临床症状表现，确定障碍级别，计算得分，实现半定量的评定。分值越高运动能力越好。主观评估表的详细内容请参见“附录 2”。

（1）下颌

下颌口部运动功能评估主要是检测患者的下颌运动能力和感知觉能力，首先对下颌在自然放松状态时的位置进行主观评估。观察下颌在放松状态下颞颌关节的紧张程度、下颌的控制能力有无异常等。在被评者不讲话、不进食、不做口部运动时观察下颌的位置和运动，持续时间 3 秒。然后对咬肌肌力进行检查。根据下颌在放松状态时的位置及腰肌肌力，按由重到轻的顺序分成 0～4 级，4 级为下颌正常运动发育水平。

然后对下颌在模仿口部运动状态时进行评估。此项评估内容共有 7 个单项目，包括下颌向下运动，下颌向上运动，下颌向左运动，下颌向右运动，下颌前伸运动，下颌上下连续运动以及下颌左右连续运动等。评估时由检测者给出指导语，并做示范动作，被评者模仿。主要目的是检测下颌的粗大运动能力，涵盖了下颌的活动范围、下颌的运动控制能力、下颌的运动速度以及下颌运动肌群的肌张力等内容。前 6 项是检测下颌的单个运动能力，后 2 项是检测下颌的连续运动能力。根据下颌运动障碍的程度不同，每一子项都按由重到轻的顺序分成 0～4 级。下颌口部运动功能评估内容见图 13－6。

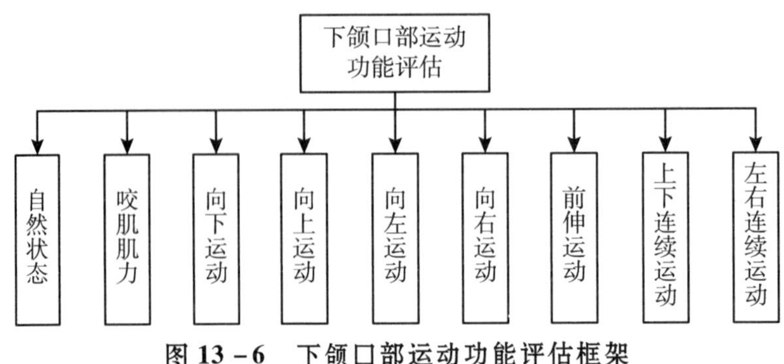

图 13-6　下颌口部运动功能评估框架

（2）唇

首先对唇在自然放松状态时的位置及运动进行主观评估。观察唇在放松状态时的位置以及唇对流涎的控制。评价唇的控制能力有无异常等。在被评者不讲话、不进食、不做口部运动时观察唇的位置和运动，持续时间 3 秒，然后对唇面部肌群肌力进行评估，由重到轻的顺序分成 0～4 级，4 级为唇正常运动发育水平。

然后对唇在模仿口部运动状态时进行评估。此项评估共有 5 个单项目，包括展唇运动、圆唇运动、唇闭合运动、圆展交替、唇齿接触运动。评估时由检测者给出指导语，并做示范动作，被评者模仿。主要目的是检测唇的运动能力，包括唇的运动范围、唇的运动控制能力、唇运动速度以及唇面部肌张力等内容。前 6 项是检测下颌的单个运动能力，后 2 项是检测下颌的连续运动能力。根据唇运动障碍的程度不同，每一子项都按由重到轻的顺序分成 0～4 级。唇口部运动功能评估的内容见图 13-7。

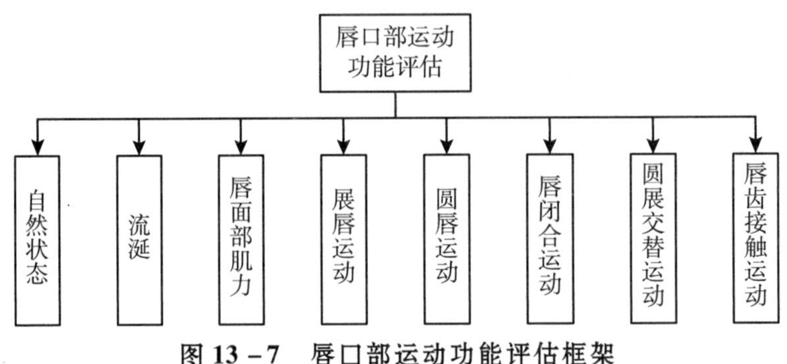

图 13-7　唇口部运动功能评估框架

（3）舌

首先对舌在自然放松状态时的位置进行主观评估。观察舌在放松状态时的位置、结构及形状有无异常等。在被试不讲话、不进食、不做口部运动时观察舌，微张嘴，静观 1 分钟，对张嘴困难，用压舌板辅助持续时间 3 秒，然后对舌肌肌力进行检查，按由重到轻的顺序分成 0 ~4 级，4 级为正常运动发育水平。

最后，对舌在模仿口部运动状态时进行评估，此项评估共有 14 个子项目，包括舌尖前伸、舌尖下舔颌、舌尖上舔唇、舌尖上舔齿龈、舌尖左舔嘴角、舌尖右舔嘴角、舌尖上舔硬腭、舌尖前后交替、舌尖左右交替、舌尖上下交替、马蹄形上抬、舌两侧缘上抬、舌前部上抬、舌后部上抬等。评估时由老师给出指导语，并做示范动作，被评者模仿。检测舌尖的运动能力和舌的精细分化运动能力。根据运动障碍的程度不同，每一子项都按由重到轻的顺序分成 0 ~4 级。舌口部运动功能评估内容见图 13 –8。

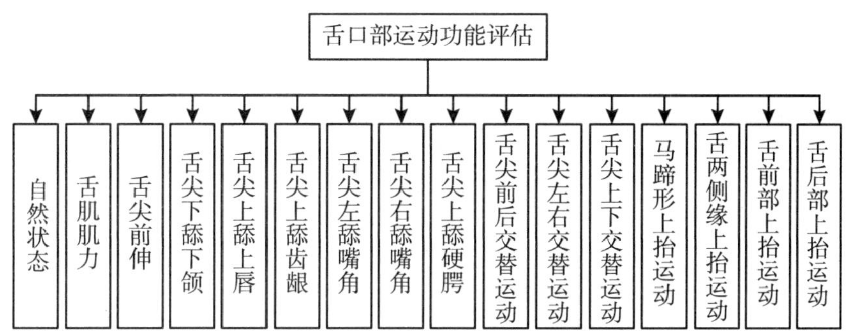

图 13 –8 舌口部运动功能评估框架

2. 构音运动功能评估

构音运动功能评估是评价下颌、唇、舌在言语过程中的运动是否准确、到位，以及协调运动是否正确。

按照下颌、唇及舌运动发育顺序和规律以及运动障碍形成的规律按由重到轻的顺序制定 5 级分级标准。遵循由表及里的原则，根据患者在评定过程中下颌、唇、舌运动能力的临床症状表现，确定障碍级别，计算得分，实现半定量的评定。分值越高运动能力越好。主观评估表的详细内容请参见附录 2。

(1) 下颌

正常言语发育中，下颌共有 6 种韵母构音运动模式：下颌上位构音运动、下颌下位构音运动、下颌半开位构音运动、下颌下上转换构音运动、下颌上下转换构音运动和下颌上下上转换构音运动。下颌构音运动功能评估用来检查下颌的各种构音运动模式是否习得，下颌的运动是否达到了特定音位所需要的动作技能水平，从而为制定构音计划提供依据。每一项目中均由同一构音运动模式的单音节词、双音节词和三音节词以及 4 ~5 个字组成的句子作为目标词、词语或短句。通过这些词的发音来判断该患者是否掌握了这个构音运动模式，下颌还存在哪些运动问题，下颌的控制能力、运动速度是否正常等运动状况。下颌构音运动功能评估内容见图 13－9。

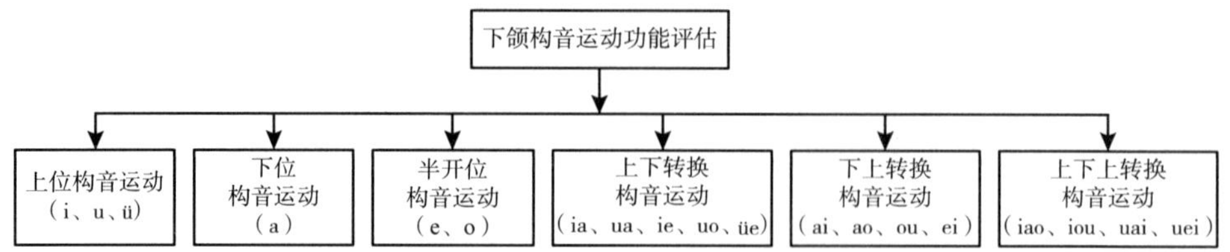

图 13－9　下颌构音运动功能评估框架

（2）唇

正常言语发育中，唇共有 3 种韵母构音运动模式：圆唇构音运动、展唇构音运动、圆展交替构音运动。4 种声母构音运动模式：唇闭合与圆唇构音运动、唇闭合与展唇构音运动、唇闭合与展圆构音运动、唇齿接触构音运动。唇构音运动功能评估用来检查唇运动是否达到了汉语普通话语音构音所需要的动作技能水平，从而为制定构音计划提供依据。每一项目中均由同一构音运动模式的单音节词、双音节词和三音节词以及 4～5 个字组成的短句作为目标词、词语或短句。通过这些词的发音来判断唇运动是否达到了该构音运动模式所需要的技能水平，还存在哪些运动问题，唇的精细分级控制能力如何、运动速度是否正常等运动状况。唇构音运动功能评估内容见图 13－10。

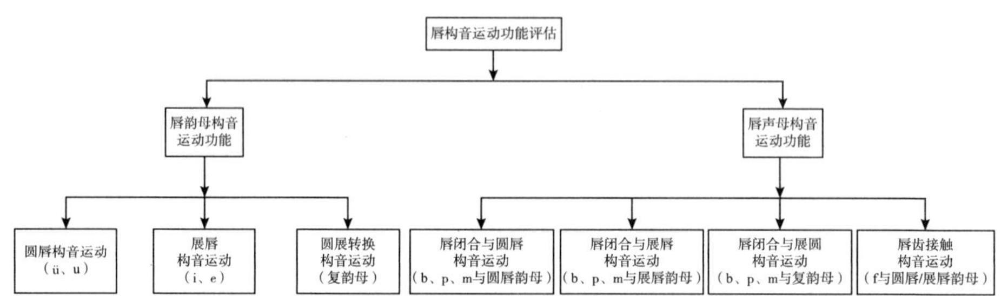

图 13－10　唇构音运动功能评估框架

（3）舌

正常言语发育中，舌共有 6 种韵母构音运动模式：舌前位构音运动、舌后位构音运动、舌前后位转换构音运动、舌后前位转换构音运动、前鼻韵母构音运动和后鼻韵母构音运动。6 种声母构音运动模式：马蹄形上抬构音运动、舌尖上抬与下降构音运动、舌叶轻微上抬构音运动、舌两侧上抬构音运动、舌前部上抬与下降构音运动、舌后部上抬构音运动。舌构音运动功能评估内容见图 13－11。

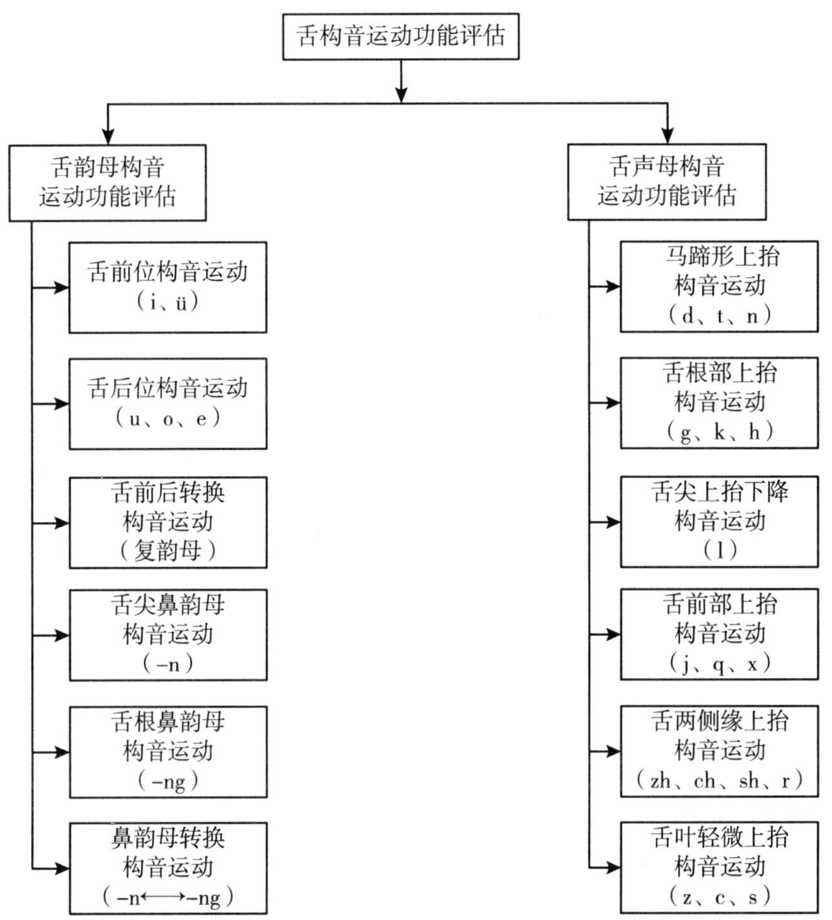

图 13－11　舌构音运动功能评估框架

通过让患者模仿或自主发音每一评定项目中的单音节词、双音节词和三音节词以及短句来判断舌的精细分化运动以及精细分级控制能力，判断舌的运动是否达到了汉语普通话中舌声母构音所需要的基本运动技能和模式。

3. 构音语音能力评估

构音语音能力评估考察的是患者掌握每一个音位的言语构音能力，黄昭鸣等在以往研究的基础上研发了一套汉语构音能力测验词表，由 50 个单音节词组成，它通过 23 对声母音位对比，评估 21 个声母的构音能力（即声母音位习得）及其障碍类型，在测量言语障碍患者的言语错误方面具有较高的效度，为诊断构音障碍的病因和制定矫治方案提供了科学依据。

根据普通话语音学基础，将构音语音能力评估分为以下四个部分：塞音构音语音能力评估、鼻音/边音构音语音能力评估、擦音构音语音能力评估、塞擦音构音语音能力评估，评估总流程图见图 13－12。

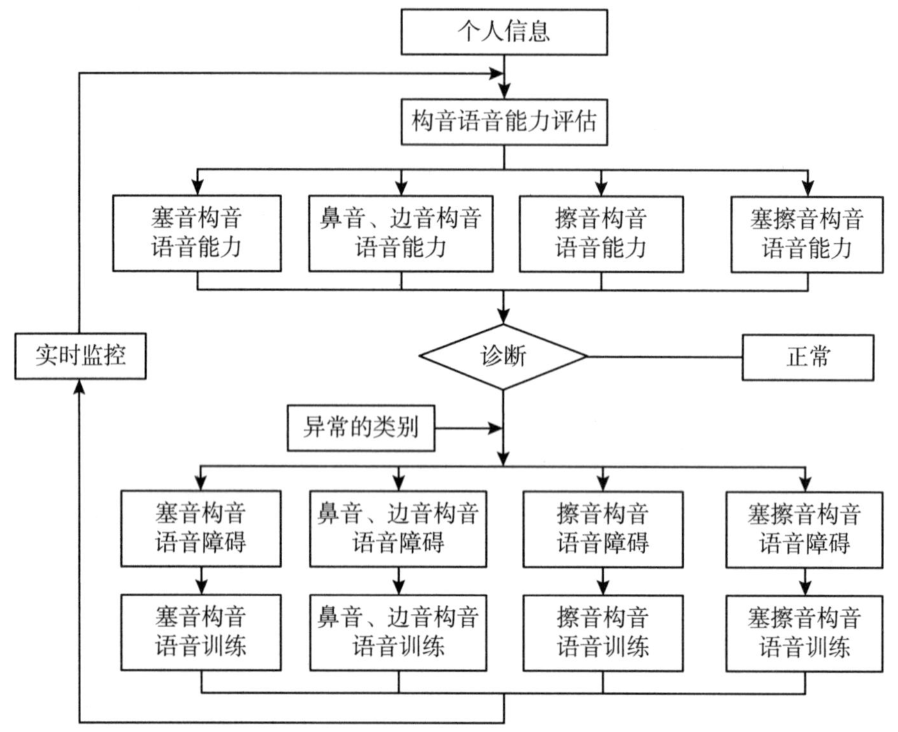

图 13－12　构音语音能力评估框架

（1）塞音构音语音能力评估

汉语普通话中共有塞音 6 个：/b/、/p/、/d/、/t/、/g/、/k/，与塞音相关的声母音位对共有 13 对，又可以分为送气塞音 vs 不送气塞音音位对、不同发音部位送气塞音音位对、不同发音部位不送气塞音音位对、塞音 vs 擦音音位对、塞音 vs 鼻音音位对五类，见图 13－13。

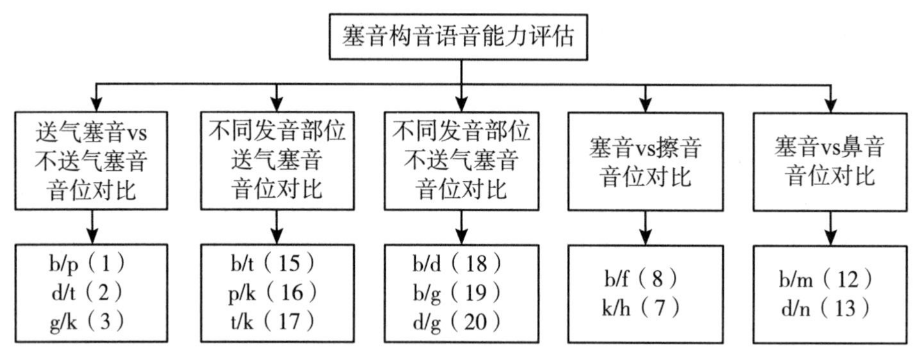

图 13－13　塞音构音语音能力评估框架

（2）鼻音边音构音语音能力评估

汉语普通话中共有塞音 2 个：/m/、/n/，边音只有一个/l/。与鼻音边音相关的声母音位对共有 2 对，都属于鼻音 vs 塞音音位对。此外，鼻音与边音之间的混淆在临床上也十分常见，因此尽管鼻音边音不能组成最小音位对比，也要对其进行评估，见图 13－14。

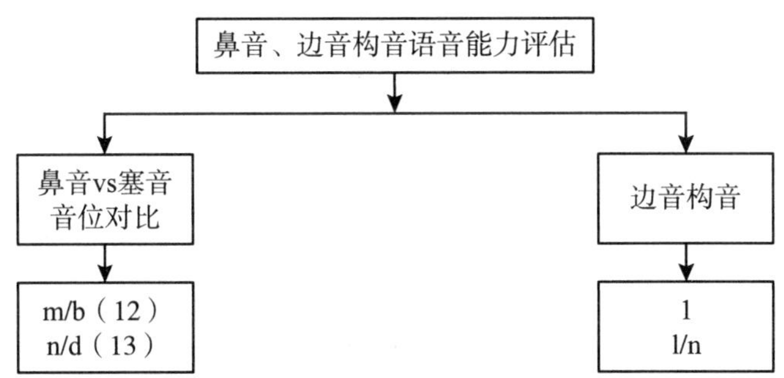

图 13－14　鼻音边音构音语音能力评估框架

（3）擦音构音语音能力评估

汉语普通话中共有擦音 5 个：/f/、/s/、/sh/、/x/、/h/，与擦音相关的声母音位对共有 7 对，又可以分为擦音 vs 无擦音音位对、擦音 vs 塞音音位对、擦音 vs 塞擦音音位对、不同部位擦音音位对四类，见图 13－15。

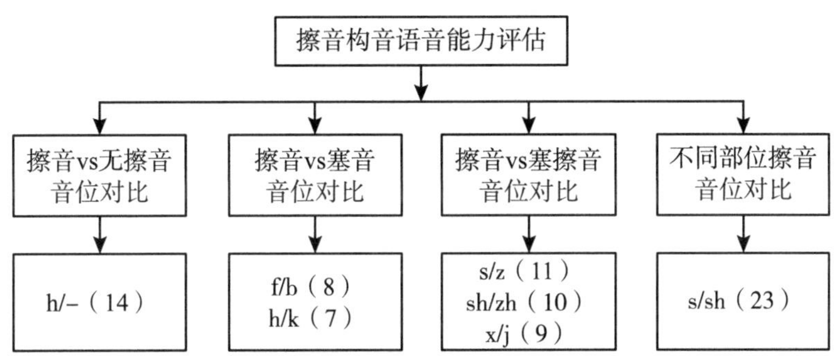

图 13－15　擦音构音语音能力评估框架

（4）塞擦音构音语音能力评估

汉语普通话中共有塞擦音 6 个：/z/、/c/、/zh/、/ch/、/j/、/q/，与塞擦音相关的声母音位对共有 8 对，又可以分为送气塞擦音 vs 不送气塞擦音音位对、塞擦音 vs 擦音音位对、不同发音部位塞擦音音位对三类，见图 13－16。

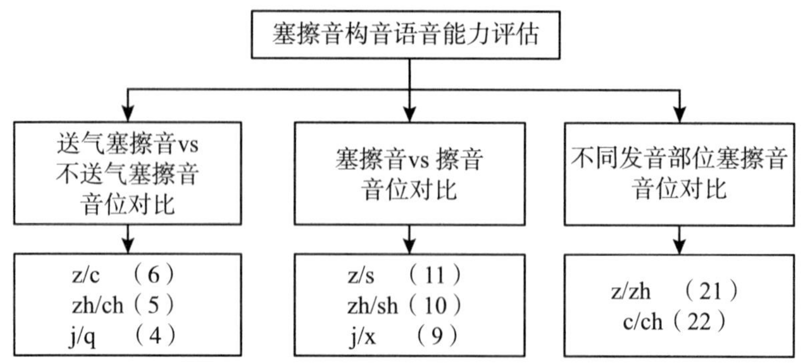

图 13－16　塞擦音构音语音能力评估框架

为获得患者语音的诱导方式主要有三种：提问、提示和模仿。50 个词的提问、提示如附录 4 所示（言语功能评估表中的构音功能评估表）。模仿是指让儿童看示范者的口形，而后重复。就构音能力而言，只要能模仿，任务则完成了。一般来说，为了保证分析结果的准确性，要求儿童每个字发音 3 遍，每个音的发音时间以及音与音之间的间隔时间均为 1～2 秒。在获得患者的构音音位后，应对构音音位进行主观分析。主观分析法主要是通过评估者的听觉感知来判断构音运动的正误。记录时有四种情况：正确"√"，扭曲"⊗"，遗漏"⊖"，替代（所发音的拼音）。50 个词的分析结果记录在附录 2 的表格中（构音功能评估表）。正常儿童声母音位习得顺序见表 13－3。

表 13－3　　正常儿童声母音位习得顺序

（灰色条表示所有正常儿童中 90% 能正确发出目标音的年龄。年龄：岁；月）

声母＼年龄	2；7～2；12	3；1～3；6	3；7～3；12	4；1～4；6	4；7～4；12	5；1～5；6	5；7～5；12	6；1～6；6
b	■							
m	■							
d	■							
h	■							
p		■						
t		■						
g		■						
k		■						
n		■						
f			■					

续表

年龄 声母	2；7～ 2；12	3；1～ 3；6	3；7～ 3；12	4；1～ 4；6	4；7～ 4；12	5；1～ 5；6	5；7～ 5；12	6；1～ 6；6
j								
q								
x								
l								
z								
s								
r								
c								
zh								<90%
ch								
sh								

将声母、韵母、声调音位对比的得分进行统计计算，得到构音清晰度得分。将所得到的评估与分析结果分别与正常儿童整体构音清晰度的参考标准（见表13－4）进行比较，如果发现患者整体构音清晰度、习得的声母音位、音位对比项目低于同龄正常儿童，则说明存在构音障碍。同时可以由此分析出造成障碍的原因，以便让患者接受必要的构音训练。

表13－4　　正常儿童整体构音清晰度的参考标准（分数（%）的平均值和标准差。年龄：岁；月）

性别 年龄	男		女		性别综合	
	平均值	标准差	平均值	标准差	平均值	标准差
2；7～2；12	66.28	14.16	75.63	7.00	70.77	12.06
3；1～3；6	70.23	10.77	73.98	3.20	72.11	11.99
3；7～3；12	81.53	13.01	79.57	8.21	80.44	10.44
4；1～4；6	83.55	5.27	82.52	5.24	83.11	5.19
4；7～4；12	80.30	11.71	87.03	3.95	84.39	8.39
5；1～5；6	84.32	10.11	90.96	5.19	87.64	8.58
5；7～5；12	89.00	7.75	92.86	4.46	91.00	6.46
6；1～6；6	93.24	6.24	93.95	6.25	93.59	6.09
年龄综合	80.73	12.92	84.41	10.19	82.61	11.73

13.3.2 客观测量

1. 口部运动功能测量

口腔轮替运动速率是指每4秒钟能发出最多特定音节的总数。口腔轮替运动速率反映了舌的运动状态、口部肌群的协同水平，它是衡量言语清晰度的一个重要指标，例如：每4秒钟能发出最多/pa/音节的总数就是口腔轮替运动/pa/的速率，这里记为：DR（pa）。口腔轮替运动速率包括四个指标，即DR（pa）、DR（ta）、DR（ka）以及DR（pataka）。口腔轮替运动包括对/pa、ta、ka、pataka/四个指定音节的发音。pa、ta、ka为单音节，发/pa/音时，双唇紧闭，口腔张开；发/ta/音时，舌尖抵住齿龈，然后口腔张开；发/ka/音时，舌根隆起与软腭接触，口腔也张开；/pataka/由三个音节组成，发音时主要考察唇、舌以及下颌的交替运动灵活度。

在进行这项测试的时候，粗略而言，仅仅需要一只秒表或手表。如想要获得精确的结果，需要采用“实时言语测量仪”（Dr. Speech™，美国泰亿格电子有限公司生产）进行口腔轮替运动速率测量。

测试环境噪音控制在40dB以下，口距话筒的距离为10cm左右，测试时，首先要求被试深吸气，然后一口气连续发指定音节，持续4秒钟，音调与响度适中，各个音节必须完整。要求患者尽可能快地发音，可将其发音过程用录音机、录像机、“实时言语测量仪”等录制下来，以便在回放录音时，仔细确定患者每4秒钟发/pa/、/ta/、/ka/及/pataka/音的数量。每一特定音节测两次，记录较大值。将测试的结果与中国人不同年龄性别的口腔轮替运动速率参考标准（见表13-5）进行比较，分析下颌、舌、唇以及软腭交替运动的灵活度。

表13-5 中国人不同年龄口腔轮替运动速率的参考标准（m±σ）（次/4秒）

年龄（岁）	口腔轮替运动速率DR的最小要求						
	DR(pa)	DR(ta)	DR(ka)	DR(pataka)	DR(pata)	DR(paka)	DR(kata)
4	12	12	12	2	5	4	5
5	13	13	13	2	5	4	5
6	14	14	14	3	7	6	7
7	15	15	15	3	7	6	7
8	16	16	16	3	10	8	7

续表

年龄（岁）	口腔轮替运动速率 DR 的最小要求						
	DR(pa)	DR(ta)	DR(ka)	DR(pataka)	DR(pata)	DR(paka)	DR(kata)
9	17	17	17	4	10	8	7
10	18	18	18	4	11	10	10
11	18	18	18	4	11	10	11
12	18	18	18	4			
13	19	19	19	5			
14	19	19	19	5			
15	19	19	19	5			
16	20	20	20	6			
17	20	20	20	6			
18～40	20	20	20	6			

2. 构音运动功能测量

构音运动功能测量，就是通过言语声学分析对构音器官的运动能力以及各构音器官相互之间的协调运动能力进行定量的测量，分析构音异常的原因，为制定构音异常的治疗方案提供依据；同时监控治疗效果，为及时调整治疗方案起导向作用。

下颌运动对构音而言非常重要。它直接影响唇和舌的运动以及舌和上腭间的构音位移，下颌运动受限或运动过度会严重影响到构音的准确性。舌是最重要的构音器官，舌前后位之间的运动转换能力直接影响元音的构音。唇的运动直接影响双唇音、唇齿音和后元音等构音的准确性。如果下颌、舌、唇的运动功能异常，则不能形成清晰的发音，会出现替代、歪曲、遗漏等现象。因此，从生理学和病理学角度出发，客观测量包括下颌距、舌距、舌域图和声道形状的实时检测。

(1) 下颌距

下颌距的定量测量反映了产生言语过程中下颌的运动能力。它的测量对构音异常的定量评估起着重要的作用。下颌的开合运动直接影响咽腔的大小。下颌张开度越大，咽腔的体积越小；下颌张开度越小，咽腔的体积越大。第一共振峰 F_1 是反映咽腔大小和咽腔共鸣状态的一个声学参数，它主要揭示下颌的开合运动情况。F_1 值越大，说明咽腔的体积越小，下颌张开度越大；F_1 值越小，说明咽腔的体积越大，下颌张开度越小。

在汉语普通话中，核心韵母/ɑ/是最低位元音，发此音时下颌张开度最大，咽腔的体积最小，F_1 值最大；核心韵母/i/是最高位闭元音，发此音时下颌张开度最小，咽腔的体积最大，F_1 值最小。而对其余韵母运动以及所有声韵组合的运动，下颌的运动范围都在/ɑ/和/i/之间。所以，用 $F_1(a)$ 和 $F_1(i)$ 两者的差值来反映下颌的开合情况，用公式表示为 $\triangle F_1 = F_1(a) - F_1(i)$，单位为 Hz，如图 13－17 所示。

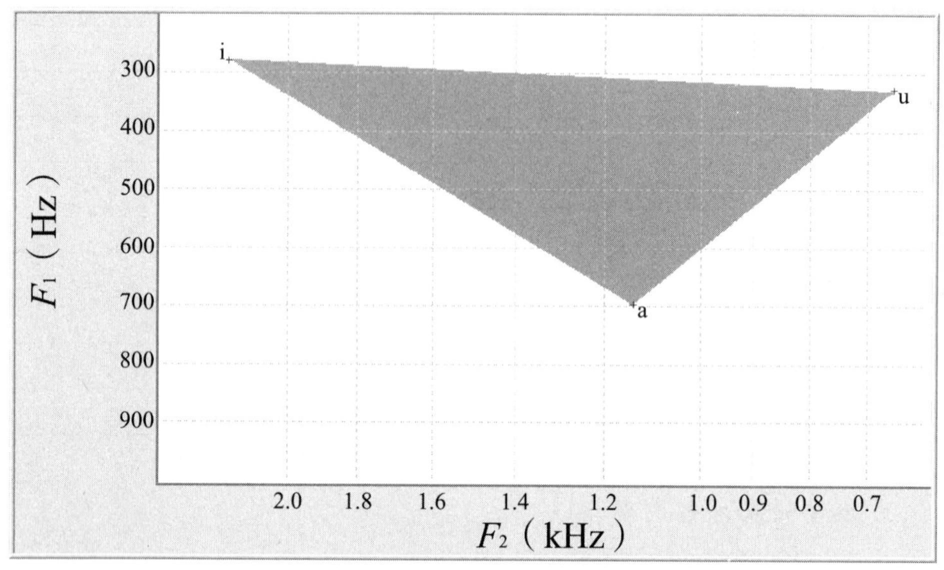

图 13－17　下颌距、舌距、舌域图三参数示意

根据测量结果来分析下颌开合运动是否正常。如果 $\triangle F_1$ 值小于相应年龄段的参考标准，说明下颌运动受限；如果 $\triangle F_1$ 值大于相应年龄段的参考标准，说明下颌运动过度；如果 $\triangle F_1$ 的标准差偏大，说明下颌运动有急动现象，下颌的自主控制运动能力差。

对于一个下颌运动异常的学龄前患者而言，将测得的下颌距与表 13－6 同年龄、同性别组的参考标准进行比较，同时结合下颌运动主观评估的结果，以共同确定下颌运动异常的性质与程度。表 13－7 给出了中国学龄前儿童不同年龄段不同性别的下颌距（$\triangle F_1$）的参考标准。

表 13－6　中国学龄前儿童下颌距的参考标准（m ± σ）（单位：Hz）

	男					女				
年龄	m－2σ	m－σ	m	m＋σ	m＋2σ	m－2σ	m－σ	m	m＋σ	m＋2σ
3 岁	437	620	802	984	1 167	498	694	891	1 088	1 284
4 岁	988	1 082	1 176	1 270	1 364	949	1 095	1 240	1 386	1 531
5 岁	612	755	897	1 040	1 182	645	793	940	1 087	1 234
6 岁	689	812	936	1 059	1 182	622	806	989	1 173	1 356

表 13－7　中国学龄前儿童舌距的参考标准（m ± σ）（单位：Hz）

年龄	平均值	标准差
3 岁	81.58	18.23
4 岁	85.88	19.44
5 岁	92.34	9.90
6 岁	88.55	5.84

（2）舌距

舌距的定量测量反映言语中舌的运动能力。舌是最重要的构音器官，能够向各个方向做运动，在言语中，舌的前后运动能改变声道的形状和共振峰频率，是影响言语清晰度最重要的因素。舌向前运动时，口腔的体积减小；舌向后运动时，口腔的体积增大。第二共振峰 F_2 反映口腔的大小和口腔共鸣状态，主要反映舌前后运动的情况。舌向前运动时，口腔体积减小，F_2 值增加；舌向后运动时，口腔体积增大，F_2 减小。

在汉语普通话中，核心韵母/i/是最高位闭元音，发此音时舌位最靠前，口腔的体积最小，F_2 值最大；核心韵母/u/是最高位舌后音，发此音时舌位最靠后，口腔的体积最大，F_2 值最小。所以，用 $F_2(i)$ 和 $F_2(u)$ 两者的差值来反映舌运动能力，用公式表示为 $\triangle F_2 = F_2(i) - F_2(u)$，单位为 Hz，如图 13－17 所示。

根据测量结果来分析舌的前后运动是否正常。如果 $\triangle F_2$ 值小于相应年龄段的参考标准值，说明舌运动受限；如果 $\triangle F_2$ 值大于相应年龄段的参考标准值，说明舌运动过度；如果 $\triangle F_2$ 的标准差偏大，说明舌运动有急动现象，舌的自主控制运动能力差。

对于一个舌运动异常的学龄前患者而言，将测得的舌距与表 13－7 同年龄、同性别组的参考标准进行比较，同时结合舌运动主观评估的结果，以确定舌运动异常的性质与程度。

（3）舌域图

舌域图的定量测量反映下颌和舌的协调运动能力。通过连续发三个核心韵母，即最上位的舌前音/i/、最下位的舌中音/ɑ/、最后位的舌后音/u/，舌与下颌协调运动所构成的面积作为舌域图的测量指标，单位为 Hz^2，如图 5－12 所示。如果发这三个音时的面积小于对应年龄段的参考标准，则下颌和舌的协调运动能力低下；如面积大于相应年龄段的参考标准，则下颌和舌的协调运动能力过度。

对于一个下颌和舌协调运动异常的学龄前患者，将测得的舌域图与表 13－8 同年龄、同性别组的参考标准进行比较，同时结合下颌和舌的组合运动主观评估的结果，以确定下颌和舌组合运动异常的性质与程度。表 13－8 给出了中国人学前年龄段不同性别的舌域图的参考标准，它说明了不同年龄、性别的人群有着不同舌域图的参考标准。

表 13－8　　中国学龄前儿童舌域图的参考标准（m ± σ）

	男					女				
年龄	m－2σ	m－σ	m	m＋σ	m＋2σ	m－2σ	m－σ	m	m＋σ	m＋2σ
3 岁	14	50	85	121	157	26	66	106	146	186
4 岁	61	81	101	121	141	64	94	123	152	181
5 岁	60	86	112	137	163	68	96	123	151	178
6 岁	66	95	123	151	179	52	87	122	156	191

（4）声道形状实时监测

人们发出有意义言语声的过程是十分复杂和精细的，这个过程涉及了许多块肌肉的协调运动，在肉眼看来，每个运动过程都十分短暂和迅速，不易被观察到的，特别是舌的运动过程，舌有 16 个功能分区，每个分区都有独立的分离运动，为了更好地评价口部结构的运动过程，必须依靠高级工程技术，实时地观察到运动过程，这样才能更好地描述在发出不同的言语声时声道的形状和变化。

言语合成对于更好地洞察人类言语发音特性是非常重要的，利用合成技术可以实现构音运动过程向声学特征的转化，这样就实现了对构音运动过程的实时描述。

根据输入的语音（或者参数文件）进行仿真声道的形状大致包括以下几个步骤：首先输入语音参数文件或者输入 wav 文件，并显示相关波形。然后依次是分析—语音反向滤波—激励指定—合成。

分析阶段是把共振峰解压称语音文件，分析阶段把共振峰解压成语音文件，通过决定目标语音信号的目标共振峰，首先用户可以在期望处标记目标共振峰的轨迹，这个标记共振峰可以保存为目标共振峰文件。其次，语音反向滤波可以决定语音模型参数。这是使目标共振峰和模型共振峰的误差最小来决定的。用户然后可以指定用来合成的激励类型。最后，完成语音合成，合成选项提供了一个声道的动画仿真。

在声道实时检测的过程中，通过共振峰的值可以计算出一系列的参数，用来描述声道中各个构音器官的运动情况（见图 13－18），这些言语参数的变量有：

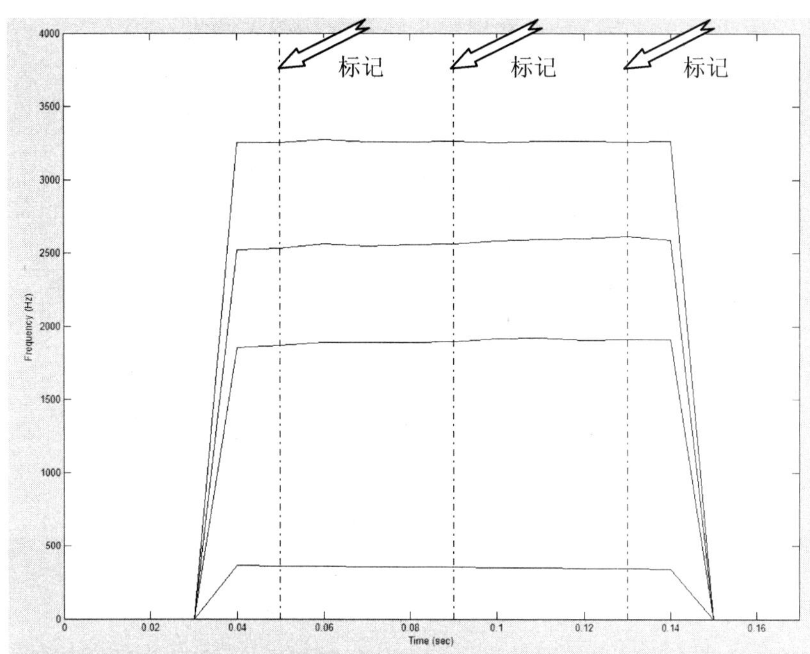

（a）输入声学参数

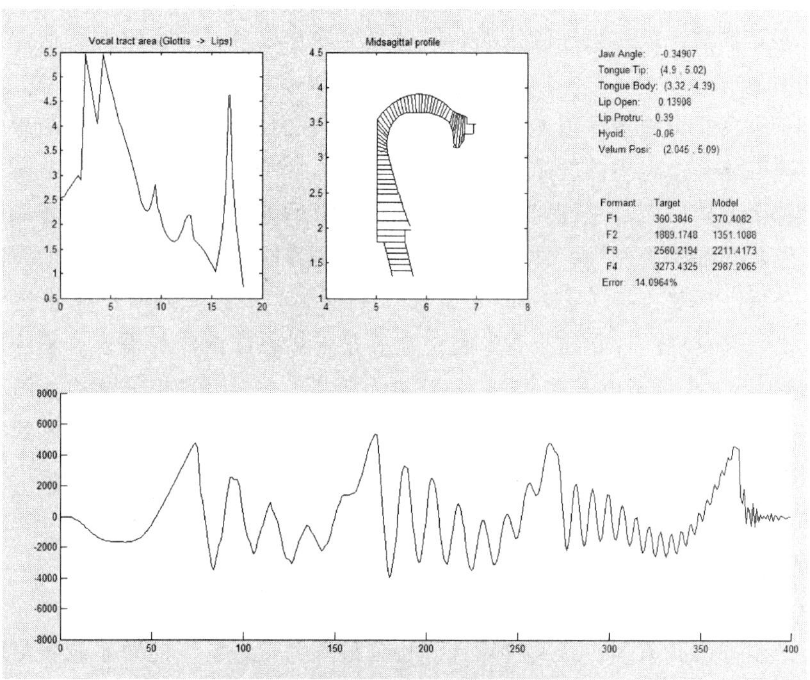

（b）仿真声道形状

图 13－18　声道形状实时监测

• 舌体中心点：用一段具有固定半径和移动圆心的弧（DL－B）的圆心来表示，在直角坐标系中是（tbodyx，tbodyy）。这个点的位置可以用来反映发音时舌的运动。

• 舌尖位置：是用直角坐标系中的 T（tipx，tipy）来表示，其位置是随着舌体中心点和下颌角的位置改变而改变的，这个点的位置可以用来反映发音时舌的运动。

• 下颌角：在极坐标中表示的点 J（sj，thetaj）用来表示下颌的位置，下颌角可以反映发音时下颌的开合度和前后运动情况。

• 唇开距：上下唇打开的距离，可以反映嘴唇的开合度。

• 唇凸距：上下唇凸出的长度，可以反映发音时圆唇的情况。

• 悬雍垂位置：通过延着悬雍垂顶端 V－V’运动的点 V 来表示。可以反映发音时软腭机悬雍垂的运动情况。

3. 构音语音能力测量

构音语音能力测量也是通过言语声学分析对构音语音的准确度和清晰度进行定量的测量，做出错误走向分析并诊断构音语音能力的哪一个纬度出现异常，为制定构音异常的治疗方案提供依据；同时监控治疗效果，为及时调整治疗方案起导向作用。

构音语音能力主观评估是通过治疗师的耳朵主观感知而得出评估结果，不同的治疗师可能会得出不同的结果，同一个治疗师给出的结果也会由于被试、环境等因素有所差异，而且不能对患者的构音语音障碍进行分级。构音语音能力主观评估只能起到筛查的作用，即大体上确定构音语音能力异常与否，并做简单的错误走向分析。例如，把“套/tào/”发成“到/dào/”，只能判断出是将送气音不送气化。但是这样的评估结果并不能完全满足指导临床治疗的需求。临床上还需要一种诊疗技术，能够诊断构音语音能力的哪一个纬度出现异常。例如，把“套/tào/”发成“到/dào/”，是由于/t/的时长过短造成的。因此，训练的主要目的是延长发音或送气。

基于语音分割技术，可以实现对单音节词进行分析、分割和标注。实现了对构音语音能力进行客观测量，弥补了主观评估的不足。

（1）导入声音

将录制好的高质量声音文件输入到构音语音测量系统，此时系统将显示该单音节词的时域声波图。如图 13－19 所示，输入声音为闹（nào）。

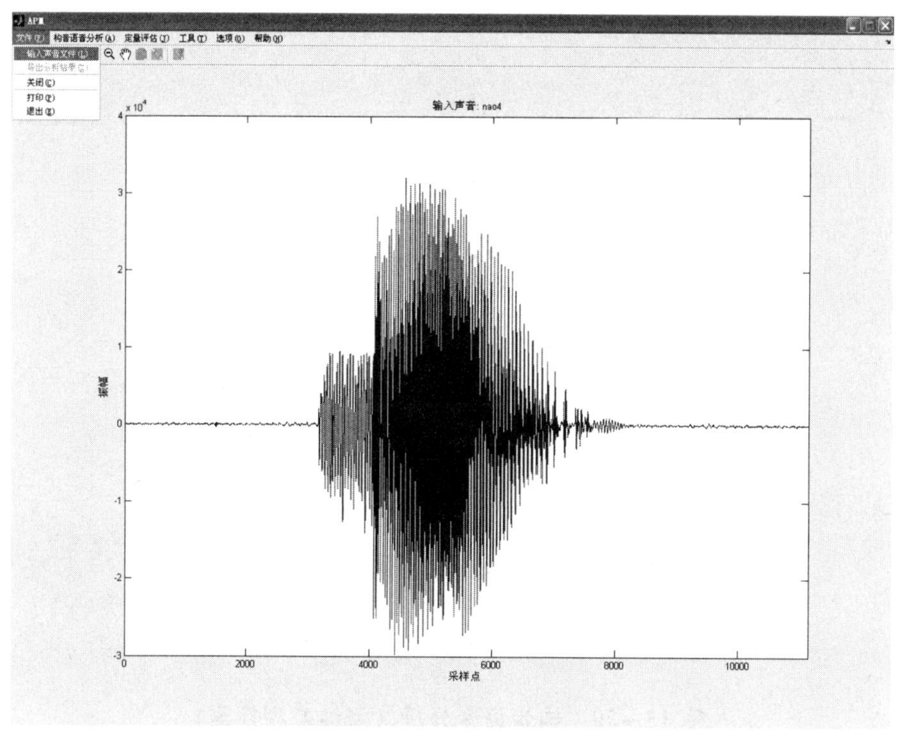

图 13－19　显示波形

（2）测量过程

对输入的单音节词声音进行一系列语音检测，包括清浊音检测、共振峰描迹、响音检测、元音检测、鼻音检测、清音检测等步骤，得到检测参数，每个参数具有不同的区别意义。

①清浊音检测：节词每个语音段的清浊类型，2 代表浊音；1 代表清音；0 代表静音，无声。清浊类型可以反映发音过程中声带的振动情况。如图 13－20 所示，输入声音为闹（nào），上面为该单音节词的波形图显示，下面为该单音节词的清浊音分析结果，显示该单音节词可以按照清浊类型分为三段，第一段为清音，第二段为浊音，第三段为清音。

②浊音鉴别——共振峰幅度比：每个浊音类型的语音段中，第二共振峰的幅度与第一共振峰的幅度的比值。鼻音的生理特征决定了在声学上，其第一共振峰能量较大，第二共振峰能量很小，因此，共振峰幅度比可以用来鉴别浊音中的鼻音。

③浊音鉴别——响音比值：每个语音段低频能量与高频能量的比值，将声音一次通过 98～898Hz 和 3 691～5 500Hz 的带通滤波器，然后求得两能量函数的比值，可以用来鉴别浊音中的擦音和元音、鼻音。

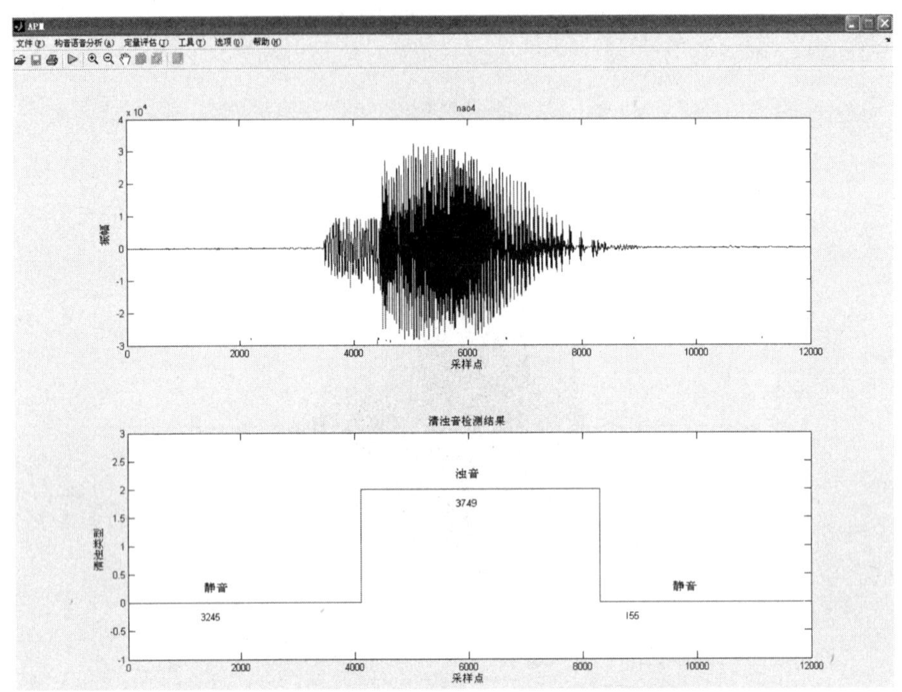

图 13－20　构音语音分析（清浊类型检测）

④浊音鉴别——元音比值：进行响音检测后，要对被检测为响音的语音段进行进一步检测，元音是属于响音的，但是也有其特有的声学特征，那就是频率主要集中在中低频。将响音信号依次通过 20～996Hz 和 1 016～5 500Hz 的带通滤波器，然后求得两能量函数的比值，称为元音比值。

⑤清音鉴别——频率集中区：能量集中的频段。可以用来鉴别浊音中的浊擦音，以及清音中的擦音。

⑥清音鉴别——频谱坡度：清音语音段频谱拟合线的斜率，反映某个清音语音段能量瞬时爆破的情况，可以用来鉴别清音中的塞音。

（3）语音分割

系统根据分析结果对当前语音进行分割，构音语音分割的关键是确定两个语音段的边界，首先比较相邻帧频谱相似性，将相似性较高的帧进行合并，并画出边界符号，称为频谱边界。然后，保留清浊音检测结果中浊音部分的频谱边界值，得到最终的分割结果。

（4）语音类型标注

分割结束后，将对每个分割出来的语音段进行标注，这是为每个语音段分配标签的过程。首先，程序检查清浊音的检测结果，如果当前语音段属于浊音（V），那么它的标签可能是元音（Vow）、鼻音（N）或者浊擦音（VF）；如果当前语音段属于清音（U），那么它的标签可能是清擦音（UF）或清塞音（US）；如果当前语音段属于静音（S），那么它的标签只能是静音（S）。分配标签之前要进行所有参数得分的整体计算，计算当前语音段所有的可能性得分的平均值。见图 13－21。

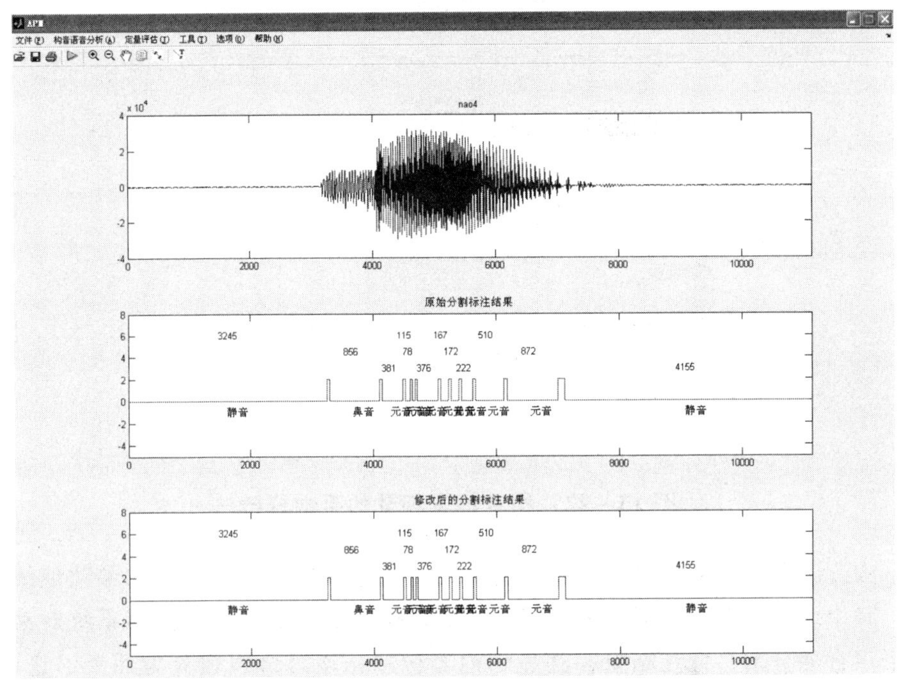

图 13－21　构音语音分割和标注

（5）自动修正

所有的言语识别算法都会出现误差，造成误差的原因主要是人类言语声音的多变性、算法本身的问题等。语音检测的最终目的是为了提取并更改语音段的特征参数，而不是生成一个全新的言语声音，因此在机器自动分析、分割和标注后，应允许使用者可以手动修改一些结果。这正体现了构音语音评估的主观与客观相结合。系统提供的手动修改内容包括：①更改当前语音段的边界点；②更改当前语音段的标注。这样的修改需要具备一定构音语音基础知识的治疗师才可以完成，这是建立在较为可信的主观听感的基础上。见图 13－22。

（6）测量结果

通过以上几个步骤，就可以得出构音语音测量的最终结果，即一个人发出的语音可以被分割成几段，每段的时长是多少，每段的类型是什么，将这个结果与构音语音能力主观评估的结果进行综合评判，就可以科学、准确地评价发音者构音语音能力，并且为制定构音语音训练方案提供依据。

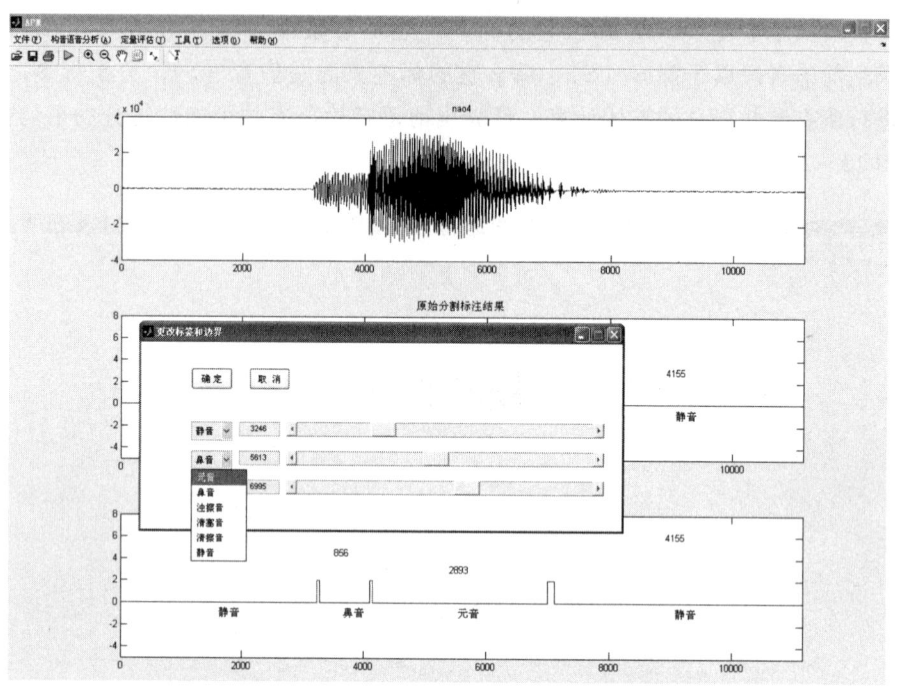

图 13 – 22　构音语音测量的手动修改

构音语音测量结果包括三种呈现形式：统计报告、直观显示和参数值统计表。其中以统计报告的形式最为直观。统计报告以数字的形式给出系统对某个言语声音的分割、标注结果，其显示内容包括：该言语声被分为几个语音段；每个语音段的时长（ms）；每个浊音段的三个可能性得分的平均值；每个清音段的两个可能性得分的平均值；每个语音段的第一选择标签及其可靠性；每个语音段的第二选择标签及其可靠性。这是建立在手动修改的基础上，更新后的结果。

直观显示以最直接的图形给出某个言语声音的分割、标注结果，其显示内容包括：该言语声被分为几个语音段；每个语音段的时长（采样点）；每个语音段的第一选择标签；这是建立在手动修改的基础上，更新后的结果。

此外，系统还提供了可以导出 Excel 表格的功能，可以将语音分析、分割和标注过程中产生的一系列参数写入某个 Excel 文件，方便治疗师进行高级分析和数据保存，以便日后进行数据对比，该 Excel 文件以该言语声的名字命名，如之前进行分析分割的声音是鼻/bi2/（“2” 表示声调是二声），则在某指定路径内产生一个名为 bi2. xls 的文件。

13.4 构音障碍的矫治

构音障碍的矫治是在主客观评估的基础上，对构音器官运动异常和错误的构音进行矫治，并对本应习得而未习得的音位进行训练的过程，可分为口部运动治疗、构音运动治疗和构音语音训练。

13.4.1 口部运动治疗

1. 下颌口部运动治疗

患有构音语音发育迟缓或障碍和口部运动功能不良的儿童，可出现一种或几种以下所述的下颌异常运动模式：下颌运动受限、下颌运动过度、下颌分级控制障碍和下颌转换运动障碍。

根据口部运动的发育规律和治疗的运动原理，对下颌运动障碍治疗分为三个层次，首先增强下颌感知觉，然后采用促进治疗技术提高咬肌的力量，在肌力提高的前提下，再利用促进治疗技术阻断下颌的各异常运动模式，进行针对性治疗，以促使下颌运动正常化，从而为下颌的正确构音运动等奠定生理基础。下颌口部运动障碍治疗流程见图 13 – 23。

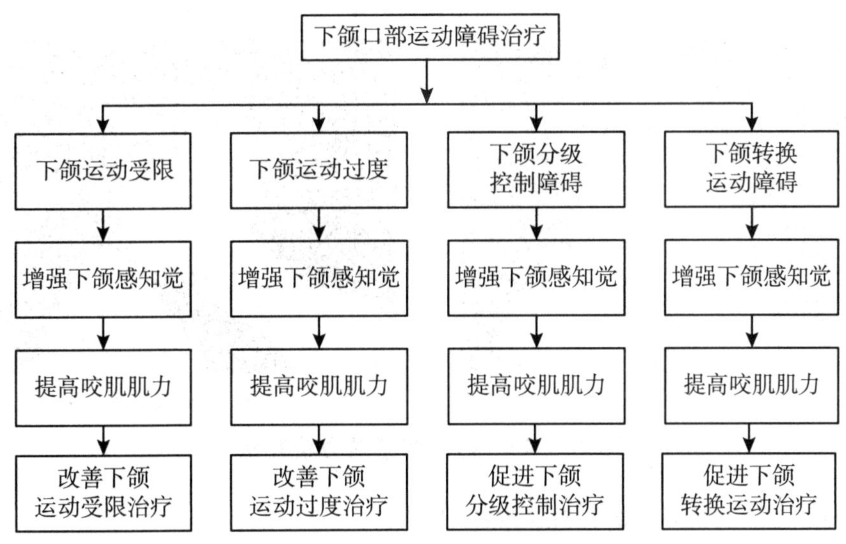

图 13 – 23　下颌口部运动障碍治疗框架

(1) 增强下颌感知觉的治疗

增强下颌感知觉治疗技术包括指尖控制法和手掌控制法，是自主运动治疗技术，用来提高感知觉能力，增加患者对于下颌的自主控制能力。见图13－24。

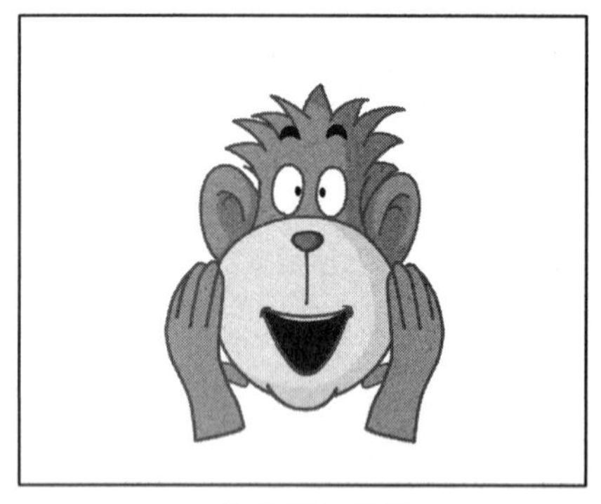

(a) 指尖控制法

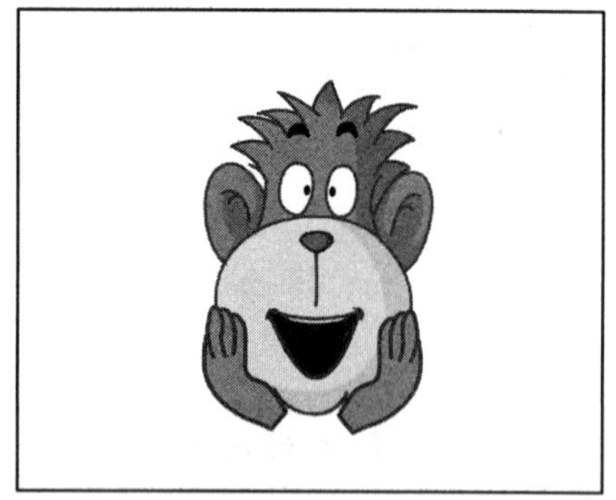

(b) 手掌控制法

图13－24　增强下颌感知觉治疗技术

(2) 提高咬肌肌力的治疗

提高咬肌肌力法是进行下颌构音运动障碍矫治的基础，任何一种下颌构音运动障碍的类型都需要经过这样的治疗方法，它可用来提高咬肌力量，增强下颌的运动范围。它有两种功效，对肌张力高者可先降低肌张力，再提高肌力；对肌张力低者可提高肌张力。使用方法不同，其产生的效果也不同，包括4种治疗法。即深压咬肌法、敲打咬肌法、拉伸咬肌法和振动咬肌法。见图13－25。

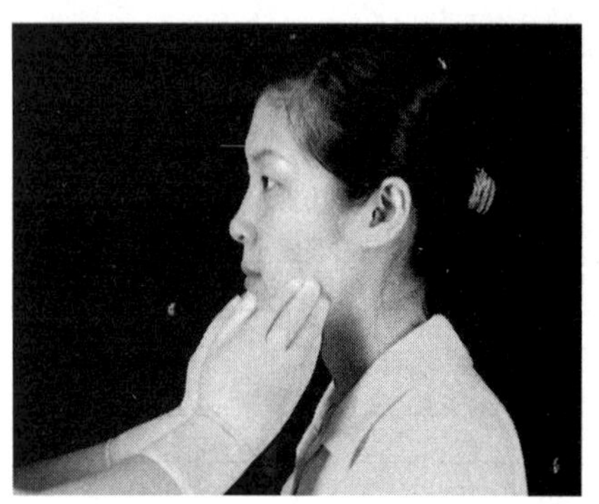

(a) 拉伸咬肌法

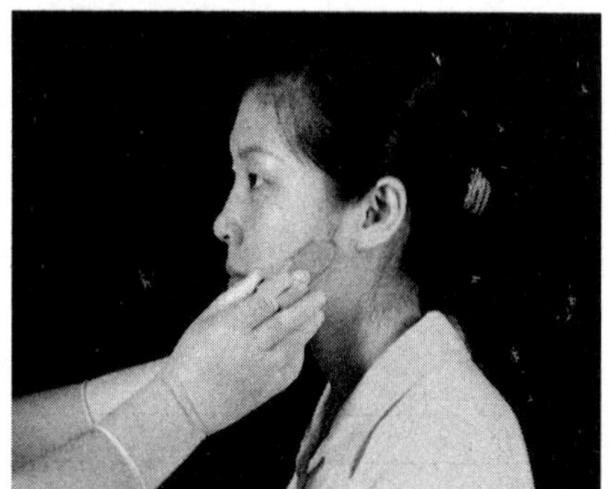

(b) 振动咬肌法

图13－25　提高咬肌肌力治疗法

(3) 下颌运动受限的针对性治疗

下颌运动受限包括下颌向下运动受限、向上运动受限、向左运动受限、向右运动受限等类型。根据下颌运动发育规律，首先要增大下颌上下运动的幅度，然后在此基础上再进行左右运动的治疗，随后才做前后运动的治疗。当下颌同时存在运动受限和侧向偏移问题时，首先要解决的是下颌受限问题，先打开下颌，再解决侧偏问题。针对下颌运动受限的口部运动治疗主要包括：咀嚼法、高位抵抗法和高低位交替抵抗法。见图 13－26。

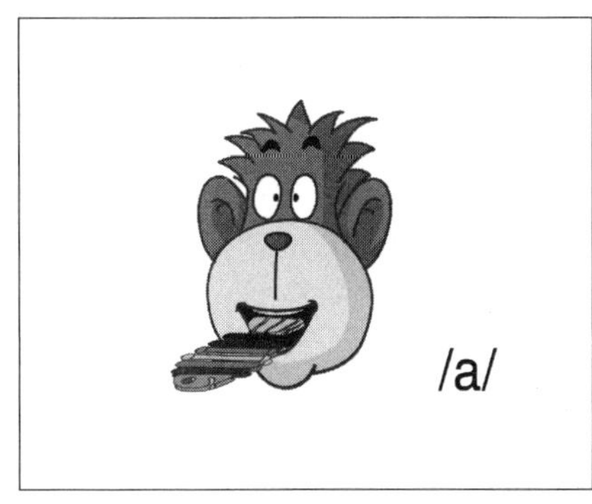

（a）咀嚼法

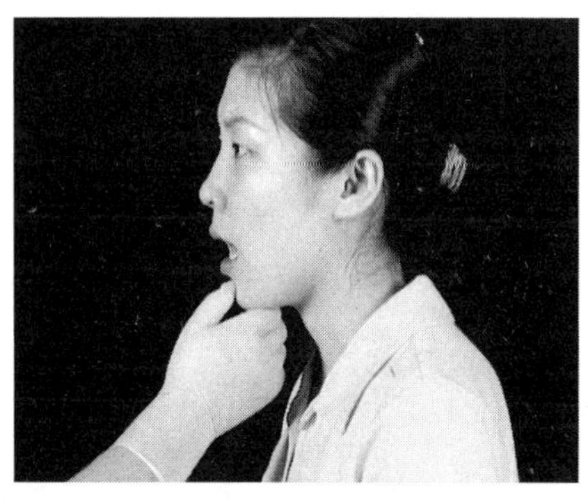

（b）高低位交替抵抗法

图 13－26　下颌运动受限的口部运动治疗

（4）下颌运动过度的针对性治疗

下颌运动过度包括下颌向下运动过度、侧向运动过度、前伸运动过度和后缩过度等四类。针对下颌运动过度的口部运动治疗主要包括：低位抵抗法、侧向控制法和前位控制法。见图 13－27。

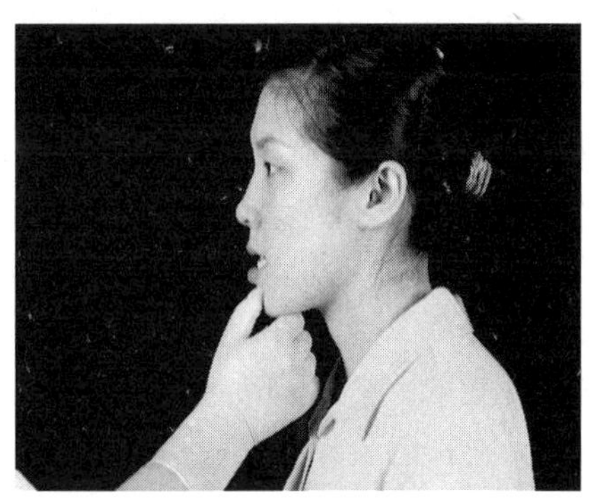

（a）前位控制法

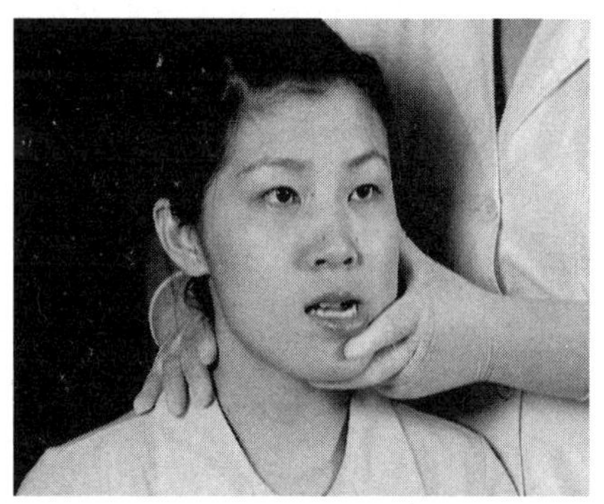

（b）侧向控制法

图 13－27　下颌运动过度的口部运动治疗

（5）下颌分级控制障碍的针对性治疗

下颌分级控制治疗法主要是针对下颌控制不稳、促进下颌精细分级控制，在不同位置能保持稳定而使用的方法。只有下颌处于能自如控制的情况下，唇和舌的精细分级运动才能够分化。针对下颌分级控制障碍的口部运动治疗包括低位控制法、大半开位控制法、小半开位控制法和高位控制法。见图 13－28。

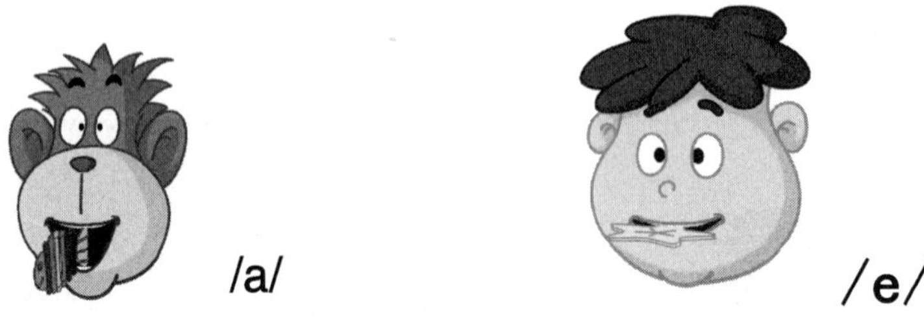

（a）低位控制法　　（b）小半开位控制法

图 13－28　下颌分级控制治疗法

（6）下颌转换运动障碍的针对性治疗

下颌转换运动治疗是在下颌运动受限、下颌运动过度以及下颌分级控制障碍基本解决的基础上，针对下颌在不同位置和不同分级之间的转换训练来完成。常用的方法是将 4 种下颌分级控制法综合起来通过不同位置的交替转换运动来完成。

2. 唇口部运动治疗

通过唇运动功能的评定，患有构音语音发育迟缓或障碍和口部运动功能不良的儿童，可出现一种或几种以下所述的唇异常运动模式：圆唇运动障碍、展唇运动障碍、双唇闭合障碍、唇齿接触运动障碍、圆展交替运动障碍。

唇运动障碍的治疗技术从内容上讲主要包括增加唇感知觉、提高唇肌肌力和促进唇运动的治疗技术。唇运动障碍的治疗目的是促进唇感知觉正常化，促进唇肌力正常化，刺激唇的各种运动，增强唇运动的自主控制能力，促进唇各种运动模式产生，为唇声母和唇韵母的构音奠定好生理基础。在唇运动治疗中首先应该提高唇的感知觉和控制唇肌肌力，最后再使用针对性的治疗方法，促进各种唇运动的产生。唇口部运动障碍治疗流程见图 13－29。

（1）增强唇感知觉的治疗

增强唇感知觉治疗技术有协助指压法、自助指压法、振动法和吸吮法。见图 13－30。

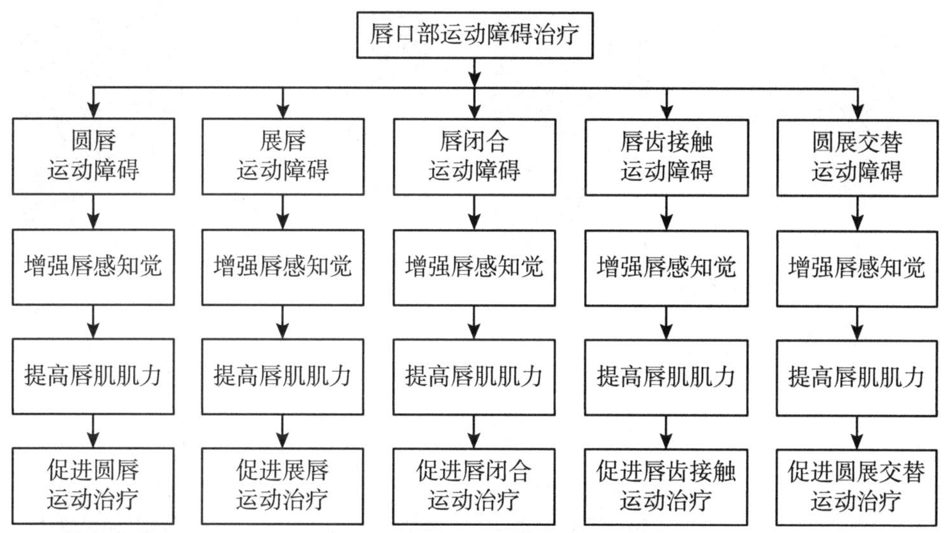

图 13－29　唇口部运动障碍治疗框架

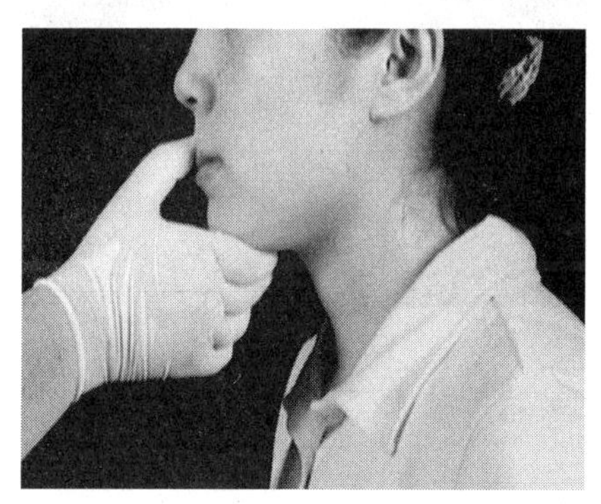

（a）协助指压法

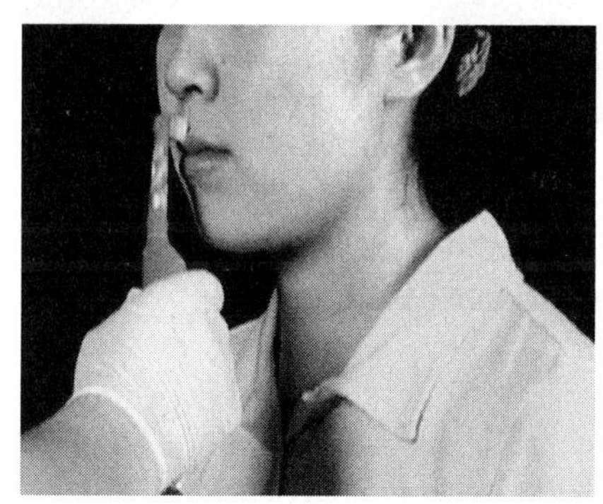

（b）振动法

图 13－30　增强唇感知觉治疗技术

（2）提高唇肌肌力的治疗

提高唇肌肌力是唇运动治疗中最基本和最重要的方法，唇运动都依靠唇肌力量来完成。包括两类，肌张力过高治疗法和肌张力过低治疗法。唇肌张力过高治疗法用来降低唇肌力量，提高唇的运动能力，主要包括按摩面部法、减少上唇回缩、减少下唇回缩和减少唇的侧向回缩。唇肌张力过低的治疗法主要包括抵抗法、对捏法、脸部拉伸法、唇部拉伸法。见图 13－31。

（3）圆唇运动障碍的针对性治疗

圆唇运动治疗技术包括吸管进食法、感觉酸的表情、夹住吹哨管、吹卷龙、吹泡泡、吹棉球、拉大纽扣法、唇操器圆唇法、面条练习法、唇运动训练器法。见图 13－32。

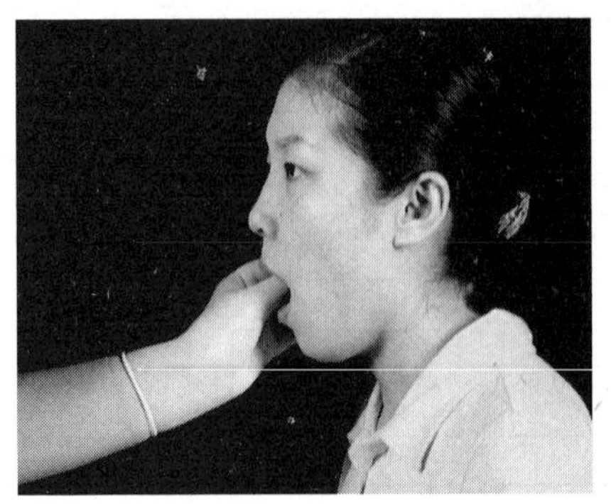

（a）唇肌张力过高的治疗——减少唇侧向回缩

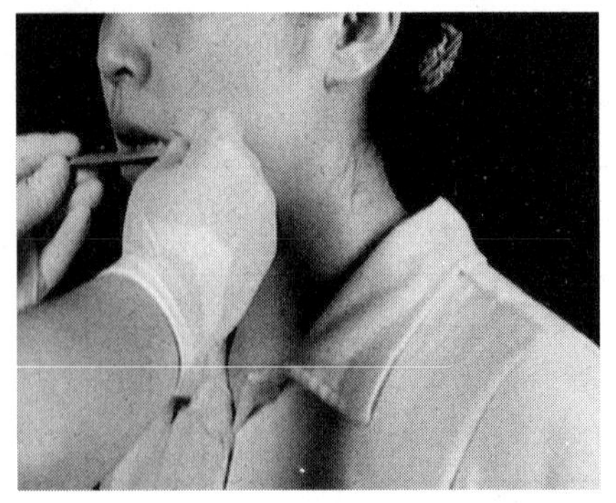

（b）唇肌张力过低的治疗——抵抗法

图 13 - 31　提高唇肌肌力治疗法

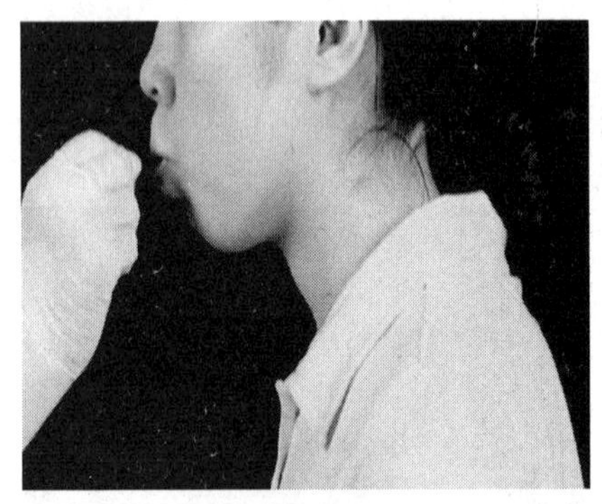

（a）拉纽扣法

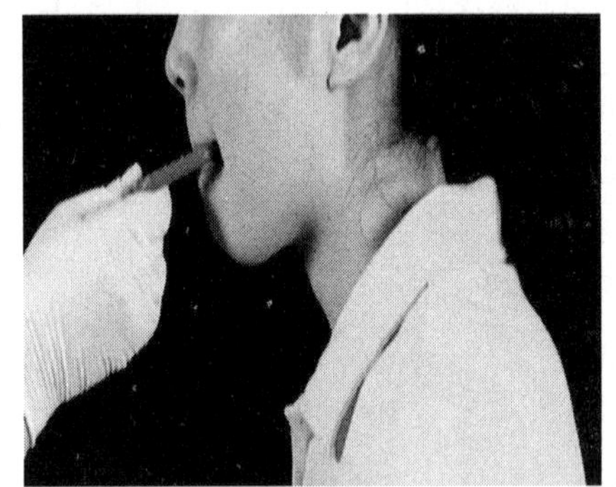

（b）唇操器法

图 13 - 32　圆唇运动治疗技术

（4）展唇运动障碍的针对性治疗

展唇运动治疗技术包括杯子进食法、模仿大笑、咧开嘴角，发/i/。见图 13 - 33。

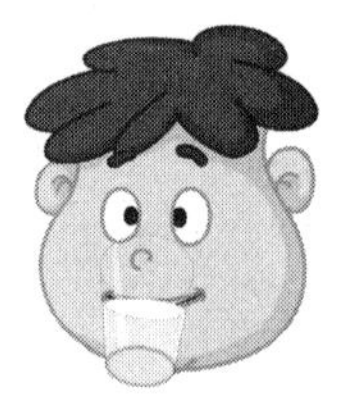

（a）杯子进食法

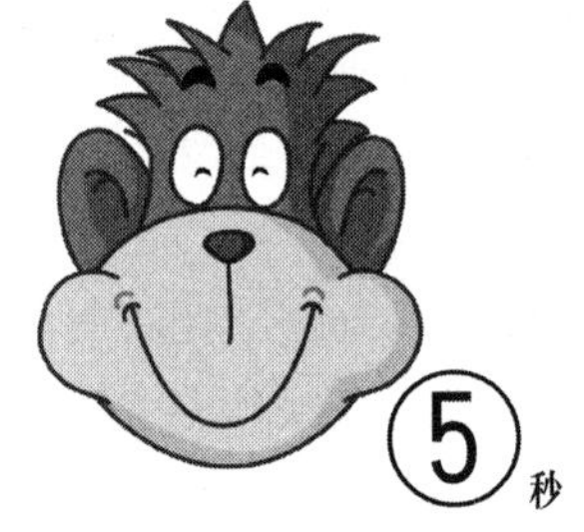

（b）模仿大笑

图 13 - 33　展唇运动治疗技术

（5）唇闭合运动障碍的针对性治疗

唇闭合运动治疗技术包括勺子进食法、唇部按摩、发咂舌音、出声吻、夹住压舌板。见图13－34。

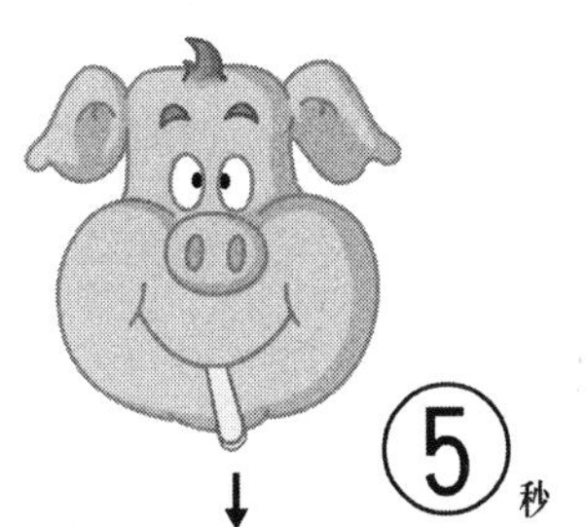

（a）勺子进食法

（b）出声吻

图13－34　唇闭合运动治疗技术

（6）唇齿接触运动障碍的针对性治疗

唇齿接触运动治疗技术包括夹饼干、舔果酱、发唇齿音。见图13－35。

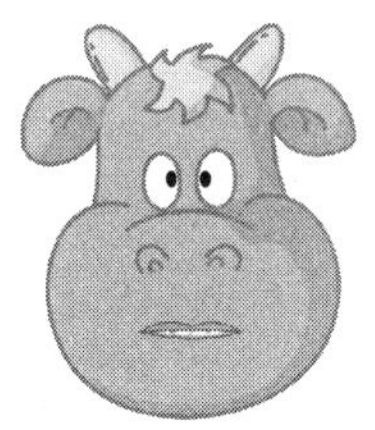

发唇齿音

图13－35　唇齿接触运动治疗技术

（7）圆展交替运动障碍的针对性治疗

圆展交替治疗技术包括亲吻，微笑、亲吻，皱眉、微笑，噘嘴、/i，u/交替发音。见图13－36。

3. 舌口部运动治疗

通过舌运动功能的评定，患有构音语音发育迟缓或障碍和口部运动功能不良的儿童，可出现一种或几种以下所述的舌异常运动模式：舌向前运动障碍、舌向后运动障碍、舌前后转换运动障碍、马蹄形上抬运动障碍、舌根（后部）上抬运动障碍、舌侧缘上抬运动障碍、舌尖上抬与下降运动障碍、舌叶上抬运动障碍。

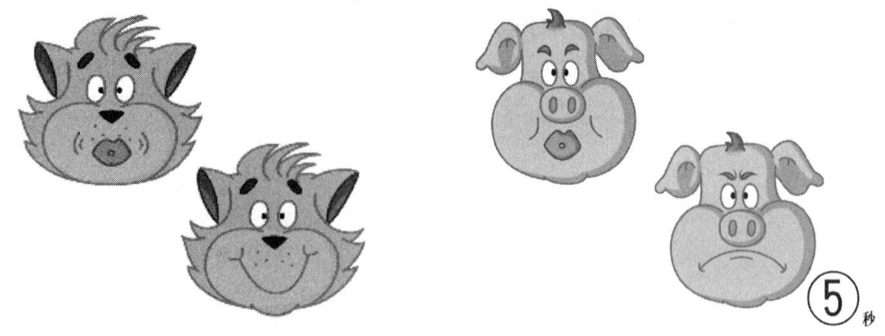

（a）亲吻，微笑　　　　（b）亲吻，皱眉

图 13－36　圆展交替治疗技术

舌运动障碍的治疗是通过触觉刺激技术提高舌的感知觉，进而利用本体感觉刺激技术提高舌肌力量和促进舌后侧缘的稳定，然后在此基础上阻断舌的异常运动模式，采用针对性的治疗方法，促进舌在言语中的各种正常运动模式的产生，最终达到舌运动灵活、稳定、有力。舌口部运动障碍治疗流程见图 13－37。

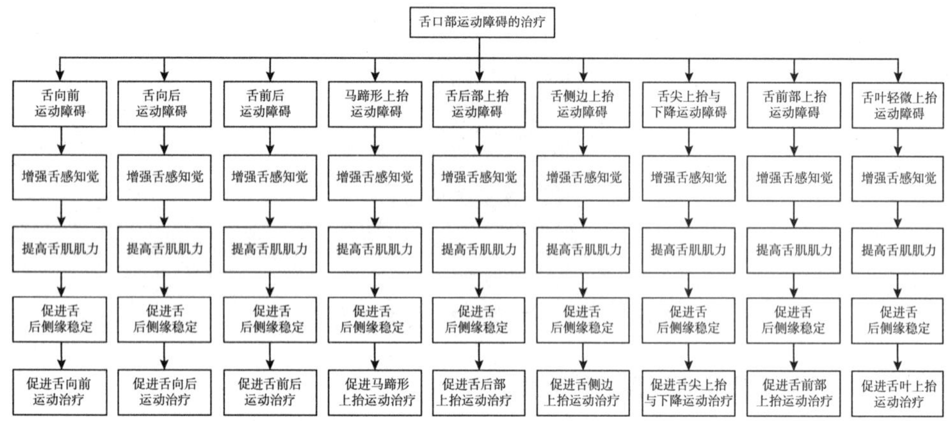

图 13－37　舌口部运动障碍治疗框架

（1）增强舌感知觉的治疗

增强舌感知觉治疗技术有向上刷舌尖法、横向刷舌尖法、前后刷舌尖法、后前刷舌尖法、后前刷舌侧缘法、一二三拍打我。见图 13－38。

（2）提高舌肌肌力的治疗

提高舌肌肌力是舌运动治疗中最基本和最重要的方法，舌运动都依靠舌肌力量来完成。提高舌肌肌力治疗技术包括推舌法、挤舌法、挤推齿脊法、挤推联用法、侧推舌尖法、下压舌尖法、上推舌体法、侧推舌体法、下压舌体法、左右两半上抬法。见图 13－39。

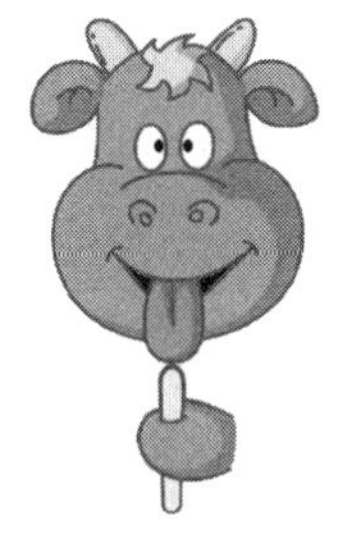

(a) 向上刷舌尖法

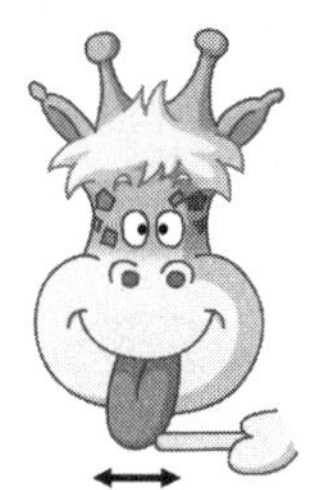

(b) 横向刷舌尖法

图 13-38　增强舌感知觉治疗技术

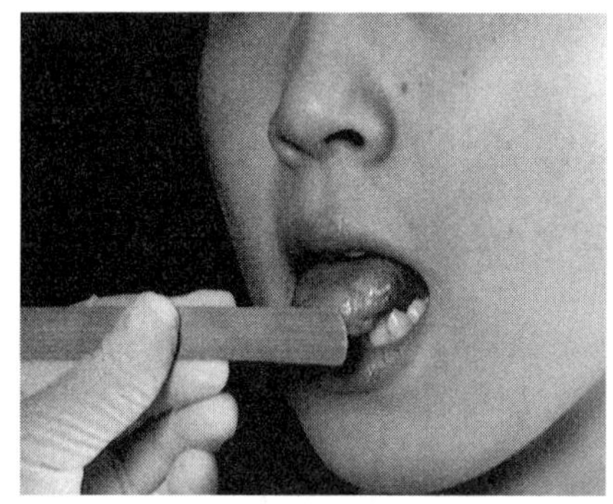

(a) 推舌法

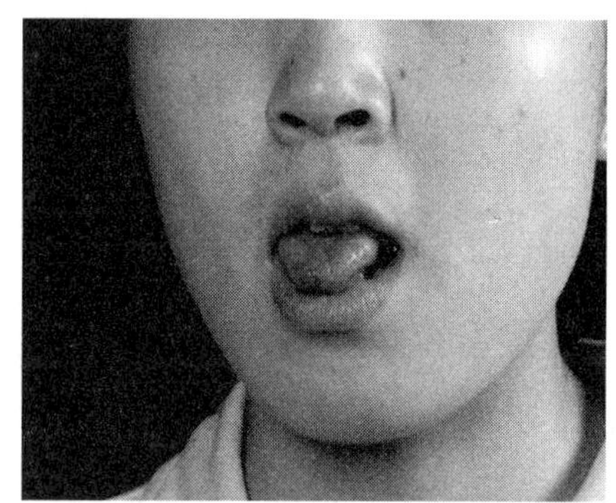

(b) 挤舌法

图 13-39　提高舌肌肌力治疗法

(3) 促进舌后侧缘稳定的治疗

促进舌后侧缘上抬的方法有刷舌后侧缘法和舌后侧缘上推法，教患者轻轻地用臼齿咬住舌后侧缘。然后被咬住的部分向上用力推上臼齿，这时舌两边上抬，舌中间凹陷，形成“蝴蝶位”。从蝴蝶位开始练习发音，患者向上顶得越高，嘴张得越大，用来促进舌后侧缘的稳定。见图 13-40。

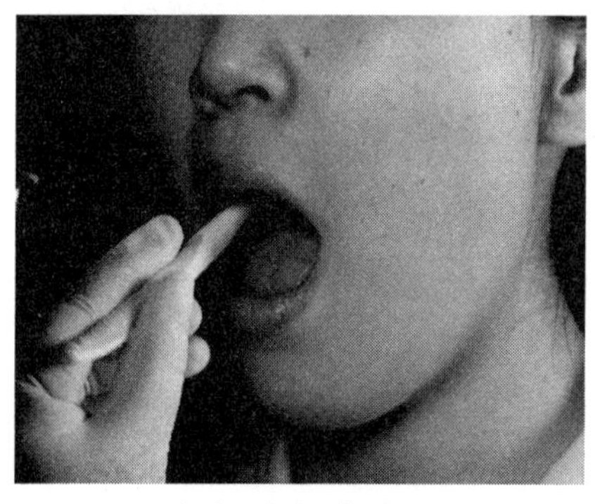

(a) 刷舌后侧缘法

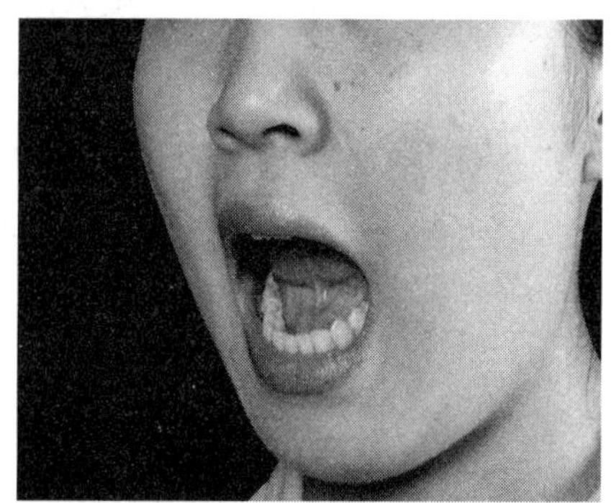

(b) 舌后侧缘上推法

图 13-40　促进舌后侧缘上抬治疗法

(4) 舌向前运动障碍的针对性治疗

舌向前运动治疗技术包括舌前伸运动治疗法、舌尖向下伸展、舌尖向上伸展、舌尖舔嘴角、舌尖洗牙面、舌尖顶脸颊、舌尖上卷。见图 13－41。

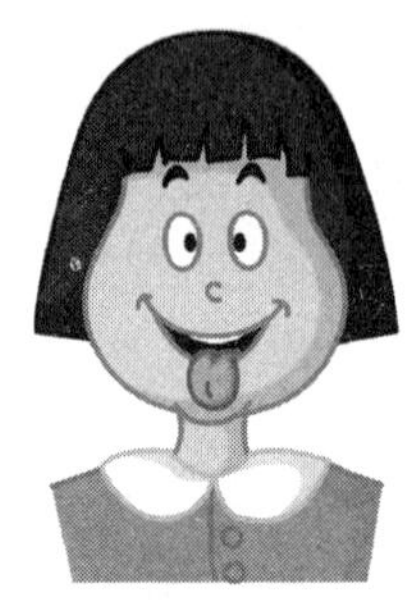

(a) 舌尖向下伸展

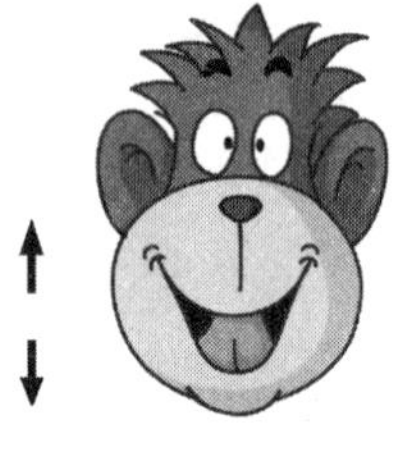

(b) 舌尖向上伸展

图 13－41 舌向前运动治疗技术

(5) 舌向后运动障碍的针对性治疗

舌向后运动治疗技术包括咀嚼器刺激法、深压舌后部法、发/u/音、发/ou/音。见图 13－42。

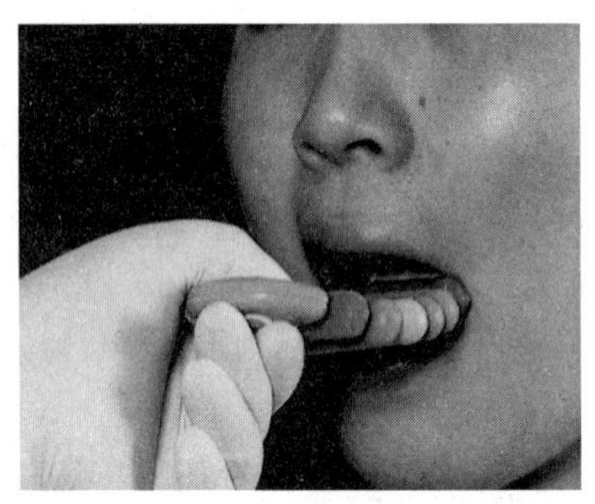

(a) 咀嚼器刺激法

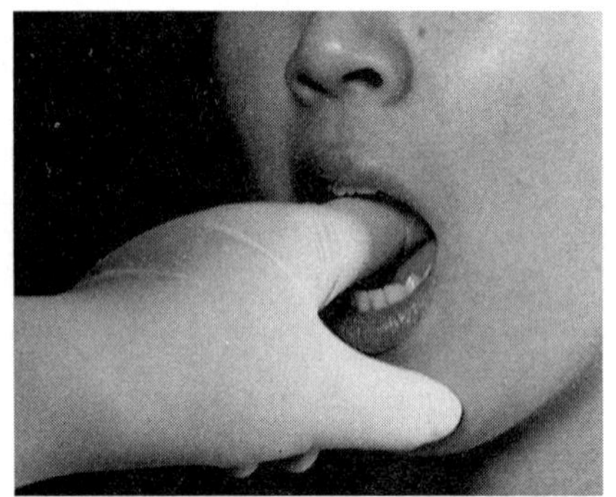

(b) 深压舌后部法

图 13－42 舌向后运动治疗技术

(6) 舌前后转换运动障碍的针对性治疗

舌前后转换运动治疗技术包括舌前伸后缩交替运动、发/i/、/u/交替训练。

(7) 马蹄形上抬运动障碍的针对性治疗

马蹄形上抬模式是舌运动发育成熟的重要体现，马蹄形上抬运动治疗技术主要用来促进患者形成舌尖和舌两侧缘上抬而中间下降呈“碗状”的运动模式，该模式是舌尖中音/d//t//n/构音所必需的口部运动技能。共有七种方法：舌与上齿龈吸吮、舌尖发音、压舌板刺激法、吸管刺激法、按摩刷刺激法、勺底压舌法、敲击舌中部法。见图 13－43。

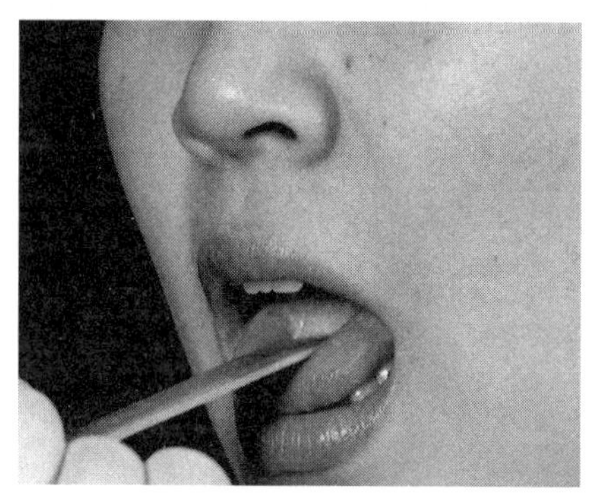
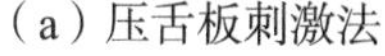

（a）压舌板刺激法

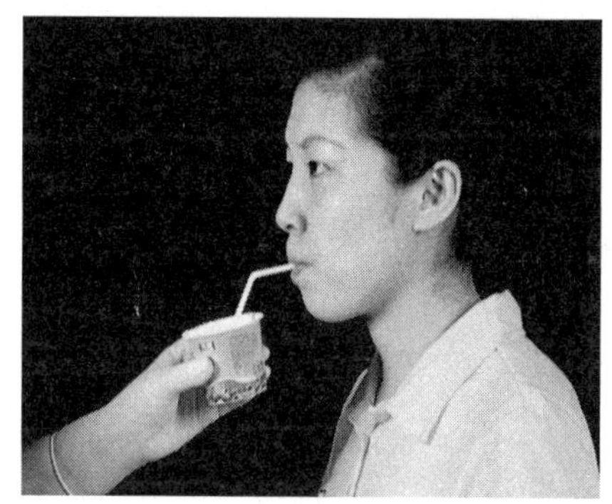

（b）吸管刺激法

图 13－43　马蹄形上抬运动治疗技术

（8）舌后部上抬运动障碍的针对性治疗

舌后部上抬模式是进食和言语中重要的运动模式，舌后部上抬运动治疗技术是通过刺激舌收缩反射区来促进患者舌向后隆起呈球状的舌后缩反应。该模式是舌根音/g/、/k/以及音位组合所需要的构音运动模式。共有三种方法：敲击舌中线刺激法、舌后位运动训练器、发 k 音。见图 13－44。

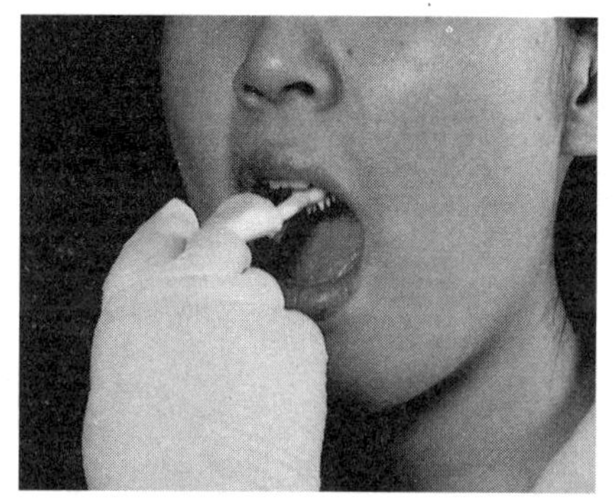

（a）敲击舌中线刺激法

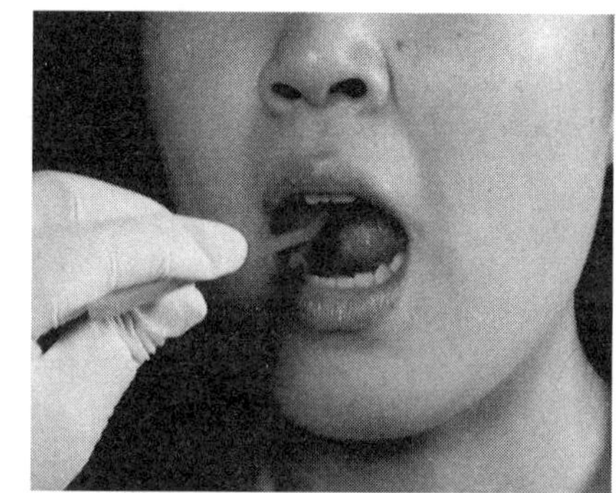

（b）舌后位运动训练器

图 13－44　舌后部上抬运动治疗技术

（9）舌侧缘上抬运动障碍的针对性治疗

舌侧缘上抬模式标志舌两侧缘从舌体中分化出来能够独立上抬，可以与上齿接触。它是舌声母构音所必需的运动模式，/l/、/r/除外。如果舌两侧不能上抬，构音时气流会从舌两侧溢出，导致舌侧位构音不清。舌侧边上抬运动治疗技术用来促进患者舌两侧上抬的运动模式。共有七种方法：舌侧边刺激法、向中线压舌法、向下压舌侧缘、刺激上腭法、刺激马蹄形反应区、食物转送法、臼齿咀嚼法。见图 13－45。

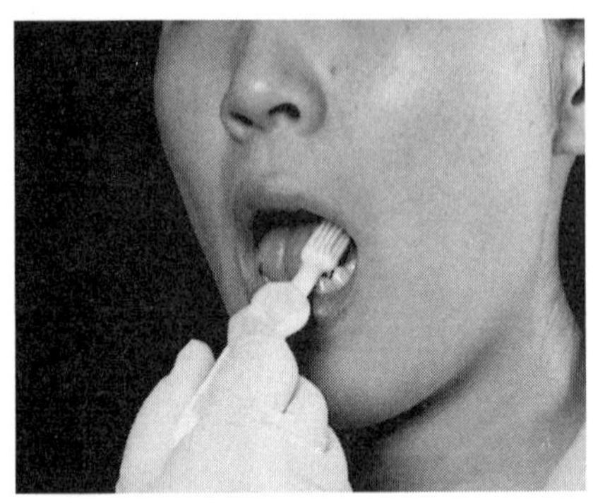

（a）舌侧边刺激法

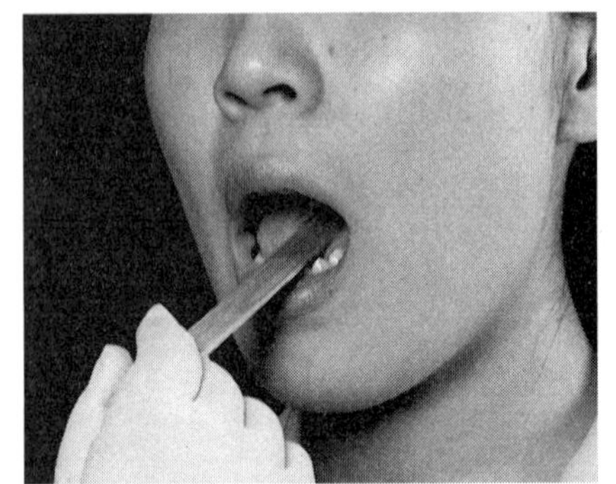

（b）向下压舌侧缘法

图 13－45　舌侧边上抬运动治疗技术

（10）舌尖上抬运动障碍的针对性治疗

舌尖上抬模式是指舌尖能从舌体和舌侧缘分离出来单独上抬。该模式是/l/及其音位组合所必需的口部运动模式。舌尖上抬与下降运动治疗技术主要用来促进患者舌尖单独上抬的模式。共有三种方法：舌尖舔物法、舌前位运动训练器、舌尖上下运动。见图 13－46。

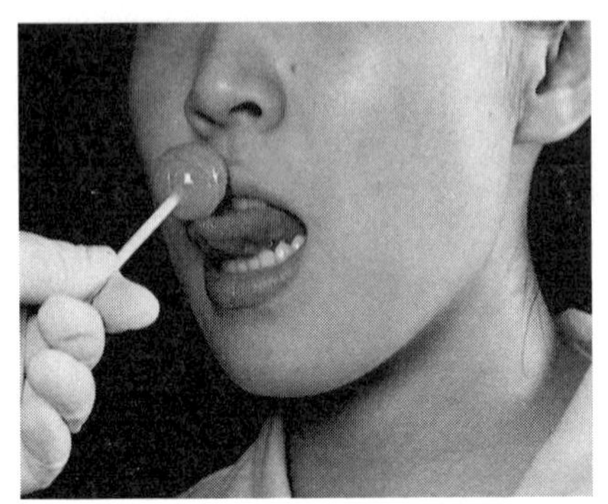

（a）舌尖舔物法

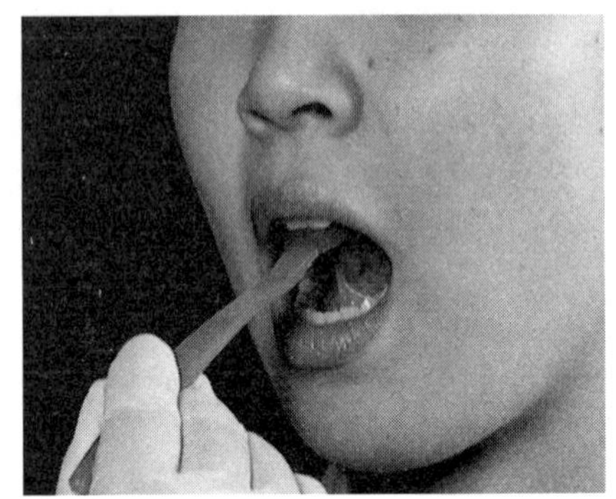

（b）舌前位运动训练器

图 13－46　舌尖上抬与下降运动治疗技术

（11）舌前部上抬运动障碍的针对性治疗

舌前部上抬运动治疗技术包括舌前位运动训练器和舌前部拱起。见图 13－47。

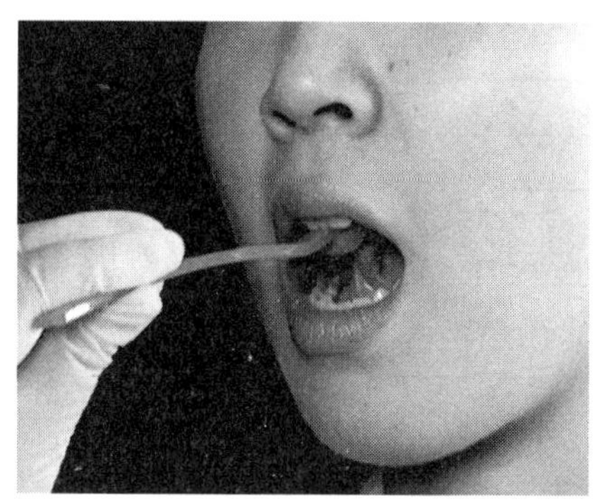

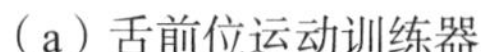

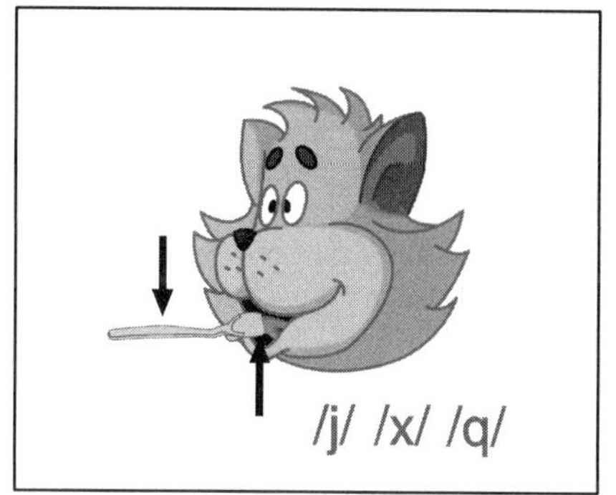

（a）舌前位运动训练器　　（b）舌前部拱起

图 13 -47　舌前部上抬运动治疗技术

13.4.2　构音运动治疗

1. 下颌构音运动治疗

下颌构音运动治疗是在下颌口部运动治疗基础上，下颌的各种运动障碍逐渐缓解的同时，选用一些与下颌的不同构音运动模式相应、音节简单、容易发出的音节、词语及句子来专门对下颌的不同构音运动模式进行强化训练；一方面，通过这些音节、词语及句子的构音训练来促进下颌各种构音运动模式的成熟；另一方面，下颌的各种构音运动模式的成熟又反过来为准确的构音奠定了很好的基础。经过这样一段时间相互渗透、相互提高的训练后，下颌的构音运动将会更加灵活，从而达到下颌运动和构音运动的统一，进而为更复杂音位的构音提供了生理条件。在此阶段，下颌构音运动治疗的重点在于促进下颌构音运动模式的形成，所以在此阶段，选词非常重要。

根据下颌运动难易程度创造性地总结出下颌韵母构音运动障碍治疗的流程图。如图 13 -48 所示，下颌韵母构音运动障碍包括上位构音运动障碍、下位构音运动障碍、半开位构音运动障碍、下颌转换构音运动障碍四种类型。对每种障碍类型的治疗都包括三步：相应的口部运动治疗、构音运动训练及构音重读治疗。

在下颌构音运动的重读治疗中，遵循先易后难、先简单后复杂的治疗顺序。先利用重读治疗的手段从构音运动的角度对下颌的上位运动模式、下位运动模式以及半开位运动模式进行训练，然后再进行下颌上下转化运动训练，见图 13 -49。

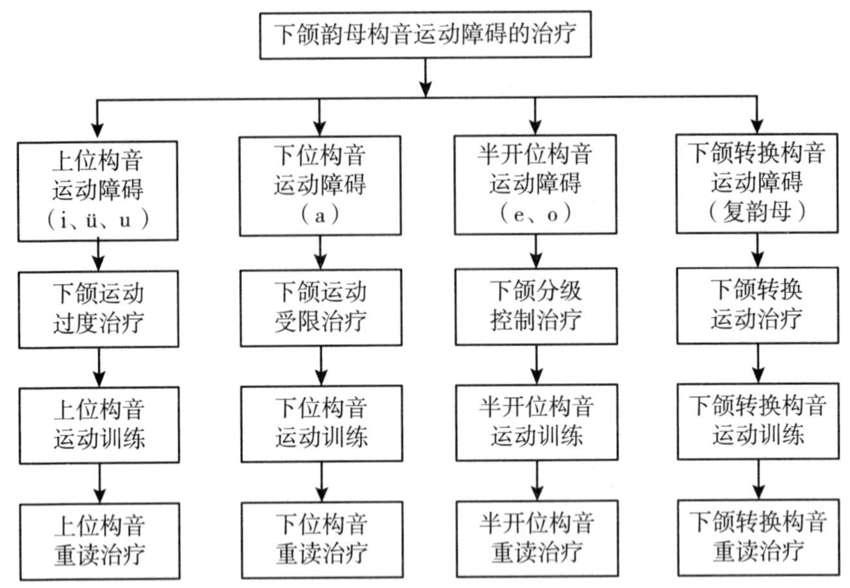

图 13-48　下颌韵母构音运动障碍的治疗流程

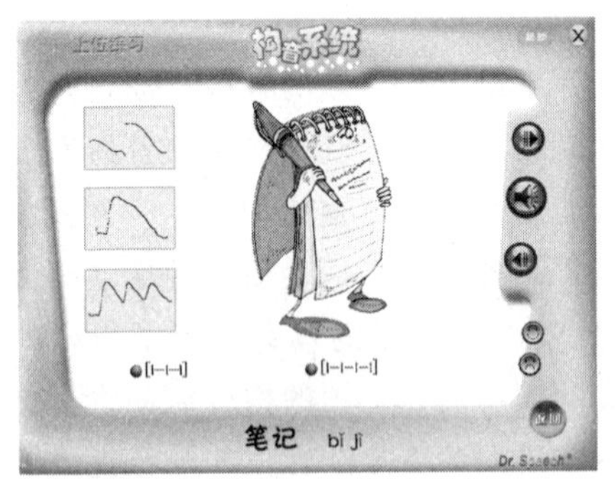

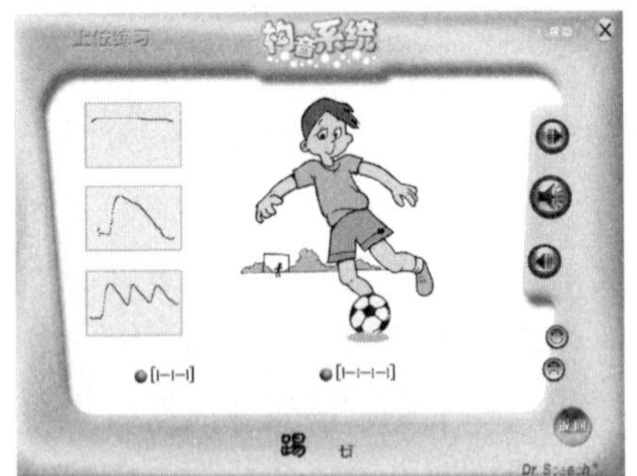

图 13-49　下颌构音运动治疗和构音重读治疗

2. 唇构音运动治疗

唇构音运动治疗就是在唇运动障碍逐渐消除的同时，选用一些与唇的不同构音运动模式相应、音节简单、容易发出的音节、词语及句子来专门对唇的不同构音运动模式进行强化训练。一方面，通过这些音节、词语及句子的构音训练来促进唇各种构音运动模式的成熟，另一方面，唇的各种构音运动模式的成熟又反过来为准确的构音奠定了很好的基础。经过这样一段时间相互渗透、相互提高的训练后，唇的构音运动将会更加灵活，与唇运动有关的韵母和声母以及它们声韵组合的构音清晰度都会大大提高，从而达到唇运动和构音运动的统一，进而为更复杂音位的构音提供了生理条件。在此阶段，唇构音运动治疗的重点在于唇构音运动模式的形成，而不仅是清晰地发出每一个音，所以在此阶段，选词非常重要。

根据唇运动难易程度创造性地总结出唇韵母和唇声母构音运动障碍治疗的流程图。如图 13－50 和图 13－51 所示，唇韵母构音运动障碍包括圆唇构音运动障碍、展唇构音运动障碍、圆展转换构音运动障碍三种类型；唇声母构音运动障碍包括唇闭合与圆唇构音运动障碍、唇闭合与展唇构音运动障碍、唇闭合与展圆构音运动障碍、唇齿接触与圆/展构音运动障碍四种类型。对每种障碍类型的治疗都包括三步：相应的口部运动治疗、构音运动训练及构音重读治疗。

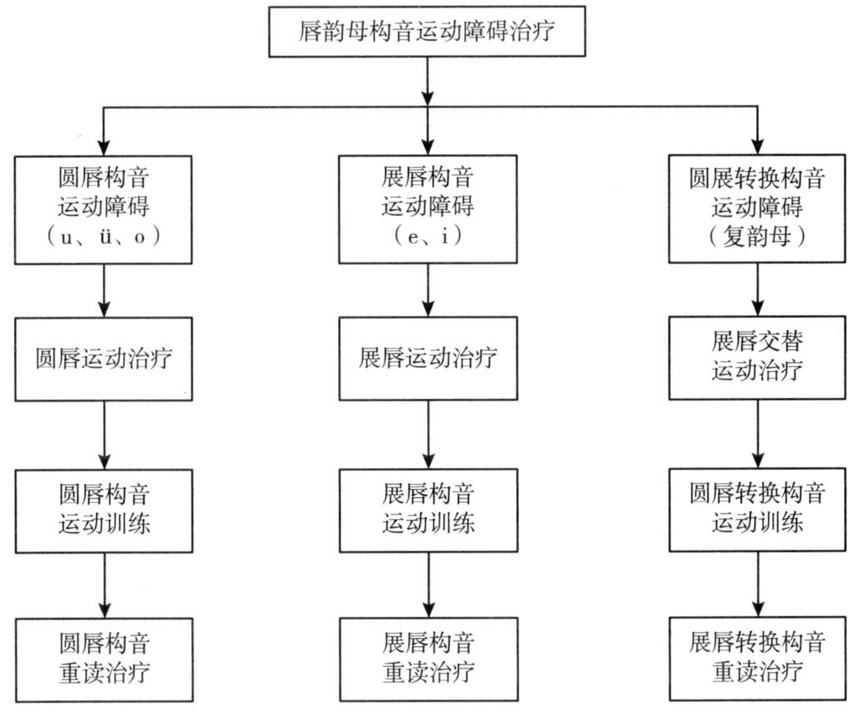

图 13－50　唇韵母构音运动障碍治疗流程

在唇构音运动的重读治疗中，将唇构音运动治疗中的核心词表中的词以重读和节奏相结合的方式进行训练，一方面通过重读训练增大唇的运动幅度，还可提高唇肌的力量；另一方面提高了唇与其他构音器官的协调性和灵活性，并提高了构音音位的准确性和构音的清晰度。见图 13－52。

3. 舌构音运动治疗

舌构音运动治疗就是在舌运动障碍逐渐消除的同时，选用一些与舌的不同构音运动模式相应、音节简单、容易发出的音节、词语及句子来专门对舌的不同构

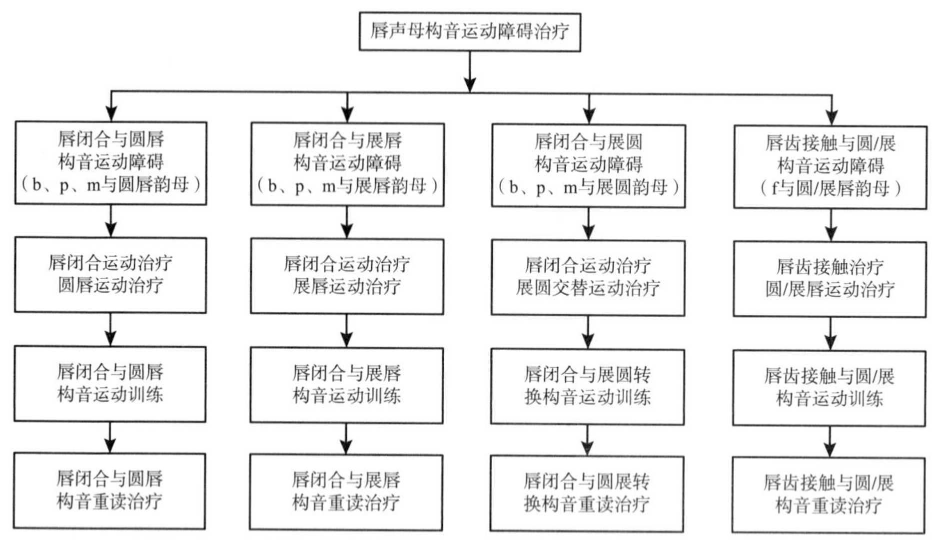

图 13－51　唇声母构音运动障碍治疗流程

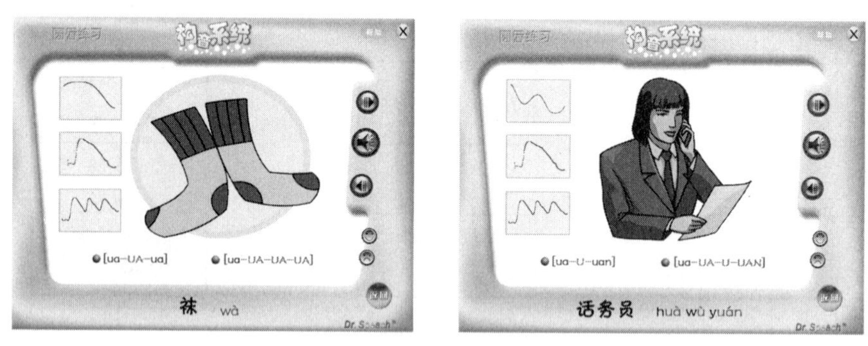

图 13－52　唇构音运动治疗和构音重读治疗

音运动模式进行强化训练。一方面，通过这些音节、词语及句子的构音训练来促进舌各种构音运动模式的成熟；另一方面，舌的各种构音运动模式的成熟又反过来为准确的构音奠定了很好的基础。经过这样一段时间相互渗透、相互提高的训练后，舌的构音运动将会更加灵活，与舌运动有关的韵母和声母以及它们声韵组合的构音清晰度都会大大提高，从而达到舌运动和构音运动的统一，进而为更复杂音位的构音提供了生理条件。在此阶段，舌构音运动治疗的重点在于促进舌构音运动模式的形成，而不仅是清晰地发出每一个音，所以在此阶段，选词非常重要。

根据舌运动难易程度创造性地总结出舌韵母和舌声母构音运动障碍治疗的流程图。如图 13－53 和图 13－54 所示，舌韵母构音运动障碍包括舌前位构音运动障碍、舌后位构音运动障碍、舌前后转换构音运动障碍、舌尖鼻韵母构音运动障碍、舌根鼻韵母构音运动障碍、鼻韵母转换构音运动障碍六种类型；舌声母构音运动障碍包括马蹄形上抬构音运动障碍、舌根部上抬构音运动障碍、舌尖上抬下降构音运动障碍、舌前部上抬构音运动障碍、舌两侧缘上抬构音运动障碍、舌叶轻微上抬构音运动障碍六种类型。对每种障碍类型的治疗都包括三步：相应的口部运动治疗、构音运动训练及构音重读治疗。

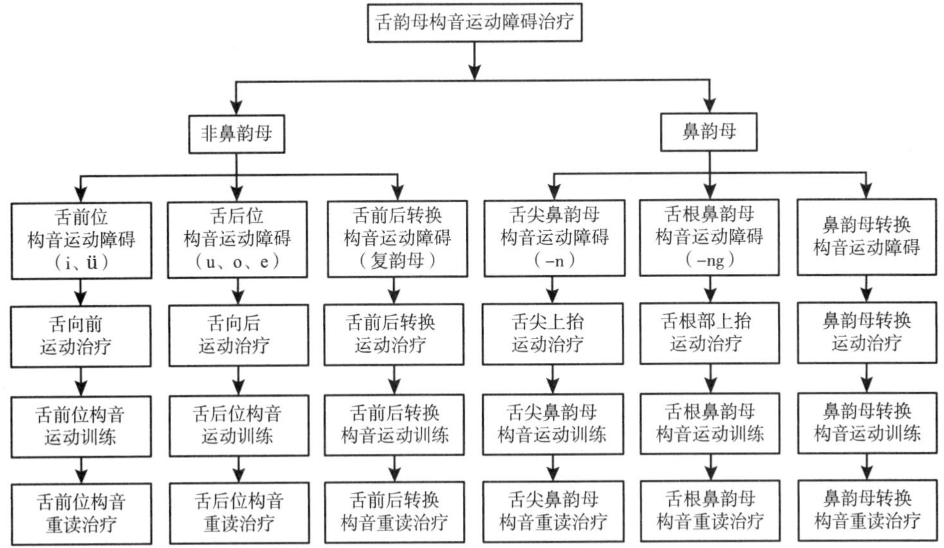

图 13-53　舌韵母构音运动障碍治疗流程

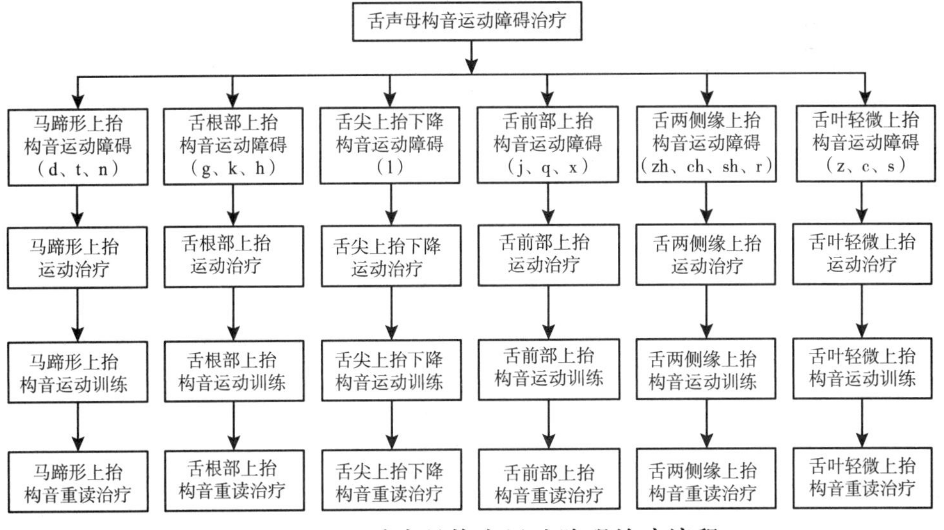

图 13-54　舌声母构音运动障碍治疗流程

在舌构音运动的重读治疗中，将舌构音运动治疗中的核心词表中的词以重读和节奏相结合的方式进行训练，一方面通过重读训练增大舌的运动幅度，还可提高舌肌的力量；另一方面提高了舌与其他构音器官的协调性和灵活性，并提高了构音音位的准确性和构音的清晰度。见图 13－55。

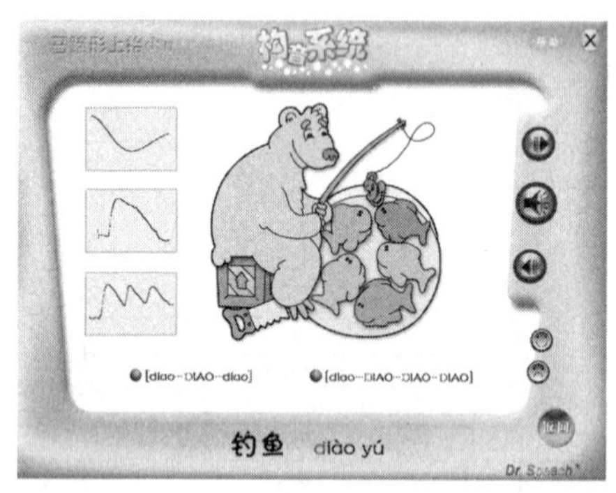

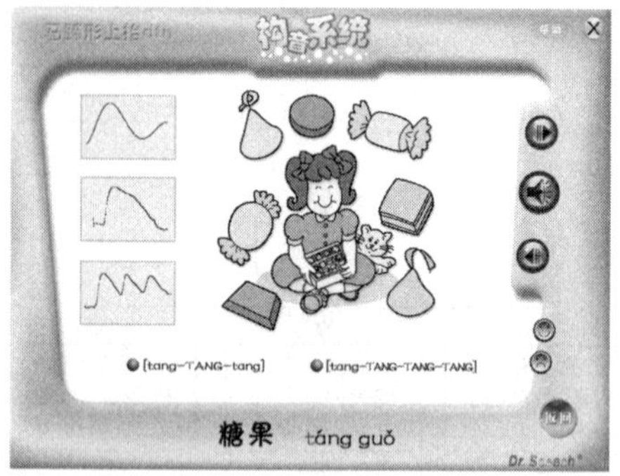

图 13－55　马蹄形上抬构音运动治疗和构音重读治疗

13.4.3　构音语音训练

构音语音训练包括塞音构音语音训练、鼻音边音构音语音训练、擦音构音语音训练、塞擦音构音语音训练四个部分，每个部分又由目标音位发音诱导（音位感知）、目标音位训练（音位习得）、音位对比训练（音位对比）和音位强化四个部分组成。

当然，无论何种类型的构音语音障碍，口部运动治疗和构音运动治疗都是构音语音训练的生理基础，构音语音训练是针对构音障碍产生的“结果”而设计的，在相关的口部运动治疗进行中或进行后，患者建立了一定的生理基础时，要进行 37 个韵母音位、21 个声母音位的正确发音训练，确保每个音位的运动起点、运动终点和整个运动轨迹都是正确的。患者的生理器官出现运动障碍，从治疗开始到真正巩固正确运动需要一段时间的适应和反复，在构音语音训练过程中，很有可能重复出现构音运动障碍，此时不应再继续机械地构音语音训练，而是应当找到根本的障碍点，再次进行口部和构音运动治疗。

1. 构音语音训练流程

（1）塞音构音语音训练

塞音构音语音障碍包含六种类型：目标塞音遗漏、塞音送气错误、送气塞音发音部位混淆、不送气塞音发音部位混淆、擦音替代和鼻音替代。进行塞音构音语音训练之前，都要进行相应发音部位的口部运动治疗和构音运动治疗，然后依次进行目标塞音音位发音诱导（音位感知）、目标塞音音位训练（音位习得）、混淆的塞音音位对比训练（音位对比）和目标塞音音位强化四个阶段的训练，详见图 13－56。

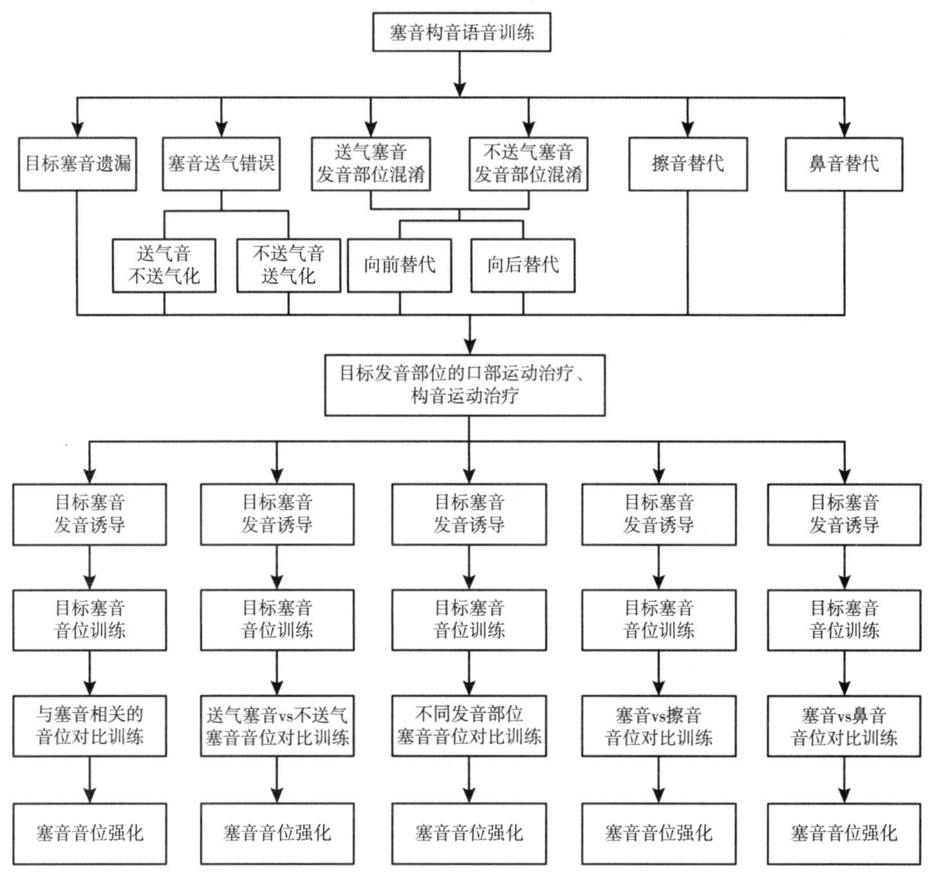

图 13－56　塞音构音语音训练

（2）鼻音边音构音语音训练

鼻音边音构音语音障碍包含五种类型：目标鼻音遗漏、目标边音遗漏、塞音替代鼻音、边音替代鼻音、鼻音替代边音。进行鼻音边音构音语音训练之前，都要进行相应发音部位的口部运动治疗和构音运动治疗，然后依次进行目标鼻音、边音音位发音诱导（音位感知）、目标鼻音、边音音位训练（音位习得）、混淆的鼻音、边音音位对比训练（音位对比）和目标鼻音、边音音位强化四个阶段的训练，详见图 13－57。

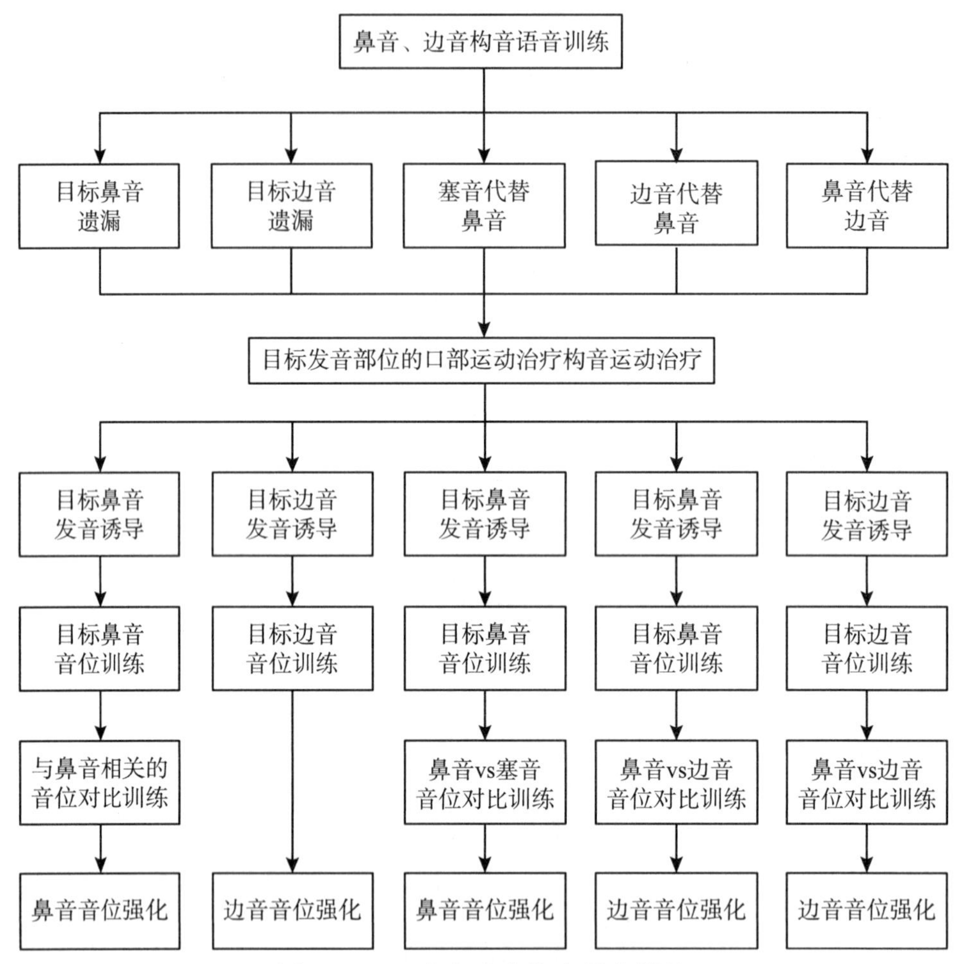

图 13－57　鼻音边音构音语音训练

（3）擦音构音语音训练

擦音构音语音障碍包含四种类型：目标擦音遗漏、塞音替代、塞擦音替代、不同发音部位擦音混淆。进行擦音构音语音训练之前，都要进行相应发音部位的口部运动治疗和构音运动治疗，然后依次进行目标擦音音位发音诱导（音位感知）、目标擦音音位训练（音位习得）、混淆的擦音音位对比训练（音位对比）和目标擦音音位强化四个阶段的训练，详见图 13－58。

（4）塞擦音构音语音训练

塞擦音构音语音障碍包含四种类型：目标塞擦音遗漏、塞擦音送气错误、不同部位塞擦音混淆、擦音替代。进行塞擦音构音语音训练之前，都要进行相应发音部位的口部运动治疗和构音运动治疗，然后依次进行目标塞擦音音位发音诱导

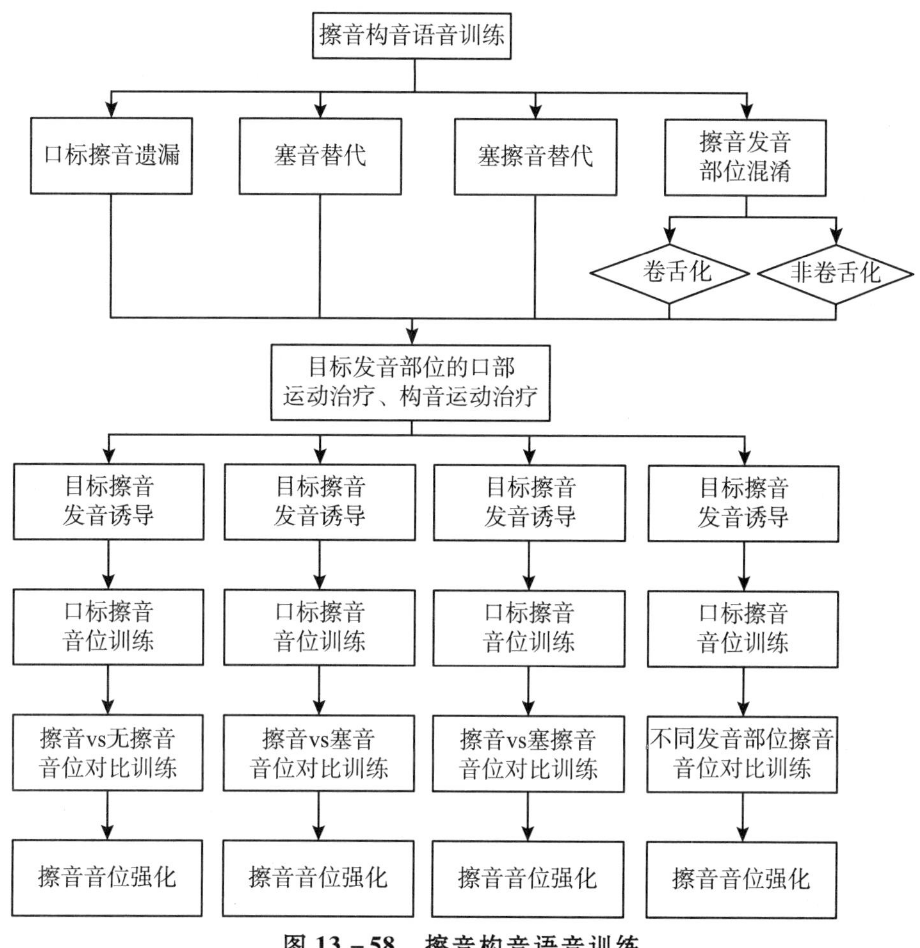

图 13－58　擦音构音语音训练

（音位感知）、目标塞擦音音位训练（音位习得）、混淆的塞擦音音位对比训练（音位对比）和目标塞擦音音位强化四个阶段的训练，详见图 13－59。

2. 构音语音训练的方法

（1）发音诱导（音位感知）

音位感知的目的在于让患者初步认识将要学习的声母音位，主要依靠听觉感知，感受该音位的各个声学特征，如频率的高低、声音的大小、时程的长短等。

这个阶段不需要患者模仿发音或者发音多么准确，因此不需要特别多的材料，选择的材料一定是患者在日常生活中可以轻易见到的，如认识/b/音位，选择杯子比选择比赛要具体，更容易在生活中找到实物进行视觉、触觉等感觉的综合认识。每一个音位至少选取一个词语来进行感知训练，这个词语既可以是单音

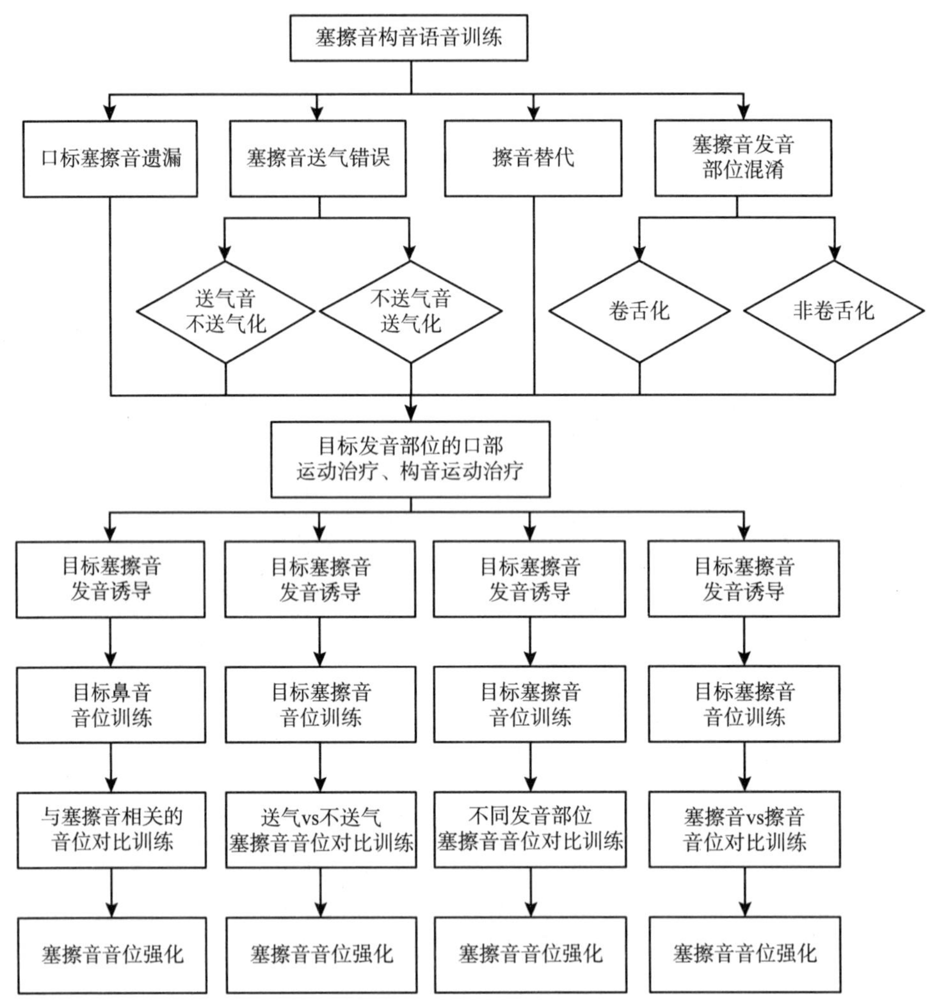

图 13－59　塞擦音构音语音训练

节词，也可以是双音节词或三音节词。音位感知词语呈现的形式最好不是文本形式，因为这样无法通过听觉反馈来认识这个音位，以实物、图片的形式呈现为好。研究发现，在图片的分类当中，实物图片更容易被儿童所认识，更容易提高儿童的学习兴趣。见表 13－9 和图 13－60。

表 13－9　　音位感知材料

声母音位	卡通图	实物图
/b/	杯子　bēi zi	杯子　bēi zi
/m/	猫咪　māo mī	猫咪　māo mī
/d/	灯　dēng	袋鼠　dài shǔ

续表

声母音位	卡通图	实物图
/h/	花 huā	猴子 hóu zi
/p/	葡萄 pú táo	葡萄 pú táo
/t/	兔子 tù zi	兔子 tù zi
/g/	狗 gǒu	狗 gǒu
/k/	哭 kū	哭 kū
/n/	女孩 nǚ hái	女孩 nǚ hái
/f/	飞机 fēi jī	飞机 fēi jī
/j/	鸡 jī	鸡 jī
/q/	汽车 qì chē	汽车 qì chē
/x/	象 xiàng	笑 xiào
/l/	鹿 lù	老虎 lǎo hǔ
/z/	坐 zuò	坐 zuò
/s/	四 sì	四 sì
/r/	肉 ròu	肉 ròu
/c/	彩虹 cǎi hóng	草莓 cǎo méi
/zh/	猪 zhū	猪 zhū
/ch/	茶壶 chá hú	茶壶 chá hú
/sh/	狮子 shī zi	狮子 shī zi

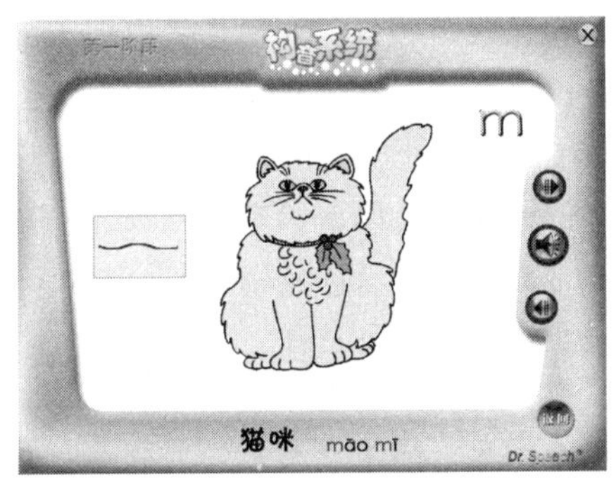

（a）卡通图片

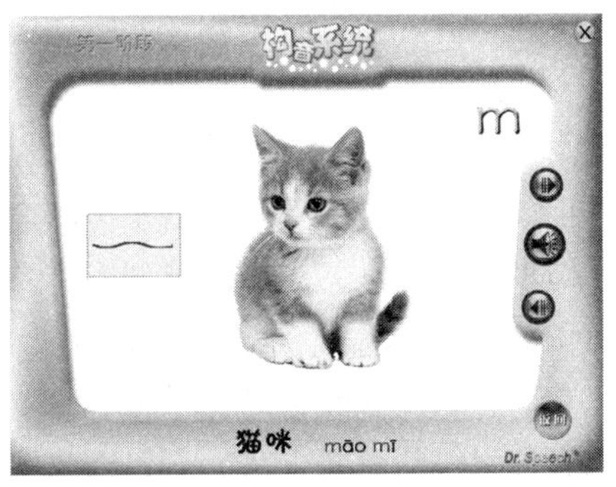

（b）实物图片

图 13-60 /m/音位感知材料举例

（2）目标音位训练（音位习得）

音位习得是构音语音训练的主体内容，目的是让患者真正掌握发出某个声母音位的正确方法，并通过大量的练习材料，巩固发音。见图 13－61。

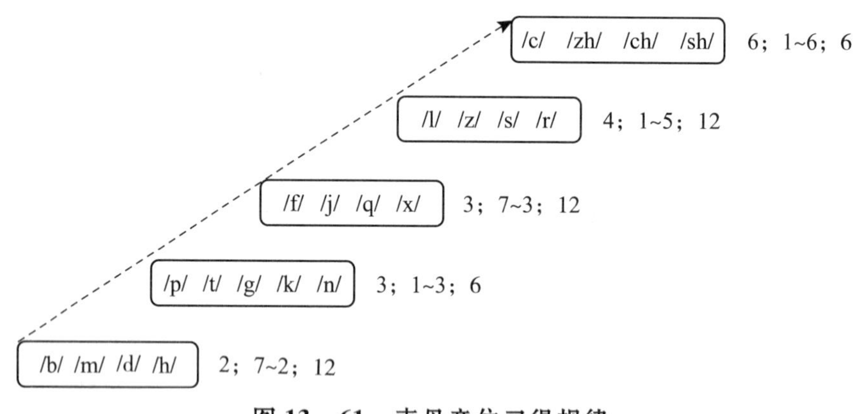

图 13－61　声母音位习得规律

黄昭鸣、韩知娟的研究指出 21 个声母音位的习得遵循五个阶段的发育规律。进行音位习得训练的时候，必须严格遵守声母音位习得规律，在患者年龄范围内应该习得的音位发音错误是构音语音障碍，需要进行构音语音训练；如果儿童的年龄还未达到习得该音位的时候，不必急于进行构音语音训练，以免影响其自然发育。

需要让患者认识该声母音位的生理特征，即听到的这样的一个声音，是构音器官怎样运动而产生的，这个过程称为发音教育，也是生理语音学和感知语音学、声学语音学的初步结合，让患者对目标声母音位有一个全方位的认识。发音教育的材料最好是动态呈现的，可以使用视频的形式，也可以使用 Flash 的形式。其内容包括声母本音和声母呼读音节的发音过程，患者可以准确观察到发音过程中，下颌、唇、舌等重要构音器官的运动模式，这个时候，如果患者可以自觉模仿发音，或者治疗师通过各种方法诱导患者模仿发音，就是构音语音训练的正式开始。

由于患者本身不具备清晰发出该声母音位的能力，因此治疗师需使用一些外力，即发音训练工具让患者感知发音部位的正确位置。如可以利用舌尖训练器、舌前位训练器、舌后位训练器和唇肌训练器分别诱导舌尖音、舌前位音、舌根音、双唇音的发音教育。见图 13－62。

音位习得的材料丰富，不仅选取以目标声母开头的单音节词、双音节词、三音节词，还要选择目标音位位于中间和最后的双音节词和三音节词，这样才能保证不管声母音位出现在什么位置，患者都可以完成正确的发音。此外，与声母音

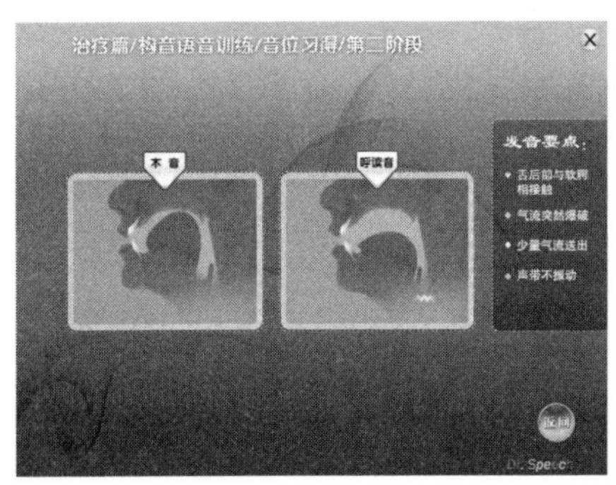

（a）第二阶段g发音教育

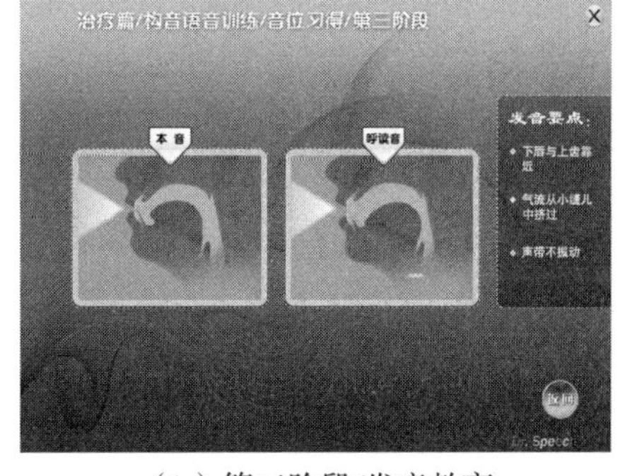

（b）第三阶段f发音教育

图 13－62　发音教育材料举例

位搭配的韵母也不能过分单一，既要包括单韵母，还要包括各种结构的复韵母和鼻韵母。见表 13－10 和图 13－63。

表 13－10　　/k/音位习得材料举例

单音节	双音节（前）	双音节（后）	三音节（前）	三音节（中）	三音节（后）
渴	卡车	头盔	卡丁车	空空的	看一看
哭	咳嗽	短裤	烤面包	巧克力	大声哭
跨	客人	坦克	口香糖	钻孔机	向日葵
开	骷髅	纽扣	看门狗	夹克衫	牛仔裤
烤	裤子	水坑	宽松的	后空翻	钥匙扣
口	跨栏	相框	狂欢节	长筷子	挖鼻孔
快	开关	手铐			
看	葵花	贝壳			
啃	靠垫	煤块			
扛	口红	冰块			
空	快艇				
坑	筷子				
筐	砍树				
	昆虫				
	恐龙				
	孔雀				

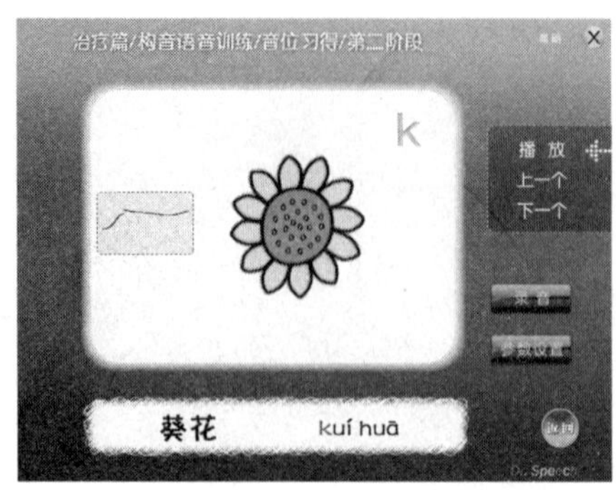

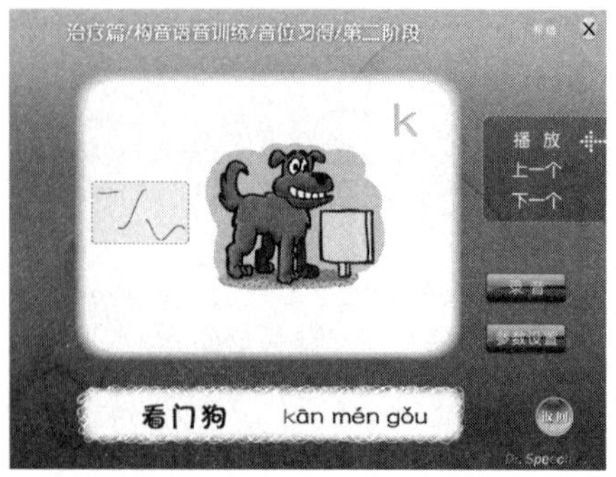

图 13－63 /k/音位习得材料举例

(3) 音位对比训练（音位对比）

音位对比训练是将容易混淆的声母发音提取出来的训练，用来进一步巩固和强化新习得的声母音位。很多患者在评估时出现的错误走向会伴随构音语音训练始终，在训练进行过程中，即使患者掌握了目标声母音位的发音方法，也经常会与相似的声母音位相混淆，这时要进行音位对比训练。见图 13－64。

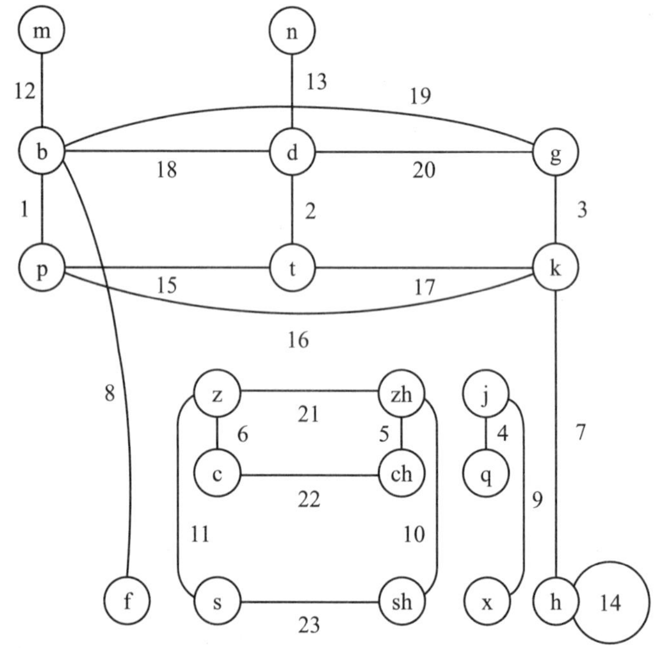

图 13－64 声母音位对比链

汉语普通话中包含 37 对最小音位对，其中声母最小音位对 23 对。每组音位对由两个声母音位组成，这两个声母音位之间只具有单维度差异，如第 3 组声母语音对/g/和/k/，它们从发音方式上来说，都是塞音，从发音部位来说，都是舌根音，唯一不同的是/g/是不送气塞音，而/k/是送气塞音。声母音位对比的习得也具有一定的规律。在进行音位对比训练时，也必须遵循音位对比习得规律。见表 13－11。

表 13－11　　声母音位对习得规律

语音对序号	声母音位对	最晚习得时间
14	擦音与无擦音	2；7～2；12
15、16、17	不同构音部位的送气塞音	3；1～3；6
1、2、3	送气塞音与不送气塞音	3；7～3；12
7、8	塞音与擦音	3；7～3；12
12、13	塞音与鼻音	3；7～3；12
18、19、20	不同构音部位的不送气塞音	3；7～3；12
4、5、6	送气塞擦音与不送气塞擦音	6；1～6；6
9、10、11	塞擦音与擦音	6；1～6；6
21、22、23	卷舌与非卷舌音	6；1～6；6

根据最小音位对的定义，用于音位对比训练的材料应该是单音节词，一组训练材料包括两个单音节词，分别以音位对中的两个声母开头，两个单音节词的韵母和声调完全相同，如表 13－12 和图 13－65。

表 13－12　　声母音位对比材料举例

d/t		z/zh		h/－	
点	舔	足	烛	河	鹅
倒	套	足	竹	荷	鹅
刀	掏	揍	皱	鹤	饿
大	踏	奏	皱	虎	五
肚	兔	紫	纸	虎	舞
赌	土	走	帚	花	挖
读	涂	走	肘	花	蛙
堵	土	紫	指	画	袜
岛	讨	籽	指	呼	屋
刀	涛	籽	纸	呼	乌
打	塔	早	找	会	喂
搭	踏	澡	找	环	玩

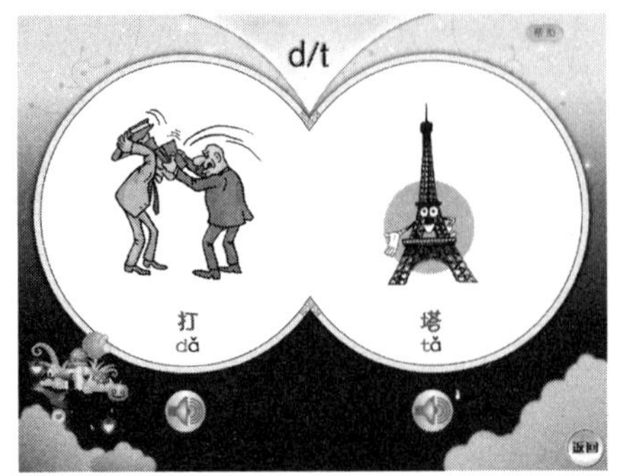

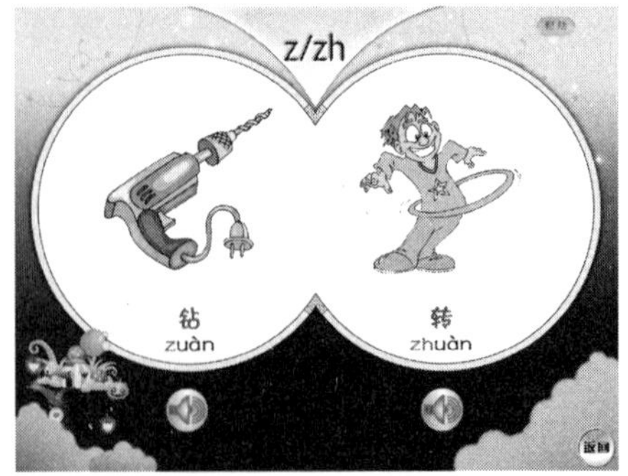

图 13－65　声母音位对比材料举例

（4）音位强化

音位对比训练过后，患者可以基本掌握目标声母音位的发音，并可以准确地发出其单音节、双音节和三音节词语。但是，这只是构音语音障碍矫治的基本内容，人们学习说话的最终目的是进行交流，因此患者还必须在日常对话中，也将矫治过的声母音位发清楚，这需要进一步的巩固训练，音位强化的呈现形式要活泼有趣，比如跳棋、游戏板等，让患者在轻松的环境中，将学过的本领应用出来，是音位强化训练的最终目的。见图 13－66 和表 13－13。

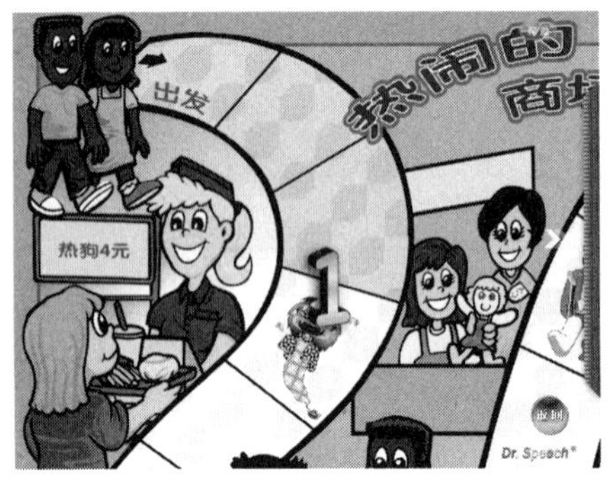

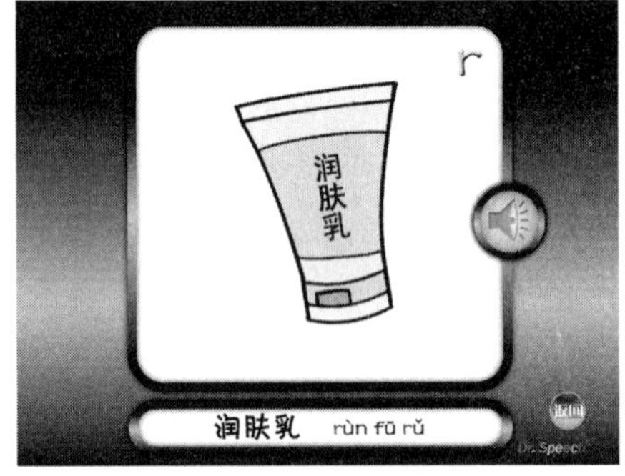

图 13－66　/r/音位强化材料举例

表 13－13　　音位强化材料举例（/r/）

单	双（前）	双（后）	三（前）	三（中）	三（后）
热	人们	美容	扔垃圾	羽绒服	星期日
人	柔软	笑容	润肤乳	烤乳猪	西瓜瓤
肉	日历	叫嚷	热气球	仙人掌	毛茸茸
燃	热闹	肌肉		双人床	

续表

单	双（前）	双（后）	三（前）	三（中）	三（后）
	染发	被褥			
	入口	烤肉			
	热狗				

13.5 个案举例

案例 1

1. 基本情况

患儿×××，女，3岁7个月，确诊中度先天性聋2年余。该患儿于2岁10个月时双耳佩戴数字助听器，助听效果达最适水平。此后，入我门诊进行听觉言语训练。目前，在听觉康复部分，该患儿已进入听觉理解训练的阶段，在言语训练方面，已进入构音训练阶段。训练过程中发现，该患儿在说话时，下颌的运动幅度较小，且常出现左右摇摆的情况，其言语清晰度也不高。

2. 构音功能评估

（1）评估结果

①构音器官结构与运动功能的主观评估表是用来记录构音器官结构和运动功能的观察结果。如果结构和功能是正常的，就在相应的栏目中打上一个记号（√）。如果存在异常现象，应根据下表提供的内容进行检查描述。

	结构	运动功能
下颌	√	下颌张开幅度小，呈无力状态，发音或说话时，下颌常出现左右摆动的现象。
唇部	√	√
舌部	√	√

续表

	结构	运动功能
牙齿	√	√
硬腭	√	√
软腭悬雍垂	√	√

②测试时，首先要求患儿深吸气，然后一口气连续发指定音节，持续4秒钟，音调与响度适中，各个音节必须完整。要求患儿尽可能快地发音，可将其发音过程录制下来，以便在回放时仔细确定患儿每4秒钟发的音节数量。每一特定音节测两次，记录其较大值作为口腔轮替运动速率DR。

日期	DR(pa)	DR(ta)	DR(ka)	DR(pata)	DR(paka)	DR(kata)	DR(pataka)
	8	8	9	3	4	5	3

③构音运动功能的客观测量。

日期	下颌距	舌距	舌域图	解释
	904Hz	2508Hz	70	舌距和舌域图属正常范围，而下颌距低于正常水平。

(2) 结果分析

该患儿下颌张开幅度小，呈无力状态，发音或说话时，下颌常出现左右摆动的现象，而且其口腔轮替运动速率和下颌距均低于正常水平，因此，构音运动功能的主、客观评估结果均提示该患儿存在下颌部肌张力低下、运动力量和稳定性差的问题。

3. 言语康复方案

(1) 一周训练目标

下颌部肌张力的正常化。

(2) 训练方案

①施压、敲打、拉伸和振动咬肌；

②咀嚼运动法；

③下颌抵抗法；

④咬住物体法。

(3) 可选择的训练资源

①实时言语测量仪；

②振动器；

③儿童进食用的参加，如杯子、勺子等。

(4) 注意事项

①一次训练时间不能过长，避免产生疲劳效应，各项训练的频率最好保持在每天 2～3 次，每次不超过 15 分钟；

②训练形式应该多样化，以增加患儿的学习兴趣；

③注意观察患儿在训练中的反应，如患儿即将表现出对某一训练不耐烦时，则应该考虑进行其他训练项目，以避免患儿对训练产生厌恶情绪。

案　例　2

1. 基本情况

患儿×××，女，4 岁 8 个月，确诊中度先天性聋 3 年余。该患儿于 3 岁 10 个月时双耳佩戴数字助听器，助听效果达最适水平。该患儿 4 岁 7 个月时，入我门诊进行听觉言语训练。目前，在听觉康复部分，该患儿已进入听觉识别训练的阶段，在言语训练过程中发现，该患儿在说话时，其唇部常处于紧张状态，特别是在发圆唇音/u/和/ü/时，其唇部会出现回缩现象。

2. 构鸣功能评估

(1) 评估结果

①构音器官结构与运动功能的主观评估表是用来记录构音器官结构和运动功能的观察结果。如果结构和功能是正常的，就在相应的栏目中打上一个记号(√)。如果存在异常现象，应根据下表提供的内容进行检查描述。

	结构	运动功能
下颌	√	√
唇部	√	噘嘴时，其上唇呈内收状，不能进行圆唇与非圆唇的交替运动。
舌部	√	√
牙齿	√	√

续表

	结构	运动功能
硬腭	√	√
软腭悬雍垂	√	√

②测试时，首先要求患儿深吸气，然后一口气连续发指定音节，持续 4 秒钟，音调与响度适中，各个音节必须完整。要求患儿尽可能快地发音，可将其发音过程录制下来，以便在回放时仔细确定患儿每 4 秒钟发的音节数量。每一特定音节测两次，记录其较大值作为口腔轮替运动速率 DR。

日期	DR(pa)	DR(ta)	DR(ka)	DR(pata)	DR(paka)	DR(kata)	DR(pataka)
	8	7	9	2	4	3	2

③构音运动功能的客观测量

日期	下颌距	舌距	舌域图	解释
	812Hz	2408Hz	98	下颌距、舌距和舌域图均属正常范围。

(2) 结果分析

该患儿在说话时，其唇部常处于紧张状态，特别是在发圆唇音/u/和/ü/时，其唇部会出现回缩现象，而且其口腔轮替运动速率低于正常水平，因此，构音运动功能的主、客观评估结果均提示该患儿存在唇部肌张力过高、运动灵活性差的问题。

3. 言语康复方案

(1) 一周训练目标

唇部肌张力的正常化。

(2) 训练方案

①基本方法：注意姿势、注意运动、减少刺激物、全身触觉敏感性正常化；

②唇部促进治疗法：口部触觉敏感性正常化、按摩面部、减少上唇收缩；

③进食疗法：勺子进食法、杯子喝水法、吸管法。

(3) 可选择的训练资源

①实时言语测量仪；

②儿童进食用的参加，如杯子、勺子等。

(4) 注意事项

①一次训练时间不能过长，避免产生疲劳效应，各项训练的频率最好保持在每天 2~3 次，每次不超过 15 分钟；

②训练形式应该多样化，以增加患儿的学习兴趣；

③注意观察患儿在训练中的反应，如患儿即将表现出对某一训练不耐烦时，则应该考虑进行其他训练项目，以避免患儿对训练产生厌恶情绪。

案　例　3

1. 基本情况

患儿×××，男，4 岁 2 个月，确诊中度先天性聋 3 年余。该患儿于 3 岁 10 个月时双耳佩戴数字助听器，助听效果达最适水平。此后入我门诊进行听觉言语训练。目前，在听觉康复部分，该患儿已进入听觉理解的训练阶段，在言语训练过程中发现，该患儿的言语清晰度差，其言语声给人一种压抑、混浊的感觉。检查该患儿口部器官时发现，其舌体软、大，呈球状，敏感性低，且舌尖和舌侧无力。

2. 构鸣功能评估

(1) 评估结果

①构音器官结构与运动功能的主观评估表是用来记录构音器官结构和运动功能的观察结果。如果结构和功能是正常的，就在相应的栏目中打上一个记号(√)。如果存在异常现象，应根据下表提供的内容进行检查描述。

	结构	运动功能
下颌	√	√
唇部	√	√
舌部	√	舌运动不灵活，以大运动为主。
牙齿	√	√
硬腭	√	√
软腭悬雍垂	√	√

②测试时，首先要求患儿深吸气，然后一口气连续发指定音节，持续 4 秒钟，音调与响度适中，各个音节必须完整。要求患儿尽可能快地发音，可将其发

音过程录制下来，以便在回放时仔细确定患儿每4秒钟发的音节数量。每一特定音节测两次，记录其较大值作为口腔轮替运动速率DR。

日期	DR(pa)	DR(ta)	DR(ka)	DR(pata)	DR(paka)	DR(kata)	DR(pataka)
	10	9	7	3	4	3	2

③构音运动功能的客观测量

日期	下颌距	舌距	舌域图	解释
	905Hz	1650Hz	72	下颌距属正常范围，但舌距和舌域图均低于正常范围。

（2）结果分析

检查该患儿口部器官时发现，其舌体软、大，呈球状，敏感性低，且舌尖和舌侧无力。其舌运动灵活性差，以大运动为主，而且其口腔轮替运动速率、舌距和舌域图均低于正常水平，因此，构音运动功能的主、客观评估结果均提示该患儿存在舌肌张力过低、运动灵活性差的问题。

3. 言语康复方案

（1）一周训练目标

舌肌张力的正常化。

（2）训练方案

①基本方法：注意运动、全身触觉敏感性正常化等；

②舌部刺激法：挤舌法、推舌法等；

③舌部运动训练：舌的刺激、强化和运动。

（3）可选择的训练资源

①实时言语测量仪；

②儿童进食用的参加，如杯子、勺子等；

③舌肌训练器等。

（4）注意事项

①一次训练时间不能过长，避免产生疲劳效应，各项训练的频率最好保持在每天2~3次，每次不超过15分钟；

②训练形式应该多样化，以增加患儿的学习兴趣；

③注意观察患儿在训练中的反应，如患儿即将表现出对某一训练不耐烦时，则应该考虑进行其他训练项目，以避免患儿对训练产生厌恶情绪。

案 例 4

1. 基本情况

患儿×××，女，7岁2个月，确诊中度先天性聋6年余。该患儿于2岁8个月时双耳佩戴数字助听器，助听效果达最适水平。此后一直在家庭中进行听觉言语训练。目前，该患儿听觉和言语能力都发展较好，并已进入正常小学学习。但是，在构音方面，该儿童一直存在着/l/和/r/混淆构音的问题，因此就诊于我门诊，以解决该问题。

2. 构鸣功能评估

(1) 评估结果

①将/l/和/r/的所有声韵组合给患儿进行听觉识别评估，其通过率为98%（注：如果患儿该项通过率低于75%，则应强化/l/和/r/的听觉识别训练）。

②构音器官结构与运动功能的主观评估表是用来记录构音器官结构和运动功能的观察结果。如果结构和功能是正常的，就在相应的栏目中打上一个记号（√）。如果存在异常现象，应根据下表提供的内容进行检查描述。

	结构	运动功能
下颌	√	√
唇部	√	√
舌部	√	√
牙齿	√	√
硬腭	√	√
软腭悬雍垂	√	√

③测试时，首先要求患儿深吸气，然后一口气连续发指定音节，持续4秒钟，音调与响度适中，各个音节必须完整。要求患儿尽可能快地发音，可将其发音过程录制下来，以便在回放时仔细确定患儿每4秒钟发的音节数量。每一特定音节测两次，记录其较大值作为口腔轮替运动速率DR。

日期	DR(pa)	DR(ta)	DR(ka)	DR(pata)	DR(paka)	DR(kata)	DR(pataka)
	17	17	16	11	8	9	4

(2) 结果分析

听觉方面，该患儿能正确识别/l/和/r/，构音方面，构音器官结构及其运动功能均属正常，其口腔轮替运动速率亦属于正常范围。造成患儿/l/和/r/构音混淆出现的原因，可能在于其未稳定掌握/l/和/r/的正确构音位置。

3. 言语康复方案

(1) 一周训练目标

强化/l/和/r/的正确构音位置。

(2) 训练方案

①促进/l/的发音：强化舌尖上抬和舌肌力量、进行卷舌运动；

②促进/r/的发音：卷舌/r/音和后高/r/音。

(3) 可选择的训练资源

①实时言语测量仪；

②构音训练系统

③舌肌训练器、牙线等。

(4) 注意事项

①一次训练时间不能过长，避免产生疲劳效应，各项训练的频率最好保持在每天2~3次，每次不超过15分钟；

②训练形式应该多样化，以增加患儿的学习兴趣；

③注意观察患儿在训练中的反应，如患儿即将表现出对某一训练不耐烦时，则应该考虑进行其他训练项目，以避免患儿对训练产生厌恶情绪。

案 例 5

1. 基本情况

患者×××，女，16岁，确诊药物性聋15年。由于家庭经济原因，该患者于12岁时才双耳佩戴数字助听器，听力补偿达适合水平。但一直未进行正规的听觉言语训练。最近，由于患者本人对听说能力的要求，故其家长带其就诊我门诊进行听觉言语康复训练。目前，在听觉康复部分，该患儿已进入听觉识别训练阶段，在言语训练方面，即将进行舌根音/g/和/k/的构音训练。

2. 构鸣功能评估

（1）评估结果

①构音器官结构与运动功能的主观评估表是用来记录构音器官结构和运动功能的观察结果。如果结构和功能是正常的，就在相应的栏目中打上一个记号（√）。如果存在异常现象，应根据下表提供的内容进行检查描述。

	结构	运动功能
下颌	√	√
唇部	√	√
舌部	√	√
牙齿	√	√
硬腭	√	√
软腭悬雍垂	√	√

②构音语音能力评估显示该患者舌根音/g/和/k/未习得。

（2）结果分析

该患者构音器官结构及运动功能均属正常，构音语音能力评估显示该患者舌根音/g/和/k/未习得。

3. 言语康复方案

（1）一周训练目标

获得正确的/g/和/k/构音位置和方法。

（2）训练方案

①利用擦音/h/诱导/g/和/k/的构音；

②改变患者体位诱导/g/和/k/的构音；

③利用舌后缩反应诱导/g/和/k/的构音。

（3）可选择的训练资源

①构音训练系统；

②压舌板等。

(4) 注意事项

①一次训练时间不能过长，避免产生疲劳效应，各项训练的频率最好保持在每天 2 ~3 次，每次不超过 15 分钟；

②训练形式应该多样化，以增加患儿的学习兴趣；

③注意观察患儿在训练中的反应，如患儿即将表现出对某一训练不耐烦时，则应该考虑进行其他训练项目，以避免患儿对训练产生厌恶情绪。

第 14 章

语音障碍的康复训练

语音能力是言语功能发展的最高级阶段，语音障碍的康复训练包括语音能力的评估和语音障碍的训练，主要是考察和改善听障儿童的语调和音位流畅性。

14.1 语音能力的评估

语音能力体现说话者整个发音系统的协调性，也就是在单个音位构音清晰的基础上，可以将若干个音位连接起来，完成流畅的连续发音，最终完成言语交流目的。语音能力包括超音段音位能力和音段音位能力。超音段音位是指在语言的线性组合的序列中不占一定时段的音位，如语调；音段音位是在语流中（物理上或听觉上）可识别的任何一个离散单位，如语音流畅性。音位流畅性（phonemic fluency），又称作首字母流畅性或词汇流利性，它是个体词汇选择时流畅程度的指标，表现为个体能够按照某一特定的音位迅速地产生词。大量研究结果显示，听障儿童在言语产生过程中，单音节词能清楚发出，但在词语和句子中需要协同构音时则发生困难，音位流畅能力低下，语音清晰度迅速下降。一般来说，超音段音位能力渗透于音段音位能力中，因此，音段音位能力是衡量语音能力的最关键因素。

导致语音障碍的原因主要是呼吸、发声、共鸣、构音等系统在发连续语音时的协调性异常，其结果为患者的语调异常和语音流畅性异常。其中语调异常的临床表现为语调单一、停顿不恰当、语速过快或过慢，语音流畅性异常表现为在连续语音中，语音替代、遗漏、歪曲等现象。因此，用来进行语音功能评估的工具应具备对语调、停顿和语音可懂度进行评估和测量，以全面评估患者的语音能力，从而为有效的训练奠定基础。

语音能力的主观评估包含语调能力和语音流畅性能力两个部分：

（1）语调能力的主观评估：用于语调能力的主观评估应提供专业的诱导或模仿材料，让患者完成语调的变化任务，根据听感知判断其语调是否正常。如异常，则判断其异常的类型是属语调的单一、语调变化过大，停顿是否恰当，速度是快还是慢等。

（2）语音流畅性能力的主观评估：用于语音流畅性能力主观评估的材料应包括语音重复能力、语音切换能力、语音轮替能力和综合运用能力评估材料。根据听感知判断其语音流畅性是否正常。如异常，则判断其异常的类型及程度。

同样，语音功能的客观评估包含语调能力、语音流畅性能力和语音分割及音位类型标注三个部分：

（1）语调能力的客观测量：用于语调能力客观测量的工具应提供测量音调变化率、平均语速、停顿率（停顿的次数/总时间）等功能。

（2）语音流畅性能力的客观测量：用于语音流畅性能力客观测量的工具应提供发音方式比率、送气时间比率、清浊音比率和口鼻气流比率等功能。

（3）语音分割及音位类型标注：利用数字信号处理、语音识别等高等技术，实现对学生发音的实时分析，对学生发出的指定单音节词进行录音，系统可以自动分析，将该语音信号进行分割，并对每一个分割出来的语音段进行若干参数的进算，从而完成语音段类型的标注。依据生理语音学基础，可以判断出该生是否具备将每一个目标音位清晰发出的能力，如有音位的发音错误，判断其错误走向指向哪个类型的语音。通过波形图、频谱图、语谱图等方式呈现结果，以达到客观测量语音信号的频率、强度、时间参数的目的，客观地评价学生的构音语音能力。

14.2 语音障碍的矫治

语音障碍的训练从内容上包括语调训练和语音流畅性训练两项内容。音位流畅能力的训练是在言语功能发展到一定阶段时才能进行的，音位流畅能力主要包括音位重复能力、音位切换能力、音位轮替能力以及综合运用能力。音位重复能力是指儿童能够复述句子中多次出现的同一个声母的能力。音位切换能力是指儿童能够复述句子中多次出现的一对音位对比声母的能力。音位轮替能力指的是儿童能够复述句子中多次出现的同一发音部位、不同发音方式声母或同一发音方式、不同发音部位声母的能力。综合运用能力指儿童在前三者的基础上形成的复述短文的能力。

14.2.1 语调训练

语调训练的主要目的是解决发声器官的连续变化问题，为流畅而有重点的表达服务。主要包括升调训练、降调训练和升降调训练、停顿训练、语速训练等[18]。主要使用简单的提问与回答方式进行。

14.2.2 语音流畅性训练（音段音位训练）

语音流畅性训练的主要目的是通过循序渐进的材料诱导学生协调地、连续地发音，从而促进发音的三大系统协调工作，从而为流畅地、清晰地发好语音服务。主要包括语音巩固、语音重复、语音切换、语音轮替、综合运用等训练[18]。语音巩固是构音系统与语音系统的衔接部分，在最常见的词语中包含目标音。这部分共包含了21个声母的词语，分别在词首和词尾的音节中。语音重复是指在同一个词语或句子中同时含有两个相同的声母，如“白板”、“把柄”等。语音切换是指在同一个词语或句子中同时含有一对最小音位对比，如“奔跑”等。语音轮替是在一个句子中包含同一方式或同一部位的声母。综合运用训练是指根据汉语体系儿童语言中语音出现的频率而编制的训练材料，以故事的形式呈现。

语音的词语训练主要有两种模式：一是词语教学法。它从临床语音学出发，以声韵调为基础，强调词语和词组的训练，为逐步过渡到说话打下坚固的基础；二是功能教学法。它从应用语音学出发，强调要贴近实际生活，加强语言交际能力的培养。对于聋童，我们主要采用词语教学法，要求从词语训练开始，逐步向词组和句子发展。在反复实践中形成应用的能力，积累词语。词语训练，特别是多音节词，要求气流不中断、连续和流畅。词语训练的要求是形成聋童的听说（读写）的综合能力，闻音而知义、形，见形而知音、义，表义而知音、形。

音节训练是词语训练一个重要组成部分。对于聋童进行音节训练时，应采用声母本音和韵母连续快读，直呼音节，做到一个音，一个口形。直呼音节，就是看到一个音节，不经过拼读，直接呼出。只有这样才能形成熟练技巧，成为识字、学说话的工具。要点是声母（本音）念得轻而短，紧接着念带上声调的韵母，快速连读，气流不能中断。手指语同步辅助。以/dà（大）/为例：①先摆好/d/的发音部位（指式同步 d）；②在发/d/的瞬间（声母本音），紧接发/à/音

（韵母带调），快速连读（指式同步 a）；③不送气，直接构成/dà/音，显示的口形也只有一个。音节训练的目的是聋童具有正确、熟练地直呼音节的能力。

语音的词语训练以生理学为前提，语言学为基础，是康复医学和特殊教育的交叉点。它以言语形成和语言发展为最终目的，是语言学习的初级阶段。它是言语矫治和语言教育之间的桥梁。语音词语训练的实质不同于学拼音。切不可把聋童的词语训练看作为正常儿童语言教育的简化。

第 4 篇

人工耳蜗术后儿童的语言康复与语文教学

黄昭鸣　博士
华东师范大学言语听觉康复科学研究院

作为1+X+Y模式的主要组成部分，语言康复教育是在康复机构中，由教师在课堂或区角之中，对聋儿进行有目的、有组织、有计划康复的过程。撇开具体的康复内容和方法不谈，语言康复教育最大的特点在于其形式上的“集体性”。这种在同一时间对一群聋儿实施的教学，无论在效率上还是在效果上,都具有极大的优越性。在语言康复过程中有许多基本知识和技能是所有聋儿都必须掌握的，如常用的词汇、短语和句子。此时，运用集体康复教育，通过一对多的康复教育形式，既能取得效果，又能节省人力、物力和财力。此外，与心理学中的团体治疗类似，集体康复为聋儿提供了更多彼此模仿、彼此交流的机会。集体中学习能力强的优秀个体，为其他成员树立了积极的榜样。在行为模仿的基础上，使其他成员找到可以自我改善和提高的具体方法。此外，通过一些互助式的活动，能够提高聋儿的自信心和合作能力，使聋儿产生自我完善的需要和动机。

从总体上说，语言康复教育的目标有三个：首先，通过系统的词句训练和师生互动、生生互动的游戏形式，帮助聋儿建立基本的词语库、句子库，使聋儿形成通过口语进行沟通和交流的能力。其次，在对聋儿进行集体教学过程中，发现个体在听觉和发音方面的异常，并将其报告给治疗师，在解决其听觉、发音异常基础上为下一步的集体康复教育做准备。最后，在教授语言知识、训练口语交流能力的同时，帮助聋儿养成良好的学习和生活习惯，促进聋儿在音乐、操作、认知等方面全面发展，为聋儿融入正常幼儿园和小学做准备。以上三个目标环环相扣，体现在集体康复教育的各个环节。

第 15 章

语言康复与语文教学概述

学前儿童语言康复教育有几种形式？这些形式之间的关系是怎样的？在实际的集体康复教育教学过程中，哪些原则必须遵守？学龄儿童语文教学的形式是怎样的？本章将分别进行阐述。

15.1 学前语言康复教育概述

学前儿童语言康复教育的形式是多样的。我们采用的形式主要有两种：主题教育和康复活动，它们同属于预成课程。考虑到语言教育的灵活性和随机性，我们在主题教育和康复活动这些预成课程之外，还进行了生成课程的研究和探索。生成课程不是一种独立的教育形式，它渗透在主题教育和康复活动的每一个环节。所有这些教育形式各有特点，在功能上也各有侧重，无法互相取代。

15.1.1 语言康复教育的形式

如图 15－1 所示，语言康复教育的形式有三种：主题教育、康复活动和生成课程。其中，主题教育是语言康复教育的基本形式，康复是语言康复教育的重要形式，生成课程是语言康复教育的辅助形式。

1. 主题教育

主题教育是语言康复教育的基本形式，是系统传授语音、语义、语法等语言知识、培养语言使用能力的课堂教学活动。主题教育的内容包括词语、句子、对话、短文和看图说话。所有的内容涉及聋儿生活的18个方面，我们将之称为“主题”。其中，单元主题14个：如“我自己”、“我的家”、“可爱的动物”等。认识主题4个：“形状”、“颜色”、“数字”和“动物”。我们将所有的词语、句子、看图说话按由近及远、由易到难的原则分成了六册：启蒙上册、启蒙下册、基础上册、基础下册、提高上册和提高下册。目前，主题教育的所有材料不仅包括文本材料，还包括多媒体软件、用品用具等超文本材料。

2. 康复活动

“新概念学说话”的康复活动有六种，分别是语言活动、操作活动、音乐活动、认知活动、生活活动和运动活动。习惯上，我们又将语言活动、操作活动、音乐活动和认知活动通称为“区角活动”。

区角活动是语言康复教育的重要形式，是在一定目标指导下，有组织、有计划的游戏教学活动。区角活动从功能上分为四种：语言活动、操作活动、音乐活动和认知活动。其中，语言活动以语言知识的活学活用为主要目的。康复教师通过讲故事、角色扮演等互动性较强的语言游戏，使聋儿在复习和巩固已有语言知识的基础上，掌握更多的词汇和句子，并在实际口语交流过程中增强表达的意识，提高聋儿对语言的理解和表达能力。操作活动主要以动手操作的方式，通过拼贴组合、玩偶等游戏，锻炼聋儿的小肌肉群，训练其感觉统合的能力，并在此基础上培养其创造力，激发想象力。音乐活动以音乐为纽带，通过听音乐唱儿歌、听音乐做游戏、听音乐表演节目等方式，使聋儿养成聆听的习惯，在乐曲中感受音调和节奏，为言语矫治中的重读训练做准备。认知活动以思维训练为主要目的，借助七巧板、创意拼图、儿童算盘等玩具，对聋儿的注意力、观察力、记忆力、推理能力进行训练，开发聋儿的智力。

生活活动和运动活动也是重要的康复活动。其中，生活活动主要是对聋儿的起居饮食进行训练，帮助聋儿养成良好的行为习惯。同时，在实际生活中培养聋儿的社会交往能力。运动活动包括体育运动、基本训练和体育游戏，主要目的是进行包括言语肌群在内的相关肌群训练，提高聋儿的动作协调性，增强聋儿的身体素质。（如图15－1所示）

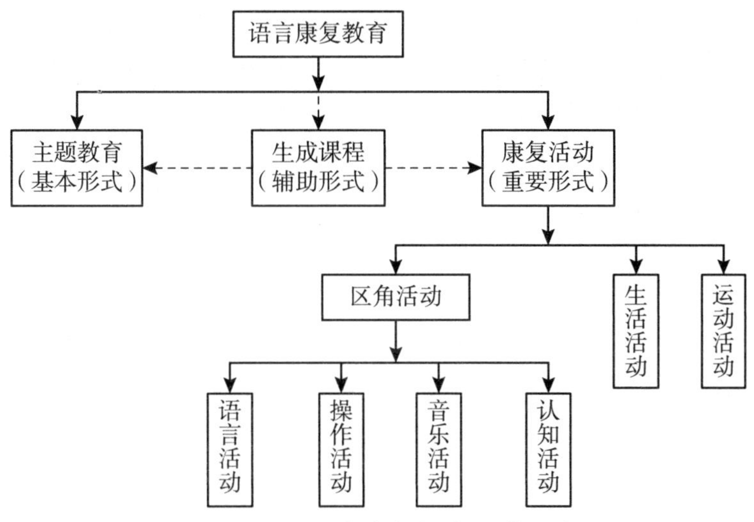

图 15－1　语言康复教育形式示意

3. **生成课程**

生成课程是语言康复教育的辅助形式。与其他形式不同，生成课程没有固定的教学时间和教学内容，而是在课程实施过程中，康复教师根据具体的教学情景，结合聋儿的兴趣和需要，在合理的情况下对教材内容进行适当的调整，以师生互动的方式使聋儿获得知识和能力。生成课程目标是：创设一种能让聋儿自主、自由学习的课程；寻求一种能真正适应聋儿学习的教学方式，把过去以听觉、视觉学习为主的接受式学习改为以探究、体验为主的自主式学习，同时积极探索语言康复教育与个别化康复的结合点。目前，我们的生成课程主要体现在语言康复教育的主题教育、音乐活动、运动活动和生活活动等环节。

15.1.2　语言康复教育各形式之间的关系

1. **相互衔接，有机统一**

在这里主要指主题教育和区角活动之间的关系。许多聋儿康复机构盲目追求全面康复，除了开设主题教育课之外，还开设音乐律动、美工、常识等活动课。但是，它们的主题课和活动课所进行的内容是相互独立、互不联系的。例如，在一天的教学中，老师在主题教学中进行关于食物的教学，在美工课中教聋儿画蝴蝶，在音乐律动课中教聋儿唱两只老虎，在常识课中让聋儿学习沉和浮……这种教学形式之间的相互独立导致聋儿在一种形式下习得的内容，因为在下一个环节得不到巩固而全部或大部分被遗忘。在这种情况下，不同的教学形式成为聋儿的一种负担。聋儿每天疲于应付，而实际的康复效果却不佳。我们认为，主题教育和区角活动是不同的形式，应该有各自独立的教学子目标、内容和方法，但通过制定统一的教学主题和教学计划，可以有机地衔接和统一起来，从而达到事半功倍的效果。

2. 各有侧重、全面发展

语言康复教育各形式在总体目标上是一致的，那就是聋儿的语言康复、全面发展。所不同的是，他们在具体的教学子目标和实施方法上各有侧重。以主题教育为例，它更多地强调语言知识的系统传授和语言沟通能力的培养。而区角活动则是在巩固语言教育的基础上，采用互动性较强的游戏，对聋儿的沟通交流、认知思维、音乐律动、动手操作等多种能力进行培养。此外，生活和运动活动从聋儿的起居饮食和日常锻炼入手，帮助聋儿养成良好的行为习惯，增强聋儿的身体素质。总之，只有把主题教育、区角活动、生活活动、运动活动相结合，才能使聋儿达到真正意义上的全面发展。

3. 互相渗透、互为补充

在这里主要指生成课程和其他教育形式之间的关系。与生成课程相比，主题教育、区角活动、生活及运动活动都有相对固定的教学时间、教学地点和教学内容。其具体实施过程全部纳入康复教学计划。这种形式的教学在很大程度上保证了教学的计划性和系统性。然而，任何事物都不可避免地存在两面性。形式和内容的固定在确保教学计划性的同时，限制了教学应有的灵活性。尤其对聋儿的语言教育而言，语言来自于生活，发生在聋儿生活中的事物是聋儿学语言最好的材料。为此，我们在语言康复教育中引入了生成课程这一形式。它要求康复教师本着“一日生活皆教育”的思想，在语言康复教育的各环节中利用可能存在的教学契机，积极探索和补充教育内容。根据实际需要，对原有教学计划进行适当的补充或调整。总之，在固有的教育形式中渗透灵活的生成课程，两者相辅相成，才能满足聋儿不断发展的需要，使聋儿的语言康复教育资源成为一套常用常新的动态“资源库”。

15.1.3 语言康复教育的实施原则

尽管语言康复教育的形式多样，但主题教育、区角活动、生活及运动活动在具体实施过程中必须遵循一定的原则。这些原则在允许教育形式多样化的基础上，确保各教育环节在执行过程中不偏离方向，坚定地指向语言康复教育的总目标。本节对语言康复教育实施中必须遵守的五个原则进行详细阐述。

1. 立足特殊需要教育观，坚持“缺陷”补偿的康复教育原则

3~7岁是聋儿语言康复的“抢救期”。在这一时期，聋儿无论是听觉、言语还是语言都处于飞速发展阶段，其各方面的能力存在巨大的发展空间。我们必须认识到，聋儿正是由于听觉、言语、语言的滞后发展，才严重影响了其他能力的发展。因此，只有最大限度地快速补偿聋儿在听觉、言语、语言发展的不足，才能尽快缩短聋儿与正常儿童之间的差距，才能真正帮助他们回归主流社会。作为康复教师，我们应该把握这一契机。在实际教学过程中，本着“聋儿首先是患有听觉、言语、语言缺陷的患者”的态度，以“医教结合”的思想为指导，坚持缺陷补偿的康复教育原则。这就要求康复教师必须时刻与治疗师保持通力合作，在治疗师建议下制定符合聋儿听觉、言语、语言发展的实际情况的教学目标、内容和计划。康复教师发现聋儿在听觉、言语、语言方面存在的问题和不足，就必须及时反馈给治疗师，由治疗师诊断产生问题的原因，并给出具体的康复意见和指导。康复教师除了采纳治疗师的建议外，还应该自觉接受听觉康复和言语矫治相关知识和技能培训，并在语言康复教育中灵活运用，将科学的康复方法以游戏形式渗透到日常教学之中。只有这样，才能在语言康复教育环节中真正体现医教结合、缺陷补偿的原则。

2. 立足全面发展观，坚持语言康复促进全面发展的康复教育原则

在坚持“聋儿首先是患者”的同时，我们应该树立聋儿的全面发展观。这是因为，3~7岁不仅是聋儿听觉、言语、语言飞速发展的阶段，也是聋儿认知能力、操作能力、运动能力发展的关键期。语言能力与其他能力之间存在着紧密的联系，所谓“一损俱损，一荣俱荣”。一种能力的提高，必定在一定程度上促进其他能力的提升，反之亦然。有关聋儿全面发展的原则，可以用“花朵理论”形象地加以说明。如果把聋儿比作一朵小花的话，语言能力就是花蕊，是聋儿康复的核心。花蕊周围的花瓣分别代表认知、音乐、操作、运动、生活等其他能力。康复教师、治疗师、家长和社会工作者就是扶持花朵的绿叶，聋儿身心发展的规律是花朵吸收养分的泥土。由此可见，无论是康复教师还是治疗师，都必须遵循聋儿身心发展的规律，从聋儿自身需要出发，对他们进行多方面培养。只有全面提升聋儿各种技能，聋儿这朵小花才能真正绽放、长鲜不败。

3. 立足生活教育观，坚持生活化的康复教育原则

对于儿童来说，最有效的学习内容就是他们可以感知的、具体形象的内容。发生在聋儿生活中的人、事、物，是学说话的最佳材料。在这一思想的指导下，我们在选择语言教育的主题、词汇、句子、短文和看图说话时，应该尽可能地贴近聋儿的生活，以确保他们能够“听得懂、用得着”。以主题的选择为例，我们应该选择聋儿熟悉和喜欢的内容，如家庭、食物、小动物等，而不应该选择脱离聋儿生活实际、过于晦涩难懂的内容，如太空、宇航员等。再以看图说话为例，我们不仅要选取有教育意义的经典故事，更多的要选取对聋儿的交流有帮助的生活小故事，使聋儿易于理解和乐于运用。例如，我们可以选择“宝宝的一天”这种小故事，在叙述宝宝一天的经历时，和聋儿就吃饭、上厕所、洗澡、睡觉、散步、外出游玩等生活内容进行讨论，在潜移默化中使他们的语言能力得到提高。

4. 立足游戏教育观，坚持游戏化的康复教育原则

爱玩是儿童的天性。无论是聋儿还是健听儿童，都对游戏表示出极大的兴趣。儿童在游戏时，想象力得到最大限度的发挥；在眼、耳、口、鼻、手协同配合下，智力得到最大程度的发展。此外，儿童在游戏活动中表现出的交往、合作、互助等行为，是其社会技能发展的第一步。这就要求康复教师立足游戏教育观，在教学设计和实施过程中充分发挥想象力、创造力，将知识和技能以游戏形式简单明了地呈现在聋儿面前。这对康复教师而言，既是对教学技能的挑战，同时也是教学成功的一件法宝。坚持游戏化的康复教育原则，能够消除校内学习和校外生活的隔阂，有效地激发聋儿的学习兴趣，是一种行之有效的康复教育手段。

5. 立足生成教育观，坚持生成化的康复教育原则

“教学有法，而无定法”。已有的教学内容、教学计划只是教学过程的一个方面，而不应成为一种固定化的模式。以教学内容为例，主题教育收录了大量聋儿必须掌握或可能用到的词语和句子，并制成了多媒体系统。然而，在实际教学过程中，我们仍然有可能遇到超出当日教学计划之外、没被多媒体收录的词句。此时，就要求康复教师不再固守原有的教学内容，而是要根据当时的实际情况对内容进行适当的调整，生成新的内容。这就是生成化的教育原则。这一原则要求康复教师主动地调整已有的教学计划，还要善于发现聋儿感兴趣的事物、游戏和偶发事件中所蕴含的教育价值，把握时机，积极引导，使教育成为有源之活水。

15.2 学龄语文教学概述

“21世纪前半世纪的人已坐在中小学课桌旁。所以，21世纪对于教育工作者来说已不是一个抽象的理论问题，而是一个现实问题。”“21世纪前半世纪的人”自然包含听障儿童、少年、青年在内。我们同样要把他们培养成21世纪国家的建设者。“不是把社会之光送给这些孩子，而是要把这些孩子培养成社会之光。”因此，认真思考、研究21世纪对听障学生（以下简称聋学生）语言能力、语文水平的新要求，对聋校语文教学的新要求；当前语文教学的实际情况如何；如何应对挑战，深化聋校语文教学改革等问题，就显得很有必要。

15.2.1 21世纪对聋学生语言能力、语文水平的新要求

21世纪将是世界继续发生深刻变化的世纪。对我们中国来说，21世纪上半叶将全面建设与进入小康社会，经济发展与社会进步将呈现崭新面貌。它必定对包括语言能力、语文水平在内的聋学生的全面素质的提高，提出新的更高的要求。

经过九年义务教育，初中毕业后，越来越多的聋学生将继续升学进入高中，以至进入高等教育院校学习。随着他们学习的科目不断增多，内容不断加深，要求不断提高，他们也必须具备较强的独立阅读能力、叙述表达能力，才能适应新的学习生活，完成学习任务。他们只有具备较好的汉语言文字能力，才能操作计算机，拓展自己的视野，获取更多信息。

不同发展水平地区的聋学生，经过不同阶段学校教育后，都将走上社会，就业工作。21世纪，人类将进入信息化时代。随着科学技术、经济建设、社会发展的日新月异，聋人聚集在自己的圈子里从事劳动的情况将逐步成为历史。聋人就业面逐步扩大，工作的技术性要求逐步提高。从竞聘上岗、签订合同到熟悉技术资料、工作指令，到小结、汇报，考核评估，在就业、劳动的整个过程中都充满人与人的交往、沟通，和以语言文字为主的信息、资料的阅读与表达。显然，这些对聋学生语言能力、语文水平提出了较过去时代更高的要求。

另外，从一些聋学生在普通学校的随班就读情况，乃至21世纪对人终身学习的要求来看，聋学生语言能力、语文水平都是至关重要的。

21世纪至少在以下方面对聋学生的语言基础、语文水平提出了更高的要求：具备扎实的语文阅读与表达能力及一定的语文知识，有浓厚的语文学习兴趣、科学有效的学习方法和习惯，有自主学习、自觉学习及运用祖国语言文字的意识与能力，积极正确地运用书面语、口语、手语等的综合沟通、交往的意识与能力。而这些在九年义务教育阶段打下的良好基础，对于他们今后发展的影响是毋庸置疑的。

15.2.2 21世纪对聋校语文教学的新要求

21世纪对聋学生语言能力、语文水平提出了更高的要求，也对聋校语文教学工作提出了新的更高的要求。它至少反映在以下几方面：

1. 1993年《全日制聋校课程计划》中语文学科的要求

1993年，国家教委颁布了《全日制聋校课程计划（试行）》。其中，对九年义务教育阶段聋校语文学科的教学内容与要求作了明确的阐述。具体如下：

语文　进行发音、听话（看话）、说话和祖国语言文字教学，使学生具有一定的听话（看话）、说话、阅读和作文的能力，发展观察和思维能力，并受到生动的思想品德教育和审美教育。语文课进行语言训练、阅读、叙述、作文和写字等教学。

在1~3年级设置语言训练课，以日常生活用语为主要教学内容。形成和发展学生的听觉语言能力；对听觉频率补偿不全的学生进行看话训练，借助看话和书面语形成初步的语言能力。

阅读课要求学生掌握汉语拼音、常用汉字和词汇，正确理解词义、句意、段意和课文内容；学会使用字典、词典等工具书；能读懂日常应用文和通俗文章，有初步分析、概括段意和文章主要内容的能力，并初步掌握阅读的方法，具有良好的阅读习惯。

叙述、作文的教学任务是培养学生的观察能力、思维能力和运用语言正确表达思想的能力。叙述包括口述和笔述，要求会说或能写一段话。作文要求能写日常应用文和简短的记叙文；能用口语或书面语进行社会交际。

写字包括写铅笔字、钢笔字和毛笔字。要注意培养正确的书写姿势和习惯。

应该说，上述条文反映了我国聋校几十年积累的宝贵经验。它的基本精神于今天还是适用的。上述条文提出的教学内容、要求，反映了聋学生学习与掌握祖国语言文字的特殊性。它的总体要求是不低的，真正达到这些要求需要长期循序渐进的艰苦工作。例如，要求聋学生“能读懂日常应用文和通俗文章，有初步分析、概括段意和文章主要内容的能力，并初步掌握阅读的方法，具有良好的阅读习惯”，“能写日常应用文和简短的记叙文；能用口语或书面语进行社会交际”等，这都是不容易达到的。实践证明，不少学生虽经过九年教学，仍与之有较大差距。在21世纪，要进一步全面落实语文学科的要求，就得面向全体聋学生，让他们真正具备相关的能力，具有相关的方法、习惯；同时使聋学生大面积地达标，即普遍落实上述要求，并在此基础上不断发展。

2. 深入开展聋校语文教学改革

全面落实课程计划中语文学科的各项要求，同时必须深入开展聋校语文教学改革，使语文教学更贴近时代要求，贴近聋学生实际，更有实际效果。

深化九年义务教育阶段语文教改要从各地社会发展状况出发。在大、中型城市，九年段聋教育已经呈现向两头延伸的趋势，即向学前教育与高中、大学延伸的趋势。深化九年段聋校语文学科教改，还必须从聋学生实际出发，不可忽视听障给他们学习语文带来的特殊性表现。深化九年段聋校语文教改，还应充分利用现代科学技术的新成果。因此，医教结合、早期干预、强化口语、读写并举等教改思路与实践探索便应运而生，显露蓬勃生机了。

15.2.3 当前聋校语文教学状况分析

九年义务教育阶段聋校语文教学究竟怎么样，教学状况如何，主要由哪些因素造成这种状况，等等，也即语文教学现状与原因的分析，是值得思考、研究的。笔者有以下简略的认识。

1. 语文教学的质量

上海市九年段聋校语文教学质量，总体上可以说是成绩巨大，问题不少。从发展不平衡、好差悬殊这点看，各地情况可能差不多。

要全面细致地考核、评估聋校语文教学质量，牵涉的项目太多，需要较大的人力、精力才行。一般来说，作文是聋学生语言能力、语文水平以及思想认识的综合反映；作文状况在一定意义上能代表语文教学的质量。笔者曾让2003年刚从九年段聋校初中毕业，进入上海市聋哑青年技术学校不久的学生写一篇《聋青技校初步印象》的小作文。下面摘录的是两篇较好的作文。例文1是经过听力语言康复、强化口语训练、配或戴助听器的同学写的。例文2是全聋、经过口语教学而没有配或戴助听器的同学写的。

[例文 1]

聋青技校初步印象

初到技校，即使对现实有时有点不满，走进这校园，心就平和多了。面对着一块块绿化，面对广阔的视野，我的烦躁的心就被它们抚平了。

校园是那样的安静而温存。没有华丽的点缀，只是白色的教学楼，白色的综合楼，白色的宿舍楼，一切都简单纯洁。综合楼周围都有一块绿意盎然的地带，深绿、浅绿、嫩绿层层点缀，让人心旷神怡，赏心悦目。校园中央的花坛盛满了聋孩子的心声，在风中摇曳的风姿，不正象征着年轻的生命神采飞扬，青春的活力光芒四射吗？

校园又是那样美丽而迷人。无论是日出时分还是日落时分，校园就像一位公主；到了晚上，整个校园就像是穿晚装的女士。

技校的学生个个都身残志坚，在这里执艺术之笔，扬无声之歌。

美丽迷人的技校是充满活力，它蕴含着生命之歌、生命的价值，它是理想的播种地，又是聋哑人人生的新起点，我怎能不用炽热的心赞美您，歌颂您呢？

[例文 2]

聋青技校初步印象

说起聋青技校，我一直害怕，担心聋青技校的建筑水平不好，同学们一定对我不怀好意。但我第一次见到聋青技校，看法变了。

我初次见到聋青技校，虽然聋青技校已有 50 年的历史，但外貌仍旧是崭新的。一走进校门，就感觉广阔无边，比以往的第四聋校还要大。往南走，就能看到食堂和宿舍。食堂是大众化食堂，宿舍内分男区和女区。不过，我住 309 室，恐怕要费脚力吧？往东走就是教学中央楼，里面有许多重要的房间，如图书馆、影视室、多功能室，还有画画专用的教室。教学中央楼的后面就是操场，操场外形如同椭圆形，共有 2 000 平方米！往北走，就是我们读书专用的教学楼。新生用的桌椅是学校买来的，很干净整洁。真的感谢学校帮了我们这么多的忙！我很庆幸我读的是工艺美术高一（1）班，是在二楼。我也相识了许多从各地来的同学们……

我对聋青技校的初步感觉还不错。我以后就要在这里读四年，一定要发挥特长，刻苦学习，努力自学，绝不能再像以往一样，一定要比以往更有大的进步。不然，会辜负父母与聋青技老师们的一片苦心，同时，也对不起自己的良心。

上面两篇聋学生作文，老师基本没做改动。它反映出在教师教、学生学以及家长的配合下，九年段聋校语文教学是能达到预期目标的。在高一（1）班的 18

位同学中，较好的、一般的、较差的各约占三分之一。所谓一般的，是指词句基本通顺，使人能看懂他要表达的意思。所谓较差的，则是写得不知所云，不会用语句表情达意。

2003 年进入上海市聋青技校学习的高一年级共有 5 个班。高一（1）、（2）两个班总体尚好，情况相似。其余三个班则总体偏差，在阅读理解与作文表达方面问题较大。要培养聋学生使其具备较好的语言能力与语文水平，是很艰难的，但一部分聋学生确实具备了，所以说“成绩巨大”。不过，经过九年时间，仍有相当部分聋学生的语言能力、语文水平不尽如人意，所以说“问题不少”。教学质量的提高、发展不平衡，离大面积达标、提高与发展的距离还很大，可以说是聋校语文教学质量的一个特征。

2. 语文教学状况及形成因素

聋校语文教学的成功与否，质量的高与低，牵涉教师的教、学生的学，以至家庭环境、家长的配合程度。它不仅与课堂内有关，而且与课堂外有关。分析与认识教学现状，总结成功的经验与失败的教训对提高教学质量是有益的。

教学不得法的情况仍是经常存在的。聋校语文课究竟应该怎样上，怎样体现其特殊性，一些教师往往带有盲目性。目前在教学语言、教学沟通、教学设计上问题不少。“填鸭式”、“保姆式”、“拔苗助长式”、“抄背应考式”时隐时现。聋学生缺乏主动积极性，不知该怎样学。教学与生活脱节，与聋学生实际脱节，造成了聋校语文教学的低效率、低质量。

造成目前聋校语文教学现状如此的因素是复杂的，主要有如下几条：

（1）聋校数量少，较分散，校际交流不方便。不似健听者普通学校有那么成熟的教研培训网络。教学研究与普通学校相比处于较低的层次、阶段。

（2）近年来，随着大批 20 世纪参加聋教育的学校领导、教师退休，大批的新进入聋教育的学校领导、教师，对如何进行聋校语文教学工作缺乏经验。一些国外的理念，例如认为手语是聋人的母语、第一语言，聋学生须先学会这第一语言，再利用它去学习掌握第二语言（本民族语）等，在我国聋教育界造成了一定的思想混乱。

（3）教学管理问题是造成目前聋校教学状况的关键因素之一。国家教育部在 1954 年指定了若干所聋教育口语教学改革试点学校，1956 年教育部召开了“全国聋校口语教学实验工作汇报会”。口语教学体系，自此被确立为我国聋校教学工作的方向。遗憾的是，由于政治及人事变迁等种种因素，半个世纪以来，我们并没能旗帜鲜明、实实在在地把此项实验工作认真总结和发展。因此，尽管我国聋教育事业不断发展，聋校数量日渐增多，聋学生入学率不断提高，但在学科教学研究上水平仍较低，教学效率及质量赶不上办学的速度和规模。教师各自为教，学校各自为教，缺乏指导与督察、评估。其实，先进学校、先进教师总是有的，如果长期来经常总结交流，在理论上、实践上进行研究，聋校语文教学是会不断达到新水平、获取新成果的。

15.2.4 应对挑战，深化聋校语文教学改革

如何应对21世纪的挑战，如何破解聋校语文教学中的种种难题，如何使聋校语文教学工作在已有的基础上真正有新的突破，这是摆在聋教育工作者面前的严肃课题。离开原来的道路，另打旗帜重新开张呢，还是在继承已有优秀经验的基础上，吸取各国真正成功的做法及理念，深化改革，再创辉煌呢？回答应该是明确的。既然，20世纪我们在艰苦的条件下，经过不懈的努力，在聋校语文教学中取得了不错的成绩，积累了一定的经验；那么，为什么我们不能在日益进步的社会和科学技术条件下，使聋校语文教学取得新的更大的成绩呢？充分依靠、利用先进的社会条件与现代科学技术，坚持口语教学改革的方向，坚持新课程改革的理念，并使之融合起来，应该成为应对挑战，深化聋校语文教学改革的主导思想。

坚持口语教学改革的方向不动摇。这是聋校“个性”即特殊性的表现。口语教学不仅仅是一种教学方法，实际上是一种教学体系，其实质是让聋学生掌握祖国语言文字，以利于他们更好地平等参与主流社会。1993年国家教委颁布的《全日制聋校课程计划（试行）》（以下简称《课程计划》）就是建立在这种教学体系之上的。该《课程计划》“说明”部分的第一条指出：“聋校必须积极实行分类教学。要根据学生的听力损失情况及补偿程度，实行分班或分组教学。对重听及听觉补偿较好的学生，要充分利用助听设备，在各科教学中，形成和发展他们的听、说能力。对听觉损失严重且频率补偿不全的学生，各科教学也要把培养和发展学生的口语、书面语能力列为教学任务之一”，“聋校的教学语言应以口语为主，凭借课文，使用手指语、手势语、板书等多种语言形式，使学生在学习知识、形成能力的同时，发展语言能力。”随着形势与实践的发展，《课程计划》会做某些调整、修改，但其基本精神应得到坚持。应该看到，以往对课程计划的学习、研究、宣传、推广是很不够的。因而，目前坚持口语教学的改革不是一件容易、轻松的事。

坚持在聋校语文教学中贯彻、渗透国家新课程改革的理念。这是聋教育与普通教育具有共性的体现。聋校语文教学也应体现知识与能力、过程与方法、情感态度与价值观的三维目标要求，培养聋学生主动学习的精神，创新意识与能力，

注意减轻聋学生过重的学习负担；培养他们的学习兴趣，养成良好的学习习惯，掌握学习方法，切实提高他们的语言文字能力。

深化聋校语文教学改革的灵魂是一个“实”字。要从聋学生实际需要、实际水平出发，扎实地开展教学工作，以获取实际效果。脚踏实地，要实要活，实事求是，循序渐进，我们一定能适应21世纪的需求，开创聋校语文教学工作的新局面！

第 16 章

语言理解能力评估

对于需要接受语言康复训练的人工耳蜗术后儿童，首先，要建立其个人信息的档案，在此基础上，采用语言测验对其语言能力进行评估。评估之后，要通过与其年龄常模进行比较，看其发展状态，如果落后于同龄正常群体，则要接受康复训练。评估后，还需要看其语言发展的内部差异，看其优势和劣势，在此基础上，选长补短，进行训练。在康复训练的过程中，要对康复效果进行监控，根据监控结果来调整训练计划，直到语言能力得以改善。

语言理解能力评估包括主观评估和客观评估两个方面。主观评估可采用语言量表，客观评估则需要配备专门的测验工具和仪器设备，分为四个阶段，如图 16－1 所示。由于每个阶段的语言特点及训练目标是不同的，所以语言评估与训练的内容也有所侧重和不同。

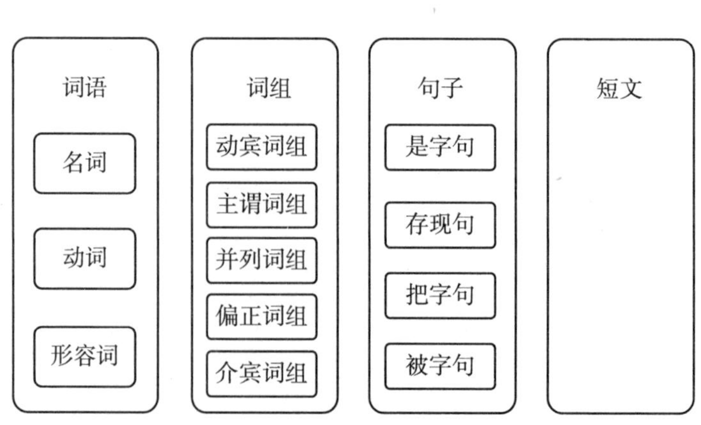

图 16－1　语言理解能力评估框架

1. 设计原理

《语言理解能力评估》是根据儿童对汉语言理解的不同水平编制而成。它包括词语、词组、句子和短文四个测试词表，共 112 道题。词语主要为儿童常见的双音节词语，大部分为名词，如水果类、动物类、常见物品类、人物称谓类名词，还有常见的动词和形容词，共 40 道题。词组即儿童常见的并列词组、动宾词组、主谓词组、偏正词组和介宾词组五类词组，每一类 8 道题，共 40 道题。句子是存现句、是字句、被字句、把字句，共 16 道题。短文有 16 道题。

2. 评估目的和对象

评估目的主要有三个：（1）诊断个体语言理解能力是否正常；（2）明确语言理解的问题所在，为语言康复计划的制定提供依据；（3）通过语言功能训练前后的测验成绩比较，考察训练方案的有效性。

评估主要的适用对象为：语言障碍患者、言语障碍患者、听觉障碍患者、认知障碍患者。

3. 评估材料

（1）评估工具

112 张测试图片。

在进行语言理解能力评估时可使用“早期语言评估与干预仪”（启智博士，Dr. Language™，美国泰亿格电子有限公司生产）。该设备操作简便，适合临床使用。若无此设备，可使用测试图片进行简单评估。

《语言理解能力评估》测试图片由上海昭鸣医疗仪器有限公司提供。

（2）记录表

《语言理解能力评估》记录表 1 份，参见附录 3。

《语言理解能力评估》结果分析表 1 份，参见附录 3a。

4. 评估流程

将测试材料架立于被试前，准备好记录表和笔。

（1）指导语：

“小朋友，仔细听，我说哪一个图片的名字，你就指哪一个，好吗？”

（2）学习回应方式

例 1：米饭/青菜/鸡蛋/汤（见图 16－2）

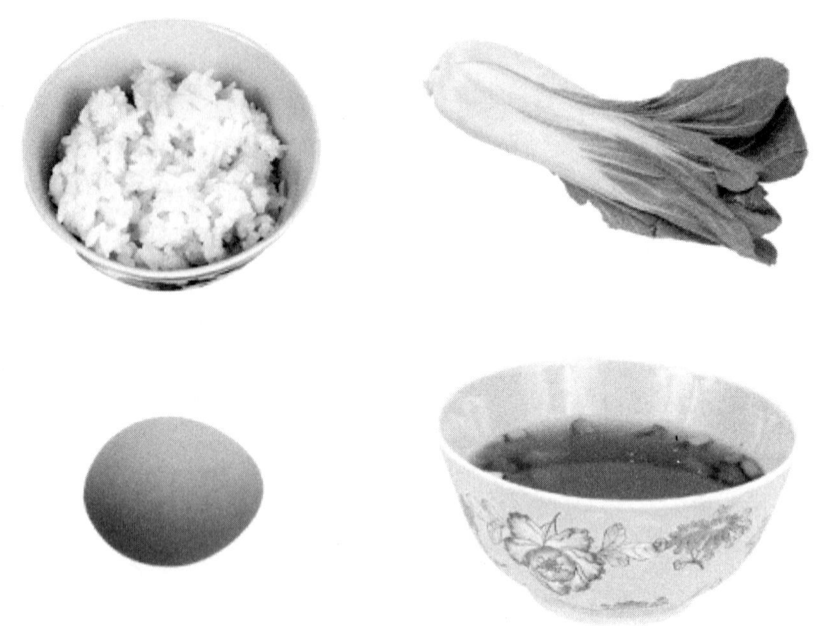

图 16－2　语言测试示例

告诉小朋友："仔细听，我说哪一个图片的名字，你就指哪一个，好吗?"然后，主试说其中的目标词语"鸡蛋"（1 秒），要求被试指出，并记录在《语言理解能力评估》中。如正确，则记"1"；如错误，则记"0"。每题只做 1 次。

(3) 正式测试

如果被试学会，则正式开始。为避免疲劳效应，建议每完成一大项，即词语、词组、句子、短文测试项目后让被试休息 5 分钟（具体时间间隔由主试视情况而定）。

5. 结果分析

测试完成后，将结果汇总到《语言理解能力评估》中，分别计算每一大组的总分。最后将各组得分相加为语言理解总得分。将患者各项得分与同龄儿童的常模（见表 16－1 与表 16－2）进行比较，可以判断患者相应的语言理解能力的水平，从而制定有针对性的干预措施。如果要具体分析患者的错误走向，还可以计算每一大项中每一类别的得分，并与同龄儿童相应的常模（见表 16－3 与表 16－4）进行比较。及时发现患者的错误走向，并制订详细的干预方案，有利于患者听觉理解能力的提高。

表 16-1　　2～3 岁词语理解能力常模　　单位：%

词语理解能力 / 年龄	m-2σ 均数-标准差	m-σ 均数-标准差	m 均数	m+σ 均数+标准差	m+2σ 均数+标准差
2；0～2；5 岁	23.43	37.59	51.75	64.91	80.07
2；6～2；11 岁	42.57	51.41	60.25	69.09	77.93
3；0～3；5 岁	49.94	61.05	72.17	83.29	94.40
3；6～3；11 岁	54.91	67.59	80.25	92.02	100.00

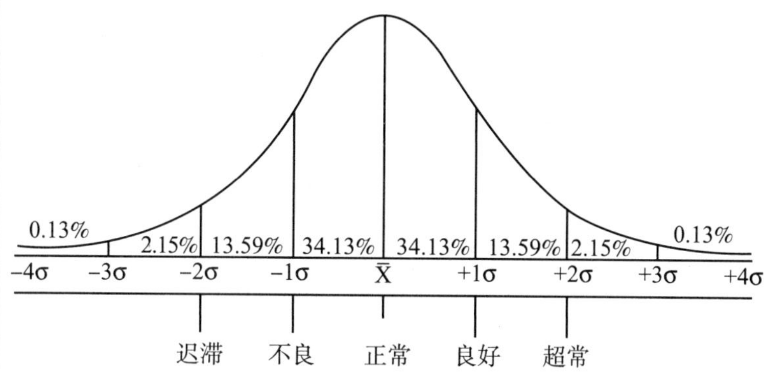

表 16-2　　3～5 岁词组理解能力常模　　单位：%

词组理解能力 / 年龄	m-2σ 均数-标准差	m-σ 均数-标准差	M 均数	m+σ 均数+标准差	m+2σ 均数+标准差
3 岁	43.1	56.91	70.72	84.53	98.34
4 岁	70.11	78.72	87.33	95.94	100
5 岁	73.85	81.3	88.75	96.2	100

表 16-3　　3～5 岁词组理解能力分项常模　　单位：%

词组理解能力 / 年龄	并列词组 均数±标准差	动宾词组 均数±标准差	主谓词组 均数±标准差	偏正词组 均数±标准差	介宾词组 均数±标准差
3 岁	76.25±21.36	66.67±17.47	73.33±20.69	74.11±19.08	63.67±22.39
4 岁	87.92±11.60	87.50±14.68	85.41±14.71	93.33±10.24	82.50±13.77
5 岁	87.98±15.22	91.25±11.90	87.92±10.11	93.44±9.09	85.00±10.59

表 16-4　　3～5 岁词组理解能力得分转换

	原始分数（%）	百分等级			原始分数（%）	百分等级		
		3 岁	4 岁	5 岁		3 岁	4 岁	5 岁
词组理解能力	34	3			68	47	3	
	36	3			70	50	3	
	38	3			72	57	13	7
	40	7			74	60	17	7
	42	7			76	60	17	7
	44	7			78	70	17	17
	46	7			80	73	20	20
	48	7			82	77	20	20
	50	7			84	87	20	20
	52	13			86	87	20	20
	54	17			88	90	53	37
	56	17			90	97	57	57
	58	20			92	97	77	80
	60	20			94	100	87	87
	62	30			96	100	87	87
	64	33			98	100	97	93
	66	33			100	100	100	100

注：①百分等级指的是同龄人中低于或等于该成绩的人数占总人数的百分数。②深色部分代表应立即对该被试进行听觉功能训练。次深色部分表示应对该被试进行跟踪随访，并采取尝试性的干预措施。浅色部分表示该被试听觉功能发展正常，无须进行干预。

第 17 章

学前儿童的语言康复

学前儿童的语言康复的形式主要有三种：主题教育、康复活动和生成课程。主题教育是系统训练聋儿的语言理解、表达能力的课堂教育活动；康复活动是在一定目标指导下，有组织、有计划的游戏教学活动；生成课程是创设一种能让聋儿自主、自由学习的课程。

17.1 主题教育

主题教育是集体康复教育的一种基本形式。它以培养聋儿的基本语言知识和能力为主要任务。主题教育有着自己的子目标和具体教学内容。那么，主题教育的目标究竟有哪些？这些目标借助怎样的内容得以实现？为了实施相关内容，应该采用哪些方法？本章将对这些问题逐一进行阐述。

17.1.1 主题教育的目标和内容

主题教育是系统训练聋儿的语言理解、表达能力的课堂教育活动。主题教育的目标包括：系统培养词句的理解和表达能力；培养主动交流的意识，提高口语交流的能力；促进思维的发展。为了实现这些目标，我们遵循聋儿语言发展的规律，选择了大量贴近聋儿生活的词语、句子、对话和短文。这样，通过主题教育，聋儿能够不断缩小与健听儿童语言水平之间的差距，真正融入主流社会。

1. 主题教育的目标

（1）系统培养词句的理解和表达能力

理解是表达的基础。理解先于表达，没有对词句的正确理解就不可能有完整、准确、自如的表达。对3~7岁的聋儿而言，理解主要指“听理解”。在这一阶段，康复教师通过图片、实物等方法诱导聋儿，使其能够把听到的话语与具体的实物或行为联系起来，形成“第一理解语言”。在巩固和强化第一理解语言的基础上，康复教师需要做进一步的扩展和迁移训练。例如，康复教师可以让聋儿根据已理解字、词的音节寻找相关的字词，也可以让聋儿根据动作寻找相关词句，或者按照词句意思做出相关动作。通过以上方式，可以使聋儿理解的范围由一个或几个物品，逐渐扩大到日常生活中，从而形成“第二理解语言”。

在聋儿听懂大量词句的同时，康复教师要开始进行发音、词语、句子等语言表达训练。在这一阶段，康复教师通过示范、纠正等方法训练聋儿有意识的连续发音，减少无意识发音，形成“第一发音语言”。此时，康复教师要及时给予强化。在聋儿对字、词、句简单的使用范围和场景依存性有了一定认识后，家长和康复教师要及时对其进行外延扩展，扩大字、词、句的使用范围，从而形成“第二发音语言”。康复教师通过大量的替换练习，逐渐扩大聋儿词句表达的范围和准确性。

（2）培养主动交流的意识，提高口语交流的能力

长期以来，在聋儿语言康复教育领域存在着“重量不重质”、“求快不求用”的误区。许多聋儿康复工作者一味追求语言训练的数量，以聋儿能背多少儿歌、能说多长的句子为目标，却忽视了实际的口语交流能力。在许多情况下，背儿歌只是一种不解其意的死记硬背，训练的是聋儿的记忆力，而不是语言能力。

语言教学应该从功能入手。沟通交流是语言最重要的功能。强调沟通交流，不仅符合聋儿语言康复的最终目标，也是由聋儿语言获得的特征所决定的。聋儿获得启蒙的自然语言，是“第一语言的获得过程”。要获得一种自然语言，其前提是这种语言对学语者有用，即可以充分地发挥语言的功能。

强调语言的交流功能，有助于聋儿形成主动交流的意识，而语言交流意识的培养对语言获得来说是极为重要的一环。主动交流的意识和口语交流的能力之间是相辅相成的。聋儿如果对口语交流感兴趣会主动寻找交流的机会，自觉接受口语训练，其口语交流的能力自然有所提高。同时，只有当聋儿具有一定的口语交流能力，他才会喜欢这一交流的方式，从而进一步增强主动交流的意识。

(3) 促进思维的发展

语言学家和心理学家普遍认为，语言与思维之间存在着密切的联系。语言沟通是在表达者和接收者之间进行的。表达者有了表达的需要和动机，就通过思维活动进行语言编码，把内化的思想外化为言语。接收者根据言语形式对大脑的刺激，通过思维活动进行选择性编码，还原为表达者所要表达的思想、感情，从而达到沟通、交流的目的。

口语交流更离不开思维。口头表达可以是先想后说，也可以是边想边说。想就是通过思维活动组织内部言语的过程。只有想得好，内部语言才能组织得迅速、完整，语言才能通畅、清晰。组织内部语言的过程属于思维过程。思维敏捷，就可以快速地组织表达内容，并使朦胧的思想快速明确化；思维灵活，就能具有一定的应变能力；思维概括能力强，就可以从纷繁的材料中提取有中心、有层次、有条理的内容，同时把它们外化为准确、规范的语言形式。

在语言获得过程中，语音需要感知，词汇需要记忆，语义需要理解。这些都说明，语言能力的获得和发展离不开思维活动的参与和支持。“语言是思维的外壳”。要实现思维能力的不断提升，就要不断提高其语言发展水平。正是考虑到语言与思维之间的关系，我们的主题教育不仅仅局限于学说话。而是从观察能力、认知能力、语言能力的培养入手，实现发展语言和提升思维的有机整合。

2. 主题教育的内容及编排

(1) 内容

主题教育的内容主要包括词语、句子、对话、短文和看图说话。这里，词语主要指名词、动词、形容词三类。句子包括陈述句、疑问句、感叹句和祈使句。看图说话主要集中在“日常生活”类，外加“学本领”、“爱劳动”、“保护自己”、“勇敢”、“想象”等内容。所有的词语、句子和看图说话都围绕儿童生活的 18 个方面展开，我们称之为主题。主题有单元主题和认识主题之分，其中单元主题 14 个，认识主题 4 个，见表 17 - 1。

表 17 - 1　　主题及单元内容

主题		单元
单元主题	我自己	我的身体、我会照顾自己、可爱的我、聪明的我、说说我自己
	我的家	我的家人、我家的设备、我的房间、家居生活、我的家
	我的幼稚园	老师和小朋友、幼儿园里真快乐、美丽的教室、可爱的幼儿园
	可爱的动物	农场里的动物、森林里的动物、会飞的动物、水中的动物、昆虫、动物常识

续表

主题		单元
单元主题	我们的食物	我们吃的主食、我们吃的菜、我们吃的水果、点心和饮料
	漂亮的衣服	我的衣服、冬天的衣服、夏天的衣服、春秋天的衣服
	美丽的大自然	大自然的声音、奇怪的气象、美丽的春天、炎热的夏天、迷人的秋天、寒冷的冬天
	欢乐的节日	宝宝的生日、六一儿童节、圣诞节、国庆节、春节
	交通	交通工具、交通规则
	儿童乐园	儿童乐园真好玩
	体育活动	体育活动
	好孩子	懂礼貌的孩子、帮助别人
	公共场所	医院、书店、超市
	农场	农具、农作物
认识主题	认识形状	正方形、长方形、三角形、圆形、椭圆形等
	认识色彩	红色的、绿色的、蓝色的、紫色的、黄色的、橙色的等
	认识数字	阿拉伯数字 1 ~ 12
	认识动物	可爱的动物、野生动物、森林里的动物、水中的动物、会飞的动物、昆虫

在内容选择过程中，我们主要遵循整体性和全面性、生活性和趣味性等原则。整体性和全面性是指内容的选择必须从整体考虑，能满足聋儿语言发展的需要。在“新概念学说话”的主题教育中，所选内容的整体性、全面性主要体现在发展的全面性和范围的广阔性两个方面。课程内容是根据课程目标制定并且为课程目标服务的。主题教育的目标是系统地训练词句的听觉理解和表达能力，培养主动交流的意识和提高口语交流的能力，因此在内容上必须包括词语、句子、看图说话等材料，为聋儿沟通交流打下基础。考虑到思维对语言发展的促进作用，在选择内容时必须包括思维训练的成分，这一点突出表现在认识主题的设置上。全面性的另一层含义是覆盖面的广阔性，也就是说，内容必须包含生活的方方面面，并且照顾到大多数儿童的需要。在选择单元主题时就遵循了这一原则，从聋儿实际生活出发，将聋儿有可能涉及的语言内容归纳为 18 个有代表性的主题。内容的全面性还体现在，能够满足不同聋儿的个别化需要。聋儿来自不同的家庭，有着不同的语言基础和经验，这就要求在选择内容时尽可能地照顾到全体聋

儿，使所有聋儿都能获得平等的发展机会。

生活性和趣味性是指内容选择应该来自聋儿生活，让聋儿喜欢和感兴趣。对于聋儿来说，最有效的学习就是他们感兴趣的学习，最有效的学习内容就是他们可以感知的、具体形象的内容。发生在聋儿生活中的人、事、物，是他们学说话的最佳材料。在这一思想的指导下，我们在选择语言教育的主题、词汇、句子、短文和看图说话时，尽可能地贴近聋儿的生活，以确保聋儿能够“听得懂、用得着”。以主题的选择为例，我们所选用的主题均为聋儿非常熟悉和喜欢的内容，如自己、家庭以及动物、食品、自然常识等。聋儿对这些内容感兴趣，就能够主动学习和使用。在确定主题的范围后，要进一步选择主题所涉及的词语和句子。我们所选词语均为在日常生活沟通、交往中的常用词语，所选句子涵盖了语言年龄 3 岁左右幼儿交往中常用的句式。

（2）编排

我们将 1 200 个左右词语（包括句子、对话、短文中的新词约 250 个）、大量的句子（包括短文中的新句）以及 26 篇看图说话，按由近及远、由易到难的原则分成了六册：启蒙上册、启蒙下册、基础上册、基础下册、提高上册和提高下册，见图 17 – 1。

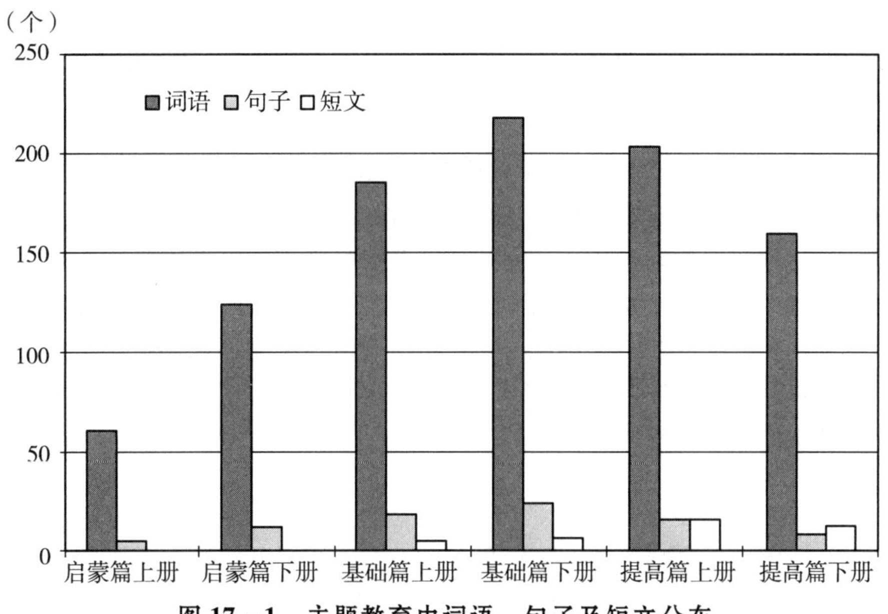

图 17 – 1　主题教育中词语、句子及短文分布

由近及远主要是指词汇。有些词离儿童的生活比较近，儿童经常接触，因而比较容易理解（如常见的名词——小狗、小猫等），我们把它们编到启蒙篇和基础篇中。有些词离儿童的生活比较远，或者比较抽象，儿童很少接触，因而难以理解（如不常见的名词——北极熊、海狮、沙漠、气象以及形容词、副词、连词等），我们把它们编到提高篇中。

由易到难主要指句子。句子可分为单句和复句。单句是由词和词组按照一定语法规则构成的，具有一定语调、表达一个完整意思的独立的语法单位。单句可以分为陈述句、感叹句、祈使句和疑问句四种。其中陈述句最容易理解和掌握，我们把它们编到启蒙篇和基础篇上册。感叹句、祈使句和疑问句由于涉及语气，聋儿难于掌握，所以更多地被编入基础下册和提高篇。复句是由两套或两套以上彼此不作句法成分的结构中心构成的，表示复杂的复述关系的句子。复句可以根据所用和可能用上的连词分为“联合复句”和“偏正复句”两大类，联合复句包括并列关系、递进关系、选择关系、承接关系、解说关系等，偏正复句包括转让关系、因果关系、条件关系、目的关系等。一般只要求聋儿掌握并列、递进、因果关系的复句，其他更为复杂的句子只在提高篇中有所涉及。

在看图说话方面，将每一篇分为 A 级和 B 级两个等级。A 级平均使用四个简单句讲述若干图片，图片之间相对独立，因此难度较小；B 级平均用 6～9 个简单句和简单复句讲述一个完整的故事，图片与图片之间有一定的逻辑关系，字数在 250 个左右（最长的一篇大约 350 个字），因而难度较大。这样对内容所作的安排，都是为了更好地区分出语言材料之间的难度关系，以便根据聋儿语言发展的不同程度因材施教。

在语言内容的整体分布上，不同程度的聋儿侧重点不同。考虑到词汇是语言的基础，因此词汇在各册数量上占有绝对优势，尤其集中在启蒙篇和基础篇（见图 17－1）；句子的学习主要集中在基础篇和提高篇，而短文的学习主要集中在提高篇。这样编排的目的是基于聋儿“接受能力”的考虑。大量研究表明，语言发展中下程度的聋儿能够接受词汇一类的语言知识；对语言发展中等程度的聋儿进行句式强化练习会取得较好的效果；对于短文则要等到聋儿语言水平发展到中高水平才能进行。这些同样符合聋儿语言发展及教育的规律。

17.1.2 主题教育的实施

主题教育的实施一般涉及两方面的内容：实施前的准备和具体实施的过程。教学准备是保证教学顺利、有效进行的第一步，它涉及主体、客体、环境等众多层面。在主题教育中，要求康复教师做到“五备”，即备教案、备教具、备教育对象、备合作人员、备教育环境等。在主题教育的实施过程中，强调

"三分之一的时间分配原则"，即在每堂课中，复习、新授和巩固练习各占三分之一的时间。

1. 教育准备

（1）教案

教案制定得是否合理，是提高教学质量的先决条件。教案的制定应该以教学大纲为依据，以教材为蓝本。只有充分考虑聋儿的发展水平，才能制定符合聋儿整体水平的教学计划。教案制作的具体过程包括选择符合本班聋儿整体水平和兴趣的教学主题和单元，制定符合聋儿整体水平的教学程度，制定恰当的教学目标，确定合适的教学重点和难点，设计科学有效的教学过程，选择适合聋儿身心发展规律和学习特点的教学方法。

（2）教具

教具是教学内容的实物依托，在教学过程中起着激发聋儿学习兴趣、加深学习印象和帮助理解学习内容的作用。好的教具应该既美观又实用。教具分两种：传统教具和多媒体教具。传统教具主要包括实物、模型、图片、字卡、句卡、头饰、挂饰等，它在聋儿语言康复教育中起着不可替代的重要作用。作为现代技术的多媒体教具集声、像、图、文于一体，突破传统教具在时空范围内的局限，将教学内容以视、听两种通道同时作用于聋儿，这可以极大地提高聋儿学说话的积极性和主动性，达到延长注意时间，提高康复效果的目的。教师在教学过程中应该交替使用两者，通过优势互补，达到更好的康复效果。

（3）教育对象

对聋儿具体情况进行正确分析是教学准备的重要环节。在这里有两点需要注意，首先是助听器或人工耳蜗的检查问题。教师在授课过程中常发现，有些平时表现良好的聋儿，突然变得迟钝或在课堂上注意力不集中，对康复教师的提问没有反应。出现这种情况很可能是由于助听器或人工耳蜗没戴好。这就要求康复教师在上课之前，对聋儿的助听器和耳蜗佩戴情况进行科学、有效的检查，发现问题及时调整。另外，在课前充分了解聋儿的性格特点和能力水平，也是至关重要的。例如，对不同水平的聋儿设置不同程度的问题，对不同性格的聋儿采取不同的提问顺序，对不同年龄的聋儿采取不同的奖励方式等。

（4）合作人员

教学合作人员之间保持充分的沟通和交流，也是教学成功的重要条件。在实际教学过程中，课程是由两名康复教师协同完成的。这就要求主课康复教师（又称主课教师）和辅课康复教师（又称辅课教师）在课前做充分的沟通，对课程的目标、内容、程序等问题取得统一的意见。如果临时增加其他康复教师，康复教师应该给予必要的帮助和指导，使其明确本节课的教学目标、教学难度和教学重点。

（5）教育环境

教育环境也是影响教学效果的重要因素。作为康复教师必须在课前仔细研究、认真准备。一般情况下，在不同教学环境和时间中，教学内容和方式应有所不同，例如：新学期开学的第一天、第一周、第一个月和学期末的最后一天、最后一周、最后一个月的教学不同；示范交流课和常态课的教学不同；正常教学环境和有新生插班时的教学不同。此外，在聋儿康复中，我们要尽可能地将康复教育的内容外显于聋儿生活的各个角落，使聋儿生活在康复教师精心设计的"教学"环境中，所有重要的学习内容都能随时得到刺激和强化。如将图片、词卡、句卡贴到墙上，将课堂上使用的教具摆放到玩具柜上或悬挂在墙上，这样聋儿可以随时随地用它们与其他聋儿和教师进行对话和交流，复习巩固所学到的东西。

2. 教学过程

主题教育的教学过程由四部分组成，包括预备活动、复习、新授和巩固练习。下面结合表 17－2，对一堂主题教育课各环节进行具体说明。

表 17－2　　一堂主题教育课过程示意

教学过程	实施方法及步骤
预备活动	点名，拍手说儿歌。
复习	（1）用儿歌的形式练习发音：韵母、声母（已学过的）、声音的长短、强弱。 （2）利用多媒体与图片，有计划地、螺旋式地复习学习过的词语、句子。
新授	（1）观察实物及多媒体演示，认识词语并对词语或句子有听说能力。 （2）辅以声母指式，学习词语的读音。 （3）通过对话，理解并回答教师的提问。
巩固练习	（1）进行图片和词卡的配对，以及听话、说话练习。 （2）通过游戏进行听、说句子综合练习。 （3）在康复教师引导下看图说话，进行语言能力综合训练。

（1）预备活动

在正式上课之前，首先要调动起聋儿的积极性，使之尽快融入学习的氛围，为接下来的教学互动做准备。我们可以通过点名、拍手说儿歌等方式，激发聋儿的学习兴趣。在儿歌方面，既可以选择以前教过的儿歌，也可以自行编制。只要形式简短，内容易懂有趣，朗朗上口就可以。实践经验表明：凡是聋儿理解的，聋儿的兴趣容易调动的，课堂的气氛活跃，教学的效果也比较理想。

（2）复习

复习是主题教学活动的重要环节。在康复教学中，我们发现：许多聋儿之所以词汇贫乏，句式单一，语言发展缓慢，不是学得不认真，而是忘得快。根据艾宾浩斯的遗忘曲线，在不复习的前提下，当天习得的内容到次日仅保留30%左右，另外70%的内容将被遗忘。对已经学过的内容进行复习，一方面是对旧知识的巩固，不断提高熟练程度；另一方面是为新知识的学习打下基础。经验证明，主题教学活动中应该有1/3的时间用于有计划的、螺旋式的复习，这样才能起到温故而知新的作用，才能提高聋儿听说词语、句子的熟练程度。该环节的具体操作步骤见表17－2。

（3）新授

聋儿必须在已有知识的基础上不断接受新知识，才能够不断扩大词汇量、不断丰富句型，提高自身的口语能力。经验证明，在时间的分配上，新授环节应该占到整个主题教学的1/3左右。在具体操作过程中，康复教师可以出示实物或通过多媒体系统使聋儿对将要学习的内容有一定的感性认识，然后教授词语的读音，使聋儿尽可能清晰地读出语音。最后，通过和聋儿的互动，强化实物和声音之间的联系。在此基础上，康复教师可以结合当前的句子，将新授的词语放在句子中运用，并适当拓展句子。对于程度较好的聋儿，康复教师可以适当提高要求，要求他们说出尽可能多、尽可能长的句子。该环节的具体操作步骤见表17－2。

（4）巩固练习

在主题教学中，1/3的时间用于复习，1/3的时间用于新授，另有1/3的时间应该用于巩固练习。巩固练习不仅仅是对刚刚教授内容的复习，更重要的是通过大量灵活的替换练习进行语言运用练习，使学过的词句变成灵活的对话。这也体现了新概念学说话的核心思想：医教有机结合、注重沟通交流、强调口语表达、突出实际运用。具体的做法是通过游戏和看演示说话等大量的师生互动和生生互动进行，使聋儿加强对语言的理解和运用，巩固已习得的语言，从而达到熟练运用、脱口而出的水平。该环节的具体操作步骤见表17－2。

17.2 主题教育教案举例

主题教育教案1

教学名称： 我自己——鼻子	主课老师：李雪莹 上海市小小虎幼稚园	辅课老师：王文文 上海市小小虎幼稚园
教学内容	拼音：/b/、/i/　　　词语：鼻子	
教学目标	（1）通过观看多媒体及儿童自己的身体部位，形成对“鼻子”的听、说能力。 （2）通过本节课的学习让儿童在生活中运用所学词语进行沟通交流。	
教学重点	（1）拼音/b/、/i/的听说复述能力。 （2）形成对目标词语的听、说能力。	
教学难点	（1）声母/b/、韵母/i/的听、说能力。 （2）拼音过渡到词语时的音、义、形的综合能力。 （3）把词语应用在儿童生活中，并运用所学词语进行沟通交流。	
教学材料准备	（1）康复设备：多媒体平台“新概念学说话”——主题教育系统，启蒙上（我自己） （2）康复用具：语音积木训练板——身体部位 （3）教学用具：实物娃娃、小篮子、盖布、词卡、句卡、儿歌	
教学过程	1. 复习（10分钟） （1）点名答到（听到名字发bababa音，要求儿童用动作“打枪”和语言表达）。 （2）儿歌《娃娃歌》。 （3）唱音练习：/a/、/i/、/e/……（通过拼音卡、手指语的辅助进行。可以结合长短音、响度进行练习） （4）一口气说词如：眼睛……嘴巴……（出示积木板）辅课教师检查儿童气流。 （5）辅课教师播放多媒体“新概念学说话”——启蒙上（我自己），主课教师让儿童进行听一听、说一说、指一指的练习。（眼睛、嘴巴、耳朵……） 2. 新授（10分钟） （1）主课教师拿出小篮子，（引起儿童注意）引导儿童说“来来来”。	

续表

教学过程	(2) 主课教师从盖着布的小篮子里拿出娃娃，指着娃娃的鼻子设问“什么”自问自答“鼻子”，教授发音。 (3) 出示“鼻子”词卡，辅以声母/b/指式，儿童逐个表达。 (4) 辅课教师播放多媒体“鼻子”的图片，儿童练习说词，练习声母/b/的发音（言语语言综合训练）。 (5) 教师指着自己的鼻子和儿童的鼻子让儿童练习说词。 3. 巩固（10 分钟） (1) 教师出示身体部位积木板，将鼻子放在里面和前几天学过的词语一起让儿童进行听一听、说一说练习。 (2) 主课教师说词（身体部位类），请儿童指一指自己的身体部位，并进行表达。 (3) 请儿童做轮流小老师，到前面说一说身体部位的词语请下面的儿童指一指。 (4) 结束教学。
教学延伸	(1) 在家庭康复中结合所学内容巩固词语并在生活中进行应用。 (2) 在语言活动中结合本单元所学内容进行词语听说的巩固和扩展练习。 (3) 在认知活动中，给鼻子找到匹配的脸。 (4) 在操作活动中，进行画鼻子的游戏，并提高词语的听、说能力。 (5) 在音乐活动中，结合 2|4拍节奏进行说词。
教学反馈	儿童们对本节课的内容可以正确的理解和表达，并可以结合自己的身体进行应用。 张××和林××：对词语的掌握很快，并可一结合自己和同伴的实际情况进行表达。 王××和赵××：可以完成本节课教学目标。 孙××：可以正确理解词语，可以完成听辨，表达时声母缺失。（构音问题）。 刘××：可以正确理解词语，不能完成听辨，在表达时只能说：“鼻”。（听觉问题）。

附件：教学准备材料

1. 康复设备：多媒体平台“新概念学说话”——主题教育系统，启蒙上（我自己）

2. 康复用具：语音积木训练板——身体部位

3. 教学用具：实物娃娃、小篮子、盖布、词卡、句卡、儿歌《娃娃歌》

儿歌《娃娃歌》
什么？娃娃，娃娃、娃娃、娃娃……
什么？鼻子，鼻子、鼻子、鼻子……
什么？嘴巴，嘴巴、嘴巴、嘴巴……
什么？眼睛，眼睛、眼睛、眼睛……

主题教育教案 2

<table>
<tr><td colspan="2">教学名称：
我自己——男孩、女孩</td><td>主课老师：李雪莹
上海市小小虎幼稚园</td><td>辅课老师：王文文
上海市小小虎幼稚园</td></tr>
<tr><td>教学内容</td><td colspan="3">拼音：/n/、/h/、/ai/　　词语：男孩、女孩　　句子：我是男孩（女孩），她是女孩（男孩）。</td></tr>
<tr><td>教学目标</td><td colspan="3">（1）通过对话和观看多媒体能够理解和表达词语“男孩”、“女孩”。
（2）通过演示对话理解和表达句子“我是男孩，她是女孩”。
（3）通过学过词语对句子中的相应部分的替换，加深对句子的理解和表达能力。
（4）通过本节课的学习让儿童在生活中运用所学词语和句子进行沟通交流。</td></tr>
<tr><td>教学重点</td><td colspan="3">（1）拼音/n/、/h/、/ai/的听说复述能力。
（2）形成对目标词语的听、说能力。
（3）通过学过词语对句子中的相应部分的替换，加深对句子的理解和表达能力。</td></tr>
<tr><td>教学难点</td><td colspan="3">（1）拼音过渡到词语时的音、义、形的综合能力。
（2）把词语应用在儿童生活中，并运用所学词语进行沟通交流。</td></tr>
<tr><td>教学材料准备</td><td colspan="3">（1）康复设备：多媒体平台“新概念学说话”——主题教育系统，基础上（我自己）
（2）教学用具：魔术袋、词卡、句卡、儿歌、图卡</td></tr>
<tr><td>教学过程</td><td colspan="3">1. 复习（10 分钟）
（1）点名答到（听到名字发 hahaha 音，要求儿童用动作“笑”同时语言表达）。
（2）儿歌《快乐的小伙伴》。
（3）唱音练习：/n/、/h/、/ai/……（通过拼音卡、手指语的辅助进行。可以结合长短音、响度进行练习）
（4）一口气说词如：爸爸……妈妈……（出示图片）辅课教师检查儿童气流。</td></tr>
</table>

续表

教学过程	(5) 主课教师出示学过的人称，请儿童说一说。(哥哥、弟弟、妹妹、姐姐……) 2. 新授 (10 分钟) (1) 辅课教师播放多媒体“女孩”主课教师设问“谁”自问自答“女孩”教授发音。 (2) 出示“女孩”词卡，辅以声母/n/、/h/指式，儿童逐个表达。 (3) 辅课教师播放多媒体“男孩”主课教师设问“谁”自问自答“男孩”教授发音。 (4) 出示“男孩”词卡，辅以声母/n/、/h/指式，儿童逐个表达。 (5) 主课教师提问“你是男孩还是女孩?”辅课教师回答“我是女孩。”引导儿童说句。主课教师提问其他儿童“你是男孩还是女孩?”请儿童回答。 (6) 主课教师提问辅课教师“你是男孩还是女孩? 他是男孩还是女孩?”(提问时用手指着辅课教师后指着一名男孩)，请辅课教师示范说句“我是女孩，他是男孩。” (7) 主课教师出示句卡，带领儿童练习说句子。 3. 巩固 (10 分钟) (1) 教师出示学过的人物图片。让儿童说一说，“××是男孩，××是女孩。” (2) 请儿童到前面当小老师，说一说：“我是男孩/女孩，他是男孩/女孩”。 (3) 教师发布指令“男孩站起来 (女孩站起来)”请儿童完成动作并说一说“××是男孩/女孩”。 (4) 请儿童说儿歌《快乐小伙伴》复习总结今天学过的内容。 (5) 结束教学，到其他班看一看说一说“××是男孩/女孩”。
教学延伸	(1) 在家庭康复中结合所学内容巩固词语和句子并在生活中进行应用。 (2) 在语言活动中结合本单元所学内容进行词语和句子听说的巩固和扩展练习。 (3) 在认知活动中，感知男孩女孩的衣物。 (4) 在操作活动中，打扮男孩和女孩。 (5) 在音乐活动中，结合 4|4拍节奏进行说词和说句。
教学反馈	儿童们对本节课的内容可以正确的理解和表达，并可以结合自己的身体进行应用。 李××：对词语和句子的理解和表达很好。 陈××：对词语和句子的理解和表达很好。 汪××：对词语和句子的理解和表达很好。 钱××：可以正确理解男孩女孩的概念，但在表达两个句子时，一字一顿。(呼吸问题) 孙××：对词语和句子的理解和表达很好。 刘××：对男孩和女孩的概念已经建立，但偶尔还会混淆，在表达句子时还不熟练。

附件：教学准备材料

1. 康复设备：多媒体平台“新概念学说话”——主题教育系统，基础下（我自己）

2. 教学用具：魔术袋、词卡、句卡、图卡、儿歌《快乐的小伙伴》

姐姐姐姐梳辫子，
妹妹妹妹穿裙子。
哥哥哥哥短头发，
弟弟弟弟穿短裤。
（课前）
姐姐姐姐是女孩，女孩女孩梳辫子，
妹妹妹妹是女孩，女孩女孩穿裙子。
哥哥哥哥是男孩，男孩男孩短头发，
弟弟弟弟是男孩，男孩男孩穿短裤。
（课后）

主题教育教案 3

教学名称： 我自己——左手、右手	主课老师：李雪莹 上海市小小虎幼稚园	辅课老师：王文文 上海市小小虎幼稚园
教学内容	拼音：/z/、/sh/ 词语：左手、右手 句子：我有两只手，左手和右手。	
教学目标	（1）通过观看多媒体及儿童自己和相互间的身体部位，形成对“左手、右手”的理解及表达能力。 （2）通过观看教师演示和观察自己的身体部位，学习句子“我有两只手，左手和右手。” （3）通过儿童之间对问句“你有什么？”的提问与回答增强儿童之间的交流能力。 （4）通过对句子中词语的替换练习，提高儿童对句式的理解能力，并可以表达由此句式生成的新句。	
教学重点	（1）词语“左手、右手”的理解和表达。 （2）理解和表达句子“我有两只手，左手和右手。”并可以进行替换练习。	

续表

教学难点	(1) 加强理解与表达对于左、右与各种身体部位搭配形成的词语“左×、右×”。 (2) 对句子“我有两只手，左手和右手。”的替换练习。
教学材料准备	(1) 康复设备：多媒体平台“新概念学说话”——主题教育系统，提高上(我自己) (2) 康复用具：语音积木训练板——身体部位类 (3) 教学用具：词卡、句卡、儿歌
教学过程	1. 复习(10分钟) (1) 点名答到(听到名字发 sh 音，要求儿童用手做飞机飞的动作，并表达)。 (2) 儿歌《五官歌》。 (3) 唱音练习：唱音练习：元音、辅音、音节(sh、ou、iu……)、行板节奏训练[i-I-I-I]，i……(通过拼音卡、手指语的辅助进行。可以结合长短音、响度进行练习) (4) 用积木板及自己的身体部位复习学过的短语(眼睛和鼻子)。 (5) 一口气说短句(两只耳朵、两只眼睛……)(出示积木板)辅课教师检查儿童气流。 2. 新授(10分钟) (1) 辅课教师把两只手涂成不一样的颜色，让儿童观察。 (2) 主课教师指着辅课教师其中的一只手“这个手是什么颜色的”，(这个手是绿色的)“绿色的手叫什么名字?”辅课教师示范回答引出“左手”。 (3) 教授读音，出示字卡词，辅以声母/z/、/sh/指式，儿童逐个表达。 (4) 辅课教师播放多媒体“头发”的图片，儿童练习说词，并逐一正音。 (5) 词语“右手”的教授同上。 (6) 结合儿童区分左手、右手并表达。 (7) 听指：左手、右手、左手和右手、两只手。 (8) 教师提问辅课教师“你有几只手? 什么和什么?” (9) 辅课老师回答“我有两只手，左手和右手。”引出句子。 (10) 主课教师出示句卡，带领儿童练习说句子。 3. 巩固(10分钟) (1) 教师发布指令如“左眼和右眼”“两只手”等身体部位，儿童进行快速的听说练习。 (2) 教师请儿童到前面当小老师进行身体部位的听说练习。 (3) 教师提问儿童“你有几只手(脚、眼睛)，什么和什么……”引导儿童练习说句“我有两个××，左×和右×”。 (4) 请儿童自己到台前，连续说句。(如：我有两只眼睛，左眼睛和右眼睛。我有两只胳膊，左胳膊和右胳膊。……) (5) 请儿童到保教部找自己结对的好朋友相互说一说“谁有几只什么，什么和什么”，(辅课教师记录情况)结束教学。

续表

教学延伸	(1) 建议语言角，复习巩固学过的内容并进行自我介绍的训练。 (2) 建议认知角，加强左、右的具体概念。 (3) 建议操作角，做一做手印和手印。 (4) 建议音乐角，结合 2/4 拍节奏，进行音乐游戏。 (5) 在家庭康复中，让儿童结合各种情景表达“谁有几只什么，什么和什么”。
教学反馈	儿童上课时的积极性很高。大部分儿童对于词语可以理解和表达，但个别儿童对于左、右的概念一直混淆。半数儿童在连续表达句子时都需要提示，建议在区域活动中巩固本节课学过的内容。 董××：儿童对于左手、右手的概念仍会混淆。 刘××：儿童可以掌握所学内容。 田××：儿童在连续表达句子的时候需要提示。 肖××：儿童在连续表达句子的时候需要提示。 林××：儿童可以掌握所学内容。 倪××：儿童可以掌握所学内容。

附件：教学准备材料

1. 康复设备：多媒体平台多媒体平台“新概念学说话”——主题教育系统，提高上（我自己）

2. 魔术袋、词卡、句卡、儿歌《方位歌》

运用教师和儿童问答的形式
你的上面在哪里？
我的上面在这里，上面又电灯；
你的下面在哪里？
我的下面在这里，下面有地板；
你的前面在哪里？
我的前面在这里，前面有老师；
你的后面在哪里？
我的后面在这里，后面有书柜；
你的左手在哪里？
我的左手在这里，左手举起来；
你的右手在哪里？

我的右手在这里，右手举起来；
左手右手拍一拍，大家拍手笑哈哈。

（可根据儿童课上情况适当增减）

上面拍一拍
下面拍一拍
左面拍一拍
右面拍一拍
前面拍一拍
后面拍一拍
左手右手拍一拍
左脚右脚躲一躲
左眼右眼眨一眨
可爱宝宝你我他

方位歌
小手高举指上面，
小手摸地是下面，
小手平伸左和右，
小手排队前和后，
上下左右和前后，
勤动大脑并不难。

17.3 康复活动

作为集体康复教育的重要形式，康复活动是在一定目标指导下，有组织、有计划的游戏教学活动。它包括区角活动和运动活动、生活活动。在 1 + X + Y 中，区角活动一般分为四种：语言活动、操作活动、音乐活动和认知活动。每种活动都有各自的教学子目标，并从不同角度促进聋儿的发展。四种区角活动的教学子目标见表 17 - 3。

表 17－3　区角活动的教学目标

活动类型	教学目标
语言活动	（1）复习巩固主题教育的内容 （2）在已有知识的基础上从沟通交流的角度进行拓展练习 （3）激发聋儿的学习兴趣 （4）提高主动表达的意识和能力
操作活动	（1）培养动手能力、激发创造力，提高精细运动能力 （2）在游戏中进行响度训练 （3）在游戏中进行呼吸功能训练
音乐活动	（1）养成聆听的习惯 （2）在律动中感受节奏 （3）在乐曲中感受音调
认知活动	（1）在活动提高聋儿的基本认知能力 （2）在活动中提高聋儿的感知能力 （3）在游戏中训练聋儿的推理能力

区角活动作为主题教育的延伸，在设计和实施时必须遵循三方面的原则：首先，区角活动与主题教育的内容相互衔接，在保持与主题一致的基础上，以游戏形式进一步巩固和发展聋儿的语言能力；其次，区角活动在认知、操作、音乐领域进行必要的延伸和扩展，促进聋儿的全面发展；最后，区角活动应该有效渗透听觉功能（H）、言语技能（S）以及认知能力的训练内容，从而达到系统康复的效果。

生活活动、运动活动也是康复活动的重要组成部分。这两者从培养良好行为习惯、增强聋儿体质出发，共同促进聋儿全面发展。

17.3.1　语言活动

语言活动是一种以游戏形式帮助聋儿巩固所学语言内容，提高理解和表达能力的康复活动。在六种教育康复活动中，语言活动与主题教育的衔接最为紧密。与主题教育相比较，语言活动更侧重于实际口语交流技能的培养和提高。本节将从语言活动的子目标及具体实施过程两方面进行阐述。

1. 目标

(1) 复习巩固主题教育的内容

语言活动是以游戏和活动的形式进行语言康复教育的方式，其内容与主题教育相互衔接，从而起到复习、巩固的作用。例如，小朋友在主题教育课上学习了“手、脚”等身体部位的词语，到语言活动课时就会玩“我来说，你来指”的游戏。通过“这是什么？这是小手”的问答游戏，使聋儿在轻松愉快的氛围中加深对词语和句子的理解和表达。再如，小朋友在主题课上学了“××穿（脱）××（衣服、裤子）”等句子，到语言活动课时就可以玩“时装表演”的游戏。小朋友根据康复教师的语言指示，在舞台上进行表演，并能说出句子。实践证明，语言活动与主题教育有机结合，可以帮助聋儿更好地理解语言，增强表达能力，从而提高语言康复教育的效果。

(2) 从沟通交流的角度进行拓展练习

在复习和巩固已有知识的基础上，从沟通交流的角度进行拓展练习，可以使语言内容更丰富，使用范围更广泛。以词语为例，主题教育中系统教授的词语是有限的，而生活中的语言是无限的。聋儿在游戏活动中自由交谈，其中涉及的词语不受主题、教材、康复教师的限制，因而更加生活化，也更具实用性。此时，康复教师加以适当引导，就可以有效地丰富聋儿的词语量。再以句子为例，语言活动中康复教师可以采用结构教学法，在聋儿已掌握的句子基础上进行灵活的替换练习。替换练习有聚合替换和组合替换两种。前者是根据句子成分代入不同词语，如“小猫吃鱼”替换为“小鸡吃米”。这种替换比较简单，是近似成分的替换练习。后者是在原有句子的基础上增加新的成分，如“小鸭游泳”替换为“可爱的小鸭在池塘里游泳”，这种替换难度较大，应有例句提示。通过上述替换练习，聋儿在口语使用方面将更加灵活和多变。这既是语言活动的一个目标，又是语言活动的一个特色。

(3) 激发学习兴趣

兴趣是最好的老师。研究表明，3~7岁聋儿的学习活动主要是由兴趣维持的。为此，在选择和设计语言活动的内容和形式时，应力求新奇有趣，以便最大限度地激发聋儿的学习兴趣。在语言活动中，学习不再是坐在小凳子上跟着康复教师机械地重复。相反，在康复教师的设计下，在生动的故事和有趣的游戏中，聋儿通过与同伴的互动、与康复教师的互动，快乐地学习语言。以“超市购物”游戏为例，康复教师带聋儿到真正的超市或模拟的超市（康复师准备硬币若干、售货员服装、购物筐、各种货物如食品、饮料、蔬菜、水果、服装等若干）中进行购物游戏。活动中，先由康复教师扮演售货员进行示范；其次，聋儿在康复教师的指导下进行游戏；最后，聋儿自主分配角色进行独立的游戏，康复师进行巡视（聋儿意见不统一或出现错误时进行适当的指导）。这种游戏集生生互动、师生互动为一体，具有相当的趣味性。它和机械的教学相比，能够更有效地激发聋儿的积极性和学习语言的兴趣，具有事半功倍的效果。

（4）增强主动表达的意识和能力

口语表达是一种能力，更是一种需要。大多数聋儿由于长期生活在无声的世界里，比较习惯用手势和体态语来表达自我，这对口语的发展极为不利。作为康复教师，要及时消除聋儿对手语的依赖，积极创设良好的沟通交流环境，鼓励聋儿通过口语与他人交流。语言活动在这方面有着得天独厚的优势，能够较好地激发聋儿口语表达的意识。首先，语言活动以集体方式进行。在活动中，所有人员都用口语进行交流。聋儿擅长模仿，在这样一个集体氛围中，口语程度好的聋儿会带动其他聋儿，从而激发个体交流的意识。其次，语言活动提供了宽松、互动、和谐的学习氛围。宽松的学习氛围是开启智慧的无形钥匙。事实证明，在平等互动、和谐愉悦的活动环境中，聋儿的求知欲旺盛，思维活跃，精神饱满，兴趣浓厚，更加敢想、敢问、敢说。语言活动正是利用集体康复教育形式，在轻松活泼的氛围中增强聋儿主动表达的意识和能力。

2. 实施

（1）故事法

故事是深受儿童欢迎的一种语言表现形式，是聋儿知识的重要来源，是聋儿获得间接知识的主要途径，是开启儿童心灵之门、智慧之门的金钥匙。聋儿语言教育中面临的主要问题，是发展聋儿词句和提高语言连贯性的问题。经过多年的实践探索，我们发现，合适的故事教学法既能吸引儿童兴趣，又能丰富聋儿的词语和句子，还能促进聋儿连贯性语言的发展，因而是聋儿语言康复教育的重要方法和手段。这里所讲的故事教学法是指利用故事进行语言教育的一种方法。这里所讲的故事，不仅指儿童文学作品中适合聋儿的故事、童话、寓言，也包括我们采用聋儿生活中的内容，用语言组织起来的生活故事。根据聋儿语言发展的程度，康复教师在具体实施时可选择以下方式进行。

①看图讲故事。

看图讲故事是让聋儿根据图片说一段话或讲一个故事。看图讲故事可以训练聋儿按照先后顺序有条理地讲述人物、事物和景物的能力，增强语言的连贯性及表述能力。另外，看图讲故事还可以让聋儿练习对事物进行议论的能力。在选择图片时，应选择情节易懂、画面色彩鲜明、故事主题清楚、人物关系简单的图片。图片可以是一幅，也可以是几幅。如果图片较多的话，康复教师可以先一幅一幅地讲给聋儿听，等聋儿理解以后再串起来，由他自己讲述一个完整的故事。

②复述故事。

复述故事是指在康复教师的示范下，聋儿重复讲述故事大致情节的方式。这种讲故事的方式，可以培养聋儿的记忆力和语言理解及表达能力。康复教师在实施时，应该鼓励聋儿认真聆听老师讲故事，并努力复述故事。对于多数聋儿而言，我们只要求他能把故事的大概意思表达清楚即可。对于能扩展故事内容，进行有意义发挥的聋儿，康复教师更应给予鼓励和肯定。

③你讲错我纠正。

你讲错我纠正主要是指康复教师在给聋儿讲故事时，故意将故事中的部分环节讲错，让聋儿为其纠正错误的方式。这种方式可以考察聋儿是否真的理解故事内容。在实践过程中，我们发现，大多数聋儿对纠正老师的“错误”表现出非常浓厚的兴趣。在集体康复教育中使用该方法尤其迎合聋儿“争强好胜”的心理，激发聋儿强烈的自尊心和自信心。

④续编故事。

续编故事是指在康复教师的示范下，聋儿对故事情节进行延伸、续编的方式。这种方式可以培养聋儿自己组织语言的能力和创造思维能力。聋儿和健听儿童一样喜欢挑战，续编故事比“复述故事”、“你讲错我纠正”的难度更大，更具有挑战性。

康复教师在使用最后两种讲故事形式时，要根据聋儿的年龄特点和语言水平选择合适的内容，把握时机对聋儿进行示范和指导，使聋儿逐步掌握这种方式，不能操之过急。

（2）游戏法

与语言有关的游戏有很多，我们经常使用的是角色扮演游戏。角色扮演游戏是通过构建一个场景，引导聋儿模仿场景中的人物并进行自主互动的游戏。在游戏中，聋儿通过模仿和参与来内化经验、组织日常见闻，在智能发展的同时，促进语言和社会交往能力的提高。设计一个好的角色扮演游戏并非易事，它包括主题的选择、场景的设置、角色的分配、游戏进程的提示和引导等内容。为了达到语言训练的目的，角色扮演游戏在设计上要注意两点：首先，主题的设计与语言有关；其次，游戏互动性要强，尤其是强调语言的互动性。下面举两个例子：

打电话

①准备桌子和凳子数张，塑料电话若干，各种服饰、衣帽等。

②分配角色，如宝宝、老师、爸爸、妈妈、爷爷、奶奶、姥姥等。

③分组。两人一组，分别坐在桌子的两侧，中间放置一部电话。

④康复教师示范，以引起聋儿表演的兴趣和积极性。

⑤聋儿开始打电话，康复教师注意观察和引导。

我会演电视

①准备大型纸箱（高度和宽度以可容纳两个聋儿为宜），各种服饰、道具等。

②康复教师和聋儿一起动手，给纸箱装上天线，画上按钮和开关，做成电视机的外形。

③电视机内放置各种道具，以便聋儿自由发挥。

④康复教师进行示范，以引起聋儿表演的兴趣和积极性。

⑤聋儿自由进入箱内，表演各种电视节目。例如：唱歌、跳舞、模仿秀、时装表演等。

⑥其他聋儿是观众，观众可以提要求，指定看某个节目。

⑦活动中，康复教师注意观察、指导，必要时提供帮助。

17.3.2 操作活动

操作活动是通过一系列手工游戏进行的游戏教学活动。一般的原则是：聋儿在主题教育中进行了什么内容的教学活动，就用什么内容进行操作活动。操作活动的形式包括绘画、剪纸、折纸、泥塑、拼贴、立体造型、玩偶游戏等。与其他几种类型的区角活动比较，操作活动对聋儿的动手能力有着更高的要求。如何在操作活动中渗透听觉康复和言语矫治的目标和方法，是本节重点阐述的内容。

1. 目标

(1) 培养动手能力、激发创造力

聋儿天性好动，富于幻想，是天生的创作者。操作活动在这方面给他们提供了广阔的舞台。操作活动以构建游戏为主，聋儿在游戏中利用简单材料和工具创造出丰富的作品。这种创造融合了聋儿的灵感和想象，是激发和体现聋儿创造力的源泉。以捏橡皮泥的活动为例：活动中，聋儿可以根据当日主题课教学的相关内容，随意地选择想要塑造的形象，一只小狗或者一个娃娃。接着，聋儿以头脑中的印象为原型加以发挥，例如给小狗装上红鼻子、戴顶小丑帽等等。由于不受生活经验的约束，他们的思想比成人更自由，往往能创造出五颜六色、千姿百态的小狗。在轻松自由的操作活动中，聋儿依据现实情景，结合自我需要，进行独特的表现，其创造性思维能力得到了极大的发展。

(2) 在游戏中训练呼吸功能

呼吸功能的好坏，在很大程度上影响发音和说话的质量。研究表明，呼吸功能低下者往往表现出较低的气流量，呼吸控制也不佳，因而造成发音紧张、费力，说话不连贯。对聋儿进行呼吸功能训练，能够有效地改善发声和说话的质量。在集体语言康复教育中呼吸训练一般采用游戏方式进行。实践证明，游戏训练往往具有事半功倍的效果。游戏训练的形式很多，例如，利用在操作活动中制作的风车进行吹风车的比赛。由于是比赛，聋儿的积极性很高，会竭尽全力吹气，使风车旋转。这种简单的小游戏就能在无形中提高聋儿的肺活量和控制气流量的能力。在呼吸控制方面还可以设计大量的游戏，例如康复教师利用操作活动中制作的飞机或汽车模型，带聋儿发 f f f f f f/ F F F F F F /f f f f f f 音（大小写分别表示呼吸的强弱），模仿飞机或汽车接近、经过及远去时的声音。类似的游戏有很多，康复教师可以根据具体的教学内容加以设计。

（3）在游戏中训练响度

许多聋儿在说话时，其响度不是过强就是过弱。响度异常不仅影响发音功能的正常发挥，长此以往还会使声带产生小结或息肉，从而造成器质性病变。研究表明，响度异常是一种继发性症状，可以通过训练加以改善，从而达到正常标准。在操作活动中，可以设计大量的响度训练游戏。例如打电话游戏，先教聋儿制作一个电话，然后让聋儿两人一组打电话，聋儿必须根据电话线的长短来控制响度。电话线越长，距离越远，响度越大，反之响度变小。另外，玩偶游戏也可以用来训练响度，具体做法将在后面介绍。

2. 实施

（1）拼贴组合游戏

拼贴、组合两个词语都源于法国，前者意指“粘贴”或“固着”，即把各种东西粘贴在平面上，后者意指“装配”，即把各种物体摆放在一起组合成立体造型成品。所有的儿童都很重视自己在动手制作东西时所带来的成就感，而拼贴组合游戏就为他们提供了很好的机会。在拼贴游戏中，即使每个人使用相同的基本材料，由于技巧、创造力的不同，作品是千差万别的，所以特别能够激发聋儿的兴趣。任何想得到的东西，几乎都可以作为拼贴组合的材料。哪怕只是一张卡片、一块石头，在聋儿的手中都有可能变成一件有意思的作品。拼贴组合游戏可分为平面拼贴和立体造型两种。下面就以一个例子来说明，其中的难点是把游戏活动和语言教育及言语矫治联系起来，使聋儿能够在玩耍中学习语言。

立体造型——圣诞树

材料准备：圣诞树；拼贴材料（包括图画纸、缎带、线、布、吹塑球、铁丝、面巾纸、海面块、像星星一样的亮片、包装纸碎片、可粘贴的彩色、剪刀和糨糊、回形针或夹子）。

活动步骤：

①康复教师出示圣诞树，提问“这是什么?”引出圣诞树、圣诞节等相关话题。

②康复教师出示各种圣诞装饰品，并要求聋儿说出词语或句子。例如：“星星”、“蜡烛”、“小花是红色的”、“蝴蝶结很漂亮”等。

③进行呼吸训练。方法：比赛吹气球，吹得又快又大者可以获得更多的装饰品。

④让聋儿按自己喜欢的方式来装扮圣诞树。

(2) 玩偶游戏

玩偶游戏是一种很好的操作活动。它让我们能在不同的时间，提供不同的材料、不同的玩偶制作方式，供聋儿自由选择。这类活动体现了区角活动的宗旨：给聋儿提供既可以游戏又可以学习的机会。

玩偶是人或动物三维空间的表征。它可以是一张脸或是整个躯体，可大可小，可以只需要用手指来表现，也可以需要运用整只手。玩偶不仅是有趣的美工活动，更有助于聋儿了解自己的身体、建立自我概念及体验空间关系。在活动中康复教师可以很好地利用玩偶游戏的这一特点，使聋儿既玩得开心，又学得快乐。在玩偶的制作方面，可以结合主题教育的内容设计不同的主题，如森林里的小动物、我的家人等。如何将呼吸、响度训练融合到玩偶游戏当中是活动的一大重点，也是活动的难点，下面介绍一个例子。

短袜玩偶——森林里的小动物

材料准备：不同颜色、不同长度的破旧短袜；纽扣；碎布；剪刀；胶水。

活动步骤：

①康复教师出示一张图片（画面上有小兔、小猫、小马等动物），问聋儿，“数数看，有几只小动物?”以引出话题。

②康复教师示范如何做袜子玩偶（小猫）。聋儿可能无法贴准眼睛的位置，使玩偶显得十分古怪。康复教师对此不必太在意，加以引导就可以了。此外，在制作过程中，可以和聋儿讨论“小猫有几只眼睛?”“小猫的眼睛长在哪里?”“小猫的脸上还有哪些东西?”等问题。

③玩偶完成后，康复教师请聋儿戴上自制的小动物进行呼吸和响度训练。方法是：先让聋儿比赛模仿小猫叫声（miao），看谁一口气叫得时间久；然后连续模仿小猫叫声（miao miao miao），看谁一口气叫得时间久；最后学康复教师说句子，从单词句开始，句子长度逐步增加，例如，

小猫

小猫叫

我学小猫叫

进行最后一项训练时，除句子长度外，康复教师还可以改变声音大小，或改变教师示范和聋儿重复之间的时间间隔。总之，对聋儿的语言教育有法但无定法，康复教师可以根据聋儿的实际能力加以调整和创造。

17.3.3 音乐活动

音乐是聋儿与外界沟通的桥梁，也是我们对聋儿听觉和言语相关技能进行训练的重要手段。通过使用不同音调、不同响度、不同音长、不同音色的声音，能够有效地刺激聋儿相关的听神经，并在此基础上帮助聋儿养成聆听的习惯。此外，通过精心设计的音乐游戏，让聋儿在美妙的乐曲声中感受声音的节奏和音调，从而为其后的言语矫治做好准备。本节将详细介绍音乐活动的教学目标，以及实现该目标的具体方法。

1. 目标

(1) 养成聆听的习惯

聋儿长期处在无声的世界里，对声音很不敏感。他们往往不能将注意力长时间地集中于声音刺激上。音乐可以起一个桥梁作用，通过节奏鲜明、高低起伏的乐音刺激，可以很好地吸引聋儿的注意，使他们养成聆听的习惯。在实践中已摸索出不少有效的方法，如边听音乐边做动作，边听音乐边唱儿歌，有效地激发聋儿对声音的热爱，使他们喜欢听、爱模仿，从而为发音训练及其后的言语训练做好准备。

(2) 在律动中感受节奏

节奏感对于语音清晰度而言至关重要。正常的儿童因为节奏感较强，在说话的时候能够准确地断句和停顿，有利于听者对语言的理解。聋儿由于缺乏有关的训练，其节奏感明显低于同龄的正常儿童。他们在说话或读句子的时候，往往出现“蹦音”现象，即一个字一个字地说，把句子读得支离破碎，缺少连贯性；或者出现“面条”现象，一口气把话说完，没有一个停顿，让人摸不着头脑。音乐活动的重点之一，就是节奏感的训练。通过儿歌朗诵、学小动物叫等，训练聋儿对四分音符的感知，并且能够用四分音符的节奏拍手或进行简单的节拍指挥。音乐活动的节奏训练与个别化康复中的重读训练相衔接。重读训练是一种新的言语训练方法，分慢板节奏训练、行板节奏训练、快板节奏训练三类。每一类节奏中又包含若干种该节奏的变式。慢板节奏建立在3/4拍节奏的基础上，却又不纯粹等同于乐理意义上的3/4拍。慢板节奏采用3/4节拍发目标音，经此练习可调整呼吸，减少硬起音。相比较而言，2/4拍对于刚接触节奏训练的聋儿来说，更易于感受并掌握。因此，在音乐活动中，我们将节奏鲜明的2/4拍作为引导聋儿对节奏有所感知的过渡，为进一步学习3/4拍慢板节奏作铺垫。

（3）在乐曲中感受音调

声调的准确性也是影响语音清晰度的重要因素。研究表明，聋儿对于声调的把握能力普遍低下。聋儿往往不能分辨二声和三声，导致其言语声调缺乏抑扬顿挫，往往一个音发到底，缺乏转换。音调的训练一般在拼音教学和发音训练中进行，这种训练比较系统，目的性强。但是，正规的训练过于一板一眼，比较枯燥，时间一长容易引起聋儿的反感。音乐活动就正好弥补了这一缺陷。在音乐活动中，康复教师通过精心设计的听力训练，在练耳的同时帮助他们建立新的音调，并进一步增加音调的变化。训练的目标是使聋儿能够辨别出一个音阶内的音调（如从中央C到G），并且随着音乐强弱、高低变化用动作表现出来。例如随着音调由高到低，聋儿先举起双手拍肩膀，再拍膝盖，最后拍小脚。另外，我们希望聋儿能够正确哼唱出目标音，能够按要求将说话的音调由低逐渐抬高。对于程度较好的聋儿，教师应该要求他们能够感知音区的高低及3、5、6的音高；能主动听辨出自然界的各种声音，并且能够随机模仿出动物、车辆的声音；能模仿唱出用四分音符3、5、6的音高组成四拍一小节的简单旋律。

2. 实施

一般采用音乐游戏的方式进行活动。音乐游戏的形式可谓丰富多彩，常见的有听音乐唱儿歌、听音乐做游戏、听音乐做律动、听音乐表演节目等。康复教师可以根据需要自由选择，不必过分拘泥于某一种形式。由于聋儿学语言的需要，康复教师在活动的过程中应该尽可能地把音乐活动和主题教育联系起来，使聋儿在学音乐的过程中复习和巩固主题教育中的词语和句子。下面举一个活动为例。

音乐游戏（我们都是好朋友）

①听辨训练。方法：播放小动物叫声，提问“这是哪个小动物的声音呀？”请聋儿回答。

②唱音训练。方法：老师出示一张图片（图片上画有成群飞的小鸟，小河里有成群游的小鱼，小朋友排着队手拉手向前走），要求聋儿一边看图，一边唱音：/a/、/i/、/u/的长短音。如：指一只一只鸟时，练习顿音 a－a－a－；指一群鸟时，练习唱音 a——

③音调训练。方法：由康复教师弹琴，以音阶的方式将韵母/a、i、u/唱出，聋儿模仿；然后由康复教师弹琴，以音阶的方式将词语“小鸟、小鱼、小朋友”唱出，聋儿模仿；最后，做句子（小鸟一起飞，飞呀飞呀飞；小鱼一起游，游呀游呀游；小朋友手拉手，走呀走呀走。）的升降调练习，例如：

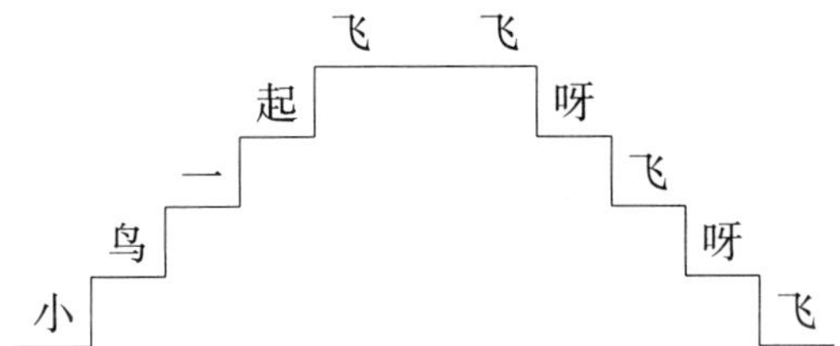

④节奏训练。方法：演奏音乐，老师示范儿歌。聋儿随着音乐节奏，模仿老师有节奏地说出句子。

(2/4) XX XX | X – | XX XX | X – | XX X | XX X |
小鸟 一起 飞 小鱼 一起 游 小朋 友 手拉 手 排着

XX X | XX X | XX X | XX X | XX XX | XX X ||
队 向前 走 唱着 歌 拍着 手我们 都是好朋 友

⑤分配角色。在音乐中，让一名聋儿根据自己的角色做出相应的动作，要求聋儿根据他的动作说出“小鸟一起飞”、“小鱼一起游”等完整的句子。如果说对了，就给予奖励。

⑥教师根据音调的高低做出拍头、拍腿、跺脚的动作，聋儿一起模仿。

17.3.4 认知活动

认知活动主要是指借助一定的益智玩具，通过各种游戏形式，达到训练聋儿认知，提高聋儿智力的目的。在聋儿全面发展过程中，认知能力的提高是极其重要的一环。在认知活动中，尊重聋儿认知发展规律，用科学的方法对其进行训练是关键。本节在分析认知活动子目标基础上，介绍几种能够开发聋儿智力的游戏。

1. 目标

(1) 在活动提高聋儿的基本认知能力

在这里，基本认知能力是指注意力、观察力和记忆力。注意是心理活动对一定对象的指向和集中，观察力是个体发现信息中细节的能力，记忆力是人脑对过去经验的保持和再现的能力。以上三种能力是智力发展的基础，是个体完成一切工作必须具有的能力。培养聋儿的基本认知能力的关键在于训练。要加强训练活动的组织和引导，具体包括：(1) 在训练活动开始前，强调训练活动的目的，提醒聋儿要集中注意力、仔细观察和记忆；(2) 排除外来干扰，保持环境的安静，避免多余刺激的干扰；(3) 经常提问或组织同伴竞赛，帮助聋儿保持注意力。此外，一些有趣的小游戏，如“找别扭”、“少了什么”等，也是对聋儿进行训练的好方法。

（2）在活动中提高聋儿的感知能力

感知能力包括对颜色、图形、数字和情景的感知，也就是正确分辨和理解一定色彩、形状、数字和故事的能力。培养和提高聋儿的感知能力是学前教育的一项重要内容。在实际训练过程中，有三点需要注意。首先，在教学内容的选择上，应该符合聋儿认知培养的目标，遵循知识本身的科学性和系统性，同时符合儿童认知发展的规律。其次，在教学形式的设计上，应该以游戏活动为主，充分体现活动的生活性和趣味性，激发聋儿学习的兴趣和热情。最后，在教学实施的过程中，应该突出师生的互动性和聋儿的主体性，激发聋儿学习的积极性和主动性。

（3）在游戏中培养聋儿的推理能力

推理能力是在概括能力、判断能力基础上发展起来的一种综合思维能力，是思维的高级形式。推理能力有两种：归纳推理和演绎推理。前者是从个别到一般的过程，后者是从一般到个别的过程。我们认为，迷宫游戏和许多棋类游戏是训练推理能力的有效手段。值得注意的是，对于学前聋儿，我们使用的游戏不能过于复杂，否则将很难引起聋儿的兴趣，也就达不到训练的目的。另外，康复教师恰当地利用一些简单的玩具，也能起到智力训练的作用。例如，出示组正方形、三角形、正方形、三角形之后，让聋儿猜下一个可能出现的图形。或者告诉聋儿：一切木质的物品都能浮在水面，然后问“木塞”可以浮在水面吗？类似这样的游戏和问答随时随地都能进行，实际效果也比较理想。

2. 实施

（1）拼图游戏

需要准备一个底板和若干拼板，要求聋儿根据底板上的图案选择拼板，并放在相应的位置。这类游戏主要训练聋儿的注意力、观察力和动手能力。一般而言，底板上的图案越复杂，拼板的数目越多，游戏的难度就越大。另外，在轮廓板上拼和看着图纸拼的难度不同，后者难度更大。康复教师在实际操作过程中，要注意引导聋儿说话，在训练认知能力的同时促进聋儿的语言发展。

游戏案例：森林中的小动物

要求：说一说，找一找，拼一拼

①出示挂图，回答问题。（问“这是什么”，聋儿回答）

②要求聋儿模仿各种动物的声音或形态。（表现出色者获得奖励）

③出示底板和拼板，聋儿在康复教师指导下完成拼图。（拼得又快又好者获得奖励）

④根据拼好的图案讲故事。

（2）分类游戏

分类能力是一种抽象分析能力，它以基本认知能力为基础。在训练的过程中，我们可以将两者结合起来，使用同一种材料，设计出多维度的游戏。

游戏案例：积木

要求：找一找，数一数，画一画

①出示积木，回答问题。（问“这是什么形状”，聋儿回答）

②观察积木，培养聋儿想象力。（拿一块圆形积木，问“什么东西是圆圆的”，要求聋儿尽可能多地回答。例如，苹果是圆圆的，西瓜是圆圆的，太阳是圆圆的……）

③给积木归类。（出示圆形积木，问“数一数，一样的积木有几个?”，聋儿回答）

④找出同类型的积木。（指定圆形积木，要求聋儿找与其相同的积木）

⑤积木归类比赛。（比赛将不同形状的积木归类，又快又准者得到奖励）

⑥给积木涂颜色（给相同形状的积木涂上同一种颜色）

（3）迷宫游戏

迷宫游戏是一种集注意、观察、分析、推理训练为一体的综合游戏活动。迷宫有长有短，有难有易，但都需要聋儿集中注意力，通过尝试错误的方式，分析出正确路径，进而解决问题。

游戏案例：小动物寻宝

要求：说一说，找一找，画一画

①出示迷宫图片，回答问题。（问“这里有什么”，聋儿回答）

②康复教师示范迷宫游戏。（讲述迷宫情景，确保聋儿了解游戏规则）

③训练聋儿想象能力、思维能力（让聋儿用铅笔画出正确路径。对于程度较好的聋儿，可用手指指出正确路径，以锻炼抽象思维和空间想象能力）

④玩游戏走出迷宫。（对获胜者给予奖励）

如果条件允许，康复教师可以用积木建造实物迷宫，让聋儿尝试走出迷宫。

17.3.5 生活活动

聋儿由于年龄小，很难长时间对课堂语言康复活动保持兴趣，而日常生活中的语言交往不仅有趣，能够吸引聋儿注意，而且更加真实、自然。因此，我们必须在课堂教学之外，在聋儿日常生活之中进行语言教育的活动。生活活动的目标是：帮助聋儿养成良好的行为习惯，培养聋儿语言表达的兴趣和积极性，不断提高聋儿的语言能力。由于不受课堂限制，生活活动在时空上具有一定的开放性。作为康复教师，如何利用这一特性，为聋儿制定和选择符合他们需要的教学目标及方法，是本节重点阐述的内容。

1. **目标**

(1) 在自然情景中培养与提高选择性听觉能力

听觉能力不同于普通意义上的听力。听力是个体感受声音的能力，而听觉能力是个体对接受到的声音进行综合分析、理解、记忆的能力。一个听觉能力正常的个体，不仅能感受到声音，而且可以分辨声音的意义。在培养聋儿听觉能力过程中，单纯的室内训练远远不够，必须配合一定的室外训练。因为有些聋儿在安静环境中，在集中注意的前提下，能够分辨、理解大量的词句；而一旦走出教室，在自然情景中往往表现不佳。因为室内训练时声音相对单一，背景噪声比较小，从而间接放大了目标音，聋儿往往很容易达到听理解；而室外自然情景中，噪声种类繁多，音量较大，聋儿为了听清目标音需要加倍集中注意力，从众多干扰音中发现目标音，才能达到听觉理解。因此，生活活动尤其是参观活动，可以为聋儿提供一个真实自然的听觉环境，从而较好地训练聋儿的选择性听觉能力。

(2) 在生活活动中训练与提高言语功能

聋儿由于长期缺乏有效的听觉言语反馈，导致言语功能性障碍，无法建立轻松自然、经济有效的发音模式。从广义上看，言语功能性障碍主要有发音功能亢进和发音功能低下两类。发音功能亢进的个体往往挤压喉部讲话，从而造成高音调、硬起音。发音功能低下者声门闭合能力较差，声门下压不足，不能经济有效地利用呼出气流进行发音活动，从而造成声音响度较低。对聋儿进行言语功能训练，仅仅依靠个别化康复是不够的。一个经验丰富的康复教师，能够在实际生活中利用一些简单的工具，将个别化康复中的内容加以改编，以游戏形式对聋儿进行训练，从而提高其言语功能。例如，在课间用餐时利用饼干、QQ 糖进行咀嚼训练，在进食之前利用勺子刺激舌功能区等。

(3) 在生活活动中培养交往能力

社会交往能力的获得对聋儿意义重大。大量研究表明，聋儿的社会交往能力远低于同龄正常儿童。聋儿由于听觉、言语和语言造成的沟通困难，其社交范围受到限制。多数聋儿更愿意与耳聋的同伴交往，在与健听人交往中，聋儿经常表现出两种极端：一种是自信心不足，甚至会对健听人产生一种对立感；另一种是过分依赖父母、老师，过分相信成年健听人，缺乏自我保护意识。培养聋儿的社交能力可以在生活中进行。生活是个大课堂，康复教师在其中充当引导者的角色。在日常生活中，康复教师应该鼓励聋儿与他人交往，帮助聋儿感知和理解他人的语言、情感，体验交往的乐趣，学会互助、合作与分享。例如，在上下楼梯时，鼓励较大的聋儿主动牵着小弟弟、小妹妹的手；在空闲时，鼓励聋儿帮助康复教师一起打扫卫生、布置教室。这种互相帮助的行为，对于改善聋儿的人际关系，增进其社会交往能力大有益处。

(4) 在生活中养成良好的行为习惯

帮助聋儿形成良好行为习惯，是生活活动的目标之一。对聋儿来说，行为习惯主要指生活与卫生习惯。良好的生活与卫生习惯有益于聋儿保持身体的健康，和情绪的饱满，从而为进一步的学习活动做准备。要建立科学、规律的生活习惯，即培养聋儿良好的睡眠、盥洗、饮食、排便习惯和生活自理能力，使他们的机体活动能按照一定的生物节律进行运转，维持正常的生理与心理平衡。要聋儿养成良好的卫生习惯，即养成勤理发、勤洗手、勤洗脚、勤洗澡、勤剪指甲、早晚刷牙、饭后漱口、用自己的茶杯和手帕、不挖鼻孔及耳朵等良好的个人卫生习惯，进行必要的安全、营养和保健方面的教育。总之，良好的行为习惯是聋儿获取知识、发展能力的基础，是全面康复的前提和保障。

2. 实施

(1) 参观活动

参观活动是在真实的场景或模拟的场景中进行语言教学的方法。例如，聋儿在理解“售货员、售票员、邮递员、医生、公园、动物园”等概念时，可以带他们到商店、邮局、菜场、医院、公园、动物园等地参观。也可模拟以上场景，让聋儿设身处地去扮演、去实践，同时结合老师讲授，帮助聋儿理解和表达。这样做的效果比单纯地说或借助简单的卡片要好得多。

(2) 交流活动

交流活动是在课堂教学之外，教师在实际生活情景中以对话形式引导聋儿进行师生之间、生生之间的沟通交流活动。对聋儿而言，课堂交流的气氛比较紧张，内容较为有限，聋儿往往不敢、不愿或不能将话题深入地进行下去。为此，我们在生活活动中引入了交流活动，通过精心设计和引导，教师在聋儿吃饭、穿衣、睡觉过程中就相关话题与其进行互动交流，在轻松愉快的氛围里，打开聋儿的“话匣子”。这样不仅提高了聋儿实际运用语言的能力，也为教师提供了进一步了解聋儿思想，发现他们真实语言水平的好机会。

①晨间对话。

一般在早晨九点左右开始到九点半结束，持续半个小时。这个时间段正好处在户外的运动活动和室内的主题教育之间。新的一天开始了，小伙伴们又见面了。分离了一个晚上，聋儿之间有许多有趣的事情想要分享，因而有着强烈的表达愿望。这时，康复教师就可以把聋儿的表达欲和语言训练结合起来，作为语言训练的活教材，充分发挥聋儿的积极性和主动性，让他们用语言表达自己的思想和感受。如，昨天晚餐吃了什么？早晨谁送你上幼儿园的？今天是几月几号？星期几？今天的天气怎么样？聋儿的话题打开后，康复教师要进一步引导，使聋儿尽可能用完整的句子回答。如问到昨天晚餐吃了什么时，聋儿可能回答“鱼”。这时，康复教师可以进一步要求聋儿完整地说一遍，这时聋儿会回答“昨天晚餐吃了鱼”。这两种回答看似相同，其实存在着很大的差异。前者训练的是词句的理解和单词句的表达，后者训练的是简单句的表达。对于程度较好的聋儿，康复教师可以进一步要求他们说出尽可能多、尽可能长的句子甚至是一段话。

②用餐对话。

就餐是聋儿非常喜欢的事情。在幼儿园里，聋儿每日一餐两点需要花费较长时间，在这一时间里，教师可以设计大量的谈话内容，以发展聋儿语言能力。例如，在餐前准备阶段，教师可以询问“谁想做老师的小帮手”，聋儿往往争先恐后地回答“我原意”。接着，教师可以对聋儿进行指派，用语言指示他们完成相应的工作，如“甜甜摆凳子”、“妞妞摆碗”、“乐乐发勺子”等。如果聋儿听不懂指令，教师可以自己示范，或者请其他聋儿示范，如“甜甜告诉乐乐该怎么做，好吗?”聋儿在帮忙过程中，教师还可以用语言进行指导和鼓励，如，“妞妞，再拿一个碗好吗?”“乐乐摆得好，真棒!”等等。在上菜过程中，教师可以向聋儿询问“这是什么?”“看起来怎么样?”“闻起来怎么样?”“什么颜色?”“你喜欢吗?”等问题，聋儿一般很愿意回答。只要时间允许，教师应该尽可能将话题深入下去。如聋儿回答“不喜欢”后，教师可以进一步询问“为什么不喜欢呢?”“你喜欢吃什么呢?”等问题。在进餐过程中，某些聋儿可能出现挑食、不好好吃饭等行为，教师可以进行教育，陈述“这么做不好”的原因，通过言语交谈和示范帮助聋儿养成良好的饮食习惯。在就餐结束后的散步或休息环节，教师可以就就餐情况与聋儿进行交流，如“小朋友刚才吃的是什么饭?”“你吃了几碗饭？几个包子（馒头)?”“××好吃吗?”

(3) 值日活动

为了训练聋儿的交往能力，培养聋儿的责任感和主人翁意识，可以设计一个值日活动。在教师安排下，聋儿可以轮流充当值日生。值日生的职责是协助教师，并好好表现，为其他小朋友树立榜样，帮助和督促他们完成全天的教学活动。例如，早晨要上主题教育课了，值日生要帮教师摆凳子、擦黑板。课堂上，如果有聋儿动来动去、嬉笑打闹的话，值日生要前去制止。如果教师提问的话，值日生要积极回答。下课了，值日生要帮助教师擦黑板，把教室里的小纸屑捡入废纸篓。又如在区角活动中，帮教师分发纸张、剪刀等工具；在生活活动中帮助比自己小的聋儿穿鞋、系扣、擦鼻涕等；课间如厕时组织小朋友们排队、洗手……在实践中发现，通过值日活动，聋儿遵守纪律的意识有所增强，大多数聋儿能够在教师提出要求后进行自我约束。另外，在值日生的带动下，聋儿之间出现了更多的互助行为。这种行为在一定程度上增进了彼此的友谊，并且对聋儿道德发展、社会交往能力的发展起着重要的促进作用。

17.3.6 运动活动

运动活动主要是通过一系列有目的、有计划、有组织的体育游戏活动，达到锻炼聋儿身体、增强聋儿体质的目的。与普通体育游戏不同，集体康复教育中的运动活动专门针对聋儿设计，在一般性锻炼的同时加入了听觉、言语训练的内容。有关这方面的内容，介绍如下。

1. 目标

（1）在运动中训练言语肌群

言语肌群主要包括呼吸肌群、发声肌群和构音肌群。呼吸肌群提供充足的气压和气流来启动和维持发声；发声肌群作为振动源，提供充足的能量，以及合适的声学频谱来构建言语声；构音肌群调整声道的形状，以产生不同的言语声。言语的产生正是三大肌群协同运动的结果。大量研究表明，聋儿由于长期处在无语世界，言语肌群得不到锻炼，表现出过度松弛或紧张，肌群之间的协调性不佳，最终导致发音困难。为了提高言语肌群的整体功能，改善发音质量，我们在普通的运动活动中加入言语肌群的训练内容。通过一系列独创的韵律操，使聋儿在轻松、有趣的活动中进行针对性的肩部、颈部、声带和构音器官放松训练。

（2）在运动中提高动作的协调性

苏联专家联普托夫曾指出：协调性是人体迅速、合理、省力地完成任务，特别是复杂情况下完成突然任务的能力。德国学者葛欧瑟认为：协调性是人体各种能力的综合表现，它主要包括灵活性、学习能力、空间定向能力、反应能力、节奏、平衡、准确性等。我国体院教材《运动训练学》指出：协调性是指运动员在运动时，机体各器官系统、各运动部位配合一致完成练习的本领。由此看来，动作协调性是一项基本的运动素质，是个体学习和掌握一系列动作、完成各项体育活动的基础和前提。神经系统的协调性、肌肉的协调性和感知觉的协调性是动作协调性的生理基础，也是培养和提高聋儿动作协调性的方法和途径。

（3）在运动中增强体质

身体是一切活动的基础和保证。聋儿身体素质的提高是其语言能力、认知能力、创造能力全面提高的物质基础，是个体乃至民族可持续发展的希望。研究表明，80%的聋儿其运动活动主要来源于幼儿园。聋儿康复教育作为学校教育的启蒙阶段，理应承担起增强聋儿的运动能力、培养健康体魄的重任。考虑到聋儿喜欢新异刺激的特点，我们在设计活动时摈弃了单调的走、跑、跳等专项训练，将游戏和运动相结合，使聋儿在轻松愉快的环境中开展活动，达到锻炼身体、增强体质的目的。

2. 实施

运动活动一般在早晨进行，从八点到八点半，持续半小时左右。所有的聋儿和康复教师集中在室外，借助一定的器材，如脚踏车、蹦蹦床、跳跳马等，在音乐声中一起运动和游戏。运动活动主要由三部分组成：有组织的放松韵律操、有组织的体育游戏和自由的体育游戏三类活动。考虑到体育活动的运动量大、刺激性强、比较容易激发聋儿兴趣的特点，我们一般把它安排在基本训练的前面，以消除个别聋儿对幼儿园的紧张感和不适感，使他们尽快融入集体的氛围中，为接下来的康复活动做准备。运动活动之后是基本训练，我们的基本训练以放松韵律操为主。

(1) 体育游戏

体育游戏是聋儿每天入园进行的第一个集体活动，一般以趣味性强、有一定对抗性的游戏活动为主。游戏案例如下：

比赛骑小车

①游戏准备（播放音乐，康复教师带着聋儿一起踏步和拍手）。

②挑选小车（让聋儿挑选自己喜欢的小车）。

③练习骑车（让聋儿自己练习骑小车）。

④让聋儿按一定规则骑小车（例如，音乐响开始骑，音乐停就停止。做错的聋儿被罚下，坚持到最后者获胜）。

⑤分组比赛骑小车（骑得最快者获胜）。

丢手绢

①游戏准备（播放音乐，在康复教师组织下，聋儿围成一个圆圈）。

②讲述游戏规则（拿手绢的聋儿围着圈转，偷偷地把手绢丢到某个聋儿的后面，然后快快跑回自己的位子。其他聋儿要时刻注意，一旦发现手绢丢在自己身后就马上追。如果能够在对方回到位子前追上的话，就获胜。胜者继续玩游戏，输者要表演一个节目）。

③师生一起玩游戏（教师充当丢手绢的人，和聋儿一起试着玩游戏）。

④聋儿玩游戏（教师将手绢交给某个聋儿，让聋儿丢手绢）。

⑤个别指导（教师在游戏过程中对个别仍然不懂游戏的聋儿进行指导）。

（2）放松韵律操

放松韵律操是根据“放松训练”中的基本动作配以音乐和舞蹈改编而成。通过这些体操，聋儿不仅可以在游戏中放松颈、肩、臂等部位，同时还可以放松声带，为其后的主题教育做好准备。下面以放松韵律操《聪明的一休》为例（见表 17－4）。

表 17－4　　放松韵律操《聪明的一休》

节数	名称	目的	动作
1	准备运动	通过跟随节奏，使聋儿尽快进入状态	随音乐轻松地晃动双臂（一个八拍），再扭胯，手部做相应的动作（两个八拍）。
2	颈部运动	放松颈部，促进喉部肌群的协调与平衡	颈部放松，头部随重量迅速向前低下，然后将下颌抬起，直至头部恢复正常直立位。头部侧倒，方向为前、后、左、右，整个动作重复两遍。（两个八拍）。
3	肩部运动	放松肩部，缓解肌肉的紧张状态	肩部放松，双肩臂做划圈运动，依次为前、上、后、下；反向再做一次，动作方向依次为后、上、前、下（两个八拍）。
4	放松运动	放松肩部，结合“哈欠叹息法”，通过/ha/音放松声带	声带及肩部放松，双手放唇边做呼唤状，深吸气后发出“ha”音。左右各一次。耸立双肩，维持紧张片刻，然后迅速放松，重复若干次。
5	伸展运动	放松肩部，缓解肌肉的紧张状态	单侧肩部放松，左臂前、上、后、下做划圈运动，再反向划臂。右臂做法同左臂。
6	伸展运动	放松肩部，活动肩胛部位	单肩侧上举，将手臂伸向上方，重心移至右脚。右手伸向左上方，做触摸天花板的动作。接着换左边。
7	腰部运动	活动腰部	摆动腰胯，双手扶腿，膝盖弯曲，左右做腰胯部的摆动。
8	踏步运动	收势整理	整理运动，跟随节奏做踏步。

17.4 康复活动教案举例

康复活动设计方案1

活动类型	区角活动—语言活动	活动名称	我爱我家
活动目标	(1) 复习、巩固词语“爸爸、妈妈”，能够在集体中大胆表达。 (2) 组合已学词语进行短语抱妈妈、摸爸爸等练习。		
活动准备	(1) 多媒体平台“新概念学说话”——主题教育系统启蒙上（我的家）。 (2) 爸爸妈妈照片 ppt。		
活动过程	(1) 通过点名游戏复习词语“抱抱、摸摸、亲亲”。老师先进行演示听到名字摸摸/抱抱/亲亲，并进行表达，儿童逐个完成，鼓励动作伴随语言表达。 (2) 利用爸爸、妈妈的照片，进行听辨练习。播放爸爸妈妈照片 ppt，儿童听一听、说一说，找出自己的爸爸妈妈。 (3) 通过游戏，让儿童根据教师的指令完成各种动作。如：摸爸爸、抱妈妈、亲爸爸。		
注意事项	(1) 在观看多媒体时，引导儿童积极表达。 (2) 在游戏时，教师针对个体给予适当的指导。 (3) 不同程度的儿童要给予不同的提示。		

活动类型	区角活动—认知活动	活动名称	找妈妈
活动目标	(1) 复习、巩固已学词语。 (2) 在教师的帮助下找到自己以及别人的妈妈。		
活动准备	(1) 多媒体平台“新概念学说话”——主题教育系统，启蒙上（我的家）。 (2) 不同妈妈的照片。 (3) 不同儿童照片若干，儿童和妈妈的合影 ppt。		
活动过程	(1) 利用“新概念学说话”——主题教育系统，启蒙上（我的家），让儿童说一说图片上的人物是谁。 (2) 通过观看多媒体儿童和妈妈的合影 ppt，让儿童对别人的妈妈也产生印象，提示儿童注意观察。 (3) 利用儿童及妈妈的照片，认一认、找一找，并说一说找到自己的妈妈或帮助别人找到妈妈。（也可以加入动态活动，在动态活动中进行搭配）		

续表

注意事项	（1）观看多媒体时，引导儿童注意观察彼此的妈妈、达到音、义、形的统一。 （2）出示 ppt 时，引导儿童主动说话。		
活动类型	区角活动—音乐活动	活动名称	我的好妈妈
活动目标	（1）儿童能够在教师的指导下进行长短音的听觉察知、分辨训练、呼吸训练及音的长短练习。 （2）儿童能够在教师的引导下模仿完成放松训练小律动。		
活动准备	我的好妈妈音乐　电子琴		
活动过程	（1）教师提示儿童有音乐和老师一起伸伸手、转转手、走一走（肩部放松训练） （2）听到长音双手打开并发音，听到短音双手合并发音，没有声音停下来。 （3）在电子琴不同乐调诱导下进行的唱音练习（呼吸和音调的综合训练）。		
注意事项	（1）口风琴的卫生。 （2）活动时，辅课老师注意个别辅导。		
活动类型	区角活动—操作活动	活动名称	小小发型师
活动目标	（1）在画直、曲线活动中提高儿童精细运动能力。 （2）复习和巩固主题教育活动所学的词语。		
活动准备	（1）爸爸妈妈没有头发的图片若干。 （2）蜡笔若干盒。		
活动过程	（1）播放多媒体，复习主题课词语。 （2）教师根据儿童的喜好，请儿童选择喜欢的蜡笔颜色。 （3）指导儿童把爸爸妈妈的头发画出来。 （4）教师点评，展示儿童作品，并让儿童再次表达画面的人物（爸爸、妈妈）。		
注意事项	（1）提醒儿童注意卫生。 （2）提醒儿童注意安全。		
活动类型	区角活动—运动活动	活动名称	摸妈妈
活动内容	（1）在运动活动中提高儿童粗大运动能力（直线跑，唇部力量训练，肩部放松训练）。 （2）复习和巩固主题教育活动所学的词语和句子。		
活动准备	（1）妈妈的照片若干。 （2）电子琴。		

续表

活动过程	(1) 将妈妈的照片贴在幼儿向上伸手可以摸到的墙壁上。 (2) 主课教师带儿童指一指、说一说词语"妈妈"、短语"摸妈妈"。 (3) 主课教师和儿童一起做肩部放松训练操——摸。(一边做动作,一边练习句子"摸妈妈")。 (4) 辅课教师进行游戏示范——主课教师说"×××摸妈妈",辅课教师快速直线跑,然后跳到贴有妈妈照片的墙壁下摸妈妈。 (5) 儿童根据教师的指令轮流进行摸妈妈的游戏。(辅课老师说"×××摸妈妈",×××则直线跑去摸妈妈)。		
注意事项	(1) 活动前给儿童减衣服、衣服领子里塞毛巾。 (2) 教师注意指导儿童动作要领。辅课老师要注意维持秩序,同时提醒儿童一边做、一边说。		
活动类型	区角活动—生活活动	活动名称	趣味饼干
活动内容	在吃点心的过程中进行舌尖上抬训练和双唇力量训练的言语训练。		
活动准备	(1) 圆形夹心饼干、牛奶。 (2) 吸管。		
活动过程	(1) 教师先示范如何吃饼干。 (2) 儿童根据示范,将饼干立于口腔,通过舌尖的力量添中间的夹心。(下颌运动、舌尖上抬训练) (3) 利用双唇力量吃掉剩下的饼干。(双唇音训练、/m/) (4) 利用双唇的力量用吸管喝牛奶。(双唇音训练、/m/)		
注意事项	(1) 吃饼干时,要将下颌尽力打开,先用舌尖舔食中间的夹心。 (2) 注意提醒并监督儿童不要一口吃掉。 (3) 注意饮食卫生。		
活动类型	区角活动—生活活动	活动名称	美味的午餐
活动内容	在吃午餐的过程中进行"什么"、"你要吗?"的语言训练。		
活动准备	碗、勺子若干。		
活动过程	(1) 生活老师盛取当日午餐,和儿童进行"什么"、"你要吗?"的对话交流,复习相关词语。 (2) 儿童轮流进行练习。 (3) 开始午餐。		
注意事项	(1) 注意饮食安全(小心烫到儿童)。 (2) 注意饮食卫生(掉在桌子上的饭菜不要再去食用)。		

康复活动设计方案 2

活动类型	区角活动—语言活动	活动名称	喜欢的物品
活动目标	复习、巩固已学词语和句子，能够在集体活动中大胆表达。		
活动准备	(1) 多媒体平台“新概念学说话”——主题教育系统基础上（我的家）。 (2) 抽奖箱、外婆外公等人物头饰、电视机模型、话筒玩具、汽车玩具、书本。		
活动过程	(1) 通过抽奖活动复习词语，抽到某个头饰就坐到相关玩具的旁边，进行表达。如：外婆喜欢看电视。 (2) 没有抽奖的儿童进行场景表达，练习句子连说。 (3) 儿童将头饰挂在胸前，教师给出指令，根据指令完成演示并进行表达，如：外公喜欢看书。扮演外公的儿童演示并表达。		
注意事项	(1) 在完成抽奖活动时，提示儿童注意秩序。 (2) 在演示过程中，教师针对个体给予适当的指导。 (3) 不同程度的儿童要给予不同的指令，如：双项指令演示。		

活动类型	区角活动—认知活动	活动名称	我的家人
活动目标	(1) 复习、巩固已学词语、句子。 (2) 在教师的帮助下认识家族成员间的关系。		
活动准备	(1) 多媒体平台“新概念学说话”——主题教育系统，基础上（我的家）。 (2) 外婆、外公等人物图片。 (3) 不同人物动作图片若干。		
活动过程	(1) 通过儿歌《家族歌》和人物图片，引导幼儿初步认识家族成员间的关系。 (2) 通过贴族谱的游戏，在教师的引导下让儿童尝试完成分清家族关系的活动。如：爸爸的爸爸是谁？找出爷爷的图片。 (3) 找出答案的同时，完成贴动作图片的活动，巩固句子“××喜欢做什么”的表达。		
注意事项	(1) 说儿歌时可以暂停进行提问活动。如：爸爸的爸爸是谁呀？爷爷。爸爸的爸爸是爷爷。 (2) 完成贴动作图片的活动，引导儿童主动表达句子。		

活动类型	区角活动—音乐活动	活动名称	家族歌
活动目标	(1) 儿童能够在教师的指导下进行按节奏说词的训练。 (2) 能够在老师的指导下完成放松训练律动活动。 (3) 复习巩固主题课词语及句子。		

续表

活动准备	鼓　儿歌《家族歌》。		
活动过程	(1) 教师敲鼓，儿童根据鼓声的快慢、多少，相应的说词语，例如：咚——“外婆”，咚咚——“外婆、外婆”，咚咚咚——“外婆、外婆、外婆”。 (2) 儿童来做老师发指令，请其他幼儿来完成说词的训练，增加生生间的互动。 (3) 跟着音乐和鼓点一起来说儿歌做律动，完成耸肩及放松训练其他动作，完成放松训练内容。		
注意事项	(1) 注意在律动的时候要求儿童进行词语的表达。 (2) 注意提示幼儿在说词训练中的呼吸方式。		
活动类型	区角活动—操作活动	活动名称	配一配
活动目标	(1) 在匹配游戏中，增强幼儿逻辑思维的能力。 (2) 锻炼儿童手部小肌肉运动能力。 (3) 复习和巩固主题教育活动所学的词语和句子。		
活动准备	(1) 多媒体平台“新概念学说话”——主题教育系统。 (2) 各式人物的照片；唱歌、唱歌、跳舞、开汽车等图片。		
活动过程	(1) 播放多媒体，复习有关人物的词语、句子。 (2) 教师将人物图片给每个儿童，让他们找出相应的匹配图片完成贴画活动，找到后进行句子的表达。 (3) 出示匹配错误的图片，请幼儿完成找错误的练习，再次完成撕贴活动，引导幼儿说出理由。(××喜欢做什么)		
注意事项	(1) 提醒儿童注意撕下来的双面胶纸不要乱扔。 (2) 提醒儿童贴画时注意正反面。		
活动类型	区角活动—运动活动	活动名称	找外公、外婆
活动内容	(1) 在运动活动中提高儿童粗大运动能力（曲线跑，肩部放松训练）。 (2) 复习和巩固主题教育活动所学的词语和句子。		
活动准备	(1) 外公外婆图片若干。 (2) 各式障碍物若干，电子琴。		
活动过程	(1) 听音乐声的起止，完成曲线跑的活动。 (2) 到悬挂着照片的架子旁，找出自己的外公、外婆。 (3) 从矮平衡木返回（锻炼平衡能力）		
注意事项	(1) 教师演示过平衡木时，注意提示幼儿伸开双臂。 (2) 教师注意指导完成任务时要进行词语表达。		

续表

活动类型	区角活动—生活活动	活动名称	小嘴嘟嘟
活动内容	在吃点心的过程中进行双唇力量的训练。		
活动准备	(1) 长条饼干　牛奶。 (2) 大吸管。		
活动过程	(1) 教师先示范如何吃饼干。 (2) 在吃点心的过程中引导儿童用双唇夹住长条饼干，通过唇内收把饼干吃掉，强化儿童双唇的力量。 (3) 利用双唇的力量用大吸管喝牛奶。(双唇圆唇音/w/)		
注意事项	(1) 吃饼干时，要用双唇的力量不要用手帮助。 (2) 注意提醒并监督儿童坚持不要一口吃掉。		

活动类型	区角活动—生活活动	活动名称	快乐午餐
活动内容	培养谦让及尊老爱幼的好习惯。		
活动准备	单幅故事《尊老爱幼的好宝宝》图片。		
活动过程	(1) 午餐前，教师讲述故事，并引导儿童来回答相关问题。 (2) 教师给儿童分午餐，要求儿童独立进餐。 (3) 开始午餐。		
注意事项	(1) 注意提示儿童先给“弟弟”、“妹妹”吃，因为她们吃得慢。 (2) 注意提示儿童注意安全，不要推汤碗以免烫伤。		

康复活动设计方案 3

活动类型	区角活动—语言活动	活动名称	勤劳的宝宝
活动目标	(1) 复习主题教育故事，进行情景对话。 (2) 编讲生活故事，儿童自主进行故事表达。		
活动准备	(1) 抹布若干、扫把、时间概念 ppt（早晨、中午、晚上的背景图、人物类动作图片、词卡、句卡）。 (2) 早晨、中午、晚上的背景图、人物类动作图片、人物服饰若干。		
活动过程	(1) 通过 ppt 复习主题课内容，要求儿童对 ppt 内容进行句子表达。如：早晨起床后，我扫地，擦桌子。 (2) 出示人物类动作图片、人物头饰以及早晨、中午、晚上的背景图，进行生活故事的编讲演示，教师挑出喜欢的图片进行组合表达，邀请儿童来进行角色扮演，进行对话练习。 (3) 儿童选择自己喜欢的图片，进行表达并邀请别的儿童及教师来完成故事表演。		

续表

注意事项	（1）在观看多 ppt 时，引导儿童用句子进行描述性表达。 （2）在编故事时，教师针对个体给予适当的提示或指导。		
活动类型	区角活动—认知活动	活动名称	大家来找碴
活动目标	（1）复习、巩固已学词语、句式。 （2）在教师的帮助下找出画面中错误的部分，并说出错误理由及正确答案。		
活动准备	（1）早晨、中午、晚上的背景图、人物类动作图片。 （2）找错误 ppt。		
活动过程	（1）教师出示找错误 ppt，引导儿童划分区域进行观察对比。 （2）先出示难度较低的图片，在逐步进行难度的递增。找错误的过程中要求儿童进行表达。如：早晨起床后，妈妈没有洗澡，妈妈洗脸！ （3）出示早晨、中午、晚上的背景图、人物类动作图片，引导儿童找到与背景图相对应的图片，进行拼贴活动完成句子连说的训练。		
注意事项	（1）观看 ppt 时，引导儿童注意进行分区观察。 （2）拼贴图片时，引导儿童主动完成完整的表达。		
活动类型	区角活动—音乐活动	活动名称	我是好宝宝
活动目标	（1）儿童能够在教师的指导下根据不同能够的音乐指令完成不同的表演，增强在集体活动的自信心。 （2）儿童能够根据不同响度的音乐指令完成动作并结合像度训练完成表达。		
活动准备	电子琴　不同大小抹布、扫把、牙刷　毛巾若干。		
活动过程	（1）教师播放音乐，带领儿童演示动作并进行儿歌表达。如："我是好宝宝，我扫地，擦桌子，擦擦擦"/"我是好宝宝，我刷牙，我洗脸，刷刷刷"/"我是好宝宝，我唱歌，我跳舞，啦啦啦"。 （2）教师播放音乐给出指令，儿童进行演示并表达，声音响选择大的物品进行演示，声音小选择小的物品进行演示。 （3）教师只播放音乐，儿童听音乐并说出指令完成动作。 （4）教师播放音乐，结合响度的交替练习进行表演及表达的训练。		
注意事项	（1）注意播放音乐的一致性，避免儿童在新授过程中产生混乱。 （2）活动时，注意在电子琴上做好标记，可以让儿童来尝试操作。		
活动类型	区角活动—操作活动	活动名称	忙碌的娃娃家
活动目标	（1）在打扫活动中锻炼儿童上肢运动能力（放松训练）。 （2）在活动中复习巩固主题教育活动所学的词语和句子。		
活动准备	（1）扫把、抹布若干。 （2）娃娃家。		

续表

<table>
<tr><td>活动过程</td><td colspan="3">(1) 教师和儿童一起进入娃娃家，教师引导儿童发现娃娃家的脏乱，进行提问“怎么办?”。
(2) 教师引导儿童一起来完成打扫活动，教师问：“你做什么?”要求儿童能够进行回答“我扫地”等。
(3) 在打扫过程中，教师可以对其中一名儿童进行提问，让他进行场景表达。如：“晚饭后，××扫地，擦桌子。××擦地板，××擦窗子。”等等。
(4) 打扫干净后，要求儿童把工具都整理干净。</td></tr>
<tr><td>注意事项</td><td colspan="3">(1) 提醒儿童打扫时，换一换手，不要只运动一只手臂。
(2) 提醒儿童在打扫过程中注意安全不要互相碰到。</td></tr>
<tr><td>活动类型</td><td>区角活动—运动活动</td><td>活动名称</td><td>哈利·波特</td></tr>
<tr><td>活动内容</td><td colspan="3">(1) 在运动活动中提高儿童粗大运动能力（学小兔跳，绕障碍跑、肩部放松训练）。
(2) 复习和巩固主题教育活动所学的词语和句子。</td></tr>
<tr><td>活动准备</td><td colspan="3">(1) 小扫把若干。
(2) 篮子两个　小球若干。</td></tr>
<tr><td>活动过程</td><td colspan="3">(1) 主课教师将儿童分成两个队，进行投球竞赛活动。音乐开始，第一轮活动开始。
(2) 主课教师演示骑扫把完成跳的动作，到达障碍处，说出障碍处的词语或句子。
(3) 通过障碍后，儿童放下扫把，进行绕障碍跑，到达投球处，说出目标词或句子，进行投球活动。
(4) 要求儿童挥臂将小球投入篮子里，任务结束。投球结束后，跑回起点处进行下一轮游戏。
(5) 音乐结束时，主课教师和儿童一起清点球的总数，给优胜队奖励。</td></tr>
<tr><td>注意事项</td><td colspan="3">(1) 注意演示动作时，拿扫把跳的动作一定要反复演示，提示儿童注意安全。
(2) 辅课老师要注意维持秩序，同时提醒等待的儿童为比赛的儿童加油。</td></tr>
<tr><td>活动类型</td><td>区角活动—生活活动</td><td>活动名称</td><td>贪吃蛇</td></tr>
<tr><td>活动内容</td><td colspan="3">(1) 在吃点心的过程中进行舌平伸及舌尖上抬训练和双唇力量训练的言语训练。
(2) 故事《贪吃蛇》，要求儿童能根据故事情节完成口腔训练。</td></tr>
<tr><td>活动准备</td><td colspan="3">长饼干、果汁。</td></tr>
</table>

续表

活动过程	（1）教师讲述故事，儿童根据故事情节完成伸舌、舔牙面、舌尖上抬等舌的运动训练。 （2）根据教师讲述的贪吃蛇吃饼干的方式，儿童来完成。舌伸出唇外，将饼干平放坚持数秒。 （3）用唇两侧的力量将横咬的长饼干吃完。 （4）根据故事情节，用舌尖试试果汁的温度，再用杯子喝果汁锻炼唇部肌肉。		
注意事项	（1）横咬吃饼干时，注意不要用手帮助推到口中。 （2）注意提醒并监督儿童不要把果汁一口喝掉。		
活动类型	区角活动—生活活动	活动名称	妈妈的好帮手
活动内容	（1）在吃午餐前进行“午餐前，我洗手。我帮阿姨盛饭、端菜”的语言训练。 （2）午餐后，进行“午餐后，我擦桌子。我帮阿姨扫地”的语言训练。		
活动准备	单幅故事图片《妈妈的好帮手》。		
活动过程	（1）通过餐前给儿童讲故事，引导儿童完成对话交流训练。如：午餐前，要做什么？ （2）开始午餐。 （3）午餐结束后，提问“午餐后，可以帮阿姨做什么”引导幼儿进行回答并实践。		
注意事项	（1）讲故事的时候，注意对每个儿童进行提问，要求用句子进行回答。 （2）注意给儿童提供可用的情节工具。如：抹布、扫把等。		

17.5 生成课程

20世纪70年代，美国教授伊丽莎白·琼斯指出，课程不是康复教师事先设计好的计划，而是在了解聋儿产生问题的过程中逐渐生成的。据此，她与另一位学者约翰·里莫提出了一种与“预成课程”相对应的全新的课程模式——生成课程。在“新概念学说话”的集体康复教育中，主题教育和区角活动的内容比较固定，可以视为一种“预成课程”。已有的“预成课程”有效地激发了聋儿学说话的积极性，从整体上提高了聋儿康复的效果，但它毕竟是一套固化、物化的模式，不能完全满足康复教育活动的需要。为此，我们在课程开发思想的指导下，适时地引入了生成课程这一形式。那么，究竟什么是生成课程？生成课程的内涵和特点是什么？在实际教学过程中应该如何操作？本章将对这些问题进行阐述。

17.5.1 生成课程的内涵及实施原则

生成课程在最近才被引入聋儿康复领域。其实，多数老师早就在幼儿园接触到“生成课程”的概念。例如，我们常说：康复教师要有智慧，要随时关注生活、关注孩子的兴趣，根据孩子的兴趣和生活中突然发生的、有教育意义的事件来调整教学计划。这里面就有生成课程的思想。

1. 内涵

现代课程论认为，课程是由康复教师、聋儿、教材和环境四者相互作用形成的。1 + X + Y 康复教育模式中的生成课程，就是强调课程形成过程中，康复教师根据具体的教学情景，结合聋儿的兴趣和需要，在合理的情况下对教材内容进行适当的调整，以师生互动的方式使聋儿获得知识和能力。在这里，我们尤其强调生成课程的指向性，特别是有意识地指向个别化康复内容（听觉功能、言语技能以及认知能力）的生成。生成课程的目标是：创设一种能让聋儿自主、自由学习的课程；寻求一种能真正适应他们学习的教学方式，把过去接受式学习改为以探究、体验为主的自主式学习，同时积极探索集体康复教育与个别化康复的结合点。

生成课程具有两大特点：第一，生成课程强调目标与活动相统一。与预成课程不同，生成课程的目标产生于活动之中，强调在活动的过程中适时地调整目标，把目标与聋儿的活动紧密联系起来。第二，生成课程强调师生共建知识。预成课程容易把聋儿视为“容器”，把课堂看成是封闭的系统，从而忽视了聋儿的主体作用。生成课程则强调知识是不确定的，课堂是开放的，即各种突发事件、外部干扰、错误都有可能转化为教育契机，最终形成有价值的知识。此外，生成课程认为，知识增长方式不是线性的累积，而是非线性的转化，即聋儿在与混沌、不确定、困惑和错误的相互作用中，通过探究、合作和对话，把自己的直接经验转变成新的知识。总之，无论是在课程目标或对待知识的态度上，生成课程比已有的预成课程更关注聋儿的主体作用，更能体现当前进步的教育思想，因而是集体康复教育系统中不可或缺的一部分。

2. 实施原则

（1）教学自发性与计划性的统一

卡络科贝尔在《生成课程》一书的前言中精辟地写道：“生成，就是强调课程计划必须是从聋儿和成人的生活中，特别是从聋儿自身的兴趣中生长出来，它提醒我们，聋儿的自发性需要一个他们能够自由游戏和学习的空间；而课程则表明康复教师的存在，教学计划的存在。自发性和计划性是生成课程的两个侧面。”

中国第一本教育专著《学记》中指出：杂施而不顺，但坏乱而不修。这说明教学是要有计划性的。但计划性太强往往使教学陷入一种封闭的状态，不利于教学目标的达成。我们认为，聋儿康复中，课程设置的自发性与计划性是有机统一的。生成课程既不是教育者预先设计好的、在教育过程中不可改变的计划，也不是聋儿无目的、随意的、自发的活动。它是在师生互动过程中，通过教育者对聋儿的需要和感兴趣事物的价值判断，不断调整活动，以促进他们更加有效学习的课程发展过程。这是一个开放的、动态的师生共同学习、共同建构的过程。所以说，生成课程在实施的过程中，必须把教学的自发性与计划性统一起来。

（2）聋儿主体性与教师主导性的统一

在生成课程中，聋儿会不断提出各种问题，再由问题生成新的主题内容，这与预成课程是有本质区别的。在传统的课程中，康复教师往往按规定设计课程内容，习惯把聋儿引入自己设计的“美好”计划之中，这样做挤压了聋儿生成活动的时间和空间，使得聋儿处于被动学习的状态中，从而扼杀了他们好奇、探究的天性。生成课程则强调聋儿的作用，强调从聋儿兴趣点和关注的问题出发来设计课程，尊重聋儿的主体性。

在生成课程实施的过程中，我们要始终坚持聋儿是康复的主体，康复教师是康复的主导。我们不能走进“生成课程中所有的东西都是从聋儿那儿生成出来的”误区。聋儿的兴趣想法是生成课程的重要来源，但它只是反映了他们生活中许多可能性来源中的一个。我们也不能走进“生成课程中所有的东西都是从康复教师本身生成出来的”误区，因为聋儿才是康复的主体。因此，康复教师要充分发挥自己的主导作用，同时尊重聋儿的主体地位，避免从“主导聋儿的一切”的极端走向盲目地“跟着聋儿走”的另一个极端。

17.5.2　生成课程的实施

在集体康复教育中，生成课程是唯一没有固定的教学时间、教学地点和教学内容的教育形式。目前，我们的生成课程主要渗透在包括主题教育、区角活动、运动活动和生活活动在内的各个环节。下面介绍几例有关生成课程的具体内容和实施方法。

1. 主题教育活动中实施生成课程

在康复活动中，某些问题、内容会引起聋儿的积极反应。这些问题、内容会激发他们相关经验的联想。我们在主题教育活动中注重生成课程的实施。教学案例："我是小鱼"。在主题教学中，康复教师正在教聋儿说儿歌："我是小鱼，小鱼游游；我是小虫，小虫爬爬……"其中一名聋儿突然对玩具鱼（教具之一）的尾巴产生了浓厚的兴趣，其他聋儿被吸引……

是按照原来的计划进行下去，还是抓住这个聋儿学习过程中转瞬即逝的教育机会进行发挥呢？一个聪明的康复教师会根据聋儿的兴趣，将儿歌进行改编，生成新的儿歌，如"我是小鱼，小鱼游游；小鱼游游，摇摇尾巴；我是小虫，小虫爬爬；小虫爬爬，没有尾巴……"康复教师还可以在此基础上进行进一步的生成，将这段话变成对聋儿进行韵律、节奏和重读训练的素材。通过这一系列的做法，既捕捉了聋儿此时的兴趣，保护了他们的积极性，也使得原有的教学内容得以拓展，在语言发展的同时促进了聋儿言语技能的提高。

2. 音乐活动中实施生成课程

聋儿与健听儿童一样需要音乐的陪伴。每天进行的音乐活动都会受到聋儿的欢迎。因而我们要注重在音乐活动中实施生成课程。教学案例："张家爷爷的小狗"。聋儿在音乐活动中学习关于"名字"的内容。歌曲的名字是《张家爷爷的小狗》，歌词是这样的："张家爷爷有只小狗，名字叫小花，名字叫小花，它的名字叫作小花。"

聋儿掌握了这首歌之后，对这首歌的兴趣有所减退。这时，一位康复教师灵机一动，进行了这样的教学设计：她引导聋儿将歌曲中的名字部分替换，新编出许多不一样的歌曲，如"幼儿园里有个小孩，名字叫宝宝，名字叫宝宝，他的名字叫作宝宝。"因为聋儿亲身参与，并将身边的小朋友甚至是自己的名字放到歌曲中由大家一起表演，他就觉得特别开心。在此基础上，康复教师还融入了"响度和音调的感知"（听觉康复）、"口部运动"（言语矫治）、"××叫什么"（语言教育）等内容，聋儿们感到趣味盎然。

3. 运动活动中实施生成课程

每天早晨约一个小时的户外运动时间里，既有康复教师组织的基本训练操、体育游戏，也有聋儿自由的体育锻炼活动。这时，我们注意在运动活动中实施生成课程。教学案例："蛤蟆来了"。有一天，夜里下过雨，有小蛤蟆从周围的草丛中跳到活动场地里来，一下子就把正在玩耍的聋儿吸引住了。他们骑着小车追赶着……

这时，一位康复教师捕捉到了这个场景。她结合聋儿已有的语言能力，将“蛤蟆”作为内容进行语言教育。康复教师引导聋儿观察：“这是什么?”（有的聋儿会主动提问）“蛤蟆是什么颜色的?”“蛤蟆有几条腿（几只眼睛、几张嘴……）?”“蛤蟆做什么?”“还有什么动物会跳?”“你会跳吗?”等等。接着，这位康复教师进一步引导聋儿学说“蛤——蟆，蛤——蟆……”并将声音拉长和夸张，对聋儿进行“哈欠叹息法”和“减少硬起音”的言语技能训练。这样，聋儿被吸引住了，兴致极高，不厌其烦地跟着老师一遍一遍地练习……这种利用特定情境巧妙生成的言语矫治，大大激发了聋儿的兴趣和积极性。

4. 生活活动中实施生成课程

西方著名的言语治疗师曾感叹：食物是最有效的治疗工具。事实上，通过精心设计，康复教师可以在聋儿进食过程中渗透大量言语矫治的内容。教学案例：好吃的食物。

（1）咀嚼训练

咀嚼训练是一种发音放松训练，一般在课间或午餐时间进行。经过一个上午的学习，聋儿的声带开始紧张，具体表现为：说话时牙关紧咬、嘴张得很小、音调开始变得偏低、音质下降。此时，康复教师可利用下课时间，给聋儿提供饼干、QQ 糖等需要用力咀嚼的食物。聋儿在咀嚼食物的同时，下腭、喉腔、舌和唇部会自然放松，声带的紧张感下降，音质也随之好转。需要注意的是，咀嚼的同时必须伴随发音，才能使发音器官放松并同时提高发音功能。康复教师可以根据聋儿语言发展的程度，选择发音的内容，对于程度较差的聋儿，可以引导他们在咀嚼的同时发一些简单的元音/a、i、u/或者数数（注意聋儿发音过程中的音调变化）。对于程度较好的聋儿，可以引导他们发一些以/u/开头的单词和词组，如“娃娃”、“娃娃笑”等，或者与之对话和交谈。咀嚼训练的最大优点是操作简便，康复教师可以根据需要随时进行。

（2）舌部训练

舌和唇部是重要的构音器官。对舌和唇部进行刺激和训练，提高其运动的灵活性和协调性，可以有效地改善发音质量。与个别化康复中的口腔训练不同，生活中的口腔训练采用游戏形式，结合儿童喜欢的食物进行，从而使整个训练变得生动活泼、妙趣横生。我们的口腔训练一般在课间进行，使用的“工具”是棒棒糖、水果、口哨糖、果冻等，具体操作为：康复教师将棒棒糖发给聋儿，让其自由吮吸一分钟。完全放松后，康复教师可以提议玩“请你学我这样做”的游戏。

随后，康复教师开始示范，用棒棒糖对舌部进行刺激和强化训练。具体的刺激动作包括：向上刺激舌尖（将棒棒糖置于舌尖下方，向上拍打舌尖）；从前向后刺激舌尖（将棒棒糖置于舌尖上面，向后下方移动，直到舌的中部，移动的同时舌尖向上运动）；刺激舌的两侧（将棒棒糖置于舌中部一侧，缓慢向前移动，再换另一侧）等等。强化动作包括：舌尖向上抬（用棒棒糖将舌尖向下压，同时舌尖向上顶）；舌左右倾斜（将棒棒糖放在舌右侧用力向左推，同时舌向右顶）；舌尖侧推（用棒棒糖抵住舌尖一侧，用舌尖反推棒棒糖，使舌尖倾斜）；舌部下压（将棒棒糖放在舌底部，当用舌下压棒棒糖时，将糖向上推）等。考虑到强化动作的难度较大，实施时应该与刺激动作结合起来，例如一个刺激动作完成后加入一个强化动作，或者两个刺激动作完成后加入一个强化动作，实际比例由康复教师根据情况自行选择。

（3）唇部训练

唇部训练所使用的食物比较普遍，例如西红柿等汁液较多的水果、果冻、口哨糖、薄饼干等。训练的关键在于食物的使用方法。只有对食物进行科学合理的利用，才能让其发挥言语治疗的作用。西红柿、果冻是训练聋儿口唇部吮吸功能的有效工具；口哨糖是训练唇部灵活性的有效工具；而薄饼干是训练唇部力量和灵活性的有效工具。

以西红柿为例：康复教师在西红柿上插一根较粗的吸管让聋儿吮吸汁液。由于液体较稠，聋儿必须将嘴唇噘起，充分使用唇部和口腔的力量。需要注意的是训练的强度，也就是每次吮吸的时间。持续吮吸时间一般要持续 5 秒以上才能达到训练的效果，具体时间还需考虑聋儿实际情况和食物本身的黏稠度。训练时还需做到劳逸结合，即持续吮吸数次后，可以引导聋儿做微笑的表情，或让他闭住嘴唇大笑。微笑和大笑动作可以让紧张的口唇部完全放松，从而防止训练过度导致的肌肉损伤。果冻的使用方法与西红柿类似。

再以薄饼干为例：康复教师将韧性较好的薄饼干放在聋儿的唇部，使其将饼干夹紧。康复教师用力将饼干向外拉伸，以锻炼其唇部的力量。康复师还可以将薄饼干掰成小块放在聋儿的唇部，使其不借助手的帮助将饼干吃到口中，以锻炼其唇部的灵活性。

5. 与家长一起实施的生成课程

每个聋儿的生日，我们都会买个蛋糕让所有的孩子一起欢庆。教学案例："今天是我的生日"。2005 年 5 月 8 日是天天小朋友的 3 岁生日，聋儿们一起开心地吃蛋糕、吹蜡烛……结合这样的活动，我们进行了呼吸练习——吹蜡烛、认知教育——数一数有几支生日蜡烛，故事教学——"今天是 5 月 8 日，是天天小朋友的生日，天天3岁了”。

过了几天，阿杰小朋友的妈妈告诉我们说，连着3天阿杰回家都不高兴地说：“天天过生日，吃蛋糕，阿杰没有。”于是，我们马上进行了生成课程拓展：“5月8日是天天小朋友的生日，7月28日是阿杰小朋友的生日，每个小朋友都有生日，过生日时都会吃蛋糕。每个小朋友和老师都有生日，我们的爸爸、妈妈、爷爷、奶奶也都有生日，我们回家问一问爸爸、妈妈、爷爷、奶奶，他们的生日是几月几日好不好?”家长们积极响应，密切配合，这样生成活动搞得红红火火。通过生成活动，聋儿对生日有了更为清楚的了解。他们不仅知道了自己的生日，而且还知道了长辈的生日，无形中加强了他们和长辈的感情，促进了他们和他人的沟通。

6. 捕捉突发事件的生成课程

偶然因素如季节、天气、活动场所的变化对课程设置的影响作用也不可低估。古人云：“落花水面皆文章，好鸟枝头亦朋友。”突发事件往往能吸引聋儿的眼球，激发他们探究的兴趣，可能为聋儿康复教育提供一些新鲜的素材。

2005年8月，上海地区遭遇了强台风“麦莎”的袭击。我们捕捉住典型的天气变化带来的教育素材，适时地进行了生成课程的教学探索。我们从网上下载台风过境的图片和拍摄的录像片给聋儿看，在“生成园地”中，用“台风来了，我看见……”引导聋儿根据自己的语言水平说一说图片上的情景，或者是自己亲身经历的事情。康复教师又进一步对课程进行生成、拓展，引导聋儿模仿台风“呼呼呼”吹来的情形，对聋儿进行呼吸功能的训练，他们兴致极高。

此外，教学中的变式也是十分重要的，康复教师可以引导聋儿对同一个游戏换一种玩法，对同一首歌曲换一些歌词。通过这样的生成活动，不仅能够促进聋儿的听觉、言语和语言康复，还能促进聋儿认知的发展。

第 18 章

学龄儿童的语文教学

聋教育语文教学一直是教学改革中的热点，因为聋校中还有不少聋学生不能正确地、完整地、独立地读懂课文，读懂通俗文章；写出的文章句子不完整，意思不连贯，语法错误等现象很普遍。近年来，虽然从教学理念、教材、教学模式、教学媒体手段等局部进行了改革、探索，但改革举措大多是移用普通教育的课程标准、教材、教学模式，真正“以聋学生为本”的改革意识很淡薄，甚至对那些符合聋学生学习特点的、行之有效的聋校语文教学模式、经验都边缘化了。这种局部地盲目搬用普校语文教学的做法，必然脱离聋学生实际，淡化了聋校语文教学的特殊需要，聋学生承受不了，语文教学质量上不去，聋学生的语言文字能力差的问题还在延续。普通教育的教育对象是“能听会说”的健康学生，我们聋校的教育对象是“不能听不会说”的聋学生，他们之间的差异在基础教育阶段十分突出，对聋学生怎能搬用对健康学生适用的那一套做法？虚而不实的结果应是预料中的事。参考普校语文教学改革的精神是可以的，但必须从我们的教育对象——聋学生的客观实际出发，结合聋校语文教学的实践经验，自主创新地去探索聋校语文教学的整体改革，求真务实地破解聋学生语文能力差的问题。

18.1 “程序”理论与“低+中+高”模式

本节以科学发展观为指导，总结聋校语文教学的优秀经验与现代理念相结合，以聋学生学习语文的特殊需要为基点，以聋学生学习语言文字的需要为基本目标，提出聋教育语文教学“程序”理论与“低+中+高”操作模式，从整体上改革聋校语文教学，构建自主创新的聋校语文教学体系，提高和发展聋校语文教学质量，提高和发展聋学生的语文能力。

18.1.1 提升自主创新构建聋校语文教学体系必要性的认识

聋校的九年义务教育是基础教育，包括小学教育阶段和初中教育阶段。在小学教育阶段的语文教学，面对的是“耳聋口哑”的聋儿童“零起点”的有声语言启蒙教学和语言文字的基础教学，它既是形成聋儿童有声语言的一段最艰苦的、意义重大的教学过程，又是最关键、最基础的语言文字教学过程。小学教育阶段的聋学生与同龄普校健康学生在语言上的差异起初非常悬殊，并由此造成认知水平，抽象思维水平以及知识程度等方面的差异也十分突出。我们研究聋校的语文教学，必须客观地认识这些差异赋予语文教学的特殊性，有针对性地、科学地、有效地组织聋校的语文教学活动，求真务实地夯实小学教育阶段的基础。继而在初中教育阶段全面提高聋学生语言文字的听说读写能力，达到具有基本的沟通交流能力和基本的阅读、表达能力的目标。

在九年的语文教学过程中，特别是刚起步的前三年必须充分地认识到：聋儿童学习口头语言和书面语言都是“零起点”的启蒙教育，要针对听觉、言语、语言三大障碍，经过听觉训练（视觉训练），听话训练（看话训练），才逐步具有听懂（看懂）对方说话内容的能力；要经过发音器官训练，发音训练，汉语拼音训练，学说话训练，才逐步具有说话能力。他们在学习口头语言的同时学习书面语言，逐步具有词语、句子的理解能力和表达能力。实践经验告诉我们，聋儿童学习语言文字的启蒙教育阶段，是一个关系到以后的语文教学能否顺利进展的重要的打基础阶段，因此，必须尽可能地与形成、发展词语能力同步，形成、发展他们的句子能力，把句子基础打扎实。由于它处于聋儿童的语言启蒙教育阶段，不可避免地要经历一个艰苦的、循序渐进的训练过程。

此外，聋学生学习语文还有以下几个方面的特殊需要，必须落实相应举措。

（1）目前在校的相当多的聋学生失去了早期康复的机会，他们“以目代耳”，眼睛是他们在语文教学活动中接受各种信息的主要器官。视觉受方位、空间、光线等制约，师生间的位置必须在双方的视力范围之内才能有效沟通信息；演示媒体，指导阅读，提问，讨论也都要通过视觉去认知传递信息。所以必须有相应的课堂教学组织形式（如排半圆形座位等），必须用大字课文为依托，用言简易明、通俗易懂的教学语言，才能有效地进行教学活动。否则，聋学生没看见或看不全、看不懂，看见这儿，没看见那儿，都会影响教学效果。他们不像普校健康学生那样，能同时运用耳、眼、口、脑、手多种器官，不受空间限制，协调地投入教学活动。因此，课堂教学组织形式、教学活动中运用教学手段、方法等，都必须符合聋学生的特殊需要。

（2）聋学生不像普校健康学生那样，在学前期的学说话和学前教育阶段自然地掌握了一般的语法规则，能听、说句子、短文和故事。而聋学生的早期康复和学前教育尚在起步、发展，他们中的大多数失去了先学前期、幼儿期学说话的时机，再加上语文教学活动中教师“一言堂”的讲解、分析，脱离聋学生的语言实际，不符合聋学生学习语文的特点，引不起聋学生的共鸣，达不到语文教学的目标。语文教学活动中组织、指导聋学生语言实践练习的时间、空间太少，既对他们形成语言文字能力不利，又极易回生、遗忘，语言仍甚贫乏；缺少了大量的语言实践，他们组词、造句的一般语法规则基础十分脆弱，句子连贯、句群能力更是胸中无谱。这些聋学生学习语文的特殊需要都要在语文教学活动中切实采取破解措施。

（3）目前大多数聋校采用各类聋学生混合编班，因此，聋学生之间的个体差异大，单靠集体教学是不够的，个别辅导（个别化教学）应是不可缺少的重要教学组织形式，而且任务很重；如果在集体教学中从大多数聋学生的承受力程度出发组织课堂教学，学习困难的聋学生通过个别帮助还能跟上，否则他们的学习困难会延续、扩大。因此，既要面向全体聋学生的承受力程度设计课堂教学活动，又要有对学习困难学生给予个别辅导的保证。

认识聋学生学习语文的特殊需要是为了提高语文教学的针对性、科学性、有效性；认识特殊需要是为了鞭策我们努力地在语文教学改革实践中，去构建符合聋学生认知特点及实际需要的自主创新的聋校语文教学体系。只有找准了出发点，才能提出科学的语文教学目标、教学内容，设计恰当的、有效的教学活动，采用相应的教学手段、方法，求真务实地提高语文教学质量，逐步缩小以至消失聋学生在学习语文过程中的特殊性，形成、提高和发展聋学生的语文能力。

当前，在聋校的语文教学中，普遍存在7～9年级的阅读和作文教学难度很大，不少聋学生独立阅读和表达的实际能力很差，教师为之焦急万分。究其原因是：1～3年级的句子教学及4～6年级的句群教学基础没有打扎实。从一年级起就不顾聋学生学习语文的实际承受力程度和特殊需要，搞起了超越聋学生承受力程度的“拔苗助长”的做法，如用普通小学的语文教材，搬用普通小学的语文教学模式等，我们只要冷静地想一想，聋学生真能受得了吗？“形高实低”的后果是秀而不实。说实在的，普通小学的学生学外语和聋学生学语言文字倒有相似之处，他们都是“零起点”，但却很少有人去借鉴和探讨。大家都可以比较一下，普通小学外语起步年级的外语课堂教学，能像语文课上得那么生动吗？肯定不能。道理很简单，外语课是学生“零起点”学外语，语文课是在学生已有的丰厚的口语基础上学语文。这个比照还没有加上普通小学学生有听觉、有汉语的听说能力作学外语的辅助语言等有利条件。但就此而论，普通小学的外语课教学对我们聋校的语文课教学还是有启迪、有探讨价值的。脱离聋学生实际承受力程度的秀而不实的语文教学，造成1～6年级聋学生的句子和句群的基础不扎实，加上7～9年级语文课本中不少课文又超越聋学生的认知水平和语文基础，这种“拔苗助长”造成的知识能力的缺损，就不可避免地在教学活动中困难重重，教师教得无奈，聋学生学得头痛，读写能力也就上不去了。

综上所述，聋校义务教育阶段的语文教学，尤其是前六年的语文教学，它的特殊性、艰巨性最为明显，为了有效完成义务教育阶段的语文教学任务，语文教学必须遵循聋学生学习语文、形成能力的轨迹，必须有自主创新的语文教学理论和模式去适应破解特殊性、艰巨性的需要，尽力实现聋学生具有基本的语文阅读和表达能力的目标，使他们不仅能适应融入主流社会沟通交流的需要，而且在以后的学习生涯中，和同龄伙伴的学习差异缩小到最低程度，顺利地实现融合教育，也为他们继续学习和终身发展打下扎实基础。

18.1.2 以科学发展观为指导的聋教育语文教学“程序”理论与“低+中+高”模式

工作要取得预期效果，必须遵循事情发展的客观的、科学的次序，循序渐进。教育是指学校对儿童、少年、青年进行培养的过程。它有客观的科学的规律，按照文化知识、技能发展的“程序”，循序渐进地分小学阶段、初中阶段、高中阶段……完成学业。聋校语言教育当然也不例外，因为聋教育的语文学科的教学任务是对“丧听失语”的聋儿童、少年、青年实施祖国语言文字启蒙教育和基础教育，基于他们的特殊需要，理应更谨慎地遵循语言发展“程序”和语文教学“程序”，“以聋学生为本”组织有效的语文教学活动。但是，当前聋校的语文教学改革，往往以为照搬、套用普通学校的语文课程标准、教材、教学模式等为“先进”，由此造成不符合聋学生实际的弊端很突出，语文教学质量虚有其表，大多数聋学生语文能力差的问题继续存在。近年来，在科学发展观的指导下，为破解这一难题，我们遵循聋学生学习语言文字、形成和提高语言文字能力的轨迹程序，遵循语言文字形成、发展的基本规律，在教学指导思想、教学目标、教学内容、教学手段方法等方面进行了改革实践和研究，取得了明显成效，在总结新鲜经验的基础上，结合传统的成功经验，构建了聋校语文教学“程序”理论与

"低+中+高"操作模式。

1. "程序"理论的基点

基于聋学生丧听失语的特殊性，以及他们学习语言文字从"零起点"的特殊需要，所以必须遵循学习语言从有声语言开始的普遍程序，突破听觉障碍、言语器官功能性蜕化和语言障碍，实施医教结合，强化听觉康复训练和口语康复训练，形成初步的有声语言能力，形成初步的有声语言思维，具有初步的听话、说话能力，为他们继续学习语言文字打下必不可少的基础。

基于聋学生学习语言文字"零起点"的特殊需要，在基础教育阶段，聋学生学习语言文字，必须遵循语言文字的启蒙教育、基础教育和发展教育的程序，正确处理前者是后者的基础，后者是前者的发展的关系，即1~3年级（包括学前语言教育）是语言文字的启蒙教育，必须形成有声语言（语音清晰度因人而异），打下初步的听说读写基础；4~6年级是语言文字的基础教育，是形成聋学生听说读写能力的关键阶段，通过符合聋学生特殊需要的读写相结合之对策，不断提高聋学生的有声语言思维，不断提高聋学生的书面语表达能力，它不仅能夯实聋学生的读写基础，而且对破解高年级读写教育的难题有着决定性的意义；7~9年级是语言文字的发展教育，有了前六年的基础，就能比较顺利地、有效地进行阅读、写作教育，全面提高聋学生的听说读写能力，也就有条件根据聋学生的今后发展方向因材施教。

基于语言文字教育和形成、发展语言文字能力都有客观规律，它必须遵循词语—句子—段—篇的普遍的教学程序，由近到远、由易到难、由简到繁、循序渐进地组织聋学生学词识字、学句、学段、学篇，进行语文知识和技能的教学和训练。它必须遵循口语与书面语的发展程序，正如老教育家叶圣陶所说："口头为语，书面为文，文本于语，不可偏指，故合言之"，因此，语言文字教育要坚定不移地、不断地形成、提高、发展聋学生有声语言能力和有声语言思维，与此同时，强化读写结合，充分组织、指导聋学生在大量的读写相结合的语言实践中形成、提高和发展语言文字的理解能力和表达能力，破解由于淡化聋学生有声语言思维发展而造成他们书面语表达中语句不完整、语法错误严重的顽症。

实践证明，这样的有序的语言教育，对聋学生是必要的、科学的、有效的，它总结、发展了聋学生语言文字读写能力有效发展的正确途径，是自主创新改革聋教育语文教学的重要指导思想。

2. 聋教育语文教学"程序"理论与"低+中+高"模式

当前聋校语文教学中淡漠"程序"，"拔苗助长"的教学现象使聋学生语言文字能力虚有其表，教师为此现状也感到困惑。因此“低＋中＋高”模式有其针对性、实用性。各年级段的教学内容体现了补偿缺陷与一步一步地夯实词句段篇听说读写基础教学要求的衔接、发展，最后达到发展自主读写能力的目标。

图 18－1 是语言康复教育形式示意图。

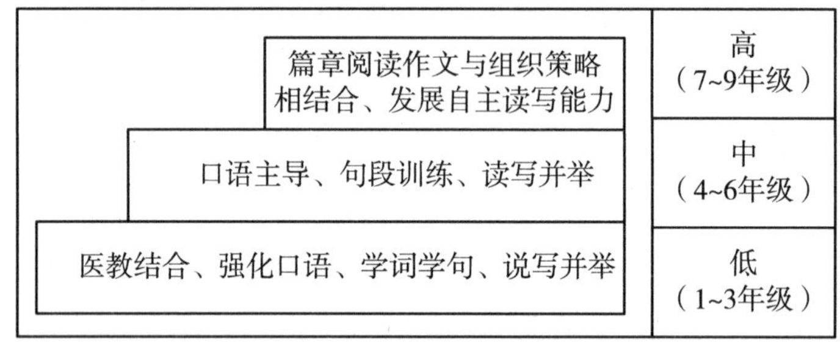

图 18－1　语言康复教育形式示意

（1）低年级聋校语文教学

低年级段的“医教结合、强化口语”是聋学生语言启蒙教育的特殊需要。“医教结合”包含听觉补偿、听觉重建和听能训练；言语矫治和言语训练。“强化口语”是指强化有声语言训练，形成说话技能，形成语音意识、发展语音思维，语音清晰度因人而异。“学词学句、说写并举”是聋学生学习语言文字的重要基础，学词与学句相结合，词语量的增加与句子量的增加相统一，说词说句与写词写句并举。必须把句子的读写能力打扎实，否则，由于句子基础不扎实，影响读写能力发展的苦果已屡尝不鲜。

（2）中年级聋校语文教学

中年级段的“口语主导”是指课堂教学活动中教师教与耳聋学生学的语言手段，应是以口语为主导的多种教学语言；使用教学语言必须做好教学口语与教学书面语的统一，其他教学语言必须与教学口语、教学书面语相辅相成，落实耳聋学生具有语言文字读写能力的有效教学结果。“句段训练、读写并举”是提升聋学生阅读、写作能力的关键。它在继续发展句子能力的同时，夯实段的读写能力，为篇章阅读、写作打下基础。中年级的段的读写能力是聋学生学习语言文字极其重要的关键学段，又是最为艰难的学段，也是当前聋校语文教学过不好关的学段，而且极易拉大聋学生之间读写能力的差距。段的读写能力不过关，是造成高年级篇章教学困难重重，大多数耳聋学生读写能力上不去的重要原因。因此，在教学中要强化以句段教学和训练为重点，必须以大多数聋学生的实际为基点，以大多数聋学生努一把力都能达到的能力为目标，以读写并举为抓手，组织、指导聋学生在充分的段的读写实践活动中去突破难点，而且在学时上要有保证，保证以聋学生为主体的实践时间和空间，要关注每一个聋学生的学习动态。

(3) 高年级聋校语文教学

高年级段的“篇章阅读作文与组织策略相结合”，意味着语文教学进入全面提高聋学生听说读写能力阶段。如果有了前六年的扎实基础，高年级的语文教学应该有可能通过思维训练进一步提升聋学生的读写能力，向培养自主读写能力发展。基于无论读一篇文章还是写一篇文章，思路是重要一环的常理，针对聋校语文教学中轻思维训练，影响聋学生读写能力发展的现状，所以提出了“篇章阅读作文与组织策略相结合”。通过强化指导和训练，把篇章的理解、表达训练与思维训练相交融，破解当前高年级语文教学中重语文知识训练轻思维训练的现状，改变高年级篇章教学的困境，有效地提高高年级聋学生的读写能力。“发展自主读写能力”是高年级段语文教学较高层次的要求，也是聋学生继续学习和终身发展的需要，只要把握好教师指导、聋学生主体的关系，重视组织、指导聋学生在语言实践中感悟、体察，他们是能具有不同程度的自主读写能力的。

这是一个科学、合理、完整的聋校语文教学“程序”理论和操作模式，通过它完成九年制聋校语文学科的教学任务。基于聋学生的语文理解能力和表达能力都是重点，也都是难点，所以必须各有一定量的课时来保证，采用“读写并举”相得益彰，逐个年级段夯实基础，才能实现聋学生具有基本的沟通交流能力，基本的阅读能力和作文能力，发展思维，陶冶情感的基础目标，才能适应聋学生融入主流社会的需要、继续学习的需要和终身发展的需要。

“低＋中＋高”模式不是机械的学段限定，而是基础知识和基本技能承前继后的相互衔接、不断提高、发展的动态模式，在确保“面向全体聋学生”的质量前提下，可以让部分聋学生超前发展。

要实施聋教育语文教学“程序”理论与“低＋中＋高”模式，必须确立以科学发展观为指导，以“面向全体聋学生”的需要为出发点和落脚点，自主创新地从整体改革聋校语文教学着手，包括确定聋学生特殊需要的语文教学目标，编写符合聋学生实际、学用一致的教材，设计有效培养聋学生语言文字能力的教学活动，体现个体差异，增强教学弹性等。此外，还要在言传身教中激励聋学生学习语文的积极性；在充分地组织聋学生语文实践练习中使各类聋学生都获得发展，共享成功的喜悦等。

18.1.3 从整体上改革聋校语文教学

1. 语文教学目标方面

要体现语言文字的工具性、人文性。要突出实现聋学生在主流社会中沟通交流的“零障碍”，改变弱势处境的需要。因此，聋校语文教学应该把培养聋学生具有在主流社会中沟通交流的语言文字能力，具有基本的阅读能力和表达能力，发展思维为基本任务，实现聋学生融入主流社会沟通交流需要、为继续学习（或自学）和终身发展打基础的目标。

在制定语文教学目标时，必须牢牢把住基础教育是提高全体聋学生基本素质的教育，因此必须“面向全体聋学生”，以他们努一把力能够达到的程度为目标。适中的目标是科学的目标，是达成目标的保证，切忌以少数学习优秀者为目标，这对学习困难者来说是可望而不可即的。

2. 语文教材方面

教材是聋学生能感知、理解、转化为自己的语言文字能力的学习样本，是在规定的学习时间内完成的学习任务。它是能使聋学生从中学到知识，接受教育，陶冶情操，发展思维的学习范本，是聋学生拓展读写能力的借鉴。聋校的语文教材，特别是小学阶段的语文教材，必须符合聋学生的认知特点和强调实用价值。教材内容应贴近该年龄段聋学生的生活、思想实际，生活性、实用性强，篇幅适当，浅显易懂，对话情景浓厚。这样的教材，聋学生有生活经验，读得懂，在生活中用得上，真正能使聋学生感到学习语言文字的价值，喜欢读语文课本，从而激励他们学习语文的积极性。按常规，语文教材必须随着年级升高而逐步加深（主要指课文内容、语文知识、篇幅长短等方面），但聋校语文教材的发展，还必须根据聋学生生活经验的扩展情况以及语文能力的发展情况逐步递进，还应以聋学生的生活、思想实际和实用性强为选材指导思想。文章要短小通俗，语句篇章的借鉴率要高，真正使语文教材成为聋学生的良师益友。在中、高年级可以选编一些符合聋学生认知水平和语文水平的、可读性强的阅读课文，扩展聋学生的阅读范围，发展他们的思维，提高他们的阅读能力。对此不要搞一刀切，鼓励聋学生量力而行，成为他们自身的需求。

但是，长期以来，聋校的语文教材一是采用从普校语文教材中移用的办法，几个编写人员凭个人偏好，认为是“好课文”就把它们选编入聋校的语文教材，二是盲目使用普校语文教材。由于普校语文教材是按健康学生的认知水平、语言水平、知识水平和普校语文课程标准编写的，把能听会说学生用的语文教材不分阶段地搬用给聋学生学习，必然导致教材脱离聋学生实际的问题很突出，相当多聋学生的读写能力差的问题也仍解决不了。我们只要客观地想一想，低年级聋学生既没有语言基础，又有听觉障碍，一下子去学普校的语文教材，无论从科学性、适用性角度都是说不通的，低年级聋学生句子基础不扎实会影响读写能力发展的苦果是十分明显的。中年级聋学生的句子基础还在发展提高之中，读段写段能力还在突破阶段，且发展很不平衡，过快使用普校语文教材，造成读段写段基础不扎实，拉大聋学生之间的差距，埋下高年级读写教学的难题也就难以改变。高年级聋学生一刀切地使用普校语文教材，不少聋学生也还不具有这样的语文程度。教材脱离聋学生的承受力程度，教学时师生只得“硬啃”，教师使尽浑身解数讲解、分析，聋学生仍然难以理解，引不起共鸣，只能“死记硬背”应试，造成沉重的学习负担和心理压力，读不懂课文、写不通文章的现象就长期存在。近年来，聋校普遍从聋学生的实际出发，从当地的实情出发，开发校本教材，适当调整语文教材，提高语文教材的实用性，这是可取之举。但这总不是长久之计，我们必须倾听聋校语文教师的意见，调查聋学生学习语文的实情，在改革中形成一套适合聋学生学习的全国语文教材，和地区语文教材（校本教材）相融合，综合成适合不同地区聋学生不同需要的语文教材，把语文教学内容的主选权交给聋学生，真正赋予聋校语文教学以活力。

3. 语文教学活动方面

教学活动是一种特殊形式的认知活动，是有计划、有目的地完成教学任务的活动。聋校的语文教学活动有一个形成聋儿童从“零”开始的听话、说话能力的特殊教育需要过程，必须通过“教师教，聋儿童学”，好似婴幼儿跟大人学说话时那样的精心、耐心、热情诱导。在发展语言阶段，基于聋学生语言文字能力是在学习、形成、提高、发展中，教师的有效主导和帮助还是他们学习语言文字的特殊需要。当然，在考虑“教”的因素与“学”的因素时，不同年级是不相同的，教师的“教”必须为有效帮助聋学生的“学”服务，必须为组织、指导以聋学生为主体的“学”服务。教师的主导不能丢，聋学生的主体地位不可无，既要防止“灌输式”的教师一言堂，也要防止“放羊式”的让聋学生虚有其表的“自学”、“自由读”……要正确贯彻“教学相长，师生互动”、“依学定教，学为主体，落实到学”的教学指导思想。在操作上要认真落实以下几条：

（1）实施教师主导，聋学生主体模式——→教师指导，聋学生主体、自主、探究模式。

（2）保证以聋学生为主体的学习时间和空间；关注每一个聋学生的学习状态。

（3）文本＋媒体，语景交融，听说领先，读写跟上——→文本＋信息技术，全面提高聋学生听说读写能力。

（4）加强整体读懂课文内容的阅读指导、训练，鼓励、指导聋学生读中质疑、读中思疑、读中解疑，有效提高阅读能力，感悟自主阅读方法，培养自主阅读能力。

（5）加强朗读指导和训练，体察语感；多读、多背、多默写，积累语句篇章，丰富聋学生语库。

（6）加强作文指导和训练，读写结合，实现聋学生的“书本”与“生活”的沟通，发展实际应用能力。

（7）课堂集体教学＋个别化教学，实施因材施教，使各类聋学生都获得应有的发展。

教学手段和方法要体现语文教学优秀经验和现代信息技术手段相结合。现代多媒体技术手段通过声音、文字、图像为聋学生学习语言文字提供了极为有利的条件，但是，由于聋学生没有口语基础，如果多媒体演示时没有把语言文字与多媒体呈现的形象对应起来，那么聋学生虽然看到了形象生动的事态图像，却仍然没有形成相应的语言文字能力，获得的只是感性认识。所以要悉心研究如何用好多媒体，发挥它帮助聋学生理解语言文字，从而掌握语言文字的作用。此外，多媒体等现代信息技术手段，不能替代语文教学实践中总结的许多优秀教学经验，也不能替代教师的教学技能和水平，教师的教学能力、教学经验是有效教学的重要条件。要形成、发展聋学生的语言文字的理解能力和表达能力，多读、多思考、多写，多背、多默写、多应用，重视积累，仍然是聋校语文教学中十分有效的手段和方法，对形成聋学生语言，丰富和积累聋学生的语言材料，提高和发展聋学生的语言文字能力，都有无法替代的效果。教师应花大力气研究信息技术与语文教学的整合，研究怎么组织、指导聋学生认真地、积极地参与语言文字的实践中去，让他们在语言文字实践中获得正确、熟练地应用语言文字的能力，从中也体现出语文教师自身的高超的教学技能和水平。

在聋校的语文教学活动中，要正确对待聋学生说话的语音差异，相当多的聋学生失去了早期听觉语言康复训练时机，说话难以被听话人听懂，也有的聋学生语音很特别。对此，千万不要因语音特别而放松对他们的有声语言训练，而是热情地鼓励他们在不断发展、提高“说话”能力、“朗读”能力、“复述”能力中改善语音，提高有声语言的正确度、流畅度，不断发展有声语言思维。与此同时，采取强化“说写并举”、“读写并举”训练，让他们把“说话”、“答问”、“复述”的语音思维用文字写出来，从他们的书面语言中反馈出掌握语言文字的真实效果、实际能力。对于说话较清晰的聋学生，也要注重写话的训练；对于说话不清晰的聋学生，更要加强写话的训练。因为有声语言是他们书面语发展的先导，书面语的发展必须以有声语言能力的发展为基础，也是破解聋学生书面语不完整、语法错误的根本举措。从聋学生的写话能力中可以反馈出真实的教学效果，也有利于教师不断改进、提高教学水准。

在当前的聋校语文教学活动中，教师要强化写的意识，强化说与写、打手语与写、读与写的结合。教师要舍得花时间让聋学生写，要把黑板让给聋学生，多让他们上黑板写，写得正确、熟练，字体端正，在书面作业中体现他们学的真实效果，体现他们应用语言表达思想的能力。在写的训练中要发展聋学生的语音思维，增强说写意识，感悟先说后写的正确写书面语的规则，培养写书面语的能力和习惯。这对聋学生有着极为重要的意义，语文课上不充分写，他们何时才有学习写好书面语的机会？

实践告诉我们，聋校的语文教学，特别是小学阶段的语文教学，实质上是语言文字基本功训练，即词语、句子、句群的理解、表达能力基本功训练。7～9年级虽然进入怎样读懂一篇文章，怎样通过作文表达自己的思想，从实质上看，还是阅读基本功训练和作文基本功训练，夯实阅读和表达的基本能力。我们应该把聋校语文教学设计为体现聋学生特殊需要的语言文字工具性、人文性相统一的基本功训练阵地；应该从聋学生语言文字能力的纵向发展来评估语文教学效果，体现各类聋学生的学习成绩。要纠正重讲解、分析，轻读写基本功训练的偏向，克服不切实际的与普通学校语文课横向攀比，盲目移照，增加难度，为难聋学生的华而不实的教学心态和做法。

在当前的语文教学活动中，教师“说教”的现象很多，一堂课中只听见教师“喋喋不休”地讲解、分析。殊不知，在聋校的语文教学活动中，最忌讳的是用空洞的从语言到语言的讲解、分析，教师“一言堂”灌输，聋学生成“听众”，他没有语言基础和教师共鸣，最多只是用简单的词语、短语与教师“搭搭腔”，教师把有限的、宝贵的教学时间都占用了，聋学生在没有充分语言实践时机的状态下怎能学会语言。还有，用“形象代替语言文字”的现象也很多，如多媒体演示，分角色表演等，都没有把形象与语言文字紧密结合起来，达到完成语言文字教学的目标。结果，聋学生的认知仍停留在形象上，最重要的语言文字能力并不落实，成了被误认为完成教学任务的“假象”。还有，教师在课堂教学活动中，不凭借大字课文进行扎实的阅读指导，而用满黑板的离开了课文语言环境的“片言只语”的板书，以它来完成教学任务，而聋学生还没有将这些“片言只语”完整地与课文语句联系起来的能力，也就无法从“片言只语”去读懂课文内容。实际上，教师完全可以在大字课文上用“圈”、“点”、“画线”等符号提示语句，把它置于课文的句子、前后句的环境中，这不是更有利于聋学生理解吗？还有，在课堂教学活动中，不管听课的人是聋校同行，或是普教的同行，或是领导，聋学生说的话、打的手语，教师都充当“翻译”，说给听课人听，这是聋学生说的原话吗？他们刚才说的话、打的手语真像教师“翻译”说的那么完整、正确？聋校的同行心中有数，不全是或不是。为什么不让聋学生上黑板写出来，这不是更真实、更能体现出教学效果、聋学生的能力吗？还有，教师的“教学口语”语速快内容啰唆，说话不面对聋学生，也没有依托教学书面语，“花架子”满堂飞，聋学生无奈地、被动地附和着教师转，到底学懂了多少，学到了多少，聋学生只能“默认”，对聋学生是不能这样上课的。长此以往的语文教学活动，怎能改变聋学生语文能力低下的问题？那些学习困难的聋学生，包括中等的，只能“掉队”“落伍”。聋校的语文教学一定要把教学手段、方法用到完成教学任务、达到教学目标的切合点上，把教学手段、方法扎在聋学生认知水平、学习特点的吻合点上，把教学手段、方法落实到实现聋学生得到良好的学习效果、具有实际能力的根本点上。在实践和探索中练就出正确的教学意识，扎实的专业理论，高超的教学技能，成为新一代的聋校语文教师。

4. 语文成绩评估方面

这里说的是聋学生学习语文成绩的评估，而不是聋校语文教学的评估体系。聋学生学习语文存在着明显的个体差异，近年来，已提出诸如“分类教学”、“分层教学”、“个别化教学”等举措，并在教学设计中有具体反映。但是，在评估聋学生语文成绩时却仍采用同一张试卷为标准的办法，致使那些学习困难聋学生的成绩常居下游，影响他们学习语文的信心和积极性，陷入为应试而刻苦死记硬背的沉重负担和心理压力之中，年复一年地处于恶性循环境地。怎么改变这种状况，使这些聋学生也能尝到学习语文获得成功的喜悦，应该是聋校语文教学改革中急需解决的问题，即使采取一个过渡性措施也是好的。

既然我们承认聋学生学习语文有差异，进行着“分类教学”、“分层教学”、“个别化教学”的探索，那么就可以在此基础上设计出不同的成绩评估办法。就“分类教学”而言，应该制定“分类目标”，选编“分类教材”，采用“分类教学手段、方法”，制定相应的“分类学习成绩评估标准”，宗旨是从该类聋学生的实际出发，以该类聋学生发展的可能程度，及在其自身条件下可能获得的最大成功，组织语文教学活动。各类聋学生的试卷应该分别命题，分数反映的是该类聋学生的学习成绩，体现他在原有基础上的纵向提高。如果目前还没有条件这样做，那么先在一张试卷上体现分类评分的精神，如试卷上题目的整体水平是中等或中等偏上，这是全班聋学生都要做的，学习有困难的聋学生努一把力也能得到较好的分数，以资鼓励。试卷上同时出几道加分题，由聋学生自愿选做，为学习较好的聋学生创造平台，做对加分，也让这类聋学生得到鼓励。

18.1.4 多媒体技术在聋校语文教学中的应用

随着社会的进步与科学技术的日益发展，多媒体技术的应用领域越来越广。在“教育要面向世界，面向未来，面向现代化”的教育改革进程中，多媒体技术正在发挥前所未有的作用。同样，在当前聋校语文教学改革中，如何根据聋学生的认知特点，充分与合理地利用多媒体技术，全面提高语文教学质量是改革者面临的一项重要任务。我们拟将有关的教学内容与多媒体技术相结合，以期达到两个主要的目的：一是教师能利用多媒体技术提高聋校语文教学的效率；二是聋学生能利用多媒体技术提高学习的效率。

聋校语文教学可分为低、中、高三个阶段。在这三个阶段的语文教学中，要充分发挥多媒体技术的优越性，必须考虑到两方面因素，一是各阶段聋童的身心特点；二是各阶段教学内容的特殊性。现将有关内容分述如下：

1. 多媒体在字词教学中的应用

在低年级语文教学中，字词教学是一个主要内容。由于聋童认知发展水平仍处于前运算阶段，所以他们的思维方式以具体、形象为主。同时，由于听力障碍，他们在一般认知发展水平上，不同程度地低于正常儿童，尤其是概括与抽象的能力较差。那么，如何利用多媒体技术，提高字词教学的质量，尽可能地促进聋童各项认知能力的发展呢？我们认为，在字词的教学内容上，要利用多媒体技术，将教学内容与聋童的生活经验结合起来；在字词教学的形式上，要依据聋童的身心特点，发挥多媒体技术的长处，努力做到视听结合、动静结合、寓教于乐，让聋童在看中学、听中学、玩中学、做中学。例如，在教聋童认识杯子这一词语时，可以利用多媒体软件，从形状与功能两方面加强聋童对杯子这一概念的正确理解。这一教学过程可分三阶段：首先，可在计算机界面上展示各种形态的杯子，让聋童知道没有盖子的玻璃杯是杯子，有盖子的并带有手柄的瓷杯也是杯子。其次，可动态显示向杯子冲水及喝水的过程，让聋童意识到盛水并用来喝水是杯子的主要功能。最后，作为该词汇教学的延伸，可利用多媒体向聋童演示不同杯子的主要功用，如：用一般的玻璃杯喝白开水、用带盖的瓷杯泡茶、用咖啡杯喝咖啡等。如上所述，我们可以看到：利用多媒体技术，可以在有限的时间内，对不同的空间进行静态或动态组合，以此补偿聋童生活经验的不足，使其逐步形成完整与正确的概念。

2. 多媒体在句子教学中的应用

在低、中年级语文教学中，句子教学是一个主要内容，它既是字词学习的扩展与延伸，又是篇章学习的铺垫。句子教学的一个重点与难点就是如何让聋童掌握词语的正确搭配以及符合汉语语法的正确词序。那么，如何在这一重点与难点的教学中发挥多媒体技术的作用，提高句子教学的质量呢？我们认为应利用多种感官刺激手段，促进聋童对句子的正确理解及运用。例如，在媒体界面呈现句子的同时，配以同步的图像、标准语音、表示语音节奏与强弱的示意图、同步的口型显示窗以及同步的手语窗等。又如，可利用多媒体创建语句理解习题库，通过反复与大量的练习，使聋童掌握正确的语句，即：可先在屏幕上呈现一个女孩坐在椅子上看书的场景。然后出现文字选择题，让聋童判断以下哪句话正确，如：①一个女学生坐在椅子上看书。②一个女孩看书在椅子上。③坐在椅子上看书的一个女孩。④一个看书的女孩在椅子上。再如，可利用有关软件，实时输入聋童的语音信息，将其与标准信息进行对照，并将相应结果实时地显示出来，以便聋童及时模仿与矫正。

3. 多媒体技术在篇章教学中的应用

篇章教学是聋校中、高年级语文教学的主要内容。它主要包括阅读理解与作文教学。在阅读理解教学中，可利用多媒体软件，将相同类型的阅读材料收集起来，创建阅读理解材料库。在向聋学生呈现阅读材料的同时，同样可配以同步的图像、标准语音、语音指示图、口型显示窗、手语显示窗以及生字查询窗。同时，在每篇阅读材料后附有若干阅读理解练习题，并可通过操作及时地显示正确答案，以便于聋学生自我检查与及时改正。另外，可指导聋学生利用计算机网络，培养他们收集信息、整理信息以及利用信息的能力。利用阅读理解材料库及计算机网络，可方便聋学生阅读，扩大其阅读量，提高阅读理解水平。在作文教学中，可在有关软件的支持下，鼓励聋学生利用计算机进行作文，这样既有利于他们对文字输入方式的熟练掌握，同时也会及时得到书写错误信息的提示并及时纠正。如此，利用多媒体加强“读写”训练，将能有效促进聋学生掌握语言文字。

18.2 聋校低年级语文教学：医教结合、强化口语、学词学句、说写并举

聋校低年级语文教学是整个聋校教育阶段的关键期，它既是正规语文教学的起点，也是各科教学的基础。因此，注重聋童认知特点，创设合理科学的教育环境，培养聋童形成初步的语言能力是聋校低年级语文教学的主要任务。以下将本《教学法》中聋校低年级语文教学的目标、内容及原则的主要内容与特点概括为三条，即：①进行言语技能训练，打好学语文的基础；②学词学句，为段篇学习做好准备；③强化口语、说写并举。

18.2.1 进行听觉言语技能训练，打好学习语文的基础

聋校低年级语文教学所遇到的难题是：刚进校的聋童差异较大，有些聋童经过听觉康复及言语矫治已达到较为理想的康复水平，而另一些聋童则由于各方面的原因导致康复水平较低。从一般的教学原理可知：较大的个体差异必然造成教学上的困难。然而，差异是客观存在的，必须承认差异、重视差异、并利用一切有效的手段缩小这种差异。我们认为：缩小这种差异的重要手段就是医教结合、缺陷补偿，这既是特殊教育学的一条基本原理，也是现代高科技条件下实现特殊教育最终目标的重要措施。为此，我们采取的主要方法是：

1. 进行听觉言语技能训练

由于学前阶段听觉康复及言语矫治的不完全性与不充分性，因此有必要根据聋童的不同情况进行不同程度的听觉言语技能训练。听觉技能训练的主要内容包括：听觉察知能力的训练、听觉分辨能力的训练、听觉识别能力的训练、听觉理解能力的训练；言语技能训练的主要内容包括：强化呼吸功能的训练、强化发声功能的训练、强化共鸣功能的训练及强化构音功能的训练。

2. 集体教学与个别化训练相结合

由于聋童听觉言语技能的差异，集体教学很难达到统一的教学目标。因此，必须集体教学与个别化教学相结合。集体化教学是完成总的教学目标、内容及教学进度的必要教学形式，个别化教学是集体教学的有效补充。在集体化教学中，教师要注意个别聋童的表现，认真观察、记录与分析他们的问题，为制定个别化训练计划做好准备。在准备执行个别化教学计划时，必须安排训练有素的语训教师、规定语训时间、配备必需的语训设备等。在执行个别化教学计划的过程中，要针对聋童的不同情况，有选择地进行个别化言语技能训练，并详细记录语训的效果，做好资料的保存工作。

18.2.2 学词学句，为学习段篇做好准备

聋校低年级语文教学的主要内容是学词学句。在教学过程中，必须充分注重聋童的认知特点，调动一切手段，发挥其认知特长，弥补其认知弱点，发展思维能力，为学习段篇做好准备。因此，在学词学句教学中，要充分利用聋童的视觉

优势，主要是看中学的各种教学手段，包括：看实物学词、看模型学词、看图学词句、看演示学词、看多媒体学词句、看动作学词句等。同时，还要遵循儿童认知发展的一般规律，教学要做到：先直观、具体，后抽象、概括，这就需要将教学内容与聋童的实际生活现象、生活经验结合起来。另外，由于存在不同程度的听觉障碍，聋童往往不能将词汇的音与形义完整地统一起来，从而不能正确掌握某些词语的概念，有些聋童往往将概念的内涵缩小，外延扩大，如：将所有成年男人都称为父亲。这就提示我们，在教学中，要讲清概念，反复比较，加强练习，及时反馈，促进内化，巩固积累，为进一步的段篇学习做好准备。

18.2.3 强化口语、说写并举

在聋校低年级语文教学中，强化口语是教学的一个基本原则。体现这一原则的基本手段是：加强言语技能训练，培养聋童开口说话的意识；创设学习说话的语言环境。在学词教学中，要说写并举：说，就是要使聋童逐步形成词汇的音与形、义的正确匹配；写，就是要强化聋童对词形的正确记忆。在学句教学中，要说写并举：说可以使聋童将正确的语音信息转化与固定为内部语言；写可以使聋童进一步强化正确的词形与词序，逐步掌握正确的语词搭配及语法结构。

18.3 聋校中年级语文教学：强化口语、段的训练、读写并举

在聋校语文教学中，中年级语文教学担负着承上启下的任务。它既是低年级语文教学的延续，又是高年级语文教学的铺垫与基础。因此，中年级语文教学的质量关系到整个聋校语文教学及各科教学的成败。本书在充分考虑中年级语文教学重要性的基础上，提出相应的教学目标、内容及原则。将其主要内容及特点概括起来，一是段的教学与思维训练相结合；二是强化口语与读写并举相结合。现分述如下：

18.3.1 段的教学与思维训练相结合

段的教学是从句子教学到篇章教学的过渡阶段，起着承上启下的重要作用。段的教学内容主要包括自然段、意义段与段的写作教学。在自然段的教学中，要使聋童建立自然段的概念；理解与掌握词在句中的适当顺序，句与句的内在联

系，以及如何概括自然段的大意。在意义段的教学中，要使聋童建立意义段的概念，学会正确地概括意义段。在段的写作教学中，应用多种作文形式培养与提高聋童的作文能力，如：看图叙述、演示叙述、写片段、写情景、写人物、写物体、笔谈及记日记等。

对段的教学内容的掌握，在很大程度上取决于聋童的认知发展水平。这些认知能力主要包括分类、概括、推理等能力。为了培养与发展聋童的认知能力，我们结合教学内容，对聋童进行复述策略、精制策略及简单的组织策略的训练。复述策略就是记忆文字材料的全部或主要内容。精制策略就是根据需要记忆的内容，编制一个提取线索，在需要时，可根据这一线索将要回忆的内容迅速与正确地提取出来。组织策略就是提取归纳关键项目，再现文字材料的基本结构，以便聋童理解与记忆。通过思维训练，可以有效提高段的教学质量，反过来，段的教学又为思维训练内容的选择以及方法的改善提供了依据。

18.3.2 强化口语与读写并举相结合

聋校中年级语文教学是低年级语文教学的延续，强化口语仍然是重点教学内容。强化口语的主要目的是：使聋童增强语音意识；强化句的音形义匹配，促进语音信息转化与固定为内部语言，从而掌握正确的语词搭配及语法结构，理解句与句之间的逻辑联系。

强化口语的主要手段是：创设口语交流的语言环境，培养聋童口语交流的意识，学习口语交流的一般技能；要求聋童朗读、背诵、口头复述课文，以及口头回答问题与交流学习体会等。

再则，要强调在说与读的基础上写。写是语文学习的高级形式，它是以文字的形式记录思维的内容，具有可读性与易修改性。因此，教师可以通过作文练习了解聋童的学习情况，及时地向聋童反馈，及时地改错纠误。同时，提高聋童自我检查、自我反馈及自我纠错的能力，既是教学的目标，也是衡量教学质量的重要标志。

18.4 聋校高年级语文教学：篇章阅读及作文策略训练，提高思维能力

在教学过程中，教学目标、内容与原则构成了统一的整体。教学目标要回答

的是什么是教学的目的与方向；教学内容要回答的是教什么；教学原则要回答的是如何达到教学目标；以及保证完成教学任务需遵循的准则是什么。聋校语文教学既符合教学过程的一般规律，也有其特殊性。因此，我们在制订聋校高年级语文教学的教学目标、内容与原则时，必须充分考虑到聋学生的特殊性，如：由于聋学生不同程度的听觉障碍，导致其阅读能力、写作能力、沟通交往能力及逻辑思维能力发展相对滞后，因此，必须利用一切有效手段，来培养提高聋学生的上述各项能力。关于聋校高年级语文教学的目标、内容与原则的主要内容与特点，可概括为两条：一是应用策略，发展思维，读懂课文，写作有序；二是媒体参与，文图相融，读写并举，提高效率。现分述如下：

18.4.1 应用策略，发展思维，读懂课文，写作有序

学习策略是目前国内外心理与教育界研究的一个热门领域，大量理论与实践研究结果已证明，学生应用学习策略，能有效地提高其学习效率。因此，本《教学法》的一个主要特点就是，指导聋学生应用学习策略，从整体上理解课文，培养聋学生的逻辑思维能力，具有读懂课文的能力。学习策略包括认知策略与元认知策略。认知策略包括：复述策略、精制策略及组织策略。元认知策略包括：自我反馈、自我监控及自我调节策略。

在本《教学法》中的聋校高年级语文教学中，组织策略是教学重点内容之一。学习策略中的组织策略是较高级的信息加工策略，其主要作用在于将课文主要信息提炼归纳，再现其逻辑结构，以便于学习者记忆与理解，完整地读懂课文内容。组织的过程为：首先将课文内容或要点以关键词的形式概括为项目；并将项目归类；再分析与确定类与类之间的关系；然后将各类中所包括的项目按已确定的关系联系起来，形成一个有序的结构，然后又回到课文，完整地读懂课文内容。课文的结构可归为三种基本结构，即：线性结构（适用于简单描述的材料）、网状结构（适用于说明及论证性叙述）、坐标式结构（适用于综合描述），以及这三种基本形式的变式，即：线中有线（适用于描述中有描述）、线中有网（适用于描述与说明结合）、网中有线（适用于说明与描述结合）。学习策略中的元认知策略是个人在对自身认知过程清晰意识的基础上，对自身认知过程的自我反馈、自我监控及自我调节。元认知策略训练可包括：质疑策略训练、监控策略训练等。

在语文教学中，指导聋学生应用组织策略及培养其元认知能力的主要目的就是：培养聋学生概括归纳的能力；逻辑推理的能力；自我发现问题的能力；自我解决问题的能力；最终达到具有自主阅读的能力。

18.4.2 媒体参与，文图相融，读写并举，提高效率

研究表明，聋学生对事物主要特征的视觉鉴别、比较、区别能力都较强，他们在色彩、图案刺激等视觉记忆方面的表现优于正常学生。这就提示我们，在聋校语文教学中，除了口语交流与文字交流以外，还应增加非言语材料的刺激。只有这样，才能使其充分发挥视觉记忆的优势，获得及掌握更多的信息。因此，本书的另一个特点是将教学内容与多媒体技术相结合。在聋校高年级语文教学中，教学内容相对复杂，抽象程度较高，采用传统的教学手段很难达到预期的教学效果。因此，可利用与本书相配套的教学辅助软件。该软件视听结合、声光结合与动静结合，将抽象信息转为形象信息；将文字信息转为图像信息；将无声信息转为有声信息。另外，该软件还结合相应内容，配有大量练习，并可对练习结果进行自动评价与反馈。总之，教学内容与多媒体技术的结合应用，能更为合理地利用教学资源，极大地提高教学效率。

18.5 聋校语文课堂教学中的教学语言

18.5.1 教学语言及其重要性

（1）教学语言是指在聋校语文课堂教学活动中教师和聋童使用的语言。教学语言在聋校有口头语言和书面语言，还有手指语和手势语。此外，在传递语文信息的教学活动中，体态语能辅助口头语言的语义，帮助聋童理解口头语言和书面语言的意思。所以体态语是聋校语文教学活动中必要的非语言手段。

（2）教学语言是传递教学信息的语言，包括传授知识，培养聋童语文能力，发展聋童抽象思维，陶冶聋童情感。因此，教学语言必须承载正确的教学信息，能被聋童接受，正确理解教学活动中沟通交流的内容，读懂课文，有效地完成教学任务，达到聋童具有语言文字能力的目标。

（3）教学语言在聋校直接关系到语文课堂教学效果，关系到语文教学质量，关系到聋童语言文字能力的形成和发展。因此，聋校语文教师的教学语言，应该把它提到教师的重要素质的高度去认真对待。在教学活动中正确地、有效地使用教学语言，应该作为聋校语文教师教学技能、教学水平的重要标志。

（4）聋校的教学语言经过我国聋教育工作者近半个世纪的实践—认识—再实践—再认识，国家教委在1993年10月12日颁布的《全日制聋校课程计划（试行)》中明确指出：“聋校的教学语言应以口语为主，凭借课文，使用手指语、手势语、板书等多种语言形式，使学生在学习知识、形成能力的同时，发展语言能力。”它是我国聋教育工作者在长期实践中总结出的宝贵经验，符合聋童实际，具有中国特色。

近年来，随着聋校语文教学改革的深入，在“以聋童发展为本”的理念指导下，为提高聋校语文教学质量，提高聋童的语言文字的理解能力和表达能力，聋教育工作者对教学语言在语文教学活动中的科学性、有效性进行了进一步的实践和研究，不断完善和发展了已有的认识和经验。

18.5.2 聋校语文课堂教学中使用教学语言的原则

（1）遵照《中华人民共和国国家通用语言文字法》第七条规定：“学校及其他教育机构以普通话和规范汉字为基本的教学用语用字。法律另有规定的除外。”

（2）正确认识聋童的各种语言及其社会性。主流社会共同语——汉语言文字是聋童融入主流社会的第一需要。

（3）教学语言必须服从和服务于聋校语文教学任务，形成和发展聋童语言文字能力的需要，体现语言文字教学的普遍规律，有利于培养和提高聋童的语言文字能力。

18.5.3 聋童的各种语言及其社会性

（1）口头语言是用口说用耳听的语言。婴幼儿学语言，都是从学说话开始的。口头语言是主流社会沟通交流的工具，是思维的工具。聋童具有学习口头语言的潜能，口头语言又是聋童顺利学好书面语言的基础。口头语言对聋童来说，语音上的差异很大，但聋童可以借助手指语正确表达语音意识和语音思维，用文字正确地转换成书面语言。所以，口头语言应该是聋校语文教学的任务和语文课堂教学语言。

（2）书面语言是用手写用眼看的语言。书面语言是用文字符号把口头语言定型化地记载下来，成为主流社会广泛用以沟通交流的工具，且不受时间、空间的限制。书面语言将无形的口头语言用文字符号记录成有形的书面语言，这对聋童学习语言、掌握语言十分有利，而且是聋童融入主流社会沟通交流的最实用的语言。所以，书面语言也是聋校语文教学的任务和语文课堂教学语言。

（3）手指语是用专门设计的汉语拼音字母手指指式，按汉语拼音方案连接若干指式拼成普通话音节，连接若干音节拼成普通话的一种语言形式。汉语拼音是汉语的代码，为主流社会某种特殊用途服务的工具。手指语对聋童来说可以用它正确表达语音意识和语音思维，大多数聋童用差异的语音加上手指语同样地发展着语言。由于语音和汉字是统一的，聋童能将由手指语表达的语音思维用文字正确地表达出来，写成书面语言。也可以将由手指语表达的音节，输入电脑（或手机）转换成正确的书面语言表达自己的思想，与人沟通交流，还可以借助汉语拼音认识路名、商店名等。手指语是聋童学习说话学习语文极为有用的辅助语言，也是课堂教学中很有用的辅助语言。

（4）从长期观察和研究聋童（聋人）大量的手势语表达事实中，笔者和聋童（聋人）用手势语交往中得到结论，手势语表达有两种基本状态：一是入学前的聋童（或刚入学的聋童）、文盲聋人的手势语，都是用指点事物，模仿、比画事态、姿势、动作、表情等十分形象的表达方式。基于手势语没有书写符号，他们也没有用文字书写的条件，所以这种沟通只能是形象的、浅层次的通情达意。二是在聋校接受教育的聋童（包括聋校毕业生、有文化的聋人）的手势语，在聋校集体生活的沟通中手势语得到了很快发展，但他们的手势语基于不同原因会产生两种结果：一种是语文教学质量高，聋童在学说话、学语言文字、学文化的过程中，不断地发展和提高语言文字能力。他们的手势语不断地和语言文字融合起来，手势语的表达方式局限、词汇贫乏、语法粗疏等问题不断得到改善，手势语发生质的变化，他们可以用手势语、用口说、书空等进行广泛的深层次的沟通交流。他们可以将手势语和口语、书面语互相转译，他们的手势语进入了“自由王国”。当然，他们对于重大事件，与他本人切身利益相关的大事，还是要求阅读文件，精确、完整地获得信息。另一种是语文教学脱离聋童实际，不得法，聋童的语言文字能力没到位（半文盲）。他们虽然能用手势语和老师、同学、聋人朋友沟通交流，但由于手势语的构词特点和句法特点难以表达出汉语言文字的字序、词序，所以仍不能写出完整、通顺的书面语，阅读能力也很差，不能适应主流社会沟通交流的需要。

主流社会中使用手势语沟通交流存在于聋教育工作者与聋童（聋人）、聋人工作者与聋人、聋人相遇或聋人集聚时聋人与聋人之间，如在聋校学习期间，在召开聋人会议、举办聋人活动期间。相对来说，这种时间和机会是有限的、短暂的。聋人更多的时间是处于主流社会的群体之中，而主流社会群体中会打手势语的人极少。大家都忙于工作、经营，没有学习手势语的需要和积极性。偶尔学些手势语，有的是为了好奇，更多的是为了特殊任务。因此，聋校的聋童如果只会打手势语，而不具有主流社会的共同语的能力，他们仍消除不了在主流社会的生活中、工作中、学习中的沟通交流障碍。基于手势语对帮助聋童理解口头语言和书面语言有积极作用，所以它是聋童学习语言文字有用的辅助语言。随着年级的升高，当聋童的语言文字的阅读、表达能力不断发展，他们的手势语也不断地和汉语融合，起了质的变化，手势语越来越成为常用的教学语言。

（5）体态语是非语言表达方式。是用表情、手势（不完全同于手势语）、体态、图画、使用教棒等传递动态的、直观形象的有关信息，强化口头语言和书面语言，提高接受信息的效果。毛泽东同志提出的教学十大教授法中也提到“以姿势助说话”。在主流社会中人们也常用体态语来提高口头语言的表现力和感染力。体态语对帮助聋童学习口头语言和书面语言，理解教学活动中口头语言和书面语言的意思，提高朗读课文的语感，体会课文的内容和思想内涵，活跃课堂教学氛围，调动学习积极性，都有十分有益的作用。因此，体态语是聋校语文教学活动中的极为有用的非语言表达方式，是课堂教学语言的重要组成部分。

18.5.4 教学语言在语文课堂教学中的使用

1. 处理好几个关系

（1）教学语言和语文教材的关系

聋校的语文教学活动，说到底是帮助聋童读懂语文教材中的一篇篇课文，培养聋童的阅读能力和表达能力，发展思维，接受思想道德教育，陶冶情感。课文又是聋童扩大阅读，发展表达能力的借鉴。所以，教学语言和语文教材有密切关系。聋校语文教学中使用教学语言，必须以帮助聋童读懂课文内容为出发点和归宿。因为聋童在学语文过程中，不能像普通儿童那样“读书几遍，其义自见”，在相当一段时间内需要教师的帮助，所以聋校的语文课堂教学语言紧扣教材是十分必需的。如果教学语言脱离教材，对聋童读懂课文徒劳无益，脱离教学的无用的信息，抛开教材和脱离聋童的废话，就不是教学语言。

（2）教学语言和教学目标的关系

教学语言是为完成语文教学任务，实现教学目标服务的。教学语言除了帮助聋童读懂课文内容外，还有传递与课文内容有关的信息，启发聋童学习兴趣，指导聋童朗读，组织聋童进行阅读训练和表达训练等。所以，教学语言必须内容正确，多方位地去完成教学任务，实现聋童具有阅读能力和表达能力的目标。

（3）教师教的语言和聋童学的语言的关系

这是聋校语文教学中特有的问题。这个关系的主要矛盾在于聋童学得的语言是否跟得上教师教的语言，特别是口头语言和书面语言，因为聋童这两种语言能力尚在形成和发展之中。如果教师不意识到这一点，不认真地去准备教学语言，很容易造成教师教的语言超越了聋童学得的语言能力，聋童无法正确地接受教学语言传递的信息，严重影响教学效果。

(4) 教学语言之间的关系

聋校语文教学语言有口头语言、书面语言、手指语、手势语、体态语，这几种教学语言在教学活动中使用不是孤立的，而是综合的，所以必须科学地把握好它们之间的关系，才能收到良好的语文教学效果。

①口头语言和书面语言的关系：口头语言先于书面语言。书面语言是口头语言的定型化和符号化，是用文字符号记录口语。在语文教学中的口语和书面语是口语与书面语统一的语言，以书面语为基础，以口语的形式表达，实现口语和书面语的完美融合。

②手指语是在汉语拼音基础上产生的，在有声语言的主导下组成的，是汉语的代码。它和口语、书面语是统一的，口语用口说，手指语用手指指式表达；书面语用文字符号记录口语，手指语也可以用汉文字符号（拼音文字）记录（转换）成书面语。

③手势语有自身的构词特点和语法特点。它形象、表意，可以帮助聋童理解口语、书面语的意思，当聋童的手势语与汉语言文字融合之时，相互间可以互译。

④体态语依附于口语表达、朗读课文和课堂教学活动之中。

2. 教学语言的实施

1993 年 10 月，国家教委颁布的《全日制聋校课程计划（试行）》中提出“聋校的教学语言应以口语为主，凭借课文，使用手指语、手势语、板书等多种语言形式，使学生在学习知识、形成能力的同时，发展语言能力。”这正确地阐明了教学语言为完成教学任务的宗旨，也正确地阐明了综合使用各种语言的关系。下面结合聋校语文教学改革实际，具体介绍如何使用教学语言。

(1) 口头语言和书面语言

在语文教学中的教学口语和教学书面语是统一的语言，它的内容是用书面语写下来的，而借口语进行传递，是一种口说的书面语。

- 口头语言（教学口语）

口头语言包括教师和聋童在语文教学活动中运用的口头语言。聋童的口头语言包括有些聋童能说被人听懂的口头语言，有些聋童语音不清，用手指语辅助语音的口头语言。聋童接受教师的教学口语信息，是通过聆听、看口形或视听相辅、看手指语、看手势语等综合方式；看口形、聆听和体态语的综合方式。教师接受聋童的口语信息，也是通过这些方式。单一用听觉聆听对方的口语信息，取决于聋童的听力状况，目前来看仅是少数，视听相辅的多些，大多数聋童主要靠视觉参与下的以口语为主导的综合教学语言方式。视觉的参与就要求教师和聋童在运用教学口语相互传递信息时，必须符合视觉对口形、方位、空间、光线、速度、晃动幅度等要求，即口形清晰简洁，必须在聋童的视力范围之内，光线明亮，语速中等，晃动幅度小。

1）使用口头语言（教学口语）必须注意的地方

①教学口语内容必须有利于聋童理解课文内容，是聋童能够理解、便于接受的。

②说话时必须正面对着对方，包括教师与聋童、聋童与聋童之间，沟通交流时的口语（口形、手指语、手势语）必须相互面对，在全班同学的视力范围之内，教师的站位、聋童座位的排列都要适应这一特殊需要。

③教学口语是口说的书面语，要完整、通俗，句逗分明；不残缺，不啰嗦，不加“话搭头”。

④教学口语的口形清晰，但不夸张，语速不要快也不要太慢，说话自然，神态可亲。重要语句要适当强化，适当重复。

⑤使用教学口语可以使用手指语、手势语、体态语帮助聋童理解说话的内容，可以使用指点大字课文中的语句、片段以及板书语句，帮助聋童理解说话内容。

⑥聋童使用口语沟通交流时，也要面对教师及同学们，说话要完整、连贯，说话时可以使用手指语、手势语、体态语帮助表达说话的意思，鼓励他们把说话中的主要语句用板书写出来，鼓励他们用指点课文中的语句、片段表达他说话的内容。强化聋童将口语、手指语、手势语写成书面语的训练。

2）当前存在的问题

①教师方面：教师的教学口语脱离聋童实际，好像是在对能听会说的普通儿童说话，内容广泛，语句复杂，语速很快。教师侧面对着聋童说，背对聋童也在说，低着头说，一边走动一边说。教师读讲课文时，不用大字课文，“空口说白话”。聋童听（看）不懂，听（看）不清，听（看）不见，没有稳定的大字课文作依附。聋童大多不是通过教师的口语信息进行学习的，而是用眼睛观察教师的一举一动，察言观色地摸着学，模糊地学。

②聋童方面：聋童在课堂上读课文的时间少得可怜，人次也极少。朗读课文时一字一读，读破词、读破句、读破情节的现象很普遍，读得不连贯、不流畅。聋童说话的时间、人次也很少，而且不完整、不连贯、不流畅，大多是断断续续地跟着老师的一个个提问，一个个提示，只言片语地回答。教师极少要求聋童把

说的话，打的手势语写在黑板上，反馈他们的真实能力，而是采用教师当“口语翻译”，说给听不清聋童口语、看不懂聋童手势语说的是什么的“客人们”听，教师翻说的话当然是正确无误的了，但聋童是否也说得完整无误却是个谜团，如果聋童上黑板写一写，大家就都能见真情了。

- 书面语言（教学书面语）

书面语言包括：课文（大字课文），教师讲解课文内容时解释性的、提示性的板书，教师提出思考题的板书。聋童的黑板作业，如板书口语、手势语中的词语、造句、质疑的问题、笔答问题、写段落大意、写中心思想，以及聋童的课堂书面作业等也是书面语言。课文是聋校语文教学的依据，是要完成的教学任务。课文将无形的、不稳定的口语变为有形的、稳定的、可以反复阅读的书面语，这对以视觉为主要感官进行学习活动的聋童绝对有利。在聋校进行语文教学时，为了集中聋童的视力，必须把课文抄成（或用现代投影设备）大字课文，放在教室前面，教师依据大字课文，指导聋童读懂课文，如理解词语在句子中的意思，体会课文语句之间的联系，体会课文情节的发展，体会课文语段中的思想感情等。指导聋童从读课文中提出问题（质疑），从读课文中思考问题（思疑）、解答问题（解疑）；指导聋童正确地朗读课文，结合体态语加深课文内容的语感。只有充分依据稳定的大字课文，才能使绝大多数聋童在阅读训练中完整地读懂课文内容，体会读书方法。用好大字课文不仅是教师用好教学语言，更是衡量聋校语文教师教会聋童读书的教学技能水平的标志；使用大字课文不仅是聋童用它学习语言文字，更是从他们的操作中反馈出读懂课文内容，具有阅读能力的程度。在使用大字课文的同时，必须与其他教学语言综合进行，最终实现口语和书面语以及手势语的完美结合，千万不要搞乱各种教学语言的关系。

1）使用书面语言（教学书面语）必须注意的地方

①必须把课本上的课文抄成大字课文或投影到大屏幕上，书写规格正确，字迹端正，字体不要太小，放在教室前面光线明亮、全班聋童都能看清楚的位置上，与多媒体投影贴近。

②在读讲课文时，课文中的重要语句，可在大字课文上圈点画线强化。要注意内容的完整性，不要指一句读一句讲一句，要指导聋童体会上下句之间、上下段之间的联系，体会阅读方法。

③在指导读课文时，教师用教棒按词语、句子正确地移动，不要一字一点一读。指导聋童按语法停顿、逻辑停顿朗读课文，加强流畅地读的训练，加强结合体态语有语感地读的训练。

④在演示媒体时要与大字课文中的语句对应起来，帮助聋童理解语句意思，从而达到读懂课文的目的。

⑤指导聋童如何依文提出问题，依文思考问题，依文展开议论，在用口语、手语表达时，在课文中指出相关语句、段落，落实阅读训练效果，提高聋童的阅读能力。

⑥板书用于教师读讲课文时提示教学口语中的重要词句，以及口形混淆的词句。用于提示课文结构，内容条理。用于提出要求，提出思考题。板书的词语、句子要完整。

⑦加强让聋童上黑板写书面语练习，把口语说的和手势语打的造句、问题答案、段落大意、中心思想等，尽可能多地让聋童写在黑板上，反馈他们的学习效果、表达能力。为聋童今后在主流社会的沟通交流打下基础。

2）当前存在的问题

①教师对大字课文是聋校语文教学的重要教学语言（也是教学依据）、是聋童学习语文的特殊需要认识不足，不重视在语文课堂教学中运用大字课文，不研究如何用好大字课文，扎实地培养聋童的阅读能力。有的不用大字课文上课，教学进行得虚而不实；有的让聋童看课本上的课文上课，由于聋童不具有听、看、说协调一致地进行学习的条件，用视觉无法同时顾及多种教学语言及多种教学媒体、信息，顾此失彼，像在“捉迷藏”，他们无法接受和思考来自多方位的教学信息，虚而不实。这是不负责任的教学活动。大字课文是聋校教师和聋童扎实有效地进行语言文字教学活动的特殊需要，聋童在教师指导下读懂大字课文，也就读懂了课本上的课文。课本可以在课堂上聋童自读、课后预习及复习用。大字课文和课本是一致的，用课本对聋童组织不起扎实的教学活动。

②教师板书中大多只提示课文结构、内容提要，用词过于概括（片言只语），设计得没有章法，而且常常用它表示读懂了课文内容。试想，黑板上罗列的板书，聋童见到的只是一个部分一个部分的片言只语，没有完整的句子，更没有前言后语，聋童怎能从中获得阅读能力呢？实际上，有些板书可以用在大字课文上圈、点、画线代替，置于完整的语境中；有些板书对指导阅读有用，但必须语句完整，紧密结合大字课文，使之成为“有本之木”。

③聋童上黑板写的练习太少了，参与练习的人数、次数、覆盖面都少，中高年级聋童回答问题、概括段落大意等，极少见到让他们上黑板写出来。聋童说的话别人听不清楚，打的手势语别人看不懂，又不让他们上黑板写，怎能及时掌握他们的学习情况？需要帮助的聋童怎样才能得到及时的帮助？上黑板写的练习要加强，要舍得花时间，不断提高聋童写书面语的能力。黑板练习要求内容正确，书写迅速，规格规范，字体端正。

（2）手指语

手指语在语文教学中用于汉语拼音教学的发音、拼音和学说话教学，学词识字的字音教学，学句教学。教师借助手指语教聋童学拼音，学说话，聋童借助手指语学拼音，学说话，借助手指语读注有拼音的词语、句子、短文。教师借助手指语区别口语中口形（或语音）相近的词语、句子。聋童借助手指语表达他正确的语音意识、语音思维。听力损失严重、语音不清晰的聋童更可用手指语表达他“说话”的正确的语音意识和语音思维，同样发展口头语言，并利用手指语是汉语的代码，和文字是统一的长处，他们可以将语音思维用文字写成书面语，可以将手指语表达的汉语拼音音节输入电脑、手机，择取汉字组成书面语，进行答问、作文和短讯交流。

使用手指语必须注意的地方：

①教学发音、拼音时同时学手指语，教学生字新词时借助手指语教学语音。它只是词语的语音部分。

②低年级在正确读出词语、句子语音时使用手指语，流畅地读词语、句子时不用手指语（可用打音节声母指式过渡）。中高年级朗读课文要流畅，不用手指语。训练聋童借助手指语于电脑打字，于手机发短信。目前，低年级广泛使用手指语，但在使用中存在聋童说话、读词、读句时都离不开手指语，造成一字一说，一字一读，不流畅，不适应中高年级阅读速度需要的问题，必须加以纠正。

③打手指语时字母指式要正确，音节要完整，词语、句子要连贯，手臂不能摇晃摆动，要稳定、清晰，正面对着全班聋童，光线明亮。目前较普遍存在的问题是：打手指语时手臂的晃动太大，使人看了眼花缭乱，不利于看清手指语，也有损“语言美”。

④使用手指语必须和教学口语、教学书面语综合使用，把手指语和口语、书面语融合起来，辅助聋童具有口语、书面语能力，并逐步摆脱手指语，不断提高聋童的口语、书面语能力。手指语又分单手指语和双手指语。单手指语是1963年中华人民共和国内务部、教育部、中国文字改革委员会联合颁布的。单手指语和双手指语主要区别是：单手指语用一只手按音节的一个个音素打指式，构音清楚。双手指语用双手分别打出声母和韵母指式，复韵母和鼻韵母都用一个指式和声母构成音节。两种指语各有优缺点：双手指语表达速度快，呈现的是完整的音节，但它表达不出音素，对聋童内化拼音、音节读音不利，增加聋童记忆20个复韵母和鼻韵母指式的负担。单手指语表达速度相对较慢，但它正确表达音素，对聋童内化拼音、音节读音、确定口形有利，也有利于聋童上电脑打字和用手机发短消息。一般来说，用单手指语已足够了，因为手指语只是辅助教学语言，熟练后可只打声母指式加快速度。随着年级升高逐步不用全部打手指语，直至不用打手指语。

(3) 手势语

聋童进了聋校，在集体生活中手势语得到了很快的发展。教学中可以使用他们已经获得正确概念的手势语帮助理解词句意思和课文内容。随着聋童语言文字能力的形成和发展，手势语不断地和口语、书面语相互融合，手势语和口语、书面语相辅相成地构成综合教学语言，并随着年级的升高而逐渐增多。经验告诉我们，由于手势语的形象表意和构词特点、语法特点，许多词语、句子表达不出字序、词序，所以手势语在语文教学中不能单独作教学语言，如果它只与口语结合，没有书写符号，不能写成书面语；如果它只与书面语结合，又无法解决书面语的字序、词序问题。手势语作为一种形象表意的教学语言，必须与聋童的口语、书面语融合起来，才能发挥它在聋校语文教学中的教学语言功能。聋童的口语、书面语能力发展得越好，手势语和口语、书面语的融合也越完美。一旦聋童具有了语言文字的阅读能力和表达能力，聋校语文教学中运用手势语作为教学语言，就可顺其自然了。

使用手势语必须注意的地方：

①使用的手势语应该是聋童具有正确概念的，有助于帮助聋童正确理解课文语句意思和课文内容。不能滥用手势语。

②在有表情地朗读课文（体会语感）时，可以使用手势语再加上体态语，引导聋童投入课文情景之中，体会课文的思想情感，加深理解，受到教育。

③使用手势语读课文重于表意（意译），和口语、课文（书面语）构成综合教学语言。不要一个字一个字地打手势（许多字是没有手势的，和口语、书面语构成的综合教学语言也没有必要一个字一个字地打手势），把词义句意搞糊了；不要随意编造手势，因为聋童是不解其意的。

④手势语的动作要清晰，晃动幅度不要大，词句分明，意思连贯、明白，要正面对着全班聋童，光线明亮。对方看不懂的词语、重要的词语、没有手势的词语，可以用“书空”汉字表达。

⑤要强化聋童看手势语写书面语、把自己打的手势语写成书面语的训练；强化用口、手阅读一篇文章后用书面语写出读后练习题的训练。

(4) 体态语

体态语虽然是非教学语言，但在聋校语文教学中很有意义。它不能单独地作为教学语言使用，必须和其他教学语言巧妙结合，特别是和教学口语、教学书面语以及朗读课文的巧妙结合，发挥它在聋校语文教学中的作用。体态语通过面部表情、一个微笑、一个眼神、一个动作、一个手势、一幅简笔画、一种意识信号，引起聋童的情感反应，调节、活跃教学活动，强化教学口语的表现力和感染力，有益于提高表达效果。

在使用体态语时，必须以教学口语、教学书面语为主体，体态语起辅助作用，做到恰到好处、巧妙结合。

研究聋校语文教学中的教学语言，要讲究目的性、科学性和实践性。我们不能离开聋校语文教学的目标和实践，否则教学语言就成了“无源之水”；不能离开聋校语文教学以聋童融入主流社会沟通交流需要为本，否则教学语言就成了“无皮之毛”。在使用教学语言时，要防止将教学语言替代“教学法”。

第 5 篇

人工耳蜗术后儿童的认知训练

杜晓新　博士
华东师范大学言语听觉康复科学研究院

智力是个体学习的能力，是个体抽象思维的能力，也是个体适应环境的能力。智力发展是聋儿全面发展的重要组成部分。在1+X+Y中，我们主要通过两种途径对聋儿的智力进行培养：一是在集体康复教育中设置认知角，通过教师指导下的游戏活动让聋儿掌握基本的认知能力。这是一种集体形式的智力教育活动；二是在个别化康复中，由康复师对聋儿进行认知能力评估，并在此基础上进行认知能力训练。这是一种“一对一”的智力干预活动。本章将介绍后一种模式，重点阐述个别化康复过程中，聋儿认知能力评估与训练的意义、内容及方法。

第 19 章

认知训练概述

认知是人对客观世界的认识活动，包括感知觉、注意、记忆、思维和表象等。从信息加工论的观点来看，认知能力是个体接收、加工、储存和应用信息的能力，是人们成功完成各种活动最重要的心理条件。我们在上海市实验学校的相关研究表明：学生随着年级的升高，他们的认知能力与学习成绩之间的相关也越来越高。也就是说，认知能力高的学生，往往也具有良好的学业成绩。因此，培养个体的认知能力对于促进其智力发展、推动整体素质的提高具有重要的意义。

现代心理学研究表明，人类从出生到 6 岁，其大脑发育几乎完成 80% 左右，学前期（3 ~ 6 岁、7 岁）是个体可塑性最强、智力发展最快的时期。3 ~ 6 岁的儿童已能初步理解数字之间的关系，能运用表象进行加减，能初步掌握平面图形的基本特征，并能初步理解集合与元素之间的关系等，同时其注意、观察、记忆以及对周围事物的感知觉能力均处于发展的关键时期。

认知训练是指对认知发育迟缓和认知障碍的儿童进行注意力、记忆力、推理能力、元认知能力等多项认知能力的评估和训练。对于人工耳蜗术后儿童来说，认知训练更是其康复教育体系中不可或缺的重要环节。因此，把握人工耳蜗术后儿童心理发展的关键期，及早开展认知训练，对于其脑功能的开发具有事半功倍的效果，可为其毕生发展奠定良好的基础。

实践证明：对于人工耳蜗术后儿童，经过认知能力训练，不仅能提高其现有的认知水平，还能有效促进其语言的发展。更为重要的是：认知能力训练丰富了儿童的早期认知经验，这对于他们今后的学习与生活乃至毕生发展具有不可估量的作用。

19.1 认知训练的流程

对于需要接受认知训练的人工耳蜗术后儿童，首先，要建立其个人信息的档案，在此基础上，采用五项认知能力测验对其认知能力进行评估。评估之后，要通过与其年龄常模进行比较，看其发展状态，如果落后于同龄正常群体，则要接受训练。评估后，还需要看其五项认知发展的内部差异，看其优势和劣势，在此基础上，选长补短，进行训练。在训练的过程中，要对训练的效果进行监控，根据监控结果来调整训练计划，直到认知能力得以改善。

依据特殊儿童认知特点及康复训练的需要，遵循“评估→监控→训练→评估→监控→训练”的科学程序对人工耳蜗术后儿童进行认知干预（如图 19 – 1 所示）。

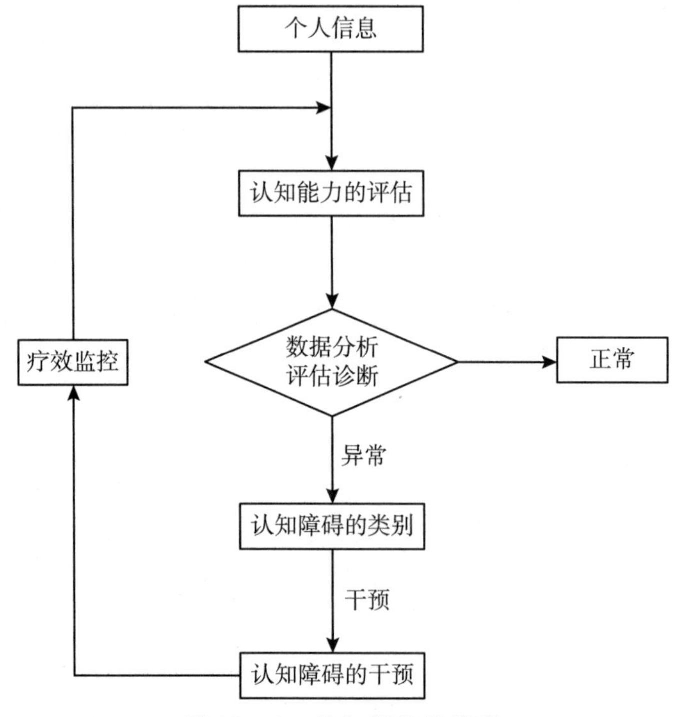

图 19 – 1　认知训练的流程

在认知能力评估方面，可以使用华东师范大学言语听觉康复科学研究院编制的五项认知能力测验（纸质版）、美国泰亿格电子有限公司编制多媒体软件版（启慧博士，Dr. Brain™）。该测验共分为学前和学龄两个部分（如图 19－2 所示），前者针对 3～5 岁的学前儿童，后者针对 6～15 岁的学龄儿童（如图 19－3 所示）。我们的相关研究表明，这两种评估工具具有良好的信度和效度。

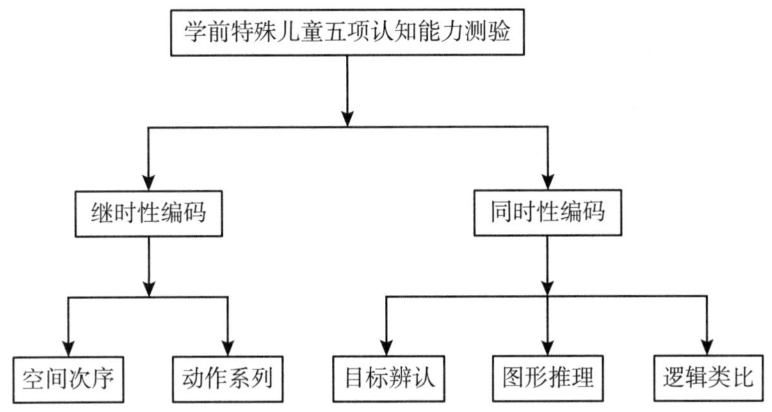

图 19－2　学前儿童五项认知能力评估结构

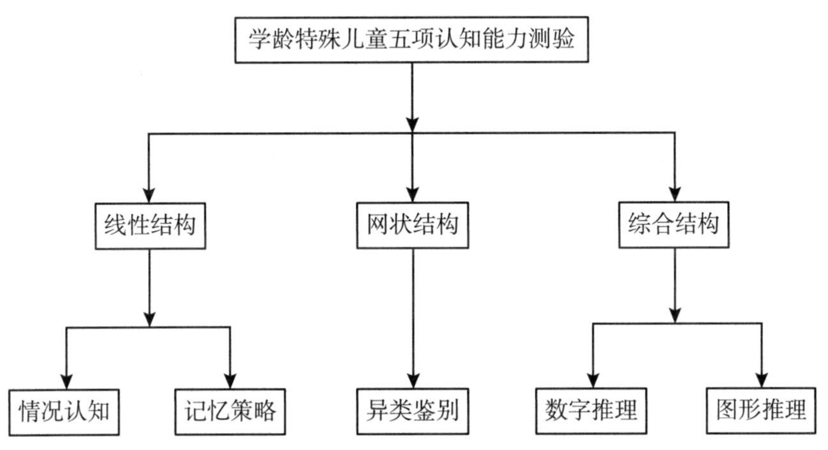

图 19－3　学龄儿童五项认知能力评估结构

在认知能力训练方面，则在认知能力评估的基础上，依照循序渐进、由易到难的原则，从初级阶段认知能力训练、中级阶段能力训练到高级认知能力训练的顺序进行。该训练也分为学前和学龄两个部分（其框架如图 19－4 和图 19－5 所示）。可以使用美国泰亿格电子有限公司编制的多媒体软件版（启慧博士，Dr. Brain™）进行。

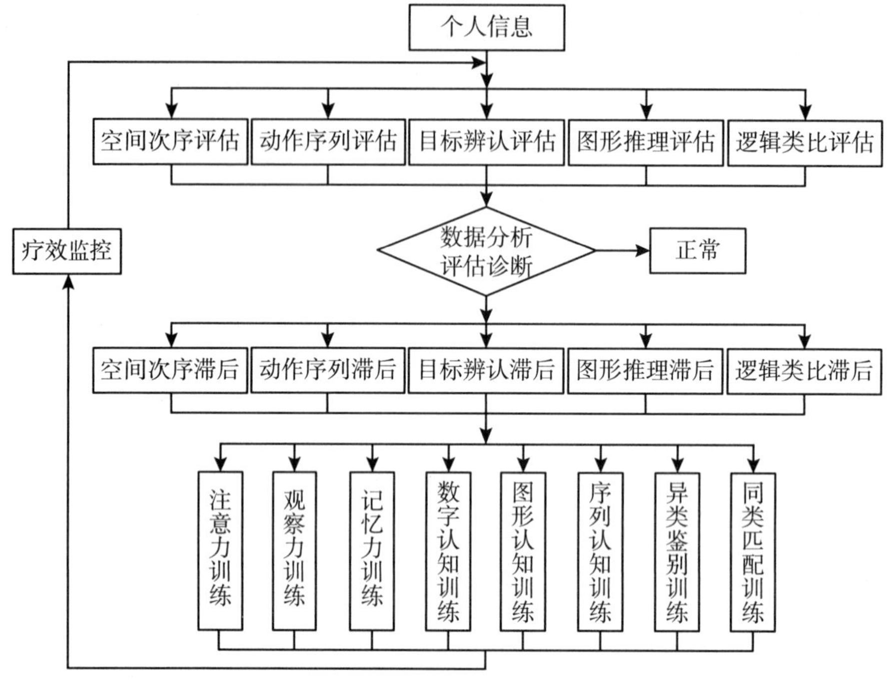

图 19－4　学前阶段认知能力评估与训练框架

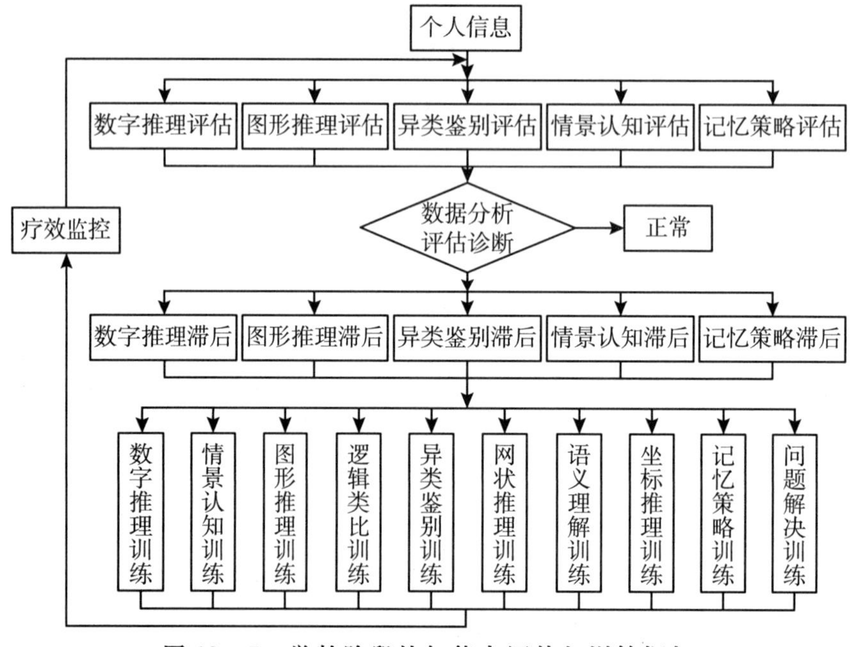

图 19－5　学龄阶段认知能力评估与训练框架

19.2 认知能力训练的原理

19.2.1 信息加工理论

学前阶段的特殊学生认知水平相当于3~6岁的普通学生的认知水平。依据当代认知心理学中的PASS理论和学前特殊学生认知发展规律，杜晓新、黄昭鸣（2007）提出了适用于初级阶段的特殊学生认知干预的体系。PASS理论是戴斯于1990年提出的智力模型，如表19-1所示。PASS理论认为，人的认知活动由注意、信息加工和计划三级系统组成。其中信息加工系统包括两种加工类型：继时性加工和同时性加工。继时性加工是指将刺激整合成特定的系列，使各成分形成一种链状结构；同时性加工是指同步地整合刺激，或对有共同特征的多种刺激进行再认。

表19-1　　PASS理论的框架

组成	四个过程	三个系统	功能
P	计划	计划系统	对行为规划、调整与检验
A	注意	注意系统	计划与信息加工系统得以正常执行的基础
S S	继时性加工 同时性加工	编码系统	信息加工的具体方式

3~6岁的儿童其注意、观察、记忆以及对周围事物的认知能力均处于发展的关键时期。训练应该是在对儿童认知能力评估的基础上，对其进行有目的、系统的、针对性的训练。继时性与同时性信息加工能力是认知加工的核心环节，因此也是学前阶段认知能力评估和训练的重点（杜晓新、黄昭鸣，2006）。测验与训练的编制原则为：（1）目标：提高儿童多项认知能力；（2）内容：根据现代智力理论及儿童认知发展规律确定；（3）形式：人机交互、计算机游戏等；（4）材料：图形、数字、符号及文字；（5）结果：直观的图表。

19.2.2 组织策略理论

学龄阶段的特殊学生认知水平对应于6~15岁的普通学生的认知水平。依据当代学习理论中的组织策略的思想和学龄特殊学生认知发展规律，黄昭鸣、杜晓新、孙喜斌等人（2007）提出了适合于学龄阶段的特殊学生认知干预的体系。组织策略是一种重要的认知策略，它是指按信息间的关系与特征，将其组织起来，使之形成各种逻辑严密结构的过程。组织策略将信息的结构类型分为线性结构、坐标式结构、网状结构及综合结构四种（杜晓新，2002）。线性结构材料是指信息之间存在序列关系，能将其关键项目组织成链状结构的材料；坐标式结构材料是指可以从两个维度同时对信息进行组织，两个维度的属性结合在一起才能决定信息的特征；网状结构材料是指材料中信息之间存在着上位、次上位、下位、次下位的关系，能将信息组织成一种网状系统的材料。综合结构的材料是以上结构的变式或者其他结构不明显的材料。一般来说，绝大多数信息都可归为以上四种类型。

1. 线性结构（基本结构）

假设已经提取出“A、C、D、F、E、H、B、G、I”9个项目，这9个项目之间都是相对独立的，那么这9个项目就是九个类，即每一类中都只有1个项目。通过对这些项目的分析可以知道，每个项目之间都是按英文字母的顺序联系起来的，故而这些项目可被重新组织如下（见图19-6）：

A→B→C→D→E→F→G→H→I

图19-6 线性结构

这就是顺序关系，这种顺序关系的材料结构就称为线性结构，如图19-6所示。这种顺序关系可以是时间顺序，也可以是空间顺序或者逻辑顺序，如按顺序关系进行描述的材料就称为简单描述性材料。

2. 网状结构（基本结构）

假设已经提出“A、A1b、A1、A1a、A2、A2a、A3、A2b、A3a、A3b”10个项目，这十个项目可以归为三类：第一类：A只含一个项目；第二类：A1、A2、A3含三个项目；第三类：A1a、A1b、A2a、A2b、A3a、A3b含六个项目。可按上位类与下位类的关系将它们组织起来，我们将这种具有上下位关系的材料的结构定义为网状结构，如图19-7所示。其中A是上位，A1、A2、A3是下位，A1a、A1b、A2a、A2b、A3a、A3b 是次下位。这是上下位关系：

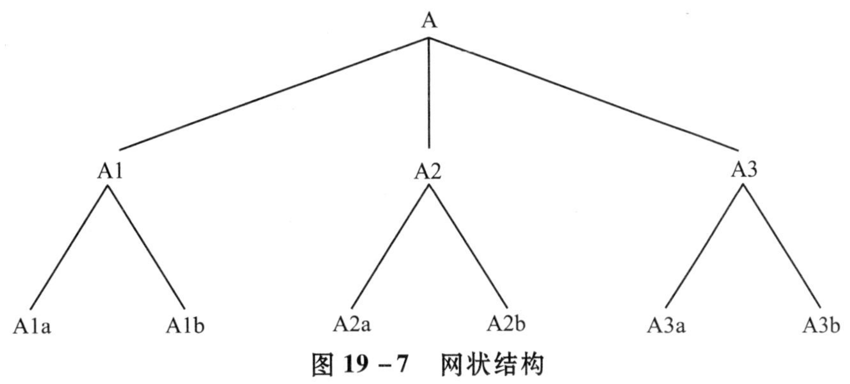

图 19－7　网状结构

3. 坐标式结构（基本结构）

假设已提取 C2、A1、B2、C3、A2、C1、B1、A3、B3 9 个项目，每个项目都是由一个英文字母与一个阿拉伯数字组合起来的，那么可按字母与数字的顺序将其组织成两种形式：第一种形式，以英文字母为纵坐标，以阿拉伯数字为横坐标，然后将各项目填入相应的位置；第二种形式，以阿拉伯数字为纵坐标，以英文字母为横坐标，然后将各项目填入相应的位置，如图 19－8 所示。

A	A1	A2	A3
B	B1	B2	B3
C	C1	C2	C3
	1	2	3

1	A1	B1	C1
2	A2	B2	C2
3	A3	B3	C3
	A	B	C

图 19－8　坐标式结构

这样，就将上述九个项目组织成一个 3×3 的空间结构。如以纵坐标为类别标志，那么在上述第一种组织形式中就有三类，如 A 类、B 类及 C 类。在每类中都有三个项目，如 A 类中，有 A1、A2、A3 三个项目。如以第二种形式组织，那么就可以归为 1 类、2 类及 3 类。在每类中也包括三个项目。

4. 线中有线式结构（基本结构变式）

假设已经提取了 A、C、De、B、Db、Dd、E、Da、F、Dc、D 11 个项目。其中 A、B、C、D、E、F6 个项目是按英文字母顺序排列的，而在项目 D 下，又有 Da、Db、Dc、Dd、De，它们是按字母下标英文字母的顺序排列的，由此，这些项目可以组织为一个“T”字形结构，其中“→”称为材料的主线，“↓”称为材料的副线，分叉处即字母 D 为节点。我们将具有这种特征的结构称为“线中有线”式结构，如图 19－9 所示。

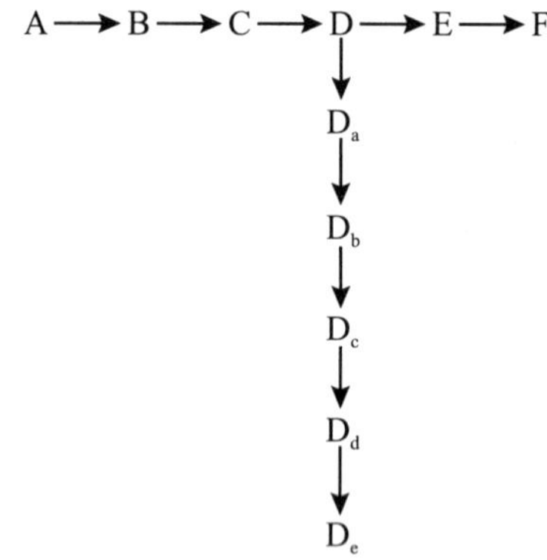

图 19－9　线中有线式结构

5. 线中有网式结构（基本结构变式）

假设已经提取了 A、C、D1、D2、E、D、F、D1a、D1b、B、D2a、D2b 12 个项目。在这 12 个项目中，A、B、C、D、E、F 六个项目是按英文字母的顺序排列的，而在 D 下又有 D1 和 D2、D1 和 D2 下又分别有 D1a、D1b 与 D2a、D2b 四个项目。因此，D1 是 D1a、D1b 的上位项目，而 D2 也是 D2a、D2b 的上位项目，D1 与 D2 又可并列于 D 下，故将上述几个项目组织如图 19－10 所示，这种结构就称为“线中有网”式结构。

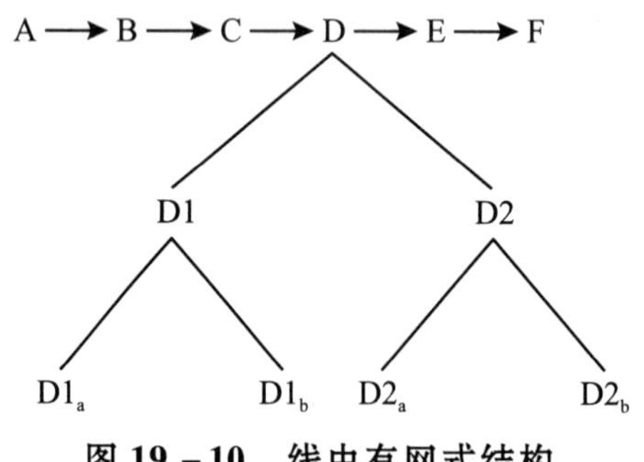

图 19－10　线中有网式结构

6. 网中有线式结构（基本结构变式）

假设已经提取了 A、A2a、A2b、A1、A3、A2c、A2、A2d 这 8 个项目，那么可将 A1、A2、A3 看作是 A 的下位类，A1、A2、A3 呈并列关系，而 A2 为节点，其下的 A2a、A2b、A2c、A2d 为顺序关系，因而可将上述 8 个项目组织成如图 19－11 所示的结构，这种结构就称为“网中有线”式结构。

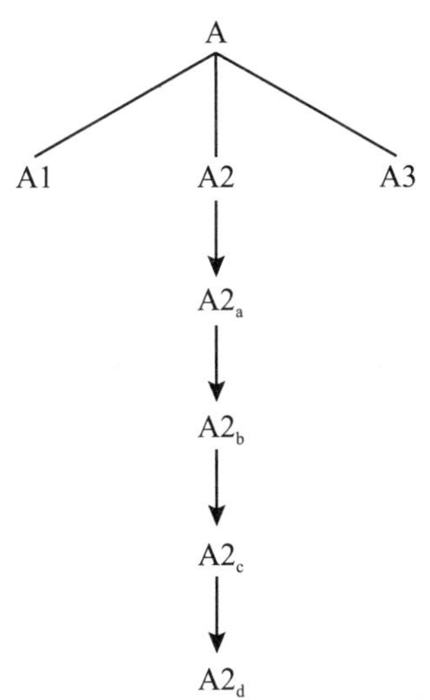

图 19－11　网中有线式结构

6～15 岁儿童的认知处于抽象思维加速发展的具体运算阶段，在这一阶段，儿童的抽象逻辑思维能力不断提高，并且逐渐学会使用学习策略（如组织策略）。儿童认知能力测验是儿童进行有目的、系统的、针对性的训练的基础。有目的、系统的、针对性的认知思维训练可以极大程度上促进儿童的认知思维能力的发展，尤其是组织策略能力的发展。让儿童学会根据材料的不同特征，用线性结构、坐标结构、网状结构以及综合结构将组织材料起来。组织策略要求个体对信息进行正确的分析与整合，是在继时性加工和同时性加工基础上对信息的深度编码，反映了个体逻辑思维能力，是学龄阶段认知评估和训练的重点（杜晓新，2003）。测验编制原则为：（1）思维能力的核心是逻辑推理能力；（2）测验以数字推理、图形推理、异类鉴别、情景认知、记忆策略五项分测验评价儿童的逻辑推理能力。训练编制原则为：（1）根据学习策略理论，组织策略是一种重要的认知策略；（2）组织策略是指按信息间的关系与特征，将各种信息组织起来，使其形成各种逻辑严密的结构。

19.3　认知能力训练的框架与内容

特殊儿童认知能力训练依照循序渐进、由易到难的原则，从初级阶段认知能力训练、中级阶段能力训练到高级认知能力训练的顺序进行，涵盖启蒙训练、基本认知能力训练、信息编码能力训练和组织策略训练四个方面来训练特殊儿童的认知能力，如图 19－12 所示。

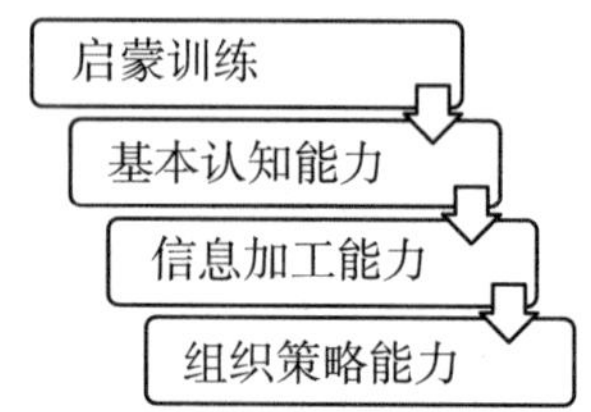

图 19－12　特殊儿童认知能力训练的框架

19.3.1　初级阶段认知能力训练

1. 启蒙训练

启蒙训练包括认识颜色、认识形状、认识数字、认识时间、认识空间、认识物体的量六个部分。

（1）认识颜色

研究表明，儿童从 3、4 个月起就能够分辨彩色与非彩色。3 岁左右的儿童能够识别和匹配红、白、黄、绿、紫、蓝和橙色。5 岁左右的儿童能够指认黑色和淡棕。6 岁左右的儿童能够指认黑、淡棕、粉红、绿等颜色。在训练过程中，我们根据特殊儿童的年龄和颜色认知发展的具体情况，对他们进行配色（找出与目标颜色相同的物体）、指认（按颜色名称选择相应颜色）等训练。

（2）认识形状

几何图形是对自然物体形状的抽象和概括，认识简单的几何图形不仅有助于儿童辨别和区分日常生活中的物体，发展初步的空间知觉能力和空间想象能力，而且有利于儿童理解和掌握抽象概念，从而促进思维的发展。研究表明，儿童认识平面图形的顺序是：圆形—正方形—三角形—长方形—半圆形—椭圆形—梯形；认识立体图形的顺序是：球体—正方体—长方体—圆柱体，在训练过程中，要严格遵循儿童认知发展规律，根据儿童的年龄段选择不同的训练材料和训练方法。

（3）认识数字

数字认知能力包括认识数概念和数字运算两部分。对于 5 岁以下学前儿童只要求其掌握 10 以内的数概念，5 岁以上学前儿童则应该进一步掌握 10 以内的加减运算。具体而言，3～4 岁儿童能够点数 4 以内的物体，能够按数取物。4～5

岁儿童能够认识10以内的阿拉伯数字。5~6岁儿童能够认识单数、双数和相邻数，能够进行10以内的加减法。6~7岁儿童能够学会20以内连加、连减及加减混合运算。7~8岁儿童能够掌握100以内数连加、连减、加减混合运算，知道乘法的含义。

（4）认识时间

认识时间对于儿童的日常生活来说有着十分重要的意义。大约3岁开始，儿童的时间概念积极形成，言谈中也越来越常使用与时间有关的字眼。此阶段儿童的时间知觉是以与事件的联系为主，他们总是借助于生活中具体事情或周围现象作为指标，包括：周遭环境或大自然的变化，如日夜和季节的变化以及生活中的具体事例，如吃饭、睡觉、上学等，都是儿童知觉时间概念变化时的主要指针。4~5岁的儿童能够认识钟面，知道早晨、中午、晚上、白天和黑夜。5~6岁儿童会看整点、半点和分钟，知道今天、昨天和明天。6~7岁儿童会看月历，知道12个月中的大月和小月。

（5）认识空间

空间是客观世界运动着的物质存在的基本形式，与儿童日常生活紧密联系。儿童学会辨认一些空间方位，有利于空间知觉的发展和增进处理日常生活中问题的能力。儿童对物体方位的空间知觉开始时不能加以区分，容易把物体相互之间较近的空间关系感知为连在一起，而辨认较远的物体有困难。随着儿童年龄的增加，其认识空间方位的区域逐步扩大。一般，4~5岁儿童能够以自身和客体为中心区分上下前后方位。5~6岁儿童能够以自身和客体为中心区分上下前后左右方位。

（6）认识物体的量

儿童对空间量知觉的恒常性是在其积累经验的过程中形成和发展起来的。国外有关研究证明，儿童的恒常性约在一岁末就形成了。虽然儿童在实际生活中已逐渐积累了对有关物体的量的认识，但这种认识在早期却常带有很大的局限性，表现为缺乏分化和不够精确：3~4岁的儿童往往只对量的明显差异能够感知和区分，能够在差异明显的变量中辨别区分出最大的（最长的）或最小的（最短的），而随着其年龄的增长，才逐渐能对差异不太明显的量进行认识和区分。4~5岁儿童能够比较大小、长短、高矮、粗细、厚薄、轻重不同的两个物体。5~6岁儿童初步理解量的相对性，按照物体量的差异和数量的不同进行10以内正、逆排序。

2. 基本认知能力训练

（1）注意力训练

注意力是认知活动的基本环节，主要功能是对加工目标的选择和维持。研究表明，学前儿童维持注意的时间较短，注意更容易分散。为此，我们将注意力训练的重点放在注意的维持及转移功能上。注意维持功能训练的一般方法是在干扰条件下，在规定时间内完成一项复杂的任务。干扰信息主要包括视觉干扰和听觉干扰。注意转移功能训练的一般方法是提供多种任务，让儿童不断变换操作任务。

(2) 观察力训练

观察力是个体发现信息中细节的能力，要求个体高度集中注意力，同时对信息进行快速编码，在工作记忆中将编码后的特征与目标特征相比较，从而发现隐藏在无关信息中的关键信息。观察能力的提高是有一定策略的，训练的目标是让学前儿童掌握这些策略，并能灵活运用各种策略。观察策略包括：特征观察法、顺序观察法及视觉分割观察法。策略的选择和使用主要取决于观察对象和观察目的。

(3) 记忆力训练

记忆是人脑对过去经验的保持和再现。记忆力的好坏主要体现在两方面：记忆的容量和保持的时间。研究表明，个体短时记忆的容量一般为 7 加减 2 个组块。组块的大小由个体经验和加工策略决定，通过联想、分类、推理等策略可以有效增加组块的大小，从而提高记忆容量。

19.3.2 中级阶段认知能力训练——信息编码能力训练

1. 序列推理能力训练

序列推理能力是个体根据已给出的序列推理事物先后顺序的能力。对儿童序列认知能力进行训练，有助于提高其继时性加工水平，从而缩短相应加工过程的时间，提高加工效率。在序列推理能力训练中我们运用了不同的材料，包括：数字序列、图形序列、符号序列和情景序列。

2. 传递性推理能力训练

传递性推理能力是个体根据已知事物两两之间的关系，推理其他事物之间关系的能力。如：A < B，B < C，推理得出 A < C。皮亚杰指出，前运思阶段儿童不能回答这样的问题，需到具体运算阶段，才能解决问题。也有研究表明，在未经训练的情况下、传递性关系推理能力在 3 岁时开始萌芽，3 ~ 5 岁是推理能力的

发展加速期，5 岁以上的幼儿基本上具备了这种能力，2.5 ~3 岁幼儿须在解决了对比较句式的理解和对前提的记忆问题后才具备这种能力。传递性推理能力训练即是对儿童的这种能力进行训练。

3. 类比推理能力训练

类比推理能力是个体根据已给出的事物之间的关系推理其他事物之间关系的能力。在序列推理能力训练中我们也运用了不同的材料，包括：数字的类比推理、图形的类比推理等。

4. 分类能力训练

分类是一种抽象概括能力，它要求儿童对分类材料进行比较、抽象和概括，以找出不同事物之间的共性与个性。在训练过程中，我们一般使用两种任务：一是异类鉴别，即从一组物体中找出最不相同的那一个；二是同类配对，也就是把具有相同特征的物体进行组合。我们使用的材料以图形和符号为主，根据抽象的程度，分成三个难度等级。对于 4 岁左右的儿童，我们要求他能够根据食物、动物等上位概念进行分类。对于 5 岁左右的儿童，我们要求他能够更具水果和蔬菜，爬行动物和飞行动物等下位概念进行分类。对于 6 岁左右的儿童，我们要求他能够进行更为精确的分类。

19.3.3 高级阶段认知能力训练——组织策略训练

高级阶段的认知能力训练，包括线性结构训练、坐标结构训练、网状结构训练以及综合结构训练四大类，其框架见图 19 - 13。

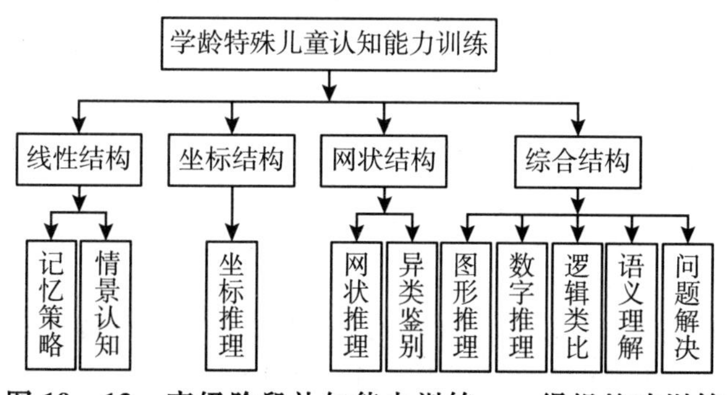

图 19 - 13　高级阶段认知能力训练——组织策略训练

1. 线性结构训练

线性结构材料是指信息之间存在序列关系，能将其关键项目组织成链状结构的材料。线性结构训练即是教授儿童在面对线性结构的材料时应当如何运用组织策略，从而更加准确地掌握材料中的信息的方法。

2. 坐标结构训练

坐标结构材料是指可以从两个维度同时对信息进行组织，两个维度的属性结合在一起才能决定信息的特征。坐标结构训练即是教授儿童在面对坐标式结构的材料时应当如何运用组织策略，从而更加准确地掌握材料中的信息的方法。

3. 网状结构训练

网状结构材料是指材料中存在诸多信息，这些信息之间存在着上位、次上位、下位、次下位的关系，能够将信息组织成一种网状系统的材料。网状结构训练即是教授儿童在面对网状结构的材料时应当如何运用组织策略，从而更加准确地掌握材料中的信息的方法。

4. 综合结构训练

综合结构的材料是线性结构、坐标结构和网状结构的变式（包括线中有网、网中有线、线中有线等）或者其他结构不明显的材料。综合结构训练即是运用已经学习到的组织策略，对这种材料进行合理组织，从而更加准确地掌握材料中的信息的方法。

19.4 认知能力训练的原则

19.4.1 符合儿童认知发展规律

儿童认知发展的规律是我们对他们进行认知干预的基础。个体认知的发展是有一定规律的，从总体上看，3～5岁儿童的认知发展处于具体运算阶段。这一阶段的幼儿开始运用表象来代替外界事物，重视外部活动，其思维具有一定的可逆性、具体性、自我中心性和刻板性。6～15岁儿童的认知发展处于抽象思维加速发展阶段，这一阶段，儿童的抽象逻辑思维能力不断提高，并且逐渐地学会使用学习策略（如组织策略）等。因此，在编制认知能力训练系统的时候，要充分考虑学前儿童的认知发展规律，并以此为基础，使训练内容适合他们发展的年龄特征，即训练应该指向儿童的最近发展区。只有充分把握认知发展的规律，才能确保思维测验和训练的科学性和系统性。

19.4.2 循序渐进，由易到难

特殊儿童认知能力训练系统在训练结构上遵循循序渐进的原则。从初级认知能力训练开始，对儿童进行认识颜色、形状、数字、时间、空间等方面的启蒙训练，然后在注意力、观察力、记忆力三种基本认知能力上给予反复训练和策略教授，继而进阶到中级认知能力——信息编码能力的学习。信息编码能力包括推理及分类能力，都是建筑在初级认知能力之上发展起来的。当儿童的信息编码能力得到足够训练后，再对其进行更高一级的认知能力——组织策略能力的辅导。

不仅如此，特殊儿童认知能力训练系统在内容上也遵循了由易到难的原则。每项能力的训练都从儿童已经掌握的或相对熟悉的能力开始，帮助儿童进行巩固和进一步拓展。

19.4.3 密切联系生活实际

特殊儿童认知能力训练系统密切联系了儿童的实际生活。如开篇就对儿童进行启蒙训练如颜色、形状、数字、时间、空间、量的认识等，这些都是儿童在日常生活中经常需要运用的知识。其次，该训练系统在教案的编写上也尽量贴近儿童的实际生活，采用日常生活中经常遇到的情境来帮助儿童进行认知训练，如“跟着朵拉逛超市”、“逛动物园”等，不但教授了平常生活中有用的知识，而且在不知不觉中帮助儿童获得了新的认知能力。

19.5 认知能力训练的特点

19.5.1 以培养、提高人工耳蜗术后儿童多项认知能力为目标

认知评估的目的不是为了给人工耳蜗术后儿童贴上标签，将其与其他儿童加

以鉴别和区分，其真正目的是得到人工耳蜗术后儿童认知发展水平的真实结果，在此基础上制定行之有效的个别化康复方案，对其进行训练。认知加工是一个环环相扣的过程，包括感知、注意、记忆、思维等一系列环节。在注意集中条件下，外界信息通过感知觉进入工作记忆，通过分析、比较等一系列思维活动将原有信息转换为新的代码，从而进入长时记忆加以储存。考虑到认知过程的复杂性，在认知训练时必须从认知加工的各环节入手，以培养和提高人工耳蜗术后儿童多项认知能力为目标，才能有效促进人工耳蜗术后儿童的认知发展。

19.5.2 以儿童认知发展规律确定评估与训练内容

个体认知的发展是有一定规律的，从总体上看，3～5岁儿童的认知发展处于具体运算阶段。这一阶段的幼儿开始运用表象来代替外界事物，重视外部活动，其思维具有一定的可逆性、具体性、自我中心性和刻板性。6～15岁儿童的认知发展处于抽象思维加速发展阶段，这一阶段，学前儿童的抽象逻辑思维能力不断提高，并且逐渐地学会使用学习策略（如组织策略）等。因此，在编制认知能力训练工具的时候，要充分考虑学前儿童的认知发展规律，并以此为基础，使评估与训练的内容适合他们发展的年龄特征，即，测验应该反映他们这个年龄阶段应该达到的正常水平，训练应该指向人工耳蜗术后儿童的最近发展区。只有充分把握认知发展的规律，才能确保思维测验和训练的科学性和系统性。

19.5.3 以人机交互及计算机游戏为评估与训练形式

许多纸笔测验，其最大的缺点在于形式比较单调，不能充分地吸引起学前儿童的兴趣。另外，许多针对思维训练的工具，由于在设计方面的缺陷，也不能使儿童真正地知之、好之、乐之。我们的做法是思维测验和训练采用了人机交互的计算机游戏形式，要在很大程度上体现了学习的趣味性和儿童的主体性。首先，计算机系统能够将生动的画面和优美的音效完美结合，充分调动人工耳蜗术后儿童的视觉、听觉和触觉，最大限度地激发幼儿的学习兴趣，调动其学习的积极性。其次，计算机系统能够将静态的图片变成动态的游戏和动画，从而突破了时间、空间、宏观和微观的限制，将传统方式中难以呈现的事物、现象、过程完整地呈现出来。另外，计算机系统突破了传统的单向授课方式，在训练过程中要求人工耳蜗术后儿童主动操作，并及时给予反馈，从而使人工耳蜗术后儿童的被动学习变成主动学习，将知识的获得变为能力的培养。

2004年，黄昭鸣博士将“特殊儿童认知干预”系统与现代科技密切结合，成功研发了“启慧博士”特殊儿童认知干预系统，实现了特殊儿童认知干预的多媒体化。在本特殊儿童认知能力训练系统中，我们在编写教案时将这套多媒体干预系统纳入到教学中，成为教学的一部分。我们利用其人机交互的形式，将生动的画面和优美的音效完美结合，在很大程度上调动了特殊儿童参与的趣味性和积极性。其次，计算机系统能够将静态的图片变成动态的游戏和动画，从而突破了时间、空间、宏观和微观的限制，将传统方式中难以呈现的事物、现象、过程完整地呈现出来。另外，计算机系统突破了传统的单向授课方式，在训练过程中要求学前儿童主动操作，并及时给予反馈，从而使学前儿童的被动学习变成主动学习，将知识的获得变为能力的培养。

19.5.4 以图形、数字、符号为评估和训练材料

许多思维评估工具中包含着大量知识性的测试，这种测验工具受到国别、城乡等区域因素的限制，如一个被城市学前儿童熟知的知识并不一定为乡村学前儿童所了解。如果我们在评估的时候能够选择一些普遍性的符号，如图形、数字、字母等为评估素材，就可能尽量少地减少知识和文化对认知评估的影响。另外，研究表明：如果个体在进行思维活动的时候，刺激过于单调，那么个体是很难集中注意力的。这提醒我们：认知训练的素材要多样化。在认知能力训练过程中，我们采用了图形、数字、符号等材料，一方面可以适应不同类型题目的需要，增加了同一题型的难度等级，又增加了变化，延长了人工耳蜗术后儿童思维活动的激活状态。

19.5.5 通过图表直观反馈评估与训练的效果

许多认知评估工具，其操作过程比较烦琐，在儿童操作结束后，还需要进行手算，以统计儿童的作答情况。我们在进行认知评估与训练的时候，在儿童做完之后，可以通过软件实时反馈儿童的认知能力的水平，五项认知能力的水平可以连接起来，绘制成曲线性（如图 19－14 所示）。在这张图上，不仅可以看到，某学前儿童认知能力的某一方面在同龄人当中的位置，还可以比较其五项认知的差异情况，便于进行有针对性的训练。对于认知能力训练来说，及时提供反馈是一种有效的强化手段，我们在训练的时候，软件也可以实时反馈人工耳蜗术后儿童的作答情况，答对了就进行奖励，答错了则进行讲解。通过直观的图表，大大提高了认知评估与训练的效果。

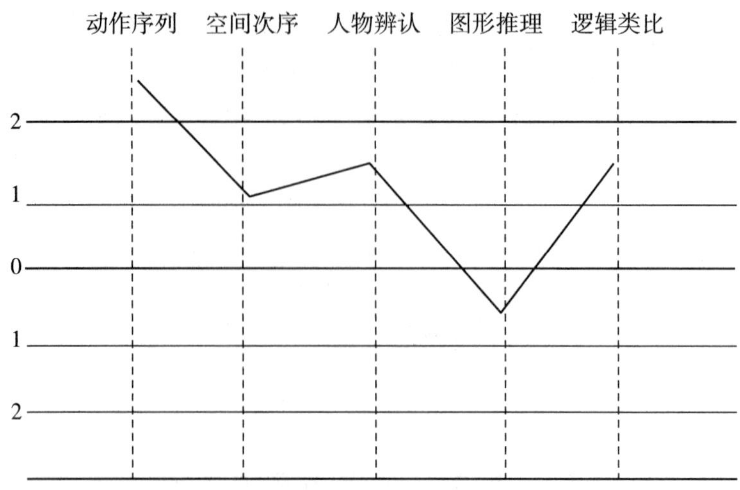

图 19－14　学前儿童五项认知评估结果

认知能力是个体智力的核心，也是个体学习、思维和适应环境的基础。认知能力的发展是儿童全面发展的重要组成部分。在人工耳蜗术后儿童教育的实践中，教师不仅要将认知能力的培养融合到他们教学的方方面面，自觉在听觉、言语、语言训练等过程中渗透认知训练的内容，而且有必要开展专项认知思维训练，以"一对一"的方式进行个别化的认知训练服务，才能真正满足人工耳蜗术后儿童智力发展的需要，促进他们语言和认知能力的整体提高。

第 20 章

认知能力的评估

20.1 认知能力评估的意义

人工耳蜗术后儿童大多具有认知功能障碍，其主要表现体现于以下方面：

1. 注意力障碍

有意注意形成和发展较缓慢，注意的稳定性差，不喜欢或不愿意投入需要持久注意的活动，易受无关刺激干扰。

2. 记忆力障碍

记忆缺乏明确目的，识记速度缓慢，工作记忆容量小，保持不牢固，再现不精确，不会使用记忆策略。

3. 推理能力不足

思维机械刻板，缺乏分析、推理能力，难以同时从两个维度对事物进行加工。

4. 元认知能力低下

对认知活动缺乏良好的计划、监控与评价能力等。

因此，对人工耳蜗术后儿童进行认知能力的评估，找出其认知能力不足的方面，具有重要的意义，能为认知能力训练提供方向。

20.2 认知能力评估的内容

认知能力评估包括主观评估和客观评估两个方面。主观评估可采用智力量表和特殊学生适应性行为量表，客观评估则需要配备专门的测验工具和仪器设备，分为学前阶段和学龄阶段。由于每个阶段的认知特点及训练目标是不同的，所以认知评估与训练的内容也有所侧重和不同，其具体的评估与训练的内容如下所述。

20.2.1 学前儿童认知能力的评估

学前儿童认知能力评估应依据 PASS 理论，重点考察个体在认知过程中的信息加工能力。根据杜晓新、黄昭鸣（2006）和黄昭鸣、周红省（2006）的研究：可通过空间次序、动作序列、目标辨认、图形推理、逻辑类比五项分测验进行考察。

学前儿童五项认知能力评估模块：

该模块包括五项分测验，如图 20－1 所示，每个分测验中均包括一道例题和八道测题，例题配有语音提示，用于帮助特殊儿童理解操作方法，不计入总分。五项分测验简介如下：

（1）空间次序：是指让儿童在刺激消失后，回忆一组物体摆放的空间位置，空间次序主要考察儿童对空间位置的记忆能力，属于继时性信息加工能力评估；

（2）动作系列：是要求儿童先观察然后再回忆一系列动作的先后顺序，动作系列主要考察儿童对时间次序的记忆能，属于继时性信息加工能力评估；

（3）目标辨认：是要求儿童在一组材料中根据事物特征辨认目标，目标辨认主要考察儿童整合片断信息的能力，属于同时性信息加工能力评估；

（4）图形推理：要求儿童依据已有的图形规律，推理出后续图形，图形推理主要考察儿童根据各类图形关系进行逻辑推理的能力，属于同时性信息加工能力评估；

（5）逻辑类比：是指让儿童依据数字、符号及事物之间的逻辑关系进行类比推理，逻辑类比主要考察儿童据事物之间的逻辑关系进行类比推理的能力，属于同时性信息加工能力评估。

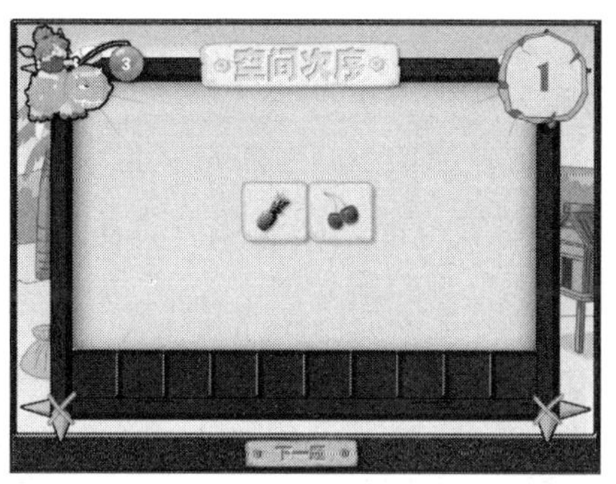

空间次序

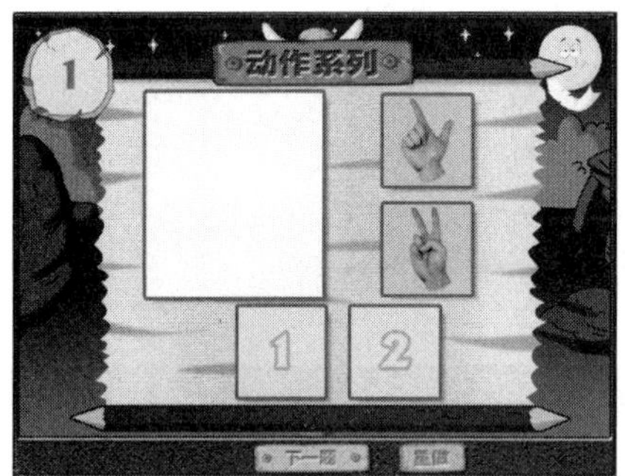

动作系列

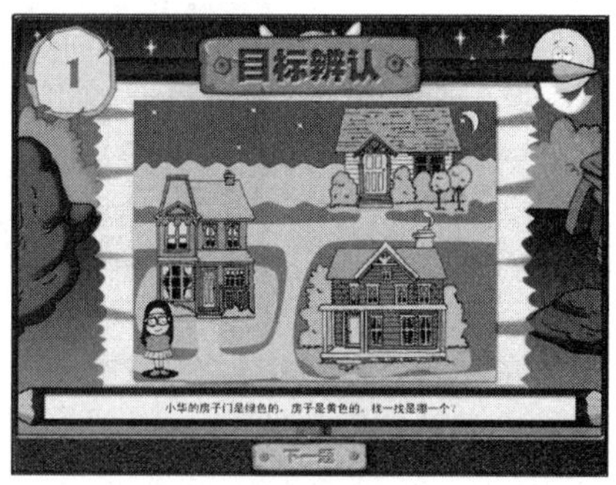

目标辨认

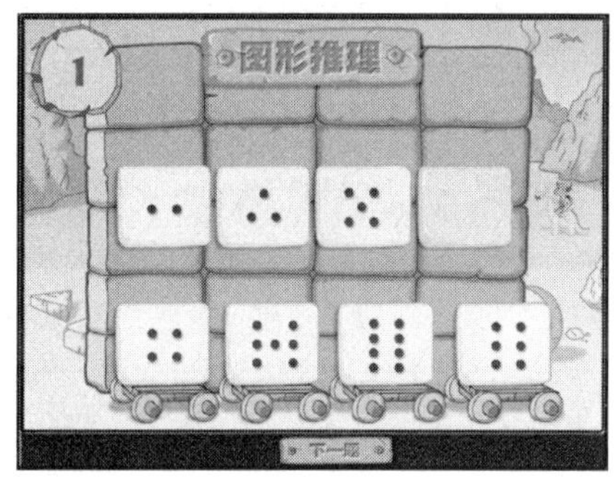

图形推理

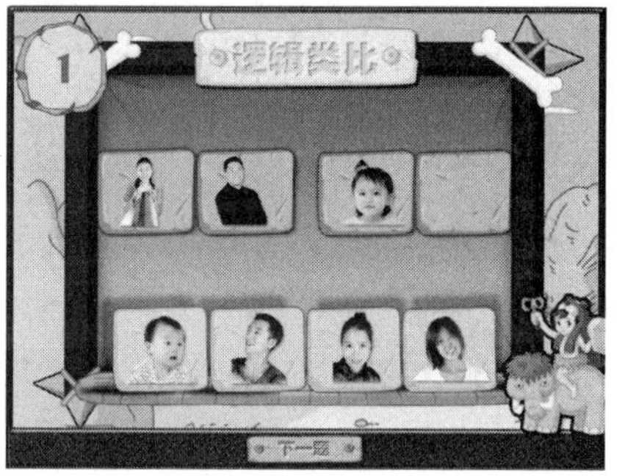

逻辑类比

图 20－1　学前儿童认知能力测试

（启慧博士认知能力测试与训练仪）

20.2.2　学龄儿童认知能力的评估

中级阶段特殊儿童认知能力评估应依据组织策略思想，重点考察个体在深度信息加工过程中运用组织策略的能力。根据杜晓新、宋永宁（2003，2006）的研究，可通过数字推理、图形推理、异类鉴别、情景认知和记忆策略五项分测验进行考察。

学龄特殊儿童认知能力评估模块：

该模块包括五项分测试，如图 20－2 所示，每项分测验都包含例题学习和测验题目两个部分，其中例题学习部分配有语音提示，帮助特殊儿童理解操作方法，不计入测验成绩。五项分测验简介如下：

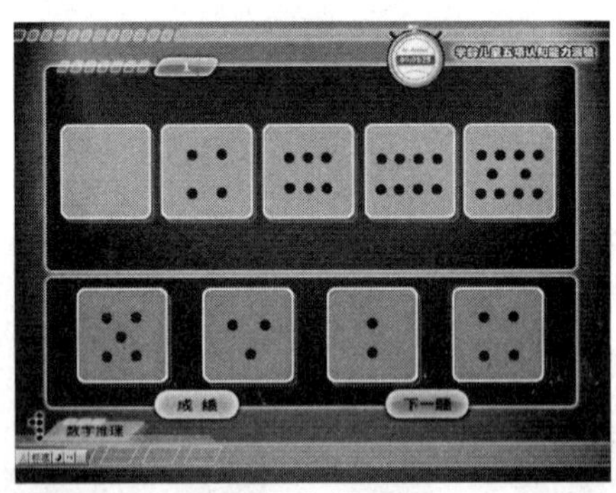

数字推理

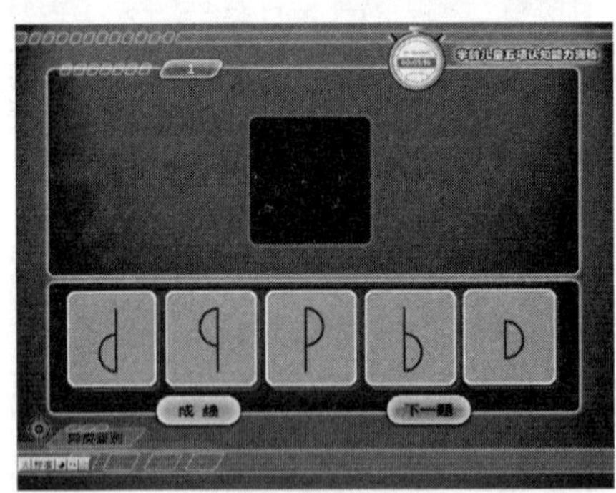

图形推理

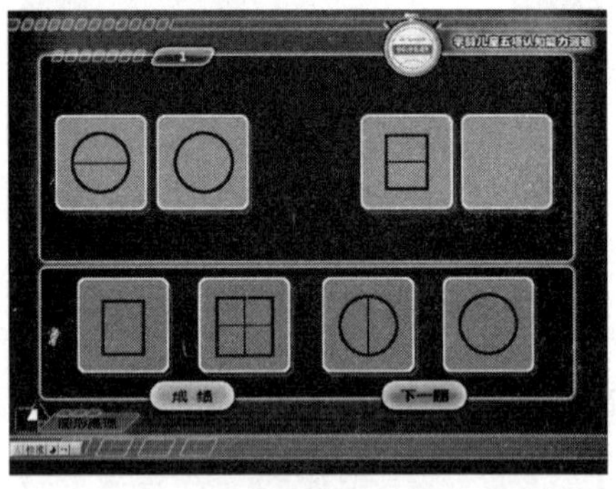

异类鉴别

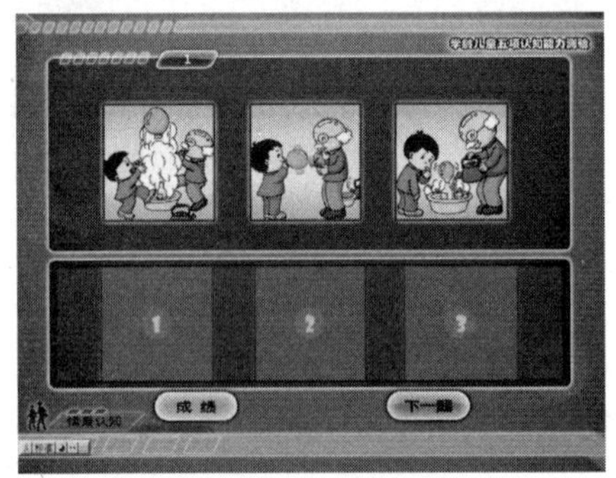

情景认知

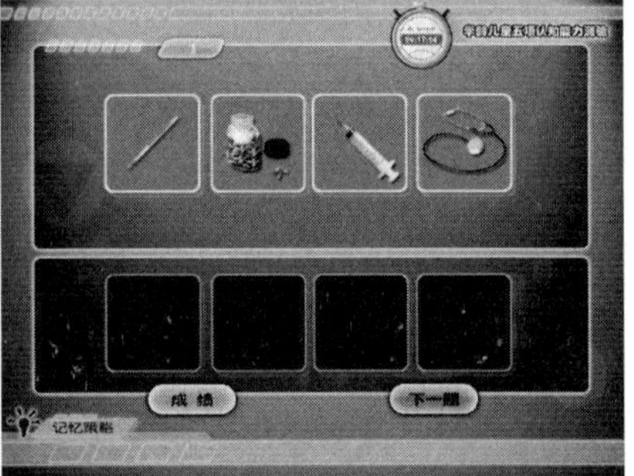

记忆策略

图 20－2　学龄儿童认知能力测试

（启慧博士认知能力测试与训练仪）

（1）数字推理：用于评估特殊儿童数概念的掌握及数字推理的能力；

（2）图形推理：用于评估特殊学生利用实物图片，以及抽象图形和符号进行推理的能力；

（3）异类鉴别：用于评估特殊学生利用实物图片及抽象图形，分类与结合相关条件进行归纳的能力，要求特殊学生根据事物的逻辑关系，在一组图片中找出最不相同的一项；

（4）情景认知：用于评估特殊学生根据各情景之间的逻辑关系或事件发展规律进行推理的能力，要求特殊学生将一组打乱顺序的图片，根据各情景之间的关系重新排序；

（5）记忆策略：用于评估特殊学生利用蕴涵一定内在规律的系列图片，依据策略进行记忆的能力，要求特殊学生在刺激消失后，自觉运用记忆策略将一组蕴涵内在规律的图片正确排序。

第 21 章

认知能力的训练

21.1 初级阶段认知能力训练

21.1.1 启蒙训练

1. 认识颜色

(1) 儿童认识颜色的特点

儿童认识客观事物是由对事物外部的、直观的、表面特征的认识逐渐发展到对事物内部的、抽象的、本质属性的认识。所以，儿童主要从事物的形状、颜色、功能等表面特点去开始认识他所处的客观世界。这样，对颜色的认识，是儿童认识世界的一个不可缺少的方面。

颜色是由客体自身发出或反射出来的电磁波引起。人们通过对颜色的认识，能认识绚丽多彩的世界，分清色彩各异的物体，辨别由不同颜色标志的信号意义，积累颜色内容的感性经验。对于成长中的儿童来说，颜色感知的正常发展，有助于他们学会有关颜色的知识，掌握绘画、彩塑等技能，形成艺术兴趣、审美情感及美的评价能力等，也能促进个性的全面发展。反之，颜色感知的不良发展或缺陷，就会阻碍儿童认识能力、情感的正常发展和个性形成，进而影响对环境的正确定向和社会适应。

要确切地认识某一种颜色，必须考虑颜色的三种基本特征，即色调、饱和度和明度。研究发现，儿童认识颜色的发展能力表现为越来越精确地分辨各种不同色调、饱和度和明度的颜色，具体表现如下：

①小班：认识红、黄、蓝、绿四种常见的颜色。

②中班：进一步认识紫色、褐色、橙色、白色、黑色、灰色等颜色。

③大班：能区分同一种颜色的不同鲜明程度（饱和度），也开始认识混合颜色。

（2）认识颜色的训练目标与内容

一般而言，教会儿童认识颜色可以通过配对、指认和命名三个阶段。配对，指个体寻找出与目标物体颜色一样的物体。指认，指个体能根据别人所说的一个颜色词寻找出对应颜色的物体。命名，指个体能直接说出物体的颜色。所以，我们可以逐步使用配对、指认和命名的方式让儿童认识一些常见颜色及混合颜色。

根据上述训练目标，我们可以设计两个训练教案，这些教案的简介如下：

训练教案1：训练儿童对红色基本颜色的认识。

训练教案2：训练儿童对红、黄、蓝三种混合颜色的认识。

2. 认识图形

（1）儿童认识图形的特点

几何图形是对自然物体形状的抽象和概括。认识几何图形，不仅有助于儿童辨别和区分日常生活中的物体，发展初步的空间知觉能力和空间想象能力，而且有利于儿童理解和掌握抽象概念，从而促进思维的发展。

儿童对图形的认识具有以下特点：

①认识平面图形并达到图形守恒：4～5岁的儿童开始就能正确认识常见的平面图形，认识顺序依次是“圆形——正方形——三角形——长方形——梯形”。并且，儿童能不受图形大小、颜色、摆放位置的影响而能正确地辨认图形。

②认识立体图形并达到图形守恒：5～7岁儿童开始就能正确认识常见的立体图形，认识顺序依次是“球体——正方体——长方体——圆柱体”。并且，儿童能区分平面图形和立体图形，能逐步理解两者的关系。

③图形分割与拼合：4岁以上儿童对图形的分割与拼合活动表现出比较高的积极性和一定的创造性。

④图形对称：5岁儿童开始学习对称图形，能等分图形。

由此可见，对儿童进行认识形状训练具有很大的必要性和可行性。

（2）认识图形的训练目标与内容

总体而言，认识图形包括认识平面图形和认识立体图形两部分。我们希望儿童经过训练，能进一步加深对平面图形和立体图形基本特征以及两者关系的理解，并认识图形的分割拼合以及对称。

根据上述训练目标，我们可以设计以下四个训练教案，这些教案的简介如下：

训练教案1：训练儿童对三角形的认识，并做到图形守恒。

训练教案2：训练儿童对球体的认识，并理解圆形和球体的关系。

训练教案3：训练儿童能对图形进行分割，并清楚点数拼合图形的数量。

训练教案4：训练儿童能对图形进行两等分，并清楚知道哪些图形是对称图形。

3. 认识数字

（1）儿童认识数字的特点

认识数字是儿童数学教育的一项重要内容，能引导儿童感受和体验日常生活和游戏中事物的数量及其关系，建构初步的数概念，并能用简单的数学方法来解答日常生活中的某些简单问题。由于数字本身具有抽象性的特点，因此认识数字的训练也能有效地发展儿童的观察力、记忆力、注意力、想象力，尤其是逻辑思维能力。

儿童认识数字的能力发展具有以下特点：

①计数：儿童计数能力的发展经历一个“口头数数（唱数）——按物点数（手口一致数数）——说出总数”的过程。到了4、5岁，大多数儿童已经能较好地掌握计数活动。

②序数：在认识基数的基础上，4岁儿童开始认识序数，并能区分基数与序数。

③相邻数：4、5岁的儿童能理解10以内相邻数之间多“1”和少“1”的关系。

④单数和双数：4～5岁的儿童能初步认识单数和双数，初步发展数推理的能力。

⑤数的拆分与组合：5岁儿童能学习10以内数的拆分与组合，理解总数和部分数之间的等量、互补、互换关系。

⑥四则运算：5岁儿童在掌握10以内数的拆分与组合基础上，能完成10以内乃至20以内加减法的运算。

(2) 认识数字的训练目标与内容

儿童的认识数字训练主要包括认识数概念和数字运算两部分的内容。因此，我们的训练目标是巩固儿童10以内的数概念以及加减法运算，并逐渐形成解决日常生活中简单问题的能力。

根据上述训练目标，我们可以设计以下八个训练教案，这些教案的简介如下：

训练教案1：训练儿童计数能力。

训练教案2：训练儿童认识序数。

训练教案3：训练儿童认识相邻数。

训练教案4：训练儿童认识单双数。

训练教案5：训练儿童认识数的拆分与组合。

训练教案6：训练儿童学会10以内的加减法。

训练教案7：训练儿童学会20以内的进位加法。

训练教案8：训练儿童学会20以内的退位减法。

4. 认识时间

(1) 儿童认识时间的特点

时间是在人们意识外并不依赖于意识的客观存在。各种物质运动过程都具有一定的发展顺序和或长或短的持续性，离开时间的形式，任何物质的运动、变化和发展都是不可能的。时间具有以下特点：

①流动性，即时间与物质的运动相联系；

②连续性，即时间是永远不能也不会间断的；

③均匀性，即时间均匀地流动着；

④不可逆性，即时间不能倒转；

⑤无直观性，即时间按看不见、摸不着；

⑥相对性，即时间的程序不是绝对不变的。

时间的认识与儿童在日常生活中经常体验到的生活情境性问题有着密切的联系。因此，对儿童进行认识时间的训练，一方面可以促进他们时间按知觉的发展，加深对次序关系、整体部分关系的进一步理解；另一方面也能帮助儿童潜移默化地形成良好的生活习惯和学习习惯。

儿童认识时间具有以下特点：

其一，对时间顺序的认知由近到远，由短周期到长周期。儿童首先掌握一些最初步的时间概念，如早上、晚上、白天、黑夜等。随着年龄的增长，儿童能逐步认识今天、昨天和明天。到了5、6岁，儿童对时间的认知逐渐向更长、更短的时间段扩展，开始学习看日历，知道年、月、星期的名称和顺序。

其二，对时间顺序的理解以本身的生活经验为参照物。因为时间是抽象的，所以学前儿童认知时间时通常把熟悉的、有兴趣的事件联系在一起。例如，太阳升起来，小朋友起床、刷牙，这是早晨；到幼儿园做操、做游戏，这是白天；天黑了，有星星和月亮，这是晚上。学前儿童就是以这种周期性发生的生活经验如生活作息制度、幼儿园活动、日月运行等为参照物，帮助他们认识时间的顺序。

（2）认识时间的训练目标与内容

根据儿童认识时间的特点，训练内容有间隔较短的“早晨、中午、晚上”和“白天、黑夜”，间隔较长的“今天、昨天、明天”，间隔更长的“年、月、季节、星期”，以及时钟等。所以，我们会采取游戏的方式来训练儿童对上述时间概念的认识。

根据上述训练目标，我们可以设计以下三个训练教案，这些教案的简介如下：

训练教案1：训练儿童对白天和黑夜的认识。

训练教案2：训练儿童对星期的认识。

训练教案3：训练儿童对时钟的认识。

5. 认识空间

（1）儿童认识空间的特点

空间和时间一样，是运动着的物质存在的形式。当我们说到世界上任何物质存在的时候，首先是指它在什么地方存在。要确定一个事物的存在位置，必须了解这一事物与周围其他事物的空间关系，如距离的远近、上下前后方位等。

对空间的认识不仅是人类智慧的基本成分之一，而且涉及科学世界观的形成问题。儿童生活在空间时间中，每时每刻都和客观事物打交道，也离不开和事物的空间特性打交道。不认识这些空间特性，儿童就无法生活。

儿童认识空间的特点如下：

①儿童对空间基本方位的认识和判断遵循由易到难的顺序，即先认识上下，再认识前后，最后认识左右。

②儿童在辨别空间方位的过程中要经历从以自身为中心逐步过渡到以客体（其他的人或事物）为中心的定向过程。

③在空间方位定向的发展中，儿童也是从离自身范围较近的空间定向逐渐扩展到更远的空间区域范围。

（2）认识空间的训练目标与内容

根据儿童认识空间的特点，训练内容有以自身为中心辨别上下、前后和左右；以客体为中心辨别上下、前后和左右；认识空间的相对性、连续性和可变性。所以，我们会采取游戏的方式来训练儿童对上述空间概念的认识。

根据上述训练目标，我们可以设计训练儿童以客体为中心辨别上下的教案。

6. 认识物理的量

(1) 儿童认识物体的量的特点

物体的量是事物所具有的可作比较或测定程序异同的性质，如比较和测定物体的大小、长短、轻重等各种属性。量可以分为不连续量（分离量）和连续量（相关量）两种。不连续量是表示物体的集合元素有多少的量，而长度、体积、速度等是连续量。

儿童认识物体的量具有以下特点：

①从明显差异到不明显差异：3～4岁儿童往往只对量的差异能感知和区分，能在差异明显的变量中辨别区分出最大的（最长的）或最小的（最短的）。而随着年龄的增长，儿童才逐渐对差异不大明显的量进行认识和区分，即认识和区别量的精确性也有所提高。

②从绝对到相对：长短、大小等物体的量，都只有在比较中才能理解和区分。但对这些物体的量，儿童最初是一种绝对化的认识。只有当儿童在对两个物体的选择、比较，逐渐过渡到三个或更多物体的选择和比较过程中才能逐步理解量的相对性。

③从模糊、不精确到逐渐精确：虽然儿童在生活中已经积累关于物体大小或长短的不同经验，而且能分化它们，但是有时还不能用正确的词汇来表达它的意义。例如，3～4岁儿童常常用大、小来代替长度等其他物体的量的准确名称，把粗铅笔说成大铅笔，把长毛巾说出大毛巾等。

(2) 认识物体的量训练目标与内容

根据儿童认识物体的量的特点，训练内容有比较两个物体的量，比较三个物体的量，以及在一堆物体中找出等量的物体。所以，我们会采取游戏的方式来训练儿童对上述物体的量进行认识。

根据上述训练目标，我们可以设计训练儿童对大小的认识的教案。

21.1.2 基本认知能力训练

1. 注意力训练

(1) 儿童注意力的特点

注意力是个体最重要的心理素质之一，3～6岁是开发儿童注意力的关键期。注意力水平的高低，将直接影响着人的智力发展和对知识的吸收。是否具备优秀的注意力，是儿童心理素质水平发展的重要衡量标准。

心理学家认为，注意分为无意注意、有意注意和有意后注意三种。

①无意注意：3～4岁儿童的无意注意占优势，注意力易分散、不稳定。

②有意注意：4～5岁儿童的有意注意开始发展，但有意注意稳定性仍然比较差。

③有意后注意：5～6岁儿童开始具有独立控制自己注意的能力，其注意的稳定性增加，能较长时间注意喜欢的事物，集中时间大约为15～20分钟。

研究表明，特殊儿童的有意注意形成和发展较缓慢，注意的稳定性差，不喜欢或不愿意投入需要持久注意的活动，易受无关刺激干扰。所以，对学前儿童进行注意力训练是很有必要的，也是可行的。

(2) 儿童注意力的训练目标与内容

心理学家发现注意力具有稳定性、广度、分配和转移四个特征。注意的稳定性是指在同一对象或同一活动上注意所能持续的时间。注意的广度是指在同一时间内能清楚地把握对象的数量。注意的分配是指在同一时间内把注意指向不同的对象。注意的转移是指根据新的任务主动地把注意从一个对象转移到另一个对象或由一种活动转移到另一种活动的现象。

从对象上看，注意力包括视觉注意、听觉注意和视听结合注意。因此，我们希望通过视觉、听觉以及视听结合三方面的注意力训练，发展儿童的有意注意，培养儿童注意的稳定性、分配、转移能力以及注意的广度，全面促进其注意力的发展。

根据上述训练目标，按照从易到难的顺序，我们可以设计以下三个训练教案，这些教案的简介如下。

训练教案1：训练儿童的视觉注意力。

训练教案2：训练儿童的听觉注意力。

训练教案3：训练儿童的视听结合注意力。

2. 观察力训练

(1) 儿童观察力的发展特点

观察是一种有目的、有计划，比较持久的知觉过程，是知觉的高级形态。观察力是指个体在一组信息中发现关键信息的能力，它与注意力、记忆力、想象力、创造力密切相关，是构成智力的要素之一。观察能力敏锐的个体能够快速处理复杂的信息，发现别人难以发现的细节，把握事物的本质特征，从而为问题解决提供更多更有效的线索。因此，观察力的培养对儿童认识世界具有重要的意义。

学前期是儿童观察力初步形成的时期，学前儿童的观察力具有以下四个方面的特点：

①观察的目的性：小班的儿童还不能进行有组织、有目的的观察，观察易受无关事物和细节的干扰。到了中班尤其是大班之后，儿童开始能根据成人要求进行观察。

②观察的持久性：小班的儿童观察时间比较短，易受无关刺激和自身情绪的影响，很容易转移注意的对象。随着年龄的增长，儿童观察的持久性会增长。

③观察的概括性：小班儿童还不善于从整个事物中发现内在联系。随着儿童思维能力的发展，观察的概括性也逐渐增长。

④观察的计划性：学前儿童还不善于运用观察的方法，观察活动中表现出明显的随意性，难以把握事物的整体和实质。

研究发现，特殊儿童观察不细致，经常丢三落四，观察没有一定的顺序，看到哪里算到哪里，观察效果差。因此，我们需要对特殊儿童进行观察力训练。

（2）儿童观察力的训练目标与内容

儿童观察力的训练目标包括：培养儿童观察的目的性、增强儿童观察的持久性和概括性、帮助儿童习得一定的观察策略，其中观察策略是训练的关键。适合儿童的观察策略主要有三种：特征观察法、顺序观察法及视觉分割观察法，每种策略都有其适用的范围。具体而言，当观察对象呈现时间较短而且具有某些典型特征时，使用特征观察法能够迅速抓住观察对象的主要特征。当几种观察对象外形特征不十分明显，而又要求找出它们之间细微差别时，可用顺序观察法按部就班地进行观察比较。在对象既复杂又无序的情况下，可用视觉分割法进行观察，即利用想象的纵横线条将观察对象分割成几个部分，然后分类进行观察比较。经过训练和学习，儿童在面对不同的观察对象时，应能灵活运用不同的观察策略，最终实现问题的有效解决。

根据上述训练目标，按照从易到难的顺序，我们可以设计以下三个训练教案，这些教案的简介如下：

训练教案 1：训练儿童掌握特征观察法。

训练教案 2：训练儿童掌握顺序观察法。

训练教案 3：训练儿童掌握视觉分割观察法。

3. 记忆力训练

（1）儿童记忆力的发展特点

记忆是人脑对过去经验的保持和再现。5~6 个月婴儿的记忆最初表现为再认，1 岁左右记忆开始出现，2 岁左右记忆力逐步发展。记忆力的好坏主要体现在两方面：记忆的容量和保持的时间。研究表明，通过记忆策略（如复述、精制、组织等）的训练，能有效增加记忆的容量和增长保持的时间。

记忆策略是指人在有意控制之下的，可以用来提高记忆操作效果的认知活动和行为活动。从国内外关于记忆策略训练的研究中，可以概括出以下几条结论：

①儿童期是记忆策略开始发生并初步发展的时期；儿童明显的记忆策略发生的时间约在 4～5 岁。

②儿童记忆策略水平随年龄的增长而逐渐增强。

③有意识的训练可有力促进儿童更早更好地掌握记忆策略。

可见，儿童高水平的记忆力发展与儿童记忆策略的发生发展密切相关，高水平的记忆策略可以大大提高记忆效果。特殊儿童的记忆缺乏明确目的，识记速度缓慢，工作记忆容量小，保持不牢固，再现不精确，不会使用记忆策略。因此，我们需要对学前儿童进行记忆力尤其记忆策略的训练。

(2) 儿童记忆力的训练目标与内容

研究发现，记忆策略主要有复述、排序、联想及分类这四种。复述是一种最常用也很重要的记忆策略，它能加深大脑的相应痕迹，是克服遗忘的最有效方法。复述是一种有意回忆的过程，高水平的记忆必须以有意识的记忆为基础。另外，许多刺激是以序列的方式呈现的，呈现时往往存在一定的规律。如果儿童能够发现事物的排序规律进行记忆，那么记忆的准确性就会大大提高。同时，也有许多刺激的呈现是杂乱无章和无意义的，此时有效的记忆策略是对杂乱的事物进行梳理，将无意义的刺激变成有意义的内容，进行意义识记。联想和分类就是一种对无意义刺激赋予意义的过程。所以，我们的目标就是要求儿童能掌握复述、排序以及联想、分类这四种记忆策略，以促进其记忆力的发展。

根据上述训练目标，按照从易到难的顺序，我们可以设计以下三个训练教案，这些教案的简介如下：

训练教案 1：训练儿童掌握复述的记忆策略。

训练教案 2：训练儿童掌握排序的记忆策略。

训练教案 3：训练儿童掌握联想（编故事）的记忆策略。

训练教案 4：训练儿童掌握分类的记忆策略。

21.1.3 现代化技术在基本认知能力训练中的应用

目前，在各大医院、康复机构、特殊学校中应用的最为广泛的认知评估与训练专用仪器设备为“启慧博士认知能力测试与训练仪”。另外，“启慧博士认知能力测试与训练仪”符合“教育部培智学校教学、康复训练仪器配备标准”的要求。同样也符合“上海市医疗器械产品生产”的要求。“启慧博士”初级训练系统共有从注意力训练、观察力训练、记忆力训练、数字认知训练、图形认知训练、序列认知训练、异类鉴别训练、同类匹配训练八大版块。

1. 注意力训练

在“启慧博士”学前训练系统的注意力训练版块中，主要运用六种类型的题目来训练儿童视觉注意、听觉注意和视听结合注意三大能力。

（1）训练儿童在多个物品中找出具有某个特征的物品（见图21-1）。

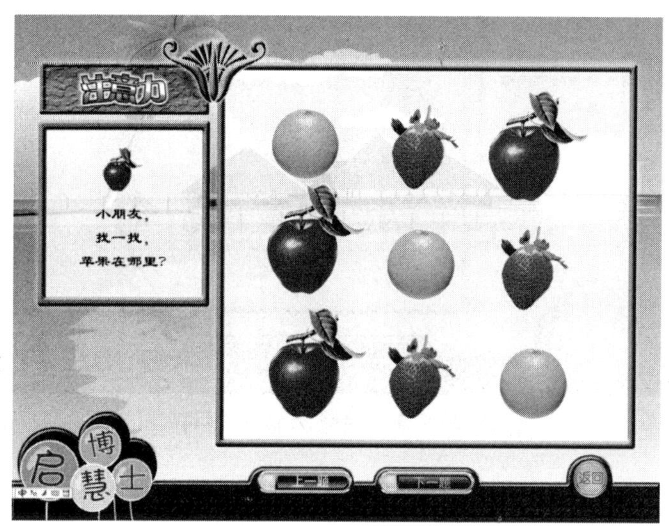

图21-1　注意力训练题目

（2）训练儿童在坐标图中找出某个物品（见图21-2）。

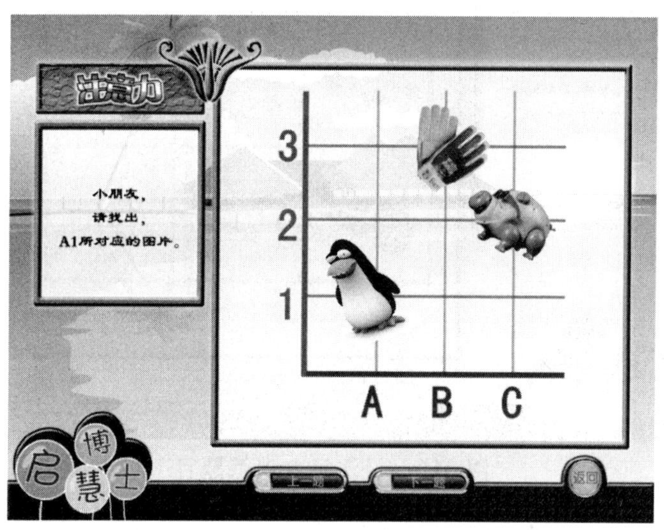

图21-2　注意力训练题目

（3）训练儿童在迷宫中找出某个物品（见图 21－3）。

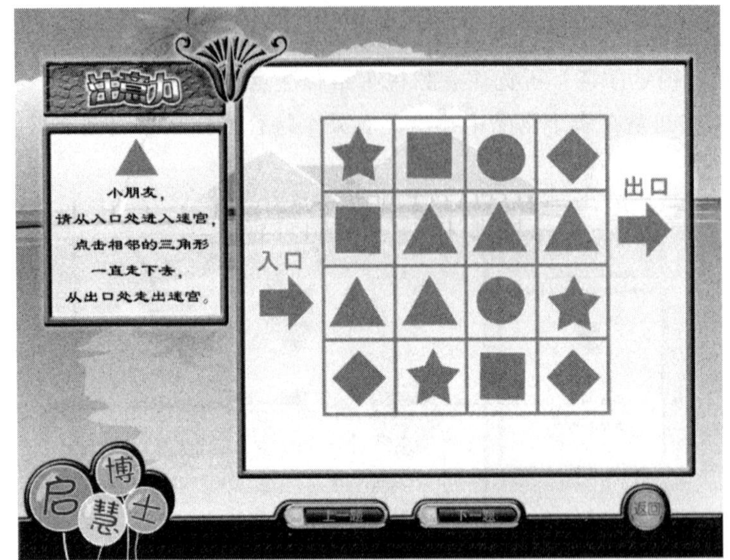

图 21－3　注意力训练题目

（4）训练儿童在多个物品中找出两两相同的物品（见图 21－4）。

注意力
小朋友，
点击相同的图案，
它们就会消失，
试试看吧！
FUTA
FUTA
启
博
慧
士
上一题
下一题
返回

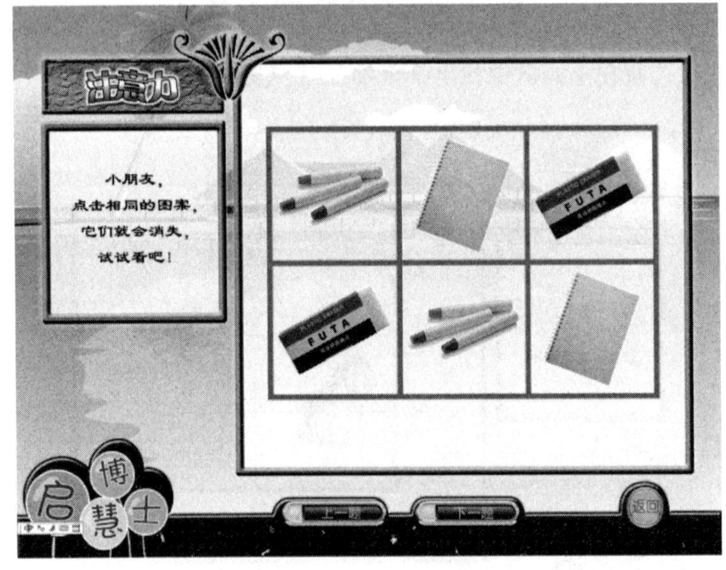

图 21－4　注意力训练题目

（5）训练儿童根据声音找出对应的物品（见图 21－5）。

注意力
小朋友，
听一听，
是哪辆车发出了声音?
启慧博士
返回

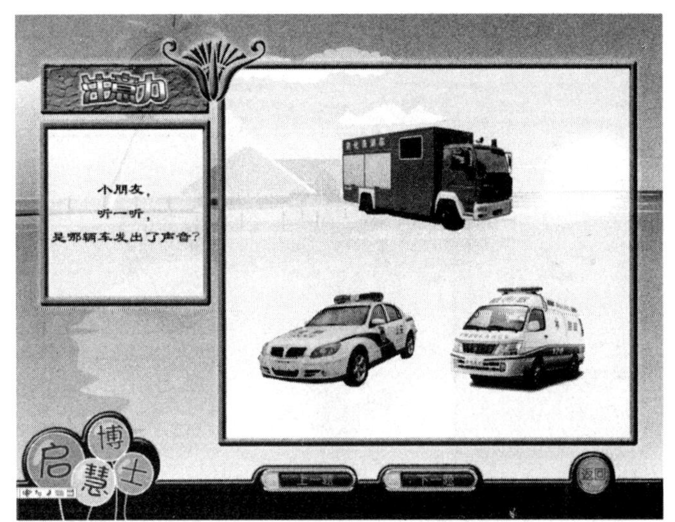

图 21－5 注意力训练题目

（6）训练儿童在听故事过程中注意相应的物品（见图 21－6）。

注意力
小朋友，请仔细听故事，
每当听到“小鸡”时，
就立即按右面的小鸡按钮；
听到“小鸭”时，
就立即按右面的小鸭按钮。
启慧博士
返回

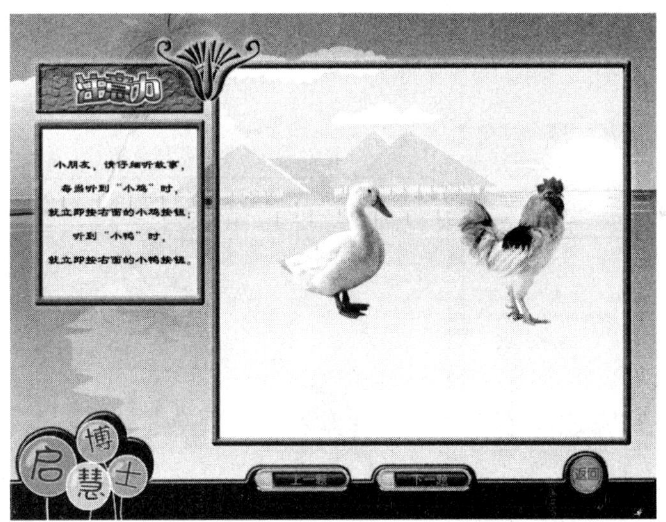

图 21－6 注意力训练题目

2. 观察力训练

在“启慧博士”学前训练系统的观察力训练版块中，主要运用五种类型的题目来帮助儿童习得观察策略，全面提高观察力。

（1）训练儿童运用特点法在一组相似图片中找出与其他不一样的图片（见

图 21－7）。

观察力
小朋友，
请找出一张不同的
图片。
启
慧
博
士
返回

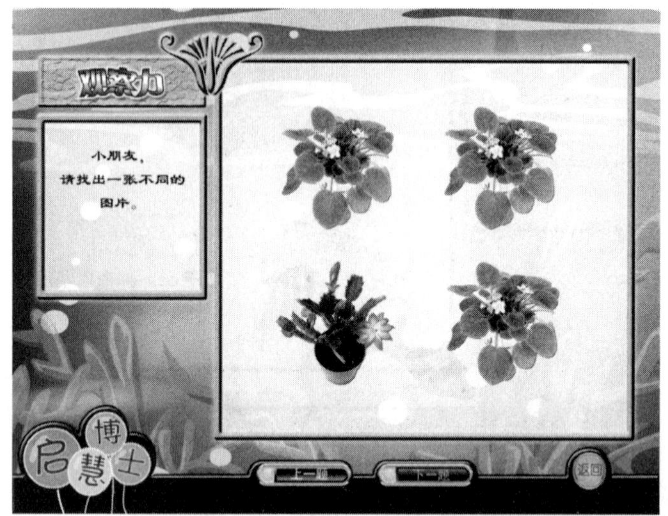

图 21－7　观察力训练题目

（2）训练儿童运用特点法和顺序法在一组相似图片中找出相同的图片（见图 21－8）。

观察力
小朋友，
请找出两张相同的
图片。
启
慧
博
士
返回

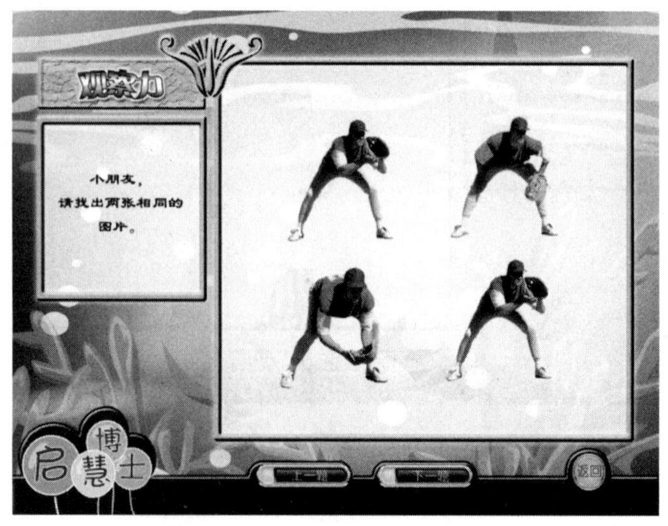

图 21－8　观察力训练题目

（3）训练儿童使用视觉分割法将若干零碎的小图拼成一张完整的大图（见图 21－9）。

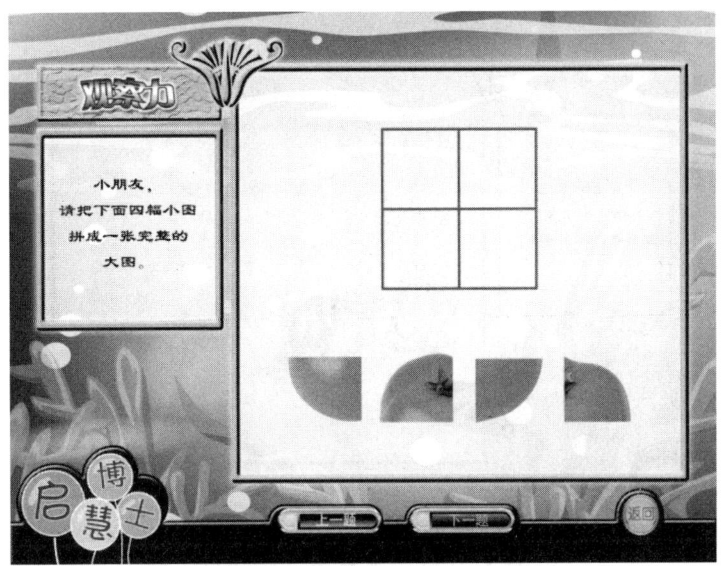

图 21-9 观察力训练题目

（4）训练儿童综合运用多种方法找出两张相似图片中的若干细微差别（见图 21-10）。

观察力
小朋友，
请找出右面两张
图片中五处不同。
用鼠标在第二幅
图片中找到的地方
点击就可以了。
启
博
慧
士
上一题
下一题
返回

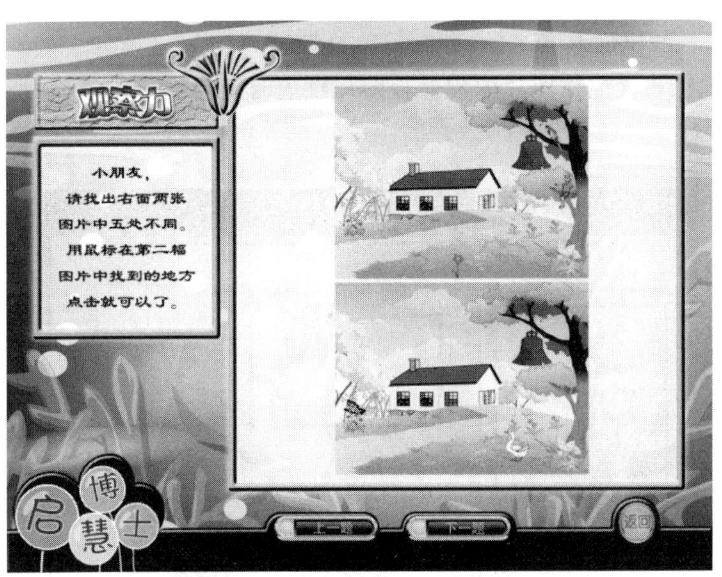

图 21-10 观察力训练题目

（5）训练儿童综合运用多种方法找出图中错误的地方（见图 21-11）。

观察力
小朋友，
请找出右面
图片中的六处错误。
启慧博士
返回

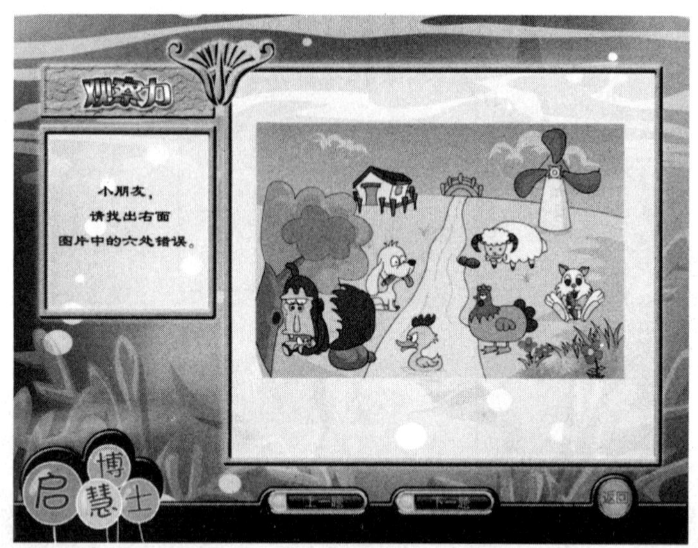

图 21－11　观察力训练题目

3. 记忆力训练

在“启慧博士”学前训练系统的记忆力训练版块中，主要运用六种类型的题目来训练儿童的记忆力。

（1）训练儿童记住图片的顺序，图片再现时重新进行排序（见图 21－12、图 21－13）。

记忆力
小朋友，
请将图片按照刚
才你所看到的顺
序摆放在方框中。
启慧博士
返回

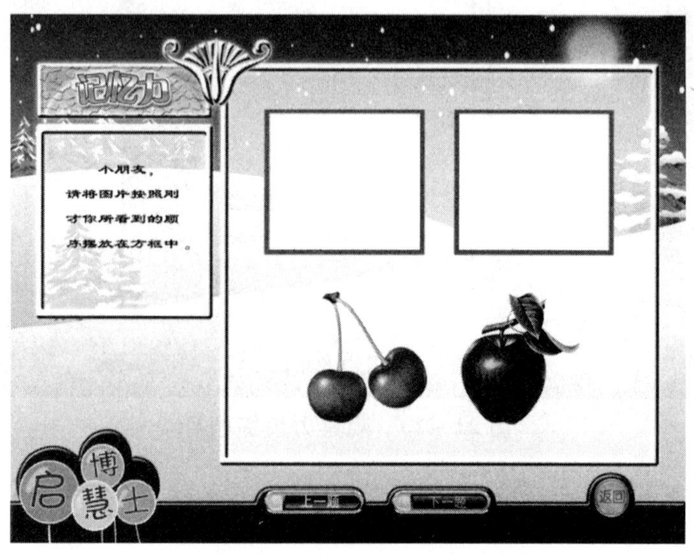

图 21－12　记忆力训练题目

记忆力
小朋友，
请仔细观察右面
的图片，并记住
它们的顺序。
启
慧
博
士
上一题
下一题
返回

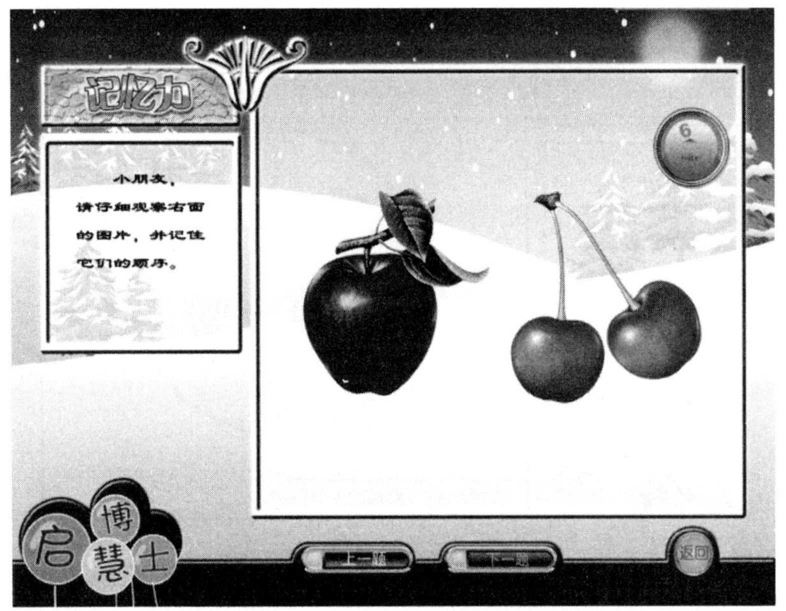

图 21－13　记忆力训练题目

（2）训练儿童记住图片的内容，图片再现时找出不同的地方（见图 21－14、图 21－15）。

记忆力
小朋友，
请仔细观察右面
的图片，并记住
它的内容。
启
慧
博
士
上一题
下一题
返回

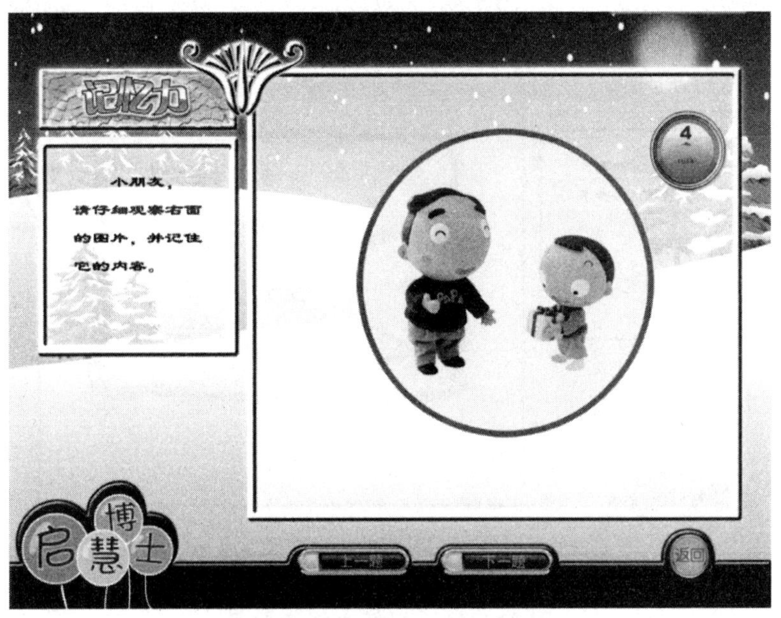

图 21－14　记忆力训练题目

记忆力
小朋友，
请指出这张图中
的那一部分与刚
才那张图不同？
博
启
慧
士
上一题
下一题
返回

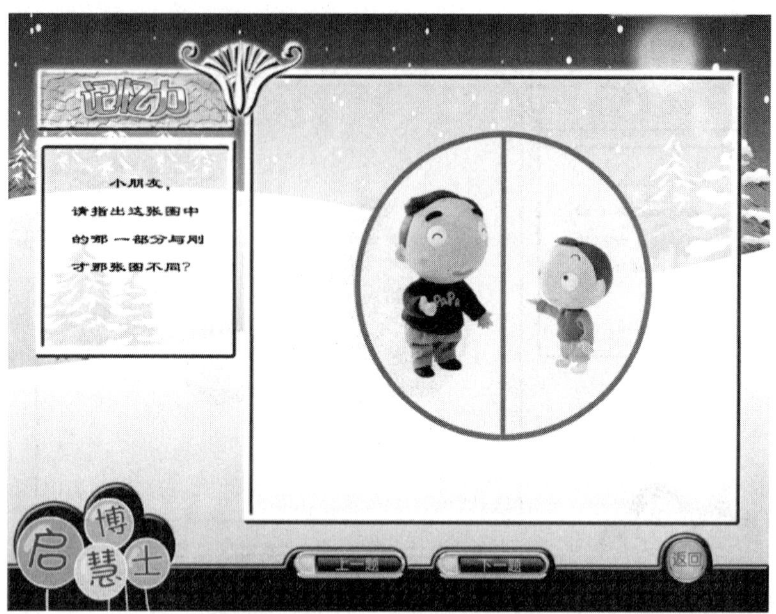

图 21－15　记忆力训练题目

（3）训练儿童记住图片的内容，图片再现时找出多出来的内容（见图 21－16、图 21－17）。

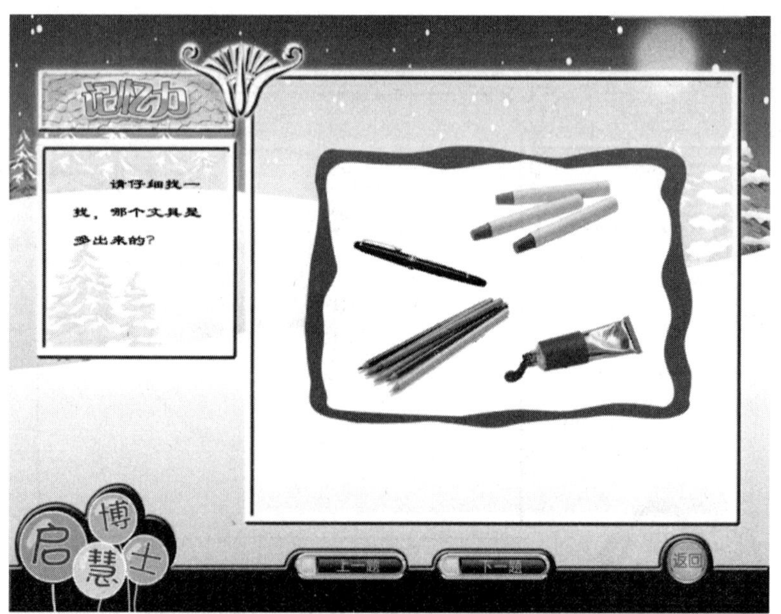

图 21－16　记忆力训练题目

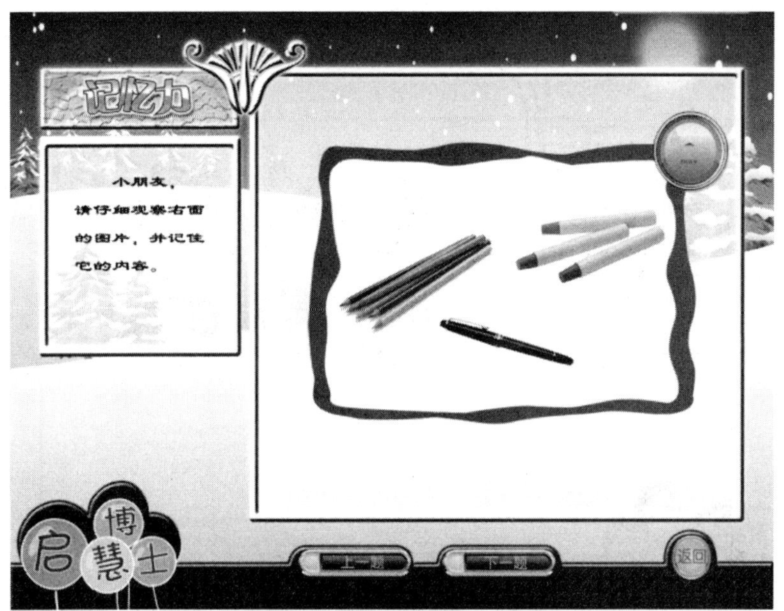

图 21-17　记忆力训练题目

（4）训练儿童记住图片的内容，找出两两相同的图片（见图 21-18、图 21-19）。

记忆力
小朋友，
下面图片中有10个问号，每个问号后面都有一幅图片。请你用鼠标点击这些问号试着找到相同的图片。
上一题
下一题
返回
启
博
慧
士

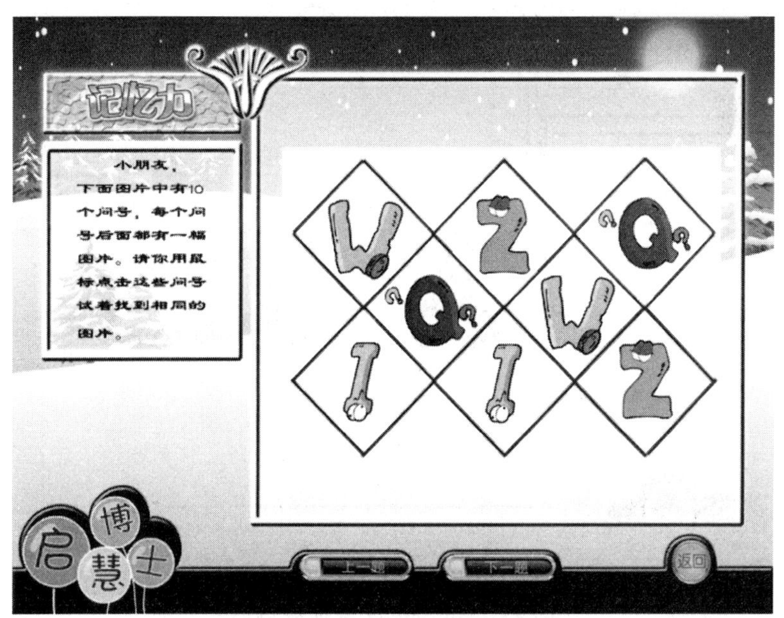

图 21-18　记忆力训练题目

记忆力
小朋友，
下面图片中有10
个问号，每个问
号后面都有一幅
图片。请你用鼠
标点击这些问号
试着找到相同的
图片。
博
启
慧
士
上一题
下一题
返回

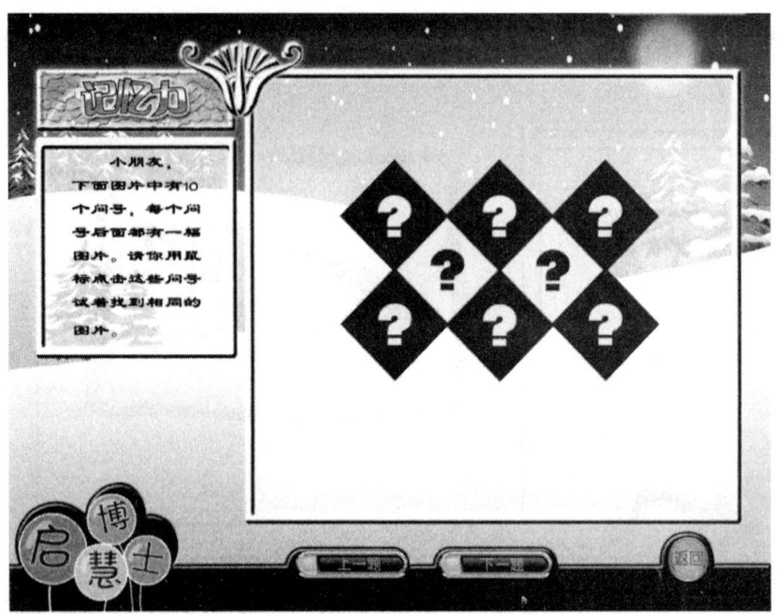

图 21-19　记忆力训练题目

（5）训练儿童记住图片的内容，在一堆相似图片中找出刚才记忆的图片（见图 21-20、图 21-21）。

记忆力
小朋友，
右面哪一张是你
刚才所看到的图
片？
博
启
慧
士
上一题
下一题
返回

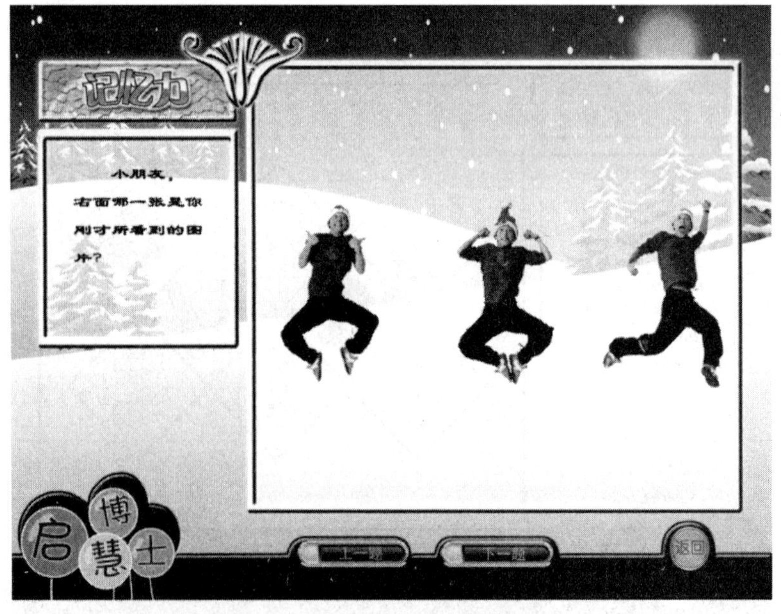

图 21-20　记忆力训练题目

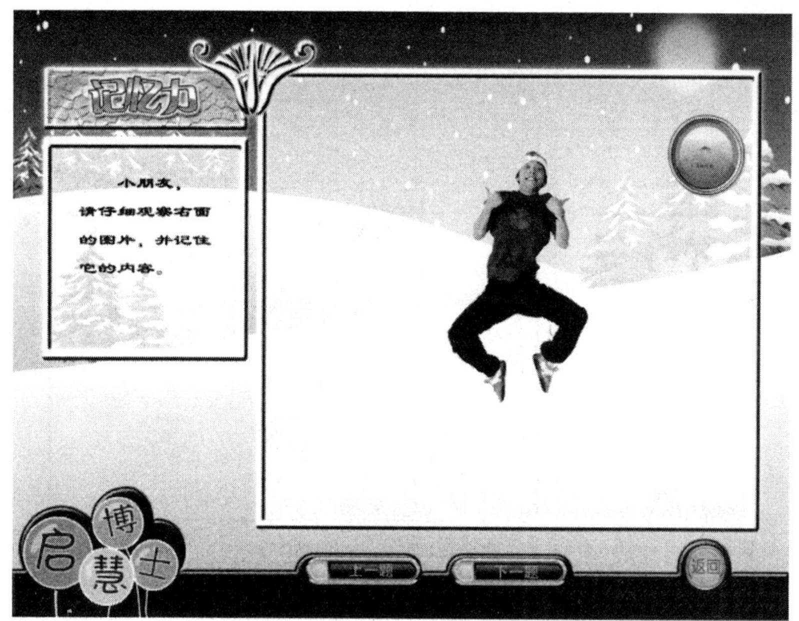

图 21－21　记忆力训练题目

（6）训练儿童根据规律进行记忆（见图 21－22、图 21－23）。

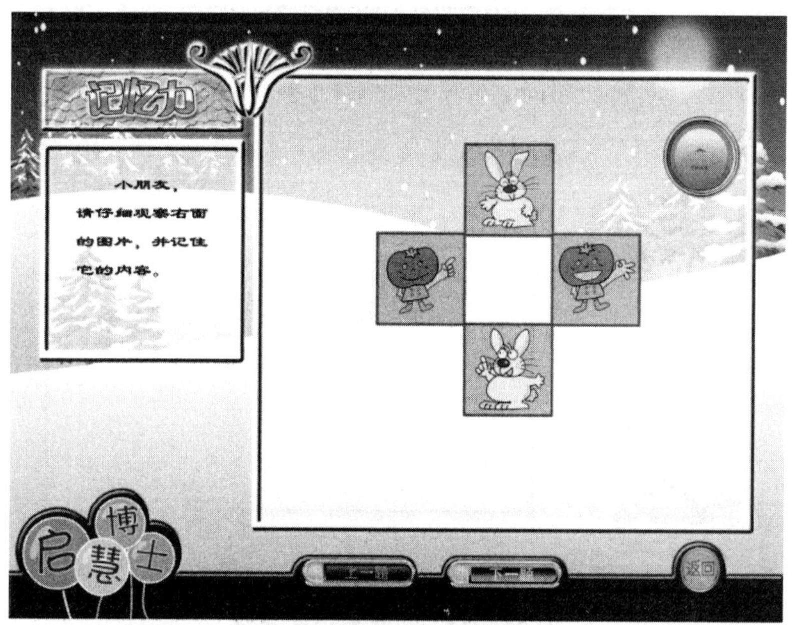

图 21－22　记忆力训练题目

记忆力
小朋友，
根据刚才你看到
的图片，想一想
空白方框中是什
么图案？
启
博
慧
士
上一题
下一题
返回

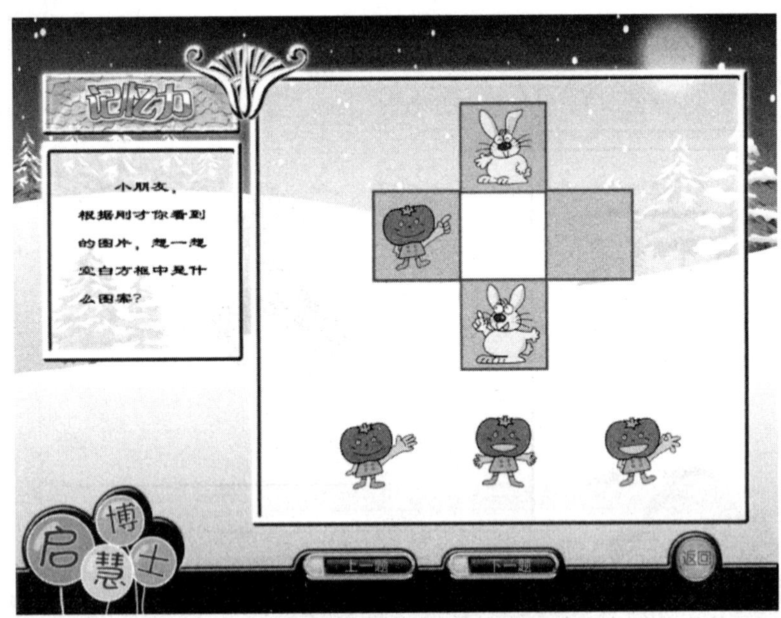

图 21－23　记忆力训练题目

（7）训练儿童听觉记忆能力（见图 21－24、图 21－25）。

记忆力
请仔细听好
下面的故事，记
住故事里出现了
哪些小动物。
启
博
慧
士
上一题
下一题
返回

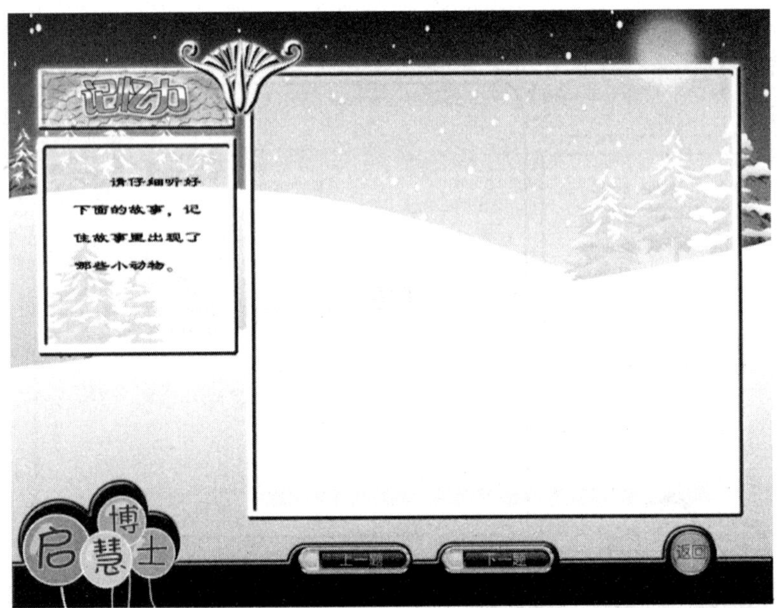

图 21－24　记忆力训练题目

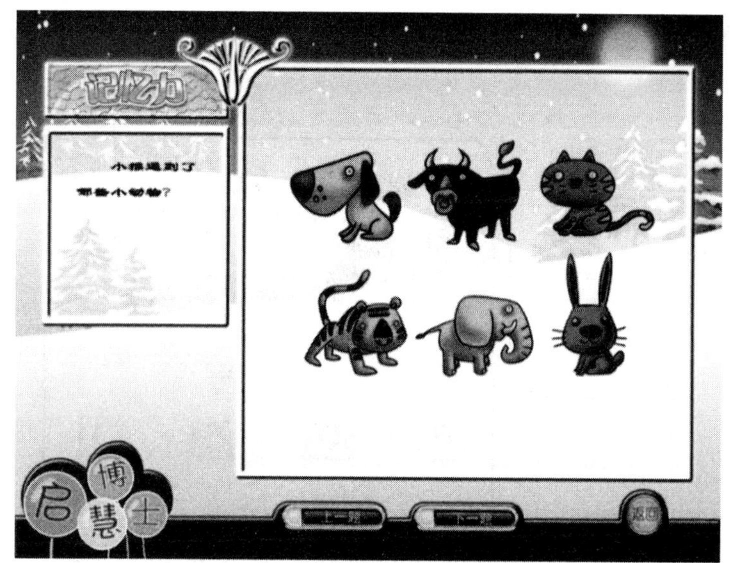

图 21 – 25　记忆力训练题目

4. 数字认知训练

在数字认知训练版块中，主要运用六种类型的题目来训练儿童对数字的认知能力。

(1) 训练儿童计数能力（见图 21 – 26）。

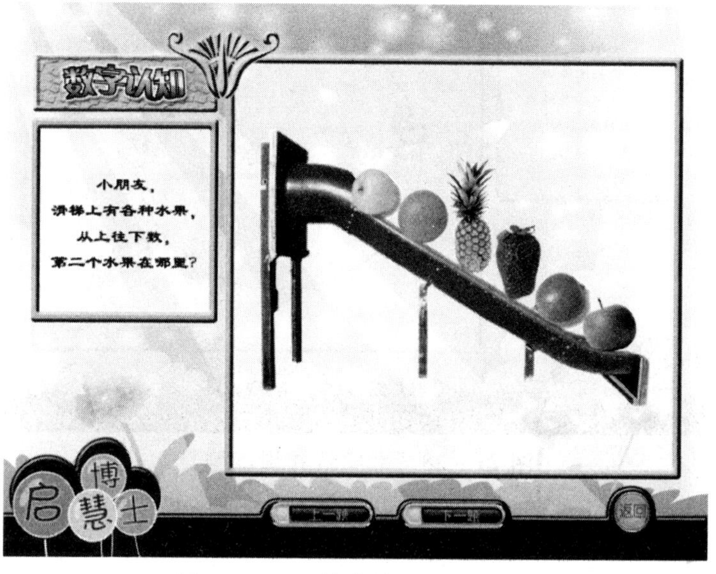

图 21 – 26　数字认知训练题目

（2）训练儿童对序数的认知（见图 21－27）。

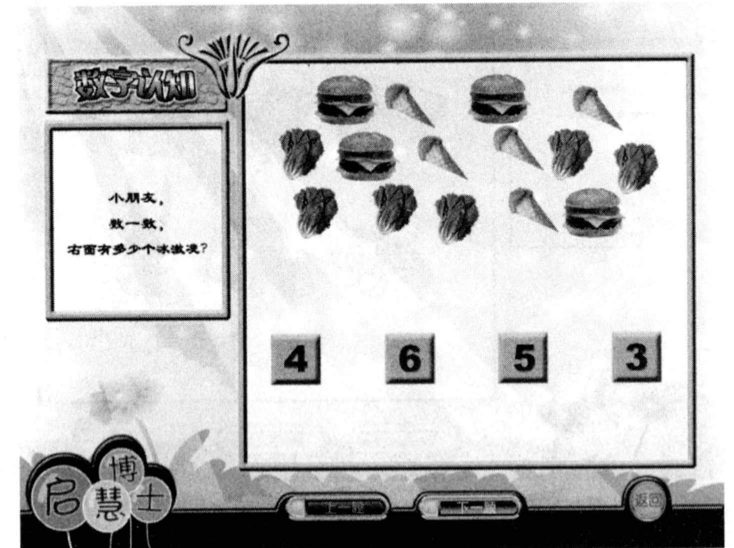

图 21－27　数字认知训练题目

（3）训练儿童顺接数或倒接数的能力（见图 21－28）。

数字认知
小朋友，
小明必须沿着
单数号码的路线走
才能找到小猫，
请你帮帮他。
5
13
12
7
14
10
21
博
启
慧
士
返回

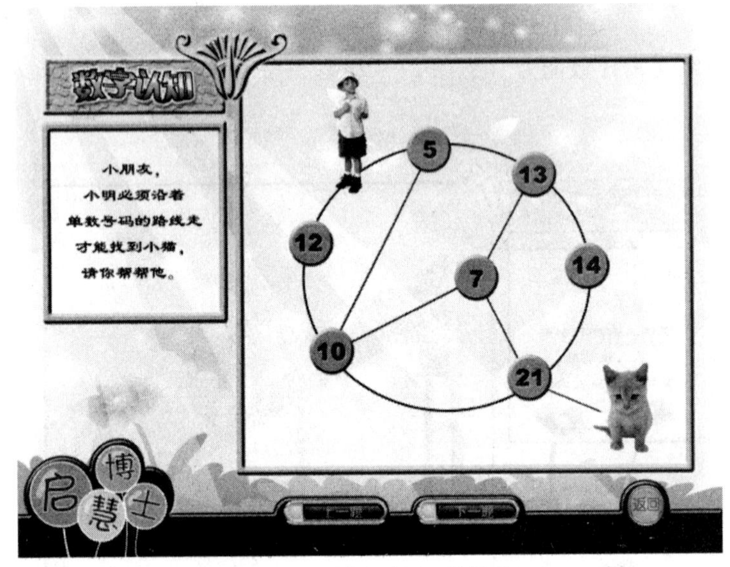

图 21－28　数字认知训练题目

（4）训练儿童对奇数或偶数的认知（见图 21－29）。

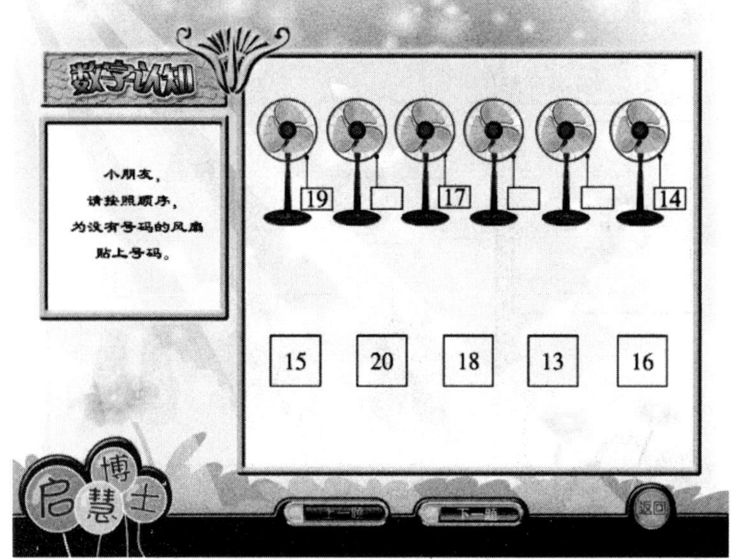

图 21-29 数字认知训练题目

（5）训练儿童比较数字大小的能力（见图 21-30）。

数字认知
小朋友，
根据左边的天平，
想一想，
右边的天平应该
放多少个篮球？
启
博
慧
士
返回

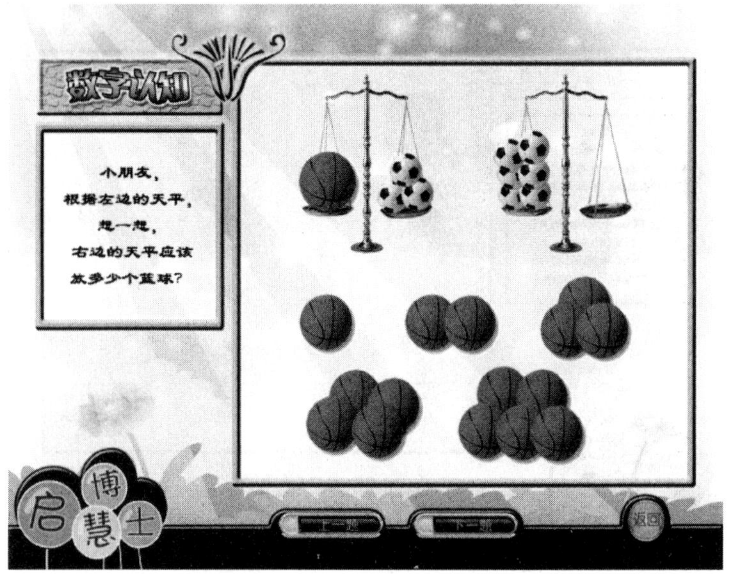

图 21-30 数字认知训练题目

（6）训练儿童等量代换的能力（见图 21-31）。

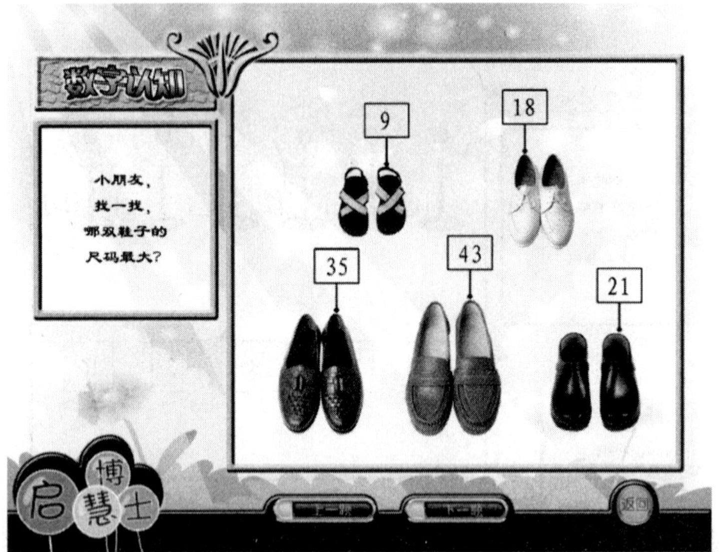

图 21－31　数字认知训练题目

（7）训练儿童对加减法的运算（见图 21－32）。

数字认知
小朋友，
每个小动物脖子上
挂着一个算式，
算式的答案就是
它们家的门牌。
请帮助小动物找到
它们的家，
把小动物拖到房子
旁边的空白方框中。
6
13
10－5
7+6
15－9
18+1
博
启
慧
士
返回

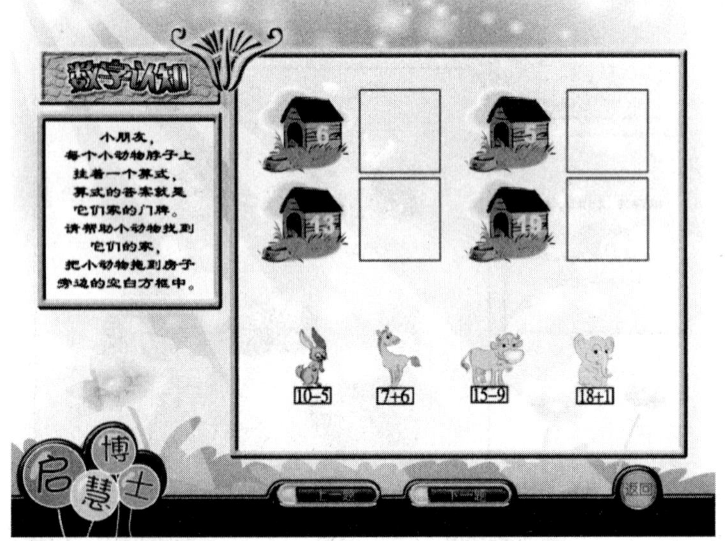

图 21－32　数字认知训练题目

5. 图形认知训练

在图形认知训练版块中，主要运用五种类型的题目来训练儿童对图形的认知。

（1）训练儿童正确分辨基本图形（见图 21－33）。

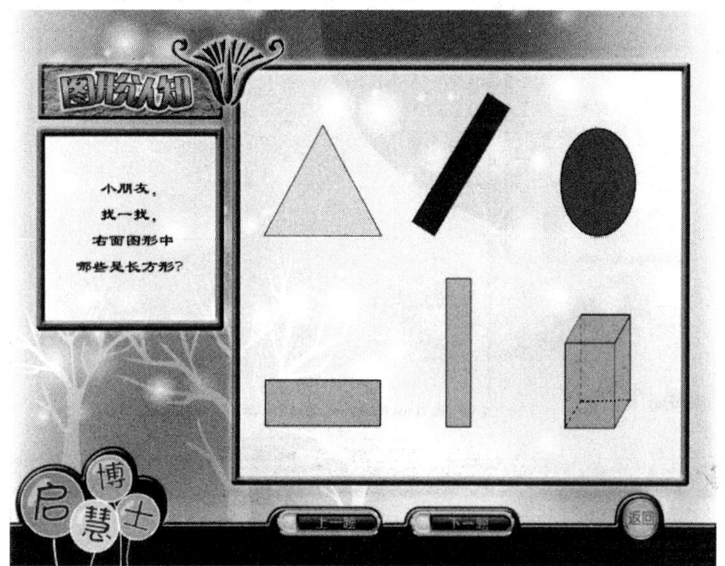

图 21－33　图形认知训练题目

（2）训练儿童观察图形的变化（见图 21－34）。

图形认知
小朋友，
看一看，
右面的图形
缺了哪些部分？
启
博
慧
士
上一题
下一题
返回

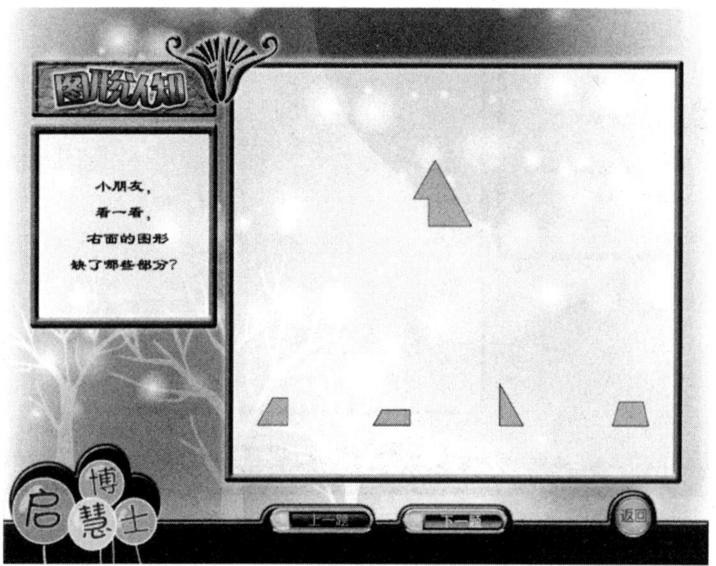

图 21－34　图形认知训练题目

（3）训练儿童数图形的能力（见图 21－35）。

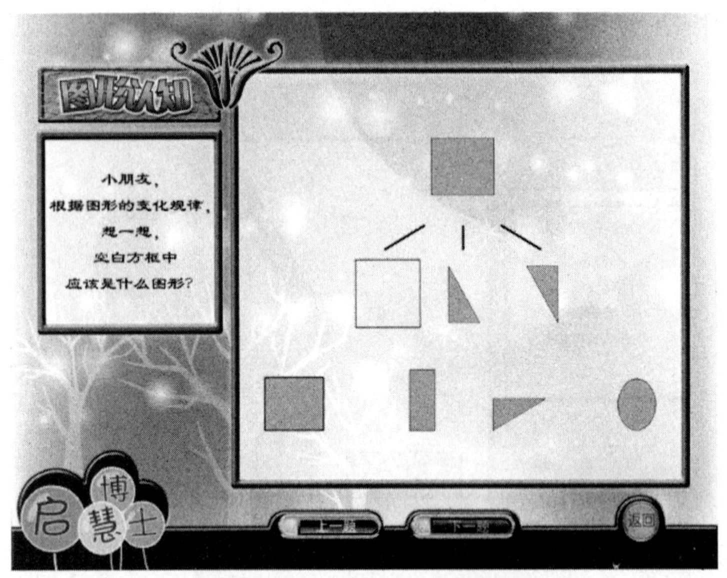

图 21-35　图形认知训练题目

（4）训练儿童分割图形的能力（见图 21-36）。

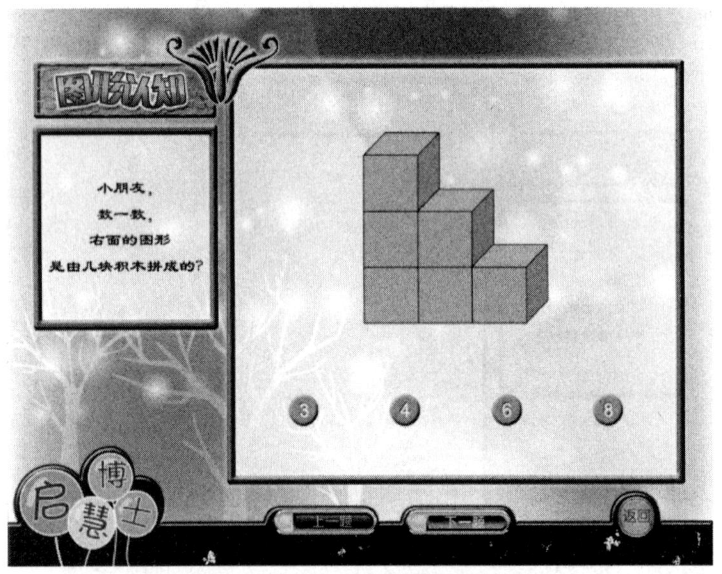

图 21-36　图形认知训练题目

（5）训练儿童进行图形推理的能力（见图 21-37）。

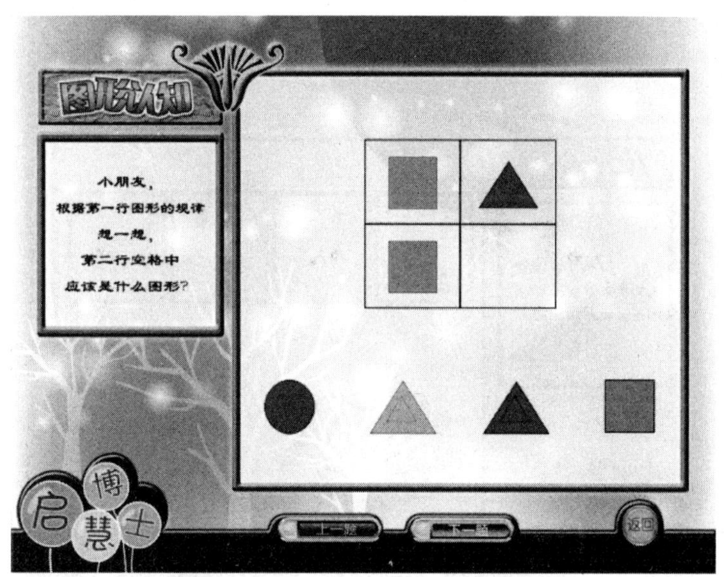

图 21－37　图形认知训练题目

6. 序列认知训练

在“启慧博士”初级训练系统的序列认知训练版块中，主要运用两种类型的题目来训练儿童对序列的认知。

(1) 训练儿童按照事情发展的先后顺序重新排列图片（见图 21－38）。

序列认知
小朋友，请仔细观察发生了什么事情，按先后顺序排列图片。
启慧博士
上一题
下一题
返回

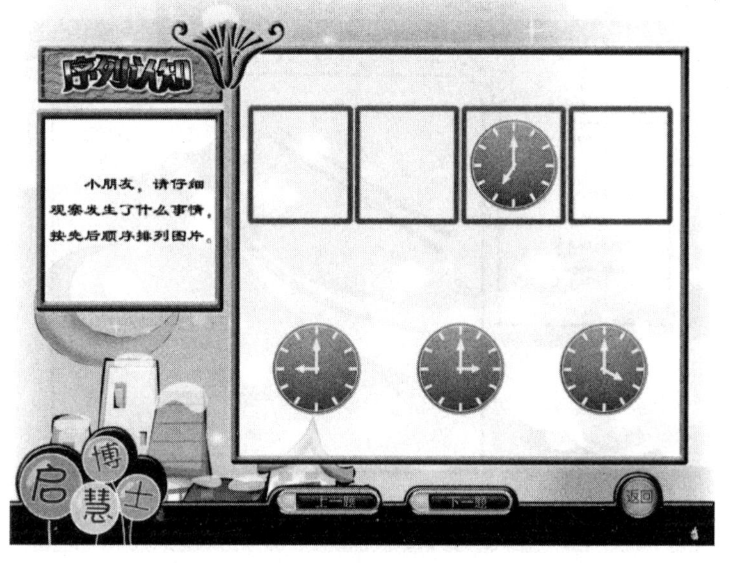

图 21－38　序列认知训练题目

（2）训练儿童对时间进行排序（见图 21－39）。

序列认知
小朋友，请仔细
观察发生了什么事情，
按先后顺序排列图片。
启
博
慧
士
返回

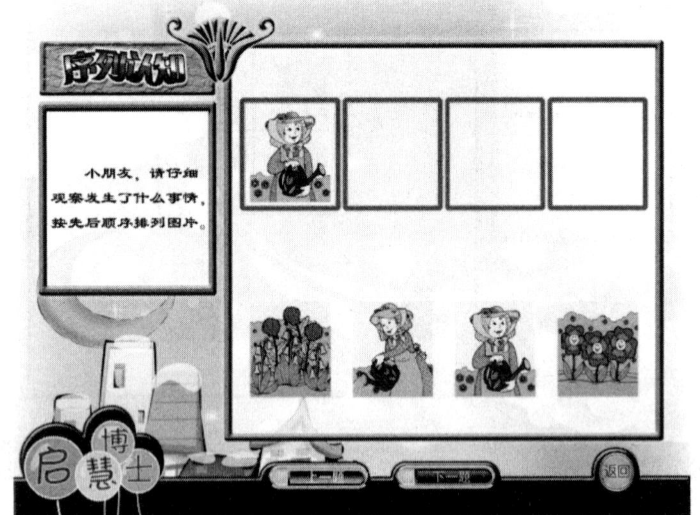

图 21－39　序列认知训练题目

7. 异类鉴别训练

在“启慧博士”初级训练系统的异类鉴别训练版块中，主要运用一种题型来训练儿童的异类鉴别能力，要求儿童从四幅图片中找出与其他最不相同的一幅。题目从易到难，涵盖了儿童日常生活中常见的事物类别（见图 21－40）。

异类鉴别
小朋友，
请在右面四幅图片中
找出与其他
最不相同的一幅。
启
博
慧
士
返回

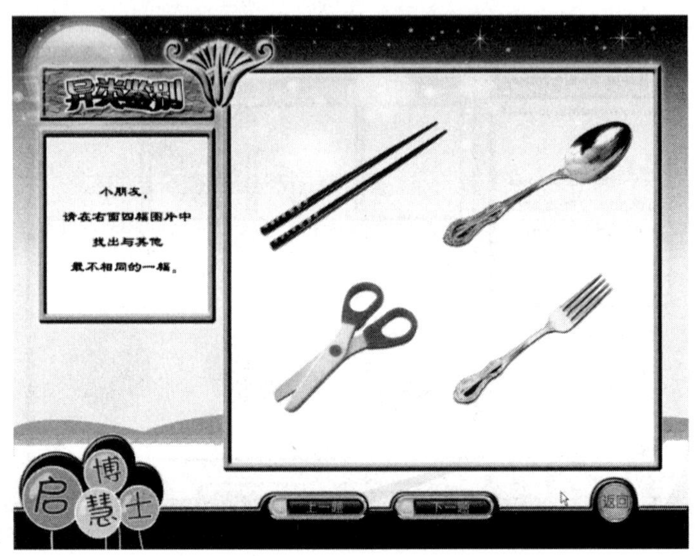

图 21－40　异类鉴别训练题目

8. 同类匹配训练

在“启慧博士”初级训练系统的同类匹配训练版块中，主要运用三种类型的题目来训练儿童的同类匹配能力。

（1）训练儿童根据颜色、形状等外部特征进行分类（见图21－41）。

同类匹配
小朋友，
请观察下面物体的特征，把同类的物体放在同一组方框中。
启
慧
博
士
上一题
下一题
返回

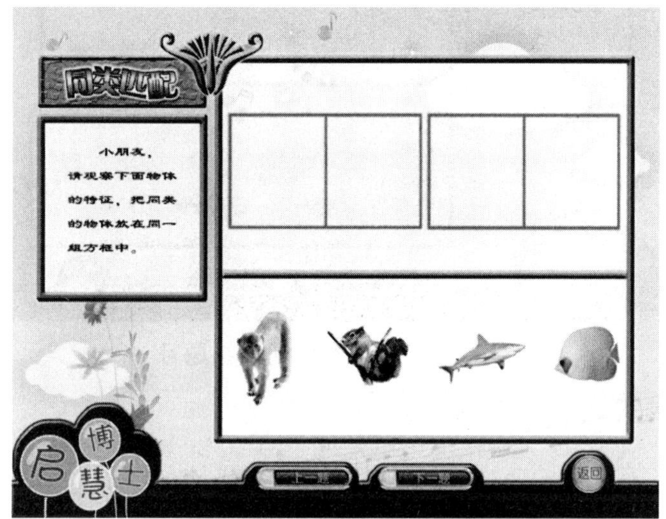

图21－41　同类匹配训练题目

（2）训练儿童根据动物、食物等上位概念进行分类（见图21－42）。

同类匹配
小朋友，
根据上面一排前面两个物体的关系，在下面一排四个物体中选出对应的物体拖到空白方框中。
启
慧
博
士
上一题
下一题
返回

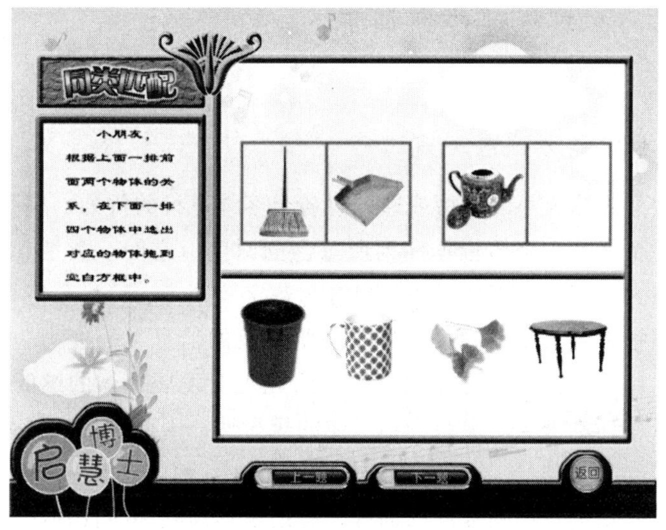

图21－42　同类匹配训练题目

（3）训练儿童根据事物之间的关系进行分类（见图 21－43）。

同类匹配
小朋友，
请观察下面物体
的特征，把同类
的物体放在同一
组方框中。
启慧博士
返回

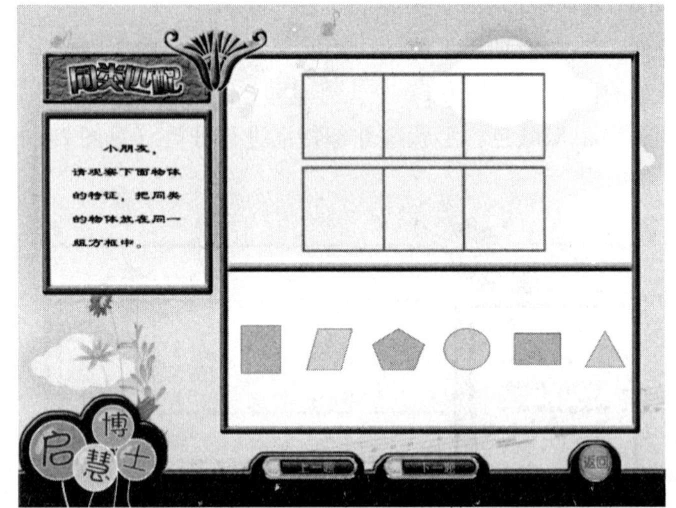

图 21－43　同类匹配训练题目

21.2　中级阶段认知能力训练

21.2.1　序列推理能力训练

1. 序列推理能力训练概述

序列是按照客体大小的递增或递减对各个客体进行的排列。序列推理能力是向个体呈现一个序列，个体依据序列所蕴含的时间、空间、类别、数量等关系，做出推论的能力。序列推理的对象可以分为数字、图形、符号和情景四种。

根据序列推理的对象不同，推理过程所涉及的信息编码能力也不同。一般，图形和符号的序列推理仅仅与序列有关，因此主要发展个体的继时性编码能力。而数字和情景序列推理通常关系到不可逆的规律性，因此主要发展个体的同时性编码能力。

可见，对儿童进行序列推理的训练，有助于提高其同时性加工和继时性加工水平，从而缩短相应加工过程的时间，提高加工效率。

2. 序列推理能力的训练目标与内容

序列推理能力的发展与儿童时间概念、数字概念、图形认知、量的认识等能力的发展有着密切的关系。因此，我们结合儿童在时间等不同能力的发展规律和特点，希望利用数字、图形、符号和情景四种形式，能全面促进儿童信息编码能力的发展。

根据上述训练目标，我们可以设计以下三个训练教案，这些教案的简介如下：

训练教案1：要求儿童能发现一系列数字之间简单的变化规律，如自然数规律、奇偶数规律、数字之间的四则运算规律等，并进行推理。

训练教案2：要求儿童能发现一系列图形之间简单的变化规律，如按颜色、形状、大小、多少等进行变化，并进行推理。

训练教案3：要求儿童能发现一系列符号之间简单的变化规律，如符号的旋转，并进行推理。

训练教案4：要求儿童能按照事情发展的逻辑顺序重新排列图片，并推测事情的起因、过程及结果。

21.2.2 传递性推理能力训练

1. 传递性推理能力训练概述

传递性推理是由两个或两个以上的具有传递性关系的判断构成的推理，是一种间接的关系推理。它需要将一系列刺激整合成一个特异性的序列。例如，根据“小张高于小李”和“小李高于小王”，能推出“小张高于小王”的结论，这就是传递性推理。

根据逻辑项的个数，可以将传递性推理分为两种基本形式，即三项系列问题和N项系列问题。其中，三项系列问题由三个逻辑项组成，是传递性推理的一种基本形式，即线性三段论推理，也就是如前面例子所示。N项系列问题由四个及四个以上的逻辑项组成，如根据 $A>B$，$B>C$，$C>D$，推理出谁最大或谁最小。

研究已经证实，传递性推理能力是儿童智力发展中的重要成分，主要考察儿童的继时性编码能力。关于儿童何时获得传递性推理能力的问题，一直是学者争论和研究的焦点。目前大量研究表明，儿童在3岁或4岁时就能表现出传递性推理的能力。也有研究认为，2.5岁的幼儿在解决了比较句式的理解和前提记忆问题后，就能进行推理，因而传递性推理能力在儿童前运算阶段的早期就已经出现。

2. 传递性推理能力的训练目标与内容

不少学者认为，儿童传递性推理能力与记忆有关。传递性推理乃是演绎推理，对前提的精确回忆是解决传递性任务的必要条件。而对一系列刺激的准确整合也与儿童对量的认识有着密切关系。在量的认识上，3～4 岁的儿童往往只对量的明显差异能够感知和区分，能够在差异明显的变量中辨别区分出最大的（最长的）或最小的（最短的），随着其年龄的增长，儿童才逐渐能对差异不太明显的量进行认识和区分。到了 5～6 岁，儿童初步理解量的相对性。所以，我们打算在儿童相关能力的发展基础上，训练儿童在大小、长度、高度和方位方面的传递性推理能力。

根据上述训练目标，我们可以设计训练教案，要求儿童学会大小方面如何进行传递性推理。

21.2.3 类比推理能力训练

1. 类比推理能力训练概述

类比推理是从两个对象的某些相似性和一个对象的一个已知特性推出另一个对象也具有这种特性的推理过程。从目前的研究来看，类比推理可以划分为经典类比推理和问题类比推理。经典类比推理，就是采用“A∶B＝C∶?”的形式，例如“大∶小＝长∶?”。问题类比推理则是先向儿童提供一个问题解决的故事，然后再给儿童呈现一个相同关系结构的问题，让儿童来解决该问题。

皮亚杰将儿童类比推理能力的发展分为三个阶段：5～6 岁的儿童处于自我中心阶段，这个阶段的反应完全是个性化的，他们既不能对图片进行正确分类，也不能认识到关系相似性限制。7～11 岁的儿童开始出现关系推理能力和认识到关系相似性的限制。到了 11～12 岁，儿童才能够根据关系相似性来调整类比推理的答案。

类比推理是将个别的刺激整合成有机整体，属于一种同时性加工，它是人类认知发展的中心能力之一，它不仅在分类和学习中涉及，而且为人类思维和解析提供了一种方法，对科学发现和创造性思维都有十分重要的作用。所以，对儿童进行类比推理能力训练十分重要。

2. 类比推理能力的训练目标与内容

有学者认为，年龄较小的儿童在类比推理中主要依赖联想，至少在某种程度上用联想来完成类比推理，而年龄较大的儿童几乎绝对依赖推理过程。所以，我们的目标就是要运用各种方式来促进儿童类比推理能力的发展。

根据上述训练目标，我们可以设计以下三个训练教案，这些教案的简介如下：

训练教案 1：要求儿童能根据两事物间的从属、对立、因果、功用、并列、整体与部分等逻辑关系进行实物图片的类比推理。

训练教案 2：要求儿童能根据图形的大小、旋转、方位、对称、分合等变化进行图形的类比推理。

训练教案 3：要求儿童能根据数字的等差系列、等比系列、四则运算、组成与分解等变化进行数字类比推理。

21.2.4 分类能力训练

1. 分类能力训练概述

属性相同的许多事物共同组成一个群集，称为类。分类是指根据事物的相同与不同，将完全相同或具有某些相同特征的事物或相同的关系归并在一起。它要求个体对分类材料进行比较、抽象和概括。分类能力是一种整合个别刺激的同时性加工过程，它是形成概念的基础，能促进儿童分析、综合等思维能力的发展，对于儿童数学能力、语言能力的发展也具有重要意义。

学前儿童分类能力的发展阶段如下：

（1）3.5～4.5 岁：基本不能进行理性分类，表现为盲目的、随意的、非本质的分类。

（2）4.5～5.5 岁：开始能够理解分类，有了初步的分类意识。儿童主要依靠事物的感知特征进行分类，知道将具有相同特征的物体放在一起，但常常把特征完全相同的物体归在同一类，还没有形成类包含概念，不能理解具有某一相同特征的事物可以归为一大类。

（3）5.5～6.5 岁：开始认识到不同特征的一些物体可属于一个较大的类别，为形成类包含的概念奠定基础。儿童开始能有意识的进行分类，知道只要某一特征相同的物体就可归成一类，能说出分类的理由，能依据物体的本质特征进行分类。

可见，对儿童进行分类能力训练具有很大的必要性和可行性。

2. 分类能力的训练目标与内容

分类能力可以通过异类鉴别和同类匹配任务来训练。无论是哪一种训练类型，根据所使用材料的抽象程度，分类能力训练可以分为三个难度：第一层是要求儿童能够根据食物、动物等上位概念进行分类；第二层是要求儿童能根据水果和蔬菜、爬行动物和飞行动物等下位概念进行分类；第三层就是要求儿童能够对更多的概念进行更为精细的分类。所以，我们希望通过有趣的主题活动，帮助儿童直观地认识各种常见事物所属类别以及属性。

根据上述训练目标，我们可以设计以下两个训练教案，这些教案的简介如下：

训练教案 1：要求儿童能按物体外部特征进行分类。

训练教案 2：要求儿童能按物体内部属性进行分类。

21.2.5 现代化技术在信息加工能力训练中的应用

“启慧博士”中级训练系统共有记忆策略、情景认知、网状推理、异类鉴别、坐标推理、数字推理、图形推理、逻辑类比、语义理解、问题解决十大版块。

1. 记忆策略训练

在“启慧博士”中级训练系统的记忆策略训练版块中，主要运用了四种类型的题目来训练儿童的记忆策略。

（1）训练儿童按事情发展先后顺序记忆图片（见图 21 - 44）。

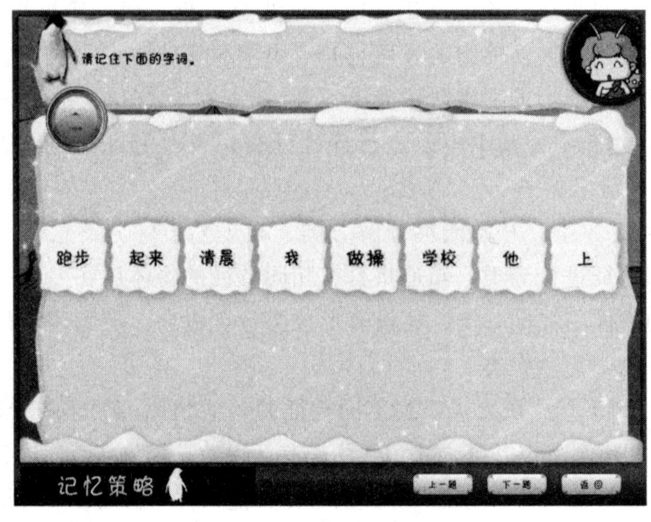

图 21 - 44　记忆策略训练题目

（2）训练儿童按连词成句的方式来记忆词语（见图 21－45）。

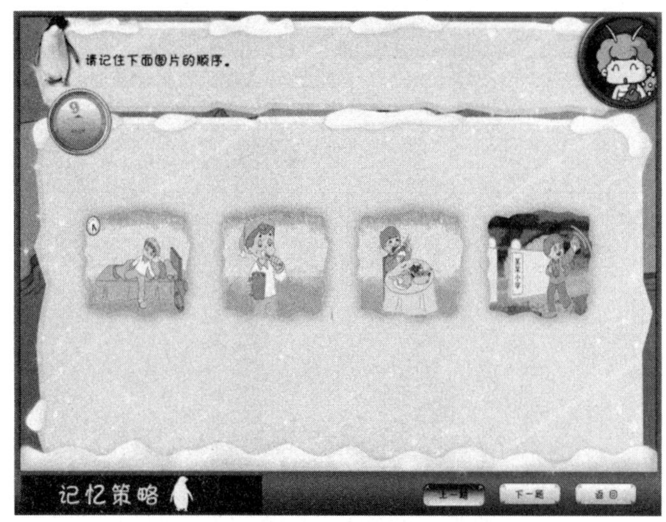

图 21－45　记忆策略训练题目

（3）训练儿童按数字或字母的规律来记忆词语（见图 21－46）。

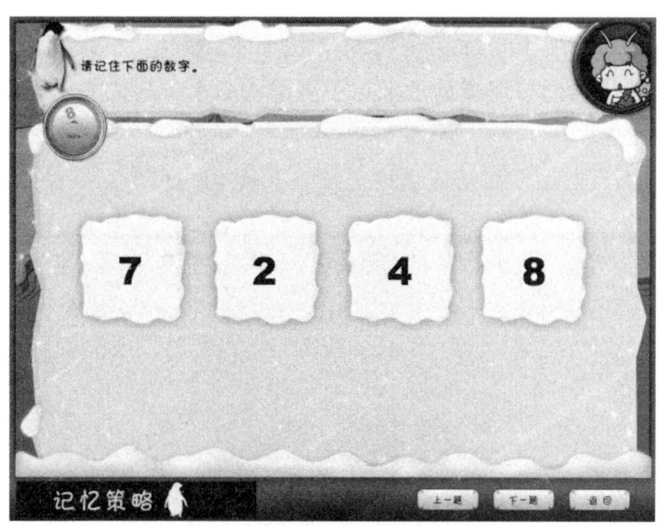

图 21－46　记忆策略训练题目

2. 情景认知训练

在“启慧博士”中期训练系统的情景认知训练版块中，主要运用一种类型的题目来训练儿童对各种情景之间的逻辑关系或事件发展规律进行推理，从而排列图片（见图 21－47）。

请按照事情发展的顺序，把下面的图片拖到上面相应的方框中。
情景认知

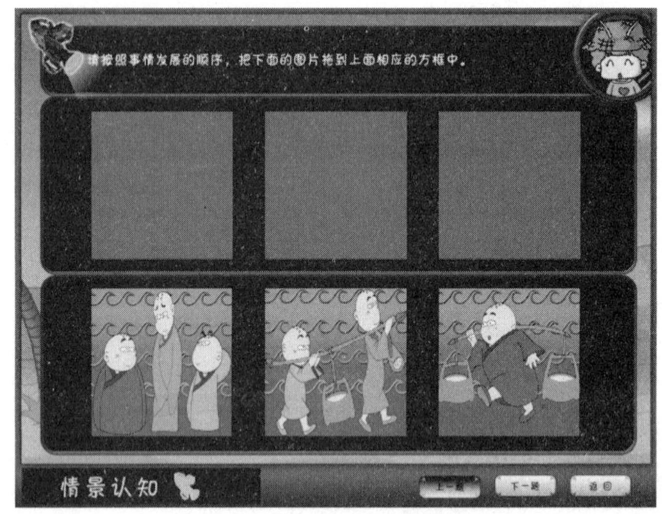

图 21－47　情景认知训练题目

3. 网状推理训练

在“启慧博士”中期训练系统的网状推理训练版块中，主要运用两种类型的题目来训练儿童将概念按逻辑的上下级关系组织起来，构成一个有层次的语义网络系统的能力。

（1）训练儿童根据给出情境选择图片（见图 21－48）。

请把下面的动物分为两类，分别画上不同颜色的边框。
网状推理

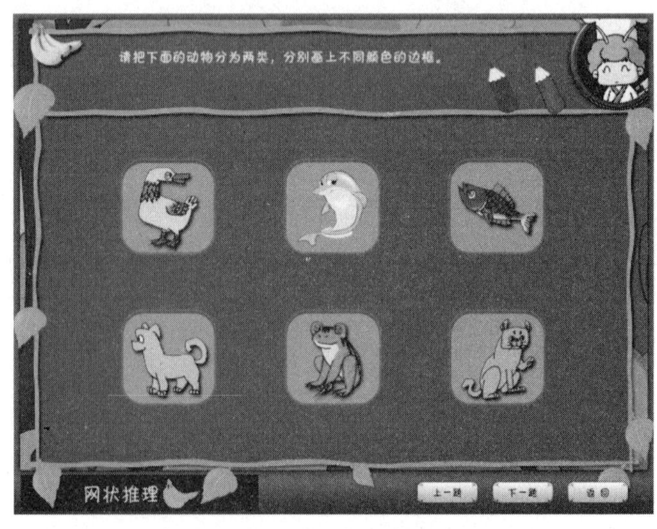

图 21－48　网状推理训练题目

(2) 训练儿童分类能力（见图 21－49）。

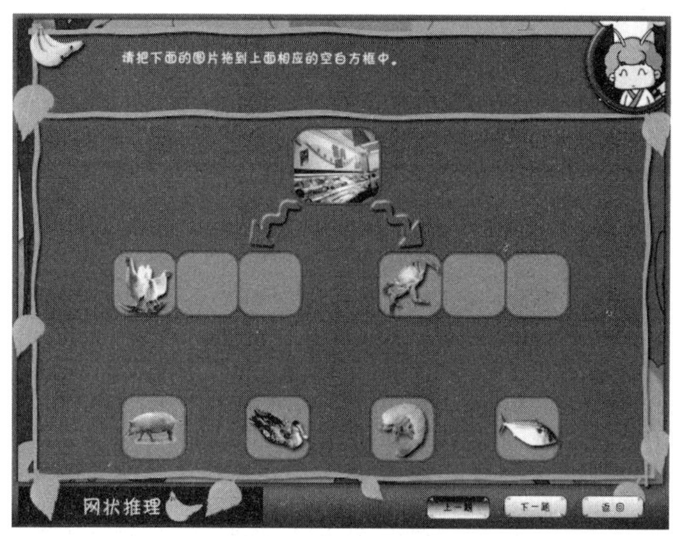

图 21－49　网状推理训练题目

4. 异类鉴别训练

在“启慧博士”中期训练系统的异类鉴别训练版块中，主要运用一种类型的题目来训练儿童从四个物体中找出不同类的物体（见图 21－50）。

请在下面一组图片中找出与其它最不相同的一幅。
异类鉴别
上一题
下一题
返回

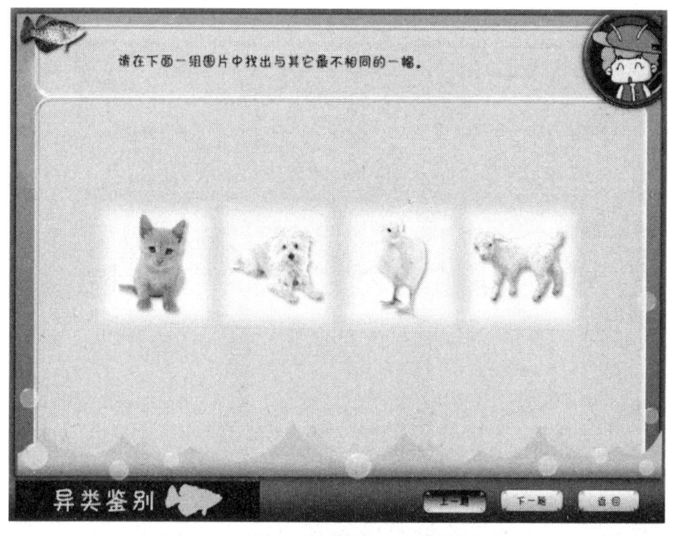

图 21－50　异类鉴别训练题目

5. 坐标推理训练

在“启慧博士”中期训练系统的坐标推理训练版块中，主要运用三种类型的题目来训练儿童同时从横向和纵向两个维度进行信息加工的能力。

（1）训练儿童将数据结构转化为图示信息（见图 21－51）。

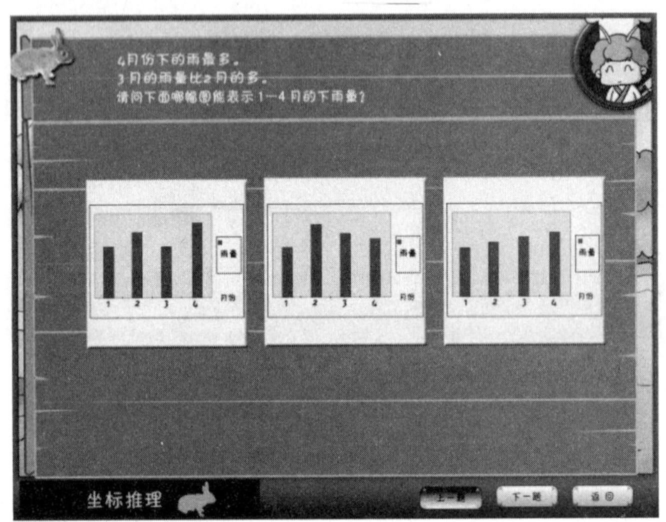

图 21－51　坐标推理训练题目

（2）训练儿童将文本信息转化为图示信息（见图 21－52）。

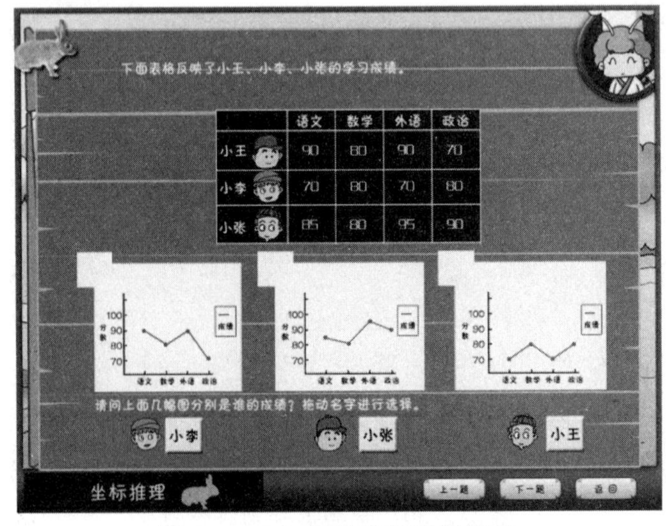

图 21－52　坐标推理训练题目

(3) 训练儿童将文本信息转化为数据结构（见图 21－53）。

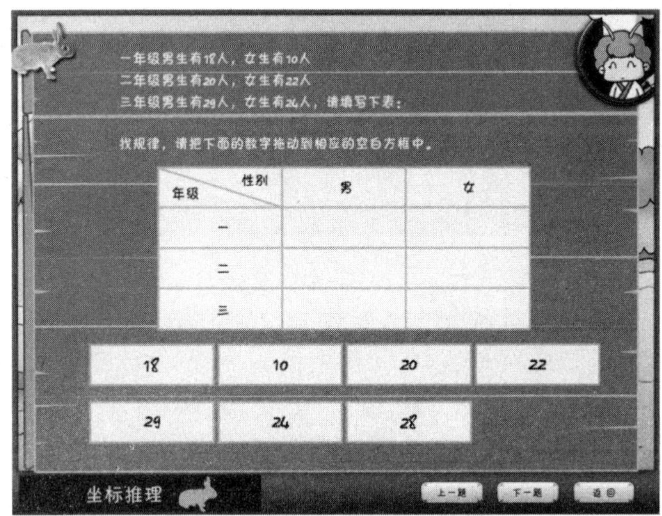

图 21－53　坐标推理训练题目

6. 数字推理训练

在“启慧博士”中期训练系统的数字推理训练版块中，主要运用五种类型的题目来训练儿童对数概念的掌握及数运算的能力，具体包括数的排列、数的分合、数的对称训练等。

(1) 训练数的排列（见图 21－54）。

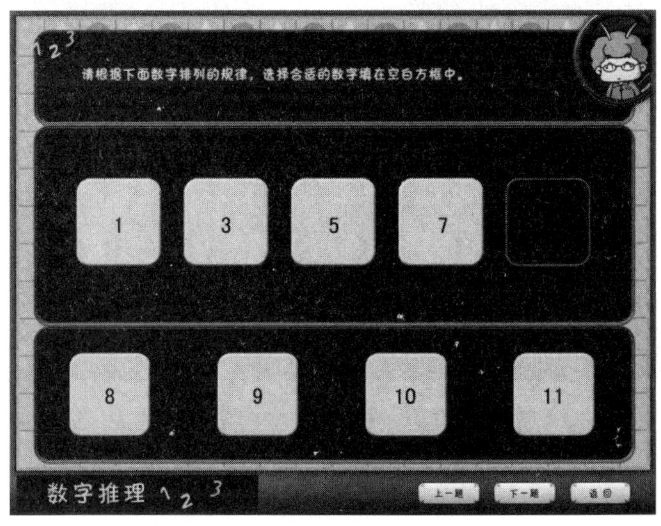

图 21－54　数字推理训练题目

（2）训练数的对称（见图 21－55）。

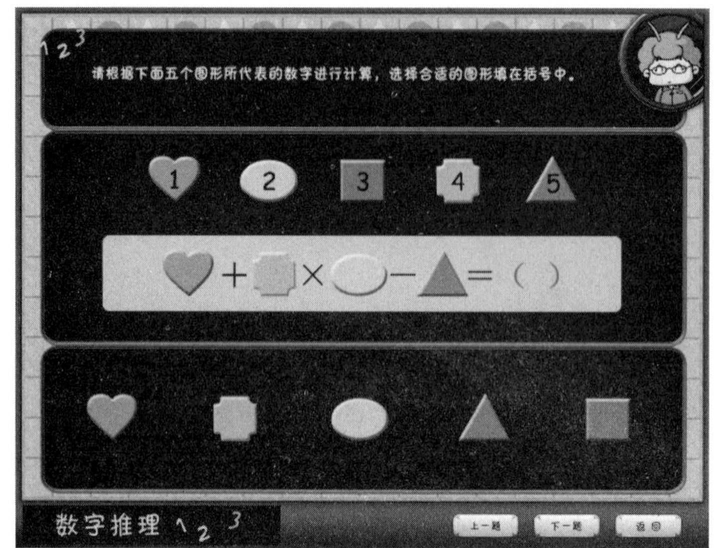

图 21－55　数字推理训练题目

（3）训练等量代换（见图 21－56）。

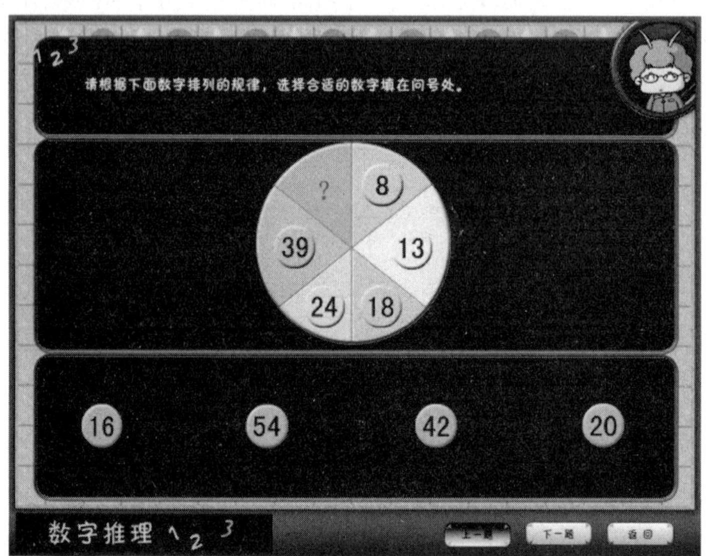

图 21－56　数字推理训练题目

（4）训练以物代数或以数代物进行计算（见图 21－57）。

请找出这些小动物中最重的一个。
数字推理 1 2 3
上一题
下一题
返回

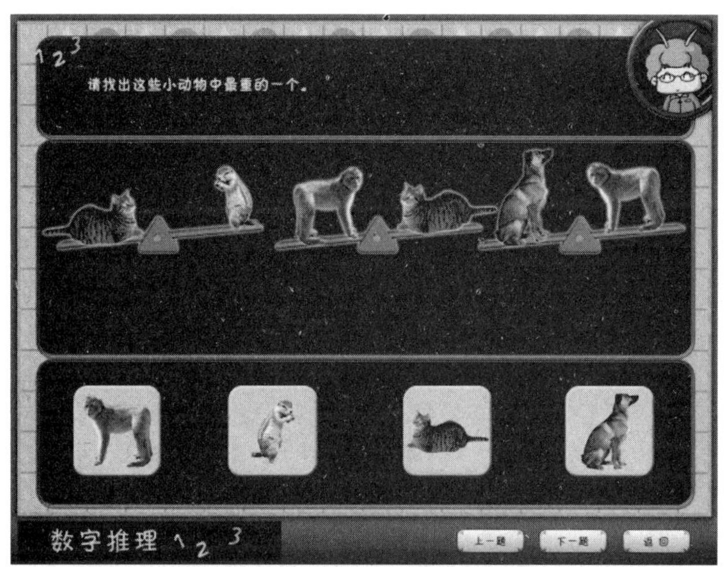

图 21－57　数字推理训练题目

（5）训练数的分合推理（见图 21－58）。

请根据左边方格中数字之间的关系，选择合适的数字填在右边方格的问号处。
6
18
3
9
8
24
4
?
8
14
12
10
数字推理 1 2 3
上一题
下一题
返回

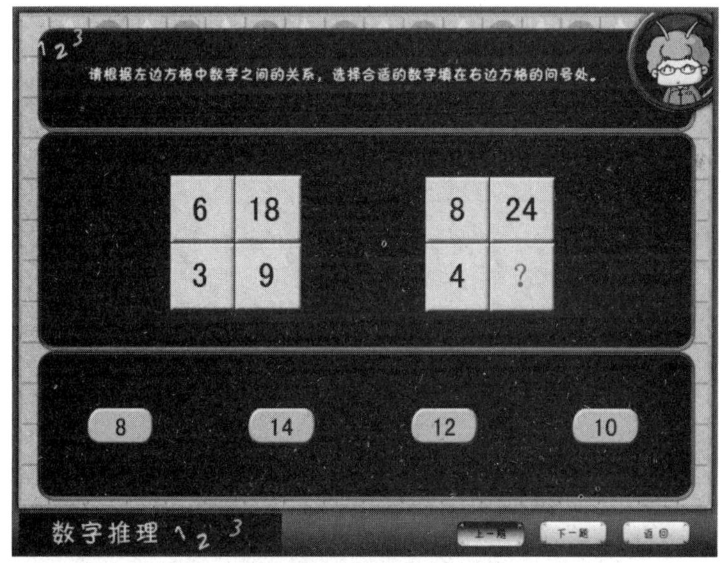

图 21－58　数字推理训练题目

7. 图形推理训练

在“启慧博士”中期训练系统的图形推理训练版块中，主要运用三种类型的题目来训练儿童完成图形类比、图形变换。

（1）训练儿童从不同角度观察立体图形（见图 21－59）。

下面的物体从正上方往下看，是什么图形？
图形推理
上一题
下一题
返回

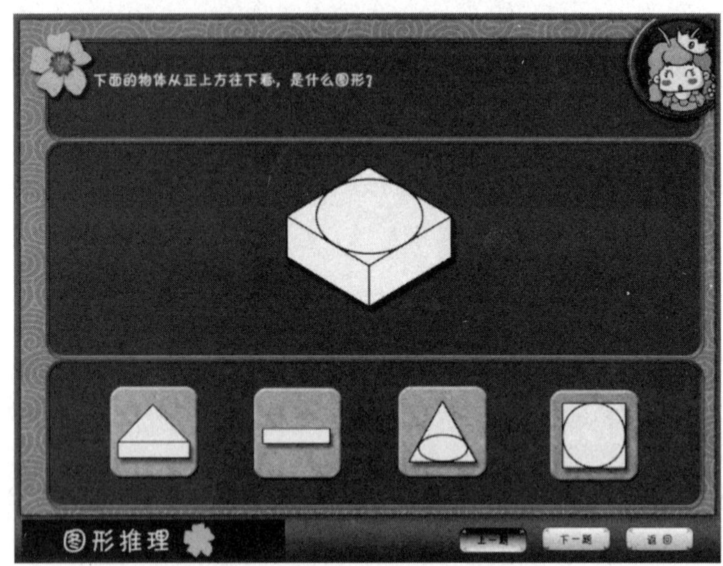

图 21－59　图形推理训练题目

（2）训练儿童根据图形对称及字母顺序规律进行推理（见图 21－60）。

根据图形的变化规律，下面的空白方框中应该是什么图形？
图形推理
上一题
下一题
返回

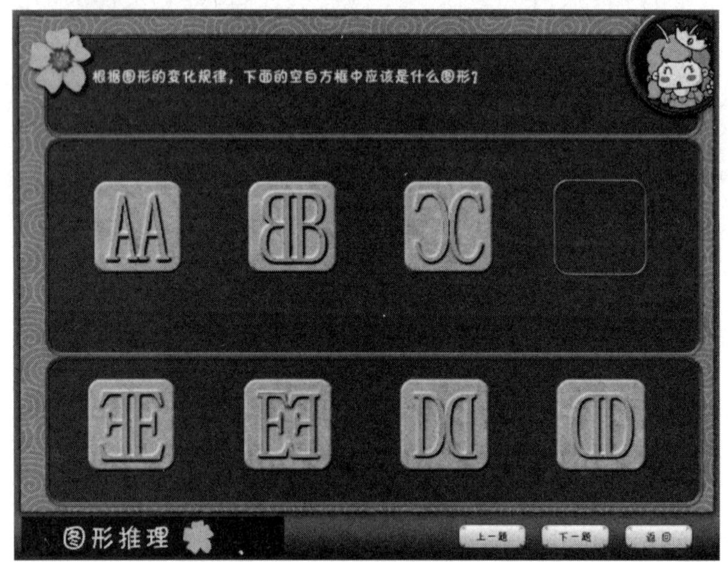

图 21－60　图形推理训练题目

（3）训练儿童根据图形旋转及图形数量进行推理（见图 21－61）。

根据图形的变化规律，下面的空白方框中应该是什么图形？
图形推理
上一题
下一题
返回

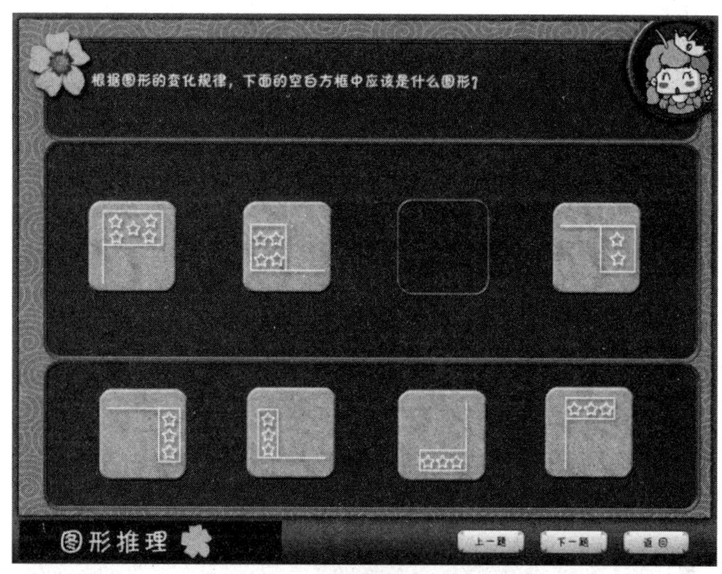

图 21-61　图形推理训练题目

8. 逻辑类比训练

在“启慧博士”中期训练系统的逻辑类比训练版块中，主要运用三种类型的题目来训练儿童依据数字、符号及与事物之间的逻辑关系进行类比推理的能力。

(1) 训练儿童进行同类匹配（见图 21-62）。

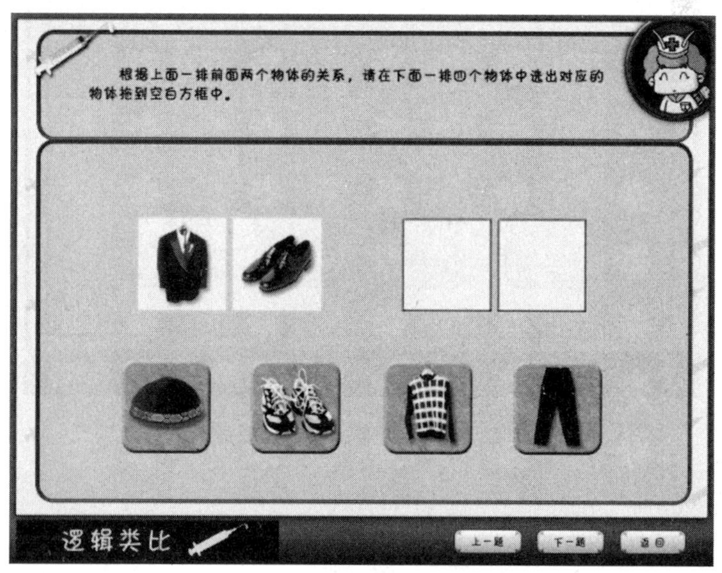

图 21-62　逻辑类比训练题目

（2）训练儿童根据实物图片的逻辑关系进行类比推理（见图 21－63）。

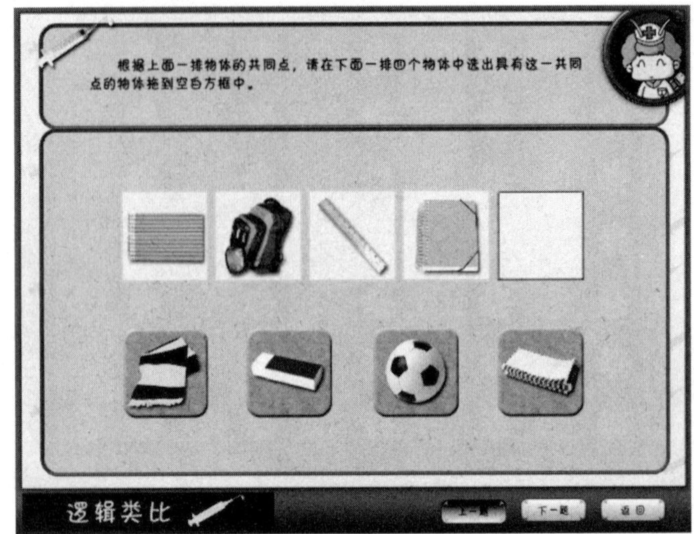

图 21－63　逻辑类比训练题目

（3）训练儿童根据图形的逻辑关系进行类比推理（见图 21－64）。

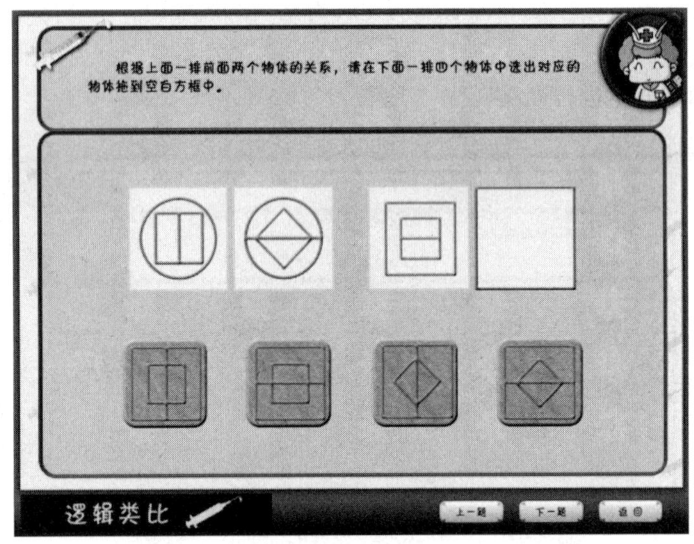

图 21－64　逻辑类比训练题目

9. 语义理解训练

在“启慧博士”中期训练系统的语义理解训练版块中，主要运用两种类型的题目来训练儿童正确理解语言意义的能力。

（1）训练儿童理解谜语（见图 21－65）。

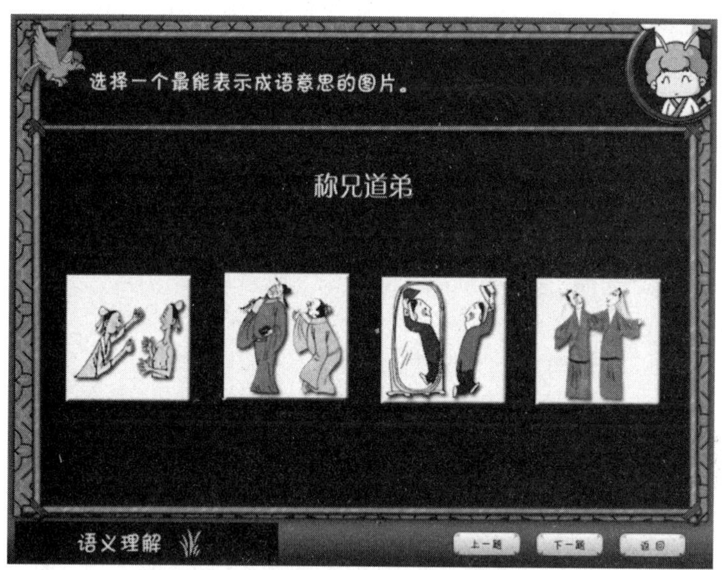

图 21－65　语义理解训练题目

（2）训练儿童理解成语（见图 21－66）。

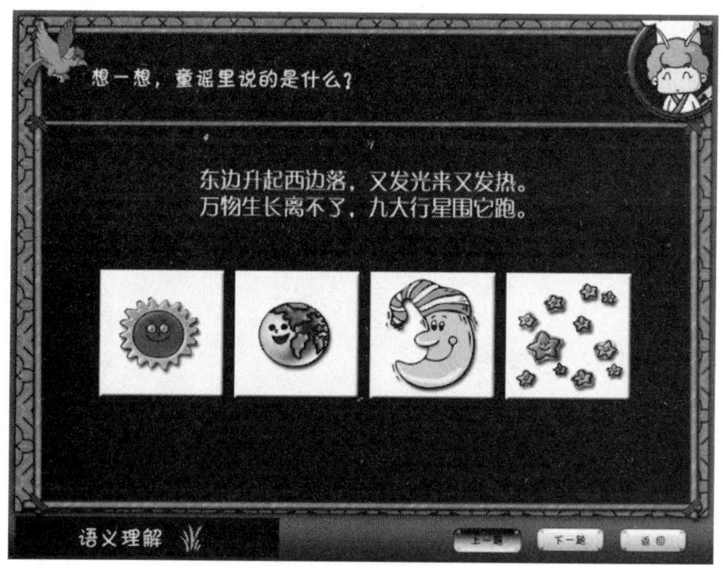

图 21－66　语义理解训练题目

10. 问题解决训练

在“启慧博士”中期训练系统的问题解决训练版块中，主要运用一种类型的题目来训练儿童发现问题、分析问题和利用情景中的条件解决问题的能力（见图21－67）。

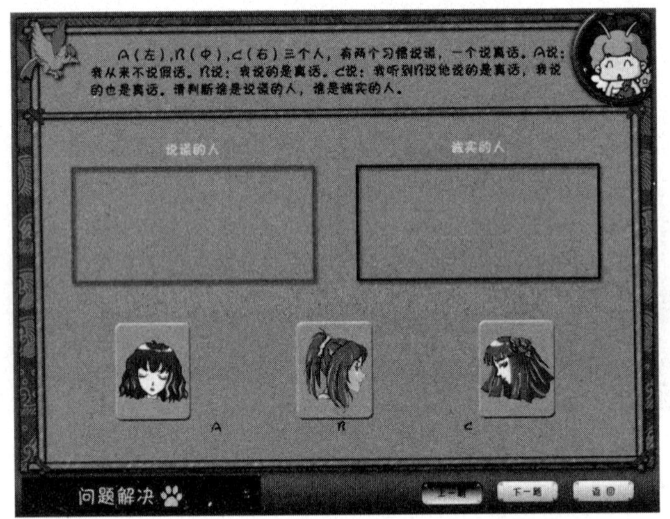

图 21－67 问题解决训练题目

21.3 高级阶段认知能力训练

高级阶段的认知能力训练主要采用组织策略的形式进行。

21.3.1 组织策略概述

1. 组织和组织策略的含义

组织就是学习者有目的对材料进行概括、归类和整理的过程。具体地说，组织是指将材料中的内容先概括为一些项目；然后对这些项目进行分析、比较和归类；再判断、确定类与类之间的关系；最后将各类中所包含的项目按已确定的关系联系起来，形成一个有序的结构，以文字或图表的形式表现出来。

组织的具体方法就是组织策略，从信息加工的角度分析，组织策略是一种对信息进行深度加工的编码方式，其目的在于建立知识内在的联系，使其成为一个有机的整体。

2. 组织的功能

组织的功能是为了促进信息的贮存与提取。认知心理学家认为，学习就是一个信息加工的过程，其结果是使个体获得了知识并贮存在记忆中。工作记忆作为信息通往长时记忆的中间环节，在这一过程中起着重要的作用。研究发现，工作记忆的容量是有限的，在短时间内只能处理 7 ±2 个项目。但是，如果个体主动对材料进行组织，就可以使若干孤立、分散的项目组合成为有意义的、较大的单元，即形成组块。通过组块可以扩大工作记忆的信息容量，提高其加工效率，从而促进了信息顺利地贮存到长时记忆之中。

信息贮存到长时记忆后，通常处于未激活状态。当个体准备进行阅读、思维、解决问题等心理操作时，就需要将长时记忆中的信息激活使其返回到工作记忆中，即提取信息。根据认知心理学的观点，提取信息是一个搜索的过程。在搜索无组织的材料时，经常会出现在易于混淆的概念中转圈子的现象。此外，没有经过组织的信息之间缺乏联系，搜索范围较大，而工作记忆的容量有限，思维负荷因此加重，导致个体提取与保存信息的能力下降。而对于经过组织的信息进行搜索时，由于易混淆的概念已被梳理，就可以避免产生在其中转圈子的现象。同时，由于较大的搜索范围已分成若干相互联系的较小的搜索范围，故可以减轻思维负荷，提高提取与保存信息的能力。

组织的功能反映在具体的学习任务上主要表现为可有效地促进学习者对信息的记忆和理解。不少学者通过研究发现，经过组织策略训练，学习者对阅读材料的记忆和理解的成绩有了较大提高。组织策略能有效地提高阅读者对文章整体信息的理解与保持。

3. 组织的过程

(1) 组织的环节

根据组织的定义，笔者将组织的具体实施过程总结为以下步骤：提取项目→对项目进行归类→确定各类之间的关系→按已确定的关系组织项目。进一步可将这四个步骤合并为两个环节：提取关键项目和再现材料结构，具体说明如下：

①提取关键项目。

提取关键项目实质上就是对材料内容的概括。有学者曾提出概括的五条原则，按照由易到难的顺序可排列为：第一，略去枝节。是指从材料的内容中提取关键词或词组作为项目，将次要的枝节部分省略。第二，删除重复。指为了保证提取项目的简洁，删减已涉及或出现的内容。第三，代以上位。分为两种情况：或是以一个类的概念去总括属概念，或者以一个更一般的行为去代替一系列具体的行为。第四，择取要义。就是找出每一段落的主题句或关键词。第五，自述要义。指对无现成主题句或关键词的段落，通过自己的理解构思出一个命题来表述其中心思想。

②再现材料结构。

再现材料的结构实质上是判断各项目及各类之间的关系，确定材料的结构类型。对于材料的结构类型，许多学者都有各自的看法。本研究遵循我国学者杜晓新的观点，即将常见的材料结构总结为线性、坐标、网状和综合这四种类型。其中，线性结构是指材料之间存在序列（顺序）关系，能将其关键项目组织成链状结构的材料；坐标结构是指可以从两个维度（或多个维度）对信息进行组织；而网状结构是指材料之间存在诸多信息，这些信息之间存在上下位关系，能将信息组织成一种网状的结构。线性、坐标、网状这三种结构被称为基本结构。而综合结构是指三种基本结构的变式或组合，例如线中有线式、线中有网式、网中有线式等。杜晓新还总结出了四种结构的组织结构图。由于教学时间有限，所以本次实验以线性、坐标、网状这三种基本结构的训练为主。在杜晓新组织结构理论的基础上，笔者参考聋校语文教材内容及要求，对三种材料结构的常见类型进行了补充，总结成下表（见表21－1）：

表21－1　线性、坐标和网状组织结构总结

类间的关系	材料结构	图示	常见类型
顺序	线性		1）事情发展的顺序（时间顺序） 2）空间顺序 3）逻辑顺序
二维	坐标		1）按时间描写的多人（物）多事 2）两件事物的比较 3）两维特性的组合
上下位	网状		1）概括—具体 2）总—分 3）事物的几个方面

（2）组织过程中的自我监控

自我监控策略属于元认知策略。现代认知心理学认为，元认知就是指主体对自身认知活动的认知，它是以认知过程和认知结果为对象，以对认知活动的调节和监控为外在表现的认知。近年来，国内外学者对阅读过程的自我监控进行了大量的研究，结果表明，在阅读过程中，组织策略与自我监控是相辅相成的。组织策略在阅读过程中的功能是将文本提供的信息合理地组织起来，理解各信息之间的关系，把握文本的整体结构及主要内容与中心思想；而自我监控策略的功能是有意识地监控自己的阅读过程，以保证顺利完成阅读任务。阅读中的自我监控分为自我评价与自我调节。其中，自我评价包括：对阅读内容是否理解，所选用的阅读策略是否合适，所读内容与自己原有知识是否有冲突等；自我调节包括：选择怎样的策略与方法去解决阅读中产生的问题，如何调整阅读策略，如何组合各种知识从而产生新的知识等。

（3）结合自我监控的组织过程流程图

为了使组织的过程便于监控，根据组织策略的基本步骤、结合自我监控的思想，在参考杜晓新组织策略流程图基础上，笔者总结出了阅读中结合自我监控的组织过程流程图，如图 21 – 68 所示。图中的方框表示阅读中的组织策略，菱形框表示自我监控策略。本流程图将阅读中的组织和监控过程划分为九个步骤，其中四个步骤与组织策略有关，五个步骤与自我监控有关。现将与自我监控有关的五个步骤具体说明如下：

1）步骤②，即“我能初步理解文章的内容吗？”

这是组织者对自己理解能力的初步反思，如：我能理解有关字、词、句的意思吗？如果不理解，那就应选择适当的方法去帮助理解，如：查字典、请教老师或同学。

2）步骤④，即“我提取得合理吗？”

组织的基本成分就是从材料中提取的项目，非关键项目的提取及关键项目的遗漏均可能影响组织结构的条理性和完整性。能否合理提取取决于组织者对提取项目的具体策略的掌握程度。“我提取的合理吗？”正是通过组织者对已提取的项目进行自我评价，从而促使自己对提取结果进行反思、查漏补缺。

3）步骤⑥，即“我判断得正确吗？”

这是较为关键的一步。对材料类型或相应关系与结构的判断错误，将影响整个组织过程与结果，因而组织者必须对自己已作出的判断进行反思和评价。这种自我判断结果的评价能力当然要涉及组织者对有关策略的陈述性知识和程序性知识的掌握，但更重要的是对有关策略条件性知识的掌握，组织者需要分辨每种材料结构类型的适用条件。当然，这不是一蹴而就的，学习者必须在老师的指导下，反复训练，自觉应用才能逐步掌握。

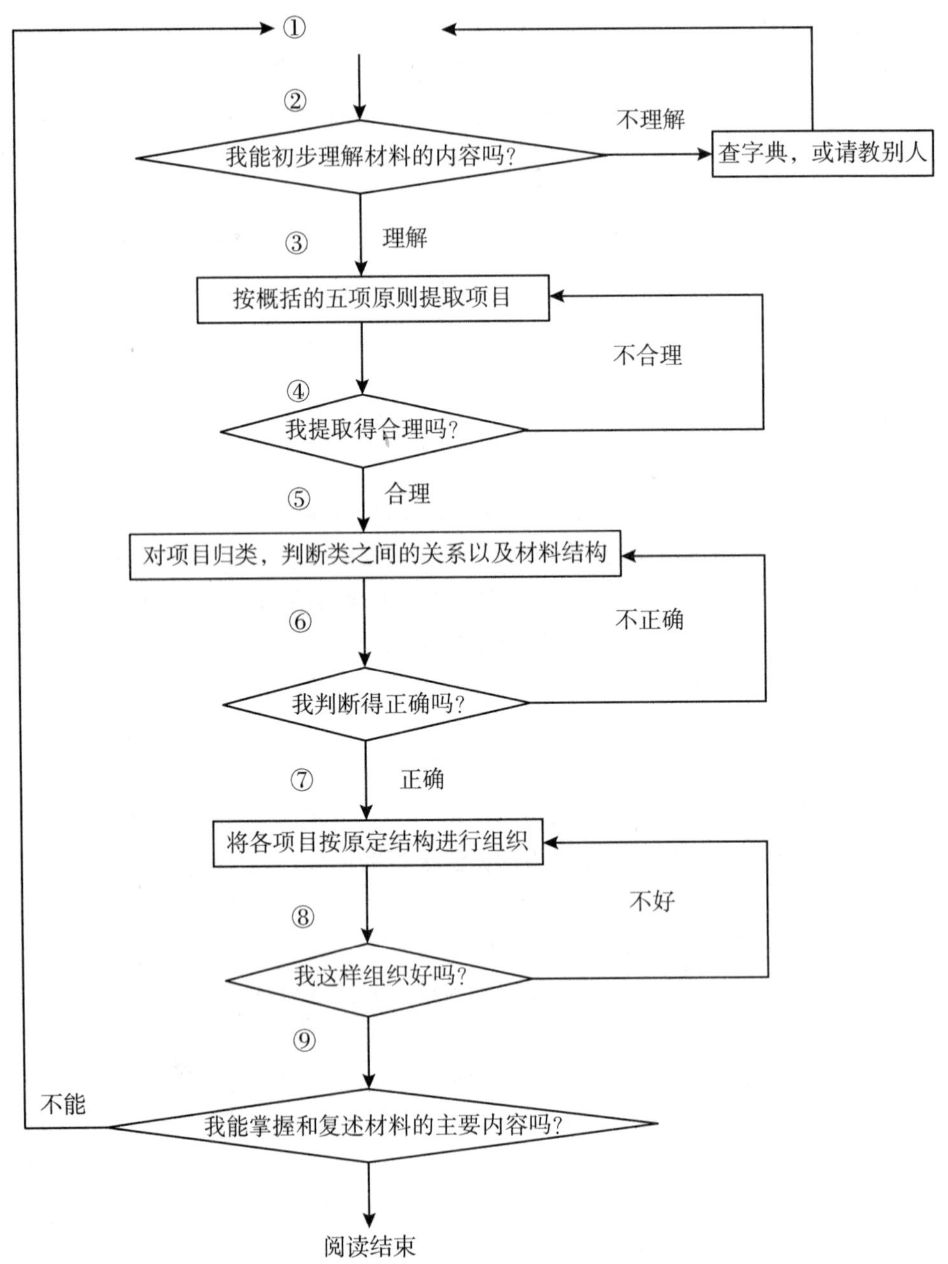

图 21－68　阅读中结合自我监控的组织过程流程

4）步骤⑧，即“我这样组织好吗？”

这是要求组织者对自己的分析、比较、推理以及归纳能力作出评价。例如，在对某一材料按照网状结构组织过程中，通过反思意识到将本属于上下位关系的项目错按并列关系组织起来。对自我组织有效性的清晰意识，是实现自我调节的必要条件。而自我调节的成功与否取决于组织者对具体组织策略的应用水平。个体通过不断反思和调整就逐渐获得了满意的组织结果。

5）步骤⑨，即“我能掌握与复述材料的主要内容吗?”

组织的最终目的在于帮助学习者实现对信息的理解和保持，所以组织者在完成组织过程以后，应通过反思“我能掌握和复述材料的主要内容吗?”，对组织结果的总体有效性做进一步的自我评价。如果能，则整个阅读过程结束。如果不能，则需要重新阅读、逐步分析，反思原因，直到问题解决。

通过上述步骤的反复练习，就可以促进学生的策略性知识由陈述性的形式（理解组织策略是什么）转化为程序性的形式（了解如何使用组织策略）和条件性的形式（掌握不同类型组织结构的使用条件），最终实现信息加工认知技能的自动化。

21.3.2 线性结构训练

1. 线性结构训练概述

线性结构是指材料之间存在序列（顺序）关系，能将其关键项目组织成链状结构的材料。这类材料是按照一定的顺序来进行描述的，这种顺序就像一根线一样将材料中各关键项目串了起来，所以称为“线性结构”。最常见的是三种顺序：事情发展的顺序（时间顺序）、空间顺序和逻辑顺序。可用图表示为：→○→○→○→（横向或者是纵向画图均可）。组织线性结构材料的关键在于找到材料内部的顺序。例如，对于D、A、C、F、E、H、B、I、J、G 10个字母进行自由回忆，如果单凭机械记忆会发现非常困难，而如果对其按照英文字母顺序重新排列，就可将其组织为A－B－C－D－E－F－G－H－I－J，记忆就变得轻松简单了。

2. 线性结构的训练目标与内容

按照线性结构最常见的三种顺序，我们希望学生在接受训练后能知晓线性结构的概念及特点，能理解时间、空间和逻辑三种顺序类型的线性结构，并掌握对线性结构材料的组织步骤和方法。

21.3.3 坐标结构训练

1. 坐标结构训练概述

坐标结构是指可以从两个维度（或多个维度）对信息进行组织。这类材料是按照两个维度（或多个维度）来描述事实的，可用图表示为：

例如有 9 个符号 C2、A1、B2、C3、A2、C1、A3、B3、B1，要求对其进行自由回忆，初看似乎很烦琐，但仔细分析可以发现每个符号都是由 1 个字母和 1 个数字组合而成的，也就是说材料存在两个维度的特征，所以可以以字母为横坐标，数字为纵坐标，即考虑按照坐标结构对信息重新组织，得到表图如右所示。这样通过组织实现了将信息化繁为简，由无序到有序。

1	A1	B1	C1
2	A2	B2	C2
3	A3	B3	C3
	A	B	C

坐标结构和线性结构最明显的区别在于坐标结构的材料内部有两个维度的关系，而线性结构材料则只有一种维度关系。

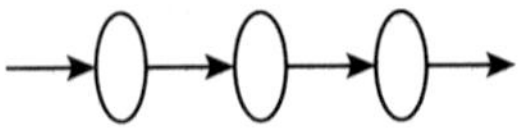

2. 坐标结构的训练目标与内容

根据坐标结构材料的特点，我们希望学生在接受训练后能理解坐标结构中对两样（或多样事物）进行比较的组织方法，并掌握对坐标结构材料的组织步骤和方法。

21.3.4 网状结构训练

1. 网状结构训练概述

网状结构是指材料之间存在诸多信息，这些信息之间存在上下位关系，能将信息组织成一种网状的结构。这类材料内部之间存在上下位关系，这种上下层级关系就像网一样将材料中各关键项目紧密组织成了一个整体，所以称为“网状结构”。可用图表示为：

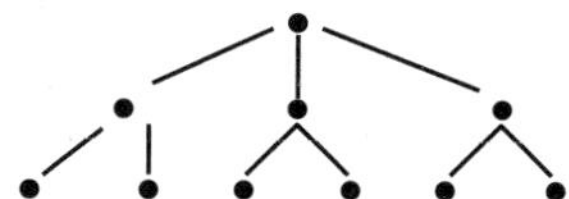

其中最上一级的称为上位，中间的称为次上位。最下一层称为下位。例如符号 A1、A1b、A2、A1a、A2b、A2a，如果要对其实现快速记忆，就可以按照网状结构对其组织，形成三级网状结构图如下：

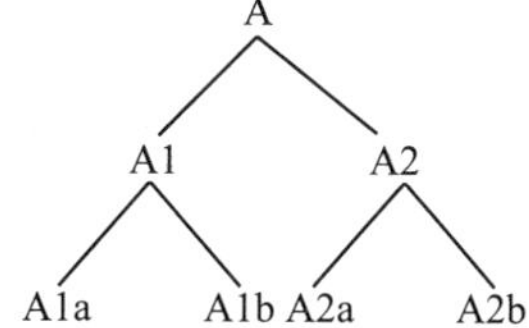

网状结构与概括的五项原则中“代以上位”的思想有相似之处，都特别强调类和上位的概念，这也是网状结构材料与其他两种结构的材料最明显的区别。

2. 网状结构的训练目标与内容

根据网状结构材料的特点，我们希望学生在接受训练后能理解网状结构上下位概念，并掌握对网状结构材料的组织步骤和方法。

21.3.5 综合结构训练

1. 综合结构训练概述

前面，我们已经讲了线性、坐标、网状这三种结构，它们被称为基本结构。而综合结构是指这三种基本结构的变式或组合，例如线中有线式、线中有网式、网中有线式等。

线中有线结构的材料往往以一条主线贯穿全文，但又在一个或几个点上按顺序展开，我们将其称为副线。通常，主线只有一条，而副线可以是一条或几条。

线中有网结构的材料先以顺序为主线将所述内容展开，又从某一节点开始以并列关系进行序数。

网中有线结构的材料总体可以看成是上、下位网状结构，即它在总体上是说明及论证性的叙述，但在某一位次的某些点上又以一定的顺序展开描述。

2. 综合结构的训练目标与内容

按照综合结构最常见的三种类型，我们希望学生在接受训练后能知晓三种综合结构的概念及特点，能理解线中有线、线中有网、网中有线类型的综合结构，并掌握对综合结构材料的组织步骤和方法。

21.4 教案举例

教案1 宝宝的一天

1. 训练目标

（1）儿童能看图片描述宝宝在白天和晚上的生活，并通过观察知道白天的图片都有一个太阳，晚上的图片都有一个月亮。

（2）儿童能判断图片所描述的情景是白天还是晚上。

2. 材料准备

（1）太阳和月亮图片各一张。

（2）表示白天和晚上的各种图片。

（3）“启慧博士”初级训练系统——训练篇——序列认知训练。

3. 训练过程

（1）情景导入

教师（出示图21－69）：小朋友，你们看这是谁？咦，它们在干什么啊？原来，太阳公公和月亮婆婆在争论，到底谁应该在白天出来，谁应该在晚上出来。

图21－69 太阳和月亮

（2）认识“宝宝的一天”

①教师：小朋友，让我们先看看宝宝一天的生活到底是怎样的。看完以后，我们也许就能帮助太阳公公和月亮婆婆解决问题了。

②教师（出示图）：小朋友，你们看，宝宝在干什么啊？除了看见宝宝外，你们还看见什么？

③等儿童自由发言后，教师总结：图片上面有一个太阳，宝宝刚起床。

④教师依次出示“宝宝在幼儿园做游戏”、“宝宝在幼儿园睡午觉”、“宝宝在幼儿园吃点心”的图片，让儿童描述“宝宝在干什么”，并注意观察图片上面都有一个太阳。

⑤教师（出示图）：小朋友，你们看，宝宝在干什么啊？除了看见宝宝外，你们还看见什么？

⑥等儿童自由发言后，教师总结：图片上面有一个月亮，宝宝在家里看动画片。

⑦教师依次出示“宝宝在家里洗澡”、“宝宝在家里睡觉”的图片，让儿童描述“这个宝宝在干什么”，并注意观察图片上面都有一个月亮。

⑧教师：小朋友，有没有发现，当宝宝起床、在幼儿园做游戏、睡午觉、吃点心的时候，都有一个太阳，这就表示白天。而当宝宝在家里看动画片、洗澡、睡觉的时候，都有一个月亮，这就表示晚上。

（3）判断是白天还是晚上

①教师：小朋友，你们现在可以告诉太阳公公和月亮婆婆，到底谁应该在白天出来，谁应该在晚上出来。哎，你们看，宝宝在干什么？原来，他在看图片，想知道这些图片到底哪张是发生在白天，哪张是发生在晚上。我们一起帮帮他吧。

②教师出示“小朋友在公园滑滑梯”、“小猫捉老鼠”“小朋友在台灯下做作业”等图片，让儿童判断是白天还是晚上，并说明依据。

（4）操作“启慧博士”初级训练系统——训练篇——序列认知训练

序列认知训练如图 21 – 70 所示。

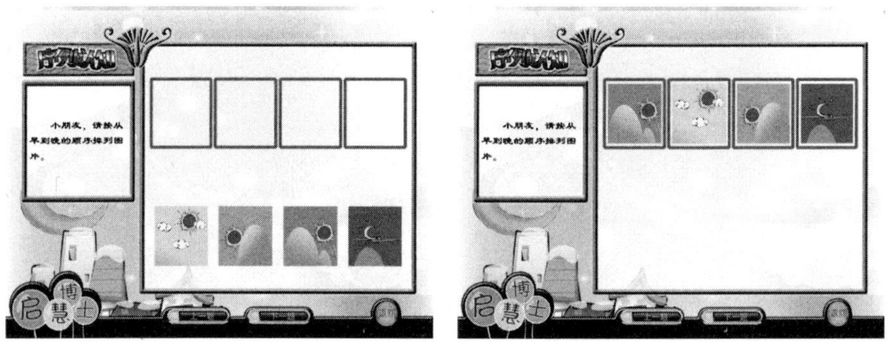

图 21 – 70　序列认知训练题目

（5）小结

教师：今天，我们知道了有太阳的就表示白天，有月亮的就表示晚上。小朋友帮助太阳公公和月亮婆婆解决了问题，还帮助宝宝分好了所有的图片。你们都是聪明的小朋友。

4. 训练建议

（1）教师可以让儿童描述自己一天的生活，使用“我白天在幼儿园做操”、“我晚上在家里看电视”类似的语言，以巩固对白天和晚上的感知。

（2）在看图片判断白天还是晚上的活动中，教师要注意让儿童说出判断的依据，如图片上有个太阳，小猫是在晚上捉老鼠的。

第 6 篇

人工耳蜗术后儿童的家庭康复训练

黄昭鸣　博士

华东师范大学言语听觉康复科学研究院

家庭康复指的是在康复机构的指导下，家长在机构以外实施的一种康复形式。聋儿康复离不开家长的参与，离不开家庭康复训练。相关研究表明，提供以家庭为基础的聋儿早期干预取得了肯定的结论，即亲子间的交往对听力障碍幼儿的语言获得非常重要。国内外对家庭康复提出了各种模式。例如，自足式家庭康复模式、家园同步化教育模式、父母和聋儿共同训练模式、斯丐海模式、访问幼儿和父母方案，等等。

在一些发达国家和地区实行“以家庭为中心”的家庭康复模式，例如，美国在20世纪70年代就开始实施斯丐海模式。这些模式以家庭作为聋儿康复教育的主要基地，以康复门诊作为技术资源中心，以家长培训为主要任务，取得了良好的康复效果。但是，就中国目前的国情来说，由于极度缺乏听力学家、言语病理学家和康复教师，这些模式较难实施。在中国，很多家庭采用“以机构为中心”的“全托”或“全全托”模式，家长几乎不参与聋儿的康复。有些家庭虽然积极参与聋儿的康复，但家长无法接受科学、系统、有效的理论培训和康复技能指导，造成了我国长期以来聋儿康复时间长、质量差、效率低、回流率高的状况。

因此，我们构建了一套“同步式聋儿家长培训模式”，即通过集中培训、个别培训和网络培训等多种形式，对家长进行培训和指导，使家长树立尽快具备正确、积极的康复态度，具备科学、系统的康复知识以及有效、娴熟的康复技能。这样就能实现家庭康复和机构康复的有机整合，从而极大地提高聋儿康复的效率，缩短聋儿康复的进程。

第22章

家庭康复概述

本章将介绍1+X+Y模式中有关Y，即家庭康复的基本观点和具体做法。本章主要论述的是家庭康复的理念和特点、家庭康复的目标和内容、家庭康复的原则，以及聋儿家长应具备的一些基本素质。

22.1 家庭康复的理念和特点

本节将论述家庭康复的定义、家庭康复的理念以及家庭康复的特点、可行性等内容。在阐述家庭康复理念的过程中，还阐述了家长及家庭在聋儿康复教育中的地位和作用。

22.1.1 家庭康复的定义

家庭康复指的是在康复机构的指导下，家长在机构以外实施的一种康复形式。其中，康复机构的指导主要是指机构中听觉康复师、言语治疗师、康复教师等人员对家长的指导。主要指导形式有集中培训、个别培训及网络培训等。康复机构对家庭康复的指导将在下一章做详细论述。

在这里，家庭康复一定是由家长或其看护者实施的，例如，聋儿的父亲、母亲、祖辈或其他看护者。一般来说，以母亲实施家庭康复最为常见。家长只有具备了正确、积极的康复态度，掌握了科学、系统的康复知识和有效、娴熟的康复技能才能有效地进行家庭康复。

家庭康复并不一定只在家庭环境中进行，也可以在机构以外的社会环境中进行。例如，家长可以带聋儿到公园、超市、医院、社区等环境中进行康复训练。无论在何种环境，家庭康复一定要以家长为主导，以康复机构的指导为保障，以听觉言语训练为主要内容，并遵循一定的训练原则。这样，才能取得事半功倍的效果，从而促进聋儿更快、更好、更有效地康复。

22.1.2 家庭康复的理念

根据家庭康复的定义，我们提出了家庭康复的理念，即在机构指导下，以家庭为中心的“同步式家庭康复模式”。这里的机构，包括康复门诊和语训部（聋健合一幼儿园）等；“同步式”是指家庭与机构密切合作，紧密联系，实现康复内容、康复方法和康复进程的同步，共同促进聋儿的全面康复。其中，机构不能代替家庭，家长和家庭在康复训练中具有重要的意义；家庭也不能离开机构，机构对家庭有指导意义；在现阶段，密切“家庭与机构关系”的关键在于发挥机构的作用。

1. 机构不能代替家庭

家庭是聋儿成长的地方，聋儿康复首先离不开的是家庭。家庭康复是所有康复中成本最低、效果最好的渠道之一。家长和家庭在聋儿康复中的地位和作用是不可替代的。

（1）聋儿习得语言的第一环境是家庭

听觉言语治疗是以正常语言的发展为构架，因此在大环境都支持的情境下，聋儿与其养护者若能持续地进行有意义的互动，他们所学到的将是最有效的语言。因此，聋儿要获得听觉和言语的康复离不开家庭语言，离不开家长对聋儿的训练。家长的语言是聋儿模仿的对象。家长在发音、用词、用句等方面对聋儿都有示范的作用，聋儿愿意模仿其父母的语言，愿意与家长交流。这些会大大地促进聋儿康复的进程。

（2）聋儿习得语言的最少受限制环境是家庭

家长是聋儿最亲近的人，家庭也是聋儿最熟悉的地方。家庭和社会的生活真实而丰富，充分利用这些资源，让聋儿多接触社会，接触自然的环境，能促使他们产生交往、表达的需要，并促进听觉和言语的发展。通过康复机构的指导，家长可以将所学知识与技能应用到实际生活中，尽量在自然的、有意义的情境中教会聋儿听和说。

(3) 家庭康复的时间更宽裕、内容更灵活

聋儿要将康复机构中所学的知识和技能转化为真正的本领，还需要机构以外的训练和巩固。在家庭康复中，家长往往采用一对一、二对一甚至六对一的比例来实施，因而康复的时间能得到最充分的保障。另外，家长可以在日常生活的各种情景中适时地进行有效的康复训练，训练内容灵活多样。在康复机构的指导下，家长逐步掌握就地取材、随时随地对聋儿进行有效康复的知识和技能，这样必定会弥补机构康复的不足，进一步巩固所学，拓展所学，从而提高聋儿康复的效果。

(4) 家庭康复可以满足多方面的需求，弥补聋儿康复中的一些不足之处

聋儿康复任务繁重，需要投入大量的时间、技术、金钱和人员等。而目前，聋儿康复事业刚刚起步，学科建设有待发展，专业人员队伍相当薄弱。通过家长的大力参与和积极配合，可以在一定程度上缓解以上问题。因此，家庭康复与机构康复有机结合，将促进聋儿康复事业的快速发展。

2. 家庭不能离开机构

聋儿康复是一门专业性很强的学科，具有紧迫性、抢救性的特点。治疗师和康复教师的系统指导，在聋儿康复的初期起着尤为重要的作用。如果没有康复机构的科学指导，家庭康复将不可避免地会出现康复方法不当、最佳康复时机延误、康复效果欠佳等问题，很可能错过或耽误语言康复的关键期。有了康复机构科学、系统的指导和培训，家庭康复将向着更科学、更系统、更高效的方向发展。

在聋儿康复的过程中，家长会遇到许多困惑和问题。例如，康复时间的局限性，他们说："我们也爱聋儿，但是，为了聋儿，我们要挣更多的钱，实在没有时间带聋儿"；康复知识和方法的局限性，他们说："我们也想教聋儿，但是，我们没有方法，不知道教些什么"。真正的家庭康复是一门多学科交叉的系统工程，它应该与机构康复紧密结合。如果家长能够掌握正确的、科学的、系统的康复方法，那么聋儿康复将达到事半功倍的效果。

现在，通过开办"新概念学说话"实验班和专家特色康复门诊，聋儿康复有了科学、有效的方法。通过"家庭和机构的交流"和机构对家庭的科学指导，家庭康复就可以避免以上一些局限性，对聋儿康复起到关键的作用。

3. 机构的指导是实现家庭康复科学、高效的关键

家长参与家庭康复需要机构的正确引导和培训。特别是在现阶段，我国聋儿

康复事业正处于起步阶段，聋儿康复的理论和方法还有待深入研究和进一步推广，康复过程中所需的经济和技术实力还不够充分。因此，机构必须提供科学、系统、有效的指导和培训。

首先，家长参与家庭康复需要机构的正确引导、说服，机构要尽力说服家长参与家庭康复，而不是一味地顺从、迁就甚至是欺骗聋儿家长。其次，家庭康复的专业性、科学性离不开机构指导和培训，机构必须对家长进行专业、科学的指导和培训。最后，家庭康复的计划性、系统性离不开机构指导和培训，机构必须对家长进行有计划的、系统的指导和培训。

22.1.3 家庭康复的特点

1. 针对性

家长是聋儿最亲近的人。家长与聋儿之间具有特殊的关系，他们参与康复的热情高、动力大，愿意花时间参与聋儿的康复，愿意钻研康复技术，想办法使聋儿尽早康复。另外，家长可以根据自己聋儿的情况确定教学内容、教学方法和教学重点，因而康复训练更具针对性。

2. 灵活性

在家庭康复中，生活场景丰富多彩，家长可以见什么教什么，教学随机进行，便于聋儿对语言内容的理解。家长结合生活实际教授聋儿语言，这样的语言是最容易理解的、最实用的。家长在生活中可以运用各种形式、各种方法和手段进行康复训练，如生活中的常见物品，“新概念学说话”的系列教玩学具等，训练的形式灵活多样。

3. 拓展性

家庭康复还是集体康复教育和个别化康复在家庭的延伸和拓展。通过机构对家庭康复进行科学指导，例如家长培训班、专题讲座、亲子课堂、教学观摩、每日交流等培训和指导，治疗师、康复教师和家长共同制定系统的聋儿康复计划，使集体康复教育和个别化康复的目标在家庭得以延伸，其内容也得到必要的补充和拓展。这样，集体康复教育、个别化康复和家庭康复就能够有机地统一起来，使聋儿康复的效果能事半功倍。

22.1.4 家庭康复的可行性

1. 聋儿听觉言语康复的管理体制为家庭康复提供了保障

聋儿康复的行业管理体制是实施家庭康复的保障。1998 年至今，全国已经建立了 31 个省级聋儿康复中心、近 600 个市县级聋儿语训部，从国家到地方形成了一个康复机构的网络。2006 年将扩建的中国听觉言语康复科学研究中心，标志着中国听觉言语康复事业进入了一个新纪元。这些必将对聋儿家庭康复乃至整个聋儿康复事业起到重要的影响。《聋儿康复“十五”实施方案》中明确指出，培训聋儿家长是聋儿康复工作的主要任务之一，是聋儿康复机构的职责所在。由此可以预见，聋儿康复机构对家庭康复的指导将越来越规范，在人员、技术和设备上都将为家庭康复的开展提供保障。

2. 聋儿听觉言语康复的技术设备为家庭康复提供了支持

现在，31 个省级聋儿康复中心都已经基本有了相应的康复设备、用品用具，并逐步向 600 多个县市级聋儿康复机构扩展。这些机构将是聋儿家庭康复的重要资源中心和设备保障，在物质、人力和财力上都有了相当的基础，聋儿家庭康复将不难成功。

聋儿“新概念学说话”系列丛书包括总纲（原理和方法），教材（启蒙篇、基础篇、提高篇），康复教师指导手册和家庭康复指导手册（情景自然口语法等）。配套的用品用具包括听觉学习与评估用品、言语矫治与评估用品以及语言、认知学习与评估用品三大块。家长可以在治疗师和康复教师的指导下，根据聋儿康复的不同阶段，有针对性地利用这些资源，进行家庭康复训练。

3. 家长参与康复的热情及其素质的提高为家庭康复提供了基础

家庭康复是众多聋儿家长的迫切愿望。每个聋儿家长都希望自己的聋儿能够健康成长、尽快康复，希望自己的聋儿能够在认知、思维等各方面的发展不低于健听儿童，早日实现“听得明白、讲得清楚、交流自如”的康复目标。因此，家长投入康复和教育的时间和精力越来越多，热情也越来越高。

此外，随着科学技术的发展，家长的素质也提高了。家长对于耳聋、助听器、人工耳蜗、医学康复与教育康复的关系等问题的认识正在逐步地提升，逐步形成较为科学的康复理念和态度，为聋儿听觉言语的家庭康复提供了基础。在康复机构的指导下，家长将学到更科学的康复知识与技能，家庭康复也将越来越系统、越来越科学。

22.2 家庭康复的原则

在家庭康复的过程中，要遵循针对性、计划性、一致性、持续性、全面性和趣味性的原则。本节将对这六个原则进行论述。其中，针对性和计划性是最为重要的原则。家庭康复要针对聋儿的特点，在机构的指导下制定合适的家庭康复计划。同时，在康复内容的选择和康复计划的拟定方面，应坚持家庭成员之间及家庭与机构之间的一致性，家庭康复要持之以恒，有持续性；家庭康复的最终目标是促进聋儿的全面发展，因此在康复内容和形式的选择方面要遵循全面性的原则；在康复的过程中还应坚持从聋儿的特点和兴趣出发，充分利用游戏教学、活动教学等多种形式。

22.2.1 针对性原则

针对性原则是指在聋儿康复的过程中，要根据聋儿所处的不同康复阶段，采取有针对性的康复措施，解决该阶段的首要问题。如在康复初期（关键期），即聋儿配或戴助听器或植入人工耳蜗后 0 ~ 6（18）个月的时间里，要遵循“立足康复，兼顾全面”的康复原则，针对聋儿的听觉和言语缺陷，以听觉技能和言语技能的习得为首要目标，以语言能力的形成为最终目标，同时兼顾聋儿的全面发展。而在康复后期，要坚持“全面发展，康复监控”的康复原则。使聋儿在普通幼儿园或小学全面发展的同时，对其语言发展进行康复监控和指导。

作为家长，我们所要实施的家庭康复一定要有针对性，突出重点，不能“眉毛胡子一把抓”。如果不针对由听觉和言语障碍导致的语言问题，在康复机构科学、系统的指导下采取有效的家庭康复措施，很有可能错过语言康复的关键期，从而达不到理想的康复效果。因此，家庭康复首先要关注聋儿的特点——听觉和言语缺陷，有针对性地采取抢救措施，进行缺陷补偿，这样才能有计划地开展家庭康复，促进聋儿的及早康复。

22.2.2 计划性原则

计划性原则是指家庭康复中要制定科学、系统的家庭康复计划，以有步骤地进行康复。前面提到家庭康复具有灵活性的特点，家长应结合聋儿生活中的不同情景，采用灵活的形式进行康复训练。随机康复和教育很重要，因为它能为聋儿提供丰富的生活资料和语言交流的机会，但是完全的随机教育也是不行的。随机性要与计划性有机地结合起来。

家长要注意教育的连贯性。教授新的知识点时，以实物教具为主，让聋儿易于理解和掌握，从听觉康复到言语矫治再到语言教育和认知训练，由易到难，循序进行。例如，“我的家”、“厕所” 等情景的口语训练就可以先于节日、邮局等情景。同时，要注意长、短计划相结合，根据集体康复教育和个别化康复的情况，设计好每个阶段、每个月、每周和每日的康复计划。当然，康复计划并不是不能改变的，家长可以根据实际情况进行修改和调整。只要把握住整体的计划性，就能更有效地促进聋儿的早日康复。

22.2.3 一致性原则

一致性原则是指在聋儿康复的内容、目标、原则和方法上，家庭成员之间要保持一致，家庭和机构之间也要保持一致。这样，才能统一思想，步调一致，从而更快地达到预期的目标。

聋儿的家庭康复意味着整个家庭的成员都要参与其中，积极地合作。调查表明，多数聋儿是以母亲为主实施康复的。这可能是因为母亲更有耐心，更了解聋儿。但单靠一个人的努力是不行的，其他家庭成员的积极性也要调动起来，甚至邻居、社区的其他人员都要参与其中。在家庭康复的过程中，家长务必与治疗师、康复教师保持一致，在家庭康复的短期目标、内容与总体目标、内容等方面达成共识。这样，家庭康复才能沿着系统、科学的方向不断前进，最大限度地提高康复的效果。

22.2.4 持续性原则

持续性原则是指家长要正确认识聋儿康复的规律，努力克服一切困难，保证聋儿康复过程的持续性。聋儿康复是一个艰苦而漫长的过程。坚持不懈地对聋儿进行康复，是每个家长应尽的责任和义务。

聋儿康复是一个螺旋式上升的过程。从较长时间的积累到快速发展，再从较长时间的积累到更高水平的新的发展，要经历漫长的康复过程。作为家长，要有足够的信心、耐心和恒心，要善于发现聋儿的细小进步，对他们的康复充满信心；要认真学习康复知识和技能，经常进行反思和总结，特别是要正确对待聋儿康复的积累期——高原期，不急躁，不轻易放弃。同时，在聋儿取得一定的康复成果时，不浮躁，不沾沾自喜，不盲目满足，要向聋儿康复的更高目标努力。

22.2.5 全面性原则

全面性原则是指聋儿家庭康复不但要关注聋儿听觉、言语能力的发展，还要关注语言、思维、情绪、情感和社会性等各方面能力的发展。研究表明，3 岁前，聋儿和健听儿童的智力差异不大，5 岁起会有明显的差异。通常，聋儿抽象思维能力较差。特别是很多聋儿到小学中年级，会在语文（作文）、数学（应用题）、英语、逻辑思维知识等方面存在困难。因此，在家庭康复的过程中，应关注聋儿全面素质的提高。

聋儿各个方面的发展不是彼此孤立的，它们之间是相互影响、相互联系的。因为听觉障碍，聋儿不但有言语障碍，还可能造成语言、行为、情绪等各种障碍，以至于德、智、体、美、劳不能全面发展。全面康复能为聋儿一生的可持续发展奠定扎实的基础，减小他们与健听儿童之间的差距。因此，聋儿的早期康复教育应关注聋儿身心各方面的发展，听觉技能、言语技能的习得是首要目标，语言能力的获得是最终目标，与此同时要重视其思维、情绪、情感、社会性等因素的协调发展。

22.2.6 趣味性原则

趣味性原则在家庭康复中也是非常重要的。在实施家庭康复的过程中，要坚持寓教于乐，让聋儿在游戏中学习、在活动中学习。在聋儿康复教育中，我们提倡“动起来更精彩”。作为家长，要想方设法增加教育的变式，提高康复的趣味性，让他们在真实的情景中，在游戏、活动中快乐地学习。

在实施聋儿家庭康复时，首先要尽可能采用游戏、活动的形式，准备丰富、实用、有趣的教具。其次要注意“交往第一”的原则，使聋儿体验到学习语言、运用语言的乐趣。用来交往的语言才是最实用的语言，聋儿也才会最感兴趣。因此，我们要让聋儿在真实的情境中学会用语言进行交流，而不是死记硬背。例如，家长可以利用《情景自然口语法——情景口语对话集》中的游戏和对话，在看电视、乘车、外出购物或游玩的时候和聋儿进行口语交流，对其听觉功能和言语能力进行训练。家长要及时地鼓励和表扬聋儿的进步，增强聋儿的信心，让聋儿始终保持语言交流的兴趣。

22.3 家庭康复的目标和内容

家庭康复的总目标是实现听觉、言语和语言的康复，即 HSL 理论中三大板块的有机统一。家庭康复的主要内容是听觉康复、言语矫治、语言教育和认知训练等。通过这四个领域的康复训练和教育，实现聋儿的听觉与言语康复，最终达到全面康复、全面发展的目的。

22.3.1 总体目标和内容

从总体上来说，聋儿家庭康复教育的目标包括听觉康复、言语矫治和语言教育三个核心内容，同时，在这三个领域的康复教育过程中渗透着认知训练，保证聋儿的全面康复、全面发展。

在具体实施的时候，家庭康复的目标应该是和总体康复教育目标一致的。因为家庭康复作为 1 + X + Y 模式的重要组成部分，既有自己的目标，也要和另外两部分保持统一。家庭康复的目标分为阶段目标（一般为三个月）、月目标、周目标和日目标。这些目标是针对每个聋儿制定的，具有个别化的特点。家庭康复的内容也是根据各个目标而制定的，也具有个别化的特点。家庭康复的主要目标是听觉、言语和语言能力的发展，因此，在制定各个目标时要围绕语言发展这个中心，在语言发展的基础上促进其他能力的发展。

22.3.2 具体目标和内容

1. 听觉康复（H）

在家庭康复中，听觉康复的目标是为了使聋儿能听得到、听得清、听得懂。家长可以在治疗师的指导下，参考机构的个别化康复计划，根据听觉康复的四个阶段（听觉察知、听觉分辨、听觉识别和听觉理解），有计划地制订阶段性的家庭康复计划。每天，家长除了完成康复教师布置的家庭作业外，还要根据家庭康复计划，利用听觉康复评估与训练 VCD 及卡片，对聋儿进行有家庭特色的听觉康复训练，使聋儿能够养成良好的听觉习惯，尽快实现听得到、听得清、听得懂的康复目标。

2. 言语矫治（S）

聋儿言语矫治的家庭康复目标同机构的言语矫治目标相类似。家长可以在治疗师和康复教师的指导下，利用呼吸、发声、共鸣、构音和语音训练卡片、VCD 及教材等，遵循评估、决策、治疗的循环过程，设定各个阶段的目标和内容。在家庭康复中，言语矫治的具体内容包括基本训练（呼吸训练、发声训练、口腔训练、鼻腔训练和口部运动）和言语功能异常的矫治（呼吸障碍、发声障碍、共鸣障碍、构音障碍和语音障碍）。家长可以利用重读治疗法进行基本训练、发音诱导等；利用促进治疗法进行发音异常的矫治及发音功能亢进或低下的矫治。每日的言语矫治目标要遵循个别化康复的进程，结合家庭的优势和特点，有计划有步骤地制定。言语矫治的内容也是针对每日目标灵活地选取，采用游戏、活动的形式巧妙地融合于家庭生活的各个环节。

3. 语言康复教育（L）

语言康复是指在聋儿配或戴助听器或植入人工耳蜗后 0～6（18）个月的时间里，对聋儿由于听觉障碍导致的语言障碍进行抢救性的、有针对性的康复措施，重点在于提高聋儿的听觉功能和言语功能，进而形成聋儿的语言能力。而语言教育是指在语言康复期之后，利用系统的学前教育课程对聋儿实施全面发展的教育，重点在于习得各种知识与技能，达到全面发展。

在家庭康复中，语言发展的目标主要是配合集体康复教育，将集体康复教育的内容延伸到家庭康复中，并结合家庭环境和具体的生活情景在具体训练过程中进行复习、巩固和适当的拓展。家长要遵循语言康复的规则，利用五个“W”（“who、when、where、what、how”，即“谁、何时、何地、做什么、怎么做”）及词汇、句型、会话训练卡，对聋儿进行适当的家庭语言教育与拓展。例如，词语学习、句子训练、句群训练和应用练习等，着重语言理解和语言表达两个领域。家长在制定每日语言康复与教育目标、选择每日语言教育内容的时候，可以针对家庭环境和聋儿当日的情绪、心理状态以及学习掌握情况，有创造性地进行设计和选择。如配合机构适时地进行编讲生活小故事的康复活动。同时，家长要注意做好家庭康复记录，填好家园联系册，及时与康复教师进行沟通交流。

4. 认知训练（C）

心理学研究表明：3～5岁的学龄前聋儿正处于认知能力发展的关键时期。5岁聋儿已能初步理解相邻数之间的关系，初步掌握平面图形的基本特征，能运用表象进行加减，能初步理解集合与元素之间的关系等。在对聋儿进行语言康复的同时，应有目标、有计划、有系统地对聋儿的认知能力进行训练与培养。认知训练应以聋儿认知发展规律为依据选择训练内容，以培养与提高聋儿多项认知能力为目标，以图形、数字、符号及文字为训练材料。家长可以选择有关的训练软件、书籍，在有关专家的指导下，根据家庭的实际生活环境训练聋儿，并举一反三。

认知训练的具体目标是：配合语言康复教育，提高聋儿的知觉、记忆、表象、思维等各方面能力，达到全面发展的康复目标。在家庭康复中，认知训练的具体内容包括注意训练、图形认知、颜色认知、数字认知、同类匹配、观察能力、记忆能力和比较排序等。

22.4 家长应具备的素质

“聋儿的康复首先是家长的康复”。家长具备的素质如何，对聋儿康复的效果有着巨大的影响。据统计，到2002年底，全国已有近20万名聋儿经过训练开口说话，其中有的已经进入普小就读。随着早期干预第一环节“早发现、早诊断”、第二环节“早验配、早放大”目标的实现、第三环节“早训练、早康复”任务的开始，“教什么，怎么教？”这一问题始终贯穿在家庭康复实践工作的始终。很多家长感到茫然，把康复聋儿的全部责任和希望转嫁给了康复机构。更有甚者丧失了对聋儿康复的信心和勇气，放弃了聋儿重返主流社会的机会和权利。本节具体阐述家长应具备的几个素质：树立正确、积极的聋儿康复态度，掌握科学、系统的聋儿康复知识以及有效、娴熟的聋儿康复技能。这几个方面也是家庭康复评估中的重要内容。

22.4.1 正确、积极的康复态度

家长是否树立正确、积极的康复态度，直接关系到聋儿康复的效果。而正确、积极的态度源于家长对聋儿康复工作的认识。家长应对以下几个问题有正确

的认识：

1. 正确看待耳聋问题

有的家长在知道自己的孩子耳聋以后产生负罪感、内疚感，觉得对不起孩子，就对孩子一味溺爱，事事包办代替；有的家长不敢承认或者不愿暴露孩子耳聋的事实，一直处于自卑、痛苦和矛盾的心理状态。家长的这些想法是可以理解的，但也是错误的。随着科技的进步和聋儿康复事业的发展，我国聋儿康复的概率正在逐年上升。在康复教师和家长的共同努力下，一批又一批的聋儿康复明星不断地涌现出来。因此作为家长，应知道聋儿康复的切实可行性，不必否认和回避耳聋的事实，更不可放弃对聋儿康复的努力。家长要有一个积极的心态，不娇惯、不放纵聋儿，让他们在轻松自然的环境中得到更快、更有效的康复。

2. 正确看待机构康复和家庭康复

家庭康复的意义，前面已有阐述。当家长发现孩子有听力问题时，会立即考虑改善聋儿的听力状况，或者佩戴助听器，或者做人工耳蜗。然而，由于长时间的听觉剥夺，聋儿聆听习惯没有养成；由于缺乏听觉反馈的调节，产生了诸多听觉性言语障碍，因而植入人工耳蜗或者戴上助听器并不能使聋儿自然而然地会听、会说。能否尽早发挥这些听力设备的最大功效，关键在于听觉、言语和语言康复。而这些都依赖于机构的康复和指导，更依赖于家庭的参与。作为家长，既不可把聋儿康复的责任完全推给康复机构和康复教师，也不可脱离机构的指导和培训，盲目地进行摸索，从而多走不该走的弯路，延误了聋儿康复的最佳时机。

3. 正确理解医学康复和教育康复的关系

“杠杆原理”为我们揭示了医学康复和教育康复之间的联系和区别，以及两者如何结合的问题。聋首先是一种残疾，所以医学介入是首要的、必需的。康复门诊在聋儿康复中的意义是极其重要的。作为家长，要在治疗师和有关专家的指导下，合理安排医学康复和教育康复的时间，选择恰当的内容和方法，科学地、有计划地实施对聋儿的康复。切不可把康复目标局限在聋儿能写多少个字、能认多少个拼音、能背多少首儿歌、数数能数到几上。

4. 养成科学、积极的训练态度

积极的训练态度表现在坚持“四不”：一不放弃——家长要对聋儿康复充满信心，不管遇到多大的困难都能坚定不移地参与聋儿的康复；二不攀比——家长要了解聋儿的个别化差异和特点，不盲目地进行横向比较，既不急于求成，也不丧失信心；三不急躁——在聋儿康复过程中遇到挫折时，特别是在聋儿康复的积累期——高原期，要对聋儿康复有信心，有恒心，不动摇，不急躁；四不浮躁——在聋儿取得一定的康复成果时，不沾沾自喜，盲目满足，而是向聋儿康复的更高目标努力。

22.4.2 科学、系统的康复知识

为了尽早实现聋儿得到有效康复的目标，家长要尽可能多地学习科学、系统的康复知识，以应对耳聋问题的复杂、康复过程的艰难以及后续教育的挑战，例如听力学知识、助听器及耳蜗的使用和保养知识、言语矫治知识、语言教育知识、聋儿心理学知识、游戏教学知识等。家长要扮演的是积极参与的教学者，而非观察者或保育者的角色。具体来说，家长所要掌握的知识就是康复机构对家长的理论培训要求，详见第14章。

22.4.3 有效、娴熟的康复技能

在聋儿康复的过程中，家长仅仅掌握足够的康复知识是不够的。只有将这些知识转变为有效、娴熟的康复技能，才可能在聋儿康复中真正发挥作用。家长可以运用游戏法、故事法、对话法、演示法、观察法和参观法等各种手段进行家庭康复训练。同时，在训练过程中及时总结经验教训，使自己的康复技能更加有效和娴熟。

因此，家长应当做到：一是认真学习各种康复知识和技能，深入钻研聋儿康复技术。家长要花费更多心思去研究聋儿的心理特点和学习规律。不仅要学会发现问题，更要努力尝试解决问题。逐步使自己的教学更有计划、更科学；二是虚心向专家和康复教师请教，进行更多更深入的交流，和老师共同探讨更科学、高效的康复技能和方法；三是加强家长之间的互相学习，互相取长补短，共同探讨更加科学、高效、实用的康复方法。

第 23 章

家庭康复的指导

上一章，我们提到家庭康复离不开机构的指导。在现阶段，机构的指导是实现家庭康复科学、高效的关键。那么，机构对家庭康复的指导体现在哪些方面呢？经过实践与研究，我们构建了一套“同步式聋儿家长培训模式”来实现机构对家庭康复的指导。该模式能够切实发挥机构对家庭康复的指导作用，提高聋儿家庭康复的科学性和有效性，真正实现家庭康复与机构康复的有机整合。本章将对此模式的框架、内容、方法和实施原则进行具体阐述。另外，本章还将阐述康复机构对制订家庭康复计划的指导。

23.1 同步式家长培训模式的框架及主要内容

同步式聋儿家长培训模式是一种在理念上将机构康复与家庭康复紧密结合，在目标上重视聋儿家长康复态度、知识、技能的同步提高，在操作上将集中培训、个别培训及网络培训三者有机整合的家长培训模式。它实现了机构康复与家庭康复的同步，知识、态度、技能的同步，集中培训、个别培训及网络培训的同步。实践证明，该模式是行之有效的，它极大地提高了聋儿康复的效率，缩短了聋儿康复的进程。其框架及主要内容详见图 23 – 1。

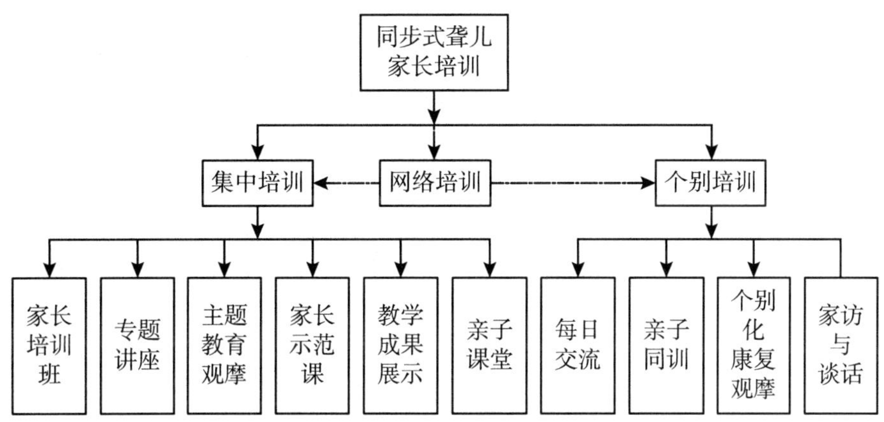

图 23-1　同步式聋儿家长培训模式的框架及主要形式

23.2　集中培训

集中培训是针对家长和聋儿存在的共性问题进行的培训，主要包括六种实现形式：家长培训班、专题讲座、主题教育观摩、家长示范课、教学成果展示和亲子课堂。其适用对象、主要目标、课程名称和时间安排见表 23-1。

表 23-1　集中培训一览

主要形式	适用对象	主要目标	课程名称	时间安排
家长培训班	所有聋儿家长	态度★★★ 知识★★ 技能★	聋儿康复中家长正确态度的确立 耳聋、助听器、人工耳蜗的基本知识 聋儿康复中医教结合的理念 聋儿听觉、言语和语言发展的特点与规律 听觉康复、言语矫治、语言教育的理论 聋儿康复中家庭与机构配合的技巧与艺术	与新生入学时间同步，每阶段（三个月）1 次，每期 3～5 天。
专题讲座	所有聋儿家长	态度★ 知识★★★ 技能★★	听觉康复的理论与方法 言语矫治的理论与方法 语言康复教育的理论与方法 聋儿认知能力的评估与训练 聋儿家庭康复计划的制定	与聋儿存在的共性问题同步，每周 1 次，每次 2 小时。

续表

主要形式	适用对象	主要目标	课程名称	时间安排
主题教育观摩	在康复机构的聋儿家长	态度★ 知识★ 技能★★	激发聋儿沟通交流的技巧与方法 发起提问与诱导回答的技巧与方法 聋儿游戏、活动的技巧与方法	与主题教育同步，每周1次，每次1小时。
家长示范课	在康复机构的聋儿家长	态度★ 知识★★ 技能★★	家庭康复活动的指导与实践 家长巩固机构康复内容的方法与策略 户外环境中家长进行康复活动的技巧与方法	与家庭康复同步，每学期1~2次，每次1~2天。
教学成果展示	在康复机构的聋儿家长	态度★★ 知识★ 技能★★	聋儿康复中阶段性成果的汇总与问题答疑 家庭康复训练趣味性方法与策略 家庭康复科学性评估	与聋儿教学进度同步，每月1次，每次2小时。
亲子课堂	不适应集体康复的聋儿家长	态度★ 知识★★ 技能★★★	康复方法选择的艺术 聋儿生活教学技巧与指导 聋儿游戏教学方法与技巧 聋儿家庭康复计划的制定	与聋儿的进步及其存在的问题同步，每周2次，每次1小时。

注：①★代表培训目标的重要程度，★越多，该目标越重要。

②家长培训班、专题讲座、主题教学观摩和亲子课堂的培训均分为启蒙阶段、基础阶段和提高阶段三个层次。

23.2.1 家长培训班

家长培训班是对家长进行全面的、系统的康复知识培训和指导。其主要目的在于让家长对聋儿康复形成一个整体的、概括性的、正确的认识，对自身在聋儿康复中的重要地位和作用形成正确的认识。包括聋儿康复所涉及的康复领域、要经历的康复阶段以及每个阶段所要掌握的基本知识和方法等。

家长培训班最重要的是帮助家长调整心态，树立康复的信心，形成正确的认识，意识到聋儿康复是有希望、有办法的，但又是一个长期的、艰难的过程。如果错过康复的最佳时期，可能需要付出更大的代价。家长在聋儿康复中具有不可取代的重要地位和作用，家长不仅要树立正确积极的康复态度，亲自参与聋儿的康复，而且要投入大量的时间和精力认真学习科学、系统的康复知识和方法，最终形成有效、娴熟的康复技能。

家长培训班分为启蒙班、基础班和提高班，不同班级的授课内容和要求不同。家长入园接受培训之前，首先要进行摸底考试，通过考试测试家长的起点水平，确定家长参加培训班的级别。根据测试反馈出的问题和薄弱环节，为家长制定符合其自身水平的教学进度和要求。考核的内容包括听觉康复、言语矫治、语言教育、认知训练和综合康复技巧。考试前，我们先出一定数量的复习题（每个领域 10～20 个题）供家长复习，同时留出一定的时间进行答疑和个别辅导，然后再进行正式的考试。考核合格的家长可从初级班升到中级班或高级班。家长培训班的目标与内容如表 23－2 所示。

表 23－2　　家长培训班一览

	目标与内容
启蒙班	1. 初步了解听觉言语的生理解剖结构 2. 初步了解听觉技能训练的理论与方法，包括听觉察知、听觉分辨、听觉识别和听觉理解 3. 初步了解言语技能训练的理论与方法，包括呼吸、发声、共鸣、构音和语音五大模块 4. 初步了解语言康复与教育的理论与方法 5. 初步了解认知训练的理论与方法
	考核
基础班	1. 了解听觉言语的生理解剖结构 2. 了解听觉技能训练的理论与方法，包括听觉察知、听觉分辨、听觉识别和听觉理解 3. 了解言语技能训练的理论与方法，包括呼吸、发声、共鸣、构音和语音五大模块 4. 了解语言康复与教育的理论与方法 5. 了解认知训练的理论与方法
	考核
提高班	1. 掌握听觉言语的生理解剖结构 2. 掌握听觉技能训练的理论与方法，包括听觉察知、听觉分辨、听觉识别和听觉理解 3. 掌握言语技能训练的理论与方法，包括呼吸、发声、共鸣、构音和语音五大模块 4. 掌握语言康复与教育的理论与方法 5. 掌握认知训练的理论与方法
	考核

23.2.2 专题讲座

专题讲座是指邀请一些具有研究生及其以上学历的专业人员、有经验的专家和从事一线教学的骨干康复教师，针对家长在家庭康复不同阶段产生的不同问题和不同需求进行每周至少一次的讲座。专题讲座针对家庭康复中的某一类问题进行具体、直观形象的讲解和指导。通过专题讲座，家长将对聋儿康复过程中所遇到的具体问题有清醒的认识。家长可以进一步坚定康复信心，逐步习得科学、系统的康复知识，掌握有效、娴熟的康复技能，并在康复教师的指导下制定聋儿家庭康复计划，完成家庭康复的任务。专题讲座分为启蒙阶段、基础阶段和提高阶段三个水平。每次专题讲座的形式包括讲授、交流和答疑。具体内容和安排如表 23－3 所示。

表 23－3　　　　专题讲座一览

总论	1. 家庭康复的理论与实践 2. 耳聋、助听器、人工耳蜗基本知识 3. “医教结合”语言康复教育模式及教材建设 4. 聋儿家庭康复计划的制定
听觉康复	1. 听觉能力评估 2. 启蒙班聋儿听觉康复训练 3. 基础班聋儿听觉康复训练 4. 提高班聋儿听觉康复训练
言语矫治	1. 言语矫治的理论与实践 2. 基本训练观摩与练习 3. 呼吸障碍的评估与矫治 4. 发声障碍的评估与矫治 5. 共鸣障碍的评估与矫治 6. 构音障碍的评估与矫治 7. 语音障碍的评估与矫治
语言教育	1. 语言康复教育的理论与方法 2. 聋儿早期语言康复 3. 启蒙班聋儿语言康复教育 4. 故事教学法在基础班和提高班聋儿康复中的应用 5. 聋儿后续语言教育
认知训练	1. 聋儿认知能力评估 2. 启蒙班聋儿认知能力训练 3. 基础班聋儿认知能力训练 4. 提高班聋儿认知能力训练

例如，在聋儿家庭康复计划制定的专题讲座上，康复教师和治疗师会指导家长制订适合聋儿发展的家庭康复计划，该计划主要包括阶段计划（一般为三个月）、月计划和周计划三种。家庭康复计划的内容主要包括聋儿目前的发展水平与存在的问题；接受康复教育的措施与时间；康复内容、方法和形式等。在实施计划的过程中，家长可以根据聋儿对所教内容的接受情况以及当时的兴趣和康复环境适当增加、减少或更换某些教学内容，适当调整教学难度和方法等。只要能达到或基本达到本次训练的主要目标即可。在实践过程中还可能发现训练目标设定得太高或太低等问题，这也需要对计划进行补充和修订。

23.2.3 主题教育观摩

主题教育观摩主要针对 3～7 岁在机构康复的聋儿家长。康复教师将定期（每周一次）开放主题教育活动供本班聋儿家长观摩。在观摩过程中，家长可以了解聋儿的学习特点和在机构的学习状况，学习康复教师确定合适的教学难度，选择聋儿感兴趣的教学内容和教学方法，制作新颖有趣的教具，以及调动聋儿积极性等方面的技能和方法。通过康复教师的交流和指导，家长不但对幼儿园的集体康复教学活动有了进一步了解，而且会进一步坚定参与康复的信心，丰富康复知识，学会一些康复的技能和方法，可以在家庭对聋儿进行更有针对性的复习、巩固和拓展，真正实现家庭康复与机构康复的同步进行和使聋儿更快、更好、更有效的康复。

主题教学观摩特别适合刚进入机构进行康复的聋儿家长。通过观摩活动，可以解决家长很多的疑问：孩子学习适应吗？老师是如何教的？孩子掌握了吗？我该如何配合老师的教学呢？

23.2.4 家长示范课

家长示范课是指在康复机构中由家长授课，康复教师、治疗师和其他家长对其进行观摩、评价和指导的一种形式。家长示范课不但是家长交流的重要途径，而且是家庭康复评估的重要途径。

家庭康复有着和机构康复不同的特点和方法。有经验的家长在家庭康复中可行的方法对其他家长有参考和借鉴价值。通过定期举办的家长观摩课大赛，使家长之间互相学习实用和有效的家庭康复方法，达到共同提高的目的。我们还将成功的家庭康复录像制作成光盘供广大家长观摩学习。

家长观摩课是集中培训家长的一种重要形式，也是我们对家长的康复知识和技能进行监控和考核的一种形式。家长在进行示范课教学的过程中，康复教师、治疗师会根据家长示范课考核表（见附录2），对家长的康复态度、知识和技能进行综合考察，从而集中解决家长遇到的一些问题，不断提高其态度、知识和技能。

23.2.5 教学成果展示会

教学成果展示会也是对家长进行集中培训的一种形式。教学成果展示会一般每月举办一次，主要目的是向家长汇报近阶段聋儿康复的成效，使家长坚定康复信心，不断丰富康复知识、提高康复技能。

在每月末举办的教学成果展示会上，聋儿们表演的是老师将当月学习的知识编成的一个个小节目。通过月教学成果展示会，聋儿们的注意力、交流意识和能力、自信心会大大地增强。通过观摩月成果展示，家长也会很清楚地看到聋儿1个月来的成长和进步，无形中会增强他们参与康复的热情和信心，同时也会激起家长之间交流和学习的热情。

23.2.6 亲子课堂

亲子课堂是我们针对3岁以下或生活不能自理、不能适应集体康复的聋儿所采用的小组康复形式。这也是对家长进行集中培训的一种重要形式。通过亲子课堂的教学示范和指导，家长能够基本掌握聋儿的性格特点和学习规律，初步掌握根据聋儿的兴趣、特点和发展水平设计游戏和教学活动的技能，从而使得家庭康复更科学、更有效。

亲子课堂通常由两名康复教师对四名聋儿和家长进行以游戏康复法为主的康复指导。每次的亲子课堂，治疗师通过3~4个康复活动（听觉、言语、语言、认知、体育、音乐、美工……），带动家长和聋儿一起学习，向家长示范如何根据聋儿爱玩的天性为聋儿设计游戏，如何在家庭、在生活中、在游戏中融入康复内容，有目的、有计划地对聋儿进行早期康复。

亲子课堂分为启蒙班、基础班和提高班。启蒙班主要是为了引导聋儿入门，减少聋儿对康复训练的抵触心理，使他们能在轻松、愉快的气氛中接受康复训练，从而完成康复训练内容。基础班和提高班也是以游戏为主，但训练难度会逐步加深。

亲子课堂的内容可以根据聋儿的具体情况和个别化训练计划而定，主要选用"新概念学说话"教材、自编园本教材、普通幼儿园和小学教材以及聋儿读物。

具体包括以下一些内容：

听觉康复：利用自然环境声、可视音乐刺激、超音段音位、音段音位等培养聋儿听觉察知、听觉分辨、听觉识别和听觉理解能力。

言语矫治：通过呼吸训练、发声训练、共鸣训练、构音训练和语音训练等，提高聋儿言语功能，为后续的语言教育打下基础。

语言教育：主要进行语言理解和语言表达两个方面的训练。

总之，集中培训几种形式之间的关系是相互补充、不可或缺的。它们对家长培训的侧重点不同，从宏观到中观，进而过渡到微观，分别指向聋儿家长态度的改变、知识的掌握和技能的提高。在实施过程中，要根据具体情况将几种形式有机地整合，使其对聋儿家长产生更大的指导作用。

23.3 个别培训

个别培训主要是针对聋儿个体差异和家长在家庭康复中存在的问题进行针对性的培训，主要包括四种形式：每日交流、亲子同训、个别化康复观摩、家访和谈话。其适用对象、主要目标、主要内容和时间安排，见表23－4所示。

表23－4　　个别培训一览

主要形式	适用对象	主要目标	主要内容	时间安排
每日交流	在机构的聋儿家长	态度★ 知识★★ 技能★★★	聋儿在园情绪、课堂参与、配合情况 机构康复内容、要求、掌握情况及方法 家庭康复内容、要求及方法	与聋儿的进步、问题及机构康复进度同步，每天早晚各10分钟。
亲子同训	有需要的聋儿家长	态度★ 知识★★ 技能★★★	聋儿游戏教学现场指导 聋儿生活教学现场指导 聋儿的进步和问题分析	与聋儿存在的问题同步，根据要求每周1～2次，每次0.5～2小时。
个别化康复观摩	有需要的聋儿家长	态度★ 知识★★★ 技能★★	康复内容、要求和方法示范 康复方案的制定和调整 聋儿心理及行为改变技术	与聋儿的康复同步，根据要求，每周1～2次，每次1小时。

续表

主要形式	适用对象	主要目标	主要内容	时间安排
家访和谈话	在机构的聋儿家长	态度★★ 知识★★ 技能★★	家庭康复游戏教学示范 聋儿生活教学的指导 聋儿家庭康复方案的制定和调整	与聋儿存在的问题和家长心理同步，每学期1～2次，每次30分钟。

注：★代表培训目标的重要程度，★越多，该目标越重要。

23.3.1 每日交流

每日交流是指康复教师和治疗师利用家长每天早晚接送聋儿的时间，对家长进行手把手的具体指导。通过每日早、晚的交流，家长不仅知道每日在家该“做什么”、“怎么做”，而且知道自己在家“做得怎么样”、“有无错误”。这样长期、细致的家长培训和指导，会使家长的康复能力在无形之中提高。

1. 通过每日教学记录表进行交流

“聋儿每日教学记录表”记录了聋儿一日在园康复、学习和生活的情况，包括每个活动类型的目标与内容、活动过程情况、目标达成分析以及康复教师、治疗师给家长的一些具体意见和建议（见表23－5）。家长要针对这些情况，制定并实施每日的康复训练方案，填写“在家情况”一栏，包括康复领域的训练内容、目标、聋儿的配合程度和目标达成（见表23－6）。

表23－5　　　　每日教学记录（在园情况）

	在园情况
内容	词语：面包、蛋糕 句子：×××，吃蛋糕。×××，吃面包 对话：×××吃什么？
情况	幼儿认识了面包和蛋糕两种食物；能正确听辨词语、句子，能完成听话演示；“面”需打声母指式辅助，表达句子“×××，吃蛋糕”时不能连贯；问“×××吃什么？”只能回答今天学习的内容。
家庭康复建议	复习今天所学内容；注意结合以前所学的内容进行扩展学习和沟通交流，巩固所学知识。如：小白兔，吃萝卜；小花猫，吃小鱼；大熊猫，吃竹子。

续表

<table>
<tr><th colspan="2">在园情况</th></tr>
<tr><td>训练内容</td><td>听觉：双音节词识别；声母识别（含有/m、d/的词汇）；短句识别。
言语：1. 最长声时。
2. 呼吸训练（仰卧位，采用腹式呼吸，一口气发/hahaha/）。
3. 鼻音哼唱练习/mi……，mu……，ma……/。
4. 逐字增加句长练习：（面包→吃面包→我吃面包→妈妈吃面包……）。
5. 响度训练：面包→面包→面包→面包→面包。
6. /m、d/的构音训练。
认知：注意力、观察力训练；进行分类能力训练。</td></tr>
<tr><td>训练结果</td><td>听觉：双音节词识别59%；声母识别56%；短句识别64%。
言语：1. 最长声时5秒。
2. 平静状态下的生理呼吸正确，发/hahaha/时比较紧张，呼气不彻底。
3. 刚开始用鼻音哼唱时，唇部比较紧张，/m/易发成/b/，后经训练，可断续发/mi，mu，ma/，唱音还需要进一步加强。
4. 逐字增加句长：四字以内的较为轻松，五字句较为困难。
5. 响度训练：面包→面包→面包的响度变化掌握较好，
面包→面包→面包→面包→面包需进一步巩固
6. 构音训练：经练习/d/音较好，/m/发音不稳定，需进一步练习。
认知：注意力训练时兴趣不高；对熟悉事物的分类能力有所提高，但对抽象和陌生的事物的分类能力较差。</td></tr>
<tr><td>家庭康复建议</td><td>1. 根据今日矫治情况进行巩固练习，继续进行咀嚼训练和增加响度变化的练习。
2. 连续发两个三音节词对聋儿来说有一定的难度，根据情况，建议加强呼吸训练。
3. 请在集体康复教育中帮助督促该聋儿/d/、/m/的构音。</td></tr>
</table>

表23-6　　每日教学记录（在家情况）

	在家情况	康复教师和治疗师的建议
内容	1. 18：00~18：25 口腔训练、咀嚼训练 2. 18：30~18：50 主要练习/m/、/d/的构音，及以往所学音节的组词 3. 19：10~19：40 复习词语、句子、对话 4. 19：45~19：55 响度训练 5. 20：00~20：15 呼吸训练	呼吸训练有助于对语言的练习。把此项训练提前会更为合理。

续表

	在家情况	康复教师和治疗师的建议
情况	1. 练习“舌的强化”部分时，做得很累，很痛苦。不喜欢做压舌板部分的练习。其他部分还可以。 2. 练习发以声母/m/、/d/开头的词语时，/d/比较好发，但是/m/一定要打声母指式或用手摸鼻子提醒，才会注意鼻音。 3. 把以往学习过的内容进行罗列，丰富句子“XXX，吃 XX。”知道“小白兔，吃萝卜；小猴子，吃桃子；小花猫，吃小鱼……”，但还不是很熟练。 4. 呼吸训练时，能在妈妈演示时区分对和错，但自己一口气发/hahaha/气息控制不好。站在桌子边站不稳，总要动个不停。 5. 喜欢进行响度训练，但面包→面包→面包的响度变化掌握较好，面包→面包→面包→面包→面包经很多次的练习还是掌握不好。 6. 鼻音哼唱练习不能进行唱音，只能断续进行。	先练习/haha/，再练习/haha/与/hahaha/的交替练习，逐步过渡到/hahaha/。 呼吸训练应采用仰卧位躺在床上进行。 在进行响度训练时，可用 3/4 的时间进行面包→面包→面包的巩固练习，再用 1/4 的时间进行面包→面包→面包→面包→面包的尝试练习。
备注	老师： 看孩子做咀嚼训练时，实在太痛苦了。可不可以一星期做一次呢？	不可以。这是一种强化训练。只有不间断地进行练习，才能有效地改善孩子口腔开合度，锻炼构音器官。训练是艰苦的，为了孩子早日康复，我们需要您的坚持与配合。

在家长下午来康复机构接聋儿时，老师或治疗师拿着“聋儿每日教学记录表”向家长反馈聋儿当天在机构的康复教学情况，包括聋儿听觉、言语、语言训练内容、掌握情况和康复建议。通过康复教师、治疗师的讲授和示范，家长可以比较清楚地知道聋儿在康复机构“学了什么”、“学得怎么样”，家长回家该“教些什么”、“怎么教”。同时，康复教师或治疗师要求家长记录聋儿在家训练情况，包括训练时间、训练程序、聋儿掌握情况，以及家长在进行家庭康复时遇到的问题和困惑。

每天早上，家长送聋儿上学时，康复教师和治疗师会根据家长所做的家庭康复记录表，详细询问在家中实施家庭康复的情况，包括家长在家训练的程序、方法、要求、态度等，帮助家长解决遇到的问题。这样，家长会更明白“自己在家所做的家庭康复是否正确”，包括训练时间安排是否充分、程序是否正确、难度是否得当、方法是否合适、态度是否端正，等等。

2. 通过家园联系册进行交流

家园联系册是指康复教师和治疗师联系家长的一本小册子。它是对每日教学记录表的补充，主要记录家长和康复教师的一些体会和建议，以及每日相互交流的一些生活、运动小故事。家园联系册作为每日家庭和机构交流的重要渠道，对于家长每天的训练具有针对性的指导意义。除了主题课和区角活动课上的游戏和内容外，作为教学延伸，康复教师和治疗师还会根据生活和运动活动的内容提供给家长一些适合在家庭中操作的训练游戏，对家庭康复的游戏化和生活化进行具体的指导。

例如，康复教师和家长自编生活故事，并通过家园联系册进行交流，便是一个很好的途径。自编生活故事这种形式，可以培养聋儿独立的语言表达能力和思维能力、应变能力，在潜移默化中对他们进行知识熏陶和道德品质教育。康复教师教聋儿把康复机构中发生的事情编成小故事讲给家长听；康复教师同时指导家长将家中发生的事情编成小故事讲给康复教师听。这样，聋儿每天做一个快乐的“小小传话筒”，说着“活”的语言，对将要到来的新的一天充满了期待。

以下是康复教师对一个叫“宝宝”的聋儿实施的故事教学：

故事一：《宝宝学画画》

“周老师教小朋友画画，宝宝画房子，房顶是三角形的，窗户是圆形的，门是长方形的……”（理解有关形状的词汇）

故事二：《宝宝去公园》

“今天，周老师带宝宝去公园。公园里有很多花，有红色的花，有白色的花，还有黄色的花……”（理解有关颜色的词汇）

故事三：《跑步比赛》

“周老师和宝宝、秦秦比赛跑步。宝宝跑得快，第一名。秦秦跑得快，第二名。周老师跑得慢，第三名”。（理解有关序数的词汇）

以下是“宝宝”的妈妈将家里发生的事情编成的几个小故事：

故事一：《宝宝想爸爸》

“宝宝想爸爸了，宝宝给爸爸打电话。”（理解“想”）

故事二：《妈妈接宝宝》

“下午，妈妈骑自行车接宝宝回家。刮风了，宝宝冷，妈妈给宝宝喝热牛奶”（理解“冷”、“热”）

故事三：《爸爸妈妈和宝宝》

“爸爸想宝宝了，爸爸开汽车接宝宝和妈妈。爸爸打了个喷嚏，说“好冷啊”，妈妈给爸爸倒了杯热水。（“想、冷和热”等的综合理解）

23.3.2 亲子同训

亲子同训是根据家长要求和聋儿情况，由一名康复教师或治疗师对一名聋儿及其家长进行的个别化康复训练、示范和指导。它也是对家长进行个别培训的一种重要形式。亲子同训前半段是以康复教师和聋儿之间的师生互动为主的教学活动。通过观摩康复教师的教学活动，家长可以学习康复教学技巧和方法。亲子同训后半段是以家长和聋儿之间的亲子互动为主的教学活动。通过康复教师及治疗师的点评和指导，家长可以清楚地认识自己是否掌握了正确的康复知识和技能，从而学会根据自己孩子的特点制定相应的康复方案，使家庭康复更加系统、更加有效。小龄患儿以游戏康复法为主，大龄患儿的康复形式不限。

亲子同训的训练时间每次在半小时至 2 小时。授课形式以面授为主，同时利用函授或电话教学进行随机的跟踪指导。训练内容根据聋儿个别化康复的进程决定。训练形式主要通过游戏来进行。家长可以在幼儿园、家里或其他环境中进行亲子游戏的训练，让聋儿在游戏的过程中学到知识，有效地得到康复。

例如，在个别化训练中，利用“学小动物走路”的游戏进行康复训练。这个游戏的目的是让聋儿了解不同动物走路的姿势，学说“跑”、“跳”、“爬”等词语，同时进行听觉康复和言语训练。事先，家长带小朋友到动物园观察不同的动物，或者观看录像、电视、模型等，引起聋儿了解动物的兴趣。在游戏过程中，家长和聋儿讨论不同动物走路的姿势，例如：小兔走路蹦蹦跳，小鸭走路摇呀摇，小乌龟走路慢吞吞，小花猫走路静悄悄……针对聋儿听觉分辨能力较差的特点，让聋儿猜一猜是什么动物，并让聋儿模仿动作。在言语训练方面，如聋儿的最长声时较短，可以让聋儿一边做动作一边说。例如“学小兔走路”、“跳”（动作为跳一步）、“跳跳”（动作为跳两步）、“跳跳跳”（动作为跳三步）等。另外，家长还可以准备一些动物卡片，让聋儿摸卡片、做动作。通过说、做、玩，使聋儿轻松又牢固地学会表示动作的动词，并记住不同动物走路的特征。

23.3.3　个别化康复观摩

个别化康复观摩是指家长通过单向玻璃橱窗或监控器观摩治疗师的训练来学习康复技能的一种个别家长培训方式。与亲子同训不同的是，家长只是观摩治疗师的训练，而不直接参与到康复活动中。

3～7岁聋儿的家长通过观摩治疗师对聋儿实施的个别化康复过程来学习康复知识和技能。聋儿刚进康复机构的时候，家长对个别化康复的观摩是全程观摩，每周1～2次。在这个过程中，治疗师给家长详细地介绍康复知识和方法以及康复设备的应用，让家长了解聋儿听觉和言语康复的具体过程、发展阶段和训练方法。经过一段时间的个别化康复观摩，家长对个别化康复有所了解之后，个别化康复观摩可转向部分观摩。在傍晚接聋儿的时候，家长观看部分的康复示范，了解当日聋儿进行过的康复内容和方法，为回家后有针对性地开展家庭康复做好准备。

23.3.4　家访和谈话

家长在参与聋儿康复的过程中常常会遇到一些问题。这些问题会影响他们的情绪和参与聋儿康复的信心。家庭康复能否做到难度适宜、方法得当、效果良好，需要康复教师和治疗师长期的关心、支持和指导。通过定期与不定期的家长谈话、家访，可以及时了解家长的心理动态、聋儿所处的家庭康复环境和康复质量。康复教师和治疗师通过家访与谈话，把问题解决在平时，这样才能保证聋儿家庭康复和机构康复同步、高效进行。

23.4　网络培训

以计算机和互联网为基础的信息网络具有实时互动性，既可用于集体培训，解答聋儿存在的共性问题；也可针对某个聋儿的特殊问题，提出有针对性的方案。家长在线提出问题，康复教师、治疗师或其他家长看到问题后回复，这种形式随时可以实现，为不方便全程参与面授式家长培训的聋儿家长享受同步式的培训提供了极为便利的条件。

如很多家长因为各种原因无法参加培训和讲座，他们又急迫地想获得这些培训知识，我们就将家长培训班、专题讲座的讲义、复习题、考试题上传到互联网上，供他们学习使用。我们还在网站专门设立了启蒙班康复园地、基础班康复园地、提高班康复园地和聋健合一班康复园地四个板块，将典型的康复个案、康复计划、康复内容、康复方法上传到网上，以满足聋儿家长的需求。我们还开设康复在线，组织专家在线回答家长的问题，对聋儿进行在线评估和康复指导，解决家长提出的特殊问题（见表 23－7）。

表 23－7　　培训网络培训一览

主要形式	适用对象	主要目标	主要内容	时间安排
实时 信息互动	所有 聋儿家长	态度★★ 知识★★ 技能★★	涉及聋儿康复与教育的所有内容，包括共性的和个性的	根据需要随时进行，与家长需要同步，与聋儿问题同步。

注：★代表培训目标的重要程度，★越多，该目标越重要。

另外，康复机构还成立了家长资源中心。这也是家长交流的一种重要形式。主要是针对家长存在的一些困惑和问题，在机构中安排专门的场地和人员，为家长解决困惑，提供具体的理论和方法指导。家长资源中心有专门的人员值班，一般每周晚上开放数次，周末也开放。不但为那些在机构接受康复的家长提供咨询与帮助，同时面向全国，向所有有需要的家长开放。通过家长资源中心，家长可以了解到听觉康复、言语矫治和语言、认知教育等方面的知识，为系统地实施家庭康复提供理论和技术上的保障。家长资源中心还会根据家长的需求安排开设一些专题指导班。

23.5　同步式家长培训模式的实施原则

同步式聋儿家长培训模式是指导聋儿家长进行家庭康复的一种行之有效的模式。在具体实施的过程中，要注意遵循一定的原则。本节具体论述实施该培训模式需遵循的三个原则。

23.5.1　机构康复和家庭康复相结合

物理学中力的合成原理告诉我们：两个力的合力可以大于或等于其中的任一个力，也可以小于任一个力。当两个力作用在一条直线上，且用力方向一致时，合力最大。用力的合成原理分析聋儿康复，我们可以得出这样的结论：机构康复与家庭康复就是两个对聋儿康复发生作用的力。只有家长和康复教师、治疗师目标一致、理念一致、方向一致，拧成一股绳，才能形成较大的康复合力。

同步式聋儿家长培训模式在理念上强调家庭康复和机构康复紧密的结合，要求家庭康复和机构康复同步。机构不能代替家庭，家庭不能离开机构。一个专业的康复机构应该是家庭康复的技术、资源中心，通常包括听力门诊、言语门诊、语训部、聋健合一幼儿园和家长学校。它引领着聋儿康复的目标和方向。家庭是聋儿学习语言的主要环境，在聋儿康复中起着拓展和补充的作用。家庭康复具有亲和力高、康复时间保障充分、康复内容灵活实用的特点，可以弥补机构康复中时间、场地、人员方面的不足。只有将二者统一起来，向共同的目标——让聋儿听得明白、说得清楚、交流自如努力，才能形成最大的康复合力，促进聋儿更好、更快、更有效的康复。

在实施家庭康复的时候，家长除了要完成康复机构布置的家庭康复作业外，还要在机构的指导下制订家庭康复计划，根据家庭环境对机构康复进行适当的拓展和补充训练。家长要充分利用各种生活情境对聋儿进行随机的生活教育，将听觉康复、言语矫治、语言教育的内容融合在各种生活情景中，尽量为聋儿创造有趣的、良好的家庭康复环境，使聋儿乐于参与康复活动，并在康复活动中取得较大的进步。

例如，当天主题教育的内容为“白菜”，个别化康复的内容为双音节词汇的辨听、呼吸练习（逐字增加句长）。那么，家庭康复训练的内容就是带聋儿到菜市场买菜，让聋儿从众多的蔬菜中将“白菜”挑出来。回家以后，家长和聋儿一起将白菜洗一洗、切一切、炒一炒。在做家务的过程中，家长和聋儿进行对话交流（什么——白菜、菠菜、豆腐、油、锅、铲子；妈妈做什么——妈妈洗菜、妈妈切菜、妈妈炒菜）和逐字增加句长的训练（菜——买菜——买白菜——妈妈买菜——妈妈买白菜）。

23.5.2　态度、知识和技能相结合

同步式家长培训模式在目标上重视聋儿家长康复的态度、知识和技能的同步提高。其中，端正态度是学习知识和技能的前提，知识和技能的掌握是形成正确

态度的必要保证。知识只有转化为技能才能真正发挥作用，娴熟的技能是家长培训的最终目标。因此，在家长培训中，应时刻关注家长的态度，同时必须教给家长有效的知识和技能。

在具体实施这个原则时，我们根据不同的培训形式（即集中培训、个别培训和网络培训）和培训对象（即家长），设立侧重点不同的培训目标。如表4－1，表4－4，表4－7所示，每一种家长培训形式，其培训目标都不尽相同。家长态度、知识和技能三个培训目标既相互结合，又相互区别（★代表培训目标的重要程度，★越多，该目标越重要）。

正确、积极的聋儿康复态度，科学、系统的聋儿康复知识以及有效、娴熟的聋儿康复技能，是聋儿家长应当具备的基本素质，也是家庭康复指导的主要目标。在指导家庭康复的过程中，应注意同时考察这三个方面。在家长培训中，首先以确立正确、积极的康复态度为目标；随后，着重培训聋儿康复知识，因为科学、系统的康复知识是实施康复技能的前提；在家长掌握一定的康复知识后，才重点培训其康复技能。

例如，家长培训初期所举办的家长培训班，其培训目标是：态度★★★，知识★★，技能★，显然，态度比起知识和技能来说更为重要。作为后期培训的每日交流，其培训目标是态度★知识★★技能★★★，此时，家长技能的掌握是最重要的。而贯穿于整个培训的网络培训形式则同时关注家长的三个方面，即三个目标并重：态度★★知识★★技能★★。虽然不同的形式培训目标的重点不同，但每种培训形式都以这三方面为目标，注重三者的相互结合、相互促进。

23.5.3 集中培训、个别培训及网络培训相结合

同步式家长培训模式在方式上重视集中培训、个别培训及网络培训的有机整合。集中培训具有系统性、整体性的优点，但无法解决个体差异大的问题。个别培训虽然能针对个别问题个别解决，但却相对比较零散，不够系统。网络培训虽然既能用于集中培训，又能用于个别培训，但限于使用面有限，尚未完全普及，目前还无法成为独立的培训体系，只能作为集中培训和个别培训的补充。因而，集中培训、个别培训及网络培训三者应相互结合、相互补充。

家长培训虽应同步于康复和教学，但必须有完整的体系。应把集中培训作为主线，针对共同存在的问题采用集体培训，再把集中培训中家长不容易掌握的问题进行个别的培训。同时，还可借助信息网络，对家长进行更深入的知识学习和技能指导。

总之，同步式聋儿家长培训模式是一种相对完整的聋儿家长培训模式，也是

经过多年实践证明的一种行之有效的家长培训模式。通过该模式的实施，家长对聋儿现存的问题和应该掌握的知识和技能有了更清楚的认识，在参与家庭康复的过程中，他们更深切地了解到康复教师、治疗师的艰辛，真切地看到聋儿通过自己的努力取得的点滴进步，从而增加他们参与聋儿康复的积极性和自信心，使他们以更加旺盛的精力和饱满的热情投入康复知识的学习和康复技能的提高中。家长的参与，不仅极大地缩短了康复所需的时间，而且使聋儿康复的稳定性更强了。只要我们认真做好对家长各层面的、不同形式的、深入持久的培训指导工作，我们的聋儿康复一定会有一个更加美好的明天。

第 24 章

家庭康复的评估

家庭康复评估是聋儿家庭康复的重要组成部分。康复教育是有目的、有意义的系统工程，评估贯穿在整个康复进程中。“评估是从教育测量和测验所提供的数量资料和通过观察等所获得的非数量资料做出解释，对教育工作在多大程度上达到了初期目标作出价值判断，从中获得可供日后利用的信息。”评估的重点是对资料的解释。同样，家庭康复评估的资料来自于两部分：数据资料（测量和测验所得）和非数据资料（观察法、谈话法、记录法、录音法所得）。

格伦鲁德（N. E. Gronlund）指出：评价 = 测量（量的陈述）+价值判断；评价 = 非测量（质的陈述）+价值判断。因此，聋儿家庭康复教育的评估就是通过调查和分析具体的家庭康复实践，对各种评估方法所获得的数据资料和非数据资料进行解释，揭示聋儿家庭康复教育所具有的价值和效果，为聋儿家庭康复教育提供有效的信息。

家庭康复评估的内容和方法包括：对家长的评估和家庭康复效果的评估及其方法。家庭康复的评估，不但对家长和聋儿具有重要的意义，而且对整个聋儿听力和言语康复的进程具有重要的意义。

24.1 家庭康复评估的目的和意义

聋儿家庭康复评估主要包括对家长素质的评估和对家庭康复效果的评估。一般来说，评估可以分为诊断性评估、形成性评估和总结性评估三种。诊断性评估主要是通过个案分析，收集和整理各方面资料，制订有效的计划。在家庭康复中，主要使用形成性评估和总结性评估。形成性评估指在康复教育的过程中进行的系统性评估，包括家长康复进程的评估和聋儿康复效果的评估，主要通过逐层的任务分析，考察聋儿及其家长达成阶段性任务的程度，其目的在于及时评价聋儿的康复程度，作为调整训练计划、教学活动安排的依据。总结性评估主要是在康复过程的某个阶段结束时，考察家长学习技能的掌握情况，考察家长家庭康复的阶段性效果。

24.1.1 评估的目的

家庭康复评估的目的在于及时地反馈评估结果，提供有效的信息，调整家庭康复的进程，提高家长家庭康复的技能技巧和增强康复的信心。

评估是一种手段，并不是最终的目的。家庭康复评估在于最大限度地激发教与学的积极性，促进聋儿康复的进程。同时，通过提高家长的支持水平，促进家长的康复技能，保证家庭康复与集体康复教育和个别化康复的一致性，保证聋儿康复教育的质量。

24.1.2 评估的意义

1. 反馈作用

家庭康复是一个有目的、有计划的系统工程。聋儿经过听力评估，得到鉴别性诊断之后，家长会采取一系列措施，如配戴助听器或植入人工耳蜗，这是接受康复之前的系统过程。聋儿接受康复机构的康复训练之后，家长也会针对评估诊断的结果进行决策，例如制订家庭康复计划等。

评估在整个家庭康复的过程中具有及时反馈的功能，它是整个家庭康复系统的重要部分。通过评估，家长和康复教师、治疗师可以获取信息，进行反馈，调整整个康复的进程。家庭康复的评估可以反馈的信息有：某个阶段家长的情况，家长的素质对康复的影响，家长应采取的措施；家庭康复的效果，阶段性目标的达成程度及下一阶段应采取的相应措施；等等。

2. 调节作用

根据评估提供的反馈信息，家长可以有效地对家庭康复过程进行调整。首先，是对家长素质的评估。家长通过心理测量、调查问卷、定期书面考核和家长观摩课等形式，可以对自己的心理状态、教养方式有一个全面的了解，从而及时地调整心态，提高自己的能力，调节自己的行为。同时，家庭康复效果的评估结果也能对家长起到调节作用。家长根据聋儿的康复进程和康复效果，可以及时地调整康复的内容、方法和强度，调整教学计划和时间分配，和康复教师、治疗师一起更好地拟定新的方案，促进康复的进程，取得更好的康复效果。

3. 激励作用

同集体康复教育评估和个别化康复评估一样，家庭康复评估也能对聋儿的学习动机产生激励。对于聋儿，特别是学前聋儿来说，他们主要依靠的学习动机还只是外部动机，如家长、老师对他的评价，学习的物质奖励、精神奖励，学习评价的分数、名次，等等。家庭康复效果的评估结果也是一种外部动机。聋儿看到自己的成绩有进步、学习的能力得到肯定，会增加继续学习的信心，并对学习的内容更有兴趣，学习也更主动、积极。这就是评估对聋儿产生的积极心理效应。当然，聋儿看到自己的成绩不如意，也会有不良的心理和情绪反应，这时家长要多鼓励，要激发他学习的动机，强化成功经验，消退失败阴影，激励他完成今后的家庭康复，乃至整个个别化康复计划。

24.2 家庭康复评估的内容

对家长素质的评估，主要有以下内容：康复态度、康复知识和康复技能；对家庭康复效果的评估，主要有以下内容：听觉康复、言语矫治、语言教育和认知能力。

24.2.1 对家长的评估

家庭康复的评估首先是对家长的评估。在前一章里，我们提到了家长应具备的一些素质。这就是我们对家长进行评估的主要内容。对家长的评估主要包括以下三个方面：

1. 康复态度

家长的康复态度主要表现在：对聋儿的关心和接纳程度，对康复的期望水平和对康复效果的评价等方面。因此，家长是否能正确看待耳聋问题，正确看待机构康复和家庭康复，正确理解医学康复和教育的关系，是否具有坚定的信念等这些都是考察评估的内容。可以利用心理测量量表、自制调查问卷对家长的康复态度进行考察，及时地发现家长在康复过程中存在的错误态度，并采用各种方法解决。

2. 康复知识

聋儿康复是一门系统的课程，它要求家长具备丰富的康复知识。“1 + X + Y”的康复教育模式，要求家长不但要了解集体康复教育的相关内容，而且对于个别化康复要有所认识。对集体康复教育的认识主要是对教学内容、教学方法、康复教师素质的认识，而对个别化康复知识的了解包括听觉康复知识、言语矫治知识、语言和认知知识等。我们主要是通过定期的书面考核，考察聋儿家长的知识掌握情况。

3. 康复技能

家长所具备的康复技能包括各种康复教育方法的运用，如游戏法、对话法、演示法、观察法和参观法等。同时，还要考察在家庭康复训练的过程中运用这些方法的科学性、熟练性。聋儿家长是否能够根据聋儿的特点使用现有的方法进行训练，同时还有创造方法，灵活地进行家庭康复训练，这些都是我们考察家长康复技能的主要内容。对于家长康复技能的评估主要是通过家长观摩课和书面考核进行。

24.2.2　家庭康复效果的评估

家庭康复效果的评估是家庭康复评估的核心内容。通过听觉、言语、语言和认知等方面的系统评估，可以考察家长实施家庭康复的成效，为制定下一阶段的康复计划提供信息和参考性意见。现阶段，家庭康复效果的评估主要是依据家庭康复计划和家园联系册上的记录，结合机构中的个别化康复效果评估进行的。

1. 听觉康复

根据听觉康复评估卡片和软件，考察聋儿听觉康复的四个阶段水平：听觉察知、听觉分辨、听觉识别和听觉理解，从而有计划地制定个别化康复目标，设计康复计划，并不断地总结康复的效果。

2. 言语矫治

言语矫治的具体内容主要包括基本训练：呼吸训练、放松训练、嗓音训练、口腔训练和构音训练；以及发音异常的矫治：声调、响度、起音、舌位和共振等功能的治疗。通过对这些训练的效果评估，可以考察聋儿言语方面的发展情况，制定下一阶段言语矫治的重点和难点。

3. 语言教育

主要是通过考察家长的家庭康复作业，家园联系册填写情况，利用语言评估卡片和软件，对聋儿的语言发展水平进行评估。具体地说，语言教育的评估内容包括词语、句子、句群和应用练习等，通过考察聋儿的语言理解和语言表达水平，确定语言教育的具体目标。

4. 认知能力

认知能力评估主要是通过认知能力评估软件（分为学前版和学龄版），考察聋儿的同时性加工能力和继时性加工能力：即逻辑类比能力，图形推理能力，空间次序能力，动作序列能力和目标辨认能力。从而根据认知能力评估的结果制定相应的训练目标。

24.3 家庭康复评估的方法

家庭康复评估的方法灵活多样。实时考核法（包括定期书面考核、家长示范课和心理测验）是定量的评估方法；访谈、调查问卷、观察、实物分析等方法则是定性的评估方法。录像录音法是对家庭康复过程实时监控的主要方法。其中，对家长的评估方法较为灵活，在评估的时候应综合运用各种方法，结合数据资料和非数据资料进行分析；而对于家庭康复效果的评估，目前常用的方法为阶段评估法。

24.3.1 对家长的评估方法

对家长素质评估的主要方法有：实时考核法、录音录像法和访谈问卷法等，详见图 24－1。对家长素质的评估主要是采用形成性评估和总结性评估。例如，家长参加家长培训班之后，要参加培训班的阶段考试和总结性考试，考察家长的学习效果。另外，通过家长示范课，对家长某一阶段的康复知识和技能进行分析，及时总结，为下一阶段家庭康复做好准备。通过各种评估工具，对家长进行实时考核，可以为家长更好地进行家庭康复提供一些建设性的意见。

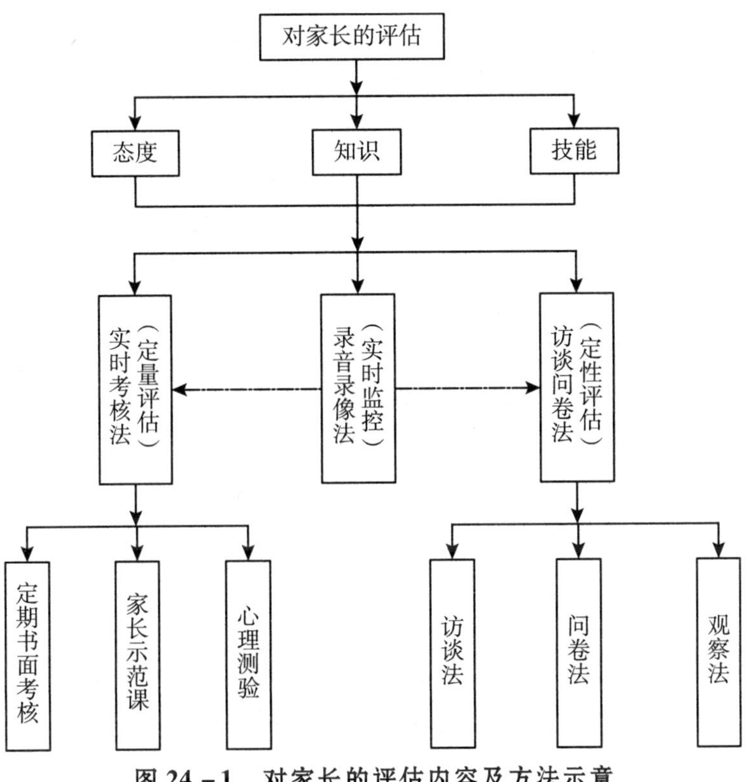

图 24－1　对家长的评估内容及方法示意

1. 实时考核法

实时考核法是指通过家长培训班定期书面考核、家长示范课或心理测验的方法，对家长的态度、知识、技能三个方面进行评估。这是一种定量的评估方法，可以对评估所得的数据进行量化处理。实时考核法强调实时性，即针对家长在家庭康复过程中学习的情况、出现的问题等，及时地进行考察。这是对家长进行评估的最主要方法。

（1）定期书面考核

定期书面考核主要是针对家长在家长培训班的学习情况，对家长所学的康复知识进行理论考察。家长培训班分为启蒙班、基础班和提高班几个层次，书面考核也是针对不同的学习阶段，对家长的学习效果进行考核。家长培训班的考核试题详见附录4.1——家长培训班基础班考试题。

（2）家长示范课

家长示范课是指由家长对聋儿进行家庭康复训练演示，其他家长、语训部（幼儿园）的康复教师及其治疗师在旁观摩，并针对授课过程中的具体问题，提供具体的建议和指导。家长示范课主要考察的是家长运用康复知识的能力和使用康复方法的技能。家长通过模拟家庭康复的情景，创造性地运用各种康复技巧。康复教师和治疗师观察和记录家长在康复过程中的问题和特点，然后根据每个聋儿的特点，进行系统的康复技能评估。家长示范课的考核表详见附录4.2——家长示范课考核表。

家长示范课评估的主要内容包括以下三个方面：①完成康复教师布置的作业情况。②家庭特色康复活动的展示情况。③家庭康复知识回答，即不仅知道"怎么做"，而且知道"为什么这么做"。

（3）心理测验的评估方法

心理测验的评估方法是指采用标准化的评估量表，对家长的教养方式、心理健康状况等进行考核。这种评估方法具有诊断的作用，可以较科学地考察家长存在的心理问题、教养问题等。然后由专家对测验结果进行分析和讨论，制定解决问题的详细方案。

2. 录像、录音监控法

录音录像法主要用于家庭康复过程的实时监控。康复教师和治疗师根据家长在录像、录音中出现的问题，及时地进行定量评估（实时考核法）和定性评估（访谈、问卷等），有利于实时监控家庭康复的整个过程。

摄影录像和磁带录音是一种新式的手段，它主要是指通过用摄像机进行录像或用磁带进行录音的方法记录家长的家庭康复情况，然后由专家（听觉康复师或言语治疗师助手）进行分析考核，并作为临床观察的一部分。专业人员将录像、录音中的问题记录成册，告知听力学家和言语治疗师，由治疗师制订下一步的康复训练方案，并反馈给康复教师和家长。一般一个疗程（三个月）进行一次录像或录音评估。其目的是考察家长是否运用了一些恰当的训练方法，提醒家长训练过程中的一些注意事项。录像、录音要求：拍摄内容包括完成康复教师布置的作业和家庭特色的康复活动两部分；录像、录音内容要有意义；遵循自然的训练过程。

3. 访谈、问卷法等

这类方法主要是一些定性的评估方法，作为定量评估的补充。访谈法主要通过与家长的交谈、访问，了解家长对聋儿康复的态度、知识和技能等。调查问卷法则是通过一些结构化或半结构化的调查问卷，对家长的家庭康复过程、问题等进行调查。另外，观察法、实物分析法等也是评估家长的重要手段。家长调查问卷表详见附录 4.3——家长调查问卷表。

总之，结合定量评估、定性评估，并通过录音、录像法等进行实时监控就能对家长素质进行全面、科学、系统的评估。通过数据资料和非数据资料的综合考察，康复教师和治疗师将更好地了解家长在家庭康复中的态度、知识和技能，从而达到及时向家长反馈信息，适时调节康复进程和激励家长康复信心的作用。在实施评估的具体过程中，应灵活运用各种方法，针对家长在家庭康复中出现的问题进行评估。

24.3.2 家庭康复效果的评估方法

家庭康复效果的评估和机构中的个别化康复评估一样遵循评估、诊断、决策的循环过程，不断地推动康复教育的进程。在聋儿家庭康复进行一段时间之后，要对聋儿的康复效果进行评估，并根据评估中存在的问题制定下一阶段的训练目标。家庭康复效果的评估方法主要是阶段评估法，详见图 24 - 2。

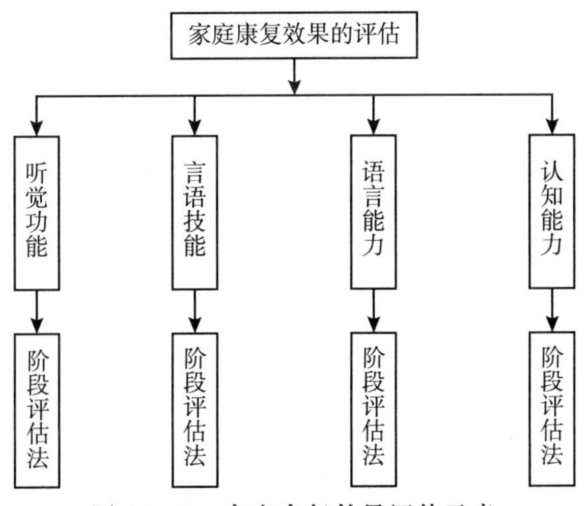

图 24 - 2　家庭康复效果评估示意

阶段评估法主要是指由有关专家（听觉康复师、言语矫治师或康复教师）进行的，利用家庭康复计划、家园联系册上的记录，运用科学的评估工具对聋儿康复效果进行评估的方法。通过定期评估，有助于清楚了解聋儿的进步情况与达到的水平，将各阶段进行分析、比较，找出薄弱环节。专家评估包括听觉康复效果评估、言语矫治效果评估、语言教育效果和认知能力评估四个方面。它具有科学性的特点，能对家长提供及时的反馈信息，并指导家长制订更完善的家庭康复计划，进行更科学的家庭康复。

附录 1

听觉功能评估标准

附录 1.1a 《儿童听觉察知能力评估》记录表

姓　　名________ 出生日期________ 性别：□男　□女
证件号码________ 家庭住址________ 电话________
检 查 者________ 测验日期________ 编号________

听力状况：□正常　□异常　放大装置：□人工耳蜗　□助听器　效果______
备　　注：________

1. 音乐声

序号	测试项目	测试目标	测试内容	测试结果
1	低频	500Hz	鼓	
2	中频	1 000Hz	双响筒	
3	高频	3 000Hz	锣	

2. 滤波复合音（滤波音乐声、滤波自然环境声）

序号	测试项目	测试目标	测试内容	测试结果
1	低频段	250 ~ 750Hz	长号	
2	中频段	1 000 ~ 2 000Hz	圆号	
3	高频段	3 000 ~ 4 000Hz	短号	
4	低频段	750Hz	钟声	
5	中频段	1 600Hz	蛙鸣	
6	高频段	3 000Hz	鸟叫	

3. 滤波林氏三音

序号	测试项目	测试目标	测试内容	测试结果
1	低频	300 ~ 900Hz	/u/	
2	中频	700 ~ 1 500Hz	/a/	
3	高频	2 000 ~ 4 000Hz	/□/	

附录 1.1b 《儿童听觉察知能力评估》结果分析表

乐器声		滤波复合音		林氏五音	
内容	结果	内容	结果	内容	结果
鼓		长号		/u/	
双响筒		圆号		/a/	
锣		短号		/□/	
		钟声			
		蛙鸣			
		鸟叫			

结果分析与建议：

测 试 者：
测试日期：

附录 1.2a 《儿童超音段分辨能力评估》记录表

(刘巧云词表)

姓　　名________出生日期________性别：□男　□女
证件号码________家庭住址________电话________
检 查 者________测验日期________编号________

听力状况：□正常　□异常　放大装置：□人工耳蜗　□助听器　效果______
备　　注：________________

1. 无意义音节分辨

(1) 时长

1) 时长(长短)

序号		对比项目	测试目标	测试内容	测试结果
1	女	长/短	3s/1s	a ———/a—	
2	女	长/短	2s/1s	a——/a—	
3	女	长/短	3s/2s	a ———/a—	

2) 时长(断续)

序号		对比项目	测试目标	测试内容	测试结果
4	女	连续/间断	1/2 (3s)	a ———/a—a—	
5	女	连续/间断	1/3 (3s)	a ———/a—a—a—	

(2) 强度(大小)

序号		对比项目	测试目标	测试内容	测试结果
6	鼓	大/小	低频	70/55dB	
7	木鱼	大/小	中频	70/55dB	
8	三角铁	大/小	高频	70/55dB	

(3) 频率(音调)

序号		对比项目	测试目标	测试内容	测试结果
9	电子琴	低/高	5个音阶	c^1/a^1	
10	电子琴	低/高	3个音阶	c^1/f^1	
11	电子琴	低/高	1个音阶	c^1/d^1	

2. 有意义音节分辨

(1) 时长

1) 长短

序号		对比项目	测试目标	测试内容	测试结果
12	女	长/短	三/单	西红柿/梨	
13	女	长/短	双/单	西瓜/瓜	
14	女	长/短	三/双	西红柿/西瓜	

2) 断续

序号		对比项目	测试目标	测试内容	测试结果
15	女	间断/连续	1/2 (3s)	猫———/猫猫	
16	女	间断/连续	1/3 (3s)	猫———/猫猫猫	

(2) 强度

序号		对比项目	测试目标	测试内容	测试结果
17	女	大/小	70dB/60dB	猫(大)/猫(小)	

(3) 音调

1) 语调(高兴/不高兴)

序号		对比项目	测试目标	测试内容	测试结果
18	女	高兴/不高兴	语调	下雨了。	
19	男	高兴/不高兴	语调	下雨了。	
20	童	高兴/不高兴	语调	下雨了。	

2）声调

序号		对比项目	测试目标	测试内容	测试结果
21	女	一/四	wā/wà	蛙/袜	
22	女	二/四	wá/wà	娃/袜	
23	女	三/四	wǎ/wà	瓦/袜	
24	女	一/二	wā/wá	蛙/娃	
25	女	一/三	wā/wǎ	蛙/瓦	
26	女	二/三	wá/wǎ	娃/瓦	

附录1.2b 《儿童超音段分辨能力评估》结果分析表

（刘巧云词表）

无意义音节						有意义音节					
时长		强度		频率		时长		强度		音调	
序号	得分	序号	得分	序号	得分	序号	得分	序号	得分	序号	得分
1		6		9		12		17		18	
2		7		10		13		小计		19	
3		8		11		14				20	
4		小计		小计		15				21	
5						16				22	
小计						小计				23	
										24	
										25	
										26	
										小计	

听觉分辨总分（%）：无意义音节________%；有意义音节________%；总分________%。

结果分析与建议：

测 试 者：

测试日期：

附录 1.2c 《儿童超音段分辨能力评估》图库

序号 1 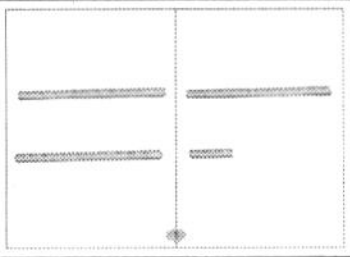	序号 2 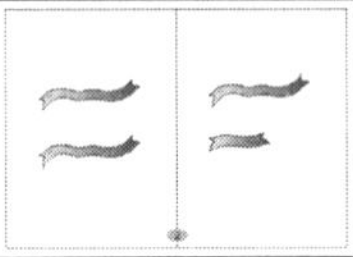	序号 3 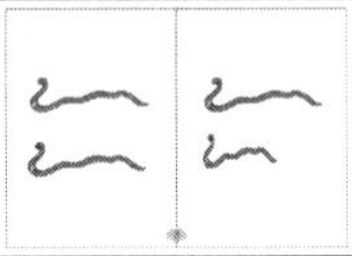	序号 4 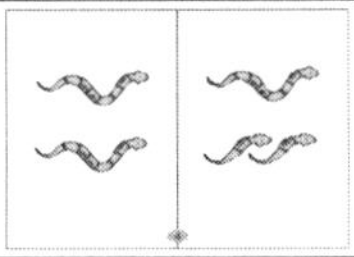
序号 5 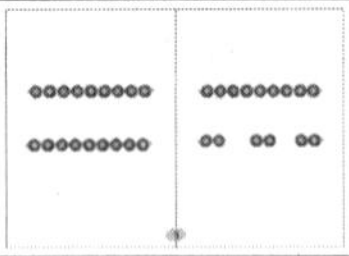	序号 6 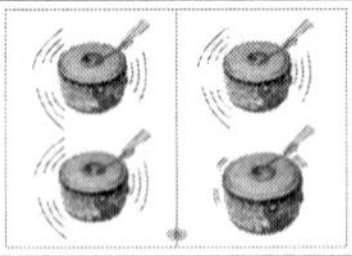	序号 7 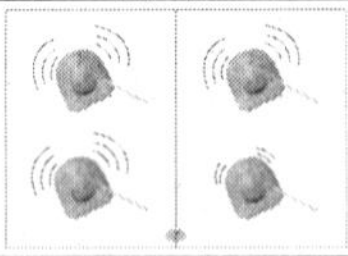	序号 8 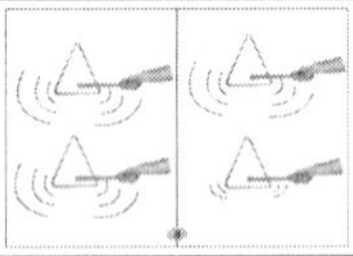
序号 9 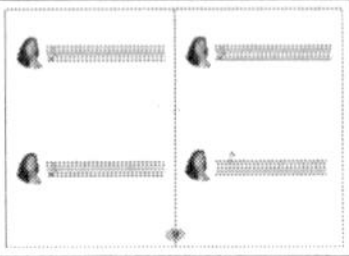	序号 10 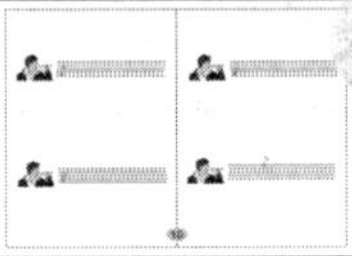	序号 11 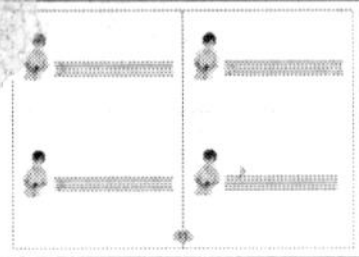	序号 12 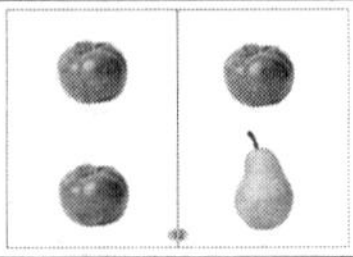
序号 13 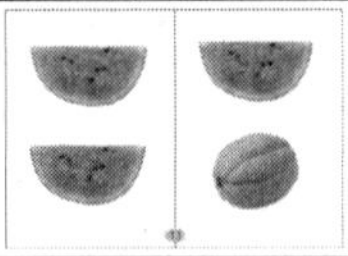	序号 14 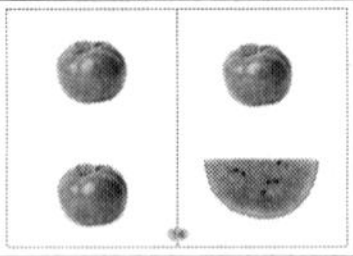	序号 15 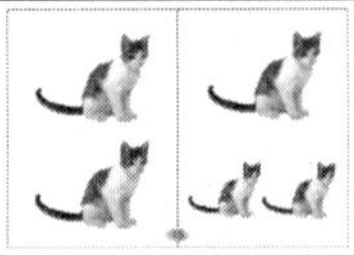	序号 16 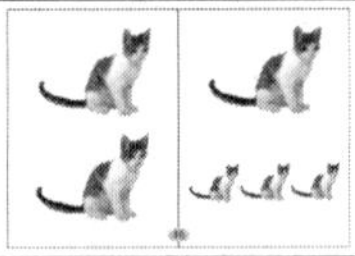
序号 17 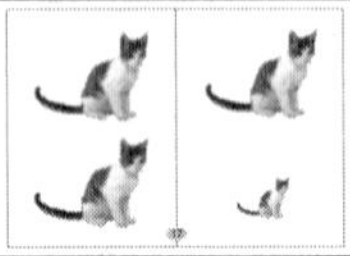	序号 18 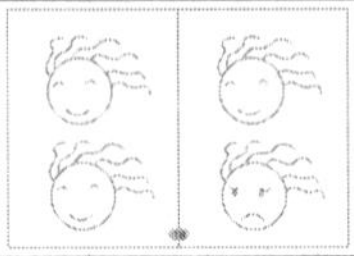	序号 19 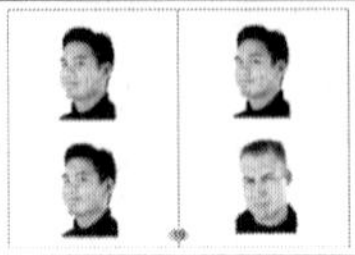	序号 20 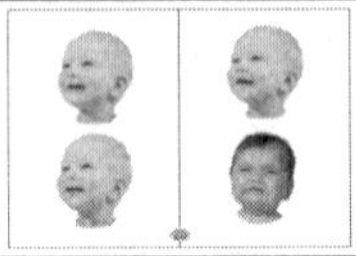
序号 21 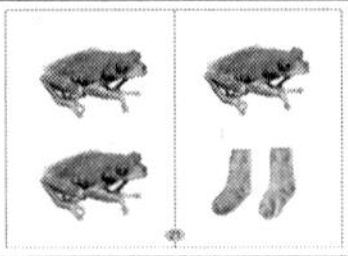	序号 22 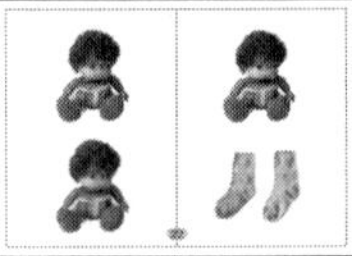	序号 23 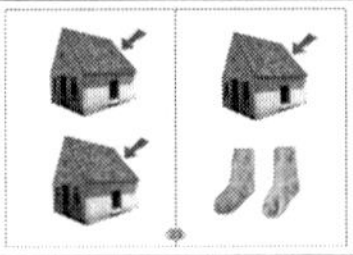	序号 24 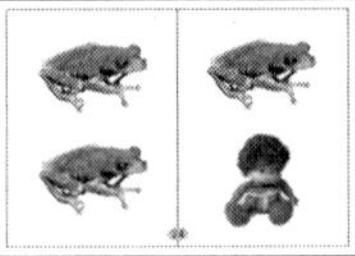
序号 25 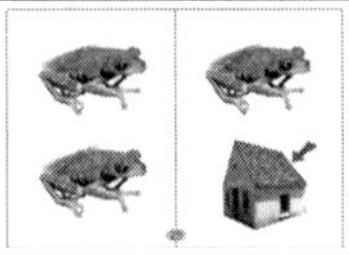	序号 26 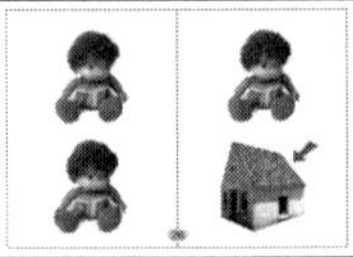		

附录 1.3a 《儿童语音均衡式识别能力评估》记录与结果分析表

姓　　名____________ 出生日期____________ 性别：□男　□女
证件号码____________ 家庭住址____________ 电话____________
检 查 者____________ 测验日期____________ 编号____________

听力状况：□正常　□异常　放大装置：□人工耳蜗　□助听器　效果______
备　　注：____________________________________

韵母部分
（孙喜斌词表）

编号	测试内容			序号（正→误）	测试结果 x	k	测试得分 k·x	归一化系数 k		
	词表 1	词表 2	词表 3					1	2	3
1	鼻/bí/	白/bái/	拔/bá/					0.15	1	1
2	风/fēng/	方/fāng/	飞/fēi/					1	1	0.35
3	摸/mō/	妈/mā/	猫/māo/					0.15	1	1
4	肚/dù/	弟/dì/	豆/dòu/					1	0.44	1
5	听/tīng/	脱/tuō/	踢/tī/					1	1	1
6	奶/nǎi/	女/nǚ/	鸟/niǎo/					1	0.36	1
7	锣/luó/	楼/lóu/	林/lín/					1	1	0.25
8	蓝/lán/	铃/líng/	梨/lí/					1	1	1
9	瓜/guā/	高/gāo/	锅/guō/					1	1	0.15
10	鸭/yā/	衣/yī/	烟/yān/					1	0.08	1
11	黑/hēi/	花/huā/	喝/hē/					0.36	1	1
12	车/chē/	吃/chī/	窗/chuāng/					1	0.44	1
13	鞋/xié/	洗/xǐ/	熊/xióng/					1	1	1
14	山/shān/	水/shuǐ/	鼠/shǔ/					1	1	1

续表

编号	测试内容			序号（正→误）	测试结果 x	k	测试得分 k · x	归一化系数 k		
	词表 1	词表 2	词表 3					1	2	3
15	裙/qún/	墙/qiáng/	球/qiú/					0. 25	1	1
16	虾/xiā/	靴/xuē/	星/xīng/					1	1	0. 36
17	鹿/lù/	链/liàn/	辣/là/					1	1	1
18	走/zǒu/	早/zǎo/	嘴/zuǐ/					1	1	0. 36
19	牙/yá/	鱼/yú/	圆/yuán/					1	0. 15	1
20	壶/hú/	河/hé/	红/hóng/					0. 44	1	1
21	灯/dēng/	刀/dāo/	蹲/dūn/					1	1	0. 25
22	本/běn/	笔/bǐ/	表/biǎo/					1	1	1
23	象/xiàng/	线/xiàn/	笑/xiào/					1	1	1
24	鸡/jī/	家/jiā/	镜/jìng/					1	1	1
25	菜/cài/	刺/cì/	错/cuò/					1	1	1
					总分					

结果分析与建议：

测试者：　　　　测试日期：

声母部分
（孙喜斌词表）

编号	测试内容			序号（正→误）	测试结果 x	k	测试得分 k · x	归一化系数 k		
	词表 1	词表 2	词表 3					1	2	3
1	白/bái/	柴/chái/	埋/mái/					1	1	1
2	塔/tǎ/	打/dǎ/	马/mǎ/					1	1	1
3	猫/māo/	刀/dāo/	包/bāo/					0. 15	1	1
4	喝/hē/	哥/gē/	车/chē/					1	1	1
5	脱/tuō/	锅/guō/	桌/zhuō/					1	0. 60	1
6	切/qiē/	贴/tiē/	街/jiē/					1	1	0. 86
7	瓜/guā/	刷/shuā/	花/huā/					1	0. 99	1

续表

编号	测试内容			序号（正→误）	测试结果 x	k	测试得分 k·x	归一化系数 k		
	词表 1	词表 2	词表 3					1	2	3
8	鸟/niǎo/	脚/jiǎo/	表/biǎo/					1	1	0.70
9	灯/dēng/	风/fēng/	扔/rēng/					1	0.60	1
10	攀/pān/	搬/bān/	山/shān/					1	1	1
11	臭/chòu/	楼/lóu/	猴/hóu/					1	1	1
12	刺/cì/	四/sì/	日/rì/					1	1	0.99
13	线/xiàn/	面/miàn/	链/liàn/					0.44	1	1
14	龙/lóng/	红/hóng/	虫/chóng/					1	1	1
15	握/wò/	坐/zuò/	落/luò/					0.70	1	1
16	六/liù/	球/qiú/	牛/niú/					1	1	1
17	鸡/jī/	七/qī/	西/xī/					0.60	1	1
18	书/shū/	猪/zhū/	哭/kū/					0.86	1	1
19	盆/pén/	门/mén/	闻/wén/					1	1	0.86
20	铃/líng/	星/xīng/	镜/jìng/					1	1	1
21	水/shuǐ/	嘴/zuǐ/	腿/tuǐ/					0.44	1	1
22	狗/gǒu/	手/shǒu/	走/zǒu/					1	0.15	1
23	妹/mèi/	黑/hēi/	飞/fēi/					1	1	1
24	鱼/yú/	驴/lǘ/	女/nǚ/					1	1	0.99
25	家/jiā/	虾/xiā/	鸭/yā/					1	0.86	1
					总分					

结果分析与建议：

测试者：　　　　测试日期：

计算方法：

$$韵母（声母）识别能力得分 = \frac{实际得分}{测试词应得满分} = \frac{k1 \cdot x1 + k2 \cdot x2 + \cdots + k25 \cdot x25}{k1 + k2 + \cdots + k25} \times 100\%$$

注意：1. k1，k2，…，k25 为测试词对应的归一化系数；

2. x1，x2，…，x25 为测试词对应得分，正确记为“1”，错误记为“0”。

附录 1.3b 《儿童语音均衡式识别能力评估》图库

（孙喜斌词表）

韵母部分

序号 1
序号 2
bí
鼻
bái
白
bá
拔
fēng
风
fāng
方
fēi
飞
序号 3
序号 4
mō
摸
mā
妈
māo
猫
dù
肚
dì
弟
dòu
豆
序号 5
序号 6
tīng
听
tuō
脱
tī
踢
nǎi
奶
nǚ
女
niǎo
鸟
序号 7
序号 8
luó
锣
lóu
楼
lín
林
lán
蓝
líng
铃
lí
梨

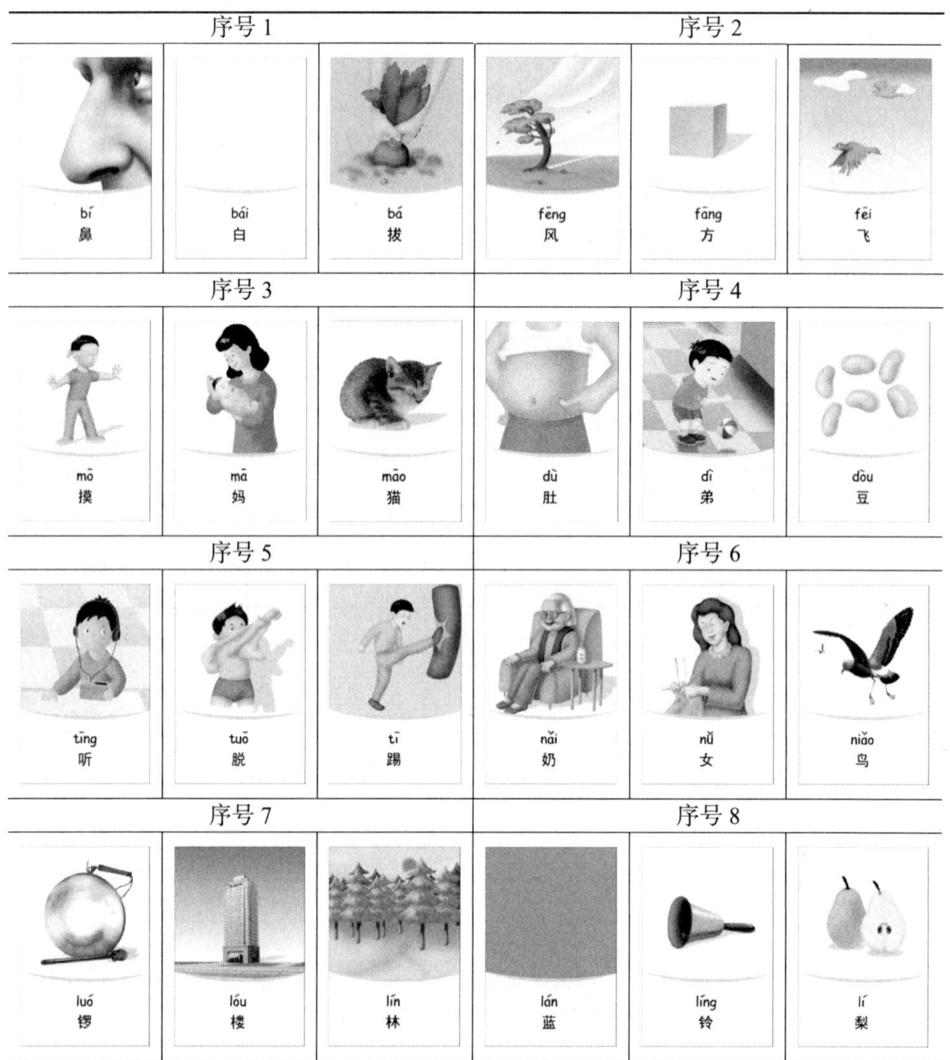

续表

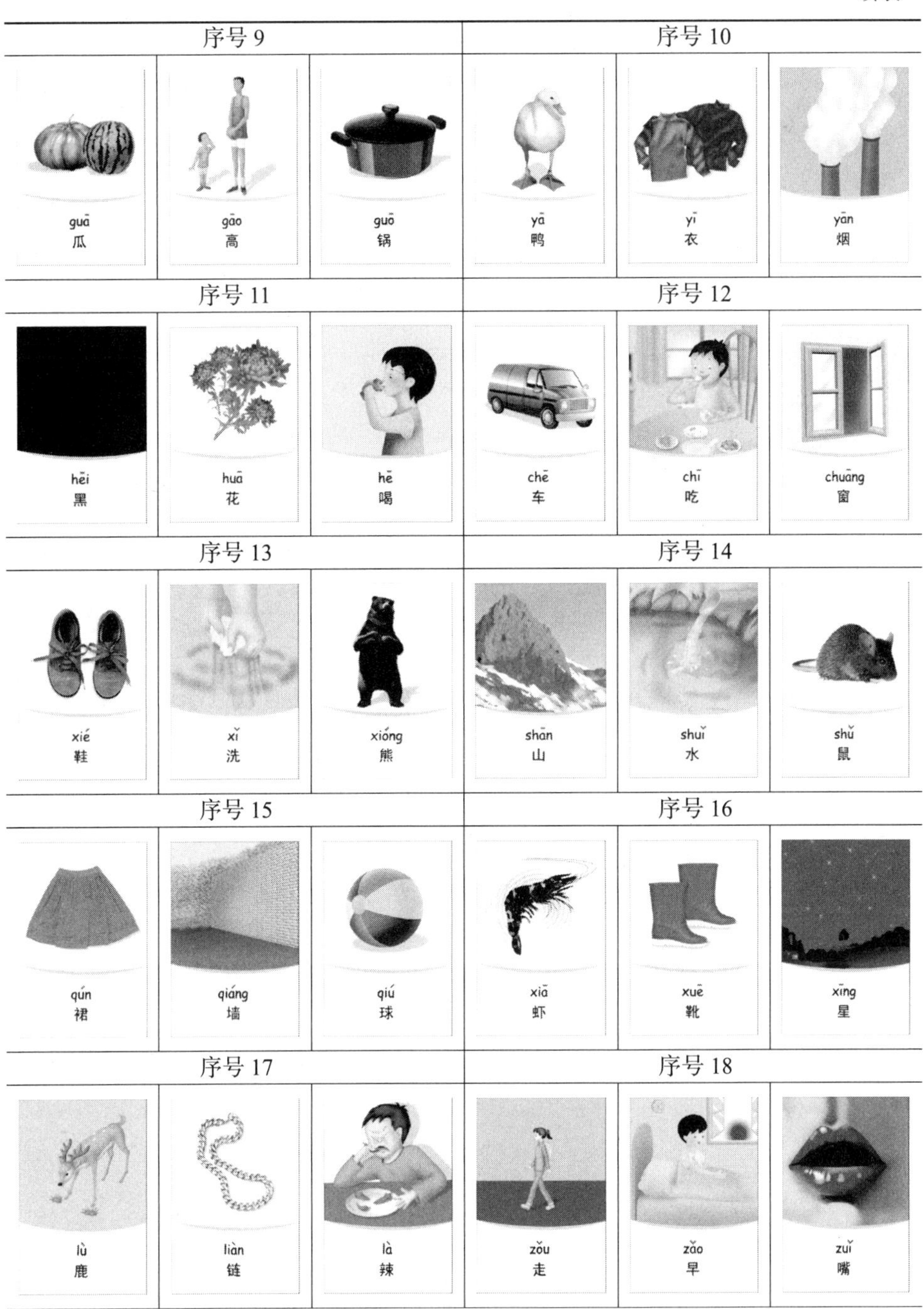
序号 9
guā
瓜
gāo
高
guō
锅
序号 10
yā
鸭
yī
衣
yān
烟
序号 11
hēi
黑
huā
花
hē
喝
序号 12
chē
车
chī
吃
chuāng
窗
序号 13
xié
鞋
xǐ
洗
xióng
熊
序号 14
shān
山
shuǐ
水
shǔ
鼠
序号 15
qún
裙
qiáng
墙
qiú
球
序号 16
xiā
虾
xuē
靴
xīng
星
序号 17
lù
鹿
liàn
链
là
辣
序号 18
zǒu
走
zǎo
早
zuǐ
嘴

续表

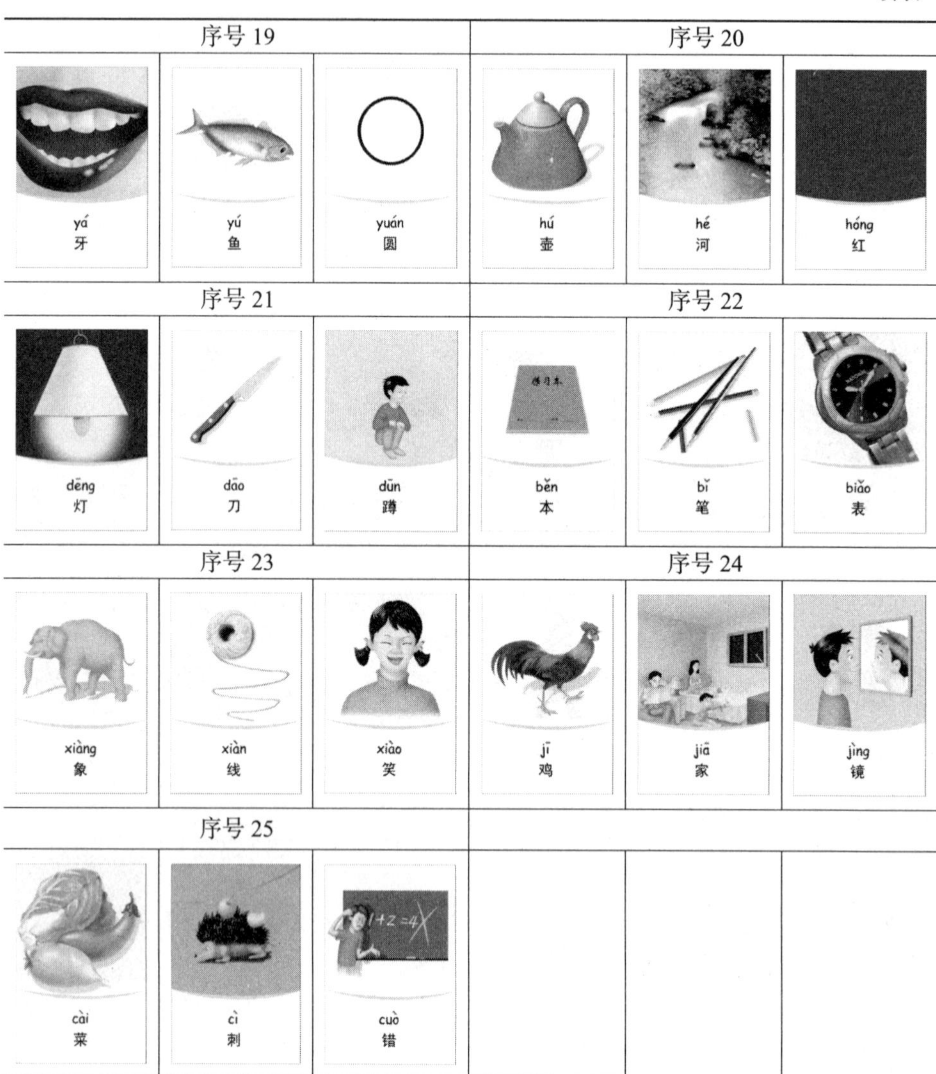

序号 19			序号 20		
yá 牙	yú 鱼	yuán 圆	hú 壶	hé 河	hóng 红
序号 21			**序号 22**		
dēng 灯	dāo 刀	dūn 蹲	běn 本	bǐ 笔	biǎo 表
序号 23			**序号 24**		
xiàng 象	xiàn 线	xiào 笑	jī 鸡	jiā 家	jìng 镜
序号 25					
cài 菜	cì 刺	cuò 错			

声母部分

序号 1			序号 2		
bái 白	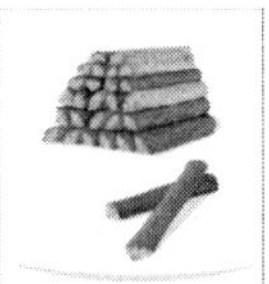 chái 柴	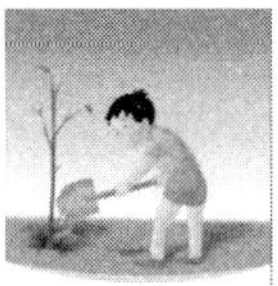 mái 埋	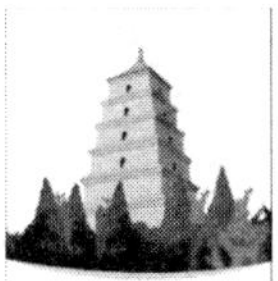 tǎ 塔	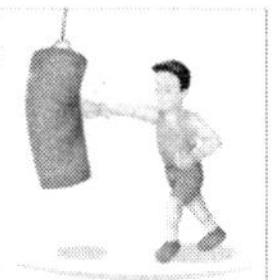 dǎ 打	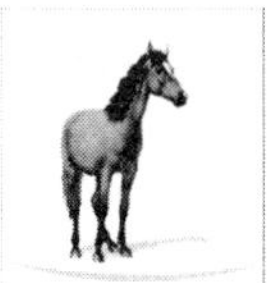 mǎ 马
序号 3			**序号 4**		
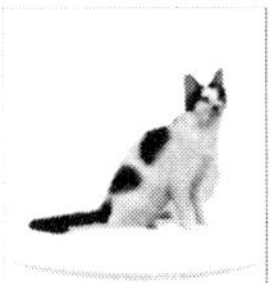 māo 猫	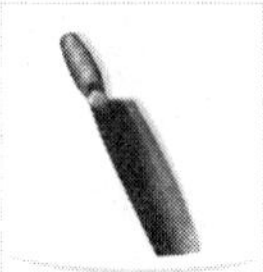 dāo 刀	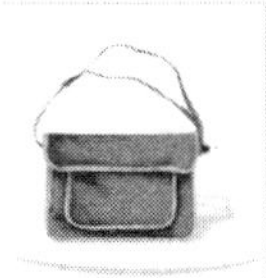 bāo 包	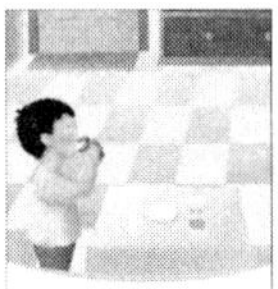 hē 喝	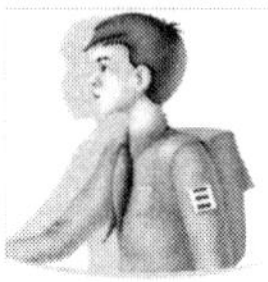 gē 哥	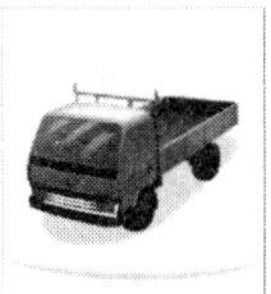 chē 车
序号 5			**序号 6**		
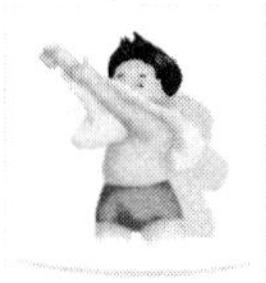 tuō 脱	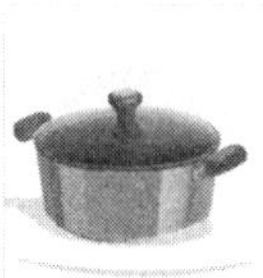 guō 锅	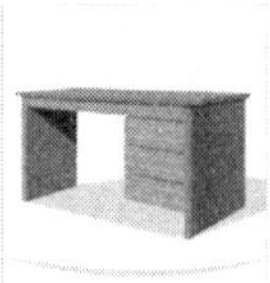 zhuō 桌	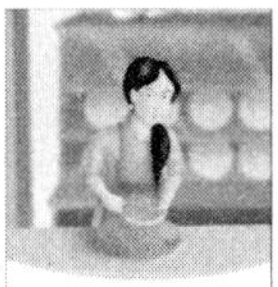 qiē 切	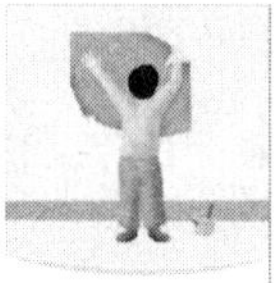 tiē 贴	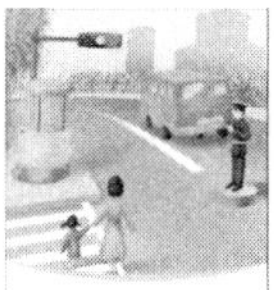 jiē 街
序号 7			**序号 8**		
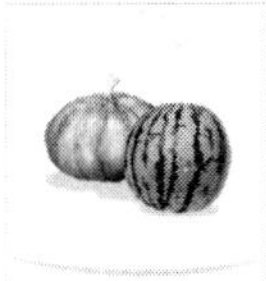 guā 瓜	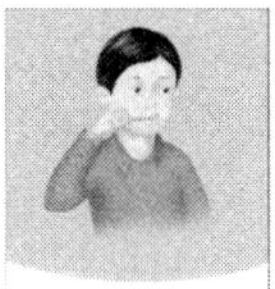 shuā 刷	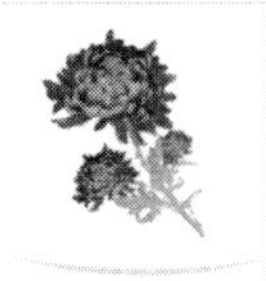 huā 花	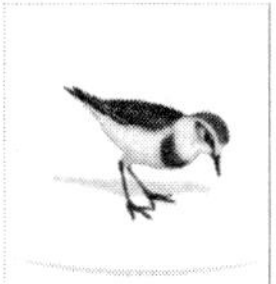 niǎo 鸟	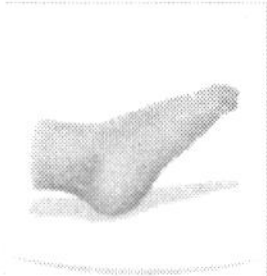 jiǎo 脚	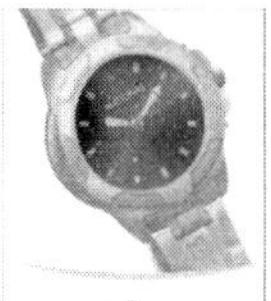 biǎo 表
序号 9			**序号 10**		
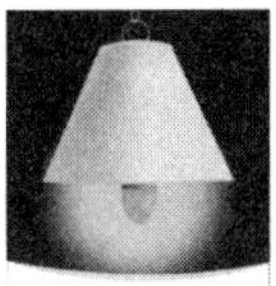 dēng 灯	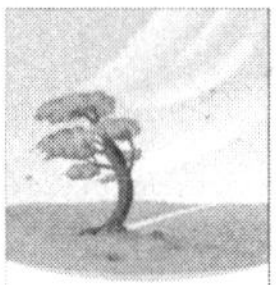 fēng 风	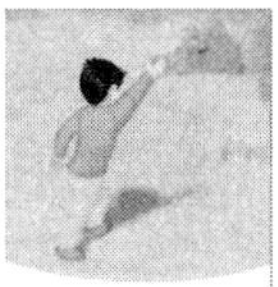 rēng 扔	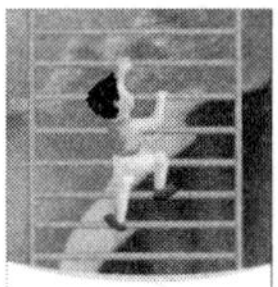 pān 攀	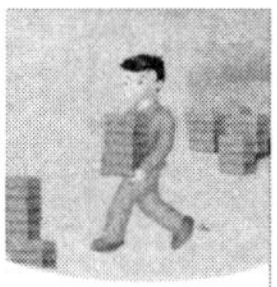 bān 搬	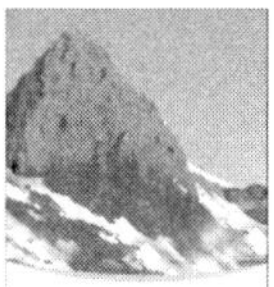 shān 山

续表

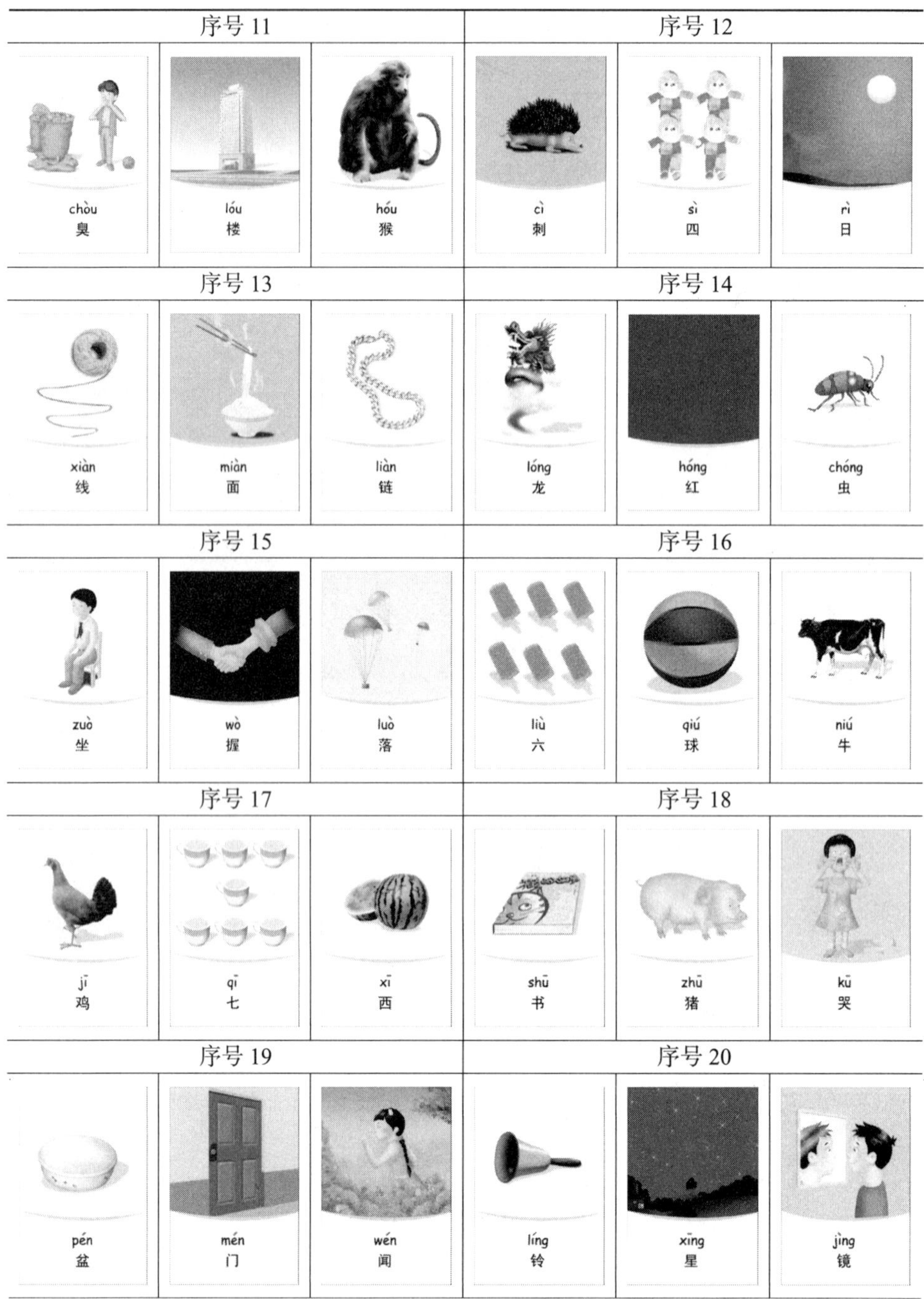

序号 11			序号 12		
chòu 臭	lóu 楼	hóu 猴	cì 刺	sì 四	rì 日
序号 13			序号 14		
xiàn 线	miàn 面	liàn 链	lóng 龙	hóng 红	chóng 虫
序号 15			序号 16		
zuò 坐	wò 握	luò 落	liù 六	qiú 球	niú 牛
序号 17			序号 18		
jī 鸡	qī 七	xī 西	shū 书	zhū 猪	kū 哭
序号 19			序号 20		
pén 盆	mén 门	wén 闻	líng 铃	xīng 星	jìng 镜

续表

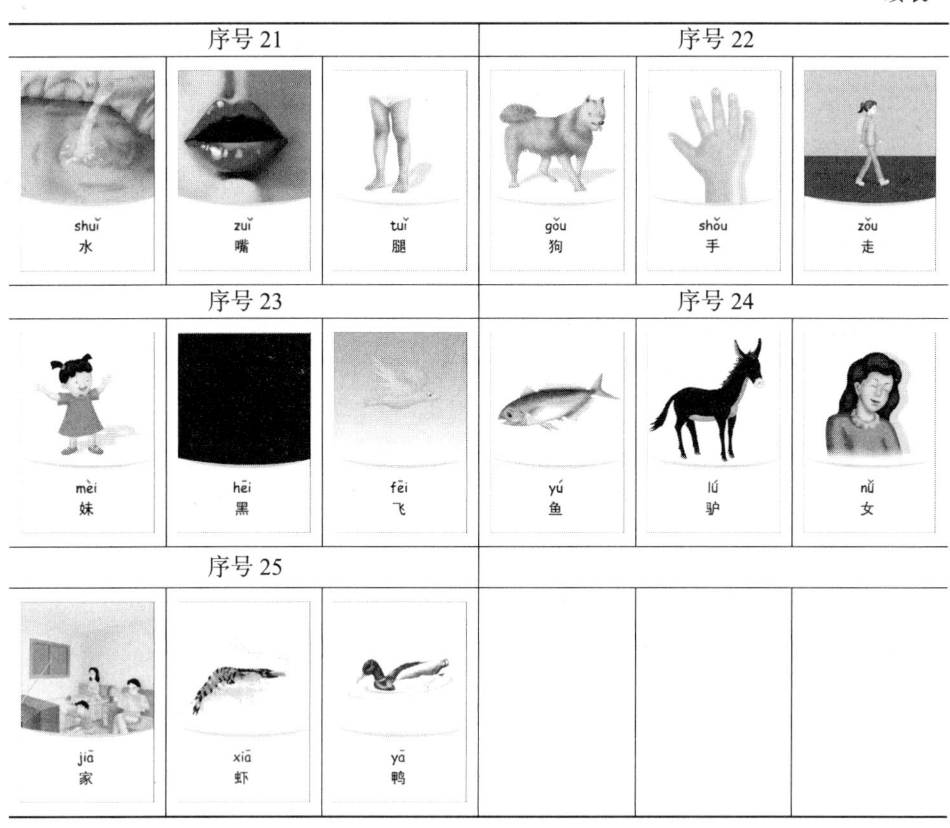

序号 21			序号 22		
shuǐ 水	zuǐ 嘴	tuǐ 腿	gǒu 狗	shǒu 手	zǒu 走
序号 23			序号 24		
mèi 妹	hēi 黑	fēi 飞	yú 鱼	lǘ 驴	nǚ 女
序号 25					
jiā 家	xiā 虾	yā 鸭			

附录 1.4a 《儿童音位对比式识别能力评估》记录表

姓　　名________	出生日期________	性别：□男　□女
证件号码________	家庭住址________	电话________
检 查 者________	测验日期________	编号________

听力状况：□正常　□异常　放大装置：□人工耳蜗　□助听器　效果______

备　　注：________________________________

韵母部分
（孙喜斌—刘巧云词表，音位对比模式）

1. 相同结构、不同开口

（1）开口呼与撮口呼

语音对序号		音位对比	目标音	测试音	测试词	测试结果
1	单韵母	开口呼/撮口呼	e/ü	é/yú	鹅/鱼	
2	单韵母	开口呼/撮口呼	er/ü	ér/yú	儿/鱼	

（2）合口呼与撮口呼

语音对序号		音位对比	目标音	测试音	测试词	测试结果
3	单韵母	合口呼/撮口呼	u/ü	wú/yú	无/鱼	
4	前鼻韵母	合口呼/撮口呼	uan/üan	wǎn/yuǎn	碗/远	

（3）齐齿呼与合口呼

语音对序号		音位对比	目标音	测试音	测试词	测试结果
5	单韵母	齐齿呼/合口呼	i/u	yī/wū	衣/屋	
6	后响	齐齿呼/合口呼	ia/ua	yā/wā	鸭/挖	
7	前鼻韵母	齐齿呼/合口呼	ian/uan	yǎn/wǎn	眼/碗	
8	后鼻韵母	齐齿呼/合口呼	iang/uang	Yáng/wáng	羊/王	

（4）开口呼与齐齿呼

语音对序号		音位对比	目标音	测试音	测试词	测试结果
9	单韵母	开口呼/齐齿呼	a/i	bá/bí	拔/鼻	
10	单韵母	开口呼/齐齿呼	e/i	é/yí	鹅/姨	
11	单韵母	开口呼/齐齿呼	er/i	ér/yí	儿/姨	
12	前鼻韵母	开口呼/齐齿呼	en/in	pēn/pīn	喷/拼	
13	单韵母	开口呼/齐齿呼	o/i	pó/pí	婆/皮	
14	后鼻韵母	开口呼/齐齿呼	ang/ing	páng/píng	螃/瓶	
15	前鼻韵母	开口呼/齐齿呼	an/in	pán/pín	盘/贫	
16	后鼻韵母	开口呼/齐齿呼	eng/ing	péng/píng	棚/瓶	

续表

语音对序号		音位对比	目标音	测试音	测试词	测试结果
17	前鼻韵母	开口呼/齐齿呼	an/ian	bān/biān	搬/鞭	
18	后鼻韵母	开口呼/齐齿呼	ang/iang	áng/yáng	昂/羊	

（5）开口呼与合口呼

语音对序号		音位对比	目标音	测试音	测试词	测试结果 AA
19	单韵母	开口呼/合口呼	a/u	ā/wū	啊/屋	
20	单韵母	开口呼/合口呼	e/u	é/wú	鹅/无	
21	后鼻韵母	开口呼/合口呼	ang/uang	háng/huáng	航/黄	
22	单韵母	开口呼/合口呼	er/u	ér/wú	儿/无	
23	单韵母	开口呼/合口呼	o/u	pó/pú	婆/葡	
24	前鼻韵母	开口呼/合口呼	en/uen	hén/hún	痕/浑	
25	前鼻韵母	开口呼/合口呼	an/uan	hán/huán	寒/环	

（6）齐齿呼与撮口呼

语音对序号		音位对比	目标音	测试音	测试词	测试结果
26	单韵母	齐齿呼/撮口呼	i/ü	yǐ/yǔ	椅/雨	
27	前鼻韵母	齐齿呼/撮口呼	ian/üan	yán/yuán	盐/圆	
28	后响	齐齿呼/撮口呼	ie/üe	yè/yuè	叶/月	
29	前鼻韵母	齐齿呼/撮口呼	in/ün	yìn/yùn	印/熨	

2. 相同开口、不同结构

（7）后响与后鼻韵母

语音对序号		音位对比	目标音	测试音	测试词	测试结果
30	齐齿呼	后响/后鼻韵母	ia/ing	xiā/xīng	虾/星	
31	齐齿呼	后响/后鼻韵母	ie/ing	yè/yìng	叶/硬	
32	合口呼	后响/后鼻韵母	ua/uang	huá/huáng	滑/黄	
33	齐齿呼	后响/后鼻韵母	ia/iang	yá/yáng	牙/羊	

(8) 中响与后鼻韵母

语音对序号		音位对比	目标音	测试音	测试词	测试结果
34	合口呼	中响/后鼻韵母	uai/uang	huái/huáng	怀/黄	
35	齐齿呼	中响/后鼻韵母	iao/iang	xiāo/xiāng	削/箱	

(9) 单韵母与后响

语音对序号		音位对比	目标音	测试音	测试词	测试结果
36	齐齿呼	单韵母/后响	i/ia	jī/jiā	鸡/家	
37	齐齿呼	单韵母/后响	i/ie	yí/yé	姨/爷	
38	合口呼	单韵母/后响	u/ua	gū/guā	菇/瓜	
39	合口呼	单韵母/后响	u/uo	gū/guō	菇/锅	
40	撮口呼	单韵母/后响	ü/üe	yù/yuè	玉/月	

(10) 单韵母与后鼻韵母

语音对序号		音位对比	目标音	测试音	测试词	测试结果
41	开口呼	单韵母/后鼻韵母	e/eng	hé/héng	河/横	
42	齐齿呼	单韵母/后鼻韵母	i/ing	xī/xīng	吸/星	
43	开口呼	单韵母/后鼻韵母	a/ang	pá/páng	爬/螃	

(11) 前响与前鼻韵母

语音对序号		音位对比	目标音	测试音	测试词	测试结果
44	开口呼	前响/前鼻韵母	ei/en	péi/pén	陪/盆	
45	开口呼	前响/前鼻韵母	ai/an	pái/pán	牌/盘	
46	开口呼	前响/前鼻韵母	ao/an	páo/pán	袍/盘	

(12) 后响与前鼻韵母

语音对序号		音位对比	目标音	测试音	测试词	测试结果
47	齐齿呼	后响/前鼻韵母	ia/in	xiā/xīn	虾/心	
48	齐齿呼	后响/前鼻韵母	ia/ian	xiā/xiān	虾/掀	
49	合口呼	后响/前鼻韵母	ua/uan	huá/huán	滑/环	
50	撮口呼	后响/前鼻韵母	üe/ün	yuè/yùn	月/熨	
51	齐齿呼	后响/前鼻韵母	ie/in	xiē/xīn	蝎/心	

(13) 单韵母与前响

语音对序号		音位对比	目标音	测试音	测试词	测试结果
52	开口呼	单韵母/前响	e/ei	hē/hēi	喝/黑	
53	开口呼	单韵母/前响	o/ao	bō/bāo	剥/包	
54	开口呼	单韵母/前响	a/ai	pá/pái	爬/牌	
55	开口呼	单韵母/前响	a/ao	yā/yāo	鸭/腰	
56	开口呼	单韵母/前响	o/ou	pō/pōu	泼/剖	

(14) 单韵母与前鼻韵母

语音对序号		音位对比	目标音	测试音	测试词	测试结果
57	开口呼	单韵母/前鼻韵母	e/en	hé/hén	河/痕	
58	开口呼	单韵母/前鼻韵母	a/an	pá/pán	爬/盘	
59	齐齿呼	单韵母/前鼻韵母	i/in	xī/xīn	吸/心	

(15) 后响与中响

语音对序号		音位对比	目标音	测试音	测试词	测试结果
60	合口呼	后响/中响	ua/uai	huá/huái	滑/怀	
61	齐齿呼	后响/中响	ia/iao	jiā/jiāo	家/教	

(16) 中响与前鼻韵母

语音对序号		音位对比	目标音	测试音	测试词	测试结果
62	合口呼	中响/前鼻韵母	uei/uen	huí/hún	回/浑	
63	齐齿呼	中响/前鼻韵母	iao/ian	xiāo/xiān	削/掀	
64	合口呼	中响/前鼻韵母	uai/uan	huái/huán	怀/环	

(17) 前响与后鼻韵母

语音对序号		音位对比	目标音	测试音	测试词	测试结果
65	开口呼	前响/后鼻韵母	ai/ang	pái/páng	牌/螃	
66	开口呼	前响/后鼻韵母	ei/eng	péi/péng	陪/篷	
67	开口呼	前响/后鼻韵母	ao/ang	pào/pàng	炮/胖	
68	开口呼	前响/后鼻韵母	ou/ong	gǒu/gǒng	狗/拱	

3. 相同开口、相同结构

(18) 前鼻韵母、齐齿呼

语音对序号		音位对比	目标音	测试音	测试词	测试结果
69	前鼻韵母	齐齿呼	in/ian	yín/yán	银/盐	

(19) 单韵母、开口呼

语音对序号		音位对比	目标音	测试音	测试词	测试结果
70	单韵母	开口呼	a/o	pá/pó	爬/婆	
71	单韵母	开口呼	e/er	é/ér	鹅/儿	
72	单韵母	开口呼	a/e	là/lè	辣/乐	

(20) 后响、齐齿呼

语音对序号		音位对比	目标音	测试音	测试词	测试结果
73	后响	齐齿呼	ia/ie	yá/yé	牙/爷	

(21) 前鼻韵母、撮口呼

语音对序号		音位对比	目标音	测试音	测试词	测试结果
74	前鼻韵母	撮口呼	ün/üan	yún/yuán	云/圆	

(22) 后响、合口呼

语音对序号		音位对比	目标音	测试音	测试词	测试结果
75	后响	合口呼	ua/uo	guā/guō	瓜/锅	

(23) 前响、开口呼

语音对序号		音位对比	目标音	测试音	测试词	测试结果
76	前响	开口呼	ai/ao	bāi/bāo	掰/包	
77	前响	开口呼	ai/ei	bāi/bēi	掰/杯	

(24) 前鼻韵母、合口呼

语音对序号		音位对比	目标音	测试音	测试词	测试结果
78	前鼻韵母	合口呼	uan/uen	wán/wén	玩/闻	

（25）后鼻韵母、齐齿呼

语音对序号		音位对比	目标音	测试音	测试词	测试结果
79	后鼻韵母	齐齿呼	iong/iang	qióng/qiáng	穷/墙	
80	后鼻韵母	齐齿呼	ing/iang	yíng/yáng	蝇/羊	
81	后鼻韵母	齐齿呼	ing/iong	qíng/qióng	晴/穷	

（26）中响、合口呼

语音对序号		音位对比	目标音	测试音	测试词	测试结果
82	中响	合口呼	uai/ui	guài/guì	怪/跪	

（27）前鼻韵母、开口呼

语音对序号		音位对比	目标音	测试音	测试词	测试结果
83	前鼻韵母	开口呼	an/en	gān/gēn	竿/根	

（28）后鼻韵母、开口呼

语音对序号		音位对比	目标音	测试音	测试词	测试结果
84	后鼻韵母	开口呼	ang/ong	gāng/gōng	钢/弓	
85	后鼻韵母	开口呼	ang/eng	gāng/gēng	钢/耕	
86	后鼻韵母	开口呼	eng/ong	hēng/hōng	哼/烘	

4. 前鼻韵母与后鼻韵母

（29）前鼻韵母与后鼻韵母

语音对序号		音位对比	目标音	测试音	测试词	测试结果
87	开口呼	前鼻韵母/后鼻韵母	an/ang	lán/láng	蓝/狼	
88	齐齿呼	前鼻韵母/后鼻韵母	ian/iang	xiān/xiāng	掀/箱	
89	合口呼	前鼻韵母/后鼻韵母	uan/uang	chuán/chuáng	船/床	
90	合口呼	前鼻韵母/后鼻韵母	uen/ueng	wēn/wēng	温/翁	
91	开口呼	前鼻韵母/后鼻韵母	en/eng	pén/péng	盆/篷	
92	齐齿呼	前鼻韵母/后鼻韵母	in/ing	xīn/xīng	心/星	

声母部分
（孙喜斌—刘巧云词表，音位对比模式）

1. 擦音与无擦音

（1）擦音与无擦音

语音对序号		音位对比	目标音	测试音	测试词	测试结果
1	舌根音	擦音/无擦音	h/无擦音	hé/é	河/鹅	
2	舌尖音	擦音/无擦音	s/无擦音	sè/è	色/饿	

2. 清辅音与浊辅音

（2）塞音与边音的清浊识别

语音对序号		音位对比	目标音	测试音	测试词	测试结果
3	舌尖音	塞音/边音	t/l	tā/lā	塌/拉	
4	舌尖音	塞音/边音	d/l	dā/lā	搭/拉	

（3）塞音与擦音的清浊识别

语音对序号		音位对比	目标音	测试音	测试词	测试结果
5	舌尖音	塞音/擦音	t/r	tù/rù	兔/褥	
6	舌尖音	塞音/擦音	d/r	dù/rù	肚/褥	

（4）塞擦音与擦音的清浊识别

语音对序号		音位对比	目标音	测试音	测试词	测试结果
7	舌尖音	塞擦音/擦音	ch/r	chòu/ròu	臭/肉	
8	舌尖音	塞擦音/擦音	c/r	còu/ròu	凑/肉	
9	舌尖音	塞擦音/擦音	z/r	zòu/ròu	揍/肉	
10	舌尖音	塞擦音/擦音	zh/r	zhù/rù	柱/褥	

（5）鼻音与塞音的清浊识别

语音对序号		音位对比	目标音	测试音	测试词	测试结果
11	舌尖音	鼻音（浊）/塞音（清）	n/t	nù/tù	怒/兔	
12	唇音	鼻音（浊）/塞音（清）	m/b	māo/bāo	猫/包	

续表

语音对序号		音位对比	目标音	测试音	测试词	测试结果
13	唇音	鼻音（浊）/塞音（清）	m/p	mào/pào	帽/炮	
14	舌尖音	鼻音（浊）/塞音（清）	n/d	nào/dào	闹/稻	

（6）塞擦音与边音的清浊识别

语音对序号		音位对比	目标音	测试音	测试词	测试结果
15	舌尖音	塞擦音/边音	ch/l	chòu/lòu	臭/漏	
16	舌尖音	塞擦音/边音	c/l	cā/lā	擦/拉	
17	舌尖音	塞擦音/边音	z/l	zòu/lòu	揍/漏	
18	舌尖音	塞擦音/边音	zh/l	zhòu/lòu	皱/漏	

（7）擦音与边音的清浊识别

语音对序号		音位对比	目标音	测试音	测试词	测试结果
19	舌尖音	擦音/边音	sh/l	shù/lù	树/鹿	
20	舌尖音	擦音/边音	s/l	sù/lù	塑/鹿	

（8）鼻音与擦音的清浊识别

语音对序号		音位对比	目标音	测试音	测试词	测试结果
21	舌尖音	鼻音/擦音	n/sh	nù/shù	怒/树	
22	唇音	鼻音/擦音	m/f	mǔ/fǔ	母/斧	
23	舌尖音	鼻音/擦音	n/s	nù/sù	怒/塑	

（9）鼻音与塞擦音的清浊识别

语音对序号		音位对比	目标音	测试音	测试词	测试结果
24	舌尖音	鼻音/塞擦音	n/z	ná/zá	拿/砸	
25	舌尖音	鼻音/塞擦音	n/c	nù/cù	怒/醋	
26	舌尖音	鼻音/塞擦音	n/ch	nù/chù	怒/触	
27	舌尖音	鼻音/塞擦音	n/zh	nù/zhù	怒/柱	

(10) 擦音的清浊识别

语音对序号		音位对比	目标音	测试音	测试词	测试结果
28	舌尖音	清擦音/浊擦音	sh/r	shòu/ròu	瘦/肉	
29	舌尖音	清擦音/浊擦音	s/r	sù/rù	塑/褥	

3. 送气音与不送气音

(11) 送气塞擦音与不送气塞擦音

语音对序号		音位对比	目标音	测试音	测试词	测试结果
30	舌尖音	送气/不送气塞擦音	zh/c	zhū/cū	猪/粗	
31	舌尖音	送气/不送气塞擦音	z/ch	zì/chì	字/翅	
32	舌面音	送气/不送气塞擦音	j/q	jī/qī	鸡/七	
33	舌尖音	送气/不送气塞擦音	zh/ch	zhū/chū	猪/出	
34	舌尖音	送气/不送气塞擦音	z/c	zì/cì	字/刺	

(12) 送气塞音与不送气塞音

语音对序号		音位对比	目标音	测试音	测试词	测试结果
35	唇音	送气/不送气塞音	b/p	bāo/pāo	包/抛	
36	舌根音	送气/不送气塞音	g/k	gū/kū	菇/哭	
37	舌尖音	送气/不送气塞音	d/t	dào/tào	稻/套	

4. 相同部位、不同方式

(13) 塞音与塞擦音

语音对序号		音位对比	目标音	测试音	测试词	测试结果
38	舌尖音	塞音/塞擦音	d/ch	dù/chù	肚/触	
39	舌尖音	塞音/塞擦音	d/c	dù/cù	肚/醋	
40	舌尖音	塞音/塞擦音	t/zh	tǔ/zhǔ	土/煮	
41	舌尖音	塞音/塞擦音	t/z	tú/zú	涂/足	
42	舌尖音	塞音/塞擦音	d/z	dú/zú	读/足	
43	舌尖音	塞音/塞擦音	t/ch	tù/chù	兔/触	
44	舌尖音	塞音/塞擦音	t/c	tù/cù	兔/醋	
45	舌尖音	塞音/塞擦音	d/zh	dǔ/zhǔ	堵/煮	

(14) 塞擦音与擦音

语音对序号		音位对比	目标音	测试音	测试词	测试结果
46	舌尖音	塞擦音/擦音	z/sh	zī/shī	姿/狮	
47	舌尖音	塞擦音/擦音	ch/s	chì/sì	翅/四	
48	舌尖音	塞擦音/擦音	ch/sh	chù/shù	触/树	
49	舌尖音	塞擦音/擦音	zh/sh	zhū/shū	猪/书	
50	舌面音	塞擦音/擦音	j/x	jī/xī	鸡/吸	
51	舌尖音	塞擦音/擦音	zh/s	zhī/sī	织/撕	
52	舌尖音	塞擦音/擦音	z/s	zì/sì	字/四	
53	舌尖音	塞擦音/擦音	c/sh	cì/shì	刺/室	
54	舌面音	塞擦音/擦音	q/x	qī/xī	七/吸	
55	舌尖音	塞擦音/擦音	c/s	cì/sì	刺/四	

(15) 塞音与擦音

语音对序号		音位对比	目标音	测试音	测试词	测试结果
56	舌尖音	塞音/擦音	d/sh	dù/shù	肚/树	
57	舌尖音	塞音/擦音	t/sh	tù/shù	兔/树	
58	舌尖音	塞音/擦音	t/s	tù/sù	兔/塑	
59	舌根音	塞音/擦音	g/h	gǔ/hǔ	骨/虎	
60	唇音	塞音/擦音	b/f	bēi/fēi	杯/飞	
61	舌尖音	塞音/擦音	d/s	dù/sù	肚/塑	
62	唇音	塞音/擦音	p/f	pǔ/fǔ	谱/斧	
63	舌根音	塞音/擦音	k/h	ké/hé	壳/河	

(16) 鼻音与边音

语音对序号		音位对比	目标音	测试音	测试词	测试结果
64	舌尖音	鼻音/边音	n/l	nù/lù	怒/鹿	

(17) 鼻音与擦音

语音对序号		音位对比	目标音	测试音	测试词	测试结果
65	舌尖音	鼻音/擦音	n/r	nù/rù	怒/褥	

(18) 擦音与边音

语音对序号		音位对比	目标音	测试音	测试词	测试结果
66	舌尖音	擦音/边音	r/l	ròu/lòu	肉/漏	

5. 相同方式、不同部位

(19) 舌尖音与舌面音

语音对序号		音位对比	目标音	测试音	测试词	测试结果
67	擦音	舌尖音/舌面音	sh/x	shí/xí	石/席	
68	擦音	舌尖音/舌面音	s/x	sī/xī	撕/吸	
69	塞擦音	舌尖音/舌面音	z/j	zī/jī	姿/鸡	
70	塞擦音	舌尖音/舌面音	zh/j	zhī/jī	织/鸡	
71	塞擦音	舌尖音/舌面音	c/q	cì/qì	刺/汽	
72	塞擦音	舌尖音/舌面音	ch/q	chì/qì	翅/汽	

(20) 唇音与舌根音

语音对序号		音位对比	目标音	测试音	测试词	测试结果
73	塞音	唇音/舌根音	b/g	bāo/gāo	包/高	
74	擦音	唇音/舌根音	f/h	fǔ/hǔ	斧/虎	
75	塞音	唇音/舌根音	p/k	pào/kào	炮/靠	

(21) 舌尖音与舌根音

语音对序号		音位对比	目标音	测试音	测试词	测试结果
76	擦音	舌尖音/舌根音	sh/h	shǔ/hǔ	鼠/虎	
77	擦音	舌尖音/舌根音	s/h	sū/hū	酥/呼	
78	塞音	舌尖音/舌根音	d/g	dāo/gāo	刀/高	
79	塞音	舌尖音/舌根音	t/k	tào/kào	套/靠	

(22) 唇音与舌尖音

语音对序号		音位对比	目标音	测试音	测试词	测试结果
80	擦音	唇音/舌尖音	f/sh	fù/shù	父/树	
81	塞音	唇音/舌尖音	b/d	bāo/dāo	包/刀	

续表

语音对序号		音位对比	目标音	测试音	测试词	测试结果
82	鼻音	唇音/舌尖音	m/n	má/ná	麻/拿	
83	擦音	唇音/舌尖音	f/s	fù/sù	父/塑	
84	塞音	唇音/舌尖音	p/t	pào/tào	炮/套	

6. 卷舌音与非卷舌音

(23) 舌尖后音/舌尖前音

语音对序号		音位对比	目标音	测试音	测试词	测试结果
85	擦音	舌尖后音/舌尖前音	sh/s	shì/sì	室/四	
86	塞擦音	舌尖后音/舌尖前音	zh/z	zhǐ/zǐ	纸/籽	
87	塞擦音	舌尖后音/舌尖前音	ch/c	chū/cū	出/粗	

附录 1.4b 《儿童音位对比式识别能力评估》结果分析表

韵母部分

(孙喜斌—刘巧云词表)

相同结构 不同开口				相同开口 不同结构				相同开口 相同结构		前鼻韵母与 后鼻韵母	
序号	得分	序号	得分	序号	得分	序号	得分	序号	得分	序号	得分
1		22		30		51		69		87	
2		23		31		52		70		88	
3		24		32		53		71		89	
4		25		33		54		72		90	
5		26		34		55		73		91	
6		27		35		56		74		92	
7		28		36		57		75		小计	
8		29		37		58		76		(6)	

续表

相同结构 不同开口				相同开口 不同结构				相同开口 相同结构		前鼻韵母与 后鼻韵母	
序号	得分	序号	得分	序号	得分	序号	得分	序号	得分	序号	得分
9		小计		38		59		77			
10		(29)		39		60		78			
11				40		61		79			
12				41		62		80			
13				42		63		81			
14				43		64		82			
15				44		65		83		韵母音位对比识别 总得分________%	
16				45		66		84			
17				46		67		85			
18				47		68		86			
19				48		小计		小计			
20				49		(39)		(18)			
21				50							

结果分析与建议：

测 试 者：
测试日期：

声母部分
(孙喜斌—刘巧云词表)

擦音与 无擦音		清辅音与 浊辅音		送气音与 不送气音		相同部位 不同方式		相同方式 不同部位		卷舌与 非卷舌音	
序号	得分	序号	得分	序号	得分	序号	得分	序号	得分	序号	得分
1		3		30		38		67		85	
2		4		31		39		68		86	
小计		5		32		40		69		87	
(2)		6		33		41		70		小计	

续表

擦音与无擦音		清辅音与浊辅音		送气音与不送气音		相同部位不同方式		相同方式不同部位		卷舌与非卷舌音	
序号	得分	序号	得分	序号	得分	序号	得分	序号	得分	序号	得分
		7		34		42		71		(3)	
		8		35		43		72			
		9		36		44		73			
		10		37		45		74			
		11		小计		46		75			
		12		(8)		47		76			
		13				48		77			
		14				49		78			
		15				50		79			
		16				51		80			
		17				52		81			
		18				53		82			
		19				54		83			
		20				55		84		声母音位对比识别	
		21				56		小计		总得分________%	
		22				57		(18)			
		23				58					
		24				59					
		25				60					
		26				61					
		27				62					
		28				63					
		29				64					
		小计				65					
		(27)				66					
						小计					
						(39)					

结果分析与建议：

测 试 者：

测试日期：

附录1.4c 《儿童音位对比式识别能力评估》参考标准——总测验

原始分数（%）	韵母百分等级			原始分数（%）	声母百分等级		
	3岁	4岁	5岁		3岁	4岁	5岁
76	3			76			
77	3						
78	3						
79	3						
80	3			80	3		
81	7			81	13		
82	7			82	17		
83	7			83	20	3	
84	7			84	37	3	
85	7	3		85	43	3	
86	13	3		86	47	7	
87	13	7		87	47	7	
88	30	14		88	57	11	
89	33	14		89	60	11	
90	50	18		90	63	25	
91	60	21		91	77	36	3
92	60	25		92	83	36	3
93	73	36	10	93	87	54	7
94	87	43	20	94	90	64	23
95	90	46	27	95	97	75	40
96	90	64	40	96	97	89	70
97	93	86	53	97	97	96	83
98	100	93	87	98	100	100	97
99		93	97	99			97
100		100	100	100			100

＊注：①百分等级指的是同龄人中低于或等于该成绩的人数占总人数的百分数。②红色部分代表应立即对该被试进行听觉功能训练。黄色部分表示应对该被试进行跟踪随访，并采取尝试性的干预措施。绿色部分表示该被试听觉功能发展正常，无需进行干预。

《儿童音位对比式识别能力评估》参考标准——声母分测验 1，2

	原始分数（%）	百分等级			原始分数（%）	百分等级		
		3 岁	4 岁	5 岁		3 岁	4 岁	5 岁
清辅音与浊辅音	79		3		90	40	14	
	80	7	3		91	53	18	
	81	17	3		92	57	18	3
	82	17	3		93	70	29	7
	83	17	3		94	70	29	7
	84	17	3		95	80	46	23
	85	17	3		96	97	57	30
	86	20	3		97	100	75	40
	87	27	3		98		93	60
	88	37	7		99		93	60
	89	37	7		100		100	100
	原始分数（%）	百分等级			原始分数（%）	百分等级		
		3 岁	4 岁	5 岁		3 岁	4 岁	5 岁
送气音与不送气音	70	3			86	37	15	7
	71	3			87	50	25	10
	72	3			88	50	25	10
	73	3			89	50	25	10
	74	3			90	50	25	10
	75	7	3		91	63	36	20
	76	7	3		92	63	36	20
	77	7	3		93	63	36	20
	78	7	3		94	63	36	20
	79	17	11	3	95	90	79	43
	80	17	11	3	96	90	79	43
	81	17	11	3	97	90	79	43
	82	17	11	3	98	90	79	43
	83	37	14	7	99	90	79	43
	84	37	14	7	100	100	100	100
	85	37	14	7				

《儿童音位对比式识别能力评估》参考标准——声母分测验 3，4

	原始分数（%）	百分等级			原始分数（%）	百分等级		
		3 岁	4 岁	5 岁		3 岁	4 岁	5 岁
相同方式 不同部位	74	3			88	77	32	3
	75	3			89	77	32	3
	76	3			90	80	47	7
	77	13			91	80	47	7
	78	13			92	80	61	20
	79	13			93	80	61	20
	80	13			94	93	64	37
	81	23			95	93	64	37
	82	23			96	93	82	67
	83	40	3		97	933	82	67
	84	40	3		98	100	93	83
	85	43	3		99		93	83
	86	43	3		100		100	100
	87	57	11					
	原始分数（%）	百分等级			原始分数（%）	百分等级		
		3 岁	4 岁	5 岁		3 岁	4 岁	5 岁
相同部位 不同方式	71	3			86	43	11	
	72	3			87	43	18	
	73	3			88	43	25	3
	74	3			89	60	36	3
	75	3			90	67	40	10
	76	3			91	73	46	17
	77	7			92	73	46	17
	78	10			93	80	54	20
	79	13			94	87	61	33
	80	17			95	90	68	53
	81	23			96	97	79	70
	82	30			97	97	89	83
	83	37	3		98	100	96	87
	84	37	3		99		96	87
	85	37	11		100		100	100

《儿童音位对比式识别能力评估》参考标准——声母分测验5，6

	原始分数（%）	百分等级			原始分数（%）	百分等级		
		3岁	4岁	5岁		3岁	4岁	5岁
卷舌音与非卷舌音	32			3	68	37	29	13
	34			3	70	37	29	13
	36			3	72	37	29	13
	38			3	74	37	20	13
	40			3	76	70	43	27
	42			3	78	70	43	27
	44	10	7	3	80	70	43	27
	46	10	7	3	82	70	43	27
	48	10	7	3	84	70	43	27
	50	10	7	3	86	70	43	27
	52	10	7	3	88	80	71	50
	54	20	11	10	90	80	71	50
	56	20	11	10	92	80	71	50
	58	20	11	10	94	80	71	50
	60	20	11	10	96	80	71	50
	62	20	11	10	98	80	71	50
	64	20	11	10	100	100	100	100
	66	37	29	13				
擦音与无擦音	原始分数（%）	百分等级			原始分数（%）	百分等级		
		3岁	4岁	5岁		3岁	4岁	5岁
	66	10			84	23	18	10
	68	10			86	23	18	10
	70	10			88	23	18	10
	72	10			90	23	18	10
	74	10			92	23	18	10
	76	10			94	23	18	10
	78	10			96	23	18	10
	80	10			98	23	18	10
	82	23	18	10	100	100	100	100

《儿童音位对比式识别能力评估》参考标准——韵母分测验 1，2

	原始分数（%）	百分等级			原始分数（%）	百分等级		
		3 岁	4 岁	5 岁		3 岁	4 岁	5 岁
不同开口 相同结构	82	3			92	30	7	
	83	3			93	30	11	
	84	3			94	50	25	
	85	7			95	73	39	7
	86	7			96	83	46	27
	87	7			97	87	61	43
	88	17			98	90	75	70
	89	20			99	90	75	70
	90	27	3		100	100	100	100
	91	30	7					

	原始分数（%）	百分等级			原始分数（%）	百分等级		
		3 岁	4 岁	5 岁		3 岁	4 岁	5 岁
不同结构 相同开口	75	3			88	30	11	
	76	3			89	33	11	
	77	3			90	40	14	
	78	3			91	43	15	
	79	7			92	47	32	
	80	7			93	50	36	3
	81	7			94	77	43	27
	82	10	3		95	80	46	37
	83	13	3		96	87	61	47
	84	13	3		97	93	82	47
	85	17	3		98	97	93	67
	86	17	3		99	100	93	93
	87	20	3		100		100	100

《儿童音位对比式识别能力评估》参考标准——韵母分测验3，4

	原始分数（%）	百分等级			原始分数（%）	百分等级		
		3岁	4岁	5岁		3岁	4岁	5岁
相同开口 相同结构	74	3			88	60	21	3
	75	3			89	60	21	3
	76	3			90	67	36	7
	77	3			91	67	36	7
	78	3			92	83	43	10
	79	7			93	83	43	10
	80	7			94	87	57	20
	81	13	3		95	87	57	20
	82	13	3		96	90	64	30
	83	23	11		97	90	64	30
	84	23	11		98	93	79	53
	85	33	14		99	93	79	53
	86	33	14		100	100	100	100
	87	43	18					

	原始分数（%）	百分等级			原始分数（%）	百分等级		
		3岁	4岁	5岁		3岁	4岁	5岁
前鼻韵母与后鼻韵母	50		3		76	33	29	17
	52		3		78	33	29	17
	54	3	3		80	33	29	17
	56	3	3		82	50	43	33
	58	3	3		84	50	43	33
	60	10	3		86	50	43	33
	62	10	3		88	70	61	47
	64	10	3		90	70	61	47
	66	10	11		92	70	61	47
	68	10	11		94	93	82	67
	70	10	11		96	93	82	67
	72	23	18	7	98	93	82	67
	74	23	18	7	100	100	100	100

附录 1.4d 《儿童音位对比式识别能力评估》图库

韵母部分

序号 1		序号 2		序号 3		序号 4	
é 鹅	yú 鱼	ér 儿	yú 鱼	wú 无	yú 鱼	wǎn 碗	yuǎn 远
序号 5		序号 6		序号 7		序号 8	
yī 衣	wū 屋	yā 鸭	wā 挖	yǎn 眼	wǎn 碗	yáng 羊	wáng 王
序号 9		序号 10		序号 11		序号 12	
bá 拔	bí 鼻	é 鹅	yí 姨	ér 儿	yí 姨	pēn 喷	pīn 拼
序号 13		序号 14		序号 15		序号 16	
pó 婆	pí 皮	páng 螃	píng 瓶	pán 盘	pín 贫	péng 蓬	píng 瓶
序号 17		序号 18		序号 19		序号 20	
bān 搬	biān 鞭	áng 昂	yáng 羊	ā 阿	wū 屋	é 鹅	wú 无
序号 21		序号 22		序号 23		序号 24	
háng 航	huáng 黄	ér 儿	wú 无	pó 婆	pú 葡	hén 痕	hún 浑
序号 25		序号 26		序号 27		序号 28	
hán 寒	huán 环	yǐ 椅	yǔ 雨	yán 盐	yuán 圆	yè 叶	yuè 月

续表

序号 29		序号 30		序号 31		序号 32	
yìn 印	yùn 熨	xiā 虾	xīng 星	yè 叶	yìng 硬	huá 滑	huáng 黄
序号 33		序号 34		序号 35		序号 36	
yá 牙	yáng 羊	huái 怀	huáng 黄	xiāo 削	xiāng 箱	jī 鸡	jiā 家
序号 37		序号 38		序号 39		序号 40	
yí 姨	yé 爷	gū 菇	guā 瓜	gū 菇	guō 锅	yù 玉	yuè 月
序号 41		序号 42		序号 43		序号 44	
hé 河	héng 横	xī 吸	xīng 星	pá 爬	páng 螃	péi 陪	pén 盆
序号 45		序号 46		序号 47		序号 48	
pái 牌	pán 盘	páo 袍	pán 盘	xiā 虾	xīn 心	xiā 虾	xiān 掀
序号 49		序号 50		序号 51		序号 52	
huá 滑	huán 环	yuè 月	yùn 熨	xiē 蝎	xīn 心	hē 喝	hēi 黑
序号 53		序号 54		序号 55		序号 56	
bō 剥	bāo 包	pá 爬	pái 牌	yā 鸭	yāo 腰	pō 泼	pōu 剖
序号 57		序号 58		序号 59		序号 60	
hé 河	hén 痕	pá 爬	pán 盘	xī 吸	xīn 心	huá 滑	huái 怀

续表

序号 61		序号 62		序号 63		序号 64	
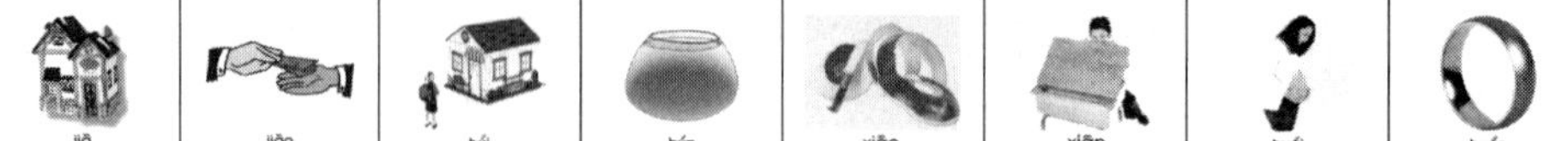							
jiā 家	jiāo 交	huí 回	hún 浑	xiāo 削	xiān 掀	huái 怀	huán 环
序号 65		序号 66		序号 67		序号 68	
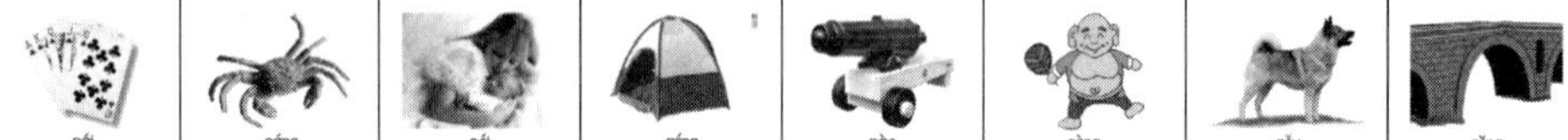							
pái 牌	páng 螃	péi 陪	péng 蓬	pào 炮	pàng 胖	gǒu 狗	gǒng 拱
序号 69		序号 70		序号 71		序号 72	
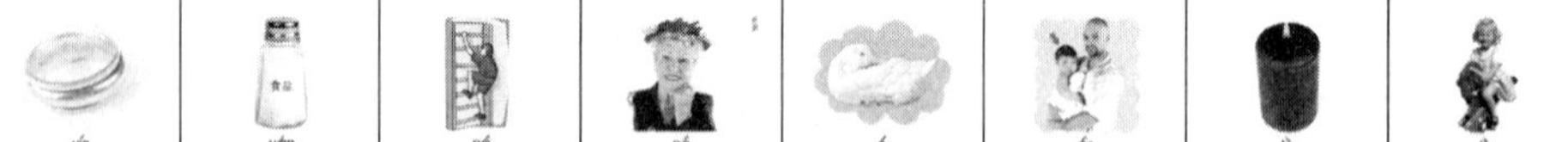							
yín 银	yán 盐	pá 爬	pó 婆	é 鹅	ér 儿	là 蜡	lè 乐
序号 73		序号 74		序号 75		序号 76	
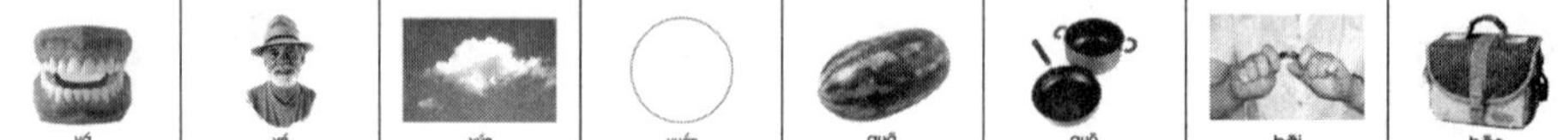							
yá 牙	yé 爷	yún 云	yuán 圆	guā 瓜	guō 锅	bāi 掰	bāo 包
序号 77		序号 78		序号 79		序号 80	
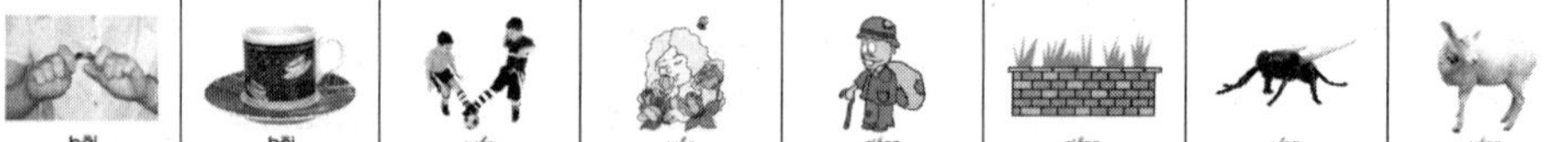							
bāi 掰	bēi 杯	wán 玩	wén 闻	qióng 穷	qiáng 墙	yíng 蝇	yáng 羊
序号 81		序号 82		序号 83		序号 84	
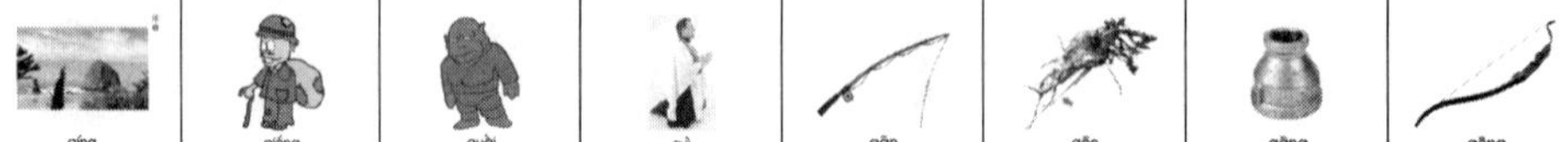							
qíng 晴	qióng 穷	guài 怪	guì 跪	gān 竿	gēn 根	gāng 钢	gōng 弓
序号 85		序号 86		序号 87		序号 88	
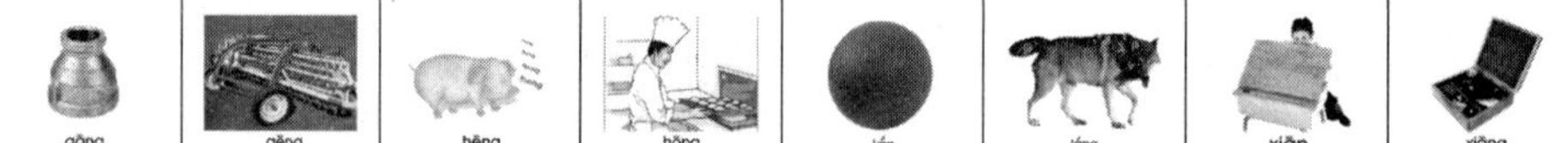							
gāng 钢	gēng 耕	hēng 哼	hōng 烘	lán 蓝	láng 狼	xiān 掀	xiāng 箱
序号 89		序号 90		序号 91		序号 92	
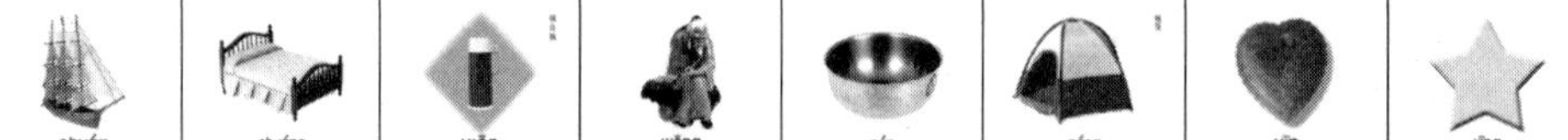							
chuán 船	chuáng 床	wēn 温	wēng 翁	pén 盆	péng 蓬	xīn 心	xīng 星

声母部分

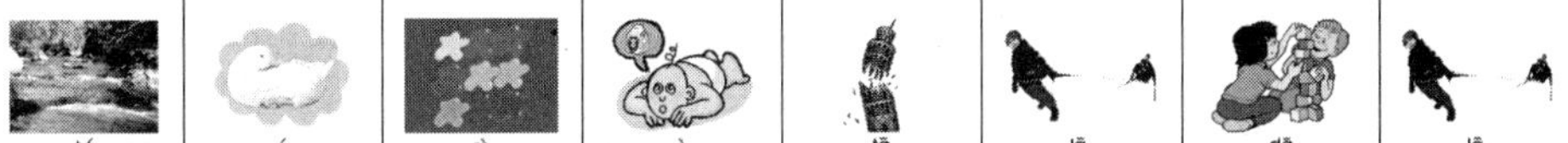

序号	词一	词二
序号 1	hé 河	é 鹅
序号 2	sè 色	è 饿
序号 3	tā 塌	lā 拉
序号 4	dā 搭	lā 拉
序号 5	tù 兔	rù 褥
序号 6	dù 肚	rù 褥
序号 7	chòu 臭	ròu 肉
序号 8	còu 凑	ròu 肉
序号 9	zòu 揍	ròu 肉
序号 10	zhù 柱	rù 褥
序号 11	nù 怒	tù 兔
序号 12	māo 猫	bāo 包
序号 13	mào 帽	pào 炮
序号 14	nào 闹	dào 稻
序号 15	chòu 臭	lòu 漏
序号 16	cā 擦	lā 拉
序号 17	zòu 揍	lòu 漏
序号 18	zhòu 皱	lòu 漏
序号 19	shù 树	lù 鹿
序号 20	sù 塑	lù 鹿
序号 21	nù 怒	shù 树
序号 22	mǔ 母	fǔ 斧
序号 23	nù 怒	sù 塑
序号 24	ná 拿	zá 砸
序号 25	nù 怒	cù 醋
序号 26	nù 怒	chù 触
序号 27	nù 怒	zhù 柱
序号 28	shòu 瘦	ròu 肉
序号 29	sù 塑	rù 褥
序号 30	zhū 猪	cū 粗
序号 31	zì 字	chì 翅
序号 32	jī 鸡	qī 七

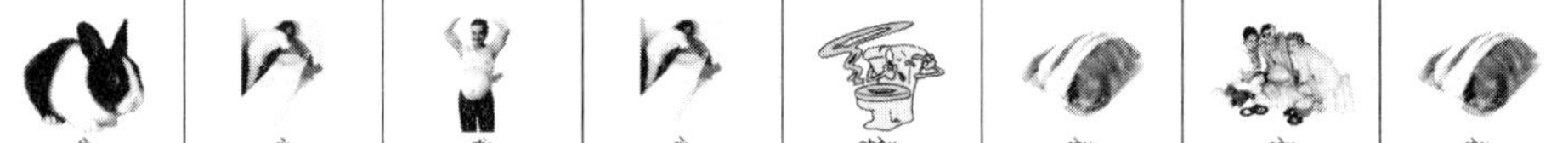

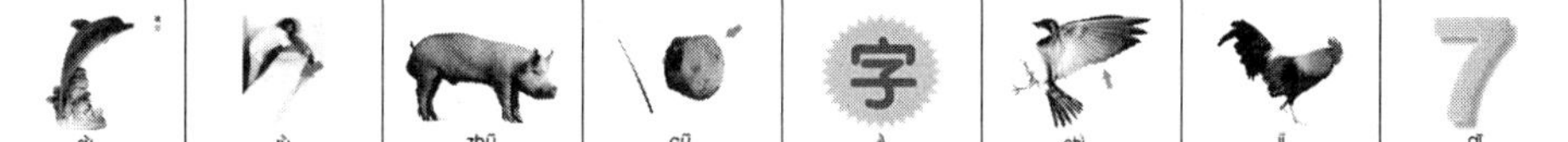

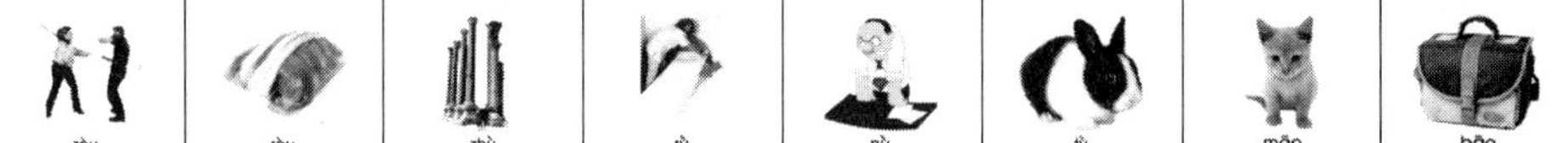

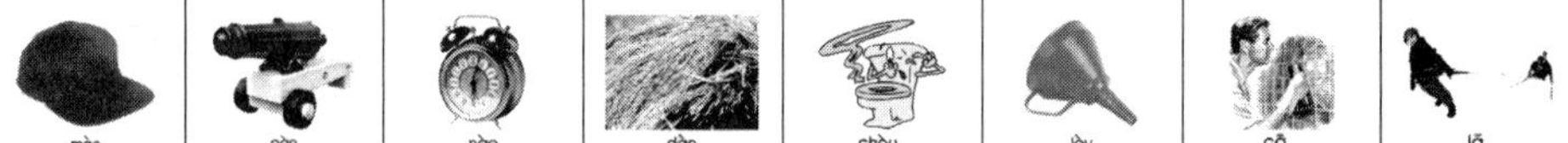

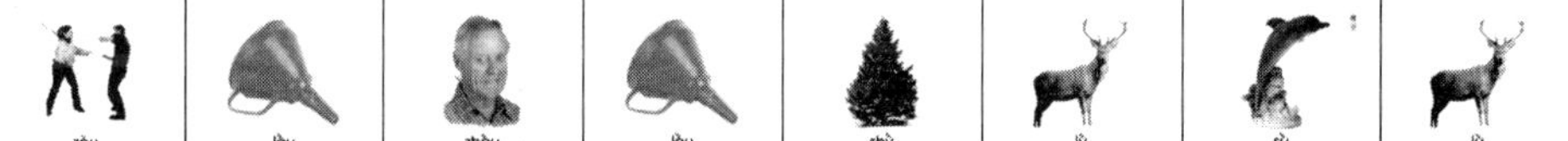

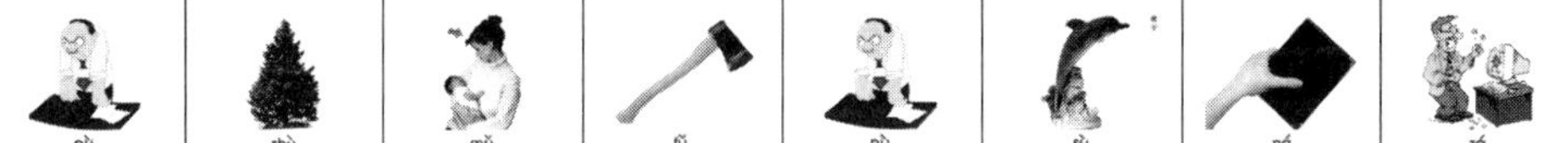

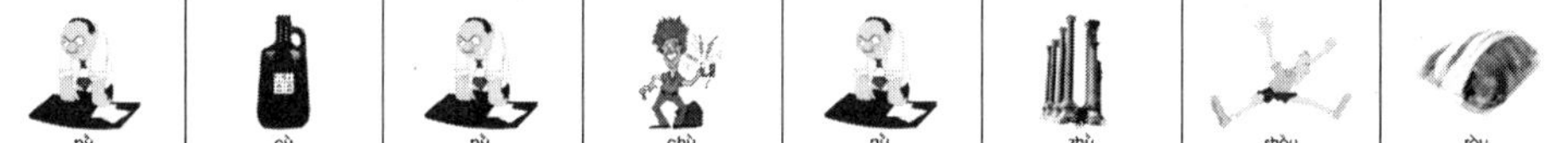

续表

序号 33		序号 34		序号 35		序号 36	
zhū 猪	chū 出	zì 字	cì 刺	bāo 包	pāo 抛	gū 菇	kū 哭
序号 37		序号 38		序号 39		序号 40	
dào 稻	tào 套	dù 肚	chù 触	dù 肚	cù 醋	tǔ 土	zhǔ 煮
序号 41		序号 42		序号 43		序号 44	
tú 涂	zú 足	dú 读	zú 足	tù 兔	chù 触	tù 兔	cù 醋
序号 45		序号 46		序号 47		序号 48	
dǔ 堵	zhǔ 煮	zī 姿	shī 狮	chì 翅	sì 四	chù 触	shù 树
序号 49		序号 50		序号 51		序号 52	
zhū 猪	shū 书	jī 鸡	xī 吸	zhī 织	sī 撕	zì 字	sì 四
序号 53		序号 54		序号 55		序号 56	
cì 刺	shì 室	qī 七	xī 吸	cì 刺	sì 四	dù 肚	shù 树
序号 57		序号 58		序号 59		序号 60	
tù 兔	shù 树	tù 兔	sù 塑	gǔ 骨	hǔ 虎	bēi 杯	fēi 飞
序号 61		序号 62		序号 63		序号 64	
dù 肚	sù 塑	pǔ 谱	fǔ 斧	ké 壳	hé 河	nù 怒	lù 鹿
序号 65		序号 66		序号 67		序号 68	
nù 怒	rù 褥	ròu 肉	lòu 漏	shí 石	xí 席	sī 撕	xī 吸

续表

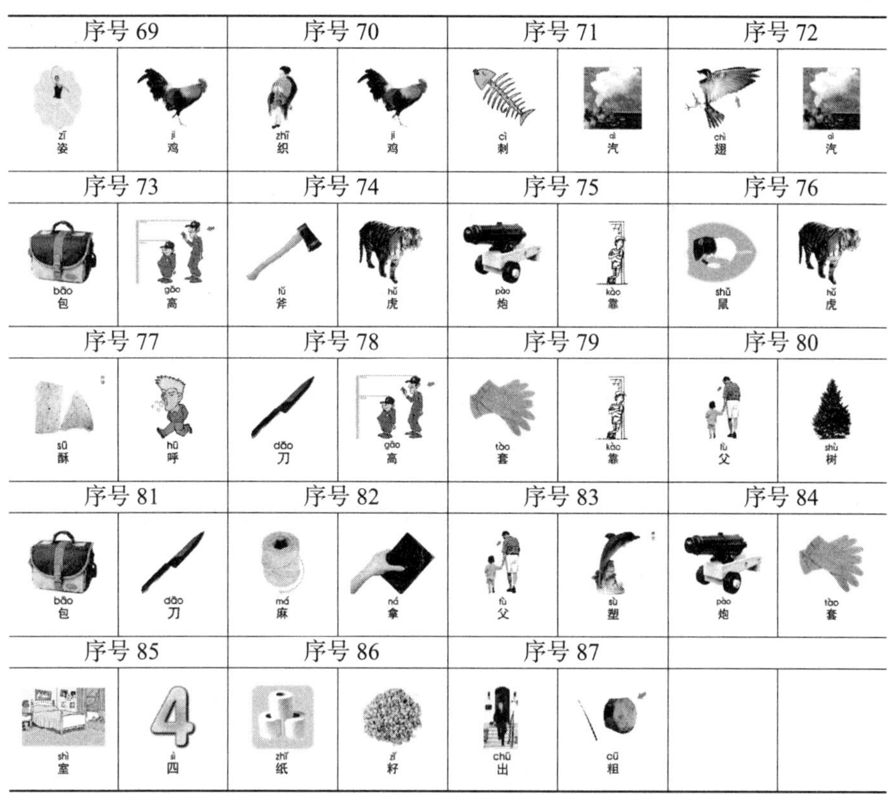

序号 69		序号 70		序号 71		序号 72	
zī 姿	jī 鸡	zhī 织	jī 鸡	cì 刺	qì 汽	chì 翅	qì 汽
序号 73		序号 74		序号 75		序号 76	
bāo 包	gāo 高	fǔ 斧	hǔ 虎	pào 炮	kào 靠	shǔ 鼠	hǔ 虎
序号 77		序号 78		序号 79		序号 80	
sū 酥	hū 呼	dāo 刀	gāo 高	tào 套	kào 靠	fù 父	shù 树
序号 81		序号 82		序号 83		序号 84	
bāo 包	dāo 刀	má 麻	ná 拿	fù 父	sù 塑	pào 炮	tào 套
序号 85		序号 86		序号 87			
shì 室	sì 四	zhǐ 纸	zǐ 籽	chū 出	cū 粗		

附录 1.5a 《儿童听觉理解能力评估》记录表

(刘巧云词表)

姓　　名________	出生日期________	性别：□男　□女
证件号码________	家庭住址________	电话________
检 查 者________	测验日期________	编号________

听力状况：□正常　□异常　放大装置：□人工耳蜗　□助听器　效果______

备　　注：________________________

1. 单条件词语

（1）一类词语

序号	目标词	测试词 1	测试词 2	测试词 3	测试词 4	结果
1	眼睛	嘴巴	眼睛	鼻子	耳朵	
2	叔叔	阿姨	爷爷	奶奶	叔叔	
3	苹果	西瓜	香蕉	苹果	梨	
4	娃娃	娃娃	积木	气球	电话	
5	鞋子	衣服	裤子	袜子	鞋子	
6	吃饭	吃饭	喝水	睡觉	大便	
7	小狗	小鸟	小兔	小鸭	小狗	
8	面包	米饭	面包	饼干	牛奶	

（2）二类词语

序号	目标词	测试词 1	测试词 2	测试词 3	测试词 4	结果
9	哥哥	哥哥	姐姐	弟弟	妹妹	
10	洗澡	洗澡	穿衣	洗手	洗脸	
11	青蛙	青蛙	蝴蝶	螃蟹	蝌蚪	
12	萝卜	茄子	萝卜	黄瓜	辣椒	
13	拍球	跑步	骑车	跳绳	拍球	
14	沙发	沙发	台灯	电视	桌子	
15	裙子	裙子	短裤	背心	衬衫	
16	跳舞	唱歌	跳舞	画画	看书	

（3）三类词语

序号	目标词	测试词 1	测试词 2	测试词 3	测试词 4	结果
17	大象	猴子	狮子	老虎	大象	
18	毛巾	梳子	牙膏	毛巾	镜子	
19	熊猫	孔雀	熊猫	猴子	斑马	
20	草莓	草莓	桃子	橘子	菠萝	
21	太阳	天空	月亮	星星	太阳	
22	手套	围巾	靴子	毛衣	手套	
23	弯腰	弯腰	踢腿	做操	溜冰	
24	绿色	黄色	红色	绿色	黑色	

（4）四类词语

序号	目标词	测试词 1	测试词 2	测试词 3	测试词 4	结果
25	扫地	扫地	照相	滑雪	倒水	
26	打伞	倒水	打伞	打针	吃药	
27	马桶	马桶	浴缸	脸盆	水龙头	
28	彩虹	彩虹	闪电	下雪	刮风	
29	手指	手指	脚	腿	手臂	
30	企鹅	鳄鱼	鲸鱼	企鹅	海豚	
31	圆形	圆形	三角形	五角星	正方形	
32	甘蔗	哈密瓜	甘蔗	柚子	葡萄	

（5）五类词语

序号	目标词	测试词 1	测试词 2	测试词 3	测试词 4	结果
33	楼梯	楼房	立交桥	楼梯	电梯	
34	起床	起床	擦桌子	扫地	洗菜	
35	蔬菜	蔬菜	水果	荤菜	饮料	
36	水果	水果	饮料	主食	点心	
37	大人	大人	老人	小孩	婴儿	
38	前面	左边	前面	后面	右边	
39	左手	左手	右手	左脚	右脚	
40	公园	学校	游泳馆	公园	商店	

2. 双条件词语

（6）一类词语（并列词组）

序号	目标词	测试词 1	测试词 2	测试词 3	测试词 4	结果
41	眼睛和嘴巴	眼睛和鼻子	眼睛和嘴巴	耳朵和嘴巴	耳朵和鼻子	
42	叔叔和奶奶	爷爷和奶奶	叔叔和阿姨	叔叔和奶奶	爷爷和阿姨	
43	毛巾和梳子	毛巾和梳子	毛巾和牙膏	镜子和梳子	镜子和牙膏	
44	萝卜和茄子	萝卜和黄瓜	萝卜和茄子	辣椒和茄子	辣椒和黄瓜	
45	圆形和三角形	圆形和五角星	圆形和三角形	正方形和五角星	正方形和三角形	
46	水果和蔬菜	水果和饮料	水果和蔬菜	点心和蔬菜	点心和饮料	
47	狮子和猴子	狮子和大象	老虎和猴子	老虎和大象	狮子和猴子	
48	马桶和浴缸	马桶和浴缸	马桶和脸盆	水龙头和浴缸	水龙头和脸盆	

(7) 二类词语(动宾词组)

序号	目标词	测试词 1	测试词 2	测试词 3	测试词 4	结果
49	拿水果	拿饮料	拿水果	画水果	画饮料	
50	吃萝卜	切西红柿	吃萝卜	切萝卜	吃西红柿	
51	擦皮鞋	擦汽车	擦皮鞋	画皮鞋	画汽车	
52	画圆形	画圆形	画正方形	拿圆形	拿正方形	
53	吃草莓	画草莓	吃草莓	画西瓜	吃西瓜	
54	拍皮球	拍气球	踢皮球	踢气球	拍皮球	
55	上楼梯	上坡	下坡	上楼梯	下楼梯	
56	看螃蟹	看小鱼	画小鱼	看螃蟹	画螃蟹	

(8) 三类词语(主谓词组)

序号	目标词	测试词 1	测试词 2	测试词 3	测试词 4	结果
57	哥哥骑车	姐姐骑车	哥哥跑步	姐姐跑步	哥哥骑车	
58	叔叔照相	阿姨照相	叔叔照相	叔叔扫地	阿姨扫地	
59	姐姐溜冰	哥哥踢腿	哥哥溜冰	姐姐溜冰	姐姐踢腿	
60	叔叔刷牙	叔叔梳头	阿姨梳头	叔叔刷牙	阿姨刷牙	
61	大人骑车	大人骑车	小孩骑车	大人跳舞	小孩跳舞	
62	小狗睡觉	小猫睡觉	小狗睡觉	小猫吃饭	小狗吃饭	
63	小牛喝水	小牛吃草	小羊吃草	小牛喝水	小羊喝水	
64	海豚游泳	海豚游泳	海豚休息	鲸鱼游泳	鲸鱼休息	

(9) 四类词语(偏正词组)

序号	目标词	测试词 1	测试词 2	测试词 3	测试词 4	结果
65	黑色的头发	黑色的眼睛	蓝色的眼睛	黑色的头发	蓝色的头发	
66	圆圆的镜子	圆圆的镜子	方方的镜子	方方的时钟	圆圆的时钟	
67	高高的楼房	高高的楼房	高高的树	矮矮的楼房	矮矮的树	
68	方方的桌子	圆圆的椅子	圆圆的桌子	方方的椅子	方方的桌子	
69	黑色的浴缸	白色的马桶	黑色的马桶	白色的浴缸	黑色的浴缸	
70	黄色的苹果	黄色的香蕉	黄色的苹果	绿色的苹果	绿色的香蕉	
71	弯弯的公路	弯弯的公路	弯弯的桥	直直的桥	直直的公路	
72	蓝色的衬衫	黄色的背心	蓝色的背心	黄色的衬衫	蓝色的衬衫	

（10）五类词组（介宾词组）

序号	目标词	测试词 1	测试词 2	测试词 3	测试词 4	结果
73	在笼子里面	在洞的里面	在洞的外面	在笼子里面	在笼子外面	
74	在篮子里面	在篮子里面	在篮子外面	在盒子里面	在盒子外面	
75	在小狗上面	在小羊上面	在小兔下面	在小狗上面	在小狗下面	
76	在沙发上面	在沙发上面	在沙发下面	在桌子上面	在桌子下面	
77	在大人前面	在大人前面	在小孩前面	在大人后面	在小孩后面	
78	在脸盆里面	在脸盆外面	在浴缸外面	在浴缸里面	在脸盆里面	
79	在老虎旁边	在老虎上面	在老虎旁边	在狮子旁边	在狮子上面	
80	在娃娃左边	在电话左边	在电话右边	在娃娃左边	在娃娃右边	

3. 三条件词语

（11）一类词语（并列短语：名词 + 名词 + 名词）

序号	目标词	测试词 1	测试词 2	测试词 3	测试词 4	结果
81	老虎、狮子和猴子	老虎、狮子和大象	老虎、狮子和猴子	老虎、熊猫和猴子	斑马、狮子和猴子	
82	眼睛、鼻子和嘴巴	眼睛、鼻子和耳朵	眼睛、鼻子和嘴巴	眼睛、手指和嘴巴	头发、鼻子和嘴巴	
83	毛巾、牙膏和梳子	毛巾、牙膏和梳子	毛巾、牙膏和手套	镜子、牙膏和梳子	毛巾、围巾和梳子	
84	圆形、正方形和三角形	圆形、正方形和五角星	圆形、正方形和三角形	梯形、正方形和三角形	圆形、椭圆形和三角形	
85	马桶、脸盆和浴缸	马桶、脸盆和浴缸	马桶、脸盆和水龙头	马桶、镜子和浴缸	毛巾、脸盆和浴缸	
86	萝卜、茄子和辣椒	黄瓜、茄子和辣椒	萝卜、茄子和辣椒	萝卜、香蕉和辣椒	萝卜、茄子和苹果	
87	哥哥、妹妹和奶奶	哥哥、阿姨和奶奶	叔叔、妹妹和奶奶	哥哥、妹妹和爷爷	哥哥、妹妹和奶奶	
88	水果、蔬菜和饮料	水果、蔬菜和饮料	水果、蔬菜和点心	水果、荤菜和饮料	主食、蔬菜和饮料	

（12）二类词语（动宾短语：动词＋形容词（量词）＋名词）

序号	目标词	测试词 1	测试词 2	测试词 3	测试词 4	结果
89	拿很多水果	拿很多饮料	拿很多水果	画很多水果	拿很少水果	
90	画一个圆形	画一个圆形	画一个正方形	拿一个圆形	画两个圆形	
91	画一条小鱼	画两条小鱼	看一条小鱼	画一只螃蟹	画一条小鱼	
92	洗红色的手绢	晾红色的手绢	洗白色的手绢	洗红色的手绢	洗红色的衣服	
93	拍大大的皮球	拍大大的气球	拍小小的皮球	踢大大的皮球	拍大大的皮球	
94	切红色的萝卜	切红色的西红柿	切红色的萝卜	切白色的萝卜	吃红色的萝卜	
95	吃一颗草莓	拿一颗草莓	吃一颗草莓	拿一个西瓜	吃两颗草莓	
96	擦红色的汽车	擦红色的汽车	画红色的汽车	擦红色的摩托	擦蓝色的汽车	

（13）三类词语（主谓短语：形容词<量词>＋名词＋动词）

序号	目标词	测试词 1	测试词 2	测试词 3	测试词 4	结果
97	两个叔叔刷牙	两个叔叔刷牙	两个叔叔梳头	两个阿姨刷牙	一个叔叔刷牙	
98	两个叔叔扫地	两个阿姨扫地	两个叔叔扫地	两个叔叔看书	一个叔叔扫地	
99	白色的小猫睡觉	黄色的小猫睡觉	白色的小狗睡觉	白色的小猫睡觉	白色的小猫吃饭	
100	一个姐姐跑步	一个姐姐跑步	一个姐姐骑车	一个哥哥跑步	两个姐姐跑步	
101	一个姐姐溜冰	两个姐姐溜冰	一个哥哥溜冰	一个姐姐溜冰	一个姐姐踢腿	
102	一个小孩跳舞	一个大人跳舞	一个小孩跳舞	一个小孩骑车	两个小孩跳舞	
103	黑色的小牛喝水	黑色的小牛吃草	黑色的小牛喝水	黄色的小牛喝水	黑色的小羊喝水	
104	一只海豚游泳	一只海豚休息	两只海豚游泳	一只海豚游泳	一只鲸鱼游泳	

(14) 四类词语(偏正短语:形容词〈量词〉+形容词+名词)

序号	目标词	测试词1	测试词2	测试词3	测试词4	结果
105	两个黑色的浴缸	一个黑色的浴缸	两个黑色的浴缸	两个白色的浴缸	两个黑色的马桶	
106	黑色的短头发	黑色的长头发	黑色的短裤	黑色的短头发	黄色的短头发	
107	一座高高的楼房	一座高高的楼房	一棵高高的树	一座矮矮的楼房	几座高高的楼房	
108	一面圆圆的镜子	一面圆圆的镜子	一面方方的镜子	两面圆圆的镜子	一面圆圆的时钟	
109	一个黄色的苹果	一个黄色的香蕉	一个黄色的苹果	一个绿色的苹果	两个黄色的苹果	
110	两件黄色的衬衫	两件黄色的背心	两件蓝色的衬衫	一件黄色的衬衫	两件黄色的衬衫	
111	黄色的方方的桌子	黄色的方方的桌子	黄色的圆圆的桌子	黄色的方方的椅子	白色的方方的桌子	
112	一座弯弯的桥	两座弯弯的桥	一座弯弯的桥	一条弯弯的路	一座直直的桥	

(15) 五类词组(介宾短语:形容词〈量词〉+名词+介词)

序号	目标词	测试词1	测试词2	测试词3	测试词4	结果
113	在红色的沙发上面	在红色的沙发上面	在红色的沙发下面	在红色的桌子上面	在黑色的沙发上面	
114	在黑色的台灯前面	在黑色的台灯后面	在黑色的台灯前面	在黄色的台灯前面	在黑色的镜子前面	
115	在灰色的笼子里面	在灰色的洞里面	在黄色的笼子里面	在灰色的笼子里面	在灰色的笼子外面	
116	在黄色的篮子里面	在黄色的篮子里面	在黄色的篮子外面	在黄色的盒子里面	在紫色的篮子里面	
117	在白色的小狗上面	在白色的小羊上面	在黄色的小狗上面	在白色的小狗上面	在白色的小狗下面	

续表

序号	目标词	测试词 1	测试词 2	测试词 3	测试词 4	结果
118	在白色的脸盆里面	在白色的脸盆外面	在黄色的脸盆里面	在白色的浴缸里面	在白色的脸盆里面	
119	在一个大人前面	在一个大人前面	在一个小孩前面	在一个大人后面	在两个大人前面	
120	在两只狮子旁边	在一只狮子旁边	在两只老虎旁边	在两只狮子旁边	在两只狮子中间	

附录 1.5b 《儿童听觉理解能力评估》结果分析表

（刘巧云词表）

单条件词语										双条件词语										三条件词语									
一类		二类		三类		四类		五类		并列		动宾		主谓		偏正		介宾		并列		动宾		主谓		偏正		介宾	
序号	得分	序号	得分	序号	得分	序号	得分	序号	得分	序号	得分	序号	得分	序号	得分	序号	得分	序号	得分	序号	得分	序号	得分	序号	得分	序号	得分	序号	得分
1		9		17		25		33		41		49		57		65		73		81		89		97		105		113	
2		10		18		26		34		42		50		58		66		74		82		90		98		106		114	
3		11		19		27		35		43		51		59		67		75		83		91		99		107		115	
4		12		20		28		36		44		52		60		68		76		84		92		100		108		116	
5		13		21		29		37		45		53		61		69		77		85		93		101		109		117	
6		14		22		30		38		46		54		62		70		78		86		94		102		110		118	
7		15		23		31		39		47		55		63		71		79		87		95		103		111		119	
8		16		24		32		40		48		56		64		72		80		88		96		104		112		120	
小计		小计		小计		小计		小计		小计		小计		小计		小计		小计		小计		小计		小计		小计		小计	

单条件词语得分____%；双条件词语得分____%；三条件词语得分____%；总分____%。

结果分析与建议：

测 试 者：
测试日期：

附录1.5c 《儿童听觉理解能力评估》参考标准——总测验

原始分数（%）	百分等级			原始分数（%）	百分等级		
	3岁	4岁	5岁		3岁	4岁	5岁
53	3			76	63	10	
54	7			77	67	10	7
55	7			78	73	13	7
56	10			79	77	23	10
57	10			80	77	23	10
58	10			81	80	23	10
59	10			82	83	23	13
60	10			83	87	23	17
61	13			84	87	23	17
62	17			85	90	23	17
63	23			86	90	23	17
64	30			87	90	23	17
65	30			88	97	23	30
66	30			89	97	43	33
67	30			90	97	53	33
68	33			91	97	63	43
69	33			92	100	73	57
70	37			93	100	87	73
71	47			94	100	90	77
72	47			95	100	93	87
73	60			96	100	93	87
74	60	10		97	100	97	93
75	63	10		98	100	100	100

注：①百分等级指的是同龄人中低于或等于该成绩的人数占总人数的百分数。②红色部分代表应立即对该被试进行听觉功能训练。黄色部分表示应对该被试进行跟踪随访，并采取尝试性的干预措施。绿色部分表示该被试听觉功能发展正常，无需进行干预。

《儿童听觉理解能力评估》参考标准——分测验

	原始分数（%）	百分等级			原始分数（%）	百分等级		
		3岁	4岁	5岁		3岁	4岁	5岁
单条件词语	75	7			88	57	7	7
	76	7			89	57	7	7
	77	7			90	70	10	7
	78	13			91	70	10	7
	79	13			92	70	10	7
	80	20			93	77	43	17
	81	20			94	77	43	17
	82	20			95	93	63	37
	83	27		7	96	93	63	37
	84	27		7	97	93	63	37
	85	37		7	98	100	97	77
	86	37		7	99	100	97	77
	87	37		7	100	100	100	100

《儿童听觉理解能力评估》参考标准——分测验

	原始分数（%）	百分等级			原始分数（%）	百分等级		
		3岁	4岁	5岁		3岁	4岁	5岁
双条件词语	34	3			68	47	3	
	36	3			70	50	3	
	38	3			72	57	13	7
	40	7			74	60	17	7
	42	7			76	60	17	7
	44	7			78	70	17	17
	46	7			80	73	20	20
	48	7			82	77	20	20
	50	7			84	87	20	20
	52	13			86	87	20	20

续表

	原始分数（%）	百分等级			原始分数（%）	百分等级		
		3岁	4岁	5岁		3岁	4岁	5岁
双条件词语	54	17			88	90	53	37
	56	17			90	97	57	57
	58	20			92	97	77	80
	60	20			94	100	87	87
	62	30			96	100	87	87
	64	33			98	100	97	93
	66	33			100	100	100	100

《儿童听觉理解能力评估》参考标准——分测验

	原始分数（%）	百分等级			原始分数（%）	百分等级		
		3岁	4岁	5岁		3岁	4岁	5岁
三条件词语	34	7			68	77	17	3
	36	7			70	77	17	3
	38	13			72	80	20	7
	40	13			74	87	23	20
	42	13			76	87	23	20
	44	17			78	87	33	20
	46	17			80	90	33	23
	48	27			82	93	33	27
	50	33			84	97	50	37
	52	43			86	97	50	37
	54	50			88	97	73	53
	56	50			90	100	87	63
	58	53			92	100	90	80
	60	60	10	3	94	100	100	97
	62	70	13	3	96	100	100	100
	64	73	17	3	98	100	100	100
	66	73	17	3				

附录1.5d 《儿童听觉理解能力评估》图库

单条件词语

序号 1		序号 2		序号 3		序号 4	
序号 5		序号 6		序号 7		序号 8	
序号 9		序号 10		序号 11		序号 12	
序号 13		序号 14		序号 15		序号16	
序号 17		序号 18		序号 19		序号 20	

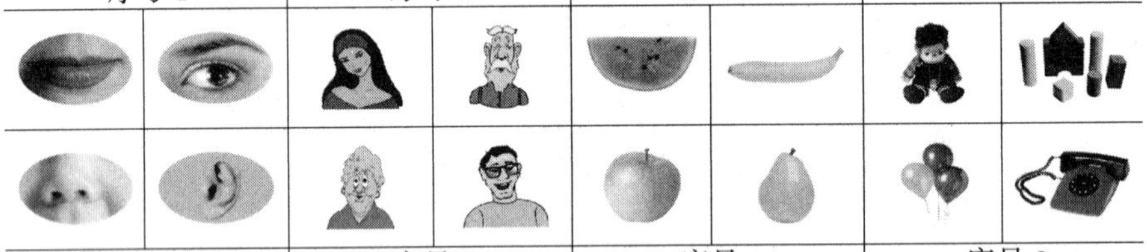

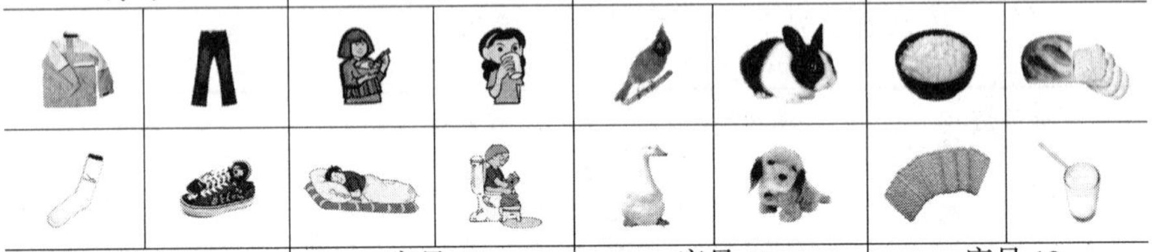

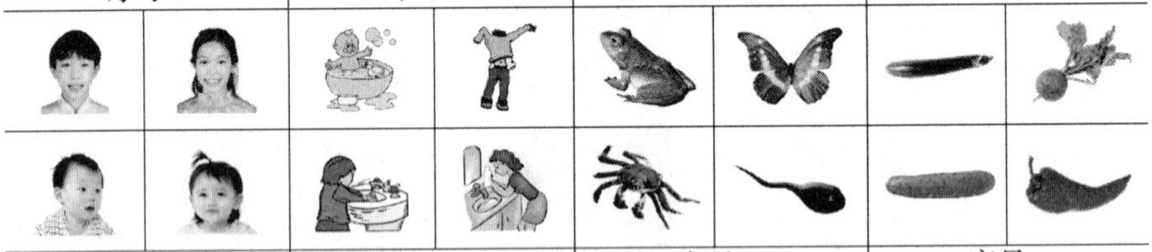

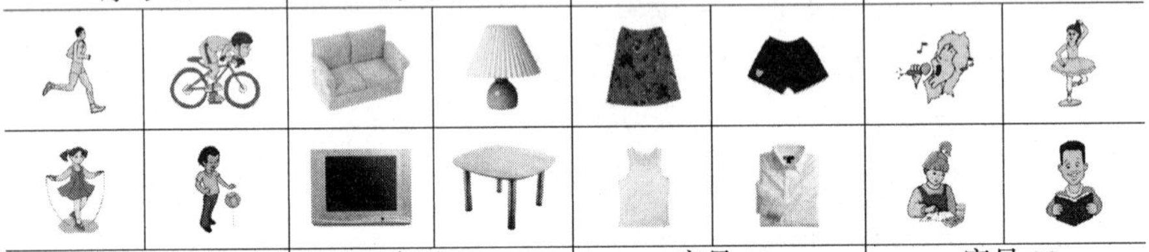

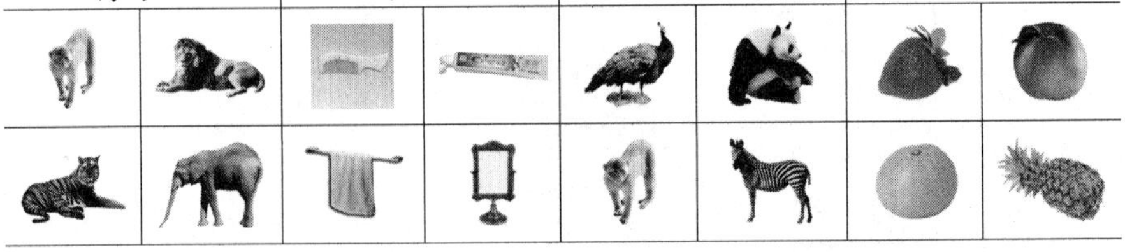

续表

序号 21 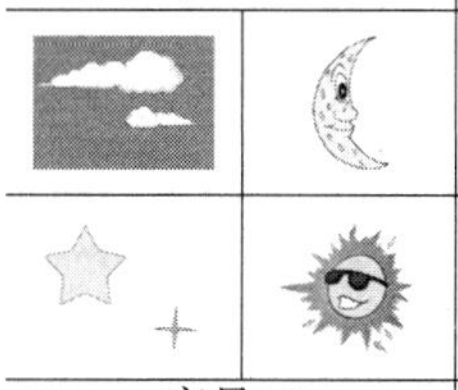	序号 22 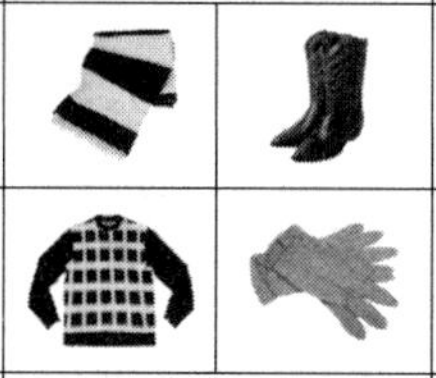	序号 23 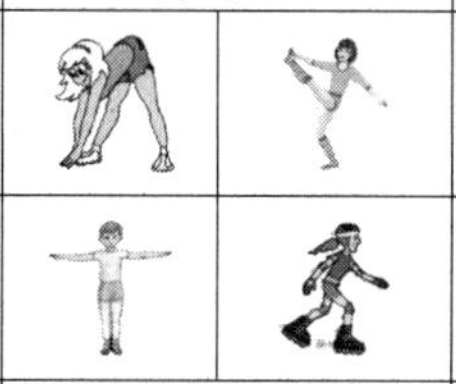	序号24 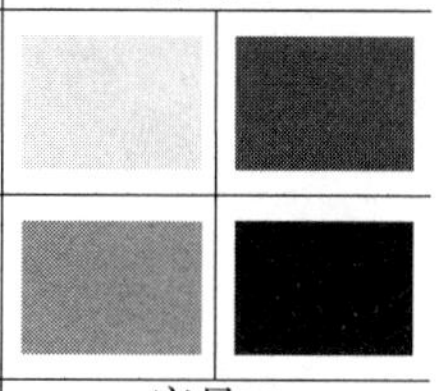
序号25 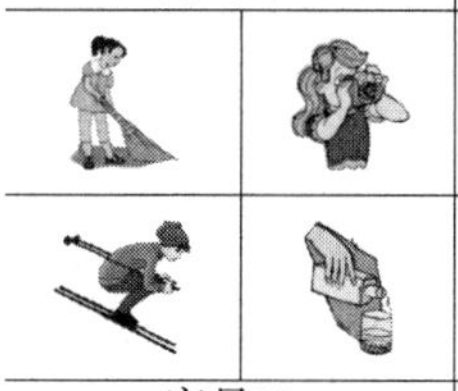	序号26 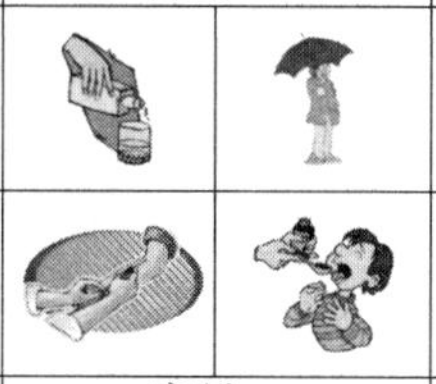	序号27 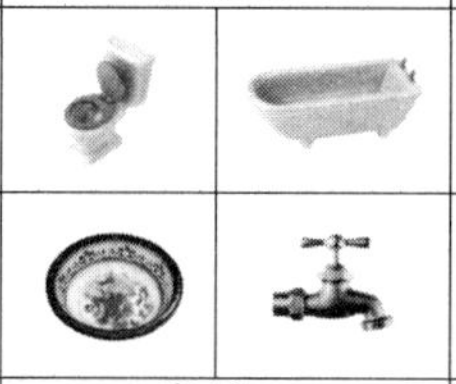	序号28 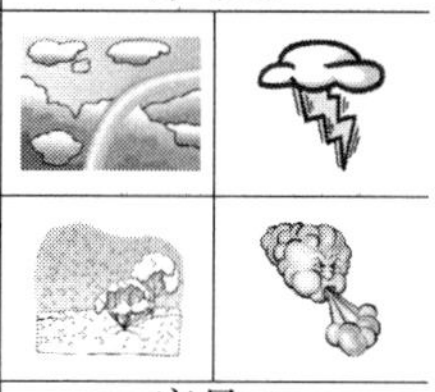
序号29 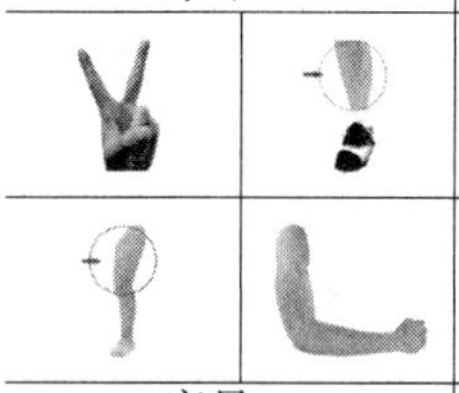	序号30 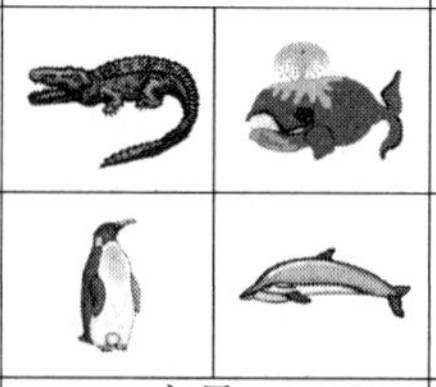	序号31 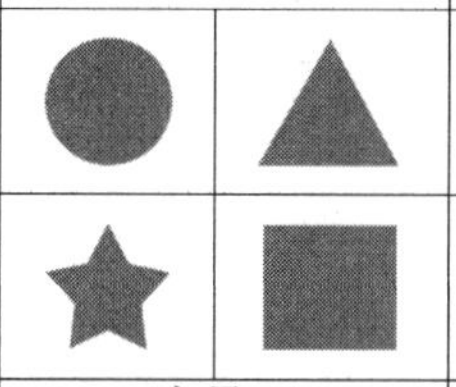	序号32 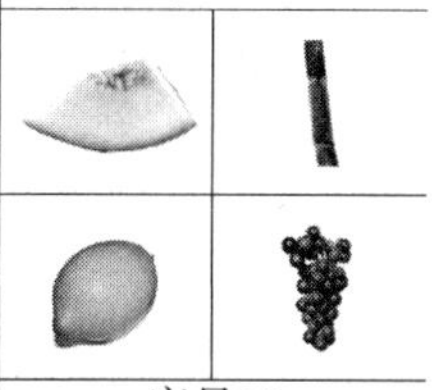
序号33 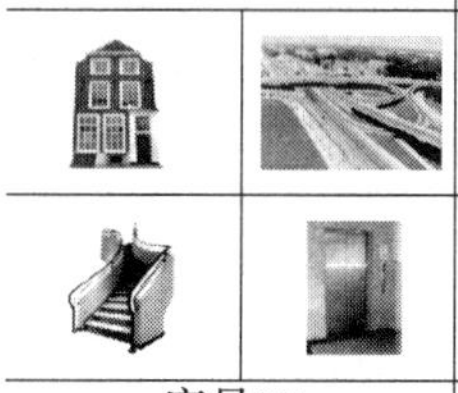	序号34 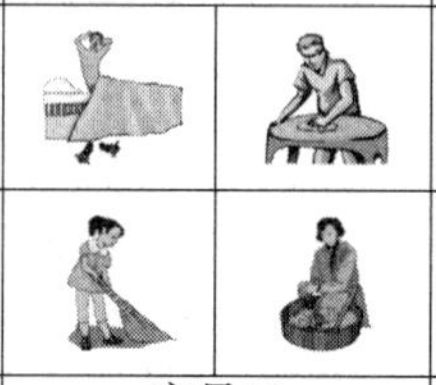	序号35 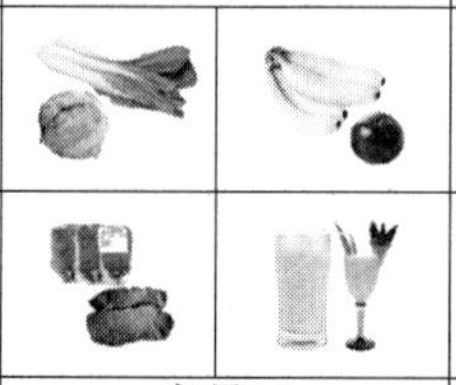	序号36 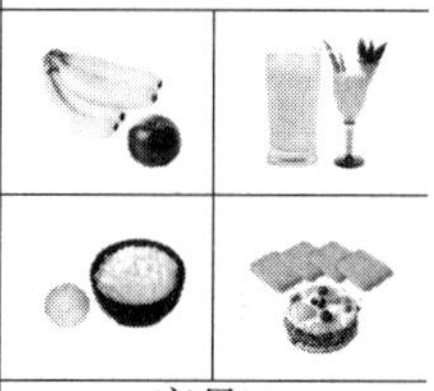
序号37 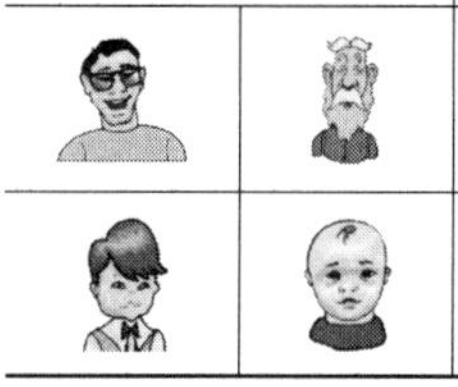	序号38 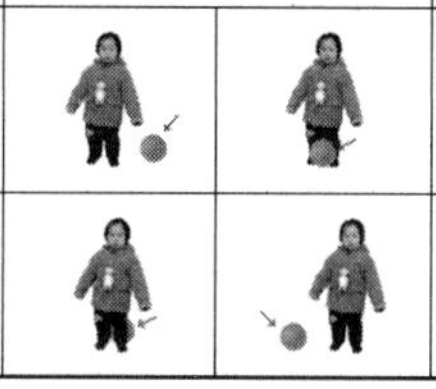	序号39 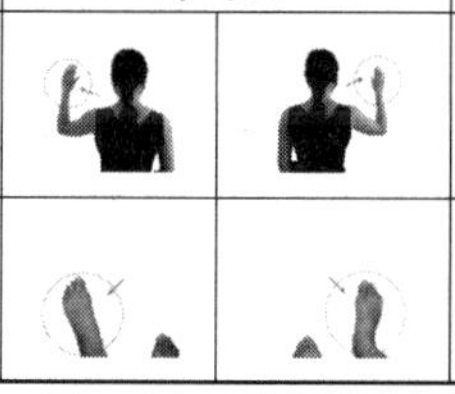	序号40 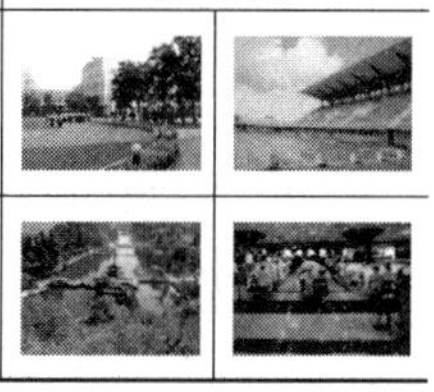

双条件词语

序号 41	序号 42	序号 43	序号 44
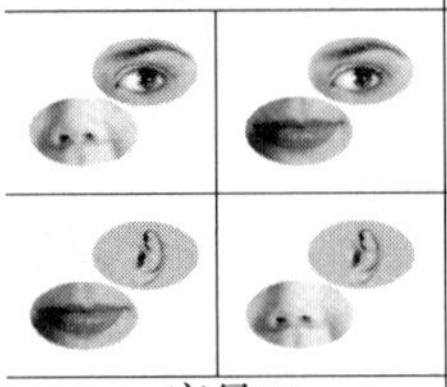	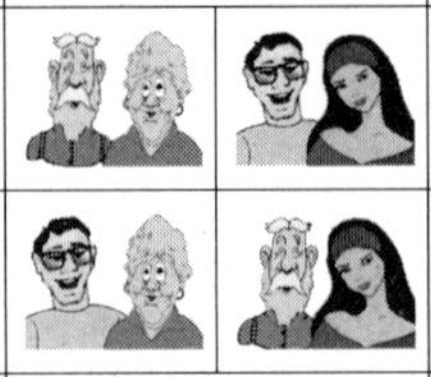	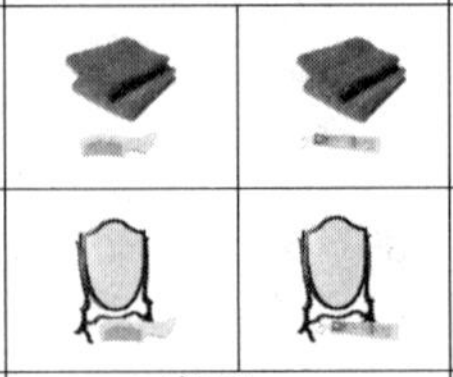	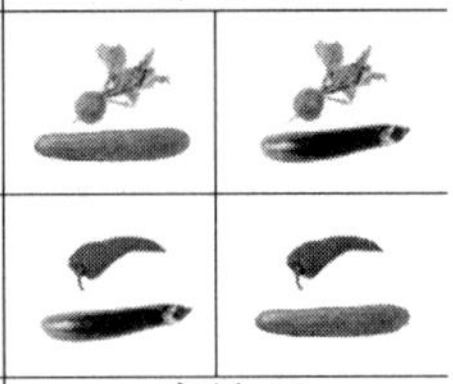
序号45	序号 46	序号 47	序号 48
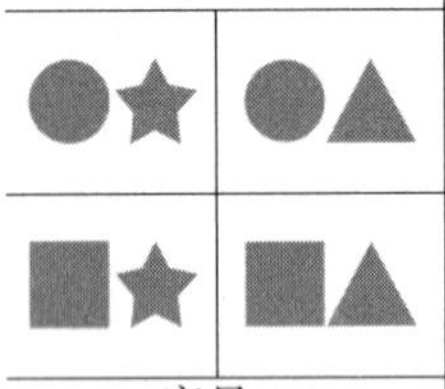	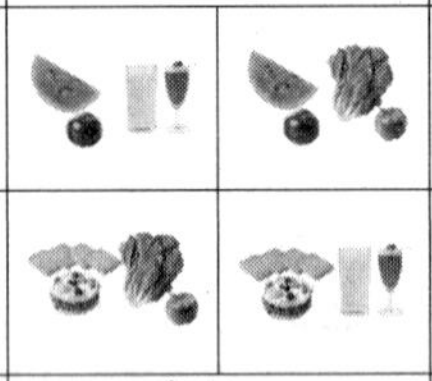	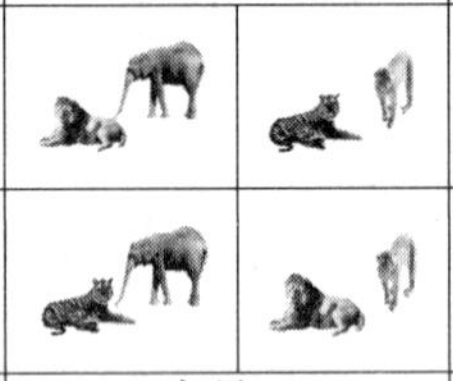	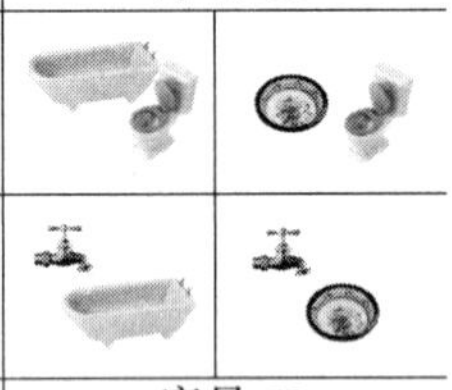
序号 49	序号 50	序号 51	序号 52
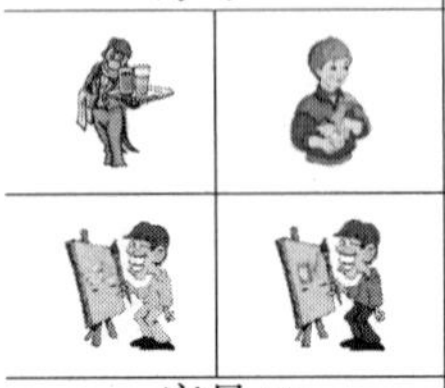	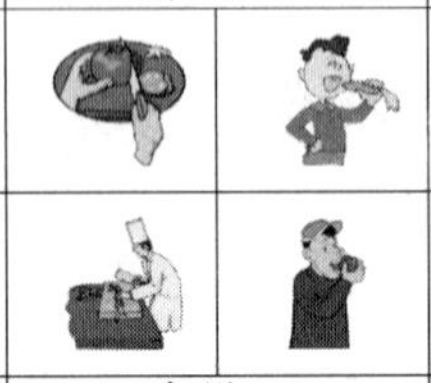	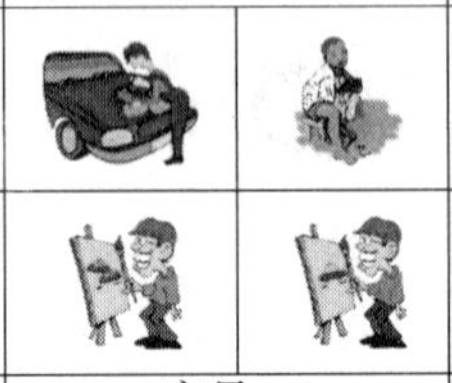	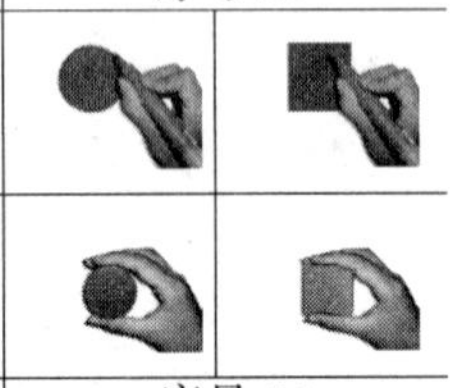
序号 53	序号 54	序号 55	序号 56
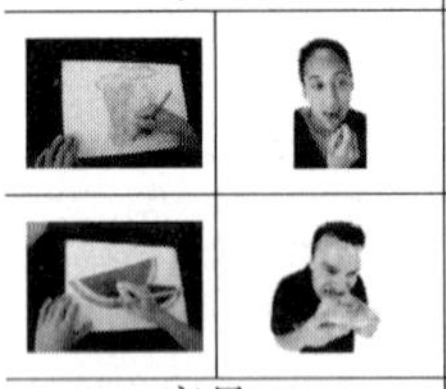	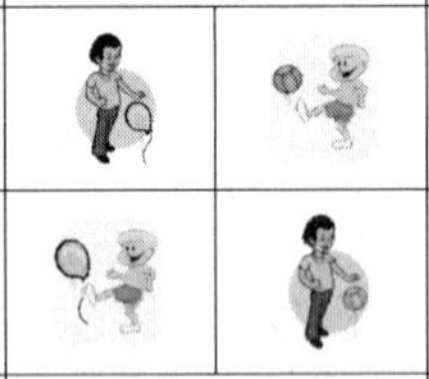	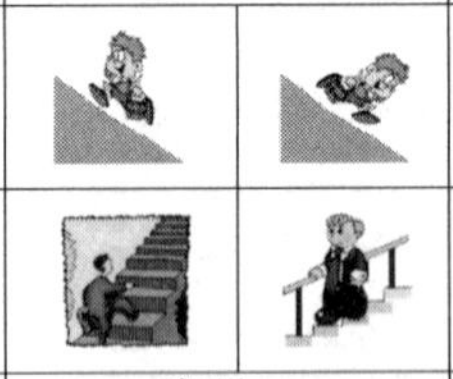	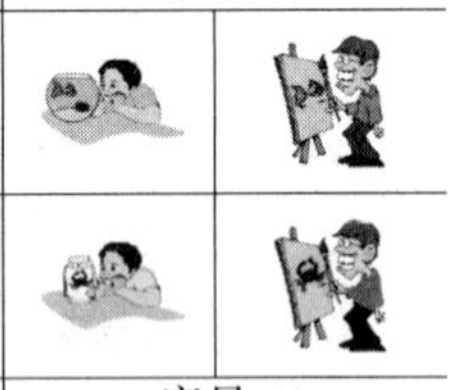
序号 57	序号 58	序号 59	序号 60
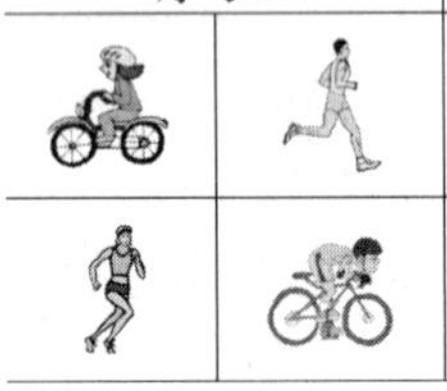	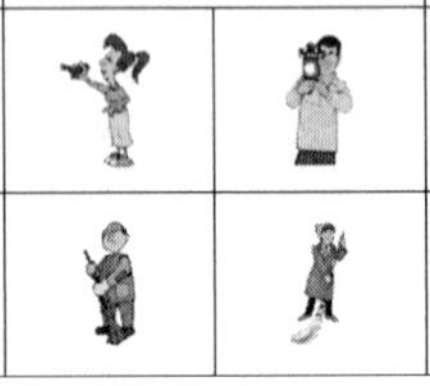	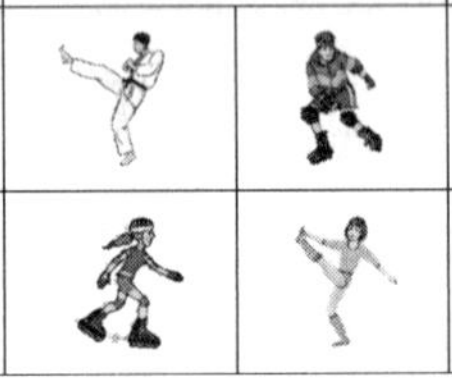	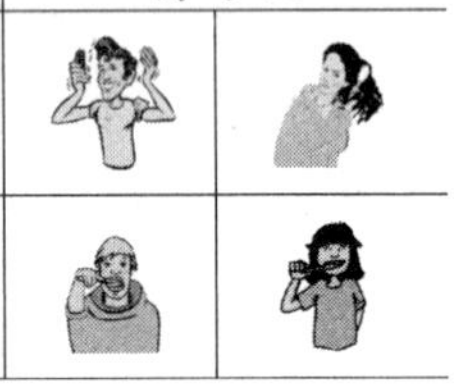

续表

序号 61	序号 62	序号 63	序号 64
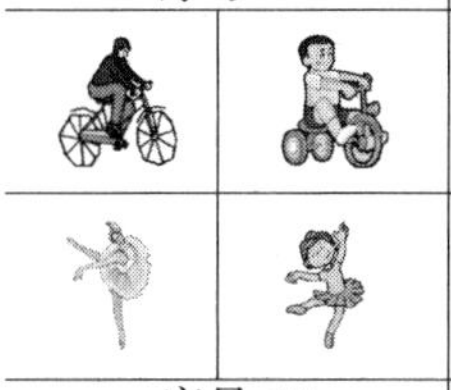	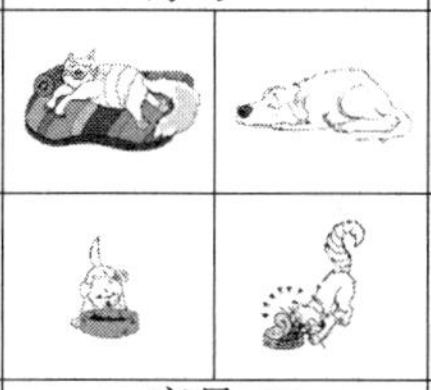	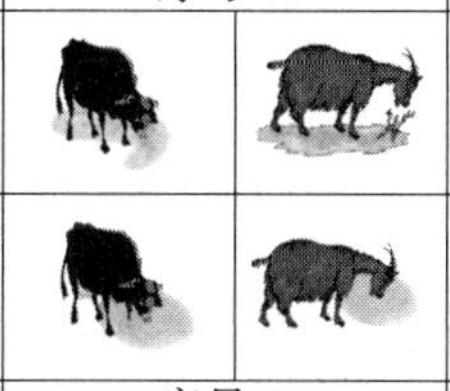	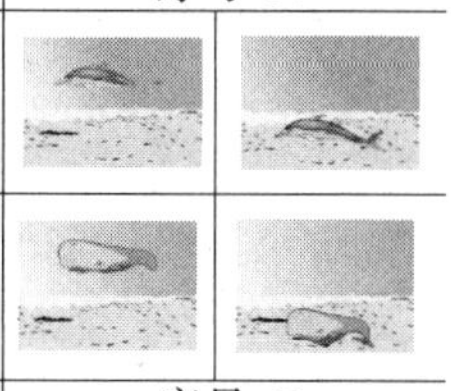
序号 65	序号 66	序号 67	序号 68
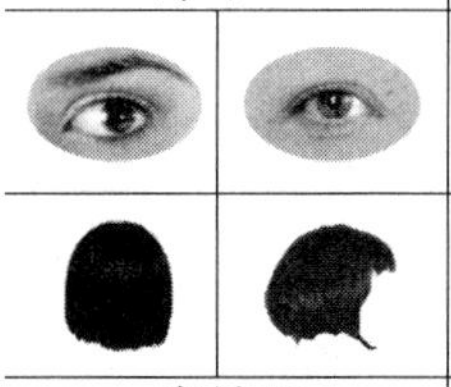	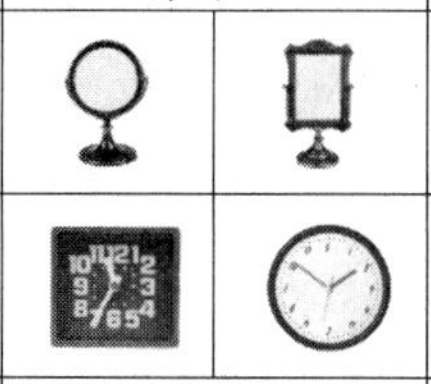	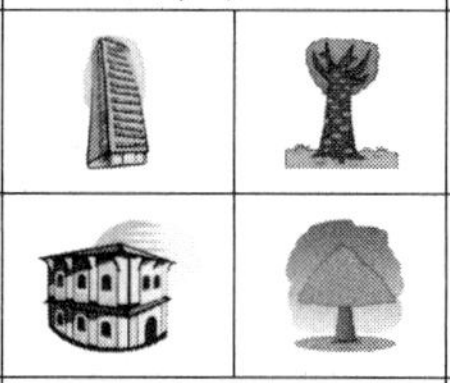	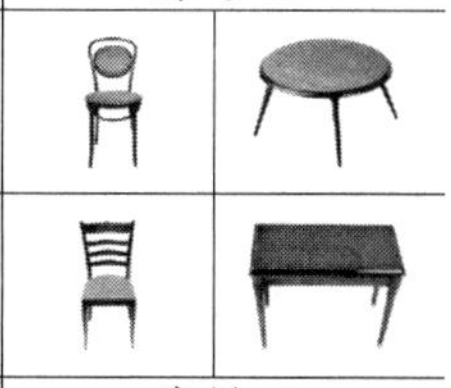
序号 69	序号 70	序号 71	序号 72
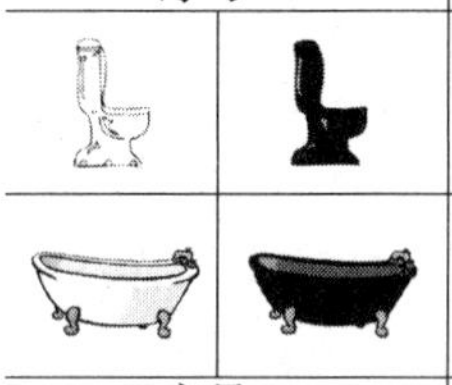	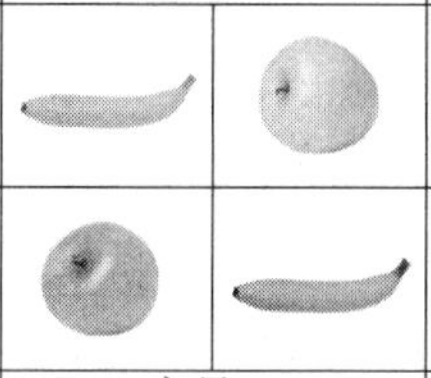	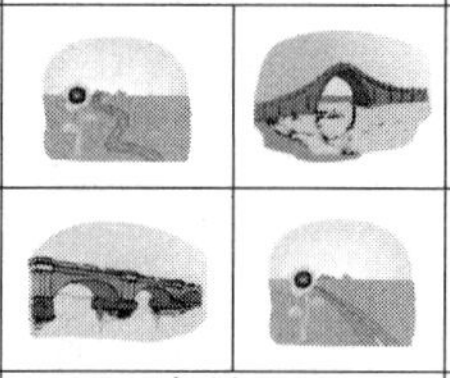	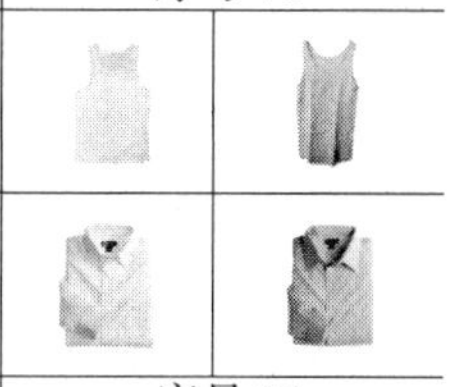
序号 73	序号 74	序号 75	序号 76
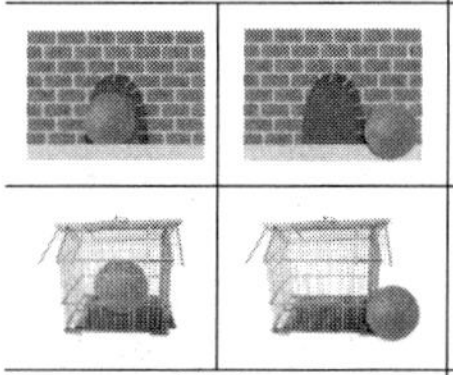	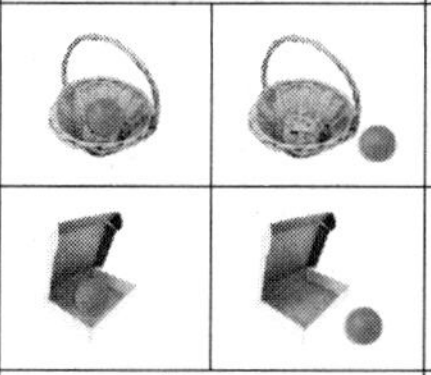	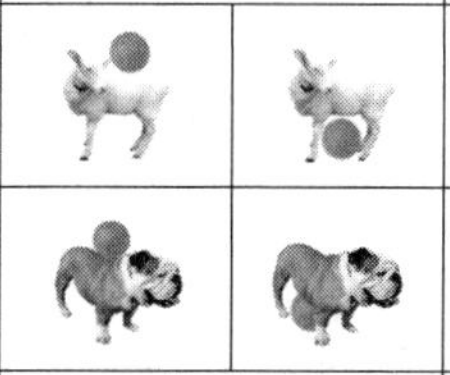	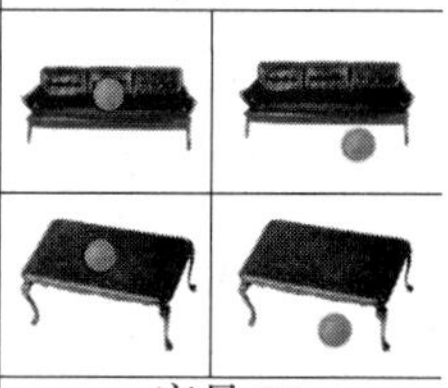
序号 77	序号 78	序号 79	序号 80
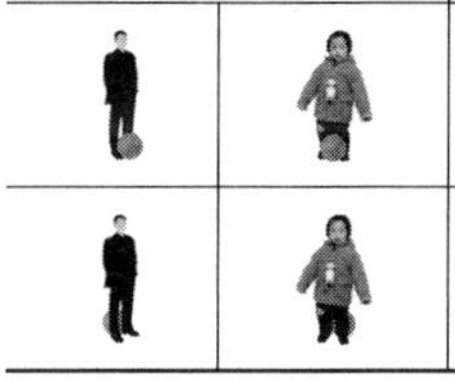	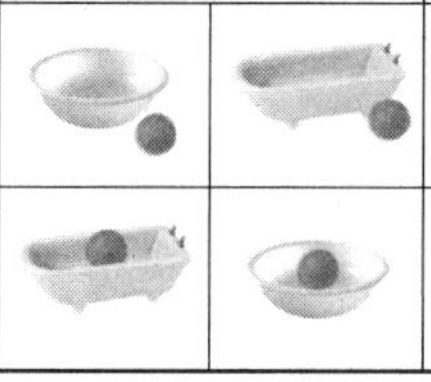	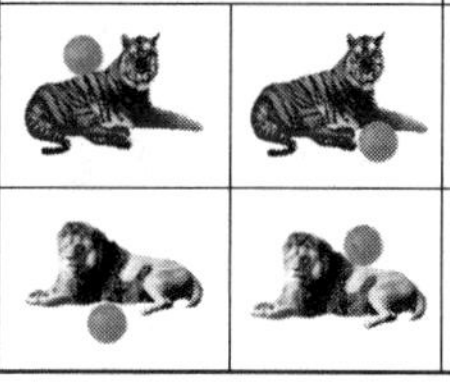	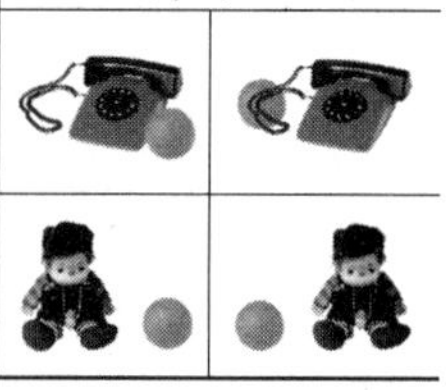

三条件词语

序号 81	序号 82	序号 83	序号 84
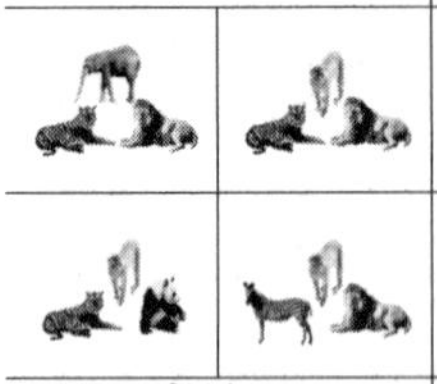	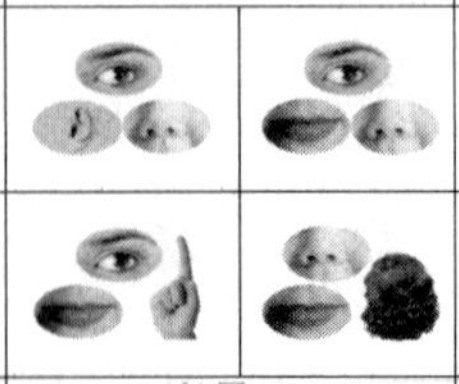	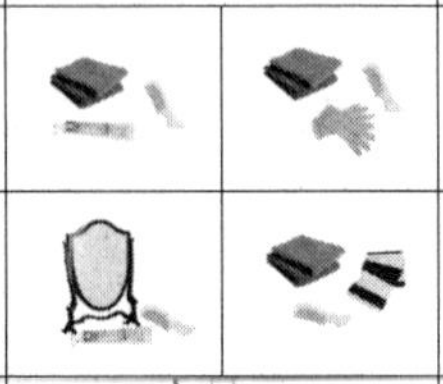	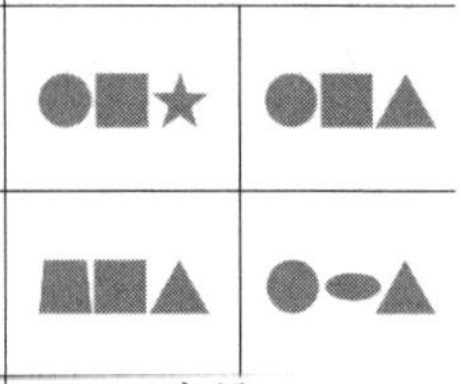
序号 85	序号 86	序号 87	序号 88
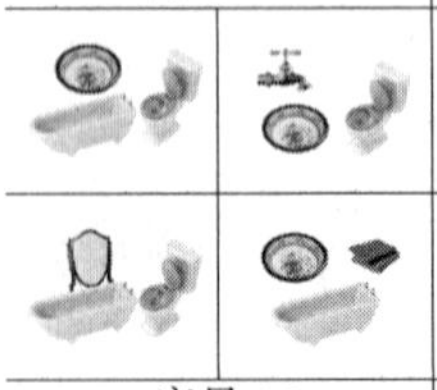	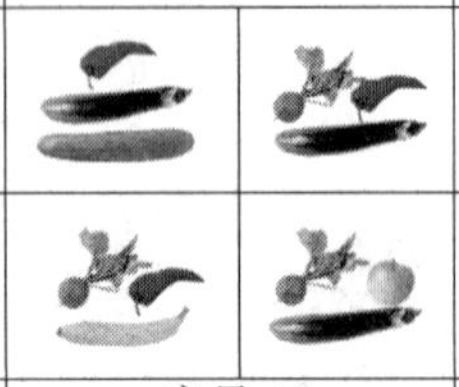	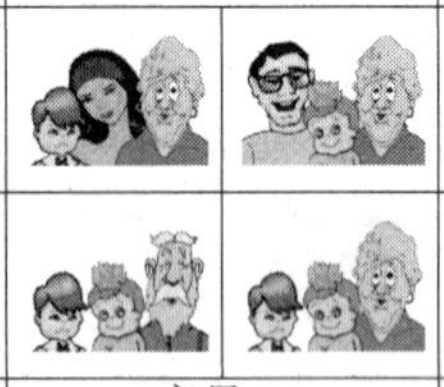	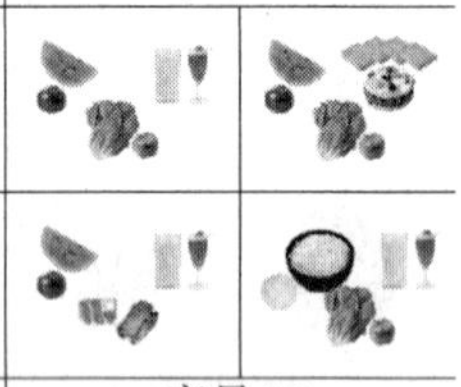
序号 89	序号 90	序号 91	序号 92
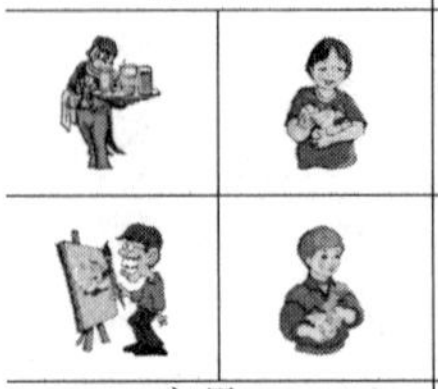	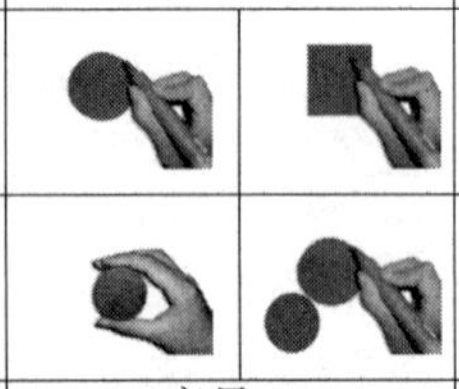	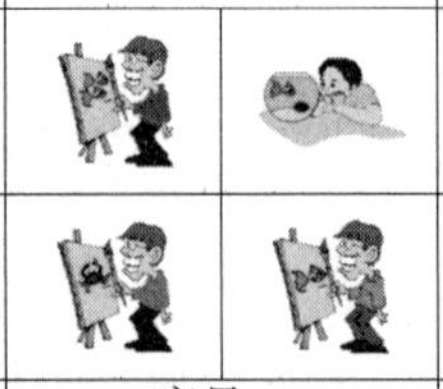	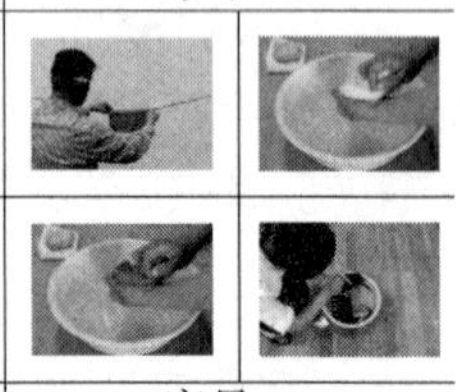
序号 93	序号 94	序号 95	序号 96
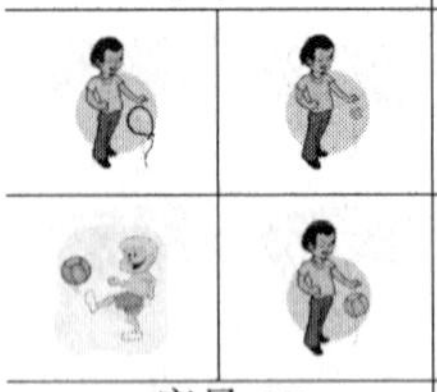	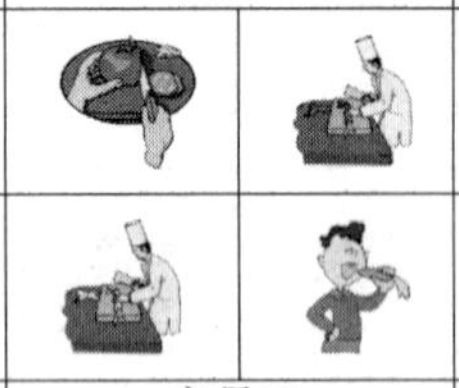	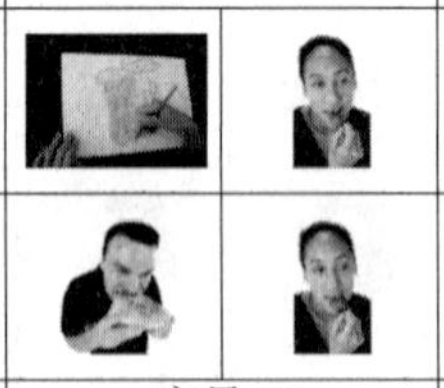	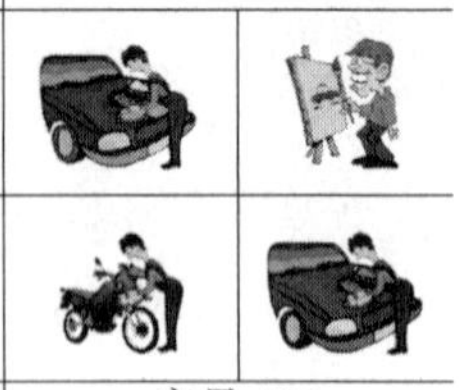
序号 97	序号98	序号 99	序号 100
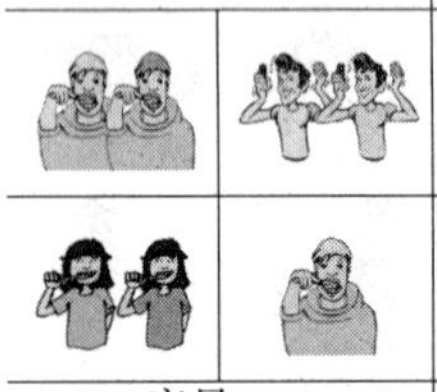	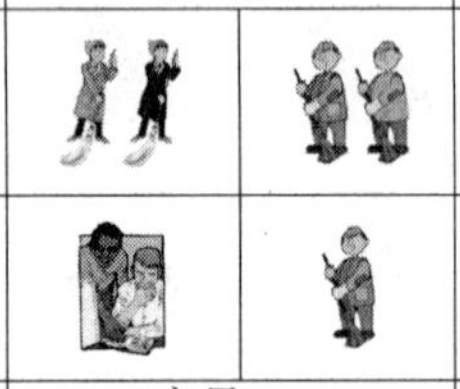	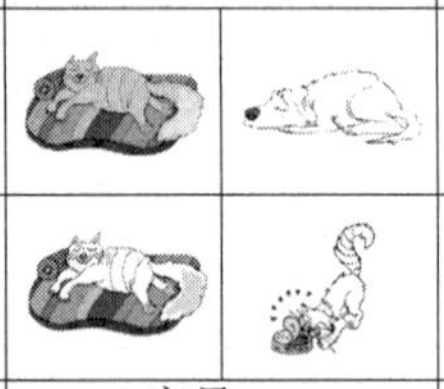	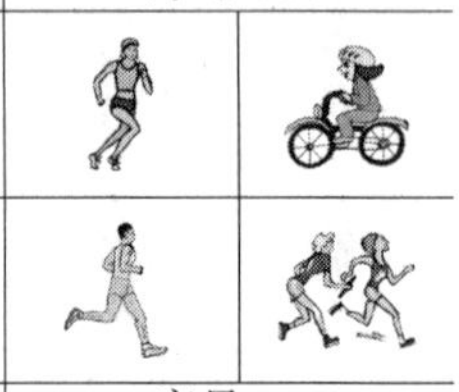
序号 101	序号 102	序号 103	序号 104
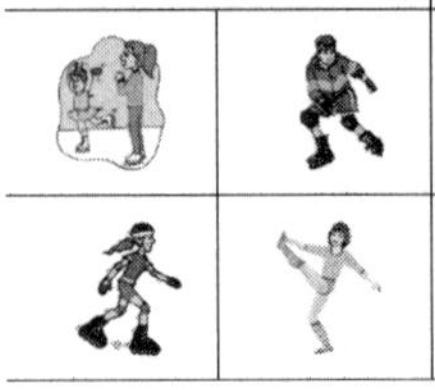	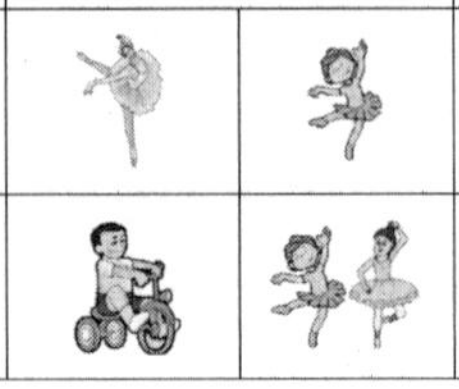	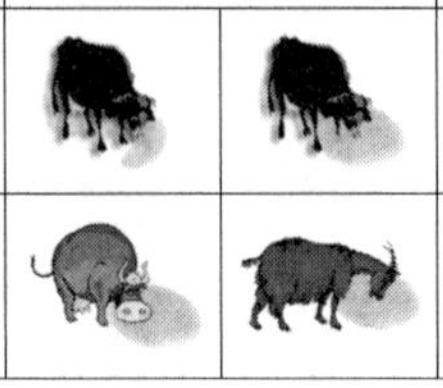	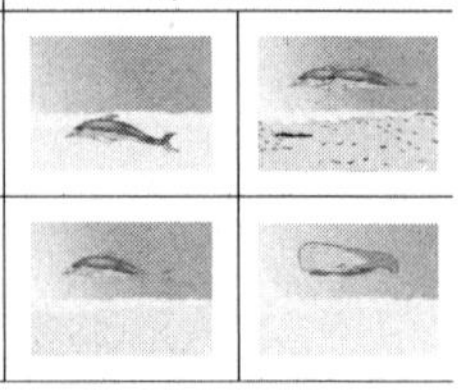

续表

序号 105	序号 106	序号 107	序号 108
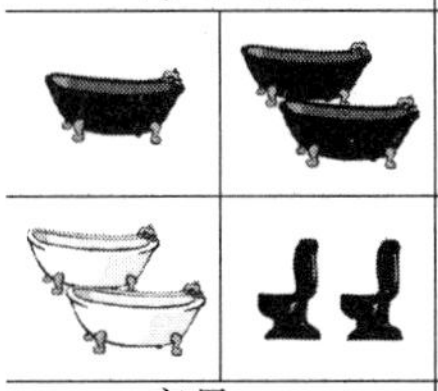	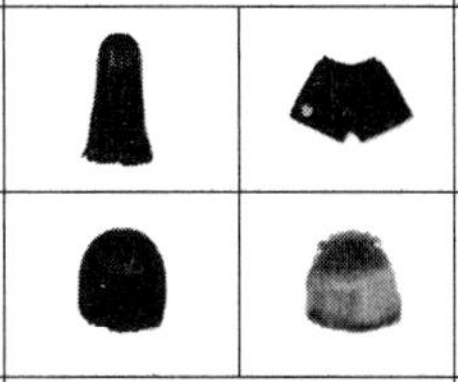	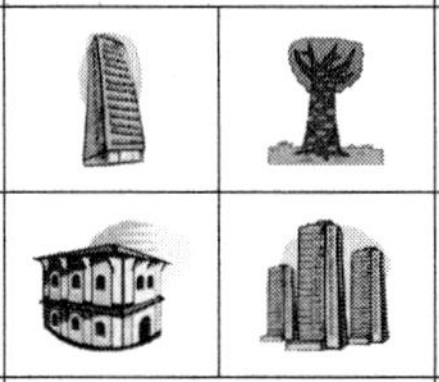	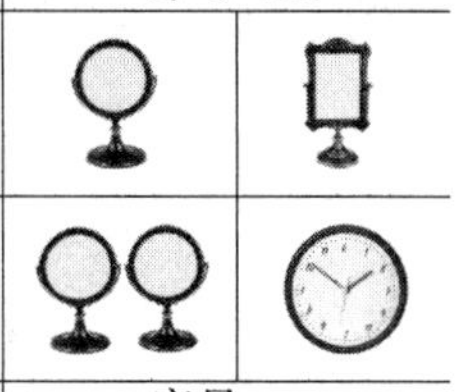
序号 109	序号 110	序号 111	序号 112
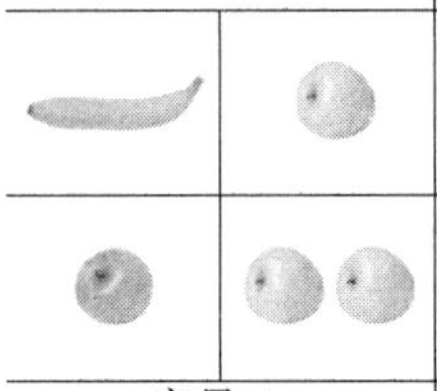	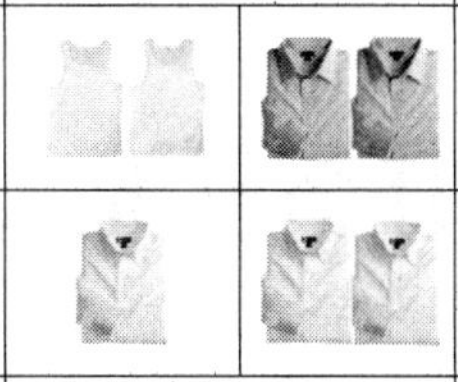	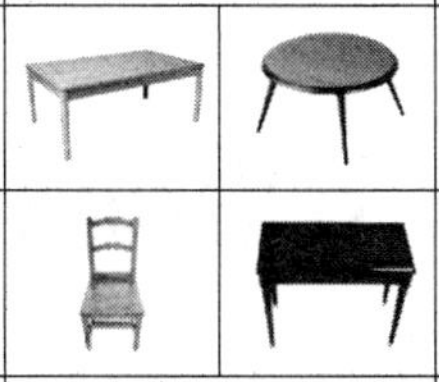	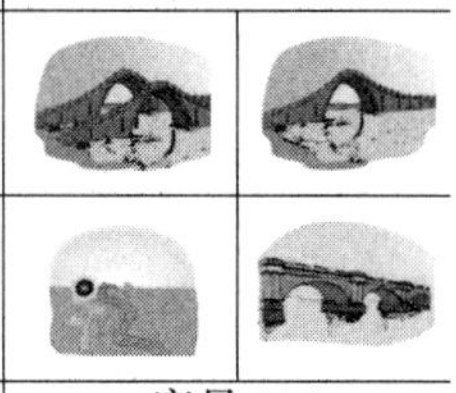
序号113	序号 114	序号 115	序号 116
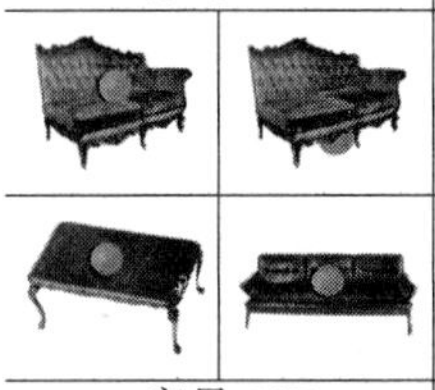	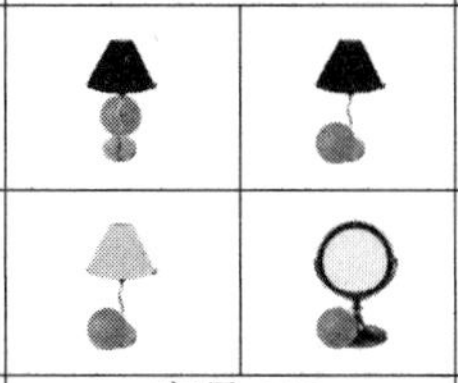	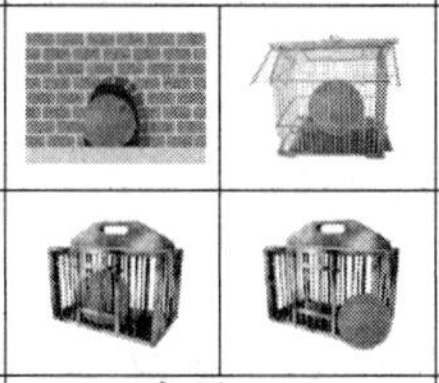	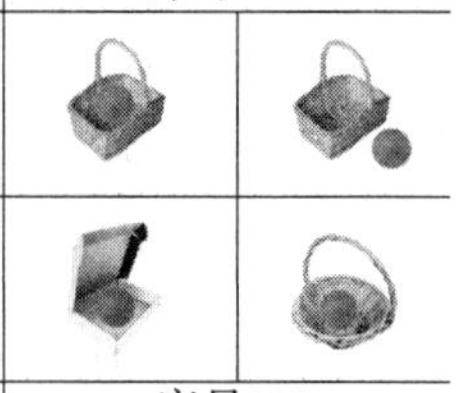
序号 117	序号 118	序号 119	序号120
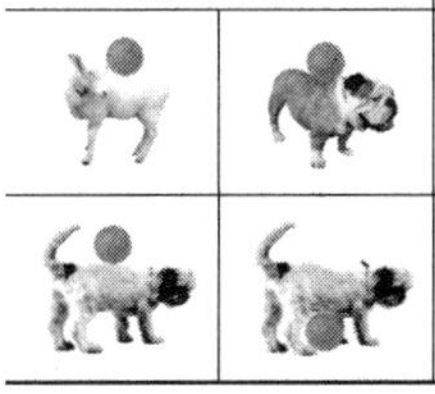	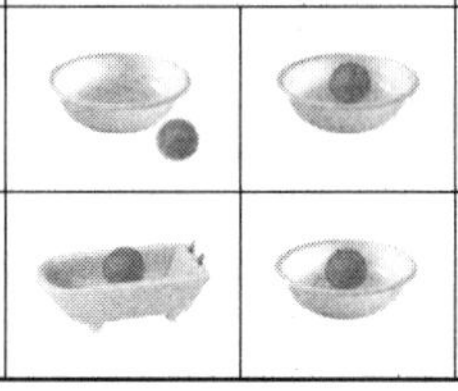	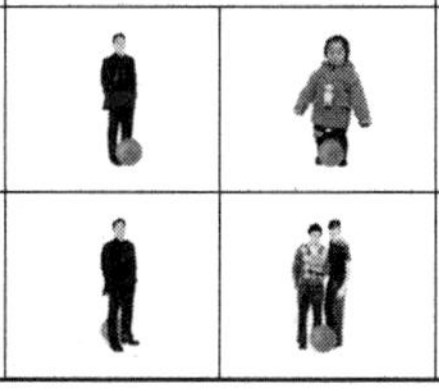	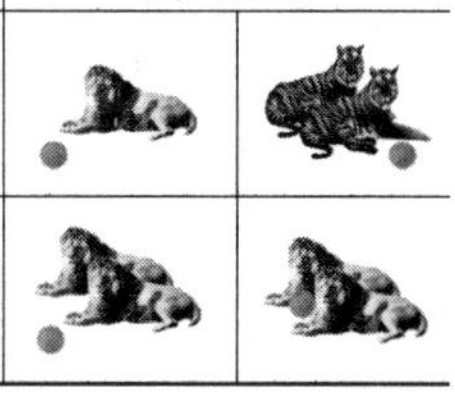

附录 2

言语功能评估标准

附录 2.1 《呼吸功能评估》记录表

姓　　名________	出生日期________	性别：□男　□女
证件号码________	家庭住址________	电话________
检 查 者________	测验日期________	编号________

呼吸功能主观评估

为每一个评估项目选择合适的答案，在相应的空格中打“√”

	评估项目	是	否
1	能听到呼吸音吗？		
2	呼吸规则吗？		

续表

	评估项目	是	否
3	是胸式呼吸吗?		
4	能够随意调整自身的呼吸方式吗?		
5	呼吸不充分，影响到发音吗?		
6	呼吸充分，可以进行任何句长的发音吗?		
7	大部分气流呼出后还能进行任何发音吗?		
8	说话时气息音过重吗?		

总体描述:

s/z 比测量

深吸气后，分别尽可能长地发/s/和/z/（英文），共测两次，取其中的较大值。

日期	第1次测 s_1	第2次测 s_2	s	第1次测 z_1	第2次测 z_2	z	s/z	s/z≤0.75	1.2<s/z<1.4	s/z≥1.4

注意:

1. 如果 s/z 比接近 1，但分别发/s/音和发/z/音时的最长时间明显缩短，提示呼气力量减弱（即肺活量减少）。

2. 如果 s/z 比显著大于 1，但发/s/音正常，提示着呼吸系统与发声系统不协调，起音方式不协调，以及整个言语过程的不协调。

3. 如果 s/z 比大于 1.2，但小于 1.4，提示着功能性嗓音疾病或可能的器质性嗓音疾病。

4. 如果 s/z 比大于 1.4，提示着声带结构的病变影响了正常发声，存在器质性嗓音疾病。

5. 如果 s/z 比小于 0.75，提示着可能的构音障碍或语音障碍。

最长声时测量

深吸气后，尽可能长地发/ɑ/音，共测两次，取其中的较大值即为最长声时（MPT）。

日期	第 1 次测 MPT_1	第 2 次测 MPT_2	MPT	达 MPT 最小值	相对年龄	腹式呼吸吗？

注意：如果最长声时没有达到参考标准，则可能存在以下几种异常：

1. 呼吸方式异常（如胸式呼吸）。
2. 呼吸功能减弱（如肺活量下降）。
3. 嗓音功能异常（如声门闭合控制能力减弱）。
4. 呼吸和发声运动不协调（如吸气时发音）。
5. 起音方式异常（如硬起音或软起音）。

最大数数能力测量

深吸气后，持续说“1”或“5”的最长时间，共测两次，取其中的较大值。最大数数能力（MCA）

日期	第 1 次测 MCA_1	第 2 次测 MCA_2	MCA	达 MCA 最小值	吸气和呼气协调吗？

注意：如果最大数数能力明显低于参考标准，提示着呼吸和发声的不协调。

最长声时和最大数数能力的训练目标

单位：秒

年龄（岁）	最长声时的最小要求		最长声时的训练目标		最大数数能力的最小要求		最大数数能力的训练目标	
	男	女	男	女	男	女	男	女
4	2	2	4	4	2	2	4	2

续表

年龄（岁）	最长声时的最小要求		最长声时的训练目标		最大数数能力的最小要求		最大数数能力的训练目标	
	男	女	男	女	男	女	男	女
5	4	4	5	5	3	3	5	3
6	6	6	7	7	3	3	6	3
7	8	8	9	9	5	5	7	5
8	8	8	10	10	5	5	8	5
9	9	9	11	11	6	6	9	6
10	9	9	12	11	7	7	10	7
11	10	10	13	12	7	7	11	7
12	10	10	13	12	7	7	12	7
13	11	11	15	14	8	8	13	8
14	12	12	17	15	8	8	14	8
15	12	12	18	16	8	8	15	8
16	20	15	24	17	12	10	16	12
17	21	15	25	17	13	10	17	13
18 ~ 40	22	15	25	17	14	10	18	12

附录 2.2 《发声功能评估》记录表

姓　　名________________出生日期________________性别：□男　□女
证件号码________________家庭住址________________电话________________
检 查 者________________测验日期________________编号________________

言语基频和言语强度

交谈时的言语基频，询问“姓名及年龄”等。

日期	平均言语基频（MSFF）	达到MSFF训练目标	平均言语基频（偏低、正常、偏高）	言语基频标准差（F_0 SD）	言语基频范围（F_0 Range）	言语基频范围（偏小、正常、偏大）	实际年龄	相对年龄

交谈时的言语强度，询问“姓名及年龄”等。

日期	平均言语强度	达到训练目标	平均言语强度（偏低、正常、偏高）	言语强度标准差	言语强度范围	言语强度变化（正常 Int SD < 10）

阅读时的言语基频，阅读或跟读：“妈妈爱宝宝，宝宝爱妈妈”。

日期	平均言语基频（MSFF）	达到MSFF训练目标	言语基频标准差（F_0 SD）	言语基频变化（F_0 SD < 20Hz 偏小、正常、F_0 SD > 35Hz 偏大）

数数时的言语基频，从“1”数到“5”。

日期	平均言语基频（MSFF）	达到MSFF训练目标	言语基频标准差（F_0 SD）	言语基频变化（偏小、正常、偏大）	清浊音比 U/V	达 U/V 训练目标

平均言语基频和言语基频范围训练目标

	平均言语基频训练目标（赫兹）		平均言语基频训练目标（音阶）		言语基频范围训练目标（赫兹）	
年龄（岁）	男	女	男	女	男	女
1	580	600	d^{2}	d^{2}	—	—
2	550	520	d^{2}	c^{2}	—	—
3	400	380	g^{1}	$^{\#}f^{1}$	240	223
4	380	355	$^{\#}f^{1}$	f^{1}	200	200
5	355	335	f^{1}	e^{1}	200	200
6	325	295	e^{1}	d^{1}	200	200
7	295	282	d^{1}	$^{\#}c^{1}$	150	175
8	295	275	d^{1}	$^{\#}c^{1}$	150	175
9	260	270	c^{1}	c^{1}	150	175
10	245	265	b	c^{1}	150	175
11	225	265	a	c^{1}	150	175
12	210	260	$^{\#}g$	c^{1}	150	175
13	195	245	g	b	100	150
14	180	235	f	$^{\#}a$	100	150
15	170	220	e	a	100	150
16	150	215	d	a	100	125
17	140	210	$^{\#}c$	$^{\#}g$	100	125
18 ~ 40	125	230	B	$^{\#}a$	100	125
41 ~ 50	110	200	A	g	100	125
51 ~ 60	125	190	B	g	100	125
61v70	110	190	A	g	100	125
71 ~ 80	135	175	c	f	100	125
81 ~ 90	150	175	d	f	100	125

嗓音音质（一）

本测试包括20个项目。要求患者仔细思考后，对自己的嗓音质量作出判断，肯定记“+”或否定记“-”。

	嗓音音质自测表	答案
1	你说话时经常感到气短吗？	
2	你不喜欢听录制下来的自己的嗓音吗？	
3	一用嗓音，你就感到累吗？	
4	电话里的陌生人认为你比实际年龄老或年轻吗？	
5	当你疲劳的时候，嗓音很小吗？	
6	你的嗓音在早晨和夜间是不同的吗？	
7	长时间说话之后，你的喉部不舒适吗？	
8	在某些场合，众人无法听清楚你在说什么吗？	
9	你的嗓音听起来不如以前吗？	
10	你的嗓音听起来鼻音很重吗？	
11	你的嗓音听起来过于紧张吗？	
12	当你疲劳或紧张时，容易失声吗？	
13	说话时，你的嗓音令你失望吗？	
14	你想要改变你的音调吗？	
15	你感到你的声音听起来不像是自己的吗？	
16	你经常需要清嗓吗？	
17	当过敏或感冒时，你有时会失声吗？	
18	长时间说话之后，你的嗓音听起来过度干涩吗？	
19	人们经常误解你说话的意思吗？	
20	当你和陌生人电话交谈时，对方常弄错你的性别吗？	
嗓音等级表	肯定回答数	等级
	0~2个	正常
	3~4个	轻度影响
	5~8个	中度影响
	9个以上	重度影响

嗓音音质的一般描述

选择合适的等级：偏低（↓）、正常（—）或偏高（↑）。

日期	嗓音音调	嗓音响度	起音	嗓音速率	解释

注意：

1. 起音：发“1”、“5”或鸭、娃娃、爷爷。
2. 嗓音速率：数数。

嗓音音质（二）

听觉感知评估 GRBAS 描述

用舒适的发音方式，尽可能响地发/æ/音（英文）。

日期	嘶哑声 G	粗糙声 R	气息声 B	虚弱程度 A	紧张程度 S

注意：GRBAS 尺度：（0）正常，（1）轻度，（2）中度，（3）重度。

1. G 代表嗓音嘶哑的程度（嗓音异常）。
2. R 表示声带振动的不规则程度，它取决于基频和振幅的不规则变化程度。
3. B 表示声门漏气的程度，它与声门处气体的湍流程度有关。
4. A 表示嗓音的疲弱程度，它与低强度的声门振动或缺少高频谐波分量有关。
5. S 代表发音功能亢进的现象，它包括基频异常的增高、高频区噪音能量的增加，或含有丰富的高频谐波成分。

声学测量

用舒适的发音方式，尽可能响地发/æ/音（英文）。

日期	基频（赫兹）	标准差（赫兹）	基频微扰（%）	幅度微扰（%）	声门噪声（dB）	能量比率（%）	嘶哑声	粗糙声	气息声

注意：参考标准如下：

1. 基频微扰：小于 0.5%。
2. 幅度微扰：小于 3%。
3. 基频标准差：小于 3Hz。

电声门图测量

用舒适的发音方式，尽可能“响”地发/æ/音（英文）。

日期	基频（赫兹）	基频标准差（赫兹）	接触率（%）	接触率微扰（%）	接触幂（%）	接触幂微扰（%）	声门关闭程度	声带振动规律性

注意：参考标准如下：

1. 接触率：50% ~70%。
2. 接触率微扰：小于3%。
3. 基频标准差：小于2Hz。

附录2.3 《共鸣功能评估》记录表

姓　　名＿＿＿＿＿＿出生日期＿＿＿＿＿＿性别：□男　□女
证件号码＿＿＿＿＿＿家庭住址＿＿＿＿＿＿电话＿＿＿＿＿＿
检 查 者＿＿＿＿＿＿测验日期＿＿＿＿＿＿编号＿＿＿＿＿＿

韵母音位的聚焦评估（韵母音位）

听觉感知评估

用舒适的方式分别发三个核心韵母（或模仿发音），言语治疗师进行听觉感知评估，判断聚焦类型、聚焦等级（0：正常，1：轻度，2：中度，3：重度）以及错误走向。

	前位	后位	鼻位	喉位	错误走向
/a/					
/i/					
/u/					

声学测量

	F_1	F_2	A_1	A_2	A_1-A_2	错误走向
/a/						
/i/						
/u/						

声母音位的聚焦评估（声母音位）

让患者说出下列句子（或模仿发音），然后由言语治疗师进行听觉感知评估，对句首和句中声母（粗体）分别判断其聚焦类型、聚焦等级（0：正常，1：轻度，2：中度，3：重度）以及错误走向。句首和句中音节的声母分别为b、p、d、t、g、k、m、n、h、l，韵母分别为核心韵母i、ɑ、u。

句首声母			句中声母		
	聚焦等级	错误走向		聚焦等级	错误走向
/bi/**比**赛开始了。			/bi/小朋友在**比**赛跑步。		
/pi/**皮**鞋亮亮的。			/pi/阿姨擦**皮**鞋。		
/da/**大**象在跑步。			/da/阿姨请**大**家吃饭。		
/ta/**他**们在看电视。			/ta/楼房**塌**了。		
/gu/**鼓**声震耳欲聋。			/gu/狗吃**骨**头。		
/ku/**枯**黄的叶子落在地上。			/ku/妹妹**哭**着要娃娃。		
/mi/**蜜**蜂采蜜。			/mi/小红在喝**蜜**糖水。		
/na/**那**是球。			/na/哥哥**拿**书去教室。		
/hu/**湖**面上有条船。			/hu/我们去西**湖**划船。		
/la/**喇**叭吹响了。			/la/我要**蜡**笔。		

中国人核心韵母/a/的共振峰参考标准（m ± σ） 单位：Hz

年龄（岁）	第一共振峰 F_1					第二共振峰 F_2				
男	m − 2σ	m − σ	m	m + σ	m + 2σ	m − 2σ	m − σ	m	m + σ	m + 2σ
3	956	1 086	1 216	1 346	1 476	1 524	1 669	1 814	1 959	2 104
4	988	1 082	1 176	1 270	1 364	1 505	1 633	1 761	1 889	2 017
5	913	1 053	1 193	1 333	1 473	1 372	1 563	1 754	1 945	2 136
6	965	1 091	1 217	1 343	1 469	1 377	1 561	1 745	1 929	2 113
女	第一共振峰 F_1					第二共振峰 F_2				
3	935	1 096	1 257	1 418	1 579	1 598	1 742	1 886	2 030	2 174
4	950	1 095	1 240	1 385	1 530	1 461	1 653	1 845	2 037	2 229
5	967	1 095	1 223	1 351	1 479	1 562	1 694	1 826	1 958	2 090
6	913	1 090	1 267	1 444	1 621	1 335	1 620	1 905	2 190	2 475

中国人核心韵母/i/的共振峰参考标准（m ± σ） 单位：Hz

年龄（岁）	第一共振峰 F_1					第二共振峰 F_2				
男	m − 2σ	m − σ	m	m + σ	m + 2σ	m − 2σ	m − σ	m	m + σ	m + 2σ
3	170	292	414	536	658	2 796	3 052	3 308	3 564	3 820
4	174	260	346	432	518	2 767	3 035	3 303	3 571	3 839
5	210	253	296	339	382	2 723	3 033	3 343	3 653	3 963
6	229	255	281	307	333	2 807	3 097	3 387	3 677	3 967
女	第一共振峰 F_1					第二共振峰 F_2				
3	132	249	366	483	600	2 397	2 901	3 405	3 909	4 413
4	200	259	318	377	436	3 013	3 318	3 623	3 928	4 233
5	242	268	294	320	346	2 951	3 214	3 477	3 740	4 003
6	232	255	278	301	324	2 975	3 207	3 439	3 671	3 903

中国人核心韵母/u/的共振峰参考标准（m ± σ） 单位：Hz

年龄（岁）	第一共振峰 F_1					第二共振峰 F_2				
男	m − 2σ	m − σ	m	m + σ	m + 2σ	m − 2σ	m − σ	m	m + σ	m + 2σ
3	178	325	472	619	766	337	724	1 111	1 498	1 885
4	199	286	373	460	547	378	593	808	1 023	1 238
5	170	251	332	413	494	224	499	774	1 049	1 324
6	166	244	322	400	478	418	553	688	823	958

续表

女	第一共振峰 F_1					第二共振峰 F_2				
3	191	312	433	554	675	429	677	925	1 173	1 421
4	179	277	375	473	571	356	599	842	1 085	1 328
5	166	255	344	433	522	0	338	834	1 330	1 826
6	166	275	384	493	602	479	653	827	1 001	1 175

声韵组合的聚焦评估

声韵组合中的声母分别是b、p、d、t、g、k、m、n、h、l，韵母分别是核心韵母i、a、u。用舒适的方式发音（或模仿发音），言语治疗师进行听觉感知评估，对声母和韵母分别判断其聚焦等级（0：正常；1：轻度；2：中度；3：重度）以及错误走向。

	声母		韵母	
	聚焦等级	错误走向	聚焦等级	错误走向
/bi/				
/pi/				
/da/				
/ta/				
/gu/				
/ku/				
/mi/				
/na/				
/hu/				
/la/				

会话时的聚焦评估

如果在任意一栏中能找出三个以上相似的症状，则基本可以肯定患者存在相应的聚焦问题。如果在任意一栏中只能找到一个或两个相似的症状，或者在每一栏都能找到相似的症状，则说明患者不存在特定的聚焦问题。

前位	标记	后位	标记	喉位	标记	鼻位	标记
婴儿般的		钟声的		气泡音的		铿锵有力的	
亮的		压抑的		胸音的		尖锐的	
掐紧的		响亮的		喉音的		粗糙的	
微弱的		深沉的		强迫的		头音的	
胆怯的		闷的		金色的		高的	
女性化的		暗的		严肃的		共鸣的	
不成熟的		单调的		沉重的		鼻音化的	
轻声的		空洞的		嘶哑的		阻塞的	
窄的		开放的		低的		铃声的	
单薄的		洪亮的		强有力的		尖细的	
不安全的		柔和的		男性化的		刺耳的	
苍白无力的		清脆的		挤压的		嘀咕的	

鼻腔共鸣评估

说（或模仿发音）"妈妈你忙吗?"。本句子中含有大量的鼻辅音，可用于诊断鼻音功能低下或者鼻音同化。鼻音功能低下（鼻音发音不充分）或者鼻音同化（与鼻音相连元音的鼻音化现象）的患者，在朗读（或跟读）时将出现鼻音过少的现象，听起来就像患有重感冒或过敏性疾病。鼻音同化的患者，在朗读（或跟读）含有鼻音成分的单词时，会出现大量的鼻音。

日期	平均鼻流量	鼻流量标准差	达到训练目标	鼻腔共鸣评估（鼻音功能亢进，鼻音功能低下，鼻音同化）

说（或模仿发音）"我和妈妈喝热牛奶"。本句子中含有较多的鼻辅音。

日期	平均鼻流量	鼻流量标准差	达到训练目标	鼻腔共鸣评估（鼻音功能亢进，鼻音功能低下，鼻音同化）

说（或模仿发音）"我和爸爸吃西瓜"。本句子中不含鼻辅音。如果患者在朗读（或跟读）的过程中出现了大量的鼻音，一般可诊断为鼻音功能亢进。鼻音功能低下（鼻音发音不充分）或鼻音同化（与鼻音相连元音的鼻音化现象）的问题，不能通过朗读（或跟读）这个句子检测出来。

日期	平均鼻流量	鼻流量标准差	达到训练目标	鼻腔共鸣评估（鼻音功能亢进，鼻音功能低下，鼻音同化）

说（或模仿发音）以下鼻音音节（NL 为平均鼻流量，SD 为鼻流量标准差）

	NL ± SD	NL ± SD	NL ± SD	NL ± SD	NL ± SD
日期	/in/	/ing/	/mi/	/ni/	/mimi/

说（或模仿发音）以下非鼻音音节（NL 为平均鼻流量，SD 为鼻流量标准差）

	NL ± SD	NL ± SD	NL ± SD	NL ± SD	NL ± SD
日期	/u/	/bu/	/du/	/gu/	/pu/
日期	/tu/	/ku/	/bubu/	/dudu/	/gugu/

中国人鼻流量参考标准（m ± σ） 单位：%

年龄（岁）	男					女				
	m − 2σ	m − σ	m	m + σ	m + 2σ	m − 2σ	m − σ	m	m + σ	m + 2σ
	妈妈你忙吗？					妈妈你忙吗？				
4	23.69	34.68	45.67	56.66	67.65	31.83	39.48	47.13	54.78	62.43
5	23.47	34.59	45.71	56.83	67.95	29.93	37.70	45.47	53.24	61.01
6	36.06	41.62	47.18	52.74	58.30	29.14	37.71	46.28	54.85	63.42
18 ~ 40	52.09	57.52	62.95	68.38	73.81	43.93	51.79	59.65	67.51	75.37
	我和妈妈喝热牛奶。					我和妈妈喝热牛奶。				
4	16.20	25.48	34.76	44.04	53.32	22.07	28.65	35.23	41.81	48.39
5	15.44	24.11	32.78	41.45	50.12	18.98	25.87	32.76	39.65	46.54
6	26.82	32.35	37.88	43.41	48.94	27.60	32.33	37.06	41.79	46.52
18 ~ 40	25.84	33.21	40.58	47.95	55.32	24.45	31.66	38.87	46.08	53.29
	我和爸爸吃西瓜。					我和爸爸吃西瓜。				
4	6.06	13.34	20.62	27.90	35.18	6.80	12.93	19.06	25.19	31.32
5	7.14	12.81	18.48	24.15	29.82	6.01	12.54	19.07	25.60	32.13
6	12.17	19.64	27.11	34.58	42.05	9.41	17.79	26.17	34.55	42.93
18 ~ 40	10.47	18.23	25.99	33.75	41.51	10.38	17.19	24.00	30.81	37.62

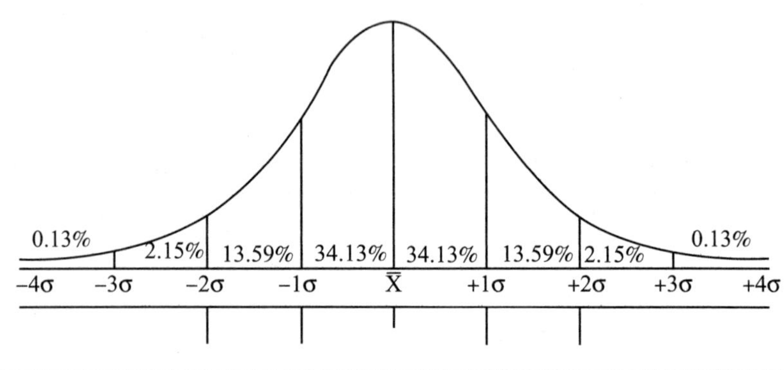

中国人鼻流量参考标准（m ± σ）

单位：%

年龄（岁）	男					女				
	m − 2σ	m − σ	m	m + σ	m + 2σ	m − 2σ	m − σ	m	m + σ	m + 2σ
	/pu/					/pu/				
4	4. 11	9. 04	13. 97	18. 90	23. 83	5. 34	9. 56	13. 78	18. 00	22. 22
5	2. 44	9. 39	16. 34	23. 29	30. 24	4. 36	9. 89	15. 42	20. 95	26. 48
6	5. 66	13. 23	20. 80	28. 37	35. 94	4. 94	12. 66	20. 38	28. 1	35. 82
18 ~ 40	5. 04	14. 07	23. 10	32. 13	41. 16	3. 47	11. 34	19. 21	27. 08	34. 95
	/tu/					/tu/				
4	4. 72	9. 30	13. 88	18. 46	23. 04	2. 69	9. 47	16. 25	23. 03	29. 81
5	3. 33	9. 66	15. 99	22. 32	28. 65	3. 76	9. 12	14. 48	19. 84	25. 20
6	7. 80	14. 16	20. 52	26. 88	33. 24	5. 71	12. 61	18. 31	24. 61	30. 91
18 ~ 40	10. 40	15. 70	21. 00	26. 30	31. 60	5. 51	12. 18	18. 85	25. 52	32. 19
	/ku/					/ku/				
4	2. 47	8. 42	14. 37	20. 32	26. 27	1. 91	8. 38	14. 85	21. 32	27. 79
5	1. 91	8. 14	14. 37	20. 60	26. 83	3. 97	9. 56	15. 15	20. 74	26. 33
6	8. 30	14. 56	20. 82	27. 08	33. 34	5. 73	12. 41	19. 09	25. 77	32. 45
18 ~ 40	4. 60	13. 63	22. 66	31. 69	40. 72	5. 87	12. 08	18. 29	24. 50	30. 71
	/bubu/					/bubu/				
4	3. 05	11. 11	19. 17	27. 23	35. 29	4. 64	11. 15	17. 66	24. 17	30. 68
5	5. 00	11. 39	17. 78	24. 17	30. 56	5. 32	11. 60	17. 88	24. 16	30. 44
6	10. 85	17. 85	24. 85	31. 85	38. 85	7. 49	15. 71	23. 93	32. 15	40. 37
18 ~ 40	7. 36	18. 01	28. 66	39. 31	49. 96	8. 79	15. 15	21. 51	27. 87	34. 23
	/dudu/					/dudu/				
4	5. 44	12. 02	18. 60	25. 18	31. 76	7. 14	12. 84	18. 54	24. 24	29. 94
5	6. 74	11. 46	16. 18	20. 90	25. 62	6. 44	11. 28	16. 12	20. 96	25. 80
6	12. 19	18. 67	25. 15	31. 63	38. 11	9. 29	16. 35	23. 41	30. 47	37. 53
18 ~ 40	8. 87	17. 87	26. 87	35. 87	44. 87	9. 75	15. 94	22. 13	28. 32	34. 51
	/gugu/					/gugu/				
4	0. 87	9. 71	18. 55	27. 39	36. 23	5. 35	11. 77	18. 19	24. 61	31. 03
5	4. 31	11. 11	17. 91	24. 71	31. 51	5. 36	10. 82	16. 28	21. 74	27. 20
6	11. 72	18. 25	24. 78	31. 31	37. 84	7. 66	15. 07	22. 48	29. 89	37. 30

续表

年龄（岁）	男					女				
	m－2σ	m－σ	m	m＋σ	m＋2σ	m－2σ	m－σ	m	m＋σ	m＋2σ
	/gugu/					/gugu/				
18～40	8. 05	17. 35	26. 65	35. 95	45. 25	9. 54	15. 35	21. 16	26. 97	32. 78

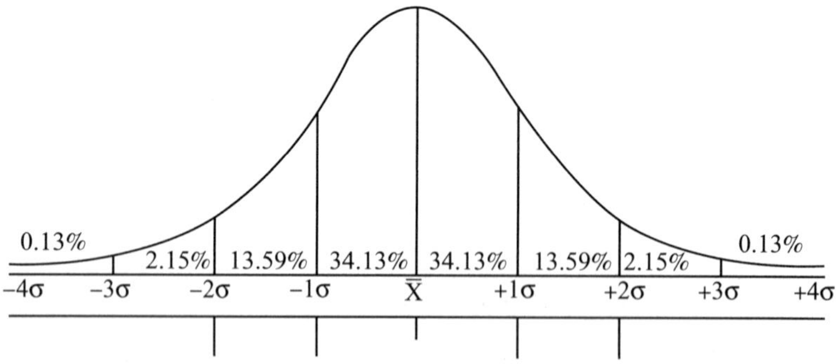

0.13% 2.15% 13.59% 34.13% 34.13% 13.59% 2.15% 0.13%

−4σ −3σ −2σ −1σ $\bar{X}$ +1σ +2σ +3σ +4σ

中国人鼻流量参考标准（m±σ） 单位：%

年龄（岁）	男					女				
	m－2σ	m－σ	m	m＋σ	m＋2σ	m－2σ	m－σ	m	m＋σ	m＋2σ
	/in/					/in/				
4	18. 64	33. 41	48. 18	62. 95	77. 72	15. 81	31. 09	46. 37	61. 65	76. 93
5	15. 93	32. 10	48. 27	64. 44	80. 61	16. 86	31. 51	46. 16	60. 81	75. 46
6	18. 40	33. 86	49. 32	64. 78	80. 24	33. 57	44. 21	54. 85	65. 49	76. 13
18～40	51. 63	61. 72	71. 81	81. 90	91. 99	55. 41	64. 60	73. 79	82. 98	92. 17
	/ing/					/ing/				
4	22. 59	36. 70	50. 81	64. 92	79. 03	22. 93	37. 83	52. 73	67. 63	82. 53
5	19. 19	34. 66	50. 13	65. 60	81. 07	25. 12	37. 42	49. 72	62. 02	74. 32
6	26. 15	38. 93	51. 71	64. 49	77. 27	32. 00	44. 35	56. 70	69. 05	81. 40
18～40	55. 54	64. 41	73. 28	82. 15	91. 02	46. 56	58. 79	71. 02	83. 25	95. 48
	/mi/					/mi/				
4	21. 13	34. 52	47. 91	61. 30	74. 69	29. 98	41. 98	53. 98	65. 98	77. 98
5	27. 57	41. 46	55. 35	69. 24	83. 13	34. 99	46. 86	58. 73	70. 60	82. 47
6	44. 00	54. 00	64. 00	74. 00	83. 90	41. 64	52. 31	62. 98	73. 65	84. 32
18～40	48. 49	59. 87	71. 25	82. 63	94. 01	57. 82	66. 99	76. 16	85. 33	94. 50

续表

<table>
<tr><td rowspan="2">年龄（岁）</td><td colspan="5">男</td><td colspan="5">女</td></tr>
<tr><td>m－2σ</td><td>m－σ</td><td>m</td><td>m＋σ</td><td>m＋2σ</td><td>m－2σ</td><td>m－σ</td><td>m</td><td>m＋σ</td><td>m＋2σ</td></tr>
<tr><td></td><td colspan="5">/ni/</td><td colspan="5">/ni/</td></tr>
<tr><td>4</td><td>19.76</td><td>34.11</td><td>48.46</td><td>62.81</td><td>77.16</td><td>30.22</td><td>42.70</td><td>55.18</td><td>67.66</td><td>80.14</td></tr>
<tr><td>5</td><td>29.08</td><td>43.33</td><td>57.58</td><td>71.83</td><td>86.08</td><td>29.99</td><td>42.08</td><td>54.17</td><td>66.26</td><td>78.35</td></tr>
<tr><td>6</td><td>29.33</td><td>44.46</td><td>59.59</td><td>74.72</td><td>89.85</td><td>39.72</td><td>51.09</td><td>62.46</td><td>73.83</td><td>85.20</td></tr>
<tr><td>18～40</td><td>51.40</td><td>62.41</td><td>73.42</td><td>84.43</td><td>95.44</td><td>58.99</td><td>68.43</td><td>77.87</td><td>87.31</td><td>96.75</td></tr>
<tr><td></td><td colspan="5">/mimi/</td><td colspan="5">/mimi/</td></tr>
<tr><td>4</td><td>34.42</td><td>45.37</td><td>56.32</td><td>67.27</td><td>78.22</td><td>41.03</td><td>50.50</td><td>59.97</td><td>69.44</td><td>78.91</td></tr>
<tr><td>5</td><td>33.06</td><td>46.49</td><td>59.92</td><td>73.35</td><td>86.78</td><td>39.86</td><td>50.77</td><td>61.68</td><td>72.59</td><td>83.50</td></tr>
<tr><td>6</td><td>48.30</td><td>56.67</td><td>65.04</td><td>73.41</td><td>81.78</td><td>39.27</td><td>50.73</td><td>62.19</td><td>73.65</td><td>85.11</td></tr>
<tr><td>18～40</td><td>63.85</td><td>70.85</td><td>77.85</td><td>84.85</td><td>91.85</td><td>67.25</td><td>73.55</td><td>79.85</td><td>86.15</td><td>92.45</td></tr>
<tr><td></td><td colspan="10">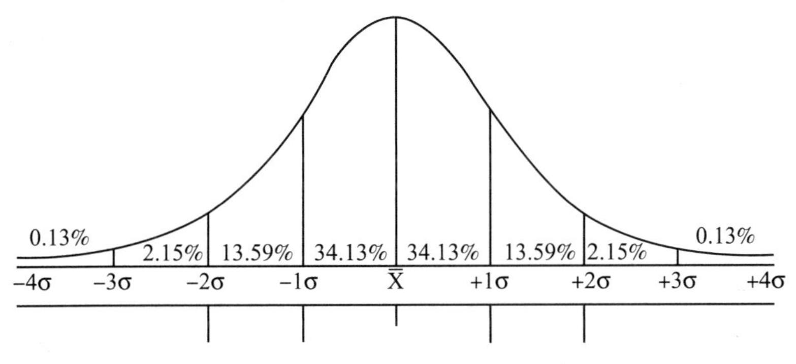</td></tr>
</table>

中国人鼻流量参考标准（m ± σ） 单位：%

<table>
<tr><td rowspan="2">年龄（岁）</td><td colspan="5">男</td><td colspan="5">女</td></tr>
<tr><td>m－2σ</td><td>m－σ</td><td>m</td><td>m＋σ</td><td>m＋2σ</td><td>m－2σ</td><td>m－σ</td><td>m</td><td>m＋σ</td><td>m＋2σ</td></tr>
<tr><td></td><td colspan="5">/u/</td><td colspan="5">/u/</td></tr>
<tr><td>4</td><td>4.75</td><td>10.12</td><td>15.49</td><td>20.86</td><td>26.23</td><td>1.49</td><td>9.22</td><td>16.95</td><td>24.68</td><td>32.41</td></tr>
<tr><td>5</td><td>2.45</td><td>8.93</td><td>15.41</td><td>21.89</td><td>28.37</td><td>1.16</td><td>8.50</td><td>15.84</td><td>23.18</td><td>30.52</td></tr>
<tr><td>6</td><td>8.09</td><td>15.15</td><td>22.21</td><td>29.27</td><td>36.33</td><td>3.60</td><td>12.22</td><td>20.84</td><td>29.46</td><td>38.08</td></tr>
<tr><td>18～40</td><td>5.55</td><td>16.26</td><td>26.96</td><td>37.67</td><td>48.38</td><td>1.67</td><td>13.62</td><td>25.57</td><td>37.52</td><td>49.47</td></tr>
</table>

续表

年龄（岁）	男					女				
	m－2σ	m－σ	m	m＋σ	m＋2σ	m－2σ	m－σ	m	m＋σ	m＋2σ
	/bu/					/bu/				
4	1.61	7.97	14.33	20.69	27.05	5.03	10.34	15.65	20.96	26.27
5	1.64	8.48	15.32	22.16	29.00	4.27	9.33	14.39	19.45	24.51
6	6.76	14.62	22.48	30.34	38.20	8.40	15.45	22.50	29.55	36.60
18～40	4.09	14.32	24.55	34.78	45.01	4.57	13.29	22.01	30.73	39.45
	/du/					/du/				
4	5.57	9.90	14.23	18.56	22.89	6.33	11.38	16.43	21.48	26.53
5	2.82	8.21	13.60	18.99	24.38	5.09	10.70	16.31	21.92	27.53
6	7.41	14.13	20.85	27.57	34.29	6.90	14.25	21.60	28.95	36.30
18～40	6.03	14.34	22.65	30.96	39.27	6.6	13.49	20.38	27.27	34.16
	/gu/					/gu/				
4	1.39	7.68	13.97	20.26	26.55	5.16	10.34	15.52	20.70	25.88
5	1.76	8.35	14.94	21.53	28.12	6.12	10.67	15.22	19.77	24.32
6	9.97	15.95	21.93	27.91	33.89	3.46	11.72	19.98	28.24	36.50
18～40	6.56	14.91	23.26	31.61	39.96	5.24	13.64	22.04	30.44	38.84

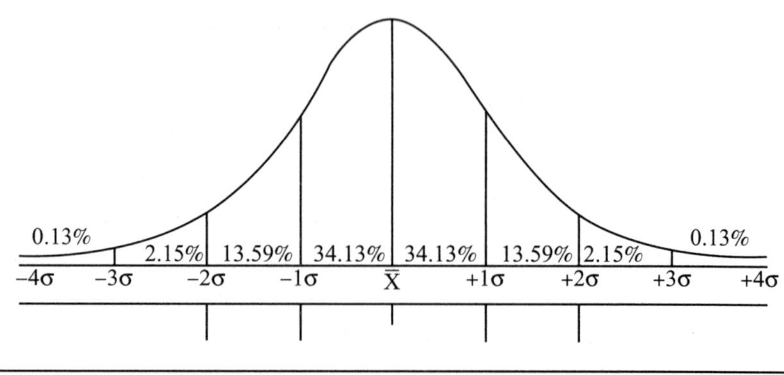

附录 2.4a 《构音功能评估》记录表

姓　　名＿＿＿＿＿＿出生日期＿＿＿＿＿＿性别：□男　□女
证件号码＿＿＿＿＿＿家庭住址＿＿＿＿＿＿电话＿＿＿＿＿＿
检 查 者＿＿＿＿＿＿测验日期＿＿＿＿＿＿编号＿＿＿＿＿＿

构音器官结构与运动功能主观评估表

构音器官结构与运动功能的主观评估表用来记录构音器官结构和运动功能的观察结果。如果结构和功能是正常的，就在相应的栏目中打上一个记号"√"。如果存在异常现象，应根据下表提供的内容进行检查描述。

	结构	运动功能
下颌		
唇部		
舌部		
牙齿		
硬腭		
软腭悬雍垂		

构音运动功能客观评估表

测试时，首先要求患者深吸气，然后一口气连续发指定音节。持续 4 秒，音调与响度适中，各个音节必须完整。要求患者尽可能快地发音，可将其发音过程录制下来，以便在回放时仔细确定患者每 4 秒发的音节数量。每一特定音节测两次，记录其较大值作为口腔轮替运动速率 DR。

日期	DR（pa）	DR（ta）	DR（ka）	DR（pata）	DR（paka）	DR（kata）	DR（pataka）

构音运动功能的客观测量

日期	下颌距	舌距	舌域图	解释

构音器官结构与运动功能的主观评估参考表

	结构	运动功能
下颌	下颌尺寸与面部成比例吗？ 下颌对称吗？ 下颌内收还是突出？	发边音时，下颌有伸展运动吗？ 口腔张开时，下颌是否偏向一侧？ 咀嚼运动存在障碍吗？
唇部	双唇对称吗？ 有手术史吗？ 有麻痹史吗？	患者能够噘起嘴唇吗？ 患者能够收缩一侧嘴角吗？单侧还是双侧？ 患者能够轻松地将上下嘴唇互相贴近吗？ 能够进行圆唇与非圆唇的交替运动吗？
舌部	舌的大小与口腔匹配吗？ 舌系带的长度能使舌尖活动自如吗？	患者能够伸舌吗？ 患者能够将舌由一侧移向另一侧吗？ 能够将舌尖抬至软腭缘吗？ 能够进行舌前后的交替运动吗？ 能够进行舌左右的交替运动吗？ 能够进行舌上下的交替运动吗？
牙齿	上下齿如何排列？ 上下齿弓关系如何？ 有牙缺失吗？	咀嚼运动存在障碍吗？ 上下齿的排列影响言语的产生吗？

续表

	结构	运动功能
硬腭	腭部结构正常吗？ 有腭裂病史吗？ 硬腭完整吗？是否经历过修补手术？	—
软腭悬雍垂	悬雍垂两边对称吗？ 悬雍垂正常吗？ 悬雍垂偏离中线吗？	发/a/音时，悬雍垂的运动如何？ 恶心呕吐时其运动如何？ 鼻咽部功能完整吗？

口腔轮替运动速率常模

单位：次/4 秒

年龄（岁）	口腔轮替运动速率 DR 的最小要求						
	DR（pa）	DR（ta）	DR（ka）	DR（pataka）	DR（pata）	DR（paka）	DR（kata）
4	12	12	12	2	5	4	5
5	13	13	13	2	5	4	5
6	14	14	14	3	7	6	7
7	15	15	15	3	7	6	7
8	16	16	16	3	10	8	7
9	17	17	17	4	10	8	7
10	18	18	18	4	11	10	10
11	18	18	18	4	11	10	11
12	18	18	18	4			
13	19	19	19	5			
14	19	19	19	5			
15	19	19	19	5			
16	20	20	20	6			
17	20	20	20	6			
18 ~ 40	20	20	20	6			

中国学龄前儿童下颌距常模（m ± σ） 单位：Hz

	男					女				
年龄（岁）	m－2σ	m－σ	m	m＋σ	m＋2σ	m－2σ	m－σ	m	m＋σ	m＋2σ
3	437	620	802	984	1 167	498	694	891	1 088	1 284
4	988	1 082	1 176	1 270	1 364	949	1 095	1 240	1 386	1 531
5	612	755	897	1 040	1 182	645	793	940	1 087	1 234
6	689	812	936	1 059	1 182	622	806	989	1 173	1 356

中国学龄前儿童舌距常模（m ± σ） 单位：Hz

	男					女				
年龄（岁）	m－2σ	m－σ	m	m＋σ	m＋2σ	m－2σ	m－σ	m	m＋σ	m＋2σ
3	1 262	1 730	2 197	2 664	3 132	1 498	1 990	2 482	2 974	3 466
4	1 872	2 183	2 494	2 806	3 117	2 041	2 411	2 781	3 152	3 522
5	1 708	2 138	2 569	3 000	3 431	2 113	2 429	2 745	3 060	3 376
6	1 988	2 343	2 699	3 055	3 411	2 058	2 335	2 612	2 889	3 166

中国学龄前儿童舌域图常模（m ± σ）

	男					女				
年龄（岁）	m－2σ	m－σ	m	m＋σ	m＋2σ	m－2σ	m－σ	m	m＋σ	m＋2σ
3	14	50	85	121	157	26	66	106	146	186
4	61	81	101	121	141	64	94	123	152	181
5	60	86	112	137	163	68	96	123	151	178
6	66	95	123	151	179	52	87	122	156	191

附录 2.4b 《构音语音能力评估》使用说明

1. 设计原理

当患者言语时出现声母遗漏或错构等现象时，应明确构音异常的问题所在及其类型。因此，我们设计出《构音语音能力评估》，以此来帮助言语治疗师全面地评估患者的构音语音能力。《构音语音能力评估》是由黄昭鸣教授和韩知娟共同设计而成。

本评估由50个单音节词组成，这些词包含了21个声母、13个韵母和4个声调。每一个词都有配套的图片。它通过18项音位对比、36对最小音位对比和音位习得情况的分析，来测评患者声母音位习得的能力、声母音位对比的能力以及构音清晰度。

2. 评估目的和对象

评估目的主要有三个：①通过对被试声母音位习得、声母音位对比的分析，可明确患者的构音语音能力是否正常；②明确构音语音障碍的问题所在，为构音语音障碍的治疗制订合理的方案；③通过言语技能训练，比较前后构音语音能力评估结果，考察矫治方案的有效性，为监控言语治疗效果提供依据。

评估主要的适用对象为：构音障碍、言语障碍、嗓音障碍、听觉障碍、语音障碍、语言障碍以及正常学前儿童汉语构音语音能力发展情况的评估等。

3. 测试工具

（1）测试工具

50个测试词及其图片；专业录音设备。

本书提供的附图（附录）仅为实际尺寸的1/10。《构音语音能力评估》测试图片由上海昭鸣医疗仪器有限公司提供。

（2）记录表

《构音语音能力评估》记录表一份。

《构音语音能力评估》音位对比表一份。

《构音语音能力评估》音位习得表一份。

《构音语音能力评估》最小音位对比习得表一份。

《构音语音能力评估》构音清晰度表一份。

《构音语音能力与音位识别能力对照》记录表一份。

4. 测试流程

（1）收集语音材料

本测试要求言语治疗师的普通话水平达到一级。为了诱导患者自发语音，言语治疗师可用提问或提示的形式（如不能诱导自发语音，可用模仿发音的形式），要求患者说出该图片所表达的词。要求每个词发音三遍，音节时长及音节间隔各约 1 ~2 秒，每位患者测试时间为 20 分钟。用专业录音设备记录语音材料。

例 1：“桌”

提问：“这是什么?”

提示：老师指向桌子问“这是什么?”

模仿：老师说“桌”，请患者模仿。

50 个单音节词的提问及提示方式详见《汉语言构音语音能力测试》词表提示语。

（2）分析语音材料

①第一步，在获得患者的语音材料后，先在《构音语音能力评估》记录表上记录每个词的构音音位情况，记录说明：正确记“√”；歪曲记“⊗”；遗漏记“⊖”；替代：实发音的拼音。

②第二步，根据《构音语音能力评估》记录表的结果，填写《构音语音能力评估》音位对比表，其中，实际发音一栏中的记录方法同 1）。对比结果一栏可通过卡片编号检索记录表中的结果。例如，语音对序号 1 中/b/和/p/，其卡片编号分别是 1 和 2，可据此查找记录表中 1 和 2 的正确与否。若同时发音正确，则记为 1 分；若有一个错误则记为 0 分。

③第三步，在《构音语音能力评估》音位习得表上进行分析，记录结果；同时，在《构音语音能力评估》最小音位对比习得表上进行分析，记录结果。

④第四步，在《构音语音能力评估》构音清晰度表中分析 18 项音位对比的清晰度，记录最后结果。例如，第 1 项“送气塞音与不送气塞音”的音位对比中，共包含三对最小音位对比对，满分为 3 分，如果只有一对得分，则此时记录为 1/3。

⑤第五步，将患者音位习得、最小音位对比、构音清晰度的评估结果分别与正常儿童的音位习得、最小音位对比、构音清晰度参考标准对比，从而评定患者的言语障碍程度和水平。

⑥第六步，将构音语音能力测试结果与音位识别（听觉）能力测试结果进行比较。

5. 结果分析

（1）将《构音语音能力评估》音位习得表的分析结果与正常儿童音位习得的顺序相比，评定患者的声母音位习得情况。

（2）将《构音语音能力评估》最小音位对比习得表的分析结果与正常儿童音位对比参考标准相比，评定患者最小音位对比的掌握情况。

（3）将《构音能力评估》构音清晰度表的分析结果与正常儿童构音清晰度

参考标准相比较，从而评定患者的构音清晰度和相对年龄。

（4）分析哪些异常音位是由于听觉不能识别造成的，哪些是由于构音造成的，从而为制订治疗方案提供依据。

附录2.4c 《构音语音能力评估》记录表

姓　　名	________	出生日期	________	性别：	□男　□女
证件号码	________	家庭住址	________	电话	________
检 查 者	________	测验日期	________	编号	________

黄昭鸣—韩知娟词表

序号	词	目标音	序号	词	目标音	序号	词	目标音	序号	词	目标音
例1	桌	zh	12	鸡	j	25	菇	g	38	拔	ɑ
	zhūo	√		jī			gū			bá	
例2	象	iang	13	七	q	26	哭	k	39	鹅	e
	xiàng	⊖		qī			kū			é	
1	包	b	14	吸	x	27	壳	k	40	一	i
	bāo			xī			ké			yī	
2	抛	p	15	猪	zh	28	纸	zh	41	家	iɑ
	pāo			zhū			zhǐ			jiā	
3	猫	m	16	出	ch	29	室	sh	42	浇	iɑo
	māo			chū			shì			jiāo	
4	飞	f	17	书	sh	30	字	z	43	乌	u
	fēi			shū			zì			wū	
5	刀	d	18	肉	r	31	刺	c	44	雨	ü
	dāo			ròu			cì			yǔ	
6	套	t	19	紫	z	32	蓝	an	45	椅	i
	tào			zǐ			lán			yǐ	

续表

序号	词	目标音	序号	词	目标音	序号	词	目标音	序号	词	目标音
7	闹	n	20	粗	c	33	狼	ang	46	鼻	i
	nào			cū			láng			bí	
8	鹿	l	21	四	s	34	心	in	47	蛙	1
	lù			sì			xīn			wā	
9	高	g	22	杯	b	35	星	ing	48	娃	2
	gāo			bēi			xīng			wá	
10	铐	k	23	泡	p	36	船	uan	49	瓦	3
	kào			pào			chuán			wǎ	
11	河	h	24	倒	d	37	床	uang	50	袜	4
	hé			dào			chuáng			wà	

记录说明：正确记“√”；歪曲记“⊗”；遗漏记“⊖”；替代：实发音的拼音。

黄昭鸣—韩知娟词表提示语

编号	词	拼音	提问	提示
例 1	桌	zhuō	这是什么？	老师指向桌子问：“这是什么？”
例 2	象	xiàng	这是什么？	什么动物的鼻子是长长的？
1	包	bāo	这是什么？	小朋友背什么上学？
2	抛	pāo	他在做什么？	他把球怎么样？
3	猫	māo	这是什么？	什么“喵喵”叫？
4	飞	fēi	它做什么？	蝴蝶做什么？
5	刀	dāo	这是什么？	拿什么切东西？
6	套	tào	这是什么？	天冷了，手戴什么？
7	闹	nào	这是什么钟？	什么钟叫你起床？
8	鹿	lù	这是什么？	这是梅花____。
9	高	gāo	哥哥的个子比妹妹怎么样？	妹妹个子矮，哥哥比妹妹____。
10	铐	kào	这是什么？	他的手被警察怎么了？这是手____。
11	河	hé	这是什么？	这是一条小____。
12	鸡	jī	这是什么？	什么动物会“喔喔”叫？
13	七	qī	这是几？	图上有几个苹果？
14	吸	xī	这是什么？	小朋友用什么喝牛奶？

续表

编号	词	拼音	提问	提示
15	猪	zhū	这是什么？	什么动物的耳朵很大？
16	出	chū	她在做什么？	她不是进去，是____去。
17	书	shū	这是什么？	小朋友看什么？
18	肉	ròu	这是什么？	老虎爱吃什么？
19	紫	zǐ	这是什么颜色？	球是什么颜色的？
20	粗	cū	这根黄瓜怎么样？	那根黄瓜细，这根怎么样？
21	四	sì	这是几？	图上有几个苹果？
22	杯	bēi	这是什么？	用什么喝水？
23	泡	pào	这是什么？	小朋友吹什么？
24	倒	dào	做什么？	怎样让开水进杯子？
25	菇	gū	这是什么？	这是蘑____。

黄昭鸣——韩知娟词表提示语（续）

编号	词	拼音	提问	提示
例 1	桌	zhuō	这是什么？	老师指向桌子问："这是什么？"
例 2	象	xiàng	这是什么？	什么动物的鼻子是长长的？
26	哭	kū	小朋友怎么了？	找不到妈妈，他会怎么样？
27	壳	ké	这是什么？	这是贝____。
28	纸	zhǐ	这是什么？	老师在哪里写字？
29	室	shì	这是什么？	老师在哪里上课？
30	字	zì	他在写什么？	老师拿笔写什么？
31	刺	cì	花上有什么？	____碰在手上会流血。
32	蓝	lán	这是什么颜色？	天空是什么颜色的？
33	狼	láng	这是什么？	什么动物长得像狗？
34	心	xīn	这是什么？	这是什么形状？
35	星	xīng	这是什么？	夜晚天上什么会一闪一闪的？
36	船	chuán	这是什么？	可以乘什么过海？什么在海上航行？
37	床	chuáng	这是什么？	你晚上睡在什么上面？
38	拔	bá	做什么？	怎样让萝卜出来？
39	鹅	é	这是什么？	这不是鸭子，这是____？

续表

编号	词	拼音	提问	提示
40	一	yī	这是几？	图上有几个苹果？
41	家	jiā	这是哪里？	你放学后回哪里？
42	浇	jiāo	做什么？	阿姨拿水壶做什么？
43	乌	wū	这是什么云？	快下雨了，天上飘什么云？
44	雨	yǔ	天上在下什么？	小朋友身上穿的是什么衣服？
45	椅	yǐ	这是什么？	老师指向旁边椅子问："这是什么？"
46	鼻	bí	这是什么？	老师指自己的鼻子问："这是什么？"
47	蛙	wā	这是什么？	它是青____。
48	娃	wá	这是什么？	你喜欢抱什么？
49	瓦	wǎ	这是什么？	屋顶上有什么？
50	袜	wà	这是什么？	指着小朋友的袜子问："这是什么？"

音位习得表

		年龄（岁；月）								
阶段	声母音位	2；7–2；12	3；1–3；6	3；7–3；12	4；1–4；6	4；7–4；12	5；1–5；6	5；7–5；12	6；1–6；6	习得与否
第一阶段	b									
	m									
	d									
	h									
第二阶段	p									
	t									
	g									
	k									
	n									
第三阶段	f									
	j									
	q									
	x									

续表

阶段	声母音位	年龄（岁；月）								习得与否
		2；7–2；12	3；1–3；6	3；7–3；12	4；1–4；6	4；7–4；12	5；1–5；6	5；7–5；12	6；1–6；6	
第四阶段	l									
	z									
	s									
	r									
第五阶段	c								<90%	
	zh									
	ch									
	sh									

音位对比表

记录说明：通过最小语音对的比较，给出对比结果。例如，语音对序号 1 中，/b/和/p/若同时正确，则记为 1 分，若有一个错误则记为 0 分。注意：符号“ * ”代表常见问题。

1. 声母音位对比（9 项）

（1）送气塞音与不送气塞音（替代）（Aspirating，or not）

语音对序号	最小音位对比	卡片编号	目标音	实发音	对比结果	错误走向
1	送气	2	p			• 送气化：送气音替代不送气音 • 替代送气*：不送气音替代送气音
双唇音	不送气	1	b			
2	送气	6	t			
舌尖中音	不送气	24	d			
3	送气	26	k			
舌根音	不送气	25	g			

（2）送气塞擦音与不送气塞擦音（替代）（Aspirating，or not）

语音对序号	最小音位对比	卡片编号	目标音	实发音	对比结果	错误走向
4	送气	13	q			• 送气化：送气音替代不送气音 • 替代送气*：不送气音替代送气音
舌面音	不送气	12	j			
5	送气	16	ch			
舌尖后音	不送气	15	zh			
6	送气	31	c			
舌尖前音	不送气	30	z			

（3）塞音与擦音（替代）（Stopping or not）

语音对序号	最小音位对比	卡片编号	目标音	实发音	对比结果	错误走向
7 舌根音	塞音 擦音	27 11	k h			• 塞音化*：塞音替代擦音 • 替代塞音：擦音替代塞音
8 唇音	塞音 擦音	22 4	b f			

（4）塞擦音与擦音（替代）（Affricate or not）

语音对序号	最小音位对比	卡片编号	目标音	实发音	对比结果	错误走向
9 舌面音	塞擦音 擦音	12 14	j x			• 塞擦音化：塞擦音替代擦音 • 替代塞擦音：擦音替代塞擦音
10 舌尖后音	塞擦音 擦音	15 17	zh sh			
11 舌尖前音	塞擦音 擦音	30 21	z s			

（5）塞音与鼻音（替代）（Nasalization or not）

语音对序号	最小音位对比	卡片编号	目标音	实发音	对比结果	错误走向
12 双唇音	塞音 鼻音	1 3	b m			• 鼻音化：鼻音替代塞音 • 替代鼻音：塞音替代鼻音
13 舌尖中音	塞音 鼻音	24 7	d n			

（6）擦音与无擦音（遗漏）（/h/Deletion）

语音对序号	最小音位对比	卡片编号	目标音	实发音	对比结果	错误走向
14 舌根音	擦音 无擦音	11 39	h 无擦音			• 声母/h/遗漏*

(7) 不同构音部位的送气塞音(替代)(Fronting or Backward)

语音对序号	最小音位对比	卡片编号	目标音	实发音	对比结果	错误走向
15 送气塞音	双唇音 舌尖中音	23 6	P T			• 前进化*:舌尖中音前进化,舌根音前进化 • 退后化:舌尖中音退后化,双唇音退后化
16 送气塞音	双唇音 舌根音	23 10	p k			
17 送气塞音	舌尖中音 舌根音	6 10	t k			

(8) 不同构音部位的不送气塞音(替代)(Fronting or Backward)

语音对序号	最小音位对比	卡片编号	目标音	实发音	对比结果	错误走向
18 不送气塞音	双唇音 舌尖中音	1 5	b d			• 前进化*:舌尖中音前进化,舌根音前进化 • 退后化:舌尖中音退后化,双唇音退后化
19 不送气塞音	双唇音 舌根音	1 9	b g			
20 不送气塞音	舌尖中音 舌根音	5 9	d g			

(9) 舌尖前音与舌尖后音(替代)(Retroflex or not)

语音对序号	最小音位对比	卡片编号	目标音	实发音	对比结果	错误走向
21 不送气塞擦音	舌尖后音 舌尖前音	28 19	zh z			• 卷舌化:舌尖后音替代舌尖前音 • 替代卷舌*:舌尖前音替代舌尖后音
22 送气塞擦音	舌尖后音 舌尖前音	16 20	ch c			
23 擦音	舌尖后音 舌尖前音	29 21	sh s			

2. 韵母音位对比（6项）

（10）前鼻韵母与后鼻韵母（替代）(Fronting or Backward)

语音对序号	最小音位对比	卡片编号	目标音	实发音	对比结果	错误走向
24 开口呼	前鼻韵母 后鼻韵母	32 33	an ang			• 鼻韵母前进化*：后鼻韵母前进化 • 鼻韵母退后化：前鼻韵母退后化
25 齐齿呼	前鼻韵母 后鼻韵母	34 35	in ing			
26 合口呼	前鼻韵母 后鼻韵母	36 37	uan uang			

（11）鼻韵母与无鼻韵母（遗漏）(Nasal Deletion)

语音对序号	最小音位对比	卡片编号	目标音	实发音	对比结果	错误走向
27 齐齿呼	前鼻韵母 无鼻韵母	34 14	in i			• 鼻韵母遗漏*
28 齐齿呼	后鼻韵母 无鼻韵母	35 14	ing i			

（12）三元音、双元音与单元音（遗漏）(Vowel Deletion)

语音对序号	最小音位对比	卡片编号	目标音	实发音	对比结果	错误走向
29 双元音	三元音 双元音	42 41	iao ia			• 鼻韵母遗漏*
30 单元音	双元音 单元音	41 12	ia i			

（13）前元音与后元音（替代）(Fronting or Backward)

语音对序号	最小音位对比	卡片编号	目标音	实发音	对比结果	错误走向
31 高元音	前元音 后元音	40 43	i u			• 单元音前进化*：后元音前进化 • 单元音退后化：前元音退后化

（14）高元音与低元音（替代）（Upward or Downward）

语音对序号	最小音位对比	卡片编号	目标音	实发音	对比结果	错误走向
32 低元音	高元音 低元音	46 38	i a			• 单元音升高化*：低元音升高化 • 单元音下降化：高元音下降化

（15）圆唇音与非圆唇音（替代）（Retroflex or not）

语音对序号	最小音位对比	卡片编号	目标音	实发音	对比结果	错误走向
33 前高元音	圆唇音 非圆唇音	44 45	yu yi			• 圆唇化：圆唇音替代非圆唇音 • 替代圆唇*：非圆唇音替代圆唇音

3. 声调音位对比（3 项）

（16）一声与二声（替代）（The second tone or not）

语音对序号	最小音位对比	卡片编号	目标音	实发音	对比结果	错误走向
34	一声 二声	47 48	1 2			• 二声化：二声替代一声 • 替代二声*：一声替代二声

（17）一声与三声（替代）（The third tone or not）

语音对序号	最小音位对比	卡片编号	目标音	实发音	对比结果	错误走向
35	一声 三声	47 49	1 3			• 三声化：三声替代一声 • 替代三声*：一声替代三声

（18）一声与四声（替代）（The fourth tone or not）

语音对序号	最小音位对比	卡片编号	目标音	实发音	对比结果	错误走向
36	一声 四声	47 50	1 4			• 四声化：四声替代一声 • 替代四声*：一声替代四声

最小音位对比习得表

语音对序号	最小音位对比	年龄（岁；月） 2；7 – 2；12	3；1 – 3；6	3；7 – 3；12	4；1 – 4；6	4；7 – 4；12	5；1 – 5；6	5；7 – 5；12	6；1 – 6；6	习得与否
6	擦音与无擦音									
13	前元音与后元音									
14	高元音与低元音									
15	圆唇音与非圆唇音									
16	一声与二声									
18	一声与四声									
12	三、双、单元音									
7	不同构音部位的送气塞音									
1	送气塞音与不送气塞音*									
3	塞音与擦音									
5	塞音与鼻音									
8	不同构音部位的不送气塞音									
2	送气塞擦音与不送气塞擦音*									
10	前鼻韵母与后鼻韵母*									
11	鼻韵母与无鼻韵母									
4	塞擦音与擦音*									
17	一声与三声									
9	舌尖前音与舌尖后音*									

注：

①阴影部分从50%的正常儿童能正确发出的最小音位对比开始，到90%的正常儿童能正确发出结束。

②年龄：岁；月（如2；7代表2岁7月）。

③“＊”为核心音位对比。

构音清晰度表

声母音位对比			韵母音位对比			声调音位对比		
语音对序号		最小音位对比得分	语音对序号		最小音位对比得分	语音对序号		最小音位对比得分
1	不送气塞音与送气塞音	__/(3 对)	10	前鼻韵母与后鼻韵母	__/(3 对)	16	一声与二声	__/(1 对)
2	送气塞擦音与不送气塞擦音	__/(3 对)	11	鼻韵母与无鼻韵母	__/(2 对)	17	一声与三声	__/(1 对)
3	塞音与擦音	__/(2 对)	12	三元音、双元音与单元音	__/(2 对)	18	一声与四声	__/(1 对)
4	塞擦音与擦音	__/(3 对)	13	前元音与后元音	__/(1 对)			
5	塞音与鼻音	__/(2 对)	14	高元音与低元音	__/(1 对)			
6	擦音与无擦音	__/(1 对)	15	圆唇音与非圆唇音	__/(1 对)			
7	不同构音部位的送气塞音	__/(3 对)						
8	不同构音部位的不送气塞音	__/(3 对)						
9	舌尖前音与舌尖后音	__/(3 对)						
合计		__/(23 对)	合计		__/(10 对)	合计		__/(3 对)
构音清晰度(%):____/(36 对) = ____(%)						相对年龄:____		

构音清晰度参考标准（分数（%）的平均值和标准差。年龄：岁；月）

年龄	平均值	标准差
3岁	81.58	18.23
4岁	85.88	19.44
5岁	92.34	9.90
6岁	88.55	5.84

构音清晰度得分转换表（百分等级）

原始分数（%）	百分等级				原始分数（%）	百分等级			
	3岁	4岁	5岁	6岁		3岁	4岁	5岁	6岁
32					68	35	15	7	
34					70	35	15	7	
36					72	40	22	8	
38					74	40	22	8	
40	2				76	40	22	8	2
42	2				78	40	22	10	2
44	2				80	52	25	22	3
46	3				82	52	25	22	3
48	3				84	52	25	27	17
50	3				86	58	28	33	18
52	10	2			88	58	48	40	92
54	10	2			90	58	48	40	92
56	10	2			92	65	55	45	92
58	10	2			94	65	55	45	98
60	13	3			96	65	55	48	98
62	13	3			98	65	55	48	98
64	13	3			100	100	100	100	100
66	35	15	7						

附录 2.4d 《构音语音能力评估》图库

黄昭鸣——韩知娟词表

序号 1	序号 2	序号 3	序号 4	序号 5
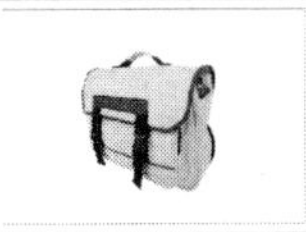	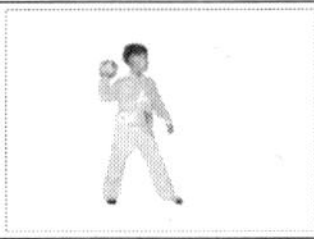	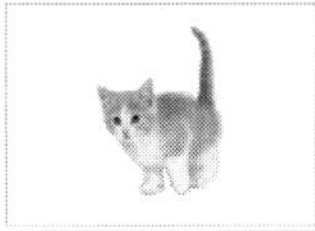	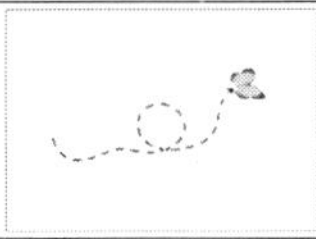	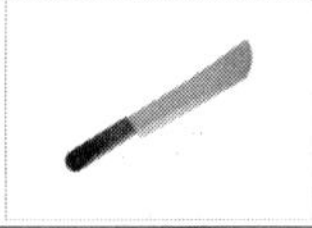
序号 6	序号 7	序号 8	序号 9	序号 10
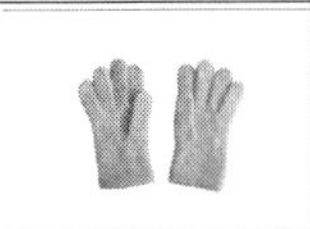	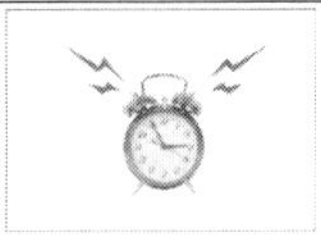	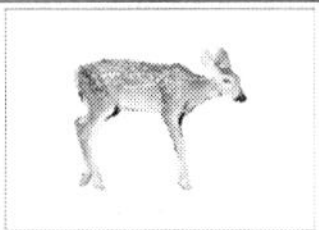	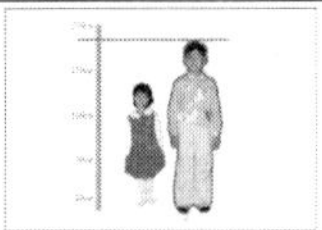	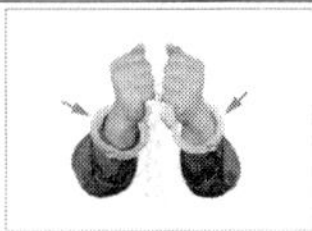
序号 11	序号 12	序号 13	序号 14	序号 15
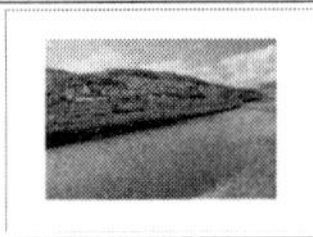	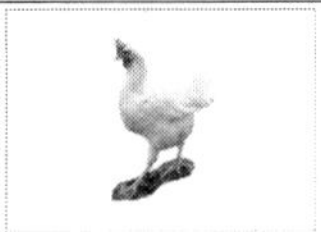	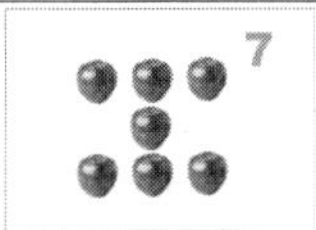 7	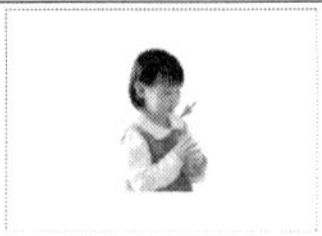	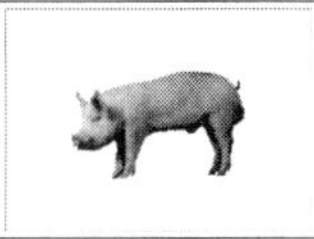
序号 16	序号 17	序号 18	序号 19	序号 20
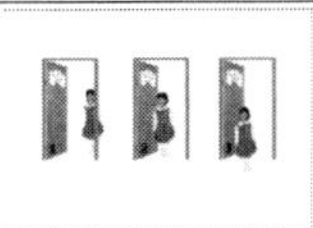	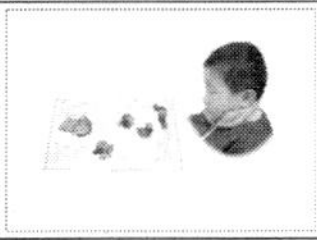	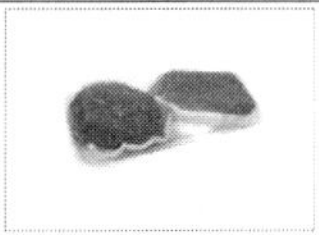	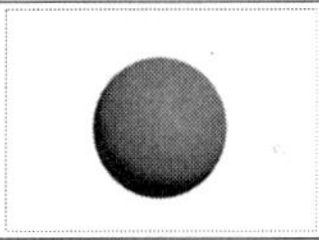	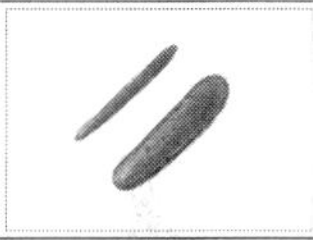
序号 21	序号 22	序号 23	序号 24	序号 25
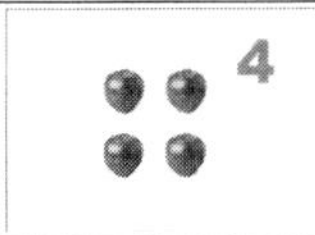 4	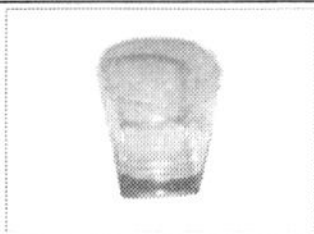	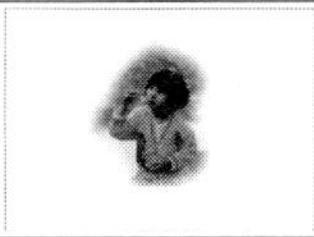	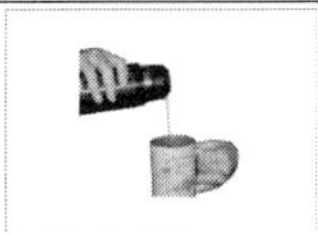	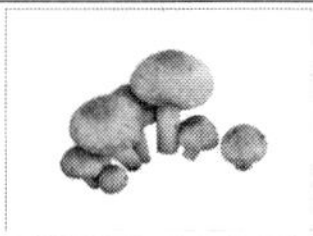
序号 26	序号 27	序号 28	序号 29	序号 30
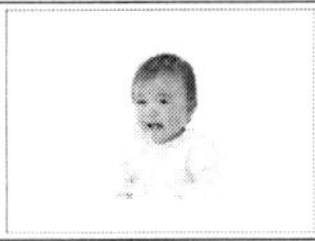	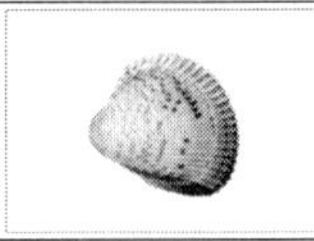	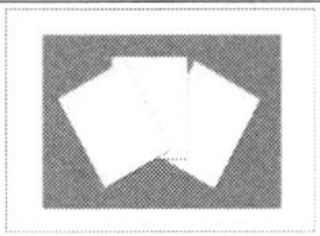	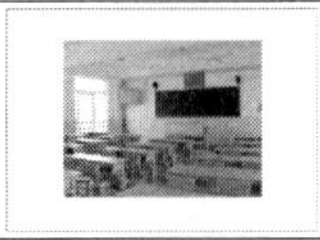	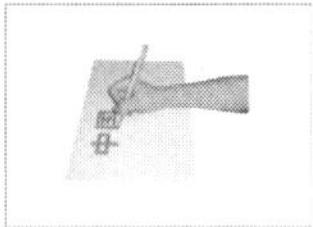
序号 31	序号 32	序号 33	序号 34	序号 35
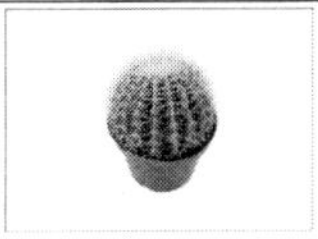		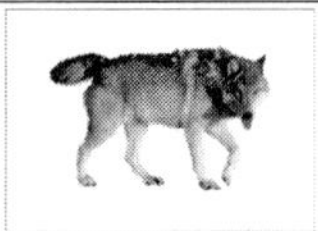	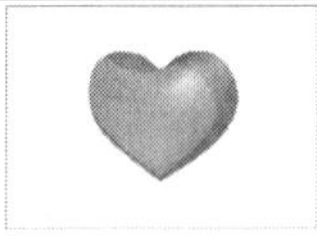	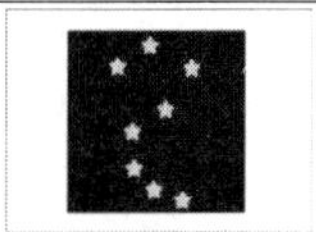

续表

序号 36	序号 37	序号 38	序号 39	序号 40
		1 2 3		1
序号 41	序号 42	序号 43	序号 44	序号 45
序号 46	序号 47	序号 48	序号 49	序号 50

附录 2.4e 《构音语音能力与音位识别能力对照》记录表

姓　　名________________出生日期________________性别：□男　□女
证件号码________________家庭住址________________电话________________
检 查 者________________测验日期________________编号________________

听力状况：□正常　□异常　放大装置：□人工耳蜗　□助听器　效果：____
备　　注：____

声母音位对比					韵母音位对比					声调音位对比				
构音语音能力		音位识别能力		结果	构音语音能力		音位识别能力		结果	构音语音能力		超音段分辨能力		结果
序号	得分	序号	得分		序号	得分	序号	得分	结果	序号	得分	序号	得分	结果
1		30			24		89			34		24		
2		32			25		92			35		25		
3		31			26		88			36		21		
4		35			27		54							
5		34			28		40							

续表

声母音位对比					韵母音位对比					声调音位对比				
构音语音能力		音位识别能力		结果	构音语音能力		音位识别能力		结果	构音语音能力		超音段分辨能力		结果
序号	得分	序号	得分		序号	得分	序号	得分	结果	序号	得分	序号	得分	结果
6		37			29		61							
7		73			30		35							
8		69			31		7							
9		76			32		2							
10		74			33		26							
11		79												
12		5												
13		6												
14		1												
15		42												
16		45												
17		55												
18		40												
19		43												
20		53												
21		86												
22		87												
23		85												

结果分析及建议：

测 试 者：

测试日期：

附录3

语言能力评估标准

附录3.1 《语言理解能力评估》记录表

姓　　名________	出生日期________	性别：□男　□女
证件号码________	家庭住址________	电话________
检 查 者________	测验日期________	编号________

听力状况：□正常　□异常　听力设备：□人工耳蜗　□助听器　补偿效果____
言语状况：________________
智力状况：________________

1. 词语理解能力评估

序号	目标词	测试词1	测试词2	测试词3	测试词4	得分（1，0）
1	狗	鸭	狗	羊	牛	
2	猴子	长颈鹿	蛇	猴子	狮子	
3	衣服	鞋子	皮带	毛衣	毛巾	

续表

序号	目标词	测试词1	测试词2	测试词3	测试词4	得分（1，0）
4	爸爸	奶奶	爷爷	妈妈	爸爸	
5	老人	小孩	老人	大人	婴儿	
6	火车	轮船	汽车	飞机	火车	
7	动物	动物（猫）	植物（盆景）	家具（椅子）	玩具（玩具车）	
8	鞋子	鞋子	裤子	上衣	袜子	
9	蔬菜	荤菜（猪肉）	水果（香蕉）	蔬菜（卷心菜）	饮料（果汁）	
10	太阳	月亮	星星	太阳	天空	
11	警车	公交车	警车	消防车	卡车	
12	吹	切（蛋糕）	喝（牛奶）	吹（蜡烛）	咬（积木）	
13	笑	哭	平静	笑	惊奇	
14	空调	空调	电风扇	电冰箱	台灯	
15	拍（皮球）	拍（皮球）	叉（手）	挥（手）	捧（皮球）	
16	冰淇淋	冰淇淋	巧克力	棒棒糖	牛奶	
17	圆形	圆形	三角形	五角星	正方形	
18	打伞	打伞	跳绳	拿伞	扔（球）	
19	上楼	上楼	出门	进门	下楼	
20	跳	爬	跳	跑	走	
21	快	快（马）	慢1（大象）	慢2（蜗牛）	慢3（乌龟）	
22	伤心	伤心	生气	平静	高兴	
23	小鸟	小鸟	小鸡	兔	鹅	
24	冬天	冬天	夏天	春天	秋天	
25	举	捡	搬	拎	举	
26	敲	拉	吹	摇	敲	
27	推	找	拉（车）	扛（自行车）	推（箱子）	
28	瓶子	盒子	杯子	笔筒	瓶子	
29	生日	儿童节	生日	圣诞节	春节	
30	直的	弯的（1）	弯的（2）	直的	弯的（3）	
31	高	矮	高	胖	瘦	
32	倒	捧	倒	按	拎	

续表

序号	目标词	测试词 1	测试词 2	测试词 3	测试词 4	得分（1，0）
33	打针	打针	看病	包扎	吃药	
34	鞭炮	烟花	灯笼	鞭炮	中国结	
35	胸	胸	腿	背	肚子	
36	硬	软（毛绒玩具）	软（枕头）	硬（石头）	软（蛋糕）	
37	彩虹	闪电	彩虹	晴天	刮风	
38	公路	桥	铁路	公路	河流	
39	凉鞋	凉鞋	运动鞋	拖鞋	皮鞋	
40	擦	浇（水）	扫	擦（黑板）	拖	

2. 词组理解能力评估

（1）一类词组（并列词组）

序号	目标词组	测试词组 1	测试词组 2	测试词组 3	测试词组 4	得分（1，0）
41	眼睛和嘴巴	眼睛和鼻子	眼睛和嘴巴	耳朵和嘴巴	耳朵和鼻子	
42	叔叔和奶奶	爷爷和奶奶	叔叔和阿姨	叔叔和奶奶	爷爷和阿姨	
43	毛巾和梳子	毛巾和梳子	毛巾和牙膏	镜子和梳子	镜子和牙膏	
44	萝卜和茄子	萝卜和黄瓜	萝卜和茄子	辣椒和茄子	辣椒和黄瓜	
45	圆形和三角形	圆形和五角星	圆形和三角形	正方形和五角星	正方形和三角形	
46	水果和蔬菜	水果和饮料	水果和蔬菜	点心和蔬菜	点心和饮料	
47	狮子和猴子	狮子和大象	老虎和猴子	老虎和大象	狮子和猴子	
48	马桶和浴缸	马桶和浴缸	马桶和脸盆	水龙头和浴缸	水龙头和脸盆	

（2）二类词组（动宾词组）

序号	目标词组	测试词组 1	测试词组 2	测试词组 3	测试词组 4	得分（1，0）
49	拿水果	拿饮料	拿水果	画水果	画饮料	
50	吃萝卜	切西红柿	吃萝卜	切萝卜	吃西红柿	
51	擦皮鞋	擦汽车	擦皮鞋	画皮鞋	画汽车	

续表

序号	目标词组	测试词组1	测试词组2	测试词组3	测试词组4	得分（1，0）
52	画圆形	画圆形	画正方形	拿圆形	拿正方形	
53	吃草莓	画草莓	吃草莓	画西瓜	吃西瓜	
54	拍皮球	拍气球	踢皮球	踢气球	拍皮球	
55	上楼梯	上坡	下坡	上楼梯	下楼梯	
56	看螃蟹	看小鱼	画小鱼	看螃蟹	画螃蟹	

（3）三类词组（主谓词组）

序号	目标词组	测试词组1	测试词组2	测试词组3	测试词组4	得分（1，0）
57	哥哥骑车	姐姐骑车	哥哥跑步	姐姐跑步	哥哥骑车	
58	叔叔照相	阿姨照相	叔叔照相	叔叔扫地	阿姨扫地	
59	姐姐溜冰	哥哥踢腿	哥哥溜冰	姐姐溜冰	姐姐踢腿	
60	叔叔刷牙	叔叔梳头	阿姨梳头	叔叔刷牙	阿姨刷牙	
61	大人骑车	大人骑车	小孩骑车	大人跳舞	小孩跳舞	
62	小狗睡觉	小猫睡觉	小狗睡觉	小猫吃饭	小狗吃饭	
63	小牛喝水	小牛吃草	小羊吃草	小牛喝水	小羊喝水	
64	海豚游泳	海豚游泳	海豚休息	鲸鱼游泳	鲸鱼休息	

（4）四类词组（偏正词组）

序号	目标词组	测试词组1	测试词组2	测试词组3	测试词组4	得分（1，0）
65	黑色的头发	黑色的眼睛	蓝色的眼睛	黑色的头发	蓝色的头发	
66	圆圆的镜子	圆圆的镜子	方方的镜子	方方的时钟	圆圆的时钟	
67	高高的楼房	高高的楼房	高高的树	矮矮的楼房	矮矮的树	
68	方方的桌子	圆圆的椅子	圆圆的桌子	方方的椅子	方方的桌子	
69	黑色的浴缸	白色的马桶	黑色的马桶	白色的浴缸	黑色的浴缸	
70	黄色的苹果	黄色的香蕉	黄色的苹果	绿色的苹果	绿色的香蕉	
71	弯弯的公路	弯弯的公路	弯弯的桥	直直的桥	直直的公路	
72	蓝色的衬衫	黄色的背心	蓝色的背心	黄色的衬衫	蓝色的衬衫	

（5）五类词组（介宾词组）

序号	目标词组	测试词组 1	测试词组 2	测试词组 3	测试词组 4	得分（1，0）
73	在笼子里面	在洞的里面	在洞的外面	在笼子里面	在笼子外面	
74	在篮子里面	在篮子里面	在篮子外面	在盒子里面	在盒子外面	
75	在小狗上面	在小羊上面	在小兔下面	在小狗上面	在小狗下面	
76	在沙发上面	在沙发上面	在沙发下面	在桌子上面	在桌子下面	
77	在大人前面	在大人前面	在小孩前面	在大人后面	在小孩后面	
78	在脸盆里面	在脸盆外面	在浴缸外面	在浴缸里面	在脸盆里面	
79	在老虎旁边	在老虎上面	在老虎旁边	在狮子旁边	在狮子上面	
80	在娃娃左边	在电话左边	在电话右边	在娃娃左边	在娃娃右边	

3. 句子理解能力评估

（1）存现句

序号	目标句	测试句 1	测试句 2	得分（1，0）
81	随机	小猫有一只铃铛。	小猫没有一只铃铛。	
82	随机	爷爷有一只箱子。	爷爷没有一只箱子。	
83	随机	卡车里有人。	卡车里没有人。	
84	随机	小熊有小伙伴。	小熊没有小伙伴。	

（2）是字句

序号	目标句	测试句 1	测试句 2	得分（1，0）
85	随机	这个铃铛是黄色的。	这个铃铛不是黄色的。	
86	随机	这个箱子是红色的。	这个箱子不是红色的。	
87	随机	卡车是新的。	卡车不是新的。	
88	随机	小熊是大力士。	小熊不是大力士。	

（3）被字句

序号	目标句	测试句 1	测试句 2	得分（1，0）
89	随机	小猫被小狗追。	小狗被小猫追。	
90	随机	爷爷被箱子压住了。	箱子被爷爷压住了。	
91	随机	卡车被面包车撞翻了。	面包车被卡车撞翻了。	
92	随机	小猪被小熊摔倒了。	小熊被小猪摔倒了。	

（4）把字句

序号	目标句	测试句 1	测试句 2	得分（1，0）
93	随机	小猫把小狗赶跑了。	小狗把小猫赶跑了。	
94	随机	爷爷把箱子压在底下。	箱子把爷爷压在底下。	
95	随机	卡车把面包车撞翻了。	面包车把卡车撞翻了。	
96	随机	小猪把小熊抱起来了。	小熊把小猪抱起来了。	

4. 短文理解能力评估

序号	目标短文	测试句	得分（1，0）
97	小猫有一只铃铛。这只铃铛是蓝色的。小狗想要小猫的铃铛，于是，小猫被小狗追。小狗抢到了铃铛，把小猫赶走了。	小猫有没有铃铛？	
98		这只铃铛是不是红色的？	
99		小猫被谁追？	
100		小狗把谁赶走了？	
101	爷爷有一只箱子。这只箱子是红色的。爷爷把箱子抱起来，可是摔倒了。爷爷被箱子压住了。	爷爷有没有箱子？	
102		箱子是不是红色的？	
103		谁把箱子抱起来了？	
104		谁被箱子压住了？	
105	卡车不是新的。卡车里有人。突然，来了一辆面包车，面包车把卡车撞翻了。卡车被面包车撞坏了。	卡车是不是新的？	
106		卡车里有没有人？	
107		什么把卡车撞翻了？	
108		什么被面包车撞坏了？	
109	小熊有个小伙伴小猪。小熊是大力士。小熊把小猪抱起来了。一挣扎，小猪被小熊摔倒了。	小熊有没有小伙伴？	
110		小熊是不是大力士？	
111		谁把小猪抱起来了？	
112		谁被小熊摔倒了？	

附录 3.2 《语言理解能力评估》结果分析表

词语								词组										句子				短文			
名词/动词/形容词								并列		动宾		主谓		偏正		介宾		存现句		被字句		短文一		短文三	
序号	得分	序号	得分	序号	得分	序号	得分	序号	得分	序号	得分	序号	得分	序号	得分	序号	得分	序号	得分	序号	得分	序号	得分	序号	得分
1		12		23		34		41		49		57		65		73		81		89		97		105	
2		13		24		35		42		50		58		66		74		82		90		98		106	
3		14		25		36		43		51		59		67		75		83		91		99		107	
4		15		26		37		44		52		60		68		76		84		92		100		108	
5		16		27		38		45		53		61		69		77		小计		小计		小计		小计	
6		17		28		39		46		54		62		70		78									
7		18		29		40		47		55		63		71		79		是字句		把字句		短文二		短文四	
8		19		30				48		56		64		72		80		85		93		101		109	
9		20		31														86		94		102		110	
10		21		32														87		95		103		111	
11		22		33														88		96		104		112	
小计		小计		小计		小计		小计		小计		小计		小计		小计		小计		小计		小计		小计	

词语得分______%；词组得分______%；句子得分______%；短文得分______%；总分______%。

结果分析与建议：

测 试 者：

测试日期：

附录 4

家庭康复资料

附录 4.1 家长培训班（基础班）考核资料

孩子姓名：________家长姓名：________

家庭康复考试题（听觉康复）

1. 人工耳蜗有________圈？蜗底控制________频，蜗顶控制________频。（10 分）

2. 林氏五音中，代表高频音的是________、代表中频音的是________、代表低频音的是________。（10 分）

3. 听觉康复分几个阶段？请按顺序写出来。（15 分）

4. 人工耳蜗（助听器）需要干燥保养吗？说说您平时是怎么做的？（15 分）

5. 在进行听觉训练之前您是如何进行检查助听设备的？为什么？（15 分）

6. 请您设计出 1 个听觉分辨的小游戏（大小、长短、高低、快慢）。（15 分）

7. 您在给孩子进行听觉训练的时候是如何选择词语的？（20 分）

家庭康复考试题（言语矫治）

1. 填表题（50分）

<table>
<tr><td colspan="4" rowspan="3">声母表</td><td colspan="7">发音部位</td></tr>
<tr><td colspan="2">唇音</td><td colspan="3">舌尖</td><td>舌面音</td><td>舌根音</td></tr>
<tr><td>双唇音</td><td>唇齿音</td><td>舌尖
前音</td><td>舌尖
中音</td><td>舌尖
后音</td><td></td><td></td></tr>
<tr><td rowspan="16">发音
方法</td><td rowspan="2">鼻音</td><td>清</td><td></td><td></td><td></td><td></td><td></td><td></td><td></td><td></td></tr>
<tr><td>浊</td><td></td><td></td><td></td><td></td><td></td><td></td><td></td><td></td></tr>
<tr><td rowspan="3">塞音</td><td rowspan="2">清</td><td>不送气</td><td></td><td></td><td></td><td></td><td></td><td></td><td></td></tr>
<tr><td>送气</td><td></td><td></td><td></td><td></td><td></td><td></td><td></td></tr>
<tr><td>浊</td><td></td><td></td><td></td><td></td><td></td><td></td><td></td><td></td></tr>
<tr><td rowspan="3">塞擦
音</td><td rowspan="2">清</td><td>不送气</td><td></td><td></td><td></td><td></td><td></td><td></td><td></td></tr>
<tr><td>送气</td><td></td><td></td><td></td><td></td><td></td><td></td><td></td></tr>
<tr><td>浊</td><td></td><td></td><td></td><td></td><td></td><td></td><td></td><td></td></tr>
<tr><td rowspan="2">擦音</td><td>清</td><td></td><td></td><td></td><td></td><td></td><td></td><td></td><td></td></tr>
<tr><td>浊</td><td></td><td></td><td></td><td></td><td></td><td></td><td></td><td></td></tr>
<tr><td rowspan="2">边音</td><td>清</td><td></td><td></td><td></td><td></td><td></td><td></td><td></td><td></td></tr>
<tr><td>浊</td><td></td><td></td><td></td><td></td><td></td><td></td><td></td><td></td></tr>
<tr><td colspan="8" rowspan="3"></td><td></td><td></td></tr>
<tr><td></td><td></td></tr>
<tr><td></td><td></td></tr>
</table>

2. 您会做放松训练操吗？您知道“肩部放松训练”和“颈部放松训练”有哪些作用吗？（10分）

3. 请您举出对孩子进行降调训练的一种方法。

4. 存在后位聚焦问题的孩子嗓音有什么特点？试举出一种训练方法。

5. 请您举出2个呼吸训练的小游戏。（15分）

家庭康复考试题（语言康复）

1. 今天孩子在园学习的词语是“面包、饼干”，说说您会在家庭康复中如何进行语言教育？（15分）

2. 您如何看待孩子说普通话和家乡话的关系？（15分）

3. 您在对孩子进行词汇教学时，您选择词汇的原则是什么？请举例说明。(15 分)

4. 假如您的孩子已经掌握了一定数量的名词和动词（如：妈妈、爸爸、宝宝、老师、吃、拿、开、苹果、饼干……），您如何对孩子进行 3 ~5 字的词组和短句教学？(15 分)

5. 您在对孩子进行语言训练（对话练习）时，您创设了一个妈妈给孩子吃饼干的场景。您如何教会孩子用“给你”、“谢谢!”、“不用谢!”？(20 分)

6. 请您分析一下您孩子的性格，结合您孩子的性格，您如何安排您的教学内容和教学形式？

家庭康复考试题（认知及综合能力）

1. 您在康复中发现聋儿和正常儿童在记忆力（思维能力、动手操作能力等）方面有什么不同？康复中应该注意什么？(20 分)

2. 您在康复训练中发现：当您让孩子拿出 5 块积木或几个其他东西的时候，孩子总是数不清楚，这时您如何帮助孩子建立正确的数概念？(20 分)

3. 您怎么理解家庭康复训练中“全面康复的原则”？(20 分)

4. 您如何看待您孩子的耳聋？请分析一下您孩子所处的家庭教育环境。(20 分)

5. 您觉得孩子在康复的过程中，是理解先于表达还是表达先于理解？请举一个这样的例子。(20 分)

附录 4.2　家庭康复考核表

评估项目	总体指标	分值	具体指标	评估标准			得分	说明
家长备课情况								
教学目标	设定的合理性	4	与聋儿身心发展的一致性	A　低	B　中	C　高		
		4	与家庭康复计划的一致性	A　低	B　中	C　高		

续表

评估项目	总体指标	分值	具体指标	评估标准			得分	说明
家长备课情况								
教学内容	安排的科学性	3	容量的适宜性	A 多	B 适中	C 少		
		4	重点体现的突出性	A 不突出	B 突出	C 非常突出		
		3	难点把握的准确性	A 过难	B 适中	C 过易		
教具学具	准备的充分性	3	类型的丰富性	A 过量	B 适中	C 贫乏		
		3	与主题的相关性	A 低度相关	B 适中	C 非常相关		
教学对象	了解的全面性	3	助听设备检查的准确性	A 非常准确	B 比较准确	C 很不准确		
		3	聋儿特点把握的充分性	A 非常充分	B 比较充分	C 很不充分		
家长授课情况								
教学目标	体现的明确性		整个过程围绕目标展开	A 不明确	B 一般	C 非常明确		
教学过程	过程的完整性	4	内容展现的清晰性	A 不清晰	B 一般	C 非常清晰		
		4	重点体现的突出性	A 不突出	B 突出	C 非常突出		
		4	难点解决的针对性	A 无针对性	B 一般	C 针对性强		
		4	巩固强化的及时性	A 不及时	B 及时	C 非常及时		
		4	时间安排的合理性*	A 不合理	B 比较合理	C 非常合理		
教学管理	控制的熟练性	4	使用训练技能的熟练性	A 低	B 中	C 高		
		4	对聋儿关注的适切性	A 过分关注	B 合理关注	C 不关注		

续表

评估项目	总体指标	分值	具体指标	评估标准			得分	说明
家长授课情况								
教学管理	控制的熟练性	4	课堂气氛的活跃性	A 过分活跃	B 比较活跃	C 沉闷无生气		
		4	突发事件处理的灵活性	A 严重干扰	B 缓慢应付	C 及时灵活		
教具学具	呈现的技巧性	4	呈现时间的适宜性	A 过早	B 恰好	C 过晚		
		4	呈现方式的新颖性	A 老套	B 一般	C 新颖		
		3	摆放位置的安全性	A 不安全	B 安全	C 非常安全		
教学语言	使用的艺术性	3	简洁性（口语）	A 冗长	B 一般	C 非常简洁		
		3	清晰性（手指语）	A 晃动不稳	B 基本清晰	C 清晰流畅		
		3	亲和性（体态语）	A 过分亲切	B 亲切严肃	C 过分严肃		
		4	启发性（提问）	A 无启发性	B 一般	C 富有启发性		
家长答疑情况								
理解和表达	理解和表达的科学性	2	针对性	A 弱	B 一般	C 强		
		2	准确性	A 不准确	B 一般	C 准确		
		2	全面性	A 不全面	B 一般	C 全面		

附录4.3 家长调查问卷表

请认真阅读以下各题目，并回顾您以前所做的家庭康复，将您当时的具体做法勾出来（只选一个答案），谢谢您的配合！

您聋儿的性别________，出生年月日________，现（曾）在________（康复机构）通过（点托、日托、周托、月托）形式进行过________（时间）的康复，开机/开始佩戴助听器日期________。

1. 您上过几次1天以上的家长培训班？（提供培训的机构是__________）

A. 1次

B. 2次

C. 3次

D. 3次以上

2. 您经常上网或通过其他方式寻求帮助吗？

A. 极少

B. 偶尔

C. 有时

D. 经常

3. 您每天对聋儿实施的家庭康复时间为：

A. 半小时以内

B. 1小时

C. 1~2小时

D. 2小时以上

4. 您对聋儿实施家庭康复时选用的内容为：

A. 只完成老师布置的作业

B. 除了完成老师布置的作业，再进行随机教学

C. 除了完成老师布置的作业，还根据家庭康复计划进行有计划的教学

D. 除了完成老师布置的作业，还根据家庭康复计划进行有计划的教学和随机教学

5. 您制订的家庭康复计划是：

A. 完全没有计划

B. 根据老师制订的在园康复计划进行康复

C. 根据在园康复计划，结合自己聋儿的情况制订家庭康复计划

D. 在老师的指导下，结合在园康复计划和家庭情况制订家庭康复计划

6. 当聋儿听不好或者说不好时，您会：

A. 埋怨聋儿："你真笨！你怎么老是听（说）错呢？"

B. 鼓励他："再听（说）一遍，再试一试，你一定可以的！"

C. 自己反思安排的教学内容和方法，进行调整

D. 求助听力学家和言语病理学家，对聋儿进行评估，找准问题，调整康复方案

7. 同时做耳蜗，可是一段时间之后，别人的聋儿却比您的聋儿康复得好。这时您会怎么想？

A. 是不是老师给我家聋儿用的方法不好

B. 是不是我家的聋儿比较笨

C. 每个聋儿的特点不一样，这很正常，不用着急

D. 肯定有原因，我要去求助专业人士，根据他们的建议调整康复计划

8. 您在家中教聋儿的时候，如果聋儿对您教授的内容不感兴趣，您怎么办？

A. 通过体罚等方式强迫他训练

B. 改天再训练或者不训练

C. 训练别的内容

D. 通过奖励、游戏等他感兴趣的方式进行训练

9. 您在家里教聋儿的时候，家中突然来了客人，您会如何处理？

A. 停止训练，让聋儿去玩耍，自己招待客人。

B. 先让聋儿自己玩，等招呼完客人之后再进行训练

C. 让聋儿和自己一起接待客人

D. 让聋儿和自己一起接待客人，同时结合接待客人的场景进行适当的生活教学

10. 您是如何理解耳蜗手术的：

A. 聋儿戴了耳蜗后就能听到声音了，所以有没有进行训练都不重要，聋儿自己一样能会听话、讲话

B. 聋儿戴了耳蜗以后在家里进行康复就行了

C. 聋儿戴了耳蜗以后还是要到机构去康复，交给老师就放心了

D. 聋儿戴了耳蜗以后还要进行一段时间的康复，机构康复和家庭康复要有机整合

11. 助听器使用情况：

A. 只在上课时使用

B. 每天使用半天左右

C. 白天在学校使用

D. 除了睡觉都使用

12. 在进行词语练习时，您认为应该先训练“音节数量不同的词语（西红柿、苹果、梨）”还是应先训练“音节数量相同的词语（橘子、苹果、香蕉）”？

A. 无所谓

B. 不同音节

C. 同时训练

D. 相同音节

13. 您认为哪两个声调聋儿最容易听辨出来？

A. 第二、三声

B. 第一、三声

C. 第一、二声

D. 第一、四声

14. 下面哪一组音是送气音：

A. /b, d, g/

B. /f, c, s/

C. /ch, q, h/

D. /p, t, k/

15. 您对聋儿实施家庭康复时优先使用的教具为：

A. 图书

B. 卡片

C. 实物

D. 模型

16. 助听器的有效距离在______米以内。

A. 0.5~1 米

B. 1~2 米

C. 2~3 米

D. 3 米以上

17. 助听器的 OTM 开关，O 代表什么？

A. 开

B. 关

C. 高频

D. 低频

18. 下面哪个音是圆唇音？

A. /u/

B. /i/

C. /a/

D. /e/

19. 聋儿最先学会的声母是哪几个？

A. /b, p, d, t/

B. /m, n, b, p/

C. /m, b, d, h/

D. /m, b, d, t/

20. 健听儿童初步学会“量的守恒”在几岁?

A. 2 岁

B. 4 岁

C. 6 岁

D. 8 岁

附录 5

软件开发清单及简介

1. 听觉识别能力评估软件（音位对比式）

听觉识别能力评估软件是根据汉语言声母构音及声学特点，利用语音信号数字处理、多媒体制作、数据统计分析等技术编制的仅有一个维度差异的音位对比识别评估软件，主要用于评估患者识别细微差异的音位对的能力。该软件包含了92 对韵母音位对和 87 对声母音位对。软件内置了参考标准，可为患者音位对比识别能力训练提供依据。

2. 听觉理解能力评估软件

听觉理解能力评估软件是根据儿童对汉语言理解的不同水平，利用语音信号数字处理、多媒体制作、数据统计分析等技术编制的不同条件数的语言理解软件，主要用于评估患者把握多个关键条件的能力。该软件包含了单条件词语、双条件词语和三条件词语各 40 题。软件内置了参考标准，可为患者听觉理解能力训练提供依据。

3. 听觉识别能力训练板及软件

听觉识别训练板及软件是根据汉语言声母构音及声学特点，利用多通道输入、语音信号数字处理、多媒体制作等技术编制的仅有一个维度差异的音位对比识别训练软硬件系统，主要用于训练患者识别细微差异的音位对的能力。该软件包含了92对韵母音位对和87对声母音位对。该系统既可用于个别化训练，又可用于布置家庭作业，供家长在家庭中进行训练。

4. 听觉理解能力训练板及软件

听觉理解能力训练板及软件是根据儿童对汉语言理解的不同水平，利用多通道输入、语音信号数字处理、多媒体制作等技术编制的不同条件数的语言理解能力训练软硬件系统，主要用于训练患者把握多个关键条件的能力。该软件包含了单条件词语、双条件词语和三条件词语各40题。该系统既可用于个别化训练，又可用于布置家庭作业，供家长在家庭中进行训练。

5. 构音语音能力评估软件

构音语音能力评估软件是针对言语障碍儿童的构音障碍而专门开发设计的评估工具，它依据汉语的构音语音特点，利用多媒体技术、数字信号处理技术，用50个单音节词评估患者的构音语音能力，其评估项目包含了21个声母、13个韵母和4个声调。它通过对18项音位对比、36对最小音位对比和音位习得情况的分析，评价患者声母音位习得能力、声韵母音位对比能力以及构音清晰度。为明确患者构音异常的错误走向提供科学依据，为构音语音障碍的治疗奠定基础。

6. 言语促进治疗软件

促进治疗系统（咀嚼法、伸舌法/i/、哈欠—叹息法、半吞咽法、改变音调、改变响度、减少硬起音、建立有效的共鸣、鼻音/边音刺激等）是针对发声障碍儿童而开发设计的训练软件，主要用于音调障碍、响度障碍、嗓音音质障碍的治疗。该系统能较好地激发儿童的训练动机，有效利用视听结合反馈；并有助于康复师进行示范、进行音调、响度以及音质的训练。

7. 语言理解能力评估软件（词、词组、句子、短文）

语言理解能力评估软件是根据汉语儿童语言发展规律，利用多媒体制作、数据统计分析等技术编制的评估软件，主要用于评估患者对不同难度语言材料的理解能力。该软件包含了40题词理解测试题、40题词组理解测试题、16题句子理解测试题和16题短文理解测试题。软件内置了参考标准，可为患者语言理解能力训练提供依据。

8. 语言训练软件（词、词组、会话）

语言训练软件是根据汉语儿童语言发展规律，利用多媒体制作、数据统计分析等技术编制的训练软件，主要用于训练患者在词汇、语法、会话方面的能力。该软件包含了词语篇、语法篇和会话篇三大板块。其中，词语篇包括 20 个主题 460 个词及其练习题；语法篇包括 12 个主题多种汉语语法结构的练习题；会话篇包括 10 个主题，集中练习对“谁”、“什么”、“哪里”、“什么时候”、“为什么” 5 个问题的理解与表达能力。该系统不仅可用于集体训练（1～6）、也可用于个别化训练，还可用于布置家庭作业，供家长在家庭中进行训练。

主要参考文献

著作类：

[1] 黄昭鸣，周红省著．聋儿康复教育的原理与方法——HSL 理论与 1 + X + Y 模式的构建与实践．上海：华东师范大学出版社，2006.

[2] 黄昭鸣，杜晓新主编．言语障碍评估与矫治．上海：华东师范大学出版社，2006.

[3] 季佩玉，黄昭鸣主编．聋校语文教学法．上海：华东师范大学出版社，2005.

[4] 曾宪孔，黄昭鸣主编．眼耳鼻喉口腔科诊疗基本技能图解．北京：人民军医出版社，2005.

[5] 万萍，黄昭鸣著．嗓音保健．上海：华东师范大学出版社，2007.

[6] 卢红云，黄昭鸣著．口部运动治疗学．上海：华东师范大学出版社，2009.

[7] 刘巧云，黄昭鸣著．听觉康复的原理与方法．上海：华东师范大学出版社，2009.

[8] 黄昭鸣，黄鹤年，陈玉琰．嗓音言语的生理解剖机理．Seattle：Tiger DRS，2003.

[9] 黄昭鸣，黄鹤年，万萍等．嗓音言语的重读治疗法．Seattle：DRS，2002.

[10] 黄昭鸣．喉功能的临床测量和嗓音治疗．见黄鹤年主编．现代耳鼻咽喉头颈外科学．上海：复旦大学出版社，2003：291 – 355.

[11] 孙喜斌．小儿言语测听．见韩德民，许时昂主编．听力学基础与临床．北京：科学技术文献出版社，2004：472 – 482.

[12] 李胜利主编．言语治疗学．北京：华夏出版社，2004.

[13] 杨式麟主编．嗓音医学基础与临床．沈阳：辽宁科学技术出版社，2001.

[14] 毛世帧主编．对外汉语教学语音测试研究．北京：中国社会科学出版社，2002.

［15］桂诗春．新编心理语言学．上海外语教育出版社，2000.

［16］Huang，Zaoming. Dr. Speech Science for Windows. San Diego：Singular Publishing Group，1995.

［17］Kenneth G. Shipley，Julie G. McAfee. *Assessment in Speech – Language Pathology：A Resource Manual*，Third Edition，Thomson：Delmar Learning，2004.

行业标准类：

［18］黄昭鸣，万勤，张蕾著．言语功能评估标准及方法．上海：华东师范大学出版社，2007.

［19］孙喜斌，刘巧云，黄昭鸣著．听觉功能评估标准及方法．上海：华东师范大学出版社，2007.

［20］黄昭鸣．GVSLN – PCx 系列喉功能检测处理系统，上海市企业标准 Q/IQHL01 –2001.

［21］黄昭鸣．EGG –3 电声门图仪，上海市企业标准 Q/IQHL02 –2005.

［22］教育部．聋校义务教育课程设置实验方案，2007.

［23］教育部．培智学校课程设置实验方案，2007.

论文类：

理论研究

［24］黄昭鸣，杜晓新，孙喜斌，卢红云，周红省．“多重障碍、多重干预”综合康复体系的构建．中国特殊教育，2007，10：3 –13.

［25］黄昭鸣，杜晓新，季佩玉．聋儿康复中的“医教结合”模式之探讨．中国听力语言康复科学杂志，2004，2.

［26］杜晓新，孙喜斌，黄昭鸣．人工耳蜗术后汉语言康复教育机理和方法研究．课题介绍．中国听力语言康复科学杂志，2005，6.

［27］杜晓新，黄昭鸣，宋永宁，季佩玉，陈茜．聋儿康复教育中的 HSL 理论及其操作模式．中国听力语言康复科学杂志，2006，1.

［28］周红省，易海燕，黄昭鸣等．1 + X + Y 聋儿康复教育模式的实践研究．中国听力语言康复科学杂志，2006，1.

［29］周红省，徐少妹，黄昭鸣等．同步式聋儿家长培训模式的构建与实践．中国听力语言康复科学杂志，2006，1.

［30］籍静媛，黄昭鸣．聋儿康复和聋教育应该适应多媒体技术的发展．中国听力语言康复科学杂志，2004，6.

［31］黄昭鸣．“聋人文化”观之辨析．中国特殊教育，2004，10.

［32］陈少毅，兰继军．手语研究与聋人康复和聋校教学．中国特殊教育，2003，第 5 期．

[33] 王鉴．关于多元文化的世纪之争．人大复印资料，G1 教育学，2003，7.

[34] 张宁生等．聋儿语言沟通法的一种新理念．中国听力语言康复科学杂志，2003，1.

[35] 黄昭鸣，籍静媛．实时反馈技术在言语矫治中的应用．中国听力语言康复科学杂志，2005，1.

[36] 杜晓新．单一被试实验法在特殊教育研究中的应用．中国特殊教育杂志，2001，1.

[37] 杜晓新．单一被试实验与元分析技术．心理科学，2003，6.

[38] 杜晓新．试论特殊儿童心理学研究的特点与方法．心理科学，2002，5.

[39] 金野，宋永宁．谈特教教师在教学中的多媒体应用问题．中国特殊教育，2005，6.

[40] 金野，宋永宁．多元智力理论对特殊儿童教育的启示．长春大学学报 2007 年 1 期．

听觉康复

[41] 黄昭鸣，刘巧云，孙喜斌．试论听觉功能评估的标准及方法．中国听力语言康复科学杂志，2007，4.

[42] 刘巧云，黄昭鸣，孙喜斌，杜晓新，陈茜．汉语言分解式听觉技能训练模式的构建．临床耳鼻咽喉科杂志，2006，20.

[43] 黄昭鸣，刘巧云，杜晓新，周红省．A－B 实验设计在听觉语言康复中的运用．中国听力语言康复科学杂志，2007 年 6 期．

[44] 孙喜斌，张蕾，黄昭鸣，杜晓新，陈茜．儿童语音识别词表语谱相似性的标准化研究．中国听力语言康复科学杂志，2006，1.

[45] 孙喜斌，张蕾．计算机导航—听觉言语评估系统中儿童汉语言语识别词表．中国耳鼻咽喉头颈外科，2007，5.

[46] 孙喜斌，梁巍等．计算机导航—聋儿听觉评估学习系统应用．中国临床康复，2002：6（21）：3180.

[47] 孙喜斌．计算机导航：聋儿听觉评估学习系统应用．中国临床康复杂志，2002（21）.

[48] 万萍，黄昭鸣，韩秀华．人工耳蜗术后言语听觉康复的阶段性个案评估．中国听力语言康复科学杂志，2004，2.

[49] 张蕾，黄昭鸣等．游戏在听障儿童听觉康复和言语矫治中的运用．中国听力语言康复科学杂志，2007，5.

[50] 金野，宋永宁．对聋儿听觉言语康复中评估的思考．中国特殊教育杂志，2006，6.

[51] Nancy Tye - Murray, *Foundations of Aural Rehabilitation: Children, Adults, and Their Family Members*, 2nd Edition, Washington University School of Medicine, St. Louis, Missouri, Thomson Learning, Thomson Delmar Learning, 2004.

言语矫治

[52] 黄昭鸣，万萍．嗓音声学参数与嗓音音质的相关研究．临床耳鼻咽喉科杂志，2008，22/6：251 -255.

[53] 黄昭鸣，万勤．试论言语功能评估的标准及方法．中国听力语言康复科学杂志，2007，5.

[54] 万勤，张蕾，黄昭鸣，杜晓新，卢红云，周红省．特殊儿童言语干预的理论与实践．中国特殊教育，2007，10：41 -47.

[55] 黄昭鸣，万萍，杜晓新．论胸式呼吸在聋儿言语康复中的危害性．中国听力语言康复科学杂志，2005，4.

[56] 王衍龙，黄昭鸣，万萍．最长声时测量在聋儿言语呼吸中的指导意义．中国听力语言康复科学杂志，2004，3.

[57] 黄昭鸣，万萍，王衍龙．言语呼吸疾病的定量评估及矫治对策．中国听力语言康复科学杂志，2004，5.

[58] 黄昭鸣，万萍．s/z 比值在聋儿言语呼吸中的临床价值．中国听力语言康复科学杂志，2004，4.

[59] 黄昭鸣，杜晓新，蔡红霞．平均言语基频常模的制订及其相关研究．中国听力语言康复科学杂志，2005，2.

[60] 黄昭鸣，万萍，蔡红霞．言语音调障碍的测量及矫治对策．中国听力语言康复科学杂志，2005，6.

[61] 万萍，黄昭鸣．人工耳蜗术后儿童音调异常的个案研究．中国听力语言康复科学杂志，2005，2.

[62] 黄昭鸣，杜晓新，万萍，陈茜．国人儿童口腔轮替运动速率参考标准的制订．听力学及言语疾病杂志，2005，Vol. 13，No. 4.

[63] 万萍，黄昭鸣，杜晓新等．口腔轮替运动速率在提高聋儿口部运动能力中的指导意义．听力学及言语疾病杂志，2006，1.

[64] 卢红云，刘巧云，黄昭鸣．听障儿童/g/和/k/构音异常原因分析及治疗策略．中国听力语言康复科学杂志，2008，1.

[65] 万勤，黄昭鸣，杜晓新．肌强直患者鼻音功能亢进的个案研究．中国听力语言康复科学杂志，2006，2.

[66] 黄昭鸣，黄鹤年，Colon Watson．喉内窥镜计算机图像处理系统的临床

应用价值．临床耳鼻咽喉科杂志，2001，15/8.

［67］沈伟，黄昭鸣，Colon Watson. 电子喉镜数字式视频－音频处理系统的临床应用．中国现代临床医学，2005，8.

［68］黄昭鸣，张燕，黄鹤年．一种儿童嗓音言语矫治的计算机技术．听力学及言语疾病杂志，1999，Vol. 7，No. 4.

［69］黄昭鸣，韩秀华，陈玉琰．计算机导航聋幼儿言语矫治的研究．中国特殊教育杂志，2001，4.

［70］黄昭鸣．人体鼻部肿瘤诊断依据的研究．生物力学杂志，1989，Vol. 1.

［71］黄昭鸣．人体喉头部肿瘤诊断依据的研究．生物力学杂志，1988，Vol. 3.

［72］黄昭鸣．语音共振峰跟踪的新方法研究．上海工业大学学报，1997，8/6.

［73］黄昭鸣．言语矫治实用方法—基本训练．中国听力语言康复科学杂志，2007，2.

［74］黄昭鸣．言语矫治实用方法—改变音调．中国听力语言康复科学杂志，2007，3.

［75］黄昭鸣．言语矫治实用方法—改变响度．中国听力语言康复科学杂志，2007，4.

［76］黄昭鸣．言语矫治实用方法—发声运动：减少硬起音、建立有效的共鸣．中国听力语言康复科学杂志，2007，5.

［77］韩秀华．咀嚼法在聋儿言语矫治中的应用．上海特教，2005，1.

［78］Huang，Zaoming. Measures of vocal function during change in vocal effort level. Journal of Voice，1994，9（4）：429－438.

［79］Fletcher，S. G.（1992）. *Articulation：A physiological approach.* San Diego：Singular.

［80］Flowers，A. M.（2003）. *The big book of sounds*，*5th edition.* Austin：Pro－Ed.

［81］Marshall，P. J.（2007）. *Frontal lisp*，*lateral lisp*：*Articulation and oral-motor procedures for diagnosis and treatment.* Mill Creek，WA：Marshall Speech and Language.

［82］Marshall，P. J.（2004）. *Successful R therapy*：*Take your oral-motor and articulation therapy to new heights.* Mill Creek，WA：Marshall Speech and Language.

［83］Bahr，D. C.（2001）. *Oral motor assessment and treatment*：*Ages and stages.* Boston：Allyn and Bacon.

[84] Rosenfeld – Johnson, S. (2005) *Assessment and treatment of the jaw*. Tucson: Talk Tools.

语言康复教育

[85] 黄昭鸣，杜晓新，季佩玉，陈茜．聋儿康复教育中个别化康复系统的构建与实践．中国听力语言康复科学杂志，2006，5.

[86] 黄昭鸣，陆洋，周红省．生成课程在 1 + X + Y 聋儿康复教育模式中的实践研究．中国听力语言康复科学杂志，2006，2.

[87] 魏霜，黄昭鸣，陈茜．前语言期聋儿听觉言语康复在聋儿语言发展中的重要性．中国听力语言康复科学杂志，2006，4.

[88] 周红省，刘巧云，黄昭鸣．故事教学法在聋儿语言教育中的运用．中国听力语言康复科学杂志，2005，3.

[89] 梅次开，季佩玉，金育萍，吴蓓芬，贾彩贞，杜晓新，黄昭鸣，周红省．简论《聋校新概念语文教学法》的几个基本理念．中国听力语言康复科学杂志，2005，5.

[90] 杜晓新，宋永宁．组织结构图标记对文章整体信息理解与保持的影响．心理科学，2006，5.

[91] 杜晓新．组织结构图标记对文章整体信息理解与保持的影响．心理科学，2006，5.

[92] 宋永宁，杜晓新，黄昭鸣．标记对聋生句子意义整体理解水平影响的实验研究．中国特殊教育杂志，2006，3.

[93] 宋永宁，杜晓新，黄昭鸣．组织策略及其对聋校语文阅读教学的启示．中国特殊教育杂志，2007，1.

[94] 宋永宁，杜晓新，黄昭鸣．聋生段落、篇章阅读中标记效应的实验研究．中国特殊教育杂志，2006，10.

[95] 刘杰，卢海丹．聋生语法错误类型调查报告及分析．中国听力语言康复科学杂志，2007，4.

[96] 陈淑云．简论聋儿康复中的“情景自然口语法”．中国听力语言康复科学杂志，2006，3.

[97] 梅次开．谈聋校口语教学与双语教学问题．中国特殊教育杂志，2004，1.

[98] 季佩玉．聋校学前班和九年义务教育必须坚持口语教学改革．南京特教学院学报，2003，9.

认知训练

[99] 宋永宁，秦宁箴，杜晓新，黄昭鸣．特殊儿童认知干预的理论与实践．中国听力语言康复科学杂志，2008，3.

[100] 杜晓新，黄昭鸣．PASS 理论与组织策略．外国中小学教育，2006，6.

[101] 易海燕、杜晓新、黄昭鸣、周红省．学前聋儿认知能力的评估及训练．中国听力语言康复科学杂志，2007，2.

[102] 杜晓新，黄昭鸣．多媒体视听技术在听障儿童认知主题中的应用．中国听力语言康复科学，2003，1.

[103] 杜晓新．学习策略的执行与监控．外国中小学教育，2003，1.

[104] 杜晓新．学习困难儿童学习策略训练模式的比较与研究．外国中小学教育，2002，1.

[105] 杜晓新．阅读中认知策略与元认知策略相关及实验研究．心理科学，1997，2.

[106] 杜晓新．一种有效的学习策略——精制．上海师范大学学报（哲学社会科学版），1994，1.

本书授权使用设备：

[107] Dr. Hearing™，USA，2008.（Zaoming Huang，黄昭鸣）

[108] 启聪博士，中国，2008.（受理中，黄昭鸣，泰亿格电子（上海）有限公司）

[109] Dr. Speech™，USA，2005.（Zaoming Huang，黄昭鸣，Tiger DRS，Inc.）

[110] 启音博士，中国，2008.（受理中，黄昭鸣，泰亿格电子（上海）有限公司）

[111] Dr. Language™，USA，2008.（Zaoming Huang，黄昭鸣）

[112] 启智博士，中国，2008.（受理中，黄昭鸣，泰亿格电子（上海）有限公司）

[113] 语言博士，中国，2008.（受理中，黄昭鸣，泰亿格电子（上海）有限公司）

[114] Dr. Brain™，USA，2008.（Zaoming Huang，黄昭鸣）

[115] 启慧博士，中国，2008.（受理中，黄昭鸣，泰亿格电子（上海）有限公司）

[116] Dr. Music™，USA，2008.（Zaoming Huang，黄昭鸣）

[117] Visual Music Therapy™，USA，2008.（受理中，J，金野）

[118] 音乐博士，中国，2008.（受理中，黄昭鸣，泰亿格电子（上海）有限公司）

[119] Dr. Psychology™，USA，2008.（Zaoming Huang，黄昭鸣）

[120] 心语博士，中国，2008.（受理中，黄昭鸣，泰亿格电子（上海）有

限公司）

[121] 新概念学说话，中国，2006.（黄昭鸣，泰亿格电子（上海）有限公司）

[122] Dr. HSL™，USA，2008.（受理中，Zaoming Huang，黄昭鸣）

[123]《听觉言语康复软件》著作权，黄昭鸣，泰亿格电子（上海）有限公司，信息产业部，2007.

[124]《听觉评估导航仪》著作权，黄昭鸣，泰亿格电子（上海）有限公司，信息产业部，2008.

[125]《听觉康复训练仪》著作权，黄昭鸣，泰亿格电子（上海）有限公司，信息产业部，2008.

[126]《视听统合训练仪》著作权，黄昭鸣，泰亿格电子（上海）有限公司，信息产业部，2008.

[127]《便携式听力筛查仪》著作权，黄昭鸣，泰亿格电子（上海）有限公司，信息产业部，2008.

[128]《实时言语测量仪》著作权，黄昭鸣，泰亿格电子（上海）有限公司，信息产业部，2008.

[129]《发声诱导仪》著作权，黄昭鸣，泰亿格电子（上海）有限公司，信息产业部，2008.

[130]《构音测量与训练仪》著作权，黄昭鸣，泰亿格电子（上海）有限公司，信息产业部，2008.

[131]《语音评估与训练仪》著作权，黄昭鸣，泰亿格电子（上海）有限公司，信息产业部，2008.

[132]《鼻音测量与训练仪》著作权，黄昭鸣，泰亿格电子（上海）有限公司，信息产业部，2008.

[133]《言语重读干预仪》著作权，黄昭鸣，泰亿格电子（上海）有限公司，信息产业部，2008.

[134]《言语语言综合训练仪》著作权，黄昭鸣，泰亿格电子（上海）有限公司，信息产业部，2008.

[135]《语言康复训练仪》著作权，黄昭鸣，泰亿格电子（上海）有限公司，信息产业部，2008.

[136]《认知能力测试与训练仪》著作权，黄昭鸣，泰亿格电子（上海）有限公司，信息产业部，2008.

[137]《喉内窥镜诊察仪》著作权，黄昭鸣，泰亿格电子（上海）有限公司，信息产业部，2008.

[138]《嗓音功能检测仪》著作权，黄昭鸣，泰亿格电子（上海）有限公司，信息产业部，2008.

[139]《喉音域图检测仪》著作权，黄昭鸣，泰亿格电子（上海）有限公司，信息产业部，2008.

[140]《电声门图检测仪》著作权，黄昭鸣，泰亿格电子（上海）有限公司，信息产业部，2008.

后　记

人工耳蜗植入是听障康复的重大突破，是人类医学史的一场革命。对于重度和极重度听力残疾儿童，采取配戴助听器的方法难以取得有效的听力补偿，而采用人工耳蜗植入的方法，可实现听力重建，并能达到最佳言语和语言康复效果。

人工耳蜗发挥其最佳效果取决于三个因素：一是人工耳蜗装置；二是手术过程；三是术后的康复教育。目前，人工耳蜗装置已日趋完善，植入手术已成为常规手术，而术后康复教育的理论与模式已被公认为是其中有待深入探索与研究的关键环节。自人工耳蜗问世以来，其术后康复教育的机理及方法就成为康复听力学、言语语言疾病学，以及特殊教育学等多学科共同探索研究的一个热点课题。

正是基于上述背景以及重大的现实社会意义，2004 年我们承担了教育部哲学社会科学研究重大课题攻关项目《人工耳蜗术后汉语言康复教育的机理和方法研究》，对人工耳蜗术后儿童的康复教育进行了系统的研究，旨在构建出一套符合汉语特点的、系统的、科学的人工耳蜗术后儿童的康复教育模式。经过近四年的探索与努力，课题组所取得的相关研究成果引起了国内外学术界与同行们的极大关注。为了集中与全面展示研究成果，我们撰写了《人工耳蜗术后儿童康复教育的原理与方法》一书。

本专著力图体现医教结合、强化口语、读写并举，夯实基础、循序渐进、螺旋上升等基本理念，内容科学、新颖、有时代气息，让读者感到实在、实用。本书既可作为从事康复听力学、言语语言疾病学以及特殊教育学研究人员的参考用书，也可作为相关领域一线人员临床实践的指导手册。

言语听觉科学是一门新兴的交叉学科，发展迅速。虽然我们力图使本书满足于行业对指导理论与临床实践的迫切需要，但由于水平所限，遗漏、错讹仍在所难免，望专家与读者不吝指正。

作者

2016 年 9 月

教育部哲学社會科学研究重大課題攻關項目
成果出版列表

序号	书　名	首席专家
1	《马克思主义基础理论若干重大问题研究》	陈先达
2	《马克思主义理论学科体系建构与建设研究》	张雷声
3	《马克思主义整体性研究》	逄锦聚
4	《改革开放以来马克思主义在中国的发展》	顾钰民
5	《新时期　新探索　新征程 ——当代资本主义国家共产党的理论与实践研究》	聂运麟
6	《坚持马克思主义在意识形态领域指导地位研究》	陈先达
7	《当代资本主义新变化的批判性解读》	唐正东
8	《当代中国人精神生活研究》	童世骏
9	《弘扬与培育民族精神研究》	杨叔子
10	《当代科学哲学的发展趋势》	郭贵春
11	《服务型政府建设规律研究》	朱光磊
12	《地方政府改革与深化行政管理体制改革研究》	沈荣华
13	《面向知识表示与推理的自然语言逻辑》	鞠实儿
14	《当代宗教冲突与对话研究》	张志刚
15	《马克思主义文艺理论中国化研究》	朱立元
16	《历史题材文学创作重大问题研究》	童庆炳
17	《现代中西高校公共艺术教育比较研究》	曾繁仁
18	《西方文论中国化与中国文论建设》	王一川
19	《中华民族音乐文化的国际传播与推广》	王耀华
20	《楚地出土戰國簡册［十四種］》	陳　偉
21	《近代中国的知识与制度转型》	桑　兵
22	《中国抗战在世界反法西斯战争中的历史地位》	胡德坤
23	《近代以来日本对华认识及其行动选择研究》	杨栋梁
24	《京津冀都市圈的崛起与中国经济发展》	周立群
25	《金融市场全球化下的中国监管体系研究》	曹凤岐
26	《中国市场经济发展研究》	刘　伟
27	《全球经济调整中的中国经济增长与宏观调控体系研究》	黄　达
28	《中国特大都市圈与世界制造业中心研究》	李廉水

序号	书 名	首席专家
29	《中国产业竞争力研究》	赵彦云
30	《东北老工业基地资源型城市发展可持续产业问题研究》	宋冬林
31	《转型时期消费需求升级与产业发展研究》	臧旭恒
32	《中国金融国际化中的风险防范与金融安全研究》	刘锡良
33	《全球新型金融危机与中国的外汇储备战略》	陈雨露
34	《全球金融危机与新常态下的中国产业发展》	段文斌
35	《中国民营经济制度创新与发展》	李维安
36	《中国现代服务经济理论与发展战略研究》	陈 宪
37	《中国转型期的社会风险及公共危机管理研究》	丁烈云
38	《人文社会科学研究成果评价体系研究》	刘大椿
39	《中国工业化、城镇化进程中的农村土地问题研究》	曲福田
40	《中国农村社区建设研究》	项继权
41	《东北老工业基地改造与振兴研究》	程 伟
42	《全面建设小康社会进程中的我国就业发展战略研究》	曾湘泉
43	《自主创新战略与国际竞争力研究》	吴贵生
44	《转轨经济中的反行政性垄断与促进竞争政策研究》	于良春
45	《面向公共服务的电子政务管理体系研究》	孙宝文
46	《产权理论比较与中国产权制度变革》	黄少安
47	《中国企业集团成长与重组研究》	蓝海林
48	《我国资源、环境、人口与经济承载能力研究》	邱 东
49	《“病有所医”——目标、路径与战略选择》	高建民
50	《税收对国民收入分配调控作用研究》	郭庆旺
51	《多党合作与中国共产党执政能力建设研究》	周淑真
52	《规范收入分配秩序研究》	杨灿明
53	《中国社会转型中的政府治理模式研究》	娄成武
54	《中国加入区域经济一体化研究》	黄卫平
55	《金融体制改革和货币问题研究》	王广谦
56	《人民币均衡汇率问题研究》	姜波克
57	《我国土地制度与社会经济协调发展研究》	黄祖辉
58	《南水北调工程与中部地区经济社会可持续发展研究》	杨云彦
59	《产业集聚与区域经济协调发展研究》	王 珺

序号	书 名	首席专家
60	《我国货币政策体系与传导机制研究》	刘 伟
61	《我国民法典体系问题研究》	王利明
62	《中国司法制度的基础理论问题研究》	陈光中
63	《多元化纠纷解决机制与和谐社会的构建》	范 愉
64	《中国和平发展的重大前沿国际法律问题研究》	曾令良
65	《中国法制现代化的理论与实践》	徐显明
66	《农村土地问题立法研究》	陈小君
67	《知识产权制度变革与发展研究》	吴汉东
68	《中国能源安全若干法律与政策问题研究》	黄 进
69	《城乡统筹视角下我国城乡双向商贸流通体系研究》	任保平
70	《产权强度、土地流转与农民权益保护》	罗必良
71	《我国建设用地总量控制与差别化管理政策研究》	欧名豪
72	《矿产资源有偿使用制度与生态补偿机制》	李国平
73	《巨灾风险管理制度创新研究》	卓 志
74	《国有资产法律保护机制研究》	李曙光
75	《中国与全球油气资源重点区域合作研究》	王 震
76	《可持续发展的中国新型农村社会养老保险制度研究》	邓大松
77	《农民工权益保护理论与实践研究》	刘林平
78	《大学生就业创业教育研究》	杨晓慧
79	《新能源与可再生能源法律与政策研究》	李艳芳
80	《中国海外投资的风险防范与管控体系研究》	陈菲琼
81	《生活质量的指标构建与现状评价》	周长城
82	《中国公民人文素质研究》	石亚军
83	《城市化进程中的重大社会问题及其对策研究》	李 强
84	《中国农村与农民问题前沿研究》	徐 勇
85	《西部开发中的人口流动与族际交往研究》	马 戎
86	《现代农业发展战略研究》	周应恒
87	《综合交通运输体系研究——认知与建构》	荣朝和
88	《中国独生子女问题研究》	风笑天
89	《我国粮食安全保障体系研究》	胡小平
90	《我国食品安全风险防控研究》	王 硕

序号	书　名	首席专家
91	《城市新移民问题及其对策研究》	周大鸣
92	《新农村建设与城镇化推进中农村教育布局调整研究》	史宁中
93	《农村公共产品供给与农村和谐社会建设》	王国华
94	《中国大城市户籍制度改革研究》	彭希哲
95	《国家惠农政策的成效评价与完善研究》	邓大才
96	《以民主促进和谐——和谐社会构建中的基层民主政治建设研究》	徐　勇
97	《城市文化与国家治理——当代中国城市建设理论内涵与发展模式建构》	皇甫晓涛
98	《中国边疆治理研究》	周　平
99	《边疆多民族地区构建社会主义和谐社会研究》	张先亮
100	《新疆民族文化、民族心理与社会长治久安》	高静文
101	《中国大众媒介的传播效果与公信力研究》	喻国明
102	《媒介素养：理念、认知、参与》	陆　晔
103	《创新型国家的知识信息服务体系研究》	胡昌平
104	《数字信息资源规划、管理与利用研究》	马费成
105	《新闻传媒发展与建构和谐社会关系研究》	罗以澄
106	《数字传播技术与媒体产业发展研究》	黄升民
107	《互联网等新媒体对社会舆论影响与利用研究》	谢新洲
108	《网络舆论监测与安全研究》	黄永林
109	《中国文化产业发展战略论》	胡惠林
110	《20 世纪中国古代文化经典在域外的传播与影响研究》	张西平
111	《国际传播的理论、现状和发展趋势研究》	吴　飞
112	《教育投入、资源配置与人力资本收益》	闵维方
113	《创新人才与教育创新研究》	林崇德
114	《中国农村教育发展指标体系研究》	袁桂林
115	《高校思想政治理论课程建设研究》	顾海良
116	《网络思想政治教育研究》	张再兴
117	《高校招生考试制度改革研究》	刘海峰
118	《基础教育改革与中国教育学理论重建研究》	叶　澜
119	《我国研究生教育结构调整问题研究》	袁本涛 王传毅
120	《公共财政框架下公共教育财政制度研究》	王善迈

序号	书　名	首席专家
121	《农民工子女问题研究》	袁振国
122	《当代大学生诚信制度建设及加强大学生思想政治工作研究》	黄蓉生
123	《从失衡走向平衡：素质教育课程评价体系研究》	钟启泉 崔允漷
124	《构建城乡一体化的教育体制机制研究》	李　玲
125	《高校思想政治理论课教育教学质量监测体系研究》	张耀灿
126	《处境不利儿童的心理发展现状与教育对策研究》	申继亮
127	《学习过程与机制研究》	莫　雷
128	《青少年心理健康素质调查研究》	沈德立
129	《灾后中小学生心理疏导研究》	林崇德
130	《民族地区教育优先发展研究》	张诗亚
131	《WTO 主要成员贸易政策体系与对策研究》	张汉林
132	《中国和平发展的国际环境分析》	叶自成
133	《冷战时期美国重大外交政策案例研究》	沈志华
134	《新时期中非合作关系研究》	刘鸿武
135	《我国的地缘政治及其战略研究》	倪世雄
136	《中国海洋发展战略研究》	徐祥民
137	《深化医药卫生体制改革研究》	孟庆跃
138	《华侨华人在中国软实力建设中的作用研究》	黄　平
139	《我国地方法制建设理论与实践研究》	葛洪义
140	《城市化理论重构与城市化战略研究》	张鸿雁
141	《境外宗教渗透论》	段德智
142	《中部崛起过程中的新型工业化研究》	陈晓红
143	《农村社会保障制度研究》	赵　曼
144	《中国艺术学学科体系建设研究》	黄会林
145	《我国碳排放交易市场研究》	赵忠秀
146	《人工耳蜗术后儿童康复教育的原理与方法》	黄昭鸣
147	《我国少数民族音乐资源的保护与开发研究》	樊祖荫
148	《中国道德文化的传统理念与现代践行研究》	李建华
149	《低碳经济转型下的中国排放权交易体系》	齐绍洲
150	《中国东北亚战略与政策研究》	刘清才
	……